L'Enfant bien portant

Dr Aldo Naouri

L'Enfant bien portant

Seuil

Illustrations : FLORENCE GENDRE

ISBN 2-02-012869-1

Je dédie cet ouvrage à ces milliers d'enfants et de parents que j'ai rencontrés au cours de mes presque trois décennies d'exercice. Ils m'ont témoigné leur confiance en me mettant dans le secret d'aventures toujours singulières, m'inondant au passage de la force de vie et de l'amour qu'ils portaient en eux. Il me semble naturel, aujourd'hui, de leur en restituer au moins cette parcelle.

Je tiens à remercier, ici, les personnes qui m'ont accompagné tout au long de cette véritable gestation :

- le docteur Nicole Naouri, mon associée, qui est aussi ma nièce : elle a mis à mon service son intelligence, son intuition, sa vaste culture médicale et l'enseignement qu'elle a retiré de sa pratique encore jeune mais déjà pleine d'une riche expérience. Nous avons relu ensemble la partie purement technique du texte et nous sommes convenus de l'importance à accorder aux points que j'ai abordés ;
- ma fille, Agnès Desarthe, qui a accepté de relire mon manuscrit au travers de sa vision de jeune mère doublée de celle du talentueux écrivain qu'elle est déjà. Elle a su attirer mon attention sur les passages qui lui ont paru importants en me signalant, de manière toujours pertinente, ceux qui méritaient un plus ample développement. Elle a rempli sa tâche sans jamais tomber dans le piège de la complaisance ou de l'enthousiasme facile ;
- mes lectrices aux Editions du Seuil, Françoise Peyrot et Monique Cahen, qui m'ont apporté une aide considérable en chassant patiemment, dans cet important volume de texte, aussi bien la coquille que la redite ou la maladresse passée inaperçue ; je place à la même enseigne toute l'équipe de fabrication de cet ouvrage ;
- mon fils Laurent, ma fille Elsa, mon gendre Dante, tous concernés par un travail de création, ont considéré le mien, jour après jour, avec un intérêt, une sympathie et une chaleur qui ne se sont jamais démentis ;
- mon épouse, Jeanne, enfin, que j'ai gardée… pour la bonne bouche ! Sa patience, tout au long de mon travail d'écriture, n'a jamais désarmé : elle en a compris l'enjeu et elle a accepté sans protester d'y voir sacrifier un pan de notre vie habituelle. Le rapport tyrannique qu'elle entretient à la pureté de la langue française l'a souvent conduite à faire dans mon texte une chasse sans pitié à la redondance. J'ai consenti à lui sacrifier bon nombre d'adverbes et de qualificatifs, en veillant cependant à ne pas y perdre tout à fait « mon latin »… Une étape de plus dans notre aventure de couple…

Je tiens à signaler, dans un autre registre, que les produits cités dans le corps de l'ouvrage par leur nom de marque ou par leur nom chimique — qu'il s'agisse de médicaments, de laits, de produits diététiques ou cosmétologiques, etc. — sont les produits que j'utilise personnellement de manière courante. Ils ne sont pas les seuls de leur catégorie. Les listes qu'il m'arrive d'en donner ne sont pas, loin s'en faut, exhaustives ; toutes les fois que cela a été possible, elles ont été établies selon l'ordre alphabétique.

SOMMAIRE

Vous, nouvellement mère,

Avez-vous pensé qu'au moment précis où, dans cette ultime et soulageante poussée, vous avez donné naissance à votre enfant, des millions et des millions de femmes à travers le monde ont vécu exactement ce que vous venez de vivre ?

Avez-vous pensé qu'au moment même où vous avez entendu le premier cri de votre bébé, des centaines de milliers d'autres nouveau-nés ont poussé un cri semblable ?

Imaginez, si l'on pouvait y prêter l'oreille, l'immense clameur que produirait, à la surface de la planète, la réunion de ces sons aigus et insistants. Ne serait-ce pas beau ?

En réalité, nous n'entendons pas cette clameur. C'est pourquoi elle n'intervient pas dans la fébrile activité des fourmilières humaines qui y demeurent indifférentes, tout absorbées qu'elles sont par leurs tâches immédiates. Pourtant, même assourdie, elle existe et elle ne dérange pas.

Elle est comme un fond sonore familier et rassurant, une douce habitude avec laquelle chacun, à son insu, compose. Elle fait partie intégrante de l'univers de l'humain, depuis qu'il a pris possession du monde et qu'il s'y est déployé. Elle a été là, depuis toujours, logée au creux de l'oreille des premiers aventuriers, armant leur détermination et donnant à leurs actes un sens ignoré d'eux-mêmes : de leurs exploits douloureux et de leurs conquêtes incertaines, ces petits, qui poussent vaillamment et partout leur premier cri, feront plus tard leur profit...

C'est pourtant encore elle, cette clameur, qui, scandant le processus de reproduction, a permis, génération après génération, l'humanisation du monde.

Et vous voilà, vous — vous et pas une autre —, avec ce son bouleversant encore à votre oreille et cette sensation inexprimable logée dans votre corps devenu vide. Vous voilà désormais au centre, au cœur, dans la plus stricte intimité d'une aventure infinie : vous n'êtes plus le maillon terminal que vous étiez ; vous êtes devenue maillon intermédiaire d'une vie qui, grâce à vous, par vous et avec vous, continue de défier l'espace et le temps. Vous voilà encore plus insérée dans cette vie qui ne cesse de se répandre, de s'expandre et d'envahir la planète en se jouant des maléfices et des forces qui veulent la contraindre ou l'anéantir. Vous voilà plus que jamais au service de cette vie qui demeure et restera toujours victorieuse malgré le mésusage qu'en ont fait, qu'en font et que continueront d'en faire certains de nos imbéciles semblables.

Ça ne devrait pas vous étonner. Car, en lisant ces lignes, vous n'apprenez rien que vous ne saviez déjà.

Vous avez été — vous ne vous en souvenez pas ? — un nouveau-né. Vous aussi, vous avez lancé, jadis, à la face de chacun le cri strident venu de vos poumons neufs.

Vous avez eu vos parents — autrement dit, le monde entier ! — à vos pieds, qui vous remerciaient d'avoir accepté de venir partager leur condition, de la proroger et, en vous y associant, de lui restaurer une dignité précaire et toujours fragile.

Puis vous avez grandi. Et, un jour, vous avez conçu.

Pour cela, soyez encore une fois remerciée.

Soyez la bienvenue dans l'aventure de la reproduction.

Il faut que vous vous y sentiez bienvenue. Il le faut absolument.

Il faut que vous vous sentiez à l'aise, parfaitement et sans la moindre réserve, dans ce qui vous échoit et dans ce que vous allez entreprendre.

Sachez, même si tout et chacun s'évertue à vous dire le contraire, que **nul mieux que vous ne sait ou ne peut savoir ce qu'il convient de faire pour votre enfant**, pour ce bébé qui est le vôtre — et pas celui de la médecine, de la psychologie ou de la mode —, pour ce bébé que votre corps et votre corps seul vient de mettre au monde des vivants.

L'affirmation n'est pas plus neuve ou suggestive que séductrice ou révolutionnaire. Elle se contente de mettre en mots la plus flagrante des évidences.

Regardez autour de vous. Regardez ces êtres qui vous entourent, ceux qui vous parlent, ceux qui vous rendent visite, ceux qui s'occupent de vous, ceux qui vous pansent, et même ceux qui vous soignent. Ils sont identiques les uns aux autres, même s'ils vous paraissent foncièrement différents dans leur singularité. Vous entretenez à chacun d'eux des relations strictement personnalisées. Qu'ils soient polis, timides ou familiers, distants, loquaces, froids ou chaleureux, ils s'inscrivent toujours dans un rapport spécifique à la personne que vous êtes et qui diffère nécessairement de sa voisine. Ils courent, ils s'agitent, ils s'affairent et ils vivent sans prêter garde à une expérience fondamentale qui leur est commune et cependant strictement individuelle : hommes ou femmes, ils ont tous, tous sans exception, été portés dans le ventre d'une mère.

Nous sommes uniformément, à cet égard, tous logés à la même enseigne. Et cette expérience, qui nous a lancés les uns comme les autres dans notre trajectoire existentielle, a laissé à jamais sur nous une trace tellement ineffaçable qu'elle nous colle indéfiniment à la peau. Si nous décidons d'en avoir toujours une conscience aiguë et de nous en défier, elle nous empêche de vivre et elle nous paralyse ; si nous cherchons à l'éjecter délibérément ou activement, elle revient en force, à notre insu, pour travailler nos décisions et interférer dans la moindre de nos conduites. Même si nous prenions le temps d'y consacrer une partie de notre vie pour en mesurer l'impact et en circonscrire les limites, nous ne pourrions jamais en atteindre les zones floues, celles où, alors que nous baignions dans les limbes de l'absence de langage, notre corps a tellement été façonné par les gestes de notre mère qu'il l'a constituée — elle et pas une autre — comme un ingrédient indispensable de notre rapport immédiat à la vie.

Voilà qui devrait suffire à vous convaincre, vous nouvellement devenue mère, de l'importance de votre place et de l'étendue infinie de vos moyens.

Voilà qui devrait vous aider à comprendre que les avis, souvent péremptoires, que vous entendrez émettre autour de ce que vous faites, ne sont en réalité que la traduction de multiples projections : chacun se sentant proche — infiniment et malgré lui — de votre bébé, et vous voulant, vous, sans le savoir, conforme à l'idée qu'il a gardée du rapport — toujours ambigu, évidemment — à sa propre mère.

Voilà qui devrait vous amener à concevoir que l'aventure, qui débute à peine pour vous, puisse à ce point émouvoir le plus anonyme de vos interlocuteurs. Le processus universel et indéfiniment inachevé qu'elle constitue s'offre, une fois de plus, proche et fascinant, en spectacle chatoyant et prometteur.

Car la vie, la vie de chacun, la vie pour chacun, n'est rien d'autre que cela : une miraculeuse mise au monde qui appelle, sans relâche, un continuel et problématique parachèvement.

La naissance de votre enfant s'inscrit strictement dans cette perspective : pour lui, elle est ce don premier, irremplaçable, et le début de son parcours ; pour vous, elle constitue une étape de plus — cruciale évidemment — dans le parachèvement de votre propre mise au monde.

Vous avez déjà compris que cette aventure, avec l'ampleur que vous vous mettez à lui reconnaître, ne se restreint pas seulement à votre enfant et à vous-même. Elle intéresse plus ou moins consciemment chacun. Elle ne peut *a fortiori* qu'éclabousser littéralement cet homme avec lequel vous avez un jour conçu votre enfant. Faut-il vous en convaincre ? Ne l'avez-vous pas vu près de vous ?

N'avez-vous pas pris acte de son attitude ? Ne l'avez-vous pas senti ému et bouleversé, plus que vous ne pouviez vous l'imaginer, quand, vous tenant la main, il cherchait à comprendre votre douleur, à soulager votre tension ou à vous aider consciencieusement dans vos exercices respiratoires ? Ne l'avez-vous pas su, pudique, angoissé, vaguement coupable et maladroit, arpentant les couloirs de la maternité en attendant qu'on vienne lui dire la fin de l'épreuve qu'il aurait bien voulue commune ? Ne l'avez-vous pas perçu travaillé, lui aussi, par une émotion violente et similaire de la vôtre ? Ne vous en étonnez pas : par-delà ce qui est venu poursuivre les effets de votre union, il recevait lui aussi l'événement dans la dimension, évoquée, de son propre parachèvement, forcément difficile.

Mais peut-être vous sentez-vous exclue de ce scénario ? Me serais-je trompé d'histoire ? Le père de votre enfant, de son fait, du vôtre ou de celui des circonstances, n'a pas été et n'est pas là près de vous. Peut-être ne sait-il pas même qu'un enfant lui est né ? Et alors ? Croyez-vous pour autant que vous deviez ou que vous puissiez le chasser de votre mémoire ? N'a-t-il pas fallu qu'il soit là un jour pour que vous soyez vous-même là où vous êtes ? C'est notre sort commun de vivants d'être issus de la jonction de deux êtres qui fondent notre histoire.

Et pourtant, c'est d'abord à vous, c'est d'abord à vous comme maillon, c'est d'abord à votre corps, que ces lignes viennent dire l'importance de l'étape que vous venez de vivre.

Pourquoi ?

Certes !

Mais pourquoi pas ? Surtout.

Car c'est votre corps qui a été, qui est encore et qui va occuper longtemps le centre du dispositif désormais pluriel et, le plus souvent encore, familial.

C'est votre corps et lui seul qui a porté l'enfant que l'homme que vous avez élu a consenti de vous faire, s'il ne vous l'a pas lui-même demandé. C'est votre corps qui le lui restitue, qu'il soit ou non présent, au terme de ces longs mois de grossesse. C'est votre corps, et votre corps seul, qui laissera sur celui de cet enfant une trace identique à celle que vous avez gardée de votre mère et qui intervient, pour vous, aujourd'hui, à votre insu, dans la tâche qui vous échoit. Sachez, à cet égard, que la trace laissée par sa mère sur le corps de votre partenaire dans la procréation ne lui apporte pas des avantages similaires. Elle canalise, à n'en point douter, son émotion, en lui permettant de vivre et de maîtriser le bouleversement qu'il ressent dans ces instants féconds et décisifs, mais elle lui impose aussi de prendre la mesure de sa place et de son importance, face à votre place et à votre importance, pour ne pas rentrer avec vous dans une vaine et inepte concurrence. Son aventure de parentalité, qui ne peut passer d'aucune manière par son corps, ne se situera pas dans la même dimension que la vôtre, elle versera nécessairement tôt ou tard dans une forme de rupture qui ne sera pas sans vous poser, à l'un et à l'autre tout au long de votre vie commune, quelques problèmes.

Vous en avez une certaine prémonition, ne serait-ce que dans l'étonnement que suscitent en vous ces quelques lignes : vous êtes prête à récuser cette vision des choses et à revendiquer pour cet homme une place équivalente à la vôtre, une place strictement symétrique de la vôtre ; peut-être même jugeriez-vous décent, économique et plus convenable d'aller jusqu'à lui concéder le centre du dispositif. Il est bon que vous procédiez à une telle dialectisation de la proposition qui vous est explicitement faite : vous pourrez mieux comprendre, le moment venu, que, de sa place, cet homme aura à produire précisément un constant et problématique décentrement de ce fameux dispositif.

Il importe, pour l'instant, de ne pas perdre de vue que la biologie a fait de vous le pivot de cette splendide aventure.

Parce que, tout comme, pendant des mois, la vie a pris votre corps en guise de relais, l'organisation ultérieure de votre existence vous maintiendra à une place stable, précise et tangible même si elle peut s'avérer difficile à occuper tant vos prérogatives vous paraîtront avoir parfois une portée étonnamment essentielle. N'oubliez pas que vous faites partie du vaste règne animal. Et que, tout comme la lionne, l'oiselle, la biche, la chatte ou la tigresse, votre corps, au service de votre enfant, sait d'instinct ce qu'il doit faire au point de vous faire percevoir en vous, lorsque vos intuitions en viendront à être contrariées, une férocité que vous ne soupçonniez même pas.

Et vous voilà soudainement le corps désormais vide et la tête déjà pleine de la promesse des soucis que vous avez entendu énoncer par toutes les mères de votre entourage. Vous seriez prête à croire la suite de l'aventure insurmontable et semée d'embûches.

Ayez moins de craintes ! Vous êtes neuve. Avec votre bébé neuf. Vous avez toutes les chances de réussir là même où d'autres ont pu vous dire avoir échoué. Vous baignez dans la chance ! Vous êtes au cœur d'une chance à nulle autre pareille et que vous avez tout loisir de saisir. Sachez-vous entièrement promise au succès, possible, même si vous ne savez pas encore de quelle extraordinaire énergie vous disposez pour la suite de votre vie.

On pourrait rire, et on rira peut-être autour de vous, de l'angélisme dont semblent s'inspirer de tels propos. Ce serait ne faire aucun cas de l'impact de l'amour. Convenez-en, il en a bien fallu de l'amour, et de l'amour de qualité, pour que l'aventure que vous vivez prenne la tournure qu'elle a prise ! Vous en aviez oublié la place, l'importance, la teneur et le potentiel. Et le voilà qui vous submerge brutalement à nouveau. Le voilà qui pénètre chacun de vos pores, qui vous inonde et qui vous envahit au point que vous vous sentez y baigner malgré vous. Or, cet amour soudainement resurgi, vivifié, rénové et « tout chaud » est celui-là même de ce temps béni et fugace qui est le vôtre en ce moment, ce temps où vous vous sentez ouverte à ce qui vous arrive au point que vous savez pouvoir intégrer, par cette ouverture, un univers tout entier.

Au fond, vous n'êtes dépourvue ni de moyens ni de discours. Et la confiance pour laquelle vous décideriez d'opter n'aurait, en l'occurrence, rien à voir avec une candeur gratuite ou déplacée. A moins que vous n'ayez quelque réserve à formuler, quelque crainte à vouloir aplanir ou quelque fantôme à chasser !... Mais lesquels ?

Si, comme les mères de jadis, vous aviez eu des raisons de vous inquiéter des menaces que la vie risque de faire peser sur vous-même ou sur votre enfant, vous seriez fondée à marquer quelque défiance à l'endroit de l'invitation qui vous est ainsi faite. Mais vous avez la chance de bénéficier, aujourd'hui, d'une quantité d'acquis et de compétences considérables. Dans votre aventure de procréation, vous n'êtes plus logée à l'enseigne de vos ancêtres qui ne donnaient fréquemment la vie à leur enfant qu'au risque d'y laisser la leur propre.

Il y a seulement une vingtaine d'années, on ne savait encore presque rien du nouveau-né, et encore moins du fœtus, sinon des appréciations infiniment grossières de leur état. Savez-vous que, dans les années 60, la définition médicale du nouveau-né était encore à ce point imprécise qu'on en restait à la boutade forgée à son endroit par les obstétriciens du siècle précédent qui le désignaient comme « le produit nécessaire et inévitable de la salle de travail » ? La néonatologie a acquis aujourd'hui ses lettres de noblesse, elle s'est constituée comme science à part entière, rejointe dans son palmarès — depuis peu il est vrai — par la fœtologie. Dans le même laps de temps, l'obstétrique a fait plus de progrès que dans les trois siècles précédents et la grossesse est suivie avec un tel luxe de moyens qu'on sait pratiquement tout de l'état du nouveau-né avant même qu'il ne soit venu au monde.

Dites-vous bien, alors, que ce bébé que, vous, vous venez de mettre au monde, ce bébé que vous prenez dans les bras avec tant d'amour, avec tant de bonheur et avec tant de précautions, ce **bébé** pourrait être — pour utiliser une métaphore du langage consumériste qui nous a envahis — déclaré **« garanti-contre-tout-vice-de-fabrication »**.

Point n'est besoin, alors, de le vivre, de quelque façon que ce soit, comme fragile ou menacé. Décidez-vous à le ressentir tel qu'il est en réalité : solide, sain, « costaud ». Et dites-vous bien qu'il n'y a aucune raison, aucune, pour qu'il ne le reste pas.

Soyez-en persuadée.

C'est important.

C'est important parce que bien des choses découleront de cette confiance que vous avez toutes raisons d'avoir en lui et en vous.

Ce que vous allez vivre ensemble va, en effet, partiellement dépendre d'une disposition de cet ordre.

Pour mieux le comprendre, imaginez que vous ayez décidé de faire une promenade sur la corniche qui surplombe la région niçoise : vous prenez un taxi et vous demandez au chauffeur de vous faire faire l'excursion. Par chance, vous tombez sur un chauffeur de taxi talentueux, sympathique, disert et de bonne humeur : à chaque détour de la route, vous allez découvrir un spectacle nouveau et fascinant ; ce seront d'abord les bosquets fleuris aux couleurs assombries par le soleil couchant ; ce seront, plus loin, les lumières de la ville que vous verrez fendre une à une le crépuscule ; vous devinerez, derrière la route qui serpente, les voiles fragiles des régates sur la mer légèrement embrumée ; par la vitre ouverte, les senteurs de la garrigue viendront jusqu'à vous par bouffées brèves, labiles et surprenantes, vous mettant jusque dans la bouche leur goût frais et anisé ; vous ne saurez plus s'il vous faut admirer les promontoires, les reliefs et les précipices ou l'obstination humaine à maîtriser la sauvage nature, à modeler les paysages et à conquérir chaque bout de terrain… Votre randonnée vous réjouit et le bonheur enchanté que vous en recueillez marquera profondément votre mémoire.

Imaginez l'inverse. Imaginez que vous tombiez sur un chauffeur de taxi grincheux, maussade et pusillanime. Crispé sur son volant et suant à grosses gouttes, il avance au pas, donne de brusques coups de frein à chaque tournant, fait crisser ses pneus, maugrée contre les voitures qu'il croise parce qu'elles ne tiendraient pas leur droite, regarde avec effroi le précipice et vous fait d'une voix tremblante et apeurée le récit méticuleux de tous les accidents qui ont eu lieu à chaque détour de la route… Vous ne verrez rien du paysage, vos narines ne percevront pas la moindre odeur et vos tripes nouées vous commanderont de mettre fin au plus tôt à ce qui prend le caractère insupportable d'une épreuve infinie.

Ne perdez jamais cette métaphore de vue : votre bébé, c'est un passager de taxi, et vous, vous en êtes le chauffeur.

Soyez donc pour lui le chauffeur que vous aimeriez avoir.

Il est vrai que, s'il suffisait de dire les choses pour pouvoir en décider à son gré, la vie pour chacun serait simple. Acquérir un certain savoir et prendre acte d'un certain nombre d'évidences n'est jamais parvenu, en réalité, à conférer — heureusement, d'ailleurs — la moindre maîtrise des situations. Vous aurez beau applaudir à l'image du taxi et décider d'en tirer un enseignement ou d'en faire votre profit, vous ne parviendrez certainement pas à chasser la sourde et confuse angoisse dont vous vous êtes senti envahir quand vous avez mué en mère. Tant mieux ! Parce que ce qui persiste en vous, et que vous ressentez confusément malgré ce long discours lénitif, vous servira de boussole, précieuse et irremplaçable, dans l'accomplissement de la tâche qui vous attend et que nul cependant mieux que vous n'est à même d'accomplir.

Vous avez l'énergie, la force et la détermination nécessaires pour mener à bien l'aventure que vous entreprenez et qui, pour vous comme pour l'humanité tout entière, constitue une chance unique et merveilleuse.

Voilà pourtant — vous l'avez entre les mains — un ouvrage qui se propose de vous accompagner tout au long des mois qui viennent et qui prétend vous apporter, d'une certaine manière, des informations utiles. Comment peut-il le faire en insistant sur votre rôle irremplaçable, sur la qualité de vos intuitions, sur la validité de votre désir, sur l'importance de vos initiatives, tout en accumulant quantités d'explications et de conseils ?

Tout comme il l'a déjà fait en vous rappelant l'importance de la trace inévacuable du rapport, absolument évident, de chacun au corps de sa propre mère, cet ouvrage se propose de faire appel plus à l'intelligibilité qu'à la forme des faits. Il se propose de faire en sorte que vous puissiez prendre, vis-à-vis des questions qui pourront parfois vous préoccuper, une distance raisonnable pour vous éviter de sombrer dans l'angoisse paralysante ou dans la négligence coupable. Il est construit pour vous permettre de le feuilleter, de le lire si vous le voulez, de le laisser de côté si vous préférez ou d'y revenir quand bon vous semblera.

Dans sa plus grande partie, il sacrifiera aux informations minimales sur les contingences que vous rencontrerez dans votre aventure de mère. Il en traitera de manière informative plutôt que de manière précise, refusant délibérément de se substituer au médecin avec lequel vous serez amenée à être en relation. A propos de l'alimentation par exemple, ou bien des soins au corps, du sommeil ou des multiples petits soucis quotidiens, il s'efforcera de vous brosser des tableaux vastes, larges, volontairement imprécis, au sein desquels vous pourrez comprendre la diversité des attitudes et les relativiser par rapport à celle pour laquelle vous aurez opté.

De temps à autre, vous serez amenée à constater des digressions qui semblent s'écarter du domaine factuel. Ce n'est pas par hasard car un enfant n'est pas réductible à son seul corps : être de langage baignant dans le langage, il s'imbibe des effets de ce langage qui le pétrit et le modèle tout comme le font les aliments et les soins [1]. Or, ce langage n'est pas seulement fait des échanges propre-

1. Un bébé a autant besoin de paroles que de nourriture ou d'air ! L'histoire rapporte que l'empereur d'Allemagne, Frédéric Barberousse, avait voulu démontrer que la langue germanique était la langue naturelle des humains, autrement dit la langue qui leur avait été donnée par Dieu lui-même à la création du monde. Pour ce faire, il recueillit autoritairement dans son peuple quarante nouveau-nés qu'il confia à un bataillon de nourrices parfaitement compétentes et disposant de moyens sans limites afin que leur fussent apportés les meilleurs soins. Il donna cependant l'ordre à ces nour-

ment verbaux, il est chargé de ce que véhiculent d'informulé aussi bien ces échanges — avec ce qu'y ajoutent la voix et les intonations qui les modulent — que les gestes des soins ou les silences des partenaires. La vie à trois (ou plus) va, en effet, s'organiser progressivement et constituer pour chacun le creuset dans lequel se forgera son nécessaire parachèvement.

Ces considérations ressortissent au registre de ce qu'il est convenu d'appeler le « relationnel », sans y être cependant tout à fait réduites, puisqu'elles seront traitées sans rupture avec l'enseignement que produit l'expérience du contact du corps et celle du message qui en sourd. C'est la raison pour laquelle on trouvera, dans une grande partie de l'ouvrage, des commentaires qui paraîtront déborder la matière précise à laquelle il est fait allusion. On ne doit voir aucune originalité dans un tel choix ; il relève simplement de la prise en considération d'une évidence de plus : il n'y a pas — il ne peut y avoir, il n'y a jamais — de rupture entre le corps et le langage.

Quelle que soit, en tout cas, la raison pour laquelle vous serez amenée à le consulter, cet ouvrage s'évertuera à prendre le pari de l'excellence de vos réflexes et de ce qui vous meut et vous agit autour de votre enfant. Ce pari pris, en parfaite conscience des risques et des enjeux,

---

rices d'élever les bébés dans le silence le plus complet : elles ne devaient jamais leur adresser la parole et elles ne devaient pas même parler entre elles devant eux. Il était convaincu qu'il suffisait d'attendre l'âge de l'éclosion du langage pour entendre ces bébés s'exprimer spontanément dans la langue germanique et fournir ainsi la preuve de ce qu'il affirmait. Le résultat qu'il obtint fut bien loin de ses prévisions, puisque les quarante bébés moururent tous sans exception en bas âge !

revient à prétendre réussir, en informant sereinement et sans passion, à déjouer quantité de pièges dont le monde qui nous entoure est victime et qu'il répercute sans discernement.

Cela ne va pas à l'encontre du projet de la médecine dont il n'est pas question de rabattre les vertus, pas plus qu'il n'est question de vous laisser croire que vous pourrez vous en passer. Les immenses progrès réalisés en quelques décennies dans le domaine de l'accueil de l'enfant peuvent, en effet, créditer tout médecin d'une aura justifiée. S'il n'en abuse pas, c'est parce qu'il sait parfaitement, lui, qu'il ne pratique pas une science mais un art : celui de l'exploitation inspirée d'un certain nombre de discours mis côte à côte et au service les uns des autres. Il ne saurait, à cet égard et en tout domaine, sauf à sombrer dans le ridicule d'un autre temps, décider autoritairement de chaque chose. L'information qui vous est apportée ici, en complément de ses prescriptions, ne doit pas constituer pour lui une gêne ; elle se veut, autant par sa matière que par sa manière, un complément et une aide.

Vous faire entendre et vous permettre d'entendre les faits sur le mode qui a été choisi, c'est tenter de vous restituer la possibilité de laisser émerger un discours d'un autre ordre, celui-là même qui, sollicitant la dimension de l'amour, rendra sa vivacité à cet amour en l'empêchant de sombrer sous le poids de rituels superflus, regrettables et étouffants.

Bonne chance, bon courage, soyez heureuse et n'hésitez pas à fabriquer le bonheur que votre entourage attend pour vous et de vous.

LES TOUT

PREMIERS MOIS

QUELQUES GÉNÉRALITÉS POUR… COMMENCER

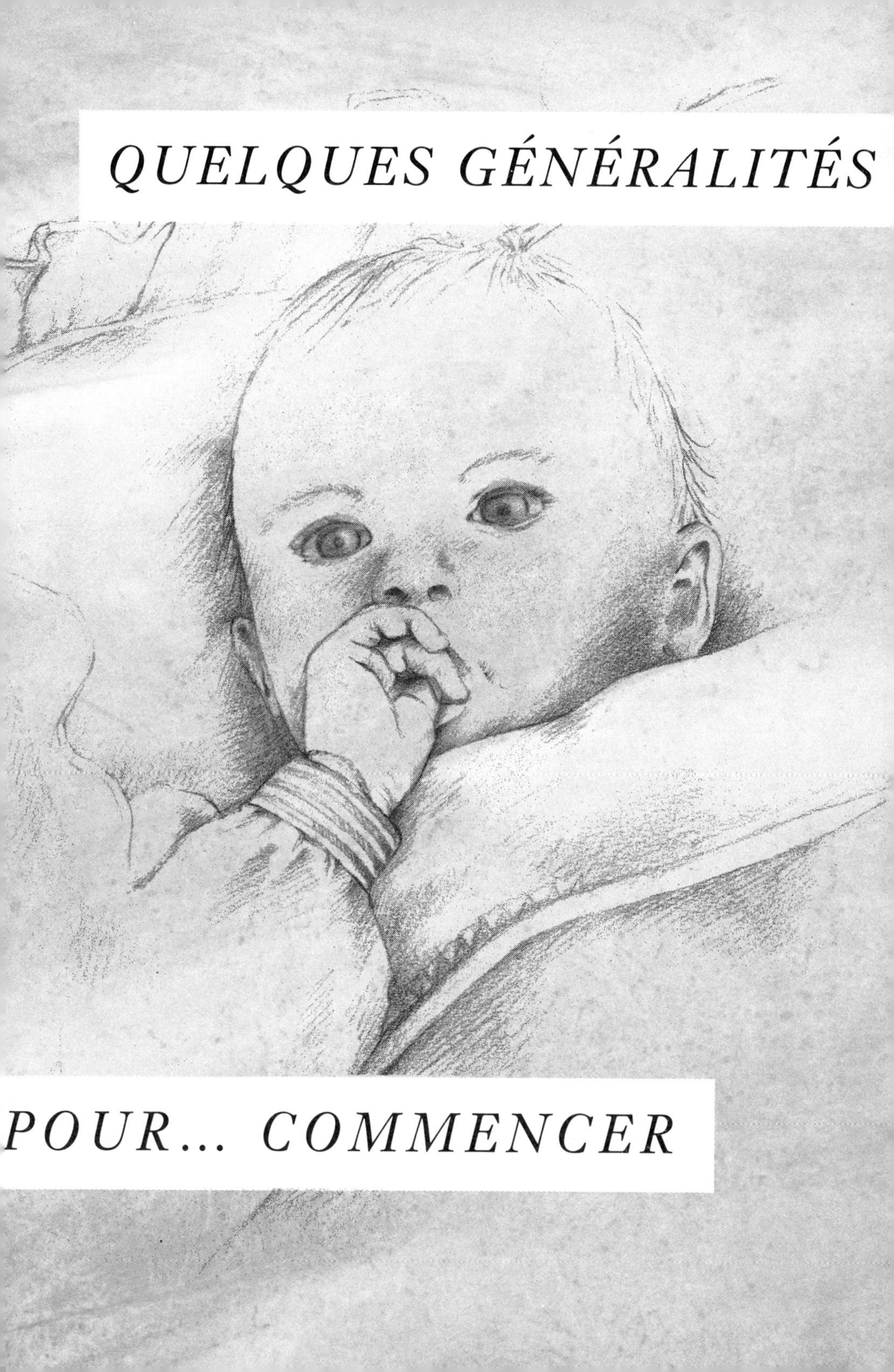

Les tout premiers mois de la vie sont ceux où l'état du nouveau-né requiert — et suscite en retour, plus aisément d'ailleurs qu'on ne pourrait le supposer — un maternage maximum.

Ce n'est pas sans importance.

Il en va en effet comme si la nature avait tout prévu. La grossesse a pourvu le nouveau-né de facultés insoupçonnées dont les mères, discrètes et pudiques, ont toujours subodoré l'existence, mais que la science, et le public dans son sillage, découvrent avec émerveillement depuis trois décennies à peine !

La mise au jour de cette partie muette et souterraine de l'aventure permet de lui restituer les vertus de l'impulsion qu'elle constitue.

Un tout-petit, quand il ne dort pas, a besoin du corps de sa maman. Il en a un besoin impérieux. Il ne saurait s'en passer.

Et c'est compréhensible : sa mise au monde est tellement récente qu'on ne peut décemment pas lui faire reproche de manifester une manière de nostalgie à l'endroit de l'univers qu'il vient à peine de quitter. Parce que cette nostalgie, qui, soit dit en passant, le hantera par périodes tout au long de sa vie ultérieure, nous la connaissons bien nous-mêmes : nos épisodes de découragement, nos épisodes de blues, de spleen ou de déprime..., ce « ras-le-bol » récurrent..., ce vide que nous ressentons parfois en nous..., ce désir de ne plus bouger et de nous laisser porter par le temps ou l'événement..., ne sont rien d'autre que la rémanence de cette expérience première et lentement formatrice qui a démarré le jour où nous avons quitté, sans jamais pouvoir tout à fait nous y résoudre, un corps qui nous contenait, un corps qui nous faisait grandir, un corps qui nous protégeait, un corps qui résolvait pour nous l'intégralité de nos problèmes avant même, le plus souvent, qu'ils ne se fussent exprimés. Il n'est pas jusqu'à nos croyances naïves et têtues à une certaine excellence du monde, à l'âge d'or ou à la promesse du paradis qui ne soient intimement liées à ce qui a éclos en nous à la période la plus tendre de notre vie et dont nous sommes assurés que chacun de nos semblables l'a eu en partage.

Il est tout petit mais déjà il communique !

Séparé du corps de sa mère, un bébé se sent perdu. Et, démuni de mots pour dire ce que lui fait sa solitude nouvelle, il utilise un moyen de communication univoque, le seul dont il dispose : il crie.

Comme, sous quelque latitude que ce soit, le cri conserve, la vie durant, une connotation de détresse, la maman va y répondre instinctivement et sans retard : elle prendra son enfant dans les bras. Les cris cesseront aussitôt — comme si le contact avait été à lui seul le début d'une réponse et la promesse d'une réponse ultérieure encore mieux adaptée. Si, au bout d'un instant, parfois long, parfois bref, un besoin autre se fait ressentir de manière encore plus aiguë, le cri reprendra, ne cessant à nouveau que lorsque la satisfaction précise du besoin aura été enfin obtenue.

La nature et la diversité des besoins d'un bébé ne sont pas, en principe et sauf exception, très étendues : ce seront la faim, la soif, le désir d'avoir les fesses au propre, d'avoir moins chaud ou moins froid ou de trouver un sommeil qui tarde à venir... Et pourtant, parfois, sans qu'aucun besoin particulier ne se fasse ressentir, le cri fuse tout de même ; et les mamans savent très tôt que ce qui s'exprime de la sorte n'est rien d'autre que l'envie de retrouver le contact du corps maternel rassurant et la chaleur des bras porteurs, en fin de journée plus particulièrement, par exemple, pour certains, dans ces heures où les nourrices ont si intelligemment repéré ce qu'elles ont appelé « l'angoisse du crépuscule ».

Pour bien des bébés, en effet, l'approche de la nuit est un moment qui les dérange, on ne sait pas trop pourquoi : ils pleurent, ils hurlent et rien ne peut apparemment les calmer, ni le sein ou le biberon, ni le bain, ni les bras, ni la berceuse. Quelque chose d'absolument incompréhensible survient : les cris durent et s'amplifient pour s'arrêter aussi soudainement qu'ils ont commencé, probablement à cause de l'épuisement qu'ils finissent par entraîner. Ce tableau relativement fréquent et quelque peu désarmant n'a jamais reçu d'explication satisfaisante. On prétend que ce serait la qualité de l'air qui serait en cause : en fin de journée, l'air plus chaud conduirait mieux les vibrations, et un bébé, dont la sensibilité serait infiniment plus aiguisée que la nôtre, pourrait être ainsi dérangé par un crissement de pneus ou par le bruit d'un échappement à des kilomètres de là... Cette hypothèse, pour séduisante qu'elle soit, ne peut cependant pas être tout à fait retenue parce que les mêmes phénomènes peuvent se produire en montagne, en pleine campagne, à distance respectable de toute perturbation sonore et en été comme en hiver ! Les homéopathes, pour ce qui les concerne, y ont toujours marqué de l'intérêt, mais seulement en tant qu'un tel tableau fournit un indice utile à leur élaboration diagnostique. L'expérience démontre en tout cas que chaque mère sait, assez rapidement, reconnaître le phénomène et lui trouver une parade de son invention, finissant par se rendre compte que ce qui a débuté brutalement un jour s'arrête sans la moindre raison apparente aussi brusquement que cela a commencé. Il en va de même au demeurant pour les cris nocturnes qui peuvent se poursuivre malgré le biberon et les bras. Ils suscitent eux aussi fréquemment une inquiétude qui devra cependant rapidement cesser sous peine de les majorer et de les entretenir indéfiniment. Là encore chaque mère trouve spontanément la meilleure façon de faire pour son enfant, façon qui ne conviendra pas nécessairement au petit voisin. C'est, en tout état de cause, un véritable débat — diversement et amplement commenté par chaque interlocuteur de la mère — qui s'instaure régulièrement autour de l'attitude à avoir : faut-il ou ne faut-il pas prendre dans les bras un bébé qui crie ? Peut-on sans danger le laisser crier ? Ne risque-t-il pas, surtout si c'est un garçon — ce qui laisse rêveur sur les méconnaissances anatomiques et sur la confusion qui règne au chapitre de la différence des sexes ! —, de contracter une hernie ? Faut-il ou non répondre à son besoin ? Peut-on prendre le risque de lui donner de « mauvaises habitudes » ou bien doit-on précocement lui faire prendre acte d'une certaine discipline à devoir observer dans la relation à autrui et au monde ?

Les mères ont heureusement des réactions spontanées et se préoccupent fort peu du contenu et des conséquences supposées de leur choix. Le plus souvent, la maman va prendre d'instinct son bébé dans les bras, lui apportant immédiatement réconfort et bonheur et recevant de lui en retour, au fil de la répétition des séquences, le sentiment immense de ses facultés, celui non moins étendu de son pouvoir et la conscience de l'ampleur d'une tâche qui, à ce stade, ne lui apparaît pas encore avoir autant d'implications.

Ces échanges élémentaires — dont on peut dire qu'ils sont la conséquence de véritables effets de corps — fondent plus que tout discours la texture des autres modes d'échange. C'est par leur biais que le bébé fabrique la mère et se fabrique sa mère, sa mère à lui, sa mère bien à lui et pas celle d'un autre, cet autre fût-il un frère ou une sœur. Il y circule une quantité insoupçonnée de messages dont il n'est pas toujours nécessaire — ni possible d'ailleurs — de décrypter le contenu.

C'est seulement si de tels épisodes se prolongent et génèrent une inquiétude hors de proportion qu'on aura à en débattre tout en sachant que les médications n'y peuvent pas grand-chose et que leur solution survient toujours de façon surprenante. Disons en tout cas à cette occasion qu'il est inepte de laisser un tout-petit hurler dans son berceau sous le prétexte que, par définition, « un bébé ça crie », ou bien qu'il aurait à « faire ses poumons ». Une attitude de cet ordre et qui serait choisie par une mère pour de telles raisons aurait de quoi laisser rêveur sur la relation ultérieure de cette mère avec son enfant et chargerait d'emblée cette relation d'un énorme et authentique « mal entendu ».

Il semble que l'attitude la plus positive puisse s'inspirer d'une « recette » que chaque mère pourrait appliquer à sa manière. Il lui faudrait prendre son bébé dans les bras et lui dire, même s'il crie, quelque chose comme : « Je ne sais pas pourquoi tu cries, je sais que tu as certainement une bonne raison de crier ; mais je ne sais pas quelle est cette raison ; toi, tu ne peux pas mieux me la dire, et moi, je ne sais pas l'entendre comme tu me la dis. Sache seulement que je suis là, que je ne te quitte pas, que je suis comme je suis, que tu es comme tu es et que nous avons une bien longue vie à partager ensemble… »

Insistons sans tarder sur le fait que cela doit être dit, c'est-à-dire mis en mots, parlé et pas seulement pensé. Parce qu'une mère, quand elle dit de telles paroles à son enfant, se les dit à elle-même en même temps, et que ce qu'elle se dit transforme radicalement et à son insu son attitude. Cela n'est pas sans évoquer la blague de ce père qui promène dans un landau son enfant hurleur auquel il ne cesse de dire : « Pierrot, calme-toi… Pierrot, calme-toi… » Une vieille dame le croise et, tout attendrie, l'interpelle : « Qu'il est mignon votre bébé, monsieur ! Ainsi donc, il s'appelle Pierrot ? — Non, madame, Pierrot, c'est moi », lui répond-il. C'est là une bonne illustration de ce qu'il ne faut justement pas faire : rester à distance, éviter le contact des corps et n'utiliser la parole que pour s'adresser à soi-même ! Ce n'est pas par hasard que, dans la blague, ce soit une vieille dame qui intervienne : son passé de mère, même lointain, ne lui permet pas d'imaginer qu'un homme puisse à ce point méconnaître les règles élémentaires de l'adresse à un tout-petit. Le message à transmettre doit toujours être émis à voix haute à un bébé que l'on aura pris contre soi.

Comment de telles choses sont-elles possibles ?

Comment un si petit enfant peut-il reconnaître avec cette acuité des effets de corps ? Perçoit-il la moindre chose de l'identité du corps qui lui porte secours ? En sait-il quelque chose, ou bien est-il seulement attentif à sa propre tension et à la satisfaction escomptée du besoin qu'il ressent ? Autrement dit, l'effet apaisant peut-il être délivré par un corps quelconque ou bien dépend-il d'une certaine hiérarchie des corps qui serait immédiatement et directement repérable par le bébé ?

Ces questions, loin de constituer — comme on pourrait le croire — de pures et gratuites supputations, sont en réalité d'une importance cruciale. Les réponses qu'elles recevront permettront de définir sans ambiguïté le statut de l'enfant et la nature véritable de la relation que chacun tisse à lui, à commencer par sa parentèle immédiate.

Il est vrai qu'en prenant pour point de départ le seul cri, dont le mystère et l'ambiguïté rendent difficile le décryptage, on serait tenté de sourire à la gravité conférée au problème. Quand un bébé crie, ne suffit-il pas qu'on le prenne dans les bras, c'est-à-dire que n'importe qui le prenne dans ses bras, pour qu'il se calme ? S'il en est ainsi, le critère retenu se trouve automatiquement frappé de suspicion. Sauf à devoir convenir, par expérience, que si n'importe qui, en prenant un bébé dans les bras, parvient à faire cesser son cri, il ne peut jamais être assuré de pouvoir faire cesser durablement ce cri. C'est vrai. Mais cela a-t-il une réelle importance ? Parce que si on veut faire valoir que le bébé qui crie pour exprimer une certaine détresse ne cesse durablement de crier qu'au contact du corps de sa mère, comment expliquer qu'en tout lieu, de tout temps et sous toutes les latitudes, des enfants, et même des nouveau-nés, aient pu s'accommoder longuement de soins mercenaires ? Il est vrai que ces soins ont été et continuent encore d'être dévolus à des femmes : les puéricultrices sont des femmes, les assistantes maternelles[1] sont des femmes, et toute femme trouve aisément en général le moyen d'offrir à un enfant réconfort, consolation et sécurité. Cela ne devrait-il pas amener à penser qu'un bébé ne percevrait pas de bien grandes différences entre ce qu'il obtient des effets d'un corps de femme, quel qu'il soit, et ce qu'il obtient des effets du corps de sa mère ? S'il en était réellement ainsi, on serait fondé à se demander comment ce bébé peut investir — comme il le fait toujours — une mère absente tout au long d'une interminable journée et qui le récupère le soir au retour de la crèche pour à peine une paire d'heures, au détriment de la délicieuse nounou avec laquelle il a passé le plus clair de son temps de veille. On ne peut donc se sortir de ce faisceau de constats disparates, et apparemment contradictoires, qu'en prêtant au tout-petit, quel que soit son âge, une forme d'« intelligence » aiguë de la situation qu'il vit et qu'il gérerait en fonction de la pression de ses besoins immédiats en gardant une étonnante « clairvoyance » sur le statut des individus qui prennent en charge lesdits besoins.

Reste à savoir comment fonctionnent cette « intelligence » et cette « clairvoyance ».

Après tout, pourrait-on dire en revenant à la charge, il y a bien peu de différence entre un corps de mère et le corps de toute autre femme. C'est vrai pour chacun : si on voit un bébé entre deux femmes d'âge équivalent, on ne peut pas dire laquelle est sa mère et, si on veut le savoir, on se met à chercher dans une éventuelle ressemblance de traits le moyen de se faire une opinion. C'est la difficulté d'une telle discrimination qui autorise — un peu hâtivement — à penser d'un enfant qu'il saura probablement s'accommoder de ce qu'il aura sous la main. Et voilà certainement une des raisons pour lesquelles le « nourrissage » est resté si longtemps l'apanage de la gent féminine. Mais faire de l'enfant, et de cette manière, la chose

1. Il s'agit de ces femmes souvent admirables que l'on a de tout temps appelées « nourrices » et que l'on a récemment rebaptisées au nom des critères de notre société préoccupée par le chômage et pointilleuse sur l'économie et l'appellation des emplois.

exclusive des femmes paraît ne plus être de mise aujourd'hui que les pères réclament leur part équitable dans les soins du tout-petit, fallacieusement encouragés en cela par leurs partenaires qui y trouvent entre autres bénéfices celui d'en être partiellement soulagées. Nous verrons ultérieurement que la revendication masculine a quelque raison d'être à cet égard, mais qu'elle commet une indéniable erreur en se raccrochant à ce point précis.

Restons-en pour l'instant au seul registre des soins.

Les hommes seraient-ils, en ce domaine, plus empruntés et plus maladroits que leurs compagnes ? Ne pourraient-ils pas prétendre eux aussi exprimer à leur enfant leur tendresse, lui dire leur amour, lui délivrer des messages de bienvenue et l'amener à être durablement soulagé de la détresse exprimée par le cri qu'il pousse ? Pourquoi pas ? On serait tenté de le croire au spectacle de certains pères particulièrement habiles à ces tâches réputées ne pas être de leur ressort. Et il n'y a pas qu'eux. Il existe après tout des praticiens masculins, les obstétriciens et les pédiatres par exemple pour ne citer qu'eux, qui paraissent avoir autant de goût que de compétence en la matière au point de pouvoir en dispenser l'enseignement aux mères qui les consultent. Ne voilà-t-il pas des « hommes » qui excellent à établir au tout-petit une relation fiable et non traumatisante ? On sait qu'ils peuvent l'examiner, le manipuler, le remuer et le retourner dans tous les sens sans provoquer le moindre cri et sans produire chez lui la moindre détresse, le moindre sursaut ni même la moindre peur. Auraient-ils un secret, y aurait-il dans leurs dispositions particulières quelque mystère ? Ont-ils, eux, le pouvoir de mettre en jeu des effets de corps qui seraient « culturellement » et stupidement interdits aux autres hommes tout en étant de fait équivalents à ceux de la mère ou à ceux d'un corps de femme ? Certainement pas. Leur performance n'a rien à voir avec de tels effets. Elle tient tout simplement à leur gestuelle qui est habitée d'une douceur et d'une habileté conférées par leur formation et par un long commerce des tout-petits. Ils ont fini, au fil des années, par acquérir une assurance que la mère nouvelle n'a pas toujours d'emblée — mais qu'elle acquiert rapidement et sans le moindre effort ou le moindre apprentissage, à l'instant même où elle se départit de la crainte imaginaire de « casser » son enfant ! Ces praticiens, dont les gestes étonnent fréquemment et émerveillent toujours, savent, eux, qu'un tout-petit n'est pas fragile. Ils le savent solide, à l'extrême, ne serait-ce que pour avoir récemment vécu et traversé sans dommage la phénoménale aventure de l'accouchement. Ils savent qu'ils peuvent ne pas se contorsionner en gestes inutiles pour s'évertuer à lui tenir la tête, qu'ils peuvent l'empoigner d'une seule main, le tourner et le retourner d'un seul bloc sans l'effrayer ou le faire tressauter. Ils ne font au demeurant rien de plus que mettre en application avec une grande précision leur savoir, **en conférant à leurs gestes** tout au long de leur examen **une vitesse uniforme**, de façon à ce que **leurs mouvements se fassent sans le moindre à-coup ni la moindre accélération**. Moyennant quoi, ils restituent au bébé quelque chose de la sensation même qu'il avait à l'intérieur du corps maternel : ses déplacements étaient solidaires des déplacements du corps de sa mère et se produisaient de cette manière parfaitement amortie.

Autrement dit, dans la réalité, ces hommes trichent. Ils trichent en censurant leur gestuelle naturelle, en lui conférant des caractéristiques qui ne sont pas les siennes, en en imitant une autre, en offrant au tout-petit l'illusion de quelque chose qui lui est familier et à quoi il devrait adhérer. Ils trichent en ce qu'ils parviennent par ce biais à obtenir le silence et la sérénité que requièrent les impératifs de l'examen qu'ils entreprennent. On pourrait dire qu'ils négocient des conditions favorables et qu'ils y mettent le prix nécessaire. Certes. Mais par rapport à la conclusion qui pourrait en être tirée sur leur pouvoir réel, ils trichent. A ceci près, cependant, qu'ils savent, eux, sans équivoque et mieux que quiconque, combien leur performance ne peut être que limitée et brève, même si elle peut être indéfiniment répétée. Le savoir-faire n'instaure pas en l'occurrence son exécutant comme une référence sûre pour un tout-petit et on ne s'attend pas à ce que ce tout-petit puisse investir les seuls gestes qu'il perçoit passagèrement comme recours durable et stable contre une éventuelle détresse. La preuve en est qu'on ne connaît pas d'exemple de praticien, aussi habile soit-il, qui ait mis à exécution un projet de soins prolongés et continus à un nouveau-né, fût-il au demeurant le sien. Ce n'est pas non plus par hasard que, dans les services hospitaliers, les hommes médecins assument les seules tâches décisionnelles et laissent volontiers aux infirmières les soins concrets et prolongés que nécessitent les corps des petits malades.

On ne peut donc pas tirer argument de ce savoir-faire purement technique pour établir une similitude ou une quelconque équivalence dans la relation qu'un tout-petit pourrait entretenir au corps d'une femme et à celui d'un homme, fût-il son père.

Il y aurait là, déjà assez bien esquissée, une sorte de hiérarchie dans les rapports qu'un tout-petit instaure à l'adulte qui lui porte secours ou lui donne des soins : la mère viendrait en premier, puis viendrait en second une autre femme, quelle qu'elle soit, et enfin, problématiquement et dans une position assez mal définie, un homme, quel qu'il soit là aussi, et sur lequel le père ou le géniteur de l'enfant n'aurait pas le plus petit avantage.

On peut comprendre que cette hiérarchie n'est pas un effet de hasard et qu'elle est fondée sur une relation biologique des corps qui inclut les rapports de proximité de ces corps. Que le corps d'un homme soit parfaitement étranger à un enfant est immédiatement concevable pour chacun. Que le corps d'une femme puisse faire illusion ou donner le change un certain temps est également concevable. Tout comme on a compris que la gestuelle professionnelle du pédiatre s'est plaquée avec succès sur celle qu'il avait d'instinct et qui en était bien différente, il faut imaginer aux femmes une sorte de savoir atavique, une sorte de potentialité entretenue tout au long de leur enfance par leurs jeux de petites filles avec les poupées qui leur permettrait de se substituer temporairement à la mère d'un enfant.

Il n'en reste pas moins que lorsque, pour quelque raison que ce soit, un bébé se met à pleurer et qu'il demeure inconsolable, les médecins, à l'habileté impressionnante, tout comme au demeurant les candidates à la substitution que sont les puéricultrices ou les nourrices, se hâtent de le confier aux bras de sa mère en sachant qu'elle va, elle, parvenir rapidement à faire cesser les pleurs qu'ils n'ont pas su calmer.

Pourquoi ?

Ce n'est pas parce que le bébé aurait un rapport instinctuel au corps de sa mère. Non. C'est parce que le corps de la mère dispose sur celui de toutes ces personnes, hommes ou femmes, d'un avantage considérable : il délivre sans relâche à l'enfant une quantité de messages plus rassurants les uns que les autres. L'odeur d'une maman, sa voix, sa manière de se mouvoir, sa manière de tenir, sa manière d'être et son visage devenu lui-même rapidement familier constituent pour le tout-petit autant d'éléments irremplaçables d'orientation qui lui permettent de se situer avec le maximum de sécurité dans un univers encore tout neuf pour lui.

Un monde sensoriel immédiatement riche

Mais est-il possible que des nuances aussi ténues, aussi subtiles, puissent être à ce point reconnaissables et familières à un petit bébé, voire à un nouveau-né d'à peine quelques minutes, quelques heures ou quelques jours ?

Elles le sont. Et elles le sont tout à fait. Pour la simple raison que le « nouveau »-né, quel que soit son âge civil, est tout de même déjà « vieux » d'au moins neuf mois de plus. Neuf longs mois pendant lesquels il a accumulé une expérience considérable et encore insoupçonnée par la science il y a à peine deux ou trois décennies.

Son séjour dans le ventre de sa mère n'a pas été un séjour végétatif, neutre ou passif, dévolu à la seule patiente attente de sa venue au monde aérien. Son séjour a été un séjour hautement formateur qui l'aura parfaitement armé et préparé aux étapes ultérieures de sa vie. On commence à s'en rendre compte et à en accumuler les preuves. Mais on commence à peine à saisir l'intensité et la richesse des étapes qui jalonnent le développement intra-utérin. On en soupçonne la complexité sans être encore parvenus à dépasser le stade balbutiant des découvertes émerveillées. Ce que l'on sait déjà, néanmoins, avec une grande certitude, c'est que le séjour dans le ventre maternel a littéralement « programmé » le nouveau-né sur le corps de sa mère.

Même si le mot « programmé » est entré dans le langage courant et laisse bien présager de ce qu'il veut faire entendre, il mérite au moins un commentaire. Ce que l'on sait, et que l'on énonce au travers d'une telle formulation, c'est que **quelque chose existe entre le nouveau-né et le corps de sa mère qui fait que le nouveau-né reconnaît ce corps et celui-là plus et mieux que tout autre corps de femme**. Que non seulement il le reconnaît plus et mieux, mais qu'une bonne partie de son développement ultérieur prendra appui sur des éléments qu'il y aura puisés, qui seront à jamais inévacuables et qui laisseront sur son corps, dans son corps et dans son psychisme **une trace à jamais ineffaçable**[1]. Ce qui aura été ainsi puisé constituera pour l'enfant une forme d'**acquis**. Un « acquis » véritable et substantiel dont il disposera dès sa venue au monde et qu'il pourra à loisir enrichir de toutes les sortes de manières imaginables.

Essayons de comprendre ce qui se passe.

Il faut imaginer le cerveau, qui commence à se former extrêmement tôt pendant la vie intra-utérine, comme une plaque de cire fraîche, non encore durcie, malléable, vierge et d'une grande sensibilité, sur laquelle s'inscrivent avec une infinie précision la plus petite impression autant que la plus légère nuance. On peut aussi, si on veut parler autrement et sacrifier à la mode et à l'envahissement de notre univers par l'informatique — ne serait-ce que pour faire un clin d'œil au mot « programmé » déjà utilisé —, imaginer le cerveau comme un logiciel rigoureux et achevé, prêt à recevoir sans discrimination une quantité énorme d'instructions, à les emmagasiner, à les classer et à les mettre à exécution dès que ce sera nécessaire.

Ceci étant dit, il faut concevoir que le monde intra-utérin dans lequel se développe, sur ce mode, le cerveau, n'a rien à voir avec un monde qu'on pourrait croire — comme on l'a très longtemps fait — désert, obscur, abyssal et effrayant de silence. Bien au contraire, inclus au plus creux du corps maternel, l'utérus est un monde de communication intense dans lequel il se passe une foule considérable de choses. C'est un monde vivant et habité d'une quantité insoupçonnée d'afférences toutes capables d'impressionner avec une

1. Sur ces notions et sur celles qui vont suivre, on pourra utilement consulter : Aldo Naouri, *Une place pour le père*, Seuil, 1985, et coll. « Points », 1992.

précision confondante notre « cire vierge » ou de coder notre « logiciel » dès que les capteurs que sont les organes des sens auront été mis en place sur le corps du bébé.

Tout comme les antennes de nos récepteurs de radio ou de télévision captent les ondes charriées par l'air ambiant et dont nous ne percevons pas l'existence matérielle, les organes des sens vont en effet charrier jusqu'au cerveau les perceptions qu'ils recueillent et qu'ils sont les seuls à pouvoir recueillir. Dans notre univers ambiant, l'onde hertzienne existe dans l'air, même en l'absence d'antenne pour la capter, et il suffit de brancher un récepteur, radio ou télé, pour s'en apercevoir. Mais l'émetteur hertzien comme le récepteur sont l'un et l'autre fonctionnels indépendamment de leur branchement l'un sur l'autre ou du moment auquel on y procède : le fait qu'on branche un récepteur n'améliore pas plus ses performances qu'il n'accroît celles de l'émetteur. A l'inverse, les processus vivants qui s'installent progressivement au sein du corps du fœtus ont la particularité d'être en constante interrelation. Leur branchement, progressif, est consécutif à une organisation et à un développement qui se font de manière concomitante à l'un et l'autre bout du circuit : toute afférence captée par l'antenne sensorielle et conduite jusqu'au récepteur cérébral y sera certes jalousement stockée, contribuant à l'accroissement des performances du récepteur, mais elle entraînera de surcroît en retour un accroissement équivalent de performances de l'ensemble des organes des sens, y compris ceux qui n'ont pas été directement sollicités par l'afférence.

Les antennes que sont donc les organes des sens ne sont de fait que les représentants du cerveau à certains endroits du corps : recueillant telles afférences plutôt que telles autres, elles les lui rapporteraient pour lui en permettre la classification et l'archivage dans des zones parfaitement définies, nettement différenciées et spécifiquement dévolues à cet effet qu'on appelle des **aires sensorielles**. Tout comme nous pouvons comprendre qu'une odeur puisse ne rien dire à notre oreille et qu'un son ne dise rien à nos yeux, nous pouvons comprendre que les sensations singulières recueillies par chacune des antennes puissent être ramenées à une zone précise qui saura les trier, les reconnaître, les emmagasiner et les prendre en charge. Ces zones sensorielles ne sont cependant pas totalement isolées, indépendantes ou coupées les unes des autres : elles sont reliées entre elles par d'autres zones capables de les mettre en communication les unes avec les autres mais aussi avec d'autres zones encore, chargées de fonctions plus complexes dites « d'intégration ». Ainsi, s'il m'arrive de reconnaître une odeur comme celle d'une mandarine, c'est parce que j'ai confronté la sensation que j'en ai eue à une odeur que j'avais classée sous la rubrique mandarine, laquelle est associée dans une autre zone de mon cerveau à une forme précise, une couleur, une texture d'écorce, un aspect des quartiers, une consistance et peut-être aussi une aventure cocasse ou attendrissante qui me serait arrivée un jour autour d'une mandarine. Il se peut au demeurant que l'odeur de mandarine me soit venue de toute autre chose que d'un fruit : mes évocations successives n'en auront pas été appauvries pour autant. Or, toutes ces opérations d'association, dont mon cerveau d'adulte est capable avec un automatisme parfait, parfois déroutant et toujours exploitable, requièrent l'existence de structures cérébrales qui se sont mises en place dès mon développement intra-utérin, que je possédais déjà à ma naissance et qui se sont seulement enrichies un peu plus, depuis cette époque-là, d'un apport dont mon âge seul est responsable. Mais, pour ce qui concerne l'essentiel, je ne dispose d'aucune structure de plus que n'en a le nouveau-né que j'ai été jadis ou celui que j'ai examiné ce matin même.

La mise en place des sensations

Dans le monde utérin, pour le moins singulier, le recueil sensoriel des tout premiers instants de la vie s'effectue dans des conditions non moins singulières. Le fœtus baigne, tout au long de la grossesse, dans un milieu aqueux dont les fonctions, elles aussi, sont multiples.

On pense, en premier lieu, au pouvoir évident de protection du liquide amniotique contre les chocs que le fœtus pourrait recevoir au travers de la paroi abdominale. Il a certes son importance mais il ne doit pas faire oublier les effets d'**amortissement** de tout mouvement que crée ce liquide. La sensibilité extrême à l'accélération qui caractérise les sensations du tout-petit, et que nous avons évoquée plus haut, n'en est pas la seule conséquence. Elle s'accompagne d'une véritable exacerbation de la **sensibilité profonde** — étalonnée principalement dans le cervelet, l'oreille interne, la sensibilité des muscles et celle des articulations, majorées par la sensibilité tactile elle-même très grande — au point que la plus petite modification du tonus musculaire de la mère, même si elle n'est pas perçue par la mère, est captée dans sa moindre nuance par le nouveau-né d'abord, le bébé ensuite, l'enfant plus tard… mais également l'adulte lui-même… qui garde de cette étonnante sensibilité le pouvoir de décrypter le sens d'une caresse, d'un effleurement, d'une pression sur le bras ou des intentions de son partenaire de danse, par exemple, à la manière dont ce partenaire l'enlace. Jean-Jacques Rousseau, forgeant une théorie de la naissance du langage articulé, supposait — sans savoir combien son intuition était redevable à cette caractéristique conférée par la vie intra-utérine — qu'avant d'user de la parole, les premiers humains devaient communiquer entre eux en se collant l'un à l'autre. Et chacun sait par expérience combien les jeux amoureux sont restés redevables à l'existence de performances d'un tel ordre. Sans faire le moindre rapport avec l'existence de tels faits, on s'est mis, ces dernières années, à s'émerveiller de la faculté des bébés à comprendre une situation dès lors qu'elle leur était mise en mots et on s'est lancé, à coups d'émissions vulgarisantes, dans la promotion extasiée de la communication avec le tout-petit par le truchement de la parole — comme si les mères ne s'y étaient pas spontanément adonnées depuis la nuit des temps ! Or, en la matière, nul ne serait assez insensé pour aller imaginer qu'un bébé, qui ne sait strictement rien au sens des mots ou à l'entrelacs des sons qui les composent, puisse miraculeusement comprendre une séquence de langage et le message qu'elle contient. En réalité, il n'y comprend rien, strictement rien. Mais la mère, qui met en mots une situation, vit, elle, intégralement dans son corps les mots qu'elle prononce : parfois elle se détend, d'autres fois elle se crispe, d'autres fois encore elle alterne des moments de tension et des moments de soulagement, etc. A son insu, chacun de ses états d'âme modifie son tonus, se transmet à tout ou partie de sa musculature et, transitant par la sensibilité extrême au mouvement de son enfant, vient « dire » à cet enfant des choses qui s'accommodent de l'absence de compréhension réelle de la langue utilisée. C'est la raison pour laquelle il a été donné plus haut cette « recette » autour des cris. C'est également la raison pour laquelle il vaut mieux, quand quelque chose doit être dit à un enfant, que cet enfant soit dans les bras de sa mère, que le message émane de cette mère, du père, d'un étranger ou d'un soignant de l'enfant. Le message qui transite de la sorte se trouve ainsi « codé » — *stricto sensu* — par le tonus musculaire maternel.

A température constante de 37°, le liquide amniotique protège — c'est une autre de ses propriétés — le corps du fœtus des **variations thermiques**, contre lesquelles son organisme ne sait pas encore se défendre. C'est la raison pour laquelle les prématurés sont immédiatement mis en couveuse chauffée et que, dans les salles d'accouchement, la table d'examen du bébé est munie d'une source de chaleur supplémentaire. Il nous reste une rémanence de ce bonheur dans l'exigence que nous ressentons à devoir nous couvrir pour mieux nous endormir, même si la température de la pièce où nous sommes est raisonnable. Il est vrai que d'autres mécanismes, physiologiques, commandent cette disposition, mais il n'est pas moins vrai que la régression que nous connaissons dans le sommeil nous conduit, à un moment ou un autre, à nous mettre dans une position fœtale que nous savons retrouver d'instinct, surtout si nous avons froid. Nous nous recroquevillons et nous réduisons ce faisant notre surface corporelle exposée à la température ambiante. Nous nous pelotonnons dans nos couvertures et nous retrouvons une enveloppe qui semble sinon nous être indispensable, du moins nous être naturelle et sécurisante depuis toujours.

Le développement de ces sensibilités — **sensibilité tactile, sensibilité profonde et sensibilité thermique** — se met en place dans le corps du fœtus à partir de la 7e/8e semaine de la grossesse et ne cesse de se parfaire, en s'enrichissant selon les mécanismes que l'on a vus, jusqu'à la date de la naissance, armant ainsi le nouveau-né de moyens subtils et hautement performants.

Mais le liquide amniotique n'est pas un liquide neutre ou l'équivalent du sérum physiologique que chacun connaît bien. C'est un liquide complexe et dont la composition chimique s'avère variable d'un jour à l'autre ou d'un moment à l'autre de la journée. Il contient en solution nombre de petites molécules dont certaines peuvent être charriées par l'alimentation de la mère : le curry des mères asiatiques, le cumin des méditerranéennes, le paprika des hongroises, le piment des antillaises, l'olive des provençales ou la crème fraîche des normandes, etc., tout comme bien d'autres molécules dites organoleptiques, passent aisément la barrière placentaire [1]. Dès la 12e semaine de la gestation, les papilles gustatives du fœtus sont capables de percevoir les quatre saveurs fondamentales : l'amer, le sucré, le salé et l'acide. Cette palette de sensations va aller en s'enrichissant et, comme le bébé déglutit à longueur de temps de grandes quantités de liquide amniotique en même temps que ses **performances gustatives** vont en s'enrichissant, on peut dire qu'à défaut de les partager, il se familiarise petit à petit aux agapes de sa mère. C'est probablement la raison pour laquelle on a voulu, de tout temps et avant même de savoir ces choses, les mets les meilleurs et les plus fins pour la future mère.

L'odorat n'est pas de reste.

Le liquide amniotique baigne sans relâche la muqueuse nasale en édification : dès que la première papille olfactive est formée, elle portera jusqu'au cerveau la toute première odeur de la mère autant que celle des aliments ou des condiments qu'elle affectionne et qui

1. Il faut imaginer le placenta ainsi : d'un côté, une grande quantité de sang circulant venant de la circulation du corps de la mère et accolée à la paroi utérine ; de l'autre, une non moins grande quantité circulante de sang fœtal qui irrigue le corps du fœtus par le truchement des vaisseaux du cordon ombilical. Entre les deux, une membrane qui sépare le lac sanguin maternel du lac sanguin fœtal. Cette membrane, à la physiologie très particulière et non encore totalement élucidée, constitue la partie principale de ce que l'on appelle, en jargon médical, la « barrière placentaire ». La barrière placentaire peut se laisser — ou ne pas se laisser — traverser par des éléments venus du corps de la mère : on imagine aisément que le sucre, l'oxygène, les nutriments ou les sels minéraux puissent, tout au long de la grossesse, circuler de part et d'autre de cette membrane ; mais cette membrane peut — ou peut ne pas — se laisser traverser par d'autres molécules, par des substances médicamenteuses ou par des micro-organismes, étant entendu que sa perméabilité à l'endroit de nombre de substances peut varier au cours de la grossesse.

participent d'une façon ou d'une autre à la définition de sa personnalité propre — est-il nécessaire de rappeler que les molécules qui ont un goût ont fréquemment une odeur caractéristique, et que le choix d'un parfum par une femme n'est pas indépendant d'une série d'autres déterminants de sa personne ? On a débattu sur ce point en avançant que la muqueuse olfactive, qui sera plus tard sensible au moindre brouillard portant une molécule odoriférante, pourrait ne pas l'être aux composés dissous. C'est un faux débat, car cette muqueuse, formée et déjà performante dès la 24e semaine de la grossesse, est renforcée par un organe, présent dès la 8e semaine de grossesse, l'organe voméro-nasal, qui est justement destiné à recueillir les odeurs des produits en solution. Cet organe régresse en principe quelque temps avant la naissance. Il arrive cependant qu'il persiste — rarement il faut le dire — chez les enfants et chez certains adultes à qui il conférerait des performances olfactives hors du commun : il se peut que les « nez » de certains parfumeurs soient redevables à une particularité anatomique de cet ordre.

Les sensibilités gustative et olfactive ne font pas que préparer le fœtus à sa vie relationnelle ultérieure, elles participent ensemble à la détection active des changements d'environnement amniotique. Une agression, une violente émotion ou un stress modifient en effet de manière suffisante le goût et l'odeur du liquide amniotique. Le fœtus est parfaitement capable de s'en apercevoir et peut tout aussi parfaitement y réagir en adaptant étroitement sa physiologie et son comportement moteur à des conditions transitoirement défavorables. Il bougera moins, déglutira moins, ralentira son cœur et réduira ses échanges pour se contenter d'une oxygénation devenue moindre à cause de l'agression maternelle. Quand on a compris cela, on peut comprendre également l'importance du sens du goût et de celui de l'olfaction dans l'économie de notre insertion ultérieure dans le monde environnant. Ce n'est pas pour rien que le système olfactif comporte 5 millions de cellules qui permettent de discriminer 10 000 odeurs différentes et que sa richesse n'ait rien à envier à la structure et aux capacités du système gustatif, auquel il est si intimement lié. Une mauvaise odeur nous fait nous éloigner de la source qui l'émet et un mauvais goût nous fait nous défier de l'aliment que nous portons à la bouche. Nous sommes en quelque sorte, depuis ce temps-là, capables de rejeter une viande avariée ou un œuf pourri. Il importe de ne jamais l'oublier pour tolérer qu'un enfant enrhumé ou malade, qui aura perdu de ce fait aussi bien l'olfaction que le sens du goût, puisse ne pas vouloir manger : ses facultés naturelles de discrimination du bon et du mauvais étant en panne, il préfère se nourrir de ses réserves plutôt que de prendre le risque d'absorber quelque chose qui pourrait ne pas tout à fait lui convenir. Or, combien fréquemment ne voit-on pas ces pauvres malheureux contraints, en de telles circonstances, de rester indéfiniment devant leur assiette pour seulement calmer l'angoisse d'une mère non avertie qui aura pris leur refus pour une insulte à sa vocation maternante. Dans le même ordre d'idées, on peut concevoir les dégâts que peuvent produire, indépendamment de leurs autres incidences[1], l'absorption d'alcool ou l'inhalation de tabac sur des mécanismes de cette finesse.

Mais il n'y a pas que ça.

L'oreille du fœtus entend précocement (dès la 20e semaine de la grossesse) une quantité considérable de sons les plus divers. Immergée dans le liquide amniotique, elle perçoit les sons — selon les lois connues de l'acoustique — différemment et plus rapidement qu'elle ne le fera dans l'air. Ces sons lui viennent de toute part et de manière apparemment désordonnée ; mais, en réalité, leur répétition et leur régularité opéreront tout de même une forme d'organisation particulière.

---

1. Le tabagisme maternel pendant la grossesse entraîne un retard de croissance intra-utérin aisément compréhensible : le gaz carbonique inhalé diminue la quantité d'oxygène disponible dans le sang maternel et, en conséquence, la quantité d'oxygène mise à disposition de l'embryon puis du fœtus.

L'alcoolisme maternel donne un tableau particulièrement reconnaissable à la naissance, associant chez le bébé une hypotrophie importante (poids et taille insuffisants) à une atteinte cérébrale. Ce qui se comprend aussi quand on pense que l'alcool est un solvant des graisses et que le cerveau est fait pour sa plus grande partie de graisses d'une composition particulière. Que dire après cela de l'administration d'alcool aux tout-petits telle qu'elle était pratiquée dans les campagnes au siècle dernier ! On imagine son effet sur le cerveau en développement.

L'utérus est tout proche des organes creux que sont l'estomac, le côlon et les intestins de la mère, organes contractiles parcourus sur toute leur longueur par la colonne alimentaire qui y progresse en produisant des borborygmes toujours parfaitement audibles à cette distance. Guère plus loin, l'aorte descendante est le siège d'un imposant courant sanguin qui la parcourt sans relâche : cela produit une sorte de souffle sourd, intense et continu, un bruit de fond dont on peut dire qu'il est scandé par les battements cardiaques qui le rythment nuit et jour. On sait que, depuis le début de l'humanisation de notre espèce, ces bruits du cœur perçus précocement n'ont pas cessé de participer aux créations de l'homme. Ce sont certainement eux qui ont fait naître en lui la conscience de l'écoulement du temps, celle de son irréversibilité et l'idée de la nécessité impérative de sa mesure. L'univers acoustique leur est non moins redevable de l'invention de la musique : depuis les variations rythmiques des tam-tams africains jusqu'à l'habillage harmonique de la musique symphonique, il n'y a qu'un seul et même travail de recréation autour des mêmes données de base. On imaginerait volontiers que la scansion douce et sourde de la grosse caisse, sur fond du bruit des balais sur les cymbales dans certaines partitions de jazz, puisse émouvoir chacun parce qu'elle n'est pas sans le ramener malgré lui à une perception ancienne et enfouie qui le fait soudainement régresser vers ce monde perdu. Dans un tout autre domaine, il y a de nombreuses années déjà que, pour apaiser la terreur des prématurés enfermés dans leurs couveuses, on a eu l'idée de leur distiller, avec un certain succès, par des micros opportuns, l'enregistrement du cœur de leur maman.

Mais, sur ce fond sonore continu, il faut pouvoir imaginer d'autres phénomènes qui surviennent épisodiquement et qui intéressent également l'oreille.

Quand la mère parle, les sons qu'elle émet sont amplifiés par les bases pulmonaires, toutes proches de la paroi utérine et qui font office de caisse de résonance : ils vont se transmettre vers l'oreille du fœtus sur un mode tout à fait singulier mais néanmoins spécifique. La voix est faite d'une composition de caractéristiques sonores qui se superposent les unes aux autres. On constate que la transmission de la voix de la mère par le truchement de son corps et de tous les filtres qui s'interposent privilégie ce que l'on appelle les basses fréquences des courbes sonores. Or, ces basses fréquences, ce sont elles qui définissent ce que l'on appelle la mélodie de la voix. Des expériences ont prouvé le fait en période postnatale : si, par un procédé artificiel, on casse la mélodie de la voix maternelle tout en en respectant les autres caractéristiques (timbre, hauteur, tonalité et débit), le bébé ne la reconnaît pas, alors que, dès les premiers jours de la vie, il est non seulement capable de la discriminer de quantités d'autres voix de femmes, mais de fournir un certain travail pour avoir le plaisir de l'entendre. On constate au demeurant que cette dimension mélodique est précocement investie d'importance par le bébé, puisque c'est par son truchement qu'il entrera lui-même dans le monde du langage. On a enregistré les bruits émis par quelques dizaines de bébés de 3 mois répartis en deux séries — les uns vivant en milieu hispanophone, les autres en milieu anglophone —, puis on a fait écouter aux parents de ces enfants l'ensemble des cassettes, en leur demandant de reconnaître celle sur laquelle avaient été enregistrés les sons émis par leur enfant. Des erreurs de reconnaissance se sont immanquablement produites, mais elles se sont trouvées toujours situées à l'intérieur d'une même série et ne se sont jamais produites d'une série à l'autre : aucun parent hispanophone n'a reconnu son enfant dans une cassette ayant enregistré un enfant issu d'un milieu anglophone, et inversement.

Notons dès à présent que la voix du père n'est pas reconnue, sauf dans le cas particulier qui a été décrit de Gitans parlant pendant la grossesse à leur bébé et lui jouant du violon : on a constaté que le nouveau-né était capable de réagir aussi bien à la voix qu'à la mélodie de l'instrument. Y aurait-il eu une forme d'association ? L'expérience ne le dit pas.

A cela, il faut ajouter que la mère parle parfois, et que parfois elle ne parle pas. Elle peut parler pendant de longs moments, continuellement — imaginons-la donnant un cours, plaidant au tribunal, ou faisant un rapport à son conseil d'administration, par exemple. Elle peut aussi se taire longtemps — imaginons-la écoutant un cours, un disque, lisant un livre, ou regardant un film à la télévision ou au cinéma. A d'autres moments, elle peut parler puis se taire de manière consécutive et plus ou moins rapprochée. Il n'en reste pas moins que, sur fond de ces successions qui ponctuent son émission verbale, elle ne peut pas échapper à la mise en place d'une série de séquences encore plus longues, faite de plages pendant lesquelles elle peut ou peut ne pas parler, et d'autres pendant lesquelles elle ne parle pas du tout et qui correspondent simplement à la succession pour elle de la veille et du sommeil, du jour et de la nuit. C'est comme s'il se dégageait de cet ensemble, en chaque domaine, une succession aléatoire mais parfaitement repérable de séquences de type « il y a »/« il n'y a pas » qui va accoutumer dès ce stade à la discontinuité de la vie aérienne faite de différences entre des couples cohérents : inspiration/expiration, remplissage et vidange de la pompe cardiaque, et, sur un plan plus conscient, jour/nuit, veille/sommeil, alimentation/digestion, puis, par la suite évidemment, mère/père et familier/étranger. Ce qui n'est pas une mince acquisition quand on sait que la révolution introduite par l'informatique n'a pu avoir lieu qu'en tirant les conséquences de l'opposition 0/1 !

Il va sans dire que ce mélange de bruits plus ou moins présents, plus ou moins mélodieux, avec les bruits que font les organes de la mère crée un univers sonore qui, sans rien à voir avec celui que nous connaissons, inscrit sur les aires sensorielles du cerveau du fœtus un texte précis, même s'il demeure à jamais indéchiffrable, rapportant avec une fidélité confondante la teneur de chacun des instants vécus dans cet univers clos. C'est probablement à une intuition de facteurs de cet ordre que l'on doit la recommandation courante faite aux futures mères, sous toutes les latitudes et dans toutes les cultures, de mener une vie calme et à l'abri des violentes émotions.

Le démontage méticuleux de ces processus en rend un compte nécessairement imparfait et forcément artificiel. Car, si l'univers sonore s'organise selon les axes décrits, il interfère nécessairement avec la survenue de sensations d'un tout autre ordre qui affecteront elles-mêmes l'univers sonore autant qu'elles en seront affectées. Pour peu qu'une séquence langagière démarre en même temps que le liquide amniotique se trouve inondé d'un goût de fraise par exemple et que des mouvements du corps maternel dansant une valse soient perçus, on imagine la complexité de la résultante qui s'en inscrit. On n'est pas pareillement concerné par le bruit du train, si on est seul et qu'on cherche le sommeil, ou si on vient de faire une rencontre intéressante qui vous invite ou que l'on invite au wagon-restaurant. Le souvenir qui restera de cette expérience ne sera pas le même : dans le premier cas, le bruit aura été une gêne ; dans le second, il sera passé inaperçu. Il en va probablement ainsi pour la manière dont les sensations s'inscrivent et laissent trace chez le fœtus. Car si son cerveau comporte, très tôt, des aires d'enregistrement et de classification des sensations, tout comme des aires de commande de l'action musculaire, il comporte aussi ces aires d'intégration et de mise en rapport qui accumulent les données et les organisent sans perdre de temps.

Il se fabrique, bien avant la naissance, comme étant lui et pas un autre

Si le cerveau sensoriel du bébé est riche de potentialités, son cerveau moteur ne l'est pas moins, et les phénomènes qui s'y produisent pendant la vie intra-utérine ne sont certainement pas plus négligeables qu'anodins. Un bébé remue dans le ventre de sa mère. Et il ne remue pas n'importe comment ni n'importe quand. Il explore méticuleusement son environnement immédiat, fût-il étroit et limité. Il ne cesse pas de remuer bras et jambes, et quand, par hasard, son pouce rencontre sa bouche, il ne se prive pas pour le sucer, se préparant ainsi à l'autre mode de déglutition — qui n'est pas le même que celui qui consiste à laper et déglutir le liquide amniotique —, celui avec un objet en bouche, comme il le connaîtra plus tard avec le sein ou le mamelon. Il réagit à ce qu'il perçoit et à ce qu'il sent. Il n'a pas besoin d'avoir de grandes facultés de discrimination pour traduire en mouvement les sensations qui lui sont agréables ou désagréables. Il s'occupe. Il finit même le plus souvent par avoir la sagesse de se débrouiller avec ses bras, jambes et pieds pour négocier sa position avec la paroi utérine et se mettre tête en bas — comme un sprinter appuyé à son starting-block —, prêt à sortir. Comment et pourquoi fait-il ceci ou cela, ceci plutôt que cela ? Nul ne saurait le dire avec quelque précision que ce soit, pour l'instant tout au moins. Il est certain cependant qu'à une multitude de circonstances ou de causes correspond une extrême diversité de structures et de potentialités capables d'y réagir et de les traiter.

Les embryologistes ont démontré, à cet égard, un fait, curieux et apparemment futile, qui peut néanmoins laisser rêveur sur le côté prudent et prévoyant d'une « nature » que l'on sait habituellement dispendieuse. Toute fibre musculaire — les muscles en comportent des multitudes — est reliée à sa zone de commande cérébrale, au moment de sa fabrication, par plusieurs fibres nerveuses. Autrement dit, la commande de contraction peut venir jusqu'à la fibre par plusieurs voies, lesquelles sont elles-mêmes en relation avec des circuits effecteurs différents. Si bien que la contraction de l'ensemble de la fibre sera nécessairement en relation avec le point d'où sera venue la commande et définira avec encore plus de précision autant la modalité de propagation de la contraction à l'intérieur de la fibre que le but recherché par la contraction elle-même. Or, dès qu'un courant aura traversé une seule fois l'une des fibres nerveuses mises au service du circuit, autrement dit, dès qu'un ordre de contraction sera parti du cerveau vers la fibre, cette fibre est définitivement sélectionnée : elle seule va persister, alors que les autres vont rapidement s'atrophier et disparaître.

Si on garde à l'esprit que la contraction musculaire s'exerce en prenant appui sur des points osseux auxquels les muscles se trouvent attachés et que les os soumis à ces forces ne sont pas rigides mais bien au contraire malléables, on peut comprendre que des phénomènes répétitifs puissent affecter un corps d'une façon toujours singulière et dessiner ses traits et ses contours en relation directe avec les facteurs qui ont provoqué nombre de ces contractions initiales et déterminantes. L'aspect d'un individu à sa naissance serait ainsi porteur de l'histoire de cet individu, tout comme le visage buriné d'un marin, celui, diaphane, d'une délicieuse grand-mère ou celui, fermé, d'un général en retraite témoigneraient instantanément pour l'observateur de la caractéristique de la vie menée par ces différents personnages. L'aspect d'un nouveau-né n'est pas le résultat d'un pur hasard : il est le résultat d'un déterminisme génétique partiel auquel se seront surajoutés les effets de multiples facteurs qu'on préfère ne pas prendre en considération, tant leur nombre est grand, mais qui n'en existent pas moins pour autant.

On peut néanmoins saisir, à partir de là, à partir de ce que nous enseigne la mise en place du filet nerveux commandant la contraction de la fibre musculaire, la réalité et l'implacabilité d'un processus qui affecte l'humain sa vie durant, dans son corps autant que dans ses actions : **tout progrès se paie d'une perte, et toute acquisition de compétence se paie d'un sacrifice de potentialité**. Un bébé qui s'essaie à la marche, par exemple, dispose d'une faculté émouvante mais fugace : il a l'art de se laisser choir de toute sa masse et de se recevoir sans mal sur les fesses. Dès qu'il aura appris à se mouvoir avec une certaine aisance, il ne pourra plus faire ce qu'il faisait encore quelques semaines auparavant, et la moindre de ses chutes s'accompagnera autant de la perte du contrôle de son équilibre que d'une douleur dont il exprimera le désagrément.

Cette loi de la vie, dont on peut penser qu'elle est cruelle ou qu'elle relève d'une idéologie douteuse, reflète de fait une réalité dont il vaut mieux prendre acte au plus tôt et apprendre à tirer les conséquences. **Aller de l'avant contraint à ne pas pouvoir revenir en arrière**. Tout comme il n'est pas possible d'inverser l'écoulement du temps, quitter un lieu ou une étape implique d'avoir à en faire un deuil rapide que promeut l'investissement d'un nouveau lieu ou d'une nouvelle étape, l'un et l'autre maillons intermédiaires eux-mêmes d'un mouvement qui ne cessera qu'avec la vie.

Le franchissement successif des étapes s'accompagne parfois de plus ou moins grandes difficultés : c'est alors que le souvenir de ce qui a été abandonné fait naître le regret et la nostalgie. Encore que regret et nostalgie n'aient pas les mêmes statuts ni le même effet : le regret est stérile puisqu'il confronte simplement à l'impossible retour ; la nostalgie peut s'avérer adjuvante parce qu'elle permet l'évocation heureuse d'une étape antérieure, du contenu de cette étape, de l'évolution de cette étape, de son franchissement lui-même apparenté à des franchissements antérieurs plus ou moins aisément réussis : une sorte de bilan s'en opère qui encourage à revenir aux termes de cette fameuse loi qui, sous ses dehors cruels, demeure la seule loi dynamique de la vie. Il sera question de ses effets et de l'éclairage qu'elle apporte tout au long des processus de maturation et d'acquisition qui seront abordés ultérieurement.

Il va sans dire que cette loi, coextensive de la définition des processus biologiques, a œuvré sans relâche dès la conception elle-même. On peut donc en inférer que ce qui se sera passé, à l'abri de tout regard, dans l'intimité des processus qui émaillent l'édification intra-utérine du corps de l'enfant, échappe à toute action et à toute maîtrise. Au point que **le bébé** qui va naître un jour **sera forcément et nécessairement hautement surprenant** pour son entourage comme **pour ses parents**. Même si de nombreuses échographies ont balisé cette aventure, même si on s'est longuement attardé sur la forme du crâne ou sur celle du nez, même si on s'est tendrement ému de la longueur des doigts ou de la rondeur de cuisses dodues, même si on a su rapidement que c'était une fille ou bien un garçon, **le spectacle** auquel on sera confronté **sera toujours inattendu**.

UNE COMMUNICATION SURPRENANTE !

Et voilà ce bébé, déjà vieux de plusieurs mois de recueil de sensations et déjà riche d'une expérience d'intense communication, qui vient au monde aérien. Au moment même où ses poumons se déplissent, le préparant à pousser son premier cri, la lumière envahit ses yeux et impressionne sa rétine. Il n'est pas impossible qu'il y ait dans la concomitance de ces phénomènes une des raisons, majeure, de notre investissement du registre visuel. A telle enseigne que le slogan publicitaire bien connu : « La vue c'est la vie », relève d'une rare qualité d'intuition plus par la proximité réelle de ce qu'il met en relation que par le jeu sur les phonèmes qu'il agence.

Le nouveau-né voit. Et il voit réellement pour la première fois, alors qu'il goûte, sent, perçoit et entend depuis des mois et des mois ! Il semble qu'il ait pu percevoir jusque-là des variations de luminosité auxquelles il réagit en cas de violent éclairage du ventre maternel. Mais, dès sa venue au monde, il voit, et il voit même parfaitement.

Cette information, que les parents — tous sans exception — cherchent prudemment à obtenir vers la fin des premières semaines, les trempe dans l'émerveillement, comme s'ils avaient été spontanément acquis à l'idée d'une certaine cécité ou à celle d'une immaturité visuelle transitoire mais profonde de leur petit enfant. Sans doute faut-il voir dans leur attitude la traduction, rigoureusement focalisée sur ce point, d'une difficulté à accepter ce tout-petit comme un être entier, entièrement pourvu et déjà partie prenante de l'univers qu'il investit. Ce qui probablement leur permet de se donner un peu plus de temps pour intégrer leur nouveau statut ou pour rester un peu plus longtemps dans leur émerveillement tout neuf.

Le fait que le nouveau-né voie n'est pas sans conséquences sur l'organisation de son mode perceptuel et sur la nature des processus qui vont éclore en lui. Il s'avère que la physiologie de la vision elle-même, celle de son organisation progressive et des conséquences de cette organisation ont été remarquablement élucidées ces dernières décennies.

L'acuité visuelle du nouveau-né est évidemment imparfaite par rapport à celle de l'adulte. Un nouveau-né voit distinctement quand les objets sont à une distance de ses yeux d'environ 8 centimètres. Plus loin ou plus près, il voit flou. Cela n'implique pas cependant, comme on le croit fréquemment, qu'il ne puisse distinguer que des silhouettes. Et comme le savent tous les myopes ou tous les hypermétropes, voir flou cela n'empêche pas de voir. Néanmoins, cette distance de 8 centimètres n'est pas sans avoir quelque conséquence puisque la personne qui s'y trouvera le plus fréquemment et qui sera vue de manière tout à fait nette par le bébé sera justement sa mère : quand elle lui donnera le sein ou le biberon, quand elle le prendra dans ses bras pour une risette ou une caresse, ou bien encore quand elle le dressera vers elle pour lui faire faire un rot. Instinctivement d'ailleurs, quand elle aura à s'occuper de lui, elle le prendra contre elle, tout près d'elle.

On conçoit ce que peut produire à elle seule une telle accoutumance aux traits du visage maternel. On peut imaginer ce que peut produire de surcroît la perception d'une foule de sensations qui assaillent de partout et dans le même temps les autres organes des sens.

La voix est là, sue et familière avec sa mélodie particulière ; il y a aussi la manière de se mouvoir qui parle au corps tout entier ; et ces effluves odoriférants qui émanent des aisselles[1] et de la poitrine et qui ressemblent tant à l'odeur qu'avait parfois le liquide amniotique ; il n'est pas jusqu'au goût de la peau ou celui du lait qui sourd des seins qui ne parlent... Le système de communication entre les différentes aires sensorielles cérébrales s'emploiera à permettre à l'œil de mémoriser rapidement, au moyen de ces associations, les traits de ce visage, les traits du visage maternel qui se trouve à l'épicentre même de cette éruption de sensations déjà sues et tellement rassurantes. L'ensemble constituant un univers dont on peut imaginer qu'il doit avoir quelque rapport avec cette sensation d'« étrange familiarité » sur laquelle ont tellement disserté les psychanalystes. Probablement rassurant au tout premier abord, il n'est cependant pas impossible qu'il soit perçu comme étonnant, voire inquiétant à cause de la nouveauté qu'il introduit et qui n'est pas encore tout à fait intégrée ; il redevient rassurant à nouveau et encore une fois étonnant... puis encore et encore... jusqu'à ce que la répétition de l'expérience finisse par associer d'une façon indissoluble, définitive et stable la perception des traits maternels à celle des autres caractéristiques collectées par les autres sens. On comprend dès lors combien ces premières heures, ces premiers jours de la vie contribuent, grâce à l'existence de ce fil sensoriel transnatal, à faire de la succession grossesse/venue au monde non pas une aventure marquée par une brutale rupture, mais une aventure parfaitement continue et prête à ancrer solidement le bébé au corps de sa mère.

Le reste des processus de mémorisation ne jouit évidemment pas des mêmes repères et prendra en conséquence bien plus de temps.

La maturation du système visuel dans son intégralité se fait, en effet, progressivement et lentement puisque l'acuité visuelle du tout-petit, par exemple, autrement dit sa faculté de bien voir de loin, n'atteint fréquemment les normes adultes que vers l'âge de 6 ans !

1. Un nouveau-né fait parfaitement la différence entre un tampon de gaze imbibé par l'odeur des aisselles de sa mère et un autre imbibé par l'odeur de celles d'une autre femme. Par ce même moyen, il ne fait pas du tout de différence entre son père et un autre homme. Ce dont on se serait douté ! Maintenant c'est démontré...

Mais cette maturation ne se fait pas de manière désordonnée. Elle évolue par étapes successives et toujours marquantes.

L'aire cérébrale visuelle est prête à fonctionner en effet dès la naissance, à ceci près que, n'ayant reçu jusque-là aucune information, elle doit se constituer la banque de données nécessaire à son bon fonctionnement. L'appareil optique en lui-même, à l'instar d'un appareil photographique, est parfaitement apte à la collecte des images. Le nerf optique va conduire ces images jusqu'au cerveau pour qu'elles y soient répertoriées, classées et emmagasinées. Pour qu'une reconnaissance puisse s'effectuer à partir d'une perception, il faut que l'image qui arrive au cerveau soit confrontée à l'ensemble des images préalablement stockées pour y trouver sa parfaite correspondance. Je reconnais en la voyant une carotte comme telle parce que mon cerveau en a archivé un ensemble de caractéristiques qui concernent autant la couleur que la forme ou la disposition de la tige et du feuillage. On peut imaginer à partir de là combien peut être intense, dès les premières semaines de la vie, l'activité du système visuel : quand il ne dort pas et qu'il a les yeux ouverts, un bébé reçoit passivement la foule d'images qui se présentent dans son champ visuel. Même si elles sont parfois floues parce qu'elles proviennent de sources éloignées, elles sont néanmoins archivées en l'état, quitte à devoir être effacées plus tard au bénéfice d'autres plus nettes. Ce recueil progressif se faisant sur fond de la performance de reconnaissance des traits maternels, constamment rassurants puisqu'ils évoquent un univers su, la perception visuelle est investie parce qu'elle est gagnée par la confiance. On conçoit alors combien comptent les perceptions précoces et combien elles dépendent de la nature de la relation qui s'instaure avec la mère. Sans compter que la progressivité du processus, associée à celle des autres processus qui s'opèrent par les autres sens et par la succession des phases de veille et d'endormissement comme par celle de la clarté et de l'obscurité, va inscrire le bébé dans les implications de la réalité du temps.

Il semble important que les images recueillies précocement soient diverses autant que nombreuses. Il a été démontré qu'un chaton élevé dans un milieu où toutes ses perceptions se font sur le seul mode horizontal, et d'où est bannie toute dimension verticale, devient rapidement et définitivement aveugle à la dimension verticale. On parvient au même résultat si on inverse les paramètres. Il a été également montré que si on empêche un chaton, en le munissant d'une collerette, d'avoir accès à la vision de son propre corps, on le rend rapidement et définitivement aveugle à tout. Il en va de même si on lui interdit le contact de son corps en mouvement avec le sol et qu'on lui supprime les sensations qui lui viennent des modifications de sa position dans l'espace. Comme si l'aire visuelle, pour fonctionner correctement, avait l'impérieux besoin d'échanger des informations avec l'intégralité des autres aires qui renseignent sur la position du sujet dans l'espace.

Changement de décors, lumières vives, couleurs douces ou pas, on a tout dit à propos des bénéfices et des méfaits de l'environnement d'un bébé. La réalité physiologique invite plutôt à penser que la diversité, loin d'être néfaste, est en l'occurrence enrichissante, et que ce qui importe en premier lieu c'est que les parents se sentent bien, eux, dans l'atmosphère qu'ils auront voulue et qu'ils auront créée pour leur enfant.

Posture, toucher, voix, odeur, goût et jusqu'à la mémorisation rapide des traits... voilà le nouveau-né largement pourvu de repères et de moyens pour investir sa mère qui l'a déjà elle-même tant investi.

La communication qui va s'installer ne ressemble cependant à aucune autre. Il n'est pas un bébé qui réagisse pareillement à son voisin, voire à son frère ou sa sœur, en fût-il le jumeau. Il n'est pas une mère qui puisse dire agir conformément à un modèle auquel elle se serait ralliée ou qui puisse prétendre maîtriser ce qu'elle va être appelée à vivre. C'est le début de ce que les professionnels appellent la phase « dyadique » — manière de dire que les choses se passent essentiellement entre les deux protagonistes, ce que l'on peut comprendre par référence au fil sensoriel transnatal. C'est surtout le début d'un tête-à-tête particulièrement bouleversant pour la mère et prodigieusement formateur pour le tout-petit.

La communication qui débute — et qui ne peut pas ne pas s'établir — a la particularité de procéder essentiellement par un système d'essais/erreurs.

Le bébé crie. On a vu que c'était son mode unique d'appel. La maman répond à ce cri par ce qu'elle croit devoir faire. Elle obtient ou n'obtient pas le silence. Si elle obtient le silence, ce silence peut être interrompu par un nouveau cri. Elle prendra une nouvelle initiative qui sera couronnée ou non de succès. Jusqu'à parvenir petit à petit à saisir que le cri qu'elle pensait uniforme ou univoque ne l'est pas du tout en réalité et qu'il est riche de quantités de nuances qu'elle va rapidement apprendre à connaître et à reconnaître. Comme si elle était contrainte elle aussi de se créer en la matière une nouvelle banque de données.

Or, plus elle se familiarisera avec l'expressivité singulière de son tout-petit, plus elle prendra conscience d'autres exigences qui fréquemment trompent son attente et lui demeurent dans l'ensemble assez imprévisibles. Elle sera parvenue parfois avec une joie indicible et le sentiment attendri de sa toute-puissance à faire exactement ce qu'il fallait. Elle est prête à se croire parvenue au bout de ses peines, mais sa joie est de courte durée, car, la fois suivante, la voilà de nouveau à tâtonner sans bien savoir comment s'y prendre. C'est une nouvelle phase de doute et de découragement qui survient. Heureusement interrompue par un brillant succès qui s'avérera d'un secours certain jusqu'à la méprise suivante. Les jours et les nuits se succèdent, apparaissant de plus en plus interminables — surtout les nuits ! — sans que ne semble apparaître la moindre solution stable. La fatigue gagne et les demandes de recettes commencent à fuser. On essaie de faire comme a dit une telle ou une autre telle, le médecin, l'accoucheur ou le pédiatre... sans succès évidemment ! Ce serait comme si cette collection de petits instants de tonalité imprévisible avait une fonction. Or, c'est bien de cela qu'il s'agit ! Ce mélange singulier de succès encourageants et d'interrogations épuisantes, cette succession d'essais puis d'erreurs qui nécessitent d'autres essais, lesquels aboutissent parfois à encore d'autres erreurs, participe à la communication qui s'installe et la fonde comme telle.

De fait, sans le vouloir évidemment, **le bébé**, comme il a été dit, **se fabrique** — à coups de cris plus ou moins stridents — **sa mère**, celle qu'il veut pour lui et pour lui seul. Ce faisant, il se lance dans une entreprise qui s'avérera parfois longue et parfois exténuante : le meurtre de l'enfant qu'il n'est pas ; le meurtre de l'enfant « imaginaire », celui que la mère a longtemps eu en tête et qu'il n'est forcément pas.

S'il met si tôt autant d'énergie et d'acharnement à signifier ses exigences, c'est bien sûr à cause de ce que lui commande un corps dont la maturation est inachevée. Il n'en reste pas moins que ses besoins non reconnus et non immédiatement satisfaits contiennent en germe sa reconnaissance en tant qu'individu autre, différent et singulier : l'aventure de la vie peut commencer sous des auspices prometteurs, tout comme l'essai entrepris par la mère qui peut aboutir à une erreur comme il peut aboutir à un succès qui signifie bien qu'elle n'est pas dans un savoir totalitaire ni dans une toute-puissance attrayante autant qu'effrayante. Il va sans dire que, si les besoins étaient satisfaits avec une adéquation parfaite et sans le moindre retard, le résultat serait bien moins brillant qu'on ne l'imagine : cela équivaudrait à une poursuite indéfinie de la grossesse, à une mise en place lente mais sûre et définitive d'une mère dont la stature serait à jamais paralysante. De quelque manière qu'il se passe, ce tête-à-tête ou ce corps à corps devra trouver une solution dont nous verrons plus loin en quoi et de quelle manière elle exige un arbitrage tiers.

Dans la réalité, les choses ne sont jamais tout à fait comme ceci ou tout à fait comme cela. Il s'y mêle de la tentation, de l'intention, du vouloir, du rêve et une quantité d'autres phénomènes qui ont trait à l'inscription de la mère dans sa propre et bien plus longue aventure.

Or, que sont pour elle ces essais suivis de succès ou d'erreurs ? Que constitue pour elle cette attention aiguë et appliquée aux cris et au moindre soupir de son enfant ? Rien de moins qu'une forme de mue qu'elle subit en silence, le franchissement apeuré et hésitant d'une étape inattendue : une étape de plus dans ce processus, à parachever sans cesse, de sa propre mise au monde. Elle y revient au moment même où elle met elle-même au monde un bébé. Un bébé qui lui dit de toutes les sortes de façons possibles ce qu'elle a été elle-même jadis, qui lui signifie comme il le peut que du temps est passé depuis, qu'elle a passablement avancé dans son parcours existentiel et qu'étant parvenue à mettre au monde à son tour, il lui faut prendre acte de la distance qui la sépare de cette étape désormais lointaine, qu'elle en fasse le deuil et qu'elle évacue ce qui lui en reste de regrets.

Le rapprochement, fréquent, d'une mère nouvelle avec sa propre mère peut constituer l'occasion d'une sorte d'ultime visite, un ultime pèlerinage à la source pour encore mieux s'en différencier et lui adresser une forme reconnaissante mais ferme d'adieu.

La dérision qui semble devoir frapper une telle vision des choses provient du fait qu'elle évoque une sorte de construction idéale, autrement dit jamais atteinte par quelque mère que ce soit. Pour la simple raison que l'histoire de chacune, comme celle de tout un chacun, vient infiltrer les gestes autant que les mots et interfère de toute part dans les processus qu'elle empêche de « tourner rond ».

Est-ce à dire qu'il faille, pour gagner définitivement la partie, devoir impérativement réunir, pour les satisfaire, l'ensemble des conditions idéales ? Et qu'une conjoncture défavorable ne peut que définitivement compromettre le destin de l'enfant ? Certainement pas, et fort heureusement d'ailleurs : les deux propositions sont aussi fausses l'une que l'autre. Parce qu'elles ignorent toutes les deux l'extraordinaire plasticité de l'enfant, son merveilleux pouvoir de réparation, son génie à s'adapter à toutes les situations, quelles qu'elles soient, de les relancer, de s'en faire le servant et le maître d'œuvre, utilisant l'amour qui lui est porté comme point de levier capable de se jouer des pires difficultés. S'il peut paraître, par ailleurs, que les bonnes conditions qu'il rencontre parfois peuvent lui faire faire l'économie d'une adaptation, il n'est pas certain qu'elles soient suffisantes à elles seules à lui garantir durablement bien-être et bonne santé. Tant il est vrai qu'une aventure existentielle est toujours imprévisible et requiert une attention et une énergie dont on ne mesure pas plus l'ampleur que la faculté de chacun à les développer.

Il va sans dire que si un nouveau-né, une mère nouvelle ou une nouvelle cellule familiale n'étaient pas là pour tenter une fois de plus l'impossible, il n'y aurait plus d'aventure, il n'y aurait plus de mouvement, il n'y aurait plus de progrès, il n'y aurait plus d'écoulement perceptible du temps et il n'y aurait plus du tout de vie !

Et ensuite ?

Voilà pourquoi les propos qui vont être tenus autour des tâches requises par les soins du corps du tout-petit auront ce ton et cette teneur. Eclairés par la physiologie et respectueux des structures qu'ils tentent de mettre en rapport, ils se veulent au service de cette entreprise novatrice et toujours émouvante que constitue chaque naissance.

LES PREMIERS JOURS

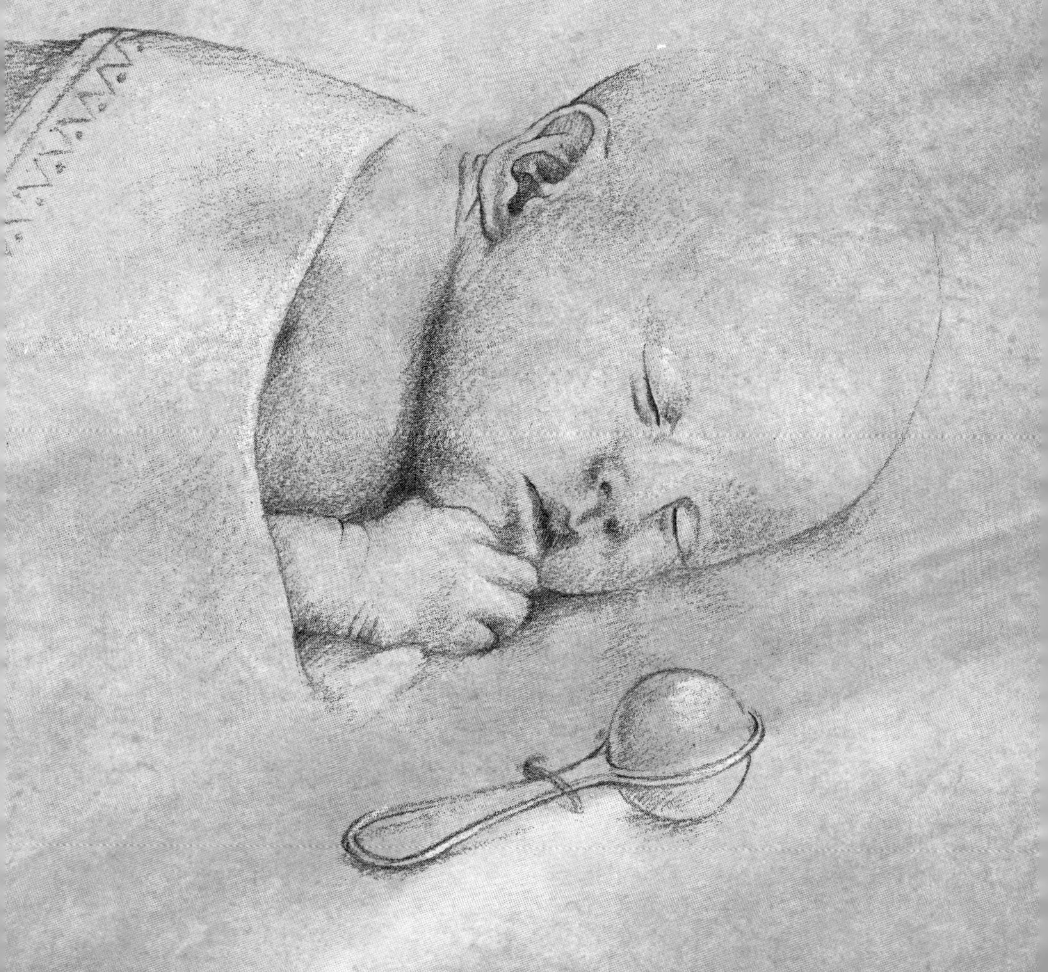

Ils vont vite passer ! En général, on ne s'en souvient plus d'une naissance à l'autre.

Ils sont, pourtant, si chargés d'émotion.

Tant de choses se bousculent ! Depuis l'apprentissage de gestes nouveaux jusqu'aux décisions cruciales dans le choix du mode d'allaitement, en passant par la soumission obligée à la discipline de l'établissement de soins et aux fastidieuses démarches administratives.

Les visites qui se succèdent, tout comme les rituels sociaux qu'elles introduisent, n'empêchent pas de faire d'étonnantes découvertes : celle de soi-même dans un statut nouveau, celle de son partenaire mué en père, celle surtout de cet enfant au corps surprenant de fragilité et qui s'avère pourtant solide et admirablement adapté au monde environnant qui l'accueille — un corps dont on n'épuise pas le spectacle, même s'il peut parfois poser des problèmes ponctuels sans gravité, à démystifier sans retard pour regagner son chez-soi reposée et tranquille.

Le corps d'un nouveau-né a une allure et des proportions étonnantes pour qui n'y est pas accoutumé. Une grosse et lourde tête, que l'on croit fréquemment ballante, surmonte un petit corps étrangement ramassé, avec des bras et des jambes repliés et soudés à un tronc fait d'une seule pièce. Cette conformation singulière et attendrissante[1] est commandée par les modalités d'un développement qui, tout au long de la gestation, a dû obéir aux impératifs de la physiologie tout en demeurant soumis aux contraintes d'un espace matriciel particulièrement étroit.

Il n'est pas inutile de prendre conscience de cet état des choses pour en saisir les implications et en comprendre les conséquences. Car pendant des siècles et des millénaires, sous toutes les latitudes et dans toutes les aires culturelles, le tout-petit a suscité une inquiétude qui semble s'être électivement focalisée sur ses particularités morphologiques.

1. Elle est encore plus marquée et particulièrement frappante chez les **prématurés**, d'autant plus au demeurant que la prématurité est importante. Elle s'atténuera progressivement cependant au fil des mois, laissant persister une conformation qui permet à un œil professionnel de reconnaître à coup sûr et même longtemps après la naissance la trace de la prématurité. Cette trace réside, au niveau de la tête, dans la plus grande importance relative du volume crânien, son aspect en pain de sucre (dolichocéphalie), et l'étroitesse relative de la distance qui sépare les deux tempes ; pour le reste du corps, on notera fréquemment une apparence fragile des membres, une conformation diaphane des doigts et un aspect angélique du visage aux yeux trop grands et plus écartés que la normale. Ces différences s'atténuent déjà sensiblement aux alentours du premier anniversaire.

Quelques repères dans le monde et dans l'histoire…

Cela peut nous paraître, aujourd'hui, de l'ordre du délire ou de l'ineptie. Il ne nous viendrait pas en effet à l'esprit qu'un problème de formes ou de conformation puisse, surtout en ce domaine, susciter autre chose qu'un émerveillement ému. Notre réaction face à un chiot, un chaton, un cabri, un veau, un agnelet ou un poussin est teintée d'autant de tendresse, tant il est vrai que la faiblesse du petit âge nous touche et nous bouleverse. Et puis nous avons été abreuvés de tellement de messages rassurants, nous pensons savoir tant de choses que l'évocation de certaines craintes ne peut nous paraître que ridicule !

Mais pouvons-nous être tout à fait assurés de la valeur qu'auront dans quelques décennies, en ce domaine comme en d'autres, nos croyances actuelles ?

Un rapide coup d'œil jeté aux traités de pédiatrie ou de puériculture d'il y a seulement une cinquantaine d'années suffit à nous appeler à plus de modestie. Les débats sur des points souvent futiles y sont menés avec la férocité et le ton péremptoire que donnent les certitudes les mieux ancrées. Nous ne pouvons que sourire de la naïveté de ces professionnels de l'époque qui en appelaient à tout bout de champ à l'hérédo-syphilis ou à l'hérédo-tuberculose, quand ce n'était pas à un innommable fourre-tout affublé d'une mystérieuse étiquette de « dégénérescence ». Nous finissons d'ailleurs par éprouver quelque indulgence devant une telle ignorance, surtout quand elle se trouve, comme c'est le cas, doublée de maladresse. Et nous en arrivons à nous émerveiller de la bonne santé naturelle que nous supputons à nos parents, grands-parents et arrière-grands-parents pour avoir réussi à survivre aux noirs augures de ce genre d'écrit. C'est peut-être alors que nous pouvons comprendre, mieux encore s'il en était besoin, qu'il nous faut nous défendre des jugements sévères ou hâtifs que nous serions enclins à porter sur les opinions proférées à telle ou telle époque : elles sont à l'évidence toujours tributaires des conditions objectives qui les ont suscitées.

En extrapolant à partir de ce constat tout simple, établi sur une période extrêmement restreinte et qui nous est proche, il nous est facile de nous figurer la manière dont pouvait être reçu le nouveau-né en des temps plus anciens et encore plus reculés.

Le premier point que nous avons à prendre en considération réside dans le fait que la mortinatalité était alors considérable — elle l'est d'ailleurs restée jusqu'à la fin du siècle dernier. 5 enfants sur 10 n'atteignaient pas la fin de la 1re année et, en certaines régions, une proportion encore plus importante mourait dans les tout premiers jours. La féroce sélection naturelle qui s'opérait de la sorte devait nécessairement être perçue comme inéluctable et ne pouvait être vécue que par l'adhésion implicite à une certaine forme de fatalisme. Pour concevoir un tel état de sidération, il importe de ne pas oublier que la venue au monde d'un enfant, tout comme sa survie au demeurant, étaient régulièrement versées au compte de la Providence, quand ce n'était pas à celui d'un hasard sur lequel il semblait impossible de pouvoir exercer la moindre maîtrise. Il suffit, pour en avoir une idée plus précise, de se reporter aux sources dont nous disposons. A la lecture de certains passages des *Essais* de Montaigne par exemple, ou à celle de certaines *Lettres* de Mme de Sévigné, on comprend pourquoi et comment l'investissement dont le tout-petit était l'objet était si faible. On l'accueillait avec une certaine indifférence — quand ce n'était pas avec une prudence qui confinait parfois à la défiance ! — parce qu'on pensait qu'il était là pour un temps imprévisible et souvent bref. Il ne devenait réellement objet d'intérêt et d'amour que lorsqu'il survivait assez longtemps et qu'il s'étoffait un peu plus — comme si l'abandon des formes initiales éloignait l'épouvante de la mort et conférait *a posteriori* à ces mêmes formes initiales le caractère de stigmate d'une fragilité extrême [1]. Si l'aspect de « nourrisson » contribuait à apaiser quelque peu les craintes, il ne

1. On trouve encore de nos jours des rémanences de cet état d'esprit. Chez les Tutsis du Burundi, par exemple, on fête le passage du 6e mois de la vie d'un enfant en disant qu'il est enfin *simbi manga*, parvenu « à sauter le ravin ». L'importante cérémonie qui s'accompagne d'un rituel de prénomination, date véritablement la mise au monde (symbolique) de l'enfant considéré désormais comme viable parce qu'à partir de cet âge il « peut prendre la patate douce à la main ».

parvenait cependant pas à les éloigner tout à fait. Il semble que seul l'accès à un semblant de conformation adulte[1] — tel qu'il s'ébauche, par exemple, à la fin de la première enfance — réussissait à réduire sensiblement une forme d'angoisse irrépressible et généralisée.

Rien n'interdit de supposer qu'il aurait pu progressivement ainsi s'établir, depuis la préhistoire et au fil des siècles, une association étroite, quoique floue, entre la surmortalité du nouveau-né et son aspect physique singulier. Ce qui nous laisse imaginer la manière dont devait être vécue la traversée du premier âge ! Une aventure qui tenait du miracle ! D'autant plus qu'on ne savait pas le moins du monde comment la favoriser. On était évidemment encore bien loin de pouvoir intervenir sur les facteurs susceptibles de réduire l'hécatombe — il faudra attendre la fin du XIXe siècle et la naissance de la pédiatrie pour voir poindre une prétention de cet ordre. Il n'est donc pas impossible de supposer que ce soit en raison même de cette indigence de moyens que l'on a été amené à se rabattre sur l'angle morphologique du problème. Comme si l'on avait été porté à croire que des modifications artificielles de l'anatomie du nouveau-né pouvaient avoir à elles seules des vertus propitiatoires.

On trouve la trace de cette orientation et de l'activisme qu'elle a suscité à bien des époques, dans bien des aires géographiques et dans pratiquement toutes les civilisations. Le fait en soi n'a rien d'étonnant puisque le tout-petit était partout logé à la même enseigne. Sa fragilité, confrontée à l'impuissance thérapeutique, aura probablement provoqué en tout lieu des réflexes identiques. Les stratégies de soins — spécifiques aux idéaux régionaux — qui ont pu éclore ont évidemment connu des fortunes diverses et des résultats dont on devine le caractère pour le moins aléatoire.

Dans l'Amérique précolombienne, en Afrique tropicale, en Asie centrale et dans la France médiévale, on s'appliquait, au moyen de

1. Il n'est pas impossible que le rapport de certains adultes au tout-petit, même de nos jours, soit redevable à la rémanence d'un mode de pensée de cet ordre. Lequel peut à lui seul fournir une bonne explication au fait que l'enfant n'ait acquis un statut spécifique de son âge que fort tard dans notre histoire.

manipulations progressives, effectuées à l'aide de planchettes ou de bandages circulaires, à restaurer au crâne du tout-petit des formes moins choquantes : selon les sociétés, on le voulait moins oblong ou plus cylindrique, plus large ou plus sphérique, etc. Dans la Chine des splendeurs impériales, on s'intéressait préférentiellement aux pieds du bébé qu'on bandait dès la naissance pour lui éviter, si c'était une fille, de les avoir plus tard trop grands — signe répertorié de vulgarité, de méchanceté et de mauvais caractère. Chez les Amérindiens du Nord, on lui pinçait régulièrement et plusieurs fois par jour les narines pour rendre son nez moins épaté. En Afrique du Nord et dans la péninsule arabique, on manipulait son arête nasale pour la rendre précocement busquée et lui conférer ainsi ultérieurement l'insigne d'une autorité naturelle. En Provence, on faisait de même, pour d'autres motifs cependant, tant on se fiait aux proverbes locaux affirmant : « Qui a bon nez a bon bas » ou « Qui a bon nez a bon membre ». En Afrique centrale et en Océanie, on faisait l'inverse pour aboutir à un résultat opposé mais plus conforme aux canons locaux. Dans d'autres régions, on étirait les lobes des oreilles (Afrique de l'Est), quand ce n'était pas le cou (Annam et Indonésie) ou les lèvres (Afrique australe).

On peut mentionner d'autres manœuvres encore qui avaient cours ici ou là : la transfixion de la cloison nasale, la distension des lèvres par des disques de bois, l'inclusion de morceaux de bois dans la lèvre inférieure ou dans les lobes d'oreille étaient pratiquées un peu partout en Afrique, de même que la traction précoce du cordon ombilical destinée à créer une hernie considérée comme esthétique dans certaines ethnies [1]...

1. Notons la rémanence, chez nous et de nos jours encore, de préoccupations du même ordre mais en sens inverse, puisqu'on continue encore, ici ou là, de bander fortement la taille des bébés en leur appliquant une pièce de cinq francs sur le nombril ou bien en les soumettant à la torture d'un bandage en caoutchouc ! Et cela sous le prétexte fallacieux de vouloir leur éviter cette même hernie ! Laquelle, au demeurant, hâtons-nous de le dire, n'a pas la moindre gravité et régresse toujours d'elle-même quelque temps après l'âge de la marche.

Le nombre de ces interventions est aussi frappant que leur diversité et il est impossible de trouver entre elles le moindre lien logique.

Il est, en effet, difficile de concevoir que ce qui avait un caractère rassurant et protecteur dans telle aire culturelle pouvait n'en revêtir aucun dans telle autre. A moins de vouloir réduire la portée de ces manœuvres hétéroclites à leur seule dimension culturelle et de ne leur trouver aucun autre but que celui de préparer le nouveau-né à son inscription ultérieure dans un corps social adulte revendiquant une certaine spécificité. Soit ! Et pourquoi pas, après tout ? La seule dimension symbolique d'une telle entreprise n'aurait-elle pas pu être douée, comme elle l'est toujours, de ses propres effets positifs ? C'est certain. Mais on ne peut en rester là. Car on est contraint de constater que ces pratiques, dans leur ensemble, ne se réduisaient pas à l'incantation de certaines prières, à la profération de certaines paroles, à la pratique de quelques gestes codés ou au port de quelques amulettes. Elles prenaient sans ambiguïté le corps du tout-petit comme objet et elles tentaient d'en modifier précocement certaines caractéristiques pour lui en conférer d'autres dont il est flagrant qu'elles étaient nettement perçues comme plus « adultes ». Il nous faut, enfin, noter — et c'est probablement le meilleur argument qui soit — que ces pratiques ont progressivement à peu près toutes disparu et que leur disparition (ce n'est certainement pas un hasard !) est étroitement liée à la réduction sensible de la mortinatalité. Ce serait comme si la conscience progressive de la plus grande solidité du nouveau-né avait enfin révélé l'inutilité de ces tentatives.

Il s'en trouve une, cependant — universellement répandue et dont il n'a pas été encore question —, qui semble avoir connu, elle, une plus grande longévité que les autres. Comme si elle avait attendu, pour disparaître, non seulement la réduction de la mortalité, mais aussi celle de la morbidité. Il s'agit de l'emmaillotement serré et contraignant, qui date de la plus haute Antiquité et qui se pratiquait encore, jusque dans les campagnes européennes, il y a à peine quelques dizaines d'années. Quand on prend acte de ce qui en a si longtemps motivé l'usage, on comprend encore un peu mieux que les formes du tout-petit aient de tout temps emblématisé sa fragilité[1]. Laquelle s'est, en l'occurrence, électivement plaquée sur la forme naturellement arquée des jambes à la naissance.

L'arcuature des membres inférieurs (le mot désigne le caractère arqué des jambes) a été une disgrâce fréquente et à juste titre toujours et partout mal vécue dans le monde adulte. Non pas tant parce qu'elle rendait l'individu plus petit en taille ou qu'elle lui donnait une démarche inélégante, que parce qu'elle attestait fréquemment chez lui d'une mollesse de caractère autant que d'une réelle faiblesse de constitution. Les hommes qui en étaient porteurs étaient souvent de mauvais travailleurs et de piètres guerriers ; quant aux femmes, qui souffraient plus cruellement encore de cette disgrâce esthétique, elles mouraient en couches, si tant est qu'elles parvenaient à atteindre l'âge de la procréation. Or, ce défaut était attribué à une rémanence de la conformation néonatale dont le traitement orthopédique précoce aurait été négligé. Son spectacle — au demeurant courant — ne faisait que renforcer les réflexes correcteurs et ancrer un peu plus les populations dans leur manière de faire. On ne pouvait évidemment pas savoir qu'il pouvait être d'origine génétique, quand il ne relevait pas le plus souvent de la carence, fort répandue à l'époque, en vitamine D (dont l'existence et l'action étaient bien évidemment ignorées).

C'est donc pour cette raison précise et pas pour une autre, comme en attestent les vieux traités de puériculture[2], que l'emmaillotement serré et rigide a été mis au point.

Comment cela se passait-il ?

---

1. On peut en effet se demander pourquoi toutes ces populations ne tiraient pas d'enseignement de leur observation du règne animal, dans lequel le nouveau-né a lui aussi des formes singulières. On aurait pu s'attendre à ce qu'au moins les populations pastorales le fassent. Il n'en a rien été. On se trouve conduit à supposer que l'extrapolation du règne animal au règne humain était particulièrement difficile, ne serait-ce que parce que les bébés animaux étaient consommés et prisés pour leur goût… ce qui ne pouvait que redoubler la crainte de la mort de l'enfant de l'horreur des pulsions cannibaliques. Quel parent n'a-t-il pas, dans un élan infini de tendresse, déclaré à son tout-petit qu'il le… « mangerait » volontiers ?

2. Soranus (98-138), suivi en cela par Galien, son successeur, écrivait que l'emmaillotement était un bon moyen de « maintenir les membres et le corps en bonne forme, en supprimant toute difformité causée par la naissance ».

Je peux d'autant plus facilement décrire les détails de ce véritable cérémonial pluri-quotidien que j'y ai fréquemment assisté, au cours de mon enfance.

On y procédait au moyen de larges bandes de toile qui ont par elles-mêmes une certaine importance. Elles étaient de plusieurs sortes et de plusieurs largeurs. Toutes ourlées et plus ou moins ouvragées, elles avaient été soigneusement confectionnées par la grand-mère paternelle bien avant la naissance. Elles faisaient partie d'un trousseau, qui devait comporter un nombre minimal de pièces de linge et d'objets divers, que ladite grand-mère se devait obligatoirement d'offrir à sa bru le jour même de l'accouchement. On imagine combien la condition de fortune et la fierté de la famille pouvaient l'une et l'autre interférer dans la constitution de ce cadeau de bienvenue destiné, au demeurant, à situer symboliquement l'enfant à la plus juste distance possible entre ses ascendants. La grand-mère paternelle l'offrait en présence de la grand-mère maternelle en disant à la mère nouvelle : « Tu nous as donné un enfant, nous t'en remercions ; toi, tu l'as mis au monde nu, c'est à nous désormais d'en prendre soin ; nous le ferons et voici ce que je t'offre pour preuve immédiate de notre engagement. »

Revenons au fait concret.

Après que l'on eut placé entre les jambes du bébé propre un linge protecteur [1], on s'évertuait à le saucissonner de bas en haut, en lui maintenant fermement les membres inférieurs étirés, étendus et tout droits l'un contre l'autre. On commençait tout d'abord, au moyen de bandes minces et souples, par solidariser soigneusement les chevilles. Puis on progressait vers le haut, en serrant encore plus fort au niveau des mollets. On refaisait quelques tours de sécurité autour des genoux. On parvenait enfin aux cuisses, puis au bassin. A ce moment-là, en tirant au maximum sur les bras, on plaquait les mains sur les hanches, on les incluait dans le bandage, puis on remontait ainsi jusqu'au haut de la poitrine. Après quoi on revenait en sens inverse jusqu'à la pointe des pieds. Il faut noter que la toute première mise en place de cet emmaillotement réunissait les femmes de toutes les familles, à qui il était fait l'honneur de réaliser un ou deux tours du ban-

1. Dans l'Antiquité et au Moyen Age, on ne procédait au change que tous les trois à quatre jours !

dage. Après avoir épuisé les bandes souples et vulgaires, on utilisait les bandes molletonnées, larges et décorées, qui constituaient en quelque sorte le vêtement esthétique de surface. La maman procédait par la suite toujours de cette même manière. En été, elle s'en tenait là. En hiver, elle complétait l'accoutrement en mettant en place un lange cylindrique qui allait jusqu'aux épaules et qui, avec le bonnet, assurait une protection encore plus efficace contre le froid.

Il est probable que cette manière de faire, qui a pris divers prétextes, a dû aussi être mue par le désir inconscient de continuer à conférer un certain temps encore au nouveau-né la sensation d'étroitesse et d'exiguïté qu'on lui supposait avoir connue durant sa vie intra-utérine.

Le plus intéressant c'est que, vu sous cet angle, le rituel de l'offrande du trousseau prend une signification encore plus nette. Cette cérémonie qui se passe entre femmes viendrait comme faire revendiquer par la grand-mère paternelle, pour son fils, une part de maternité (le vêtement ainsi octroyé et assuré faisant office de matrice de relais), ou bien — ce qui n'est pas tout à fait pareil — amputer la mère d'une part de sa maternité, limiter strictement cette maternité à son incontournable dimension biologique et introduire la mère et l'enfant à l'une des dimensions culturelles de la fonction paternelle. Ce qui rejoint d'autres rituels, différents mais à même signification, en d'autres points du globe.

Ce n'est pas tout. Parce qu'on peut aussi tenter de comprendre la longévité exceptionnelle de cette manière de faire, qui a pourtant été décriée dès le XVIe siècle et contre laquelle s'est violemment élevé, entre autres, Jean-Jacques Rousseau. La contention et l'étroitesse ayant pour fonction connexe de proroger une des caractéristiques de la vie intra-utérine, elles donnaient tout au moins aux mères l'illusion d'assurer ainsi une meilleure protection à leur enfant et leur laissait le temps qu'il fallait pour accepter l'idée de sa mise au monde. Nous serons amenés à voir ultérieurement que la dynamique de ces processus reste d'une brûlante actualité.

Pour avoir une idée encore plus précise du résultat de ce genre de procédé, il suffit de se reporter à l'image de ces bébés que nous restituent certains tableaux du XVe, XVIe ou XVIIe siècle. Sanglés par ce bandage épais, savant et efficace, on les imagine sans peine subissant l'inqualifiable torture de cette orthopédie erronée et strictement inutile. Conséquence inattendue et pratique, au passage, de cette manière de faire : ils devenaient manipulables d'une seule pièce. Ce qui présentait un avantage certain : on pouvait les transporter plus aisément d'un lieu à un autre, les mettre dans un sac dorsal — comme le faisaient au siècle dernier les Indiennes d'Amérique du Nord ou comme le font encore aujourd'hui les mères andines — ou bien encore les suspendre, tels quels, à un clou du mur — comme cela se faisait il n'y a pas encore très longtemps dans nos fermes, quand la mère devait aller aux champs et qu'elle voulait mettre son enfant à l'abri des rats ou des animaux domestiques.

Cet aspect des choses, cette collection de tentatives multiformes qui ont fleuri d'un bout à l'autre de la planète, cette recherche aveugle et angoissée d'un bout d'efficacité étaient à n'en point douter uniformément redevables à la confusion des idées, à l'ignorance et à l'étendue d'une frayeur sans nom.

En Occident chrétien, elles s'inscrivaient de manière plus radicale encore, puisqu'elles se produisaient dans un contexte que de graves considérations d'un tout autre ordre contribuaient à assombrir.

Le nouveau-né, à la vie précaire et fortement menacée, était entaché, comme tout humain, du péché originel, dont seul le baptême parvenait à le laver. L'Eglise avait autorisé à cet effet les *ventrières* (c'est ainsi qu'on appelait les sages-femmes à l'époque) à lui délivrer ce sacrement — dont le premier bain prenait fréquemment l'allure, comme on peut en juger d'après les représentations dont nous disposons, qui insistent sur l'aspersion du front et la gravité des gestes. Elle avait déjà inventé au XIIe siècle « le royaume des limbes » pour le séjour des nouveau-nés qui n'avaient pu accéder à temps au salut. Il n'est pas impossible que ces dispositions aient contribué à produire une sorte de condensation entre les formes singulières du tout-petit, la surmortalité qui le touchait et la marque du péché originel. On peut en recueillir un indice dans la manière dont les peintres du XVe au XVIIe siècle représentaient l'Enfant Jésus. Ils lui dessinaient en effet une petite tête à la mimique expressive et lui conféraient, jusque dans les proportions du corps, l'aspect d'un adulte en miniature. Or, rien ne les contraignait à cette dénaturation de la réalité qui, aujourd'hui, nous étonne et nous heurte. Ils auraient pu, sans la moindre difficulté, s'inspirer des modèles qu'ils avaient à leur portée et dont ils savaient certainement reproduire aussi bien la rondeur délicate que les formes graciles. Il faut donc croire qu'il ne pouvait pas être question, dans le projet de célébrer le divin Enfant et sa perfection, de lui donner un autre aspect que celui qui paraissait idéal et souhaitable : celui d'un être lavé de toute trace de péché et, du même coup, débarrassé de formes qui l'auraient nécessairement exposé au sort commun. L'artifice permettant, au passage, d'accréditer, mieux encore s'il en était besoin, l'élection du Fils de Dieu, dont l'humanité aurait nécessairement dû saisir l'essence en raison même de l'aspect miraculeux qu'il aurait ainsi eu d'emblée.

Un tel constat, et l'explication qui en est esquissée, imposent de revenir au rejet obstiné des formes du tout-petit et aux tentatives qui ont éclos pour en amender les effets.

Les parents se sont depuis toujours naturellement efforcés de prémunir leurs enfants contre les dangers qui les menaçaient. On constate pourtant qu'à avoir voulu trop bien faire, ils ont, faute de moyens efficaces, certainement encore plus mal fait. Et on peut longuement disserter sur les résultats des modalités de traitement qu'ils ont inventées. Sans parler de l'incidence dramatique de l'emmaillotement serré sur la statique des hanches (cf. p. 531), on peut dire que les procédés utilisés ont certainement contribué, dans leur ensemble, à passablement aggraver l'effrayante surmortalité. Parce qu'on peut supposer, sans grand risque d'erreur, que les conditions qui étaient faites au bébé devaient lui rendre la vie aérienne proprement « cauchemardesque ».

Nous savons aujourd'hui combien il importe qu'un tout-petit soit accepté dans la dimension qui est la sienne propre et que nous nous efforçons de respecter scrupuleusement. Nous savons combien il importe qu'il soit accueilli avec l'expression ostensible du bonheur que sa venue au monde apporte à ses parents. Nous savons combien les caresses, étreintes, baisers et contacts immédiats l'impulsent favorablement dans l'existence. Il est vrai que, si nous ressentons spontanément la justesse de nos dispositions, nous craignons tout de même confusément d'y être portés par un élan irrépressible mais peut-être déraisonnable. Il n'y a pas si longtemps encore, les conseils d'asepsie étaient tellement féroces que les mères, soucieuses de bien faire et s'en rapportant aux mots d'ordre des traités de puériculture en vogue, n'approchaient jamais leur nouveau-né autrement qu'affublées d'un masque chirurgical ! Et si l'une d'entre elles avait le malheur de mettre la tétine du biberon ou la sucette dans sa bouche avant de la donner à son enfant, elle se faisait vertement tancer par tout son entourage.

Nous avons pourtant depuis quelques années la preuve irréfutable de la validité de notre intuition et des bienfaits de notre élan naturel. Elle nous a été indirectement fournie par les résultats d'une enquête fort sérieuse et qui était destinée à tout autre chose puisque elle devait fixer… les normes idéales de construction de maternités hospitalières. C'était l'époque où l'on cherchait à éradiquer du mieux possible, à l'intérieur des services hospitaliers, la propagation des infections qui continuaient de toucher les nouveau-nés. L'équipe réunie pour cette enquête était composée de spécialistes de toutes sortes de disciplines : le mathématicien y côtoyait le microbiologiste, l'architecte et le spécialiste de l'environnement, le philosophe s'entretenait avec le physicien ou l'aérolicien, qui se préoccupait d'étudier les mouvements de l'air, etc. La conclusion de ce long et minutieux travail a abouti à un résultat inattendu : il importait peu de construire les édifices de telle ou de telle autre manière ; la mesure primordiale qui devait être prise se résumait à une recommandation des plus simples : il suffit de mettre le bébé, dès sa naissance, entre les bras de sa mère et de son père et de les encourager l'un et l'autre à lui faire le plus de papouilles et de mamours possibles. Comme on pourrait s'en douter, la raison invoquée pour justifier cette recommandation ne faisait pas le moindre appel à ce dont nous aurions une quelconque intuition. Elle ne pouvait, sauf à se déjuger, qu'être scientifiquement prouvée. Il a été montré que, dans l'échange qui se produit ainsi de corps à corps, la surface cutanée et les muqueuses du nouveau-né sont rapidement colonisées par la population microbienne saprophyte (on appelle ainsi les germes avec lesquels nous vivons en bonne intelligence et qui se nourrissent de nos cellules mortes) des parents et que cette colonisation laisse peu de chances aux microbes pathogènes (les méchants) de pouvoir s'implanter sur le corps du bébé.

Ce n'est pas par pur plaisir informatif que ces points d'histoire de la puériculture ont été évoqués. Ils sont destinés à mettre un peu plus en relief les progrès fondamentaux qui se sont produits dans notre approche et dans notre appréhension du tout-petit.

Et pourtant nous continuons d'être à la traîne d'explications, de conseils et de recettes dont les spécialistes ne se font pas faute de nous abreuver, généreusement et de toutes les manières, sans prendre le soin de nous avertir de leur caractère tout relatif. Nous sommes assaillis de recettes et recrus d'explications sans nombre qui ne font rien de plus au demeurant que répondre à notre propre demande, laquelle semble n'avoir ni limite ni fin. La raison en est que nous demeurons encore tributaires, à notre insu, de la même angoisse qui étreignait nos arrière-grands-parents et que nous ne pouvons pas, parce que nous ne le savons pas, nous engager autrement dans une aventure de parentalité.

Même si nous sommes assurés que les progrès de la médecine ont définitivement écarté le spectre de la surmortalité, même si nous savons que les chiffres de la mortinatalité se sont effondrés et qu'ils se sont réduits à moins de 6 pour 1 000, notre relation spontanée à un tout-petit demeure entachée d'une crainte proportionnée à la tendresse infinie que nous lui portons. Il est vrai que le regard avec lequel nous l'abordons s'est débarrassé de quantités de ces idées fausses qui voulaient à tout prix le faire entrer dans un moule qui n'était pas fait pour lui. Il est vrai que la sérénité avec laquelle nous abordons son devenir et sa survie nous permet de prendre une meilleure distance à lui et de l'aborder dans ses caractéristiques spécifiques. Il n'en reste pas moins qu'il nous demeure malgré tout encore passablement étranger et que nous ne sommes pas tout à fait parvenus, malgré nos efforts, à établir avec lui une communication fiable et juste. Nous allons de découverte en découverte. Comme nous l'apprend cette enquête sur les constructions hospitalières, c'est parfois de manière surprenante que nous avons à prendre acte de sa richesse et de son fonctionnement infiniment plus proche du nôtre que nous ne sommes prêts à l'imaginer. Cela ne nous empêche pas d'être encore beaucoup trop influencés par nos *a priori* et toujours prêts à suivre des consignes et des mots d'ordre auxquels nous n'avons pas appliqué notre sens critique. Nous ne sommes pas encore parvenus à nous extraire d'un fonctionnement excessif, ni à trouver dans notre rapport à ce tout-petit le sens de la mesure qui seul permettra de nous laisser enseigner par lui.

Pourquoi, alors même que nous avons acquis une plus grande

familiarité avec ses formes, ressentons-nous encore à son approche une certaine angoisse ? Pourquoi un tel malaise, même s'il s'est singulièrement allégé, persiste-t-il encore ?

C'est probablement parce que tout ce qui concerne le tout-petit nous ramène, invariablement mais sûrement et d'une manière fulgurante et condensée, à tout ce qui, en chacun de nous, a trait aux registres de la vie et de la mort.

Un nouveau-né, c'est une vie qui débute.

Or, une vie qui débute devra tôt ou tard s'achever.

Mais, si elle doit tôt ou tard s'achever, pourquoi la faire débuter ?

La question est à elle seule angoissante, puisque la réponse implicite qu'elle contient revient à prôner l'arrêt de toute création et la mise en suspens du processus de vie.

Sauf qu'accepter d'aller à cet extrême revient nécessairement à privilégier le seul règne de la mort. Ce qui n'est guère plus acceptable du seul fait que c'est parce que justement nous sommes vivants que nous pouvons nous poser ces questions. Nous sommes donc contraints de partir au plus tôt avec une équation problématique : le devoir qui nous est fait d'avoir à intégrer la mort à la vie, sans nous autoriser pour autant à laisser envahir la vie par la mort. Nous verrons peu à peu combien cette dialectique régit le rapport à la vérité dont l'enfant à tout âge fait sa boussole et auquel il a une sensibilité extrême.

Il est probable, par ailleurs, que tous les discours que suscite le tout-petit, de quelque nature qu'ils soient et par quelque autorité qu'ils soient tenus, n'ont pas d'autre essence que des considérations de cet ordre.

Nous serons amenés à reprendre ces questions encore plus en détail quand il s'agira de revenir au développement. Remarquons simplement, en faisant de nouveau référence aux éléments de cet historique brossé à grands traits, qu'il est certainement plus payant pour un enfant, comme pour son entourage, de ne pas forcément chercher à établir autour de lui des barrages préventifs étanches et que l'on voudrait à toute épreuve. **Une forme de souplesse dans tout ce que l'on entreprend est infiniment plus payante et utile : elle permet de demeurer à l'écoute des manifestations de l'enfant et de recueillir sans angoisse auprès de lui les mes-**

sages les plus précis sur la nature et l'importance de ses besoins ; elle permet de lui témoigner qu'on est pour lui un être d'amour et d'attention fait pour l'aider à maturer, grandir et devenir, à l'abri de contraintes excessives mais dans le respect de la réalité qui l'entoure et constitue son monde.

Il nous faut donc être prêts à l'accueillir sans peur et sans idée toute faite. Si nous voulons, et pouvons, mettre à son service le savoir que le progrès nous a apporté, nous devons cependant veiller à ne jamais vouloir obstinément l'y enfermer.

La rencontre avec le corps du tout-petit

Quelle mère n'a-t-elle pas rencontré le corps de son tout-petit dans un indicible et indescriptible émoi ?

Est-il utile d'en parler ?

Peut-on en parler en n'en étant qu'un spectateur extérieur ?

De la salle de travail...

Il y a à peine quelques minutes qu'un cri avait jailli.

Et la sage-femme avait pris le nouveau-né pour le déposer sur la table d'examen déjà prête.

Le médecin a officié.

Détermination du score d'**Apgar** — à une et cinq minutes de vie — dont le chiffre est porté sur le carnet de santé.

Mystérieux chiffre !

Une pédiatre américaine, Virginia Apgar, de l'université Columbia, a mis au point, en 1953 — au terme d'une recherche entreprise depuis 1947 —, le score qui porte désormais son nom et qui était destiné à mieux prédire l'avenir neurologique du bébé à la naissance. Jusque-là, on ne disposait en effet, pour apprécier la santé future d'un nouveau-né, que du caractère immédiat ou retardé de son premier cri : si le cri avait été poussé immédiatement après la naissance, on estimait que l'oxygénation cérébrale avait été suffisamment assurée et on déclarait la naissance sans problème. Il en allait cependant tout autrement quand le cri était retardé. On ne pouvait pas établir de corrélation sérieuse entre le temps écoulé et les dégâts éventuellement attendus. L'information était, autrement dit, délivrée sans grande précision et son exploitation laissée à la discrétion du parent qui en disposait selon son tempérament et son niveau de résistance : il pouvait en balayer l'augure au nom d'une heureuse mais arbitraire confiance à l'endroit de son enfant, ou bien s'en sentir accablé et démobilisé. Quand on sait que, de surcroît, les drogues administrées à la mère peuvent avoir une certaine incidence sur l'émission du cri, on devine combien ce critère isolé et approximatif pouvait être source d'angoisse.

Le score d'Apgar, qui a amplement fait ses preuves depuis, est fondé, lui, sur l'évaluation de cinq critères (fréquence cardiaque, respiration, tonus, réactivité et coloration) qui sont évalués à 1 minute de vie et cotés chacun de 0 à 2. Un score à 10 est parfait et a évidemment une excellente valeur pronostique. Un score à 0 déclenche, comme on peut l'imaginer, une batterie, aujourd'hui complexe mais parfaitement réglée, de manœuvres de réanimation.

Une réévaluation est toujours effectuée à cinq minutes de vie. Elle permet de confirmer un très bon score initial, de donner une excellente idée de l'efficacité d'éventuelles manœuvres de réanimation ou bien d'apprécier encore mieux la signification des scores intermédiaires.

Le reste de l'examen s'est déroulé sur un mode rigoureux et infiniment serein. On a recherché les malformations apparentes qui seraient passées inaperçues à l'échographie. On a rapidement complété l'aspiration du mucus nasal qu'on avait déjà entreprise pour déterminer le fameux score. On a exploré la perméabilité œsophagienne et la perméabilité anale au moyen de sondes appropriées. Une auscultation de principe a été effectuée. Puis des doigts ont couru sur l'abdomen pour apprécier le volume des organes internes. Les mains ont empaumé les hanches pour en évaluer la stabilité. Le tout a été complété par un examen neurologique succinct.

Ces gestes seront de toutes les façons, conformément aux dispositions légales, répétés de manière plus méticuleuse dans les heures ou les jours suivants, par un médecin[1] dévolu à cet office. En salle de travail, ils n'ont pas d'autre but que celui d'apprécier globalement l'état du nouveau-né, qui pourra ainsi être déclaré parfait à ses parents, ou bien de faire prendre dans les meilleurs délais, le cas échéant, les dispositions qui pourraient s'imposer. Il faut ajouter que les modalités de surveillance obstétricale sont devenues tellement performantes ces dernières années qu'il est exceptionnel d'avoir la moindre surprise au moment de la naissance.

On a procédé, sur les vaisseaux ombilicaux, avant que le clampage ne les ait obturés, aux prélèvements sanguins qui ont paru nécessaires. C'est grâce à leurs résultats que l'on parviendra à se faire une plus juste idée d'une maladie que l'on aurait eu des raisons de suspecter ou de craindre (hépatite B, toxoplasmose, anémie, etc.). Dans les mêmes dispositions d'esprit, on aura pu pratiquer des prélèvements bactériologiques en divers points du corps (narines, oreilles, yeux, cavum, estomac, ombilic, anus) si l'on juge que l'œuf est resté ouvert trop longtemps ou que l'on a des raisons de craindre la survenue d'une infection à cause d'une plus ou moins discrète souffrance fœtale.

Puis le tout-petit a été confié à la sage-femme.

Elle a procédé à sa toilette. Elle l'a débarrassé, un peu précipitamment peut-être, de son **vernix caseosa** — cet enduit gras riche en vitamines qui intervient dans les échanges intra-utérins et qui disparaît, curieusement et comme rapidement consommé, quand le séjour se prolonge par trop et que la grossesse dépasse son terme attendu — avant qu'il ne se dessèche et n'altère la peau délicate déjà recouverte de son tendre et éphémère duvet, le **lanugo**, qui tombera dans les jours suivants.

Le corps frais et rose a été enfin posé sur la poitrine maternelle.

---

1. Un certificat attestant que cet examen a été effectué avant le 8e jour est délivré à cette occasion. Il est exigé par les Allocations familiales pour l'obtention de la dernière tranche de l'allocation maternité. On devra le compléter et l'adresser au plus tôt à la caisse dont on dépend.

Etreinte nécessaire et souveraine. Chaleur contre chaleur. Création de liens indéfectibles ? Mutation d'un lien déjà ancien et qui ne demande qu'à se poursuivre ?

Dans cette logique, on accepte heureusement, aujourd'hui, de mettre au sein sans retard le bébé propre et examiné. Il a enfin définitivement été prouvé que cette mesure, que les mères avaient instinctivement adoptée depuis toujours, était de première importance, parce que le nouveau-né, pendant les six premières heures de sa vie, a un **réflexe de succion** extrêmement fort, qui risque de s'amoindrir sensiblement s'il n'est pas précocement favorisé.

Il n'en a hélas pas toujours été ainsi. Car, pendant les premières décennies où la surmédicalisation de l'accouchement a été mise en place, l'enfant était mis, aussitôt né, à l'écart de sa mère et on ne lui donnait strictement rien à boire pendant les premières 48 heures. Aucune raison consistante ne justifiait cette manière de faire pourtant répandue dans toutes les maternités. Elle est née un beau jour dans on ne sait quel service d'obstétrique et elle a gagné les autres comme une traînée de poudre, probablement en raison des économies de personnel qu'elle permettait de réaliser. Il semblerait que le patron (dont on ignore toujours l'identité) responsable de cette néfaste décision prétendait permettre au nouveau-né, qui arrive en effet au monde avec les yeux bouffis et presque fermés, de se débarrasser de ses « œdèmes ». Le mot « œdème » ayant incontestablement une connotation pathologique, il semblait important de ne pas rester les bras croisés face à une manifestation qui pouvait de près ou de loin l'évoquer. On retrouve, en ce point, au cœur même de nos années de science triomphante, une parfaite illustration du refus d'accepter le nouveau-né dans ses caractéristiques spécifiques, une non moins bonne illustration de la crainte qu'il continue de susciter et celle enfin de l'activisme brouillon auquel on se livre pour le voir recouvrer au plus tôt un aspect plus proche des canons adultes. Sans compter qu'une démarche de ce type prend appui sur la confusion entraînée par le sens univoque que l'on donne aux termes du vocabulaire médical — on en trouvera d'autres illustrations ! En tout état de cause, le débat qui a été soulevé — tardivement, il faut le souligner, autrement dit il y a une vingtaine d'années à peine ! — pour revenir sur une décision que rien ne justifiait, a vu les conservateurs tourner en dérision ce qu'ils considéraient comme une commisération parfaitement déplacée. Ils arguaient que la mesure était certainement excellente puisque les tout-petits ne criaient pas et qu'ils ne réclamaient pas à manger, ce qui prouvait qu'ils supportaient sans inconvénient ce jeûne prolongé. Quand on a su plus tard doser la glycémie (le taux de sucre dans le sang) par micro-méthode, on s'est aperçu que le nouveau-né pouvait avoir une glycémie à zéro (oui !) sans manifester le moindre signe. Or, on sait que la chute de la glycémie au-dessous d'un certain seuil se traduit, à tous les âges et chez les enfants à peine plus grands, par des convulsions qui traduisent une souffrance aiguë du cerveau. Comme le cerveau d'un nouveau-né a des besoins en sucre au moins aussi grands sinon plus que celui d'un enfant, la privation à laquelle on le soumettait était certainement des plus préjudiciables. On ne sait toujours pas pourquoi il ne convulse pas alors qu'il est en hypoglycémie profonde, car il lui arrive de convulser — pour d'autres raisons —, ce qui ne permet pas de dire que cette manifestation soit impossible chez lui. Actuellement, dans tout processus de surveillance d'un nouveau-né, en salle de travail ou dans les premières heures, la mesure de la glycémie au moindre doute est devenue un des gestes les plus urgents et les plus utiles. Parce qu'il y a heureusement de nombreuses années déjà qu'on a remisé au placard la manière de faire d'un patron qui a certainement confondu un jour les bébés et les escargots !...

Et puis on s'est à nouveau affairé.

On a repris le bébé pour l'habiller et l'installer avec sa mère dans leur chambre commune.

En fonction des établissements, une plus ou moins grande liberté, elle-même fonction de la nature de l'installation hôtelière, est laissée à la maman. Je trouverais bon, pour ma part, à cet égard, que l'on cesse d'interdire à la mère — comme cela se fait encore trop fréquemment — tout geste de soin à l'endroit de son enfant. Il serait souhaitable que les puéricultrices ne soient là que pour donner des indications et procéder aux soins en cas de défaillance maternelle, leur rôle consistant alors à encourager la mère et à l'inciter à prendre en main au plus tôt les tâches qu'elle aura forcément à accomplir. Il est probable que, pour certaines jeunes mamans, de tels gestes précocement exécutés pourraient les aider à encore mieux nouer — si c'était nécessaire — leur relation à leur nouveau-né.

... AU DÉBUT DU TÊTE-À-TÊTE !

C'est au cours de ces tout premiers jours que la mère va prendre une encore meilleure conscience de la réalité de son enfant. Dans ce tête-à-tête qui débute à peine et qui n'est pas près de s'achever,

SUR LE VIF

« J'ai passé la première nuit sans dormir. Il était là dans son berceau. J'entendais, sans l'écouter ni m'en lasser, sa respiration régulière.

J'entendais parfois un bruit de gorge, un soupir ou une sorte de grognement. Je ne sais pas comment ça s'est fait, mais je ne me suis pas ennuyée une seconde.

Je pensais à tant et tant de choses que je ne serais pas même capable de simplement les énumérer. Je ne peux rien en dire de plus. J'étais dans un état d'exaltation comme je n'en avais jamais connu.

Les heures sont passées à une vitesse inimaginable.

J'ai vu poindre le jour, j'ai entendu les premiers oiseaux chanter dans le jardin. Le soleil s'est levé et je me suis surprise à le regarder là, calme dans son berceau, en pensant qu'il allait absolument me falloir apprendre à… m'en séparer ! »

heure après heure, change après change, progressivement, des questions surgiront. Elles seront à peine ébauchées que, sans avoir même pu être mises en mots, elles seront bousculées par une autre ou d'autres, toutes futiles ou sans importance en apparence, mais qui évoquent autant le mystère que le ravissement. On craint de les poser de peur de paraître ridicule ou de laisser trahir une fébrilité contre laquelle on croit devoir lutter. Tout vient si vite ! Tout vient si fort ! Tout est si surprenant *(cf. encadré)* !

Alors, ce corps, autant le regarder ! Autant s'habituer à ses formes et ses caractéristiques. D'autant qu'**il n'y a pas deux bébés dont on puisse dire qu'ils se ressemblent en tout point. L'individualité** [1] **est une donnée immédiate et précoce de ce nouvel humain.** De le savoir et d'en prendre conscience au plus

1. « On a cinq doigts dans la main. Il n'y en a pas deux pareils » (proverbe colombien).

tôt évite d'avoir à établir des comparaisons inutiles et suspectes. Pour chaque mère et pour chaque père, heureusement, le bébé qu'ils viennent d'avoir est le plus beau du monde. Il le sera d'autant plus qu'ils le penseront justement unique et à aucun autre semblable.

La tête

La tête d'un nouveau-né est grosse. Elle est très grosse. Elle est aussi grosse que le thorax tout entier, alors qu'elle n'en fait que le quart chez l'adulte. Le périmètre crânien (dont le chiffre est porté sur le carnet de santé et dont on verra l'importance) est égal ou légèrement supérieur au périmètre thoracique. La tête a un volume qui avoisine 35 % du volume de l'ensemble du corps. La raison en est qu'elle contient le cerveau. Et que le cerveau comporte, à la naissance, l'intégralité des cellules nerveuses que l'individu aura à sa disposition pour le restant de son existence. Il est fondamental de ne jamais perdre de vue ce détail.

Tout au long de la petite enfance, puis de l'enfance et de l'adolescence, la croissance de l'organisme s'effectue en effet grâce à une incessante et intense multiplication cellulaire : il se fabrique de nouvelles cellules osseuses, de nouvelles cellules musculaires, les unes et les autres responsables de l'accroissement perceptible de la taille proprement dite et d'une bonne partie du volume ; il se fabrique, parallèlement, et on l'imagine, de nouvelles cellules cardiaques, intestinales, hépatiques, pulmonaires, cutanées, etc. Mais il n'y aura jamais plus, à partir de la fin de l'édification du cerveau — qui se situe autour de la 20e semaine de la gestation —, une seule nouvelle cellule cérébrale. Il n'y en aura pas une de plus. Cela ne veut pas dire pour autant qu'il n'existe pas de processus de croissance du système nerveux. La tête déjà volumineuse va en effet encore grossir au fil des mois. Mais le mode de croissance du tissu nerveux sera le fait d'une maturation progressive qui procédera par la multiplication des branchements cellulaires, par la mise en place de circuits nouveaux ou de plus en plus complexes et surtout par la pousse régulière et à vitesse constante autour de chaque fibre nerveuse d'une gaine de **myéline** — exactement équivalente à la gaine isolante d'un fil électrique — destinée à lui conférer plus ou moins tôt son autonomie.

La tête d'un nouveau-né est lourde pour la simple raison que son contenu tel qu'on vient de l'évoquer est effectivement pesant. Mais elle n'est pas aussi ballante qu'on le croit. On imagine toujours qu'il faut veiller absolument à bien la maintenir de crainte qu'elle ne se décroche par l'effet d'une maladresse ou d'un mouvement un peu trop brusque. C'est exagéré.

Nous verrons pourquoi il suffit simplement de la soutenir. Elle est en réalité parfaitement maintenue au tronc par les muscles du cou qui sont particulièrement puissants et qui sont le siège d'un **tonus de base** amplement suffisant à assurer leur fonction.

Qu'est-ce qu'un « tonus de base » ?

C'est la tension purement mécanique d'un muscle tendu sur toute sa longueur entre deux points osseux.

Il faut imaginer le muscle comme un tissu doué d'une élasticité plus ou moins grande en fonction du message qui lui est transmis. Au summum de sa contraction, il est rigide, dur et figé dans une position qui le rend rétif à toute extension. Au minimum de sa contraction, il se laisse étirer sans opposer la moindre résistance. Le message qui calibre son élasticité est un message de nature physico-chimique et de traduction électrique, à point de départ cérébral, qui lui sera transmis par les filets nerveux contenus dans ces câbles que l'on appelle les nerfs. Or, l'ensemble du cerveau du nouveau-né délivre, sans relâche à l'état de veille, à l'ensemble des muscles du corps un courant d'une intensité minimale qui assure aux muscles une élasticité en proportion. Ce courant étant dans toutes les fibres nerveuses d'une intensité strictement similaire, il importe peu qu'il diffuse d'une fibre non isolée à l'autre guère plus isolée que sa voisine. Il est partout identique à lui-même et assure dans tous les faisceaux musculaires une contraction de même intensité. Les muscles de la nuque soumis à ce message minimal sont donc parfaitement aptes à maintenir la tête dans une position de sécurité. C'est exactement pour la même raison que les membres se trouvent constamment en position semi-fléchie, ce qui les rend d'ailleurs difficiles à étirer au maximum, introduisant fréquemment des erreurs dans la mensuration de la taille d'un bébé.

On doit savoir qu'une altération, même passagère, du fonctionnement cérébral se traduit aussitôt par une modification plus ou moins importante du tonus musculaire, constatée le plus souvent sous la forme d'une diminution du tonus appelée **hypotonie**. Cela peut se produire dans les circonstances les plus diverses telles que des infections localisées ou généralisées ou bien dans les troubles respiratoires. Voilà pourquoi l'appréciation de la qualité du tonus fait partie intégrante de l'examen médical.

Il faut enfin savoir que, si on étire brutalement un muscle traversé par ce tonus de base, on obtient par voie réflexe une contraction plus violente destinée à ramener le muscle à son état antérieur. Cette réponse est sans cesse en jeu dès qu'on s'écarte des conditions minimales ; comme le courant qui est généré en l'occurrence est supérieur au courant minimal, il diffusera dans les fibres avoisinantes, et on obtiendra des réactions parasites et inattendues.

C'est ainsi que les mouvements brusques de la tête, qui modifient brutalement le tonus de base des muscles du cou, augmentent soudainement l'intensité de la contraction.

On se sert de cette réalité pour vérifier, au cours de l'examen clinique, la bonne réactivité du système nerveux du tout-petit. On procède de deux façons : soit on imprime une secousse brutale au plan sur lequel le bébé est allongé ; soit on lui fléchit la tête, qu'on défléchit brutalement. Dans un cas comme dans l'autre, le bébé réagit immédiatement en écartant tout d'abord vivement les bras, puis en les ramenant plus lentement et progressivement à leur position initiale. Ce réflexe, appelé **réflexe de Moro** (pédiatre espagnol de la fin du XIXe siècle), est l'un des trois réflexes dits **réflexes archaïques**.

Dans le débat récent qui a hissé le tout-petit au statut qu'il est enfin en train d'acquérir, un progrès notoire a encore été accompli dans les années 80. Un pédiatre français de Bayonne, A. Grenier, a fait la démonstration que, lorsqu'on soutient la nuque d'un tout-petit bébé de quelques jours pour empêcher la production des courants parasites générés par les infimes variations du tonus de base, on permet à ce tout-petit une activité motrice qu'on était loin de lui supposer il y a seulement quelques années. Ainsi a-t-on pu voir, dans les films profondément émouvants réalisés par ce praticien, des tout-petits bébés d'à peine quelques jours prendre des objets sur une table, les porter à la bouche, les poser, les échanger contre d'autres avec lesquels ils avaient les mêmes comportements, se passer ces objets d'une main à l'autre, etc. Ce qui invite bien évidemment à réviser toutes les spéculations qu'on a faites et qui continuent d'avoir cours sur les compétences du nouveau-né...

Le front

Il est généralement bombé. Et son bombement est accentué par l'embarrure nasale généralement profonde : le profil grec n'existe pas à la naissance. Chez les bébés bruns et fréquemment plus poilus que les autres, il peut y avoir des poils abondants sur les côtés et parfois jusqu'au tiers de la surface du front. Cela ne doit entraîner aucune préoccupation même s'il s'agit d'une fille : ces poils disparaîtront progressivement en quelques jours ou quelques semaines.

Des petits points nacrés ressemblant à de minuscules boutons peuvent fleurir dans les premiers jours sur la peau du front. Ce **milium**, qu'on peut retrouver d'ailleurs autour des narines, sur la pointe du nez et en bien d'autres régions du corps, n'a aucune signification pathologique immédiate à terme ou à plus long terme : il est dû aux effets des hormones de la grossesse qui provoquent une obstruction transitoire des canaux sudoripares

SUR LE VIF

Zoé avait donc des angiomes banals et non pathologiques de la face. J'ai pensé avoir rassuré ses parents en leur expliquant ce qu'il en était. Mais le père, scientifique de haut niveau, a exigé que je donne une évaluation acceptable et plus précise du temps que prendraient ces angiomes pour disparaître. Je me suis récusé en disant qu'il m'était impossible de répondre à sa demande. Au cours des consultations ultérieures, il est revenu à la charge en me faisant un véritable cours sur les statistiques et un procès serré sur l'étendue de l'ignorance des médecins. Quelques semaines plus tard, son angoisse s'est déplacée sur une discrète paralysie d'un muscle du menton qui donnait à Zoé un sourire discrètement asymétrique. Là encore, j'ai expliqué sans plus de succès la bénignité de la chose et son caractère régressif. Le père de Zoé est revenu à la consultation suivante avec un véritable cours sur ladite paralysie. Il avait réussi à se documenter à la bibliothèque de la Faculté de médecine et avait collecté sans discernement tout ce qui se disait de par le monde sur le sujet. Pour mon bonheur, les angiomes s'étaient estompés et j'ai cru pouvoir en faire état pour réamorcer sa confiance, le détacher de la lésion qui fixait son angoisse et aborder les choses sur le fond. Il a trouvé le moyen de récuser mon argumentation en me faisant remarquer que les angiomes étaient encore visibles quand Zoé pleurait… La répétition des consultations sur ce mode a fini par dégager chez cet homme le profil d'un tableau pathologique aux conséquences prévisibles. Le point de fixation de l'angoisse se situait là, comme il aurait pu se situer ailleurs, bien évidemment ; mais, en l'occurrence, c'était le caractère altérant la beauté attendue de la fillette qui avait précipité le mouvement.

par du sébum, et il disparaîtra spontanément en quelques jours ou, au plus tard, en quelques semaines.

Les angiomes

Des petites taches rouges (« taches de vin ») aux contours variables, sont fréquemment retrouvées sur la ligne médiane du front et sur les paupières supérieures et parfois inférieures. Il en est même qui partent de l'espace intersourcilier pour s'évaser en triangle jusqu'au cuir chevelu, formant une sorte d'« aigrette » *(cf. encadré)*.

Ils témoignent de l'immaturité du système vasculaire du tout-petit — dont il ne faut pas oublier qu'il est un corps en état d'édification, de construction et de parachèvement! Ils disparaîtront spontanément en quelques semaines sans laisser de trace. Ces angiomes ne sont au demeurant jamais isolés. Ils sont accompagnés d'autres qui existent, eux, chez pratiquement tous les nouveau-nés et qui se trouvent semés dans la nuque entre la racine du cuir chevelu et le sommet du crâne. Pour ne les avoir pas observés chez les enfants fixés très tôt en position de présentation de siège, je pense qu'ils doivent correspondre à une physiologie singulière du développement des vaisseaux capillaires dans la zone qui se trouve en contact prolongé avec les plans osseux du bassin maternel. Les angiomes de la nuque mettent plusieurs mois à régresser. Leur situation, qui les masque généralement au regard, n'en fait jamais l'objet de préoccupation immédiate. Il arrive cependant que les mères les découvrent inopinément chez leurs bébés bien plus grands et s'en inquiètent alors inutilement. Il n'en va évidemment pas de même en ce qui concerne ceux de la face, sur lesquels peut précipiter parfois une angoisse d'un tout autre ordre.

Les oreilles

Elles sont fréquemment, dans les premières heures, tout à fait collées à la boîte crânienne. C'est l'effet de la compression consécutive à la traversée de la filière génitale. Elles se déploieront ultérieurement pour prendre leur forme et leur position quasi définitive. Il arrive qu'elles paraissent alors **décollées**. Si elles le sont dans leur ensemble, on ne devra pas en tirer de conclusion trop hâtive, d'autant que si elles le demeurent, le problème ne pourra pas être éventuellement reconsidéré avant la dix-douzaine d'années. Si le décollement intéresse seulement le lobe, on devra voir ce qu'il devient dans les semaines suivantes : s'il persiste, la mise en place d'un adhésif non allergisant leur restituant la position souhaitée suffit le plus souvent en quelques semaines à en restaurer l'allure habituelle. Elles peuvent être **mal ourlées** : en général, on retrouve cette caractéristique chez l'un des deux parents. En tout état de cause, aucune intervention d'aucun ordre n'est à prévoir dans l'immédiat. Elles comportent parfois, juste en avant de l'orifice du conduit, des petites boules de chair plus ou moins longues (encore une « marque de fabrique ») : ce sont des **chondromes** que la simple striction par un fil chirurgical suffit à faire disparaître en quelques jours.

Les yeux

Ils sont le plus souvent fermés. Les paupières sont gonflées. Les cils courts et enfouis. C'est d'autant plus navrant que toutes les personnes qui rendent visite à une mère nouvelle s'enquièrent de la couleur des yeux, et que les parents du bébé ne cessent pas de vouloir croiser son regard pour tenter d'établir une communication qui puisse s'accommoder du cruel manque de mots. Parfois, cependant, comme pour tromper la vigilance du spectateur, un peu en catimini et comme pour son propre usage, le tout-petit ouvre largement les yeux et jette sur l'alentour un regard embué et apparemment peu expressif. Plusieurs détails attirent l'attention :

■ **La couleur** tout d'abord : seule la couleur franchement claire est destinée à le demeurer. Les iris aux couleurs grisâtres ou incertaines sont le plus souvent appelés à foncer. Il est amusant de remarquer à cet effet combien la couleur claire des yeux est plus fréquemment investie, sur le plan statistique, par les parents ! Charme de l'Europe du Nord, du monde anglo-saxon, ou crainte d'une appartenance historique au Sud qui pose tant de problèmes ? !

■ On voit peu le **blanc des yeux**, il est proportionnellement moins important qu'il ne le sera plus tard. La raison en est que l'œil n'est ni plus ni moins qu'un organe d'essence neurologique, une portion du cerveau à fleur de tête : son enveloppe, le blanc, grandira plus tard. Mais l'ensemble des éléments d'origine cérébrale qui le composent (iris, muscles iriens et rétine), tout comme l'appareil optique lui-même (cristallin), sont, comme le cerveau lui-même, définitivement achevés à la naissance. Le « noir » des yeux est très grand et donne au visage ce côté merveilleusement lumineux et fascinant qui fait qu'on se précipite littéralement sur les yeux ouverts comme pour s'y noyer, à moins que ce ne soit pour tenter d'y lire en vain une forme d'oracle ou d'avenir.

■ La fameuse **inexpressivité du regard** a une explication cohérente.

Qu'est-ce que **l'expressivité** d'un regard dans la réalité de notre expérience quotidienne ? C'est la perception, strictement automatique, d'une foule d'imperceptibles mouvements de la pupille et des paupières. Les muscles iriens contractent ou dilatent automatiquement la pupille en fonction des besoins de l'accommodation quand le regard fixe un point précis ou le regard qu'il croise. Les muscles des paupières, par leur jeu incessant et précis, parachèvent quant à eux la vie du regard : ils enfoncent plus ou moins le globe oculaire dans l'orbite et permettent, en améliorant de la sorte la mise au point, une perception encore plus affinée. Toute personne qui a manié un appareil de projection peut saisir la complexité et l'intérêt de cette dynamique de l'appareil optique qui est strictement similaire à celui qu'on manipule par les différentes bagues pour obtenir une vision précise et non floue de ses diapos de vacances. Le résultat en est que le jeu musculaire infime et nuancé de cet ensemble anatomique parvient à conférer au regard l'expression d'une quantité de sentiments qui peuvent aller de la tendresse d'un regard caressant, celui qui parcourt chaque trait du visage et prend la peine d'en remarquer la moindre nuance, à la dureté d'un regard courroucé soudainement insensible aux mêmes traits. Mais, pour que cette expressivité soit possible, il faut que la perception elle-même soit possible, autrement dit que la partie de l'œil destinée à recueillir les images, c'est-à-dire la rétine, soit apte à le faire. Or, la rétine du nouveau-né, qui n'a pratiquement pas fonctionné pendant la vie intra-utérine, est encore inachevée et immature. Les capteurs de sensations visuelles que sont les cellules nerveuses, appelées cônes et bâtonnets, ne sont pas tous prêts à fonctionner. Certains le sont et d'autres ne le sont pas, et ils sont mélangés sans ordre. Les images qui se forment ne peuvent donc pas être reconstituées dans leur intégralité ni dans leur détail. Elles sont de surcroît floues parce que l'appareil optique lui non plus n'est pas encore assez performant : il ne peut pas discerner nettement des formes ou des intervalles trop petits à une distance qui serait supérieure à 8 ou 10 centimètres. Tout cela se mettra en place, progressivement et à une vitesse étonnante en ce domaine comme dans les autres, dans les semaines ou les mois ultérieurs.

On peut à cet égard, et quand on a compris cela, être amené à se défier de certains discours qui, sous prétexte de préserver à l'extrême le nouveau-né en faisant la promotion de son respect à tout crin, critiquent violemment la pratique — heureusement solidement institutionnalisée — de l'instillation des gouttes de **collyre** antibiotique dans ses yeux. Les tenants de ce discours reprochent, en effet, à ces instillations de donner au tout-petit une vision d'emblée floue et dommageable de la réalité qui l'entoure. On aura compris l'inanité de ce genre de propos en se référant à ce qui vient d'être dit de la vision et en sachant que l'obscurcissement de la sensation visuelle ne dure que quelques secondes parce que le support du médicament est tel qu'il s'étale immédiatement en une couche fine et parfaitement transparente. On saisira la dangerosité de ces prises de position quand on saura que la pratique des instillations de simples sels antiseptiques de nitrate d'argent a fait disparaître la redoutable et fréquente ophtalmie néonatale qui survenait jadis chez 30 % des nouveau-nés, dont 70 % devenaient aveugles. L'œil du tout-petit ramasse en effet dans la traversée vaginale les germes nichés au fin fond des replis du vagin distendu par la parturition. Si rien n'est fait, les germes, laissés à eux-mêmes, se multiplient. L'œil se remplit alors de pus. Après la conjonctive, c'est la cornée qui est rapidement atteinte, au point de devenir parfois irréparable.

Aujourd'hui, un collyre antibiotique est instillé dans les yeux dès la naissance du tout-petit, renouvelé plusieurs fois par jour dans les deux ou trois jours qui suivent la naissance et poursuivi au-delà si une nécessité s'en fait sentir. Cela n'a rien à voir au demeurant avec la **conjonctivite** du bébé ou **l'obstruction de ses canaux lacrymaux** qui sera traitée ailleurs (cf. p. 739).

■ **Les sourcils et les cils** sont plus ou moins fournis en fonction de caractères génétiques et familiaux. Il en est de même de la distribution des autres traits : pommettes plus ou moins hautes, joues plus ou moins amples, etc.

Le nez

On peut rarement préjuger du volume ou de la forme futurs du nez, à cet âge de la vie. Il est toujours petit et évidemment délicieusement mignon. Les narines en sont pourtant fréquemment épatées. Elles peuvent être quelquefois encombrées de sérosité ou de mucus : le bébé en éprouve une gêne certaine parce qu'il ne sait pas respirer par la bouche et il ne saura pas le faire avant longtemps (cf. p. 656). C'est la raison majeure de ses éternuements réflexes par lesquels il parvient, seul, à vider ses narines et qui n'ont rien à voir avec ceux qui traduisent un rhume imminent. Dans ce dernier cas, des lavages au sérum physiologique accompagnés d'une aspiration suffisent souvent à tout faire rentrer dans l'ordre. La perméabilité nasale a une importance d'autant plus grande qu'elle est absolument nécessaire pour que le bébé puisse absorber sans difficulté ses repas.

La bouche

Elle est bien dessinée et donne à l'ensemble du visage une grande partie de son expression. Mobile et fortement musclée — elle va être rapidement à l'œuvre dans le travail de succion ! —, elle se modifiera progressivement au fil des jours et des années en fonction de tout ce qui viendra s'y inscrire de plaisir, de joie, de douleur ou de peine. S'entrouvrant pour le gémissement et s'ouvrant pour le cri, elle suce aussi goulûment et dispense force sourires. Les muscles qui la font mouvoir dans tel sens plus souvent que dans tel autre se développeront à proportion de leur exercice et inscriront dans les reliefs qu'elle prendra peu à peu une forme d'historique méticuleux de ce qui a été vécu. Au bout de quelques heures, parfois de quelques jours, une **pellicule** parfois épaisse se forme au sommet de la **lèvre supérieure**. Elle traduit la réaction de la peau, fine et délicate, des lèvres au frottement du mamelon ou de la tétine. Cette pellicule tombera d'elle-même sans le secours d'aucune intervention ni d'aucune crème et la lèvre aura récupéré dans cette sorte de mue une peau plus aguerrie.

■ **Les lèvres et le menton** peuvent être parfois le siège d'un tremblement plus ou moins important et qui s'exagère au cours des manipulations. Ce tremblement, s'il est isolé, ne fait que traduire le rodage de la mise en circuit de l'excitabilité des muscles. S'il s'accompagne d'un tremblement des extrémités (mains et pieds), il est fréquemment mis sur le compte d'une banale insuffisance calcique et fait prescrire un sirop de calcium et de la vitamine D pendant quelques jours. C'est seulement s'il persiste malgré un tel traitement qu'on fera des prélèvements sanguins destinés à affiner le diagnostic et le traitement.

■ **La langue** du bébé est rose. Il arrive cependant quelquefois qu'elle soit recouverte d'un enduit blanchâtre qui ne mérite pas qu'on s'en inquiète ou qu'on intervienne de quelque façon que ce soit. Ce sont seulement des particules de lait qui auront tapissé les interstices qui existent entre les papilles linguales. Il est inutile d'essayer de les enlever ou de faire comme certaines mères qui, munies de leur compresse et de leur sérum physiologique, vont vouloir briquer cette langue tout comme elles le feraient pour une chaussure ! Cette blancheur n'a rien à voir avec la « langue blanche » consignée par le langage médical de jadis comme indice de mauvaise digestion. Pourquoi cela peut-il survenir tel jour plutôt que tel autre, disparaître pour revenir encore ? C'est parce que les papilles se renouvellent sans cesse à leur surface et que leur volume, en conséquence, se modifie de manière cyclique. En tout état de cause, cela n'a rien à voir avec le **muguet** (cf. p. 700), qui est fréquent chez le tout-petit mais se développe surtout à l'intérieur des joues et des lèvres et sur les gencives.

La langue du bébé est parfois attachée au plancher de la bouche par un frein appelé **frein de la langue**, que certains médecins coupent précocement. L'intervention est bénigne, rapide et indolore. Elle n'est cependant pas absolument indispensable car la présence de ce frein n'entraîne pas de grand inconvénient. Les orthodontistes mettent sur son compte l'éclosion de certains troubles de l'articulé dentaire. Ils font de même pour ce qu'il en est du frein de la lèvre supérieure et préconisent, pour un bon avenir dentaire, la section de ces deux freins dans le courant du premier trimestre. Néanmoins, à l'inverse de ce que l'on croyait fermement dans nos campagnes ou de ce qu'on croit encore souvent, le frein ne gênera pas plus l'alimentation ou l'élocution que la pratique du chant ou de l'art oratoire. Tout au plus pourra-t-il ultérieurement amener certaines limitations dans la mise en acte de fantasmes sexuels extrêmes !... Il sera toujours temps alors pour l'intéressé d'y penser par lui-même.

■ La bouche est en principe vide de **dents** à la naissance. Il n'est cependant pas exceptionnel (1 enfant sur 10 000 aux dires de la statistique) qu'il y en ait une et même parfois deux. L'histoire rapporte que Jules César, Richelieu, Louis XIV et Napoléon en étaient pourvus à leur venue au monde. Ce sont en général des incisives inférieures centrales. Elle sont fréquemment larges et solidement implantées. Il arrive cependant qu'elles tombent en période néonatale, repoussant par la suite comme si elles n'avaient jamais été là. Ce n'est cependant pas une raison, comme on le propose parfois, de les extraire. En tout état de cause, leur présence ne préjuge en rien de la vitesse d'éruption des dents ultérieures.

On peut quelquefois apercevoir, sur le bord des gencives ou sur le palais, près de la ligne médiane, des petites formations blanc nacré de la taille d'une tête d'épingle. Elles n'ont aucun caractère pathologique. Ce sont de minuscules kystes qui disparaîtront d'eux-mêmes et qui répondent au nom de **perles d'Epstein**. Elles peuvent réapparaître de temps à autre au cours des premiers mois, laissant croire à la proche éruption des dents.

■ **Le menton,** comme les autres traits, prend sa forme dans l'héritage familial. Mais, point d'insertion d'un certain nombre de muscles qui font mouvoir la bouche, lui aussi sera progressivement modelé par la vie affective.

Le cou

Le cou du bébé est relativement court. De face, on le devine plus qu'on ne le voit; de dos, il paraîtrait frêle si ce n'était le relief puissant des muscles qu'on voit saillir lors des divers mouvements de part et d'autre de la colonne vertébrale. La peau en est suffisamment lâche pour permettre tous les mouvements de la tête. De ce fait, elle se creuse en plis multiples qu'il importera de toujours veiller à garder soigneusement secs pour ne pas que s'y développe une infection qui se traduirait par des rougeurs et qui, comme toute infection de plis, porte le nom d'**intertrigo** et nécessite un traitement approprié (cf. p. 733).

Les membres

A l'état de repos, ils sont toujours spontanément semi-fléchis.

■ Il n'y a rien de particulièrement étonnant dans l'aspect des **bras** et des **avant-bras**. Sauf qu'ils paraissent petits eu égard au volume de la tête : si on dresse les bras le long de la tête, on peut à peine faire joindre le bout des doigts au sommet du crâne.

■ **Les mains,** elles, sont toujours émouvantes, tant elles sont bien faites et donnent déjà à ce stade le sentiment de tout ce dont elles seront capables. Il est fréquent que les parents les regardent longuement pour s'extasier de la finesse ou de la longueur des doigts — combien de fois un destin de pianiste ou de violoniste n'est-il pas évoqué ! J'ai entendu une fois une mère turque espérer que cette finesse persisterait longtemps et permettrait à sa fille de devenir plus tard une bonne artisane de tapis. Il peut y avoir, à l'une ou aux deux mains, un sixième doigt plus ou moins bien conformé, tout comme il peut y avoir en même temps un sixième orteil à un pied ou aux deux. Ces doigts surnuméraires n'ont pas de valeur fonctionnelle et on les enlève par une petite intervention chirurgicale à la fin de la 1re année.

Les mains peuvent dans les premières heures avoir une coloration bleutée et être froides, tout comme les pieds au demeurant. Cette **cyanose** légère, qui va rapidement disparaître, traduit l'adaptation du système vasculaire, quand elle n'est pas due évidemment à un problème cardiaque qui, pour donner ce genre de signe, se serait déjà signalé autrement. Les paumes des mains sont presque lisses chez le prématuré. Elle sont riches en plis chez le nouveau-né à terme. Le médecin est amené à les examiner s'il a un doute au sujet du terme ou si certains signes lui font craindre d'avoir à poser le diagnostic de mongolisme (trisomie 21) : dans ce cas, le pli palmaire supérieur, qui part du bord interne de la main et s'arrête à peu près sous le médius, traverse la paume sur toute sa longueur, atteint le bord externe de la main et forme ce que l'on appelle un « pli palmaire médian ». Les mains ne se laissent pas ouvrir aisément. Elles opposent fréquemment une résistance dès lors qu'on en effleure même légèrement la paume : les doigts se replient alors vigoureusement de manière réflexe. Les plantes des pieds se comportent au demeurant de la même manière et les orteils se recourbent en bloc dès qu'on effleure la peau à leur base. La présence de cette réaction d'**agrippement** (en anglais, **grasping**: c'est le terme utilisé dans le langage médical courant), autant que sa vivacité, compte, elle aussi, au nombre de ces réflexes archaïques des trois premiers mois. Un psychanalyste hongrois, Imre Hermann, en a fait usage pour forger une théorie générale du comportement humain. Il y a vu une preuve de notre encore proche parenté avec les primates. Nous serions les descendants d'une espèce particulièrement velue dont les nouveau-nés disposaient d'une capacité à s'agripper, avec les mains et les pieds, à la fourrure maternelle. Cet agrippement ne serait pas sans intéresser la bouche elle-même, qui serait capable de saisir et de s'accrocher de la même manière. La théorie émise par cet auteur n'a rien d'une facétie et ne cherchait pas en principe à forger une théorie anthropologique de plus. Elle tentait seulement de saisir et de comprendre la puissance de notre agrippement métaphorique aux choses, la force que nous aurions à « tenir » à ce que nous possédons et l'angoisse existentielle inévacuable que nous porterions tous en nous : elle nous viendrait du fait que nous n'aurions plus rien de tangible à quoi réellement nous raccrocher. Elle va même jusqu'à conférer à la cigarette sur laquelle nous tirerions sans cesse un effet de remplacement de ce qui nous manquerait si cruellement.

Il est vrai que Freud, lui aussi, avait forgé, bien des années auparavant, une hypothèse — tout autre au demeurant — à partir du troisième des réflexes archaïques, la **marche automatique**. Quand on pose la plante des pieds du nouveau-né sur un plan et qu'on maintient celui-ci debout de manière à le soulager de son poids, il met immédiatement et automatiquement un pied devant l'autre en ébauchant une marche d'autant de pas

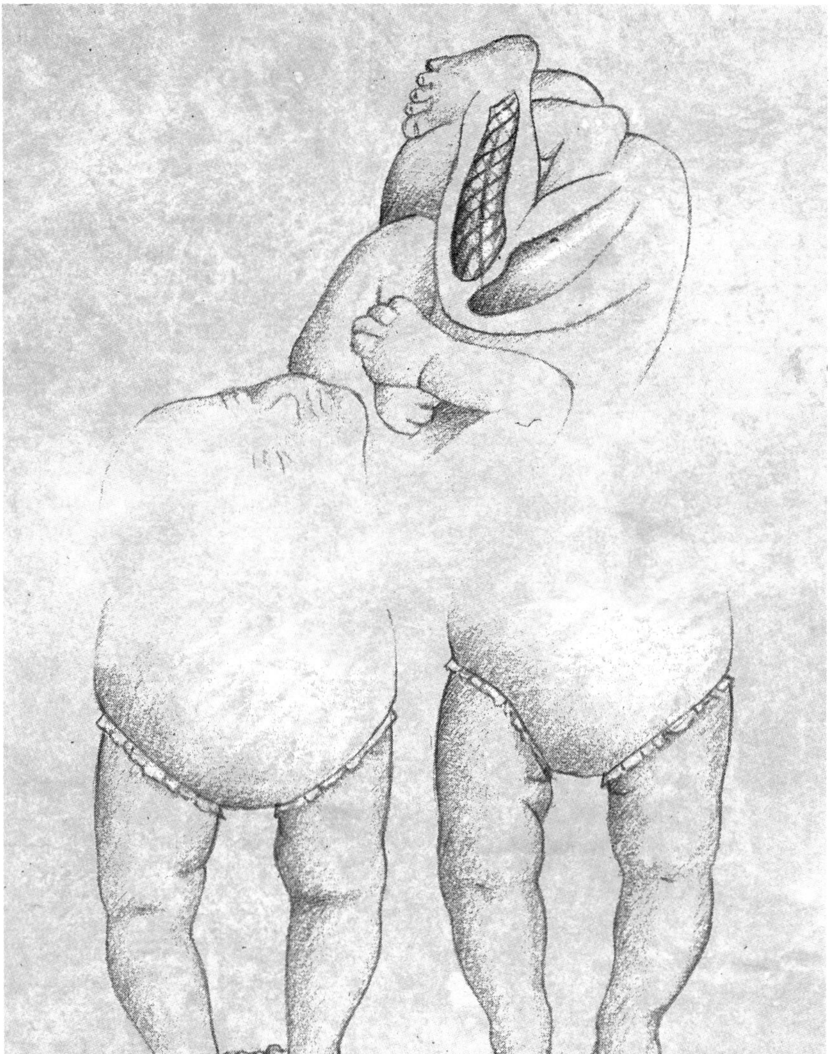

Schéma montrant comment la position intra-utérine nécessite, pour les incurvations qu'elle imprime à l'os, que celui-ci se construise au moyen de torsades qui en favorisent la courbure.

qu'on voudra bien lui faire faire. Associant ce constat à la violence des pulsions sexuelles du tout-petit et à leur mise en veilleuse autour de la 6e année, Freud émettait l'idée que l'humain actuel descendrait d'une espèce qui aurait eu son autonomie motrice dès la naissance et qui atteignait sa maturité sexuelle dans le courant de la 6e année.

Ces spéculations ne sont pas sans intérêt, tant il est vrai que c'est en focalisant notre attention sur ce qu'il y a de neuf, de frais, de surprenant et de véritable dans le tout-petit que nous avons le plus de chances de parvenir à trouver des rudiments de réponse aux questions que nous ne cessons pas de nous poser sur notre place dans le monde, sur notre destin et sur ce que notre croissance fait de nos potentialités. …

■ Ce qui frappe fréquemment le plus dans l'aspect des **jambes** d'un nouveau-né, c'est la **courbure des tibias**. Ce n'est pas l'effet d'un hasard mais le résultat d'une stratégie physiologique qui force l'admiration que l'on a généralement pour la bonne nature.

On sait que les os sont des cylindres creux enfermant la **moelle osseuse**, qui est un lieu de fabrication des cellules sanguines. Pour préserver la solidité et la résistance qui leur est ainsi impartie (un cylindre creux est infiniment plus solide qu'un cylindre plein), leur développement en longueur au cours de la gestation s'accompagne d'une torsion axiale vers l'intérieur qui assure sans fracture leur adéquation géométrique à l'arrondi du corps *(cf. schéma)*. Le processus inverse de détorsion, qui mènera à la conformation de l'ossature adulte, se produira petit à petit ultérieurement sous l'effet du poids du corps lorsque le bébé se tiendra debout et se déplacera. Il faut remarquer au passage que cette organisation architecturale comporte un avantage certain et insoupçonné au moment de l'acquisition de la marche : les pieds, obéissant à l'orientation donnée par la torsion tibiale, formeront automatiquement un appui d'allure grossièrement triangulaire qui permettra un meilleur équilibre du corps (tout comme la position de chasse-neige, qui donne un sentiment de grande stabilité rassure les skieurs débutants).

■ **Les pieds,** comme les mains, sont identiques en tout point à ceux de l'adulte, mais à une échelle réduite. A ceci près que leur axe est généralement dévié vers l'intérieur **(varus)** en raison de la position étroitement collée au corps qu'ils avaient dans l'utérus. Ce varus, physiologique, est réductible : c'est-à-dire que si on tente de conférer au pied son axe naturel on ne perçoit pas d'autre résistance que la résistance élastique naturelle. Leur mobilité est en général plus grande qu'on ne s'y attend : elle n'est pas sans rappeler l'habileté que l'on trouve aux pieds des singes. Cette caractéristique simiesque ne durera pas très longtemps. Elle cessera dès que l'équilibrage se sera fait entre les différentes loges musculaires de la jambe. Il peut y avoir, outre les orteils surnuméraires mentionnés plus haut, quelques déformations, en général d'origine familiale (« c'est une marque de fabrique », peuvent dire une mère ou un père à cette occasion), au niveau d'orteils qui se chevauchent ou qui sont soudés sur une petite longueur. C'est sans inconvénient et ça peut être traité par un petit bandage souple ou une orthèse faite sur mesure dans les semaines suivantes.

La peau de la plante des pieds est comme celle des paumes : fine et lisse chez le prématuré, plus épaisse et plissée chez le nouveau-né à terme.

Le tronc

Le tronc d'un bébé constitue un volume unique dans lequel la taille n'est pas marquée.

■ **Le thorax,** petit, plus petit que la tête en volume, est un triangle évasé vers le bas. Le **sternum** est parfois saillant, donnant un aspect de bréchet qui rappelle de loin un thorax de poulet ; il peut être, à l'inverse, creusé et se rétractant à chaque inspiration ; il peut associer les deux aspects ou bien encore comporter un resserrement horizontal en son milieu, sous les mamelons, qui donne un aspect évasé en entonnoir aux dernières côtes. Ce ne sont là que des variantes esthétiques sans la moindre signification pathologique. Les épaules sont étroites et fréquemment recouvertes de plus de duvet que le reste du corps. Entre le sommet des épaules et le cou fort bref, de part et d'autre, il y a les clavicules : ce sont deux suspensoirs osseux auxquels s'accroche la musculature du thorax. Il arrive parfois qu'au cours d'un accouchement difficile ou laborieux l'une d'entre elles se fracture sous l'effet de la torsion ou de la traction. L'accoucheur peut s'en apercevoir à la perception du craquement, qui peut aussi passer inaperçu. On le constate alors par la suite par une angulation de la courbure de l'os ou par une asymétrie des mouvements des bras du bébé. Mais on peut aussi ne pas s'en apercevoir du tout. La **fracture de clavicule** entraîne une gêne fort modérée et ne nécessite pas de traitement particulier. Elle se consolide spontanément, quoi qu'on fasse, en quelques jours à peine et l'os retrouve de lui-même sa courbure naturelle. Merveille de ce fonctionnement neuf, de cette pléthore d'énergie… et du tonus musculaire de base qui maintient physiologiquement les fragments de l'os fracturé bord à bord sans le secours d'aucun pansement ou d'aucune attelle. Il est à noter que c'est parfois l'os du bras qui peut se briser. Cette **fracture de l'humérus**, guère plus grave que la précédente, nécessite, elle, la mise en place d'une contention généralement réalisée sous la forme d'une mise en écharpe selon le modèle dit « de Dujarrier ».

■ **La colonne vertébrale** du bébé est parfaitement repérable au milieu du dos, où elle dessine, quand on penche le bébé en avant, un relief tout à fait net qui s'estompe entre les épaules ainsi que dans la région des lombes.

Elle est toujours rectiligne et ne pose aucun problème. Elle est cependant l'objet de soucis fréquemment formulés par les mamans, qui en craignent la déformation, longtemps et en toutes sortes de circonstances : peut-on sans danger mettre le bébé précocement dans un **Kangourou** ? Peut-on le maintenir assis sans danger alors qu'il n'est pas capable de se tenir assis ? Ne risque-t-on pas, dans l'une ou l'autre des circonstances, de fragiliser son **dos** ou de déformer sa colonne ? Ces questions viennent à un moment ou un autre dans la bouche de pratiquement toutes les mères. Tout comme une autre qui consiste à savoir si on peut laisser sans danger le bébé pousser sur ses jambes et se tenir debout comme il peut en manifester l'envie dès le 2ᵉ mois. Il n'y a qu'une seule réponse à fournir à ces interrogations : **un bébé perçoit de manière extrêmement précise, et dès son plus jeune âge, ce qui peut lui convenir autant que ce qui peut lui nuire.** S'il court le moindre risque ou ressent la moindre gêne, il est tout à fait capable de le faire comprendre au moyen de ses pleurs. Asseyons donc nos bébés dès que nous le pouvons, maintenons-les assis pour qu'ils puissent se repaître du spectacle du monde ! Et s'ils manifestent le désir de tester leurs muscles des jambes en se hissant sur nos genoux, accompagnons-les dans leur jeu ; ils sauront nous faire comprendre quand ils n'en voudront plus et nous leur aurons manifesté sainement notre confiance dans leurs potentialités.

Sur la peau du thorax, d'un seul côté, parfois des deux, il peut y avoir un petit relief coloré ressemblant au mamelon. C'est bien souvent un, et parfois plusieurs, **mamelon surnuméraire**. Le plus souvent, il est à l'état d'ébauche et ne mérite aucun geste. Quelquefois cependant, il est bien plus nettement individualisé et semblable au mamelon normal. Il importe alors de procéder à son ablation chirurgicale. Car, chez la fille au moment de la puberté, il risque de se transformer en sein supplémentaire. Il n'y a pas d'explication précise à cette particularité, sauf que l'humain est un mammifère qui a dû, aux temps lointains de sa différenciation, être un individu à plusieurs mamelles rangées, comme chez d'autres animaux, selon une ligne qui va de l'épaule à l'aine.

■ A la jonction de **l'abdomen** et du thorax, exactement sur la ligne médiane, on peut voir saillir parfois sous la peau une petite pointe qui inquiète d'abondance les parents. Ce n'est pas une anomalie, c'est simplement **l'appendice xyphoïde**, autrement dit la pointe du sternum : elle peut être perçue de cette façon pendant quelques semaines et elle ne sera plus visible dès que le corps du bébé se sera un peu plus étoffé.

Ce qui frappe dans l'abdomen, outre **l'ombilic** encore affublé de son cordon ombilical qui peut poser quelques légers problèmes et dont il sera question plus loin (cf. p. 174 et 335), c'est l'aspect mou et volumineux du ventre, dont la musculature est faiblement tonique et fort peu développée :

elle ne sert pas, comme chez l'adulte, à assurer la station verticale, elle sert seulement à la respiration (un bébé utilise, pour respirer, les muscles de son ventre ; s'il utilise ses muscles thoraciques — on voit alors les côtes se creuser et on appelle cela un tirage intercostal —, c'est que quelque chose ne va pas dans son arbre respiratoire). De même, les autres groupes musculaires assurant la station debout ne sont pas non plus développés : les fesses d'un tout-petit sont d'un volume étonnamment modéré, elles se développeront ultérieurement, tout comme les cuisses et les mollets, pour parvenir vers la fin de la 1re année à permettre la marche.

Les organes génitaux

A l'inverse et de façon surprenante, les organes génitaux des bébés, qu'il s'agisse de filles ou de garçons, sont volumineux. Il en est ainsi pour la raison qu'ils sont déjà pourvus des récepteurs qui les rendent particulièrement sensibles aux hormones sexuelles, lesquelles n'ont pas manqué, loin s'en faut, puisqu'elles ont été sécrétées à profusion par l'organisme maternel au cours de la grossesse pour le maintien même de ladite grossesse. Les hormones sexuelles n'étant pas arrêtées par la barrière placentaire, le corps du bébé en a amplement été inondé et les organes génitaux y ont réagi. Elles seront rapidement éliminées et l'aspect des organes va rapidement se modifier dans les jours et les toutes premières semaines qui suivent la naissance pour recouvrer des proportions moins surprenantes.

■ La vulve de la fillette a des grandes lèvres effacées, des petites lèvres congestionnées qui saillent et qui laissent entr'apercevoir entre elles un clitoris volumineux recouvert de son capuchon et une formation en relief et comme sortant du vagin : c'est l'hymen, d'où s'écoule fréquemment dans les premières heures une sérosité épaisse et gluante. Pour peu que l'accouchement ait eu lieu par le siège et qu'il ait donné lieu à une bosse sérosanguine (comme cela se produit sur le sommet du crâne) qui aurait débordé les fesses et atteint la région génitale, on a alors une vulve tuméfiée et très augmentée de volume avec un clitoris lui aussi de volume important. Cet aspect frappant a été intégré par les Eskimos (les Inuit) dans leur adhésion à la croyance qu'il pourrait y avoir des changements de sexe précédant la naissance. Ce qui leur a permis de mettre en place une sorte de troisième sexe (filles élevées en garçons ou garçons élevés en filles jusqu'à la puberté où les sujets recouvrent leur sexe d'origine). Les individus de ce troisième sexe revêtent une très grande importance dans le fonctionnement des systèmes sociaux, certains d'entre eux devenant des « chamans ».

Vers le 4e, 5e ou 6e jour, il arrive parfois que se produise un saignement strictement équivalent à des règles et qui n'a rien de pathologique. C'est la crise génitale, qui s'accompagne d'une congestion mammaire fréquemment importante — que l'on peut au demeurant retrouver également chez le garçonnet, qui ne fait cependant pas de crise génitale aussi spectaculaire que la fillette. La **mammite**, parfois douloureuse, peut nécessiter l'application d'une pommade anti-inflammatoire. Il ne faut surtout pas vider les seins du lait (appelé au Moyen Age « lait de sorcière ») qu'ils contiennent et qui se résorbe spontanément, sous peine de voir s'installer une infection qui peut être préoccupante par les dégâts qu'elle produit dans l'architecture du mamelon. Le saignement génital est dû, tout comme dans le cycle féminin adulte, à la réaction de la muqueuse utérine à la brusque privation hormonale. La réaction mammaire obéit elle aussi au même mécanisme. Ces remaniements hormonaux s'accompagnent d'autres stigmates encore : au niveau de la peau sous la forme d'une augmentation de la **séborrhée** et de l'éclosion de boutons évoquant une **acné**, similaire à celle que l'on constate à l'adolescence, à ceci près que le mécanisme en est régi par des facteurs inverses. A l'adolescence, c'est la brutale montée des hormones qui déclenche et entretient le phénomène. Là, c'est la non moins brutale chute du taux de ces hormones circulantes qui déclenche le processus. On sait que, pour assurer le maintien et le bon déroulement de la grossesse, l'ovaire, rapidement relayé par le placenta, sécrète des hormones sexuelles à un taux très élevé. Ces hormones inondent le corps du bébé pendant toute la gestation et commencent à être éliminées dès la venue au monde.

■ **Le pénis** du garçonnet, en raison de l'imprégnation hormonale, a souvent de manière transitoire des proportions impressionnantes pour l'âge. Il surmonte des bourses dont le volume, particulièrement important, décroîtra lui aussi dans les premiers jours. Là aussi, en cas d'accouchement par le siège, on peut avoir une augmentation de volume importante. Le prépuce en est généralement serré et ne laisse pas passer le gland. Cet état physiologique rencontré chez 98 % des nouveau-nés mâles est appelé — à tort — **phimosis** (cf. p. 336-337).

■ **Les testicules** peuvent comporter une lame d'**hydrocèle** qui se traduit par une augmentation de volume importante et parfois monstrueuse de l'une ou des deux bourses et qui mettra un peu plus de temps à disparaître : le cordon spermatique qui joint les testicules aux vésicules séminales est une sorte de grosse gaine, transportant des vaisseaux, des nerfs et des canaux, remplie pendant la vie intra-utérine d'un liquide qui se résorbe peu à peu en fin de grossesse ; la persistance d'une partie plus ou moins importante de ce liquide se traduit sous la forme d'une hydrocèle ; laquelle pourra persister sans danger pendant des mois, subissant fréquemment des fluctuations de volume en rapport avec la fièvre ou d'autres facteurs. Il coule de source qu'il n'y a là aucune anomalie et que cela traduit simplement une disposition moins performante et sans valeur pathologique des

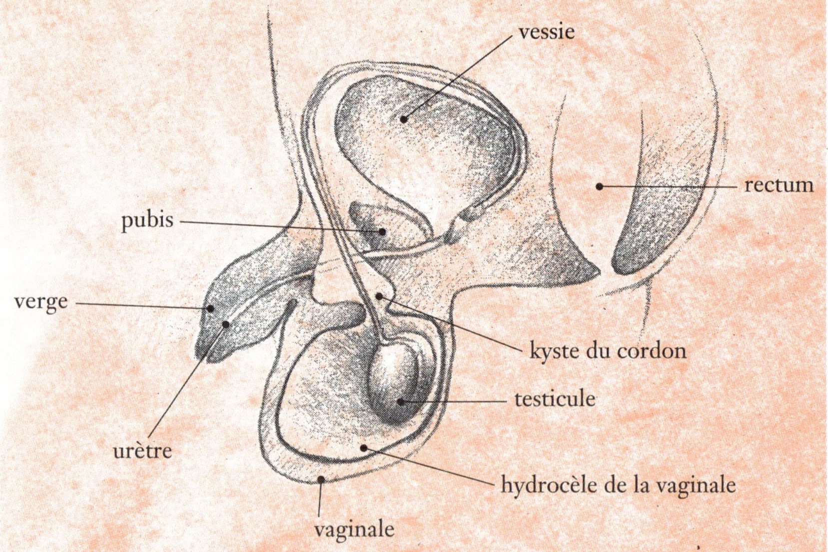

Hydrocèle de la vaginale et kyste du cordon

tissus chargés de la résorption. Il n'y a là en tout cas aucun risque pour le testicule sous-jacent *(cf. schéma)*.

On mettra un certain soin à vérifier la présence de deux testicules dans les bourses. L'un deux — plus rarement tous les deux — peut venir à manquer. On parlera d'**ectopie testiculaire**. On sera averti du soin qu'il doit y avoir à en surveiller l'évolution. Il faut savoir en effet que ce n'est pas pour rien que les testicules sont logés dans les bourses et hors du corps de l'individu. Le tissu testiculaire, et particulièrement la lignée séminale (c'est-à-dire les cellules qui seront chargées de donner naissance aux spermatozoïdes), est en effet sensible aux écarts de température autant qu'à une température de 37° ou plus. C'est d'ailleurs la raison pour laquelle, au cours de la fièvre en cas de maladie, le **scrotum** — c'est le nom savant de la peau des bourses — se déplisse et devient mince. A l'inverse, s'il fait froid, il se contracte et s'épaissit pour former un coussinet protecteur — cette adaptation se fait par le truchement de muscles destinés à cette fonction. On doit savoir qu'au cours de la vie intra-utérine le testicule se forme tout près du rein. Il s'individualise et, sous l'effet de sa propre sécrétion hormonale, amorce, à partir du 7e mois de la grossesse, sa migration vers les bourses, qu'il gagne en quelques semaines. Si, pour une raison quelconque, la migration est gênée, le testicule reste dans l'abdomen et on a légitimement à craindre pour son sort futur. Néanmoins, tout comme on l'a vu pour l'hydrocèle, il peut s'agir parfois d'un simple retard de migration sans conséquence et sans signification pathologique. Il arrive alors qu'on découvre un jour le testicule manquant à sa bonne place. Mais si cette migration n'a pas eu spontanément lieu dans les deux premières années, il est conseillé aujourd'hui d'en envisager le traitement (cf. p. 773), qui peut être médical, voire chirurgical.

Surtout chez les sujets bruns ou métissés, les organes génitaux sont plus foncés que le reste du corps. On repère plus nettement chez eux, au milieu de la peau des bourses, un épaississement vertical qui ressemble à une couture sur un tissu. C'est le **raphé médian**, qui témoigne de la jointure des deux parties du corps qui se développent pendant un certain temps séparément et qui finissent par se joindre ainsi. Cette ligne peut même se prolonger sur l'abdomen et être visible chez l'adulte, parfois jusqu'au nombril. L'être humain est fait de deux parties qui sont toujours asymétriques et qui peuvent parfois l'être de façon marquée : ainsi un œil peut être plus petit que l'autre et un côté du visage peut être plus allongé. Le grand progrès accompli par les Grecs sur les Egyptiens dans le domaine de la sculpture a été précisément la prise en compte de cette asymétrie. Alors que les seconds se contentaient de sculpter un profil dont ils reportaient les cotes sur l'autre, les premiers sculptaient leurs sujets de face en prenant en compte le moindre détail : dans le rendu d'une expression, ça compte !

La peau

La peau du corps du bébé est souvent recouverte d'un fin duvet plus ou moins coloré, le lanugo, qui disparaîtra en quelques jours. Ces **poils** ne sont pas là par hasard ou pour préparer la place aux poils ultérieurs caractérisant l'espèce et poussant d'une manière plus ou moins dense en fonction du sexe et à partir de la puberté. Les poils sont aussi des organes tactiles. Leur présence pendant la vie intra-utérine a certainement permis au bébé de recueillir des informations ténues, discrètes mais utiles sur son environnement et sur les limites de son propre corps.

La peau peut être plus ou moins marbrée et dessiner à sa surface des réseaux plus ou moins réguliers de fins vaisseaux : on parle de **livedo**. Cette caractéristique, qui varie fréquemment en fonction de la température ambiante, peut durer plusieurs mois ou se retrouver à d'autres âges de la vie. Le bon sens populaire lui assigne le statut d'une preuve de bonne santé, sans doute par assimilation à l'aspect des adultes florides au visage rouge et aux pommettes légèrement couperosées, qu'on suppose aisément être d'un tempérament solide parce que « sanguin ». Mais, tout comme le **hoquet**, qui serait la preuve que l'enfant « profite », cette interprétation des faits a plutôt un caractère conjuratoire contre ce qu'on ne comprend pas et qui inquiète de ce fait. En réalité, le livedo est la manifestation d'une grande réactivité du réseau capillaire, dont on ne sait pas plus la signification que les implications.

La couleur de la peau est évidemment fonction de l'origine ethnique. Il faut savoir que les bébés noirs naissent blancs et foncent par la suite, parfois en quelques heures, suivant les ethnies. Le fait n'a rien d'étonnant en lui-même et nous verrons, quand nous serons amenés à parler du rachitisme (cf. p. 517), combien et de quelle façon la lumière (les rayons ultraviolets) intervient dans les processus de coloration cutanée.

Ce n'est pas sans intérêt qu'on aura pris la mesure de ces particularités anatomiques. On sera plus aisément disposé à comprendre combien elles concourent par leur harmonie à préparer les étapes ultérieures de la croissance.

Quelques petits problèmes particuliers de l'aspect extérieur du corps

On pourrait imaginer, à feuilleter les pages qui vont suivre et à constater la quantité de mots imprimés en caractères gras ou en couleur de manière à attirer l'attention, que ce bébé qui vient au monde court des risques considérables, s'il n'est déjà porteur d'une ou plusieurs des anomalies dont il est fait étalage.

En réalité il n'en est rien. Bien au contraire.

L'énumération de certains petits soucis que l'on peut être amené à rencontrer est destinée à ramener à leur juste proportion des éléments qui attirent parfois l'attention et suscitent une inquiétude contre laquelle on ne peut pas se défendre et qui est toujours excessive. Il est vrai qu'on veut tellement de bonnes choses pour ce tout-petit qu'on est souvent enclin à se faire une montagne de la moindre vétille. Il est non moins vrai que la démystification des points qui vont être exposés est extrêmement récente, et on ne peut que se féli-

Sur le vif

Quand je me suis installé comme jeune pédiatre, ma formation dans les hôpitaux d'enfants ne m'avait pas donné le loisir de côtoyer d'autres nouveau-nés que ceux qui étaient gravement malades. Je n'en avais donc jamais vu de normaux, avec tout ce que cela suppose de nuance et de variété. Comme j'avais à intervenir dans une petite maternité privée de mon quartier, j'ai décidé de combler cette lacune et je me suis arrangé pour pouvoir fréquenter une importante maternité publique. J'y ai beaucoup appris. Mais je dois dire que le meilleur des enseignants que j'aie eus en la matière a été une vieille aide soignante qui ne devait pas même avoir le certificat d'études. Mais, depuis des lustres, elle avait « torché » et « biberonné » tant de milliers de bébés qu'elle en avait acquis une connaissance clinique extraordinaire et des plus impressionnantes. Comme elle avait une énergie débordante — il est probable que l'énergie des bébés doit se transmettre comme un courant électrique — et qu'elle était partout à la fois, on l'avait surnommée, dans le service, « Hélico » (diminutif d'« hélicoptère » !). A chaque fois, donc, que je rencontrais un nouveau-né avec une caractéristique qui m'était inconnue ou peu familière, je faisais un saut à la maternité et j'arrivais avec ma question que j'exposais à Hélico... Si ma description n'était pas assez précise ou qu'elle ouvrait la voie à une méprise possible, elle me posait elle-même une ou deux questions et me donnait, à distance du nouveau-né que je lui décrivais, un avis ou un diagnostic toujours des plus pertinents. Elle m'a formé en quelques mois, bien mieux que tous les livres que j'ai pu lire par la suite. La référence que je fais aujourd'hui à son souvenir est un hommage public — peut-être tardif — à l'étendue de ses connaissances et à l'extraordinaire amour qu'elle portait aux nouveau-nés. Combien de fois m'a-t-elle rassuré et surtout combien de fois m'a-t-elle permis de faire faire, aux parents des bébés que je côtoyais, l'économie d'une bonne quantité d'angoisse.

citer de pouvoir la fournir. Car il n'en a pas toujours été ainsi. Dans le temps par exemple — et même de nos jours sous d'autres latitudes —, l'angoisse que pouvaient susciter ces petites misères ne recevait aucun soulagement et les parents avaient fréquemment à s'en débrouiller seuls *(cf. encadré)*.

Il faut dire que les parents se font, tout au long de l'attente de leur enfant, une sorte d'idée préconçue de cet enfant, une idée porteuse de leurs espoirs, de leur impatience, de leur enthousiasme et de leur émerveillement fréquemment et naturellement sans limites. L'image qu'ils se forment peu à peu de cet enfant qu'ils attendent crée ce que certains psychanalystes ont appelé **l'enfant imaginaire**. Or, l'enfant qui vient au monde a, lui, une réalité qui est la sienne — celle de personne d'autre — et qui n'a rien à voir avec l'idée que quiconque s'en était fait. Cet **enfant réel** (pour continuer à emprunter le langage des mêmes psychanalystes) va devoir peu à peu imposer sa réalité à son entourage. On verra, plus en détail, combien ce processus — pratiquement toujours à l'œuvre dans l'éclosion des maladies — intervient fréquemment dans les échanges et combien il contribue à **fabriquer** pour chaque enfant les parents qui sont et seront toujours les siens et pas ceux d'un autre.

Il va sans dire que notre époque qui a focalisé considérablement son attention sur l'enfant, devenu littéralement une forme de denrée surinvestie, aggrave ce divorce entre ce qui est attendu et ce qui survient. Il n'en a pas toujours été ainsi et il n'en est pas toujours ainsi de par le monde.

Dans nos civilisations, probablement en raison du délitement des rituels *(cf. encadré)*, toutes les fois qu'un hiatus se dessine trop violemment entre l'image et la réalité, on assiste à un petit drame du côté parental. Et comme le bébé est parfaitement réceptif à tout ce que charrie l'humeur de son entourage, c'est un peu de la sérénité qu'il requiert qui se trouve alors entamé.

Voilà pourquoi, donc, on trouvera dans les pages qui suivent une foule de détails sur les petites misères qui peuvent transitoirement affecter **la sérénité**, laquelle **devrait toujours être de mise autour d'un berceau** pour permettre à la vie de débuter sous les auspices les plus favorables.

SUR LE VIF

■ *J'ai eu un jour au cours de ma pratique à rencontrer le premier bébé d'un couple chinois émigré de fraîche date. Il avait pour prénom… Onésime ! Etonné de ce choix pour le moins inhabituel, je me suis enquis de sa raison. « Le calendrier », m'a-t-il été répondu dans le français modeste et approximatif que parlaient les parents. J'ai ainsi appris qu'ils avaient consulté le calendrier des P et T et opté pour le prénom du saint que l'on fêtait ce jour-là. J'ai alors demandé le prénom chinois du bébé. Pour m'entendre répondre qu'il n'en avait pas. J'étais prêt à imaginer autour de cet effacement de l'identité culturelle une forme d'impatience, de soumission ou de désir forcené d'assimilation, avec tout ce que cela suppose d'effort. Mais, en allant plus loin dans mon enquête, j'ai appris que dans la région d'origine des parents on ne prénomme pas les enfants à la naissance. Ce qui n'empêche cependant pas qu'on puisse, quand on le doit, s'adresser à eux. Mais on le fait en les interpellant par « fils » ou « fille », sans plus. Et s'il y en a plusieurs ? Ce n'est pas plus difficile, on dit « premier fils », « second fils », etc. Le prénom n'est donné en fait que vers 5 à 7 ans « quand le caractère est déjà formé », me dit le père. C'est comme si la* **prénomination** *avait à devoir entériner un certain nombre de dispositions appartenant à la réalité de l'enfant. Ce qui n'a rien à voir avec ce qui se passe dans nos contrées où le prénom constitue une forme de programmation du désir des parents et une assignation de ce désir donnée implicitement à l'enfant. Autres cieux, autres mœurs !… Il est vrai que la langue et l'écriture chinoises constituent un système de vision du monde ancien, solide et éprouvé, dont cette manière de faire témoigne.*

■ *Je remarque qu'Ahmed, petit garçon âgé de 15 jours, a les ongles teints de henné tout comme le sont ceux de sa jeune mère. Je sais qu'en Afrique du Nord, dont la famille est originée, ce mode de teinture n'est utilisé qu'à l'occasion de réjouissances collectives d'importance. Mais je ne sais pas de quelle réjouissance il peut s'agir. J'apprends, parce que je pose la question, qu'il s'agissait du « baptême » d'Ahmed. Ayant moi-même vécu une partie de mon enfance en Afrique du Nord et n'ayant jamais eu vent d'un rituel ainsi nommé, je me demande si le mot de « baptême » utilisé en l'occurrence ne serait pas un peu trop approximatif et j'en demande le contenu. J'apprends ainsi qu'il s'agit d'une céré-*

→

monie qui ne se pratique qu'au Maroc et nulle part ailleurs en Afrique du Nord. Elle se déroule toujours au 7e jour de vie et aurait une importance considérable en tant qu'elle intéresse les enfants des deux sexes. Elle n'a rien à voir, à cet égard, avec la circoncision (cf. p. 183) du garçon, qui intervient bien plus tard et qui a une tout autre signification. C'est une cérémonie de confirmation de la prénomination (ism, dans la langue d'origine) préalablement choisie par les parents pour l'enfant. Dans la mesure où il y est question de nom, l'usage du mot « baptême » demeure correct — encore qu'un peu inapproprié, puisque le baptême, chrétien, inclut nécessairement la notion d'immersion —, le baptisé étant nommé à cette occasion et reçu en son nom au sein de l'Eglise. Au cours de la cérémonie de prénomination qui m'est contée par le détail, on égorge un mouton. Cette tâche est en principe strictement dévolue au père de l'enfant, qui peut la déléguer à toute personne de son choix, le sacrifice rappelant le sacrifice abrahamique où un mouton s'était, par la grâce divine, substitué à l'enfant qui devait être sacrifié par son père. Au moment même où on égorge le mouton, on révèle le prénom de l'enfant à l'assistance en le situant dans la généalogie de sa mère. Ainsi Ahmed a-t-il été déclaré le fils de Fatma, laquelle était elle-même fille de Khadidja. Ce que l'on peut comprendre au demeurant dans la mesure où le père, auteur du sacrifice et ainsi positionné sans conteste par son geste, attribue son enfant comme celui de cette femme qui peut n'être que l'une des quatre épouses auxquelles religieusement et légalement il a droit.

■ *Ce qui diffère complètement de la cérémonie de prénomination juive, par exemple, qui coïncide avec la circoncision pour le garçon et se déroule dans la 1re année pour la fille. Cette cérémonie de présentation de l'enfant le situe, comme il le restera pour toujours, dans la généalogie de son père : ce sera « Jérémie fils de Joseph », par exemple. Néanmoins, s'il est sépharade (on désigne ainsi les juifs du bassin méditerranéen), Jérémie, à la fin de sa vie, sera replacé dans sa généalogie maternelle. Autrement dit à sa mort. On ne l'évoquera plus comme « fils de Joseph », mais comme « fils de Sarah », par exemple. La raison en étant que la terre serait la mère de toute l'espèce humaine et que le défunt, y retournant, y ferait comme un retour définitif par l'intercession de sa propre mère.*

Le crâne

Le crâne d'un tout-petit, né dans les circonstances habituelles, est souvent oblong, un peu en pain de sucre. Il diffère en cela du crâne, plus sphérique, d'un nouveau-né mis au monde par césarienne ou de celui, plus aplati à son sommet, d'un autre qui se sera présenté par le siège. C'est le résultat du travail de la tête qui a longuement sollicité, pour l'entrouvrir, le col de la matrice. Ce sont les os du crâne, particulièrement résistants mais parfaitement malléables, qui auront assuré à la fois l'efficience de ce travail et la protection du cerveau. Il arrive quelquefois que l'on constate, dans les premières heures de la vie, des lignes en relief à la surface du cuir chevelu. Il s'agit d'un **chevauchement de sutures** : les os du crâne sont en effet articulés entre eux sur toute leur longueur par un engrènement de reliefs dentelés ; quand la pression a été trop importante, un chevauchement s'est produit qui a maintenu les articulations face à face mais a permis par sa déformation plastique la protection du contenu de la boîte crânienne[1]. Quelle que soit l'importance de la déformation que l'on peut constater, les os reviennent toujours à leur place habituelle en à peine quelques jours.

Il arrive fréquemment qu'au sommet et en arrière du crâne il y ait une bosse plus ou moins volumineuse, que l'on appelle **bosse sérosanguine** *(cf. schéma)*. Elle est due à la pression qui s'est exercée sur le scalp et qui a produit, en fonction de la résistance qu'elle aura eu à vaincre, un véritable effet de ventouse. C'est pourquoi elle est plus fréquente chez les bébés des mères qui accouchent pour la première fois et d'autant que ces mères sont plus âgées. La souplesse et la rapidité de la réponse à la sollicitation du col sont en effet fonction de ces deux paramètres : parité et âge. De toutes les façons, quel que soit son volume et quelle que soit l'importance de la déformation apparente qu'elle entraîne, cette bosse disparaîtra plus ou moins rapidement sans laisser de trace et sans créer de problème. Il arrive cependant parfois que, compte tenu de l'importance de la masse sanguine qu'elle renferme, elle donne lieu à une légère jaunisse ou en majore une qui serait déjà là pour une autre raison. Quand l'accouchement a eu lieu par le siège, la bosse sérosanguine est située, comme on l'a signalé, au sommet des fesses.

---

1. Les ostéopathes crâniens insistent sur les conséquences — même à très long terme — de cette déformation et axent leur travail sur le rétablissement du rapport harmonieux de ces os entre eux. Pour un médecin classique, cela ressemble à une supercherie, tant il est vrai que les os du crâne se soudent rapidement et très solidement.

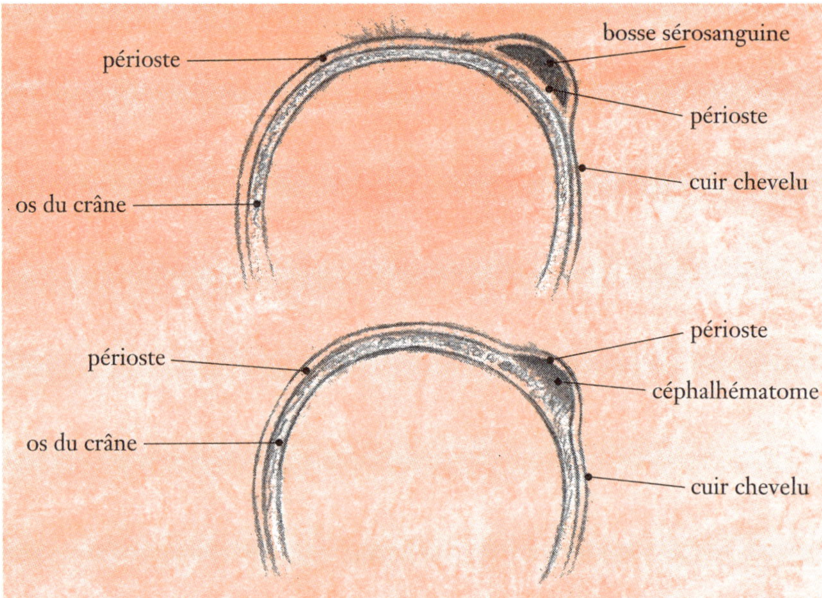

Différences entre bosse sérosanguine et céphalhématome

Un niveau supérieur de difficulté peut donner lieu, surtout dans les accouchements prolongés, à la formation d'un **céphalhématome**: dans ce cas, il n'y a pas seulement une collection sanguine entre le scalp et l'os, l'os lui-même a été effracté et discrètement déformé à sa surface — il y a du sang entre le périoste de la surface et le tissu osseux lui-même. L'évolution du céphalhématome est beaucoup plus lente que celle de la bosse sérosanguine et on constate, pendant des semaines et des mois, une déformation que l'on craint de voir s'installer définitivement. Il n'en est rien cependant. En fait, le céphalhématome se calcifie et devient dur, puis il va se résorber peu à peu en se modelant progressivement sur le reste de la surface crânienne, qui n'en gardera plus aucune trace dans le courant du troisième trimestre de la vie.

■ **La fontanelle** (on repère rapidement l'antérieure, qui demeure longtemps ouverte ; on ne sait généralement pas qu'il y en a une autre, la postérieure, au sommet du crâne, qui se ferme, elle, rapidement, si elle n'est déjà fermée à la naissance) est une formation anatomique qui préoccupe et effraie souvent — à tort au demeurant. On craint qu'un coup malencontreux en cette région, sous laquelle on croit le cerveau à nu et particulièrement exposé, puisse donner lieu à des catastrophes. Il n'en est rien, bien évidemment. Cette zone de la surface crânienne, qui est molle et dépressible et que l'on voit parfois battre à jour frisant, est une zone de vide osseux qui a la forme d'un losange de 3 à 4 centimètres de diagonale. Les os de la tête, qui sont engrenés, comme on l'a vu, les uns aux autres, ne le sont pas seulement pour permettre le travail de la tête au cours de l'accouchement. Le cerveau tout au long de la première enfance va beaucoup augmenter de volume ; il est important que son contenant, la boîte crânienne, puisse aussi augmenter le sien. Les os conservent donc entre eux une zone, la fontanelle, dévolue à ce but qui ne se fermera que vers 12 à 18 mois, voire 24 *(cf. encadré)*. La peau du scalp à cet endroit est particulièrement épaisse et se trouve assez éloignée de la matière cérébrale ; elle recouvre en effet une grosse veine triangulaire qui parcourt le cerveau transversalement sur toute sa longueur et qu'on appelle le sinus caverneux.

La fontanelle constitue par ailleurs aujourd'hui un moyen commode d'exploration non agressive du cerveau du tout-petit. Elle permet en effet la pratique d'échographies (dites transfontanellaires) qui ont remplacé les explorations plus lourdes que constituaient l'artériographie et l'encéphalographie gazeuse. Ce genre d'exploration est justifié, entre autres indications, pour suivre le devenir neurologique des enfants qui ont eu, pour une raison ou pour une autre, une souffrance cérébrale à la naissance.

■ Dans la suite des accouchements difficiles ayant par exemple nécessité la pose de forceps, il n'est pas impossible de constater sur la tête du bébé et quelquefois sur le visage une **ecchymose** ou quelques **éraflures** : ce sera la cuillère du forceps qui aura glissé ou le manche qui aura appuyé un peu trop fermement sur le cuir chevelu. Ces lésions, qu'on se sera souvent empressé de badigeonner à **l'éosine** (c'est le grand médicament, indétrônable, de la peau du bébé), guériront avant même la sortie de maternité, tant il est vrai que **le bébé cicatrise les lésions à une vitesse stupéfiante**. On ne devra pas se faire plus de soucis pour les petites **hémorragies sous-conjonctivales** : la tache de sang qu'on peut voir dans le blanc d'un œil ou des deux yeux disparaîtra sans laisser de trace ; elle ne signifie pas le moins du monde que l'œil ait souffert. C'est le simple résultat du fait que la pression sanguine du bébé s'est trouvée à un moment un peu trop élevée en raison de la pression utérine qui s'est mécaniquement exercée sur le corps. Quelques gouttelettes de sang sont sorties des vaisseaux les plus fins et les moins résistants, tout comme quelques gouttelettes d'eau peuvent sourdre d'une éponge mouillée que l'on presse. C'est pour la même raison au demeurant qu'on pourra parfois constater une coloration légèrement bleu-

SUR LE VIF

Il arrive parfois que la fontanelle soit petite et que le volume du crâne lui-même soit modeste sans que cela revête pour autant le moindre caractère pathologique. Les courbes du périmètre crânien qui figurent sur le carnet de santé témoignent au demeurant de ces variations physiologiques et d'origine génétique : il existe des individus à grosse tête et d'autres à petite tête. Un simple coup d'œil sur nos semblables suffit à le constater, aujourd'hui que l'industrie chapelière a disparu.

J'ai cependant vu revenir en catastrophe, de leur lieu de vacances, un couple de parents de ma clientèle avec leur bébé de 6 mois. Ils avaient consulté pour un problème banal un médecin local qui s'est inquiété — je ne sais trop pourquoi — de la modestie de la fontanelle du bébé, parce qu'elle n'admettait que la pulpe d'un seul doigt et que le périmètre crânien n'était lui-même pas très important. Il a immédiatement évoqué le diagnostic — extrêmement rare au demeurant — de craniosynostose. Cette maladie, d'origine génétique, entraîne la soudure définitive précoce des os du crâne qui peut léser le cerveau en l'enfermant dans un espace bien trop étroit pour lui. Elle n'a qu'un seul traitement : l'ablation pure et simple de tous les os du crâne, renouvelée au demeurant de temps à autre (parce qu'ils repoussent !) jusqu'à la fin de la croissance. Ce n'est évidemment pas une partie de plaisir que de surveiller pendant des années un enfant dont le cerveau est directement exposé sous le scalp et à qui il faut faire porter sans relâche un casque de motard !

Les parents à qui était soudainement présenté un tableau de cette gravité et proposé un traitement aussi lourd ont marqué quelque réserve. Voulant les convaincre, le confrère crut devoir leur expliquer que, faute de ce traitement, ils s'exposaient à voir la tête de leur enfant « exploser » (sic) *sous l'effet de la croissance du cerveau… On imagine les fantasmes ! Ils prirent la fuite. Il m'a été facile de les rassurer tout en partageant leur indignation. Cet enfant, que j'ai continué de voir des années durant, n'a jamais eu le moindre problème crânien. Il avait simplement, comme chacun de ses parents, une tête de petit volume, ce qui n'a, au demeurant, jamais empêché une tête d'être bien pleine — le père était juge et la mère expert-comptable !*

tée de l'ensemble de la face (cyanose) et, sur le front et parfois le haut des épaules, de minuscules taches de sang sous la peau, que l'on appelle un purpura. Or, tout cela est infiniment bénin. Même quand il arrive que ce tableau s'accompagne d'une paralysie faciale, que l'on peut déceler à une déformation ou une asymétrie du visage lors de la mimique, on n'a pas à se faire plus de souci, parce que tout disparaît sans laisser de trace.

■ On ne sait pas exactement pourquoi un nouveau-né peut ou non avoir une chevelure fournie. On sait seulement que ce critère — aussi aléatoire qu'il soit — permet parfois, tout comme la densité des plis plantaires, dans des tableaux d'appréciation malaisée, de mieux définir cliniquement le terme de la naissance, encore que tout cela ait perdu de son importance face aux apports nouveaux de l'échographie. Le bon sens populaire attribue à une chevelure fournie la valeur d'un oracle portant sur la force et la chance future. Serait-ce à cause de l'histoire de Samson (Juges 13,24 - 16,31), dont on sait qu'il avait une force hors du commun liée à la longueur de sa chevelure ? La texture des cheveux est génétiquement programmée et on peut aisément différencier, ne serait-ce que par ce détail, un bébé asiatique à la chevelure abondante et bleutée d'un bébé africain aux cheveux crépus ou bouclés, voire évidemment d'un bébé européen à la rare chevelure blonde ou châtain — teintes qui ne sont pas destinées à demeurer définitivement ainsi. En tout état de cause, il arrive que la chevelure du nouveau-né tombe dans les premières semaines qui suivent la naissance ; elle est alors remplacée progressivement par une chevelure définitive, au point qu'on ne s'en aperçoit que par le fait de trouver quelques cheveux sur l'oreiller. Là aussi il faut être sans crainte : tous les bébés naissent avec leurs 150 000 follicules pileux sur le cuir chevelu. Et même si leur crâne est lisse comme un œuf et qu'il le reste des mois durant, ils finiront tous par avoir une chevelure normale.

La peau

Il n'est pas impossible d'avoir rapidement à constater chez un tout-petit que sa peau est sèche, qu'elle se ride et se craquelle puis qu'elle pèle. C'est un processus de même ordre que pour les cheveux, comme si le contact de l'air entraînait une réaction de ce type. On ne peut pas rapporter ces faits à une cause précise. On ne sait pas très bien s'il s'agit d'un problème de plus ou moins grande hydratation de la peau ; on constate toutefois que le fait est de règle quand le liquide amniotique était, en fin de grossesse, peu abondant (oligo-amnios) : il n'aurait pas permis à la peau de se saturer en eau. Cet état est au demeurant transitoire et la peau recouvre rapidement sa souplesse et son aspect normal dès les premiers bains.

Il n'est pas impossible non plus qu'on ait à constater dans les premiers jours la présence d'une éruption disséminée, faite de petites taches arrondies, de la largeur d'une lentille, un peu surélevées et pâles en leur centre. Cet **érythème toxi-allergique ou syndrome de Meyerhorfer** disparaît de lui-même sans nécessiter le moindre soin. Certains ont imaginé que ce pouvait être une réaction allergique au liquide amniotique déclenchée par l'impact de l'air sur une peau imprégnée dans sa profondeur de composants de ce liquide amniotique. Rien n'est moins sûr en réalité et il n'est pas certain qu'on aille de sitôt chercher à savoir la nature exacte de ce phénomène qui est labile, transitoire et régulièrement bénin au point de ne nécessiter aucun traitement.

Ce n'est pas le cas de certaines éruptions faites de boutons plus petits, plus ou moins groupés et centrés par une pointe jaune : ces **folliculites** nécessitent, elles, un traitement et une surveillance étroite. Elles peuvent contenir du staphylocoque, dont on sait qu'il est un germe dangereux et guère commode à éliminer.

■ **Les angiomes tubéreux,** qu'on appelle communément des **fraises** — parce que le sens populaire les attribue à une envie contrariée de fraises que la maman enceinte aurait eue —, sont des tumeurs faites de parois de vaisseaux entrelacés et non différenciés. On les désigne comme immatures pour signaler le fait acquis maintenant qu'il n'est point besoin de s'en préoccuper pour les voir disparaître dans les deux ou trois premières années. Il y a encore une quinzaine d'années, on cherchait à accélérer leur régression par des séances de radiothérapie. Combien d'enfants n'ont-ils pas été soumis à de tels traitements pour gagner à peine quelques mois dans l'évolution spontanée de la lésion. Le procédé a fait ses preuves et il est certain que si un angiome situé sur le visage entraîne une gêne esthétique trop importante il vaudra mieux le faire disparaître au plus tôt.

Les **angiomes plans**, autrement dit les **taches de vin**, qui peuvent être plus ou moins étendus et se situer un peu partout sur le corps, sont, eux, indélébiles et étaient appelés jusqu'à récemment encore à persister la vie durant. Les traitements modernes par laser en viennent aujourd'hui parfaitement à bout. Il ne faut cependant pas s'y précipiter. Que ces angiomes soient dans une zone cachée par le vêtement ou sur le visage, la mise en route des traitements ne se fait en général que dans la seconde enfance.

Indépendamment des taches de toute sorte, on peut voir sur la peau de certains bébés des plages plus ou moins étendues, plus ou moins uniformes de taches ardoisées ou verdâtres *(cf. encadré)*. Ce sont des **taches mongoliennes**, ainsi nommées non pas parce qu'elles auraient quelque chose à voir avec le mongolisme, mais parce qu'elles témoigneraient chez les ascendants de ces enfants d'un métissage ancien avec des populations d'ori-

Sur le vif

Un de mes amis, accoucheur, m'a convoqué pour voir un nouveau-né qu'il venait de mettre au monde et pour lequel il voulait mon avis. J'étais moi-même inquiet parce que, connaissant cet ami depuis de nombreuses années, je savais sa compétence, l'étendue de ses connaissances et son habituel sang-froid. Or, tout dans sa conduite révélait un degré inhabituel de préoccupation. Me conduisant à la nurserie, il fit déshabiller le nouveau-né, hors de la présence de la maman — ce qui là aussi n'était pas entre nous une manière de faire courante. Je constatai l'existence d'une tache mongolienne gigantesque qui s'étendait des talons du bébé jusqu'au haut de sa poitrine, englobant le siège et le dos. Je lui expliquai ce que c'était. Il était étonné, me déclarant n'en avoir jamais vu d'aussi étendue. Moi non plus au demeurant, mais j'en savais la possibilité, je lui montrais la coloration bronze de toute part et les zones d'irrégularité. Je parvins à le convaincre.

Il sortit alors pour aller chercher la maman qui attendait dans l'angoisse. Celle-ci, à peine rentrée, se jeta littéralement à mon cou, se blottissant dans mes bras, en criant plusieurs fois mon nom au milieu de ses sanglots, en se comportant avec moi comme si je l'avais connue depuis toujours. Je la connaissais en effet. C'était Mélanie. Je l'avais elle-même examinée à sa naissance dans la même clinique et j'avais été son pédiatre jusqu'à la fin de l'adolescence. Il m'aurait été impossible de la reconnaître tant elle avait changé, mais je retrouvais derrière ses traits de jeune mère ceux que j'avais mémorisés jusqu'au sortir de l'enfance. Or, Mélanie avait elle-même eu à la naissance une tache mongolienne étendue, moins cependant que celle de son enfant, et pour laquelle j'avais dû rassurer ses parents. Je lui ai conté les faits et nous avons assisté ensemble au fil des mois à la disparition progressive de ce qui n'était pas une anomalie.

gine africaine ou asiatique. Ces taches sont le plus souvent situées au niveau du siège et dans les lombes, mais elles peuvent largement déborder ces zones, toucher même le visage et être très étendues. Elles régresseront toujours complètement en quelques mois.

■ Il reste à évoquer, pour satisfaire le regard aigu jaloux de l'intégrité d'une peau, les grains de beauté, naevus et autres éphélides. On aura compris que, versées là aussi au rang d'envies contrariées (pruneaux ou autres), ces formations sont rarement constatées à la naissance parce qu'elles se développent ultérieurement sous l'effet de la lumière. Elles ne feront l'objet d'une surveillance particulière dans les années suivantes que si elles répondent à des critères de gravité aujourd'hui parfaitement définis.

■ On n'en a cependant pas fini avec la peau. On ne peut en effet pas passer sous silence une des manifestations qui la concernent régulièrement et qui peut revêtir tous les degrés de gravité depuis les moindres jusqu'aux plus préoccupants : la jaunisse. C'est le nom commun de ce qu'on appelle plus précisément en langage médical un ictère. La peau du bébé prend alors un reflet jaune, mieux encore perçu quand par exemple on la pince ou quand on appuie sur le nez. Cette coloration peut s'accompagner, selon son intensité, d'une coloration jaune du blanc des yeux et parfois d'une coloration brune des urines, qui va de pair avec une décoloration plus ou moins importante des selles. Cette jaunisse n'a pas une signification univoque et fait toujours l'objet autant d'un interrogatoire que du repérage d'un certain nombre de paramètres. On a toujours en effet à différencier l'ictère physiologique, ainsi nommé parce qu'il touche 30 % des nouveau-nés à terme et la presque totalité des prématurés, d'autres ictères dont la cause est plus préoccupante et dont nous n'évoquerons que ceux — les plus fréquents — qui ont trait aux incompatibilités sanguines fœto-maternelles.

Comment peut se produire une jaunisse ?

Essentiellement en raison d'une destruction importante de globules rouges. Les globules rouges, qui sont fabriqués dans la moelle osseuse, vivent en général quatre mois et meurent, détruits, dans la rate. Leur destruction entraîne la libération de l'hémoglobine qu'ils contiennent et qui va être transformée en bilirubine. La bilirubine ainsi obtenue est dite **libre** parce qu'elle est insoluble dans l'eau et soluble seulement dans la graisse. Elle va gagner la circulation générale et se fixer sur l'albumine plasmatique, qui la déverse alors dans le foie où elle est transformée en bilirubine soluble dans l'eau — et dite pour cette raison **conjuguée**. A partir de là, elle peut être éliminée dans les urines ou concentrée dans la vésicule biliaire, qui la déversera dans l'intestin où elle participera utilement à la digestion des graisses. C'est sa transformation en stercobilinogène puis en stercobiline qui donnera aux selles leur coloration plus ou moins foncée. C'est la raison pour laquelle on aura des selles décolorées dans une jaunisse grave ou bien des selles vertes dans une diarrhée importante (ce qui traduit la rapidité du transit des aliments dans l'intestin et qui ne préjuge en général pas, comme on l'a cru longtemps et qu'on le croit encore trop souvent, de la gravité de la diarrhée).

Pourquoi y a-t-il une destruction massive de globules rouges ?

Dans les conditions normales et en dehors de toute notion de maladie, c'est parce que le nouveau-né vient au monde avec une quantité de globules trop grande pour ses besoins (maintenant qu'il a la possibilité de s'oxygéner directement grâce à ses poumons, une moindre quantité lui suffit) et que ces globules ont une durée de vie moins grande, qu'il les détruit. En principe et le plus souvent, le foie se charge de ce travail, mais il arrive qu'il ne se montre pas tout à fait à la hauteur en raison d'un certain degré d'immaturité ou bien parce qu'il lui manque encore un enzyme ou qu'il n'en a pas en quantité suffisante. Il arrive aussi que l'intestin réabsorbe une partie de la bilirubine qu'il doit évacuer. C'est seulement cela qui se produit dans l'ictère physiologique qui **apparaît toujours après un intervalle dit « libre » de 24 à 48 heures après la naissance**. Autrement dit, devra être considérée comme **pathologique toute jaunisse qui apparaît avant la 24e heure**.

Dans les conditions d'incompatibilité sanguine fœto-maternelle, les globules ne sont pas détruits par le corps du bébé mais par des substances sécrétées par la mère et déversées pendant la grossesse dans la circulation fœtale. Ces incompatibilités sont de deux sortes : l'incompatibilité Rhésus et l'incompatibilité dans le système des groupes sanguins A, B et O. Tout individu appartient à l'un des quatre grands groupes sanguins A, B, AB, O, au sein desquels interviennent différents sous-groupes, dont le facteur Rhésus, qui peut être ou non présent : on dira alors que l'individu est Rhésus positif ou Rhésus négatif, cette mention étant accolée à la désignation de son groupe sanguin. Ainsi dira-t-on A positif ou B négatif, B positif, etc., par exemple. Ces différentes caractéristiques sont transmises selon des règles génétiques précises, dépendant du groupe de chacun des géniteurs. Le mélange entre eux de sangs des différents groupes obéit à des lois très précises.

Dans l'incompatibilité Rhésus, les problèmes peuvent survenir, quel que soit le groupe sanguin auquel il appartient, chez un enfant Rhésus positif né d'une mère Rhésus négatif, situé en général à un rang de naissance avancé — autrement dit, cela n'arrive pratiquement jamais au premier. En effet, la mère, au cours de ses accouchements successifs, reçoit dans sa circulation quelques globules de son enfant. Elle fabrique, contre le facteur Rhésus de ces globules que son corps ne reconnaît pas, des anticorps qu'elle gardera sa vie durant, finissant par constituer un stock d'armes qui, quand elles seront en assez grand nombre, détruiront les globules rouges de l'un des enfants suivants. C'est la raison pour laquelle on fait aujourd'hui à toutes les femmes Rhésus négatif, immédiatement après la naissance d'un enfant Rhésus positif, des gamma-globulines anti-D destinées à détruire immédiatement les globules rouges de l'enfant qui seraient passés dans le sang de la mère avant même que cette mère n'ait eu le temps de fabriquer ses anticorps. C'est ce que l'on appelle à tort une vaccination anti-Rhésus.

Dans l'incompatibilité intéressant le système ABO, les problèmes concernent en général le premier enfant de groupe A, B ou AB d'une mère de groupe O qui possède naturellement des anticorps anti-A et anti-B, lesquels peuvent traverser le placenta. On constate par expérience que ces problèmes ont généralement tendance à s'estomper aux grossesses suivantes. L'atteinte, dans ce cas, est toujours bien moins grave que dans le cas précédent. Elle fera néanmoins appel à une surveillance aussi étroite.

Ladite surveillance consiste à doser régulièrement le taux de bilirubine libre circulant, dont on sait qu'au-dessus d'un taux de 340 millimoles par litre il fait sérieusement courir le risque d'ictère nucléaire (ainsi désigné parce que la bilirubine libre, et soluble dans la graisse, se fixe alors dans le cerveau — dont on sait qu'il est fort riche en graisses —, sur les noyaux — *nucleus* — gris centraux, qui sont de véritables nœuds de communication, et en détériore définitivement le fonctionnement). Le risque encouru impose sans retard, à cause de son extrême gravité, la pratique de l'exsanguino-transfusion, c'est-à-dire le changement progressif de tout le sang du bébé par un autre sang, extérieur, dépourvu de substances toxiques. Cette surveillance du taux de bilirubine libre s'exerce aujourd'hui de manière non traumatique. On n'a plus besoin en effet, comme on le faisait il y a encore seulement quelques années, de prélever le sang du bébé à intervalles réguliers. Des appareils électroniques appliqués sur la peau permettent une lecture optique directe du taux de bilirubine circulante (on dit qu'on « flashe » le bébé, parce que l'appareil de lecture fonctionne comme un flash). Quand on se trouve dans une phase intermédiaire et jugée cependant délicate (à partir de 220 à 250 millimoles par litre, 170 pour le prématuré), on a alors recours à la photothérapie : on expose le bébé nu en incubateur, en protégeant ses yeux par un masque, sous une lampe à lumière bleue dont les rayons de type ultraviolet ont pour effet de dégrader la bilirubine en dérivés hydrosolubles facilement éliminables. Cette panoplie de moyens a permis d'affronter aujourd'hui relativement aisément une pathologie qui demeure fréquente (elle concerne encore 2 nouveau-nés pour 1 000) et qui était, il y a encore à peine trente ans, particulièrement redoutable.

Les pieds

Les pieds du nouveau-né focalisent fréquemment de nos jours l'attention du praticien. Non pas qu'ils soient plus déformés qu'ils ne l'étaient jadis, mais on comprend mieux aujourd'hui comment lutter contre de telles déformations qui, pour être discrètes, n'en deviennent pas moins, si on les laisse livrées à elles-mêmes, des disgrâces esthétiques d'abord, avant de devenir des attitudes susceptibles de fragiliser les hanches du vénérable vieillard que deviendra un jour le bébé. C'est d'ailleurs l'un des points qui illustrent peut-être le mieux et de la manière la plus convaincante ce que vise la pédiatrie : tenter de prévenir le plus tôt possible le maximum de lésions ou de soucis qui risquent de prendre corps plus tard dans la vie. Les plaintes des parents autour de l'aspect des pieds de l'enfant sont déjà si fréquentes, et si souvent injustifiées au demeurant, que le soin mis à détecter précocement un défaut de leur morphologie n'en devient que plus louable.

La constatation de toute anomalie au niveau de l'un ou l'autre des deux pieds *(voir les schémas)* — ils peuvent en effet être affectés différemment — impose impérativement un examen encore plus minutieux des hanches et la pratique systématique d'une radiographie de dépistage d'un défaut de hanches au cours du 4e mois. Car les problèmes de hanches (cf. p. 535) découlent fréquemment d'une logique mécanique du même ordre.

■ **Le metatarsus varus** ou **metatarsus adductus** est le défaut le plus fréquemment rencontré en maternité. Comme son nom latin voudrait l'indiquer, c'est une déformation qui intéresse l'avant-pied qui est composé d'un certain nombre d'os réunis sous le nom de « métatarse ». Pour un pied normal, si on trace une verticale qui monte perpendiculairement depuis le plan d'examen, cette verticale aboutit dans l'espace entre le 1er et le 2e orteil. Dans le metatarsus varus, cette verticale peut tomber entre le 2e et le 3e orteil, voire entre le 3e et le 4e. Autrement dit, l'avant-pied est déjeté en dedans. Cela vient du fait que l'espace utérin était par trop étroit ou bien que l'utérus était trop tonique au point d'avoir contraint l'architecture du pied, dans sa position fortement repliée contre le corps, à cette déformation. On comprend dans ces conditions pourquoi ce genre de problème se rencontre plus fréquemment chez les bébés des primipares et d'autant plus qu'elles sont âgées. Il n'est pas impossible que l'âge de plus en plus tardif des mères à la première naissance (28,7 ans en moyenne en 1990) puisse en partie expliquer la plus grande fréquence de l'occurrence de ce trouble. La déformation en elle-même est évidemment réductible, c'est-à-dire qu'avec un petit effort on parvient à remettre le pied dans l'axe : les os ne sont pas plus déformés que coincés dans une position figée. Mais les muscles qui contrôlent l'avant-pied n'ont pas eu besoin de s'étendre autant qu'ils auraient dû. A telle enseigne que leur trop grande tonicité entraîne une gêne au retour du pied à la normale. En fonction de l'importance de l'inclinaison de l'avant-pied, on pourra se contenter de petits exercices de frottement doux avec une brosse à dents sur le bord externe du pied — exercices dont le soin est confié à la mère — ou bien recourir aux offices d'un kinésithérapeute qui, en fonction du cas, prévoira une rééducation simple ou la mise en place de bandages élastiques,

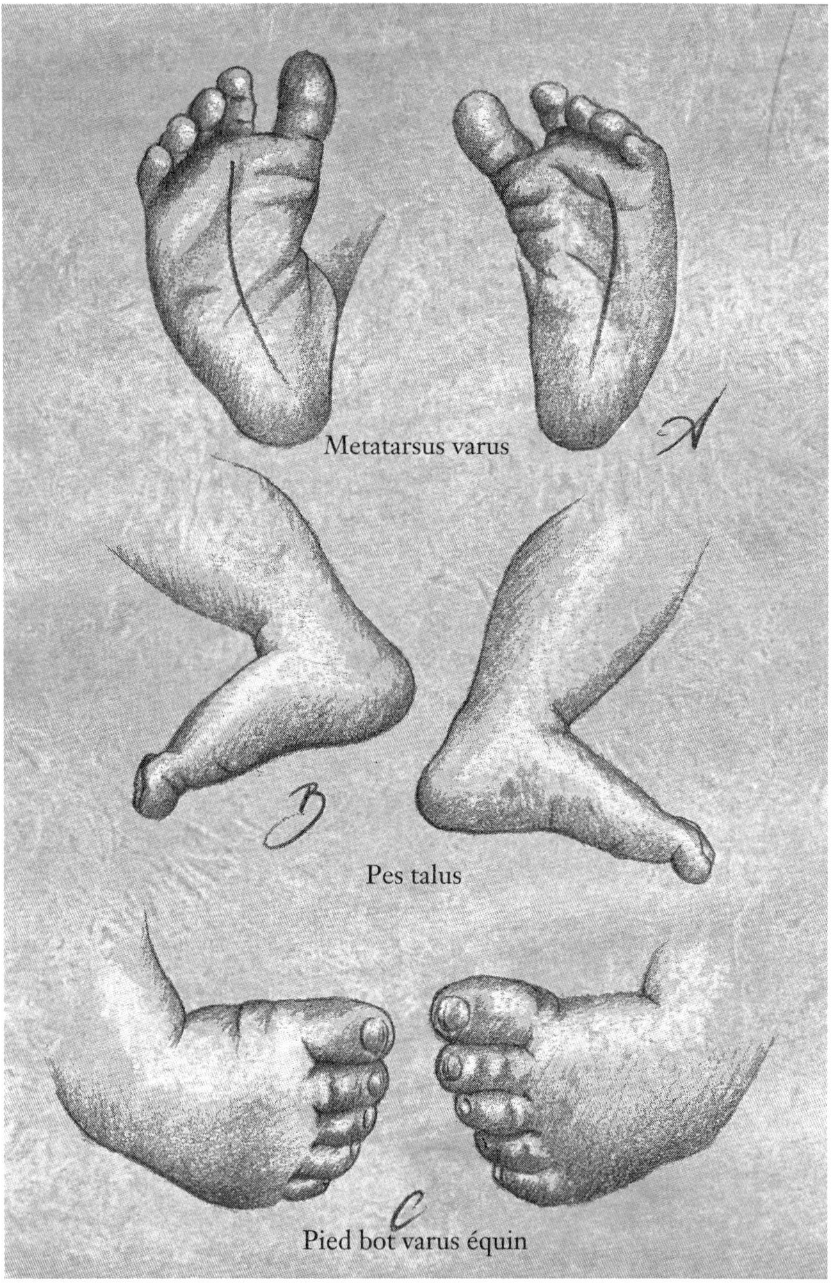
A
Metatarsus varus
B
Pes talus
C
Pied bot varus équin

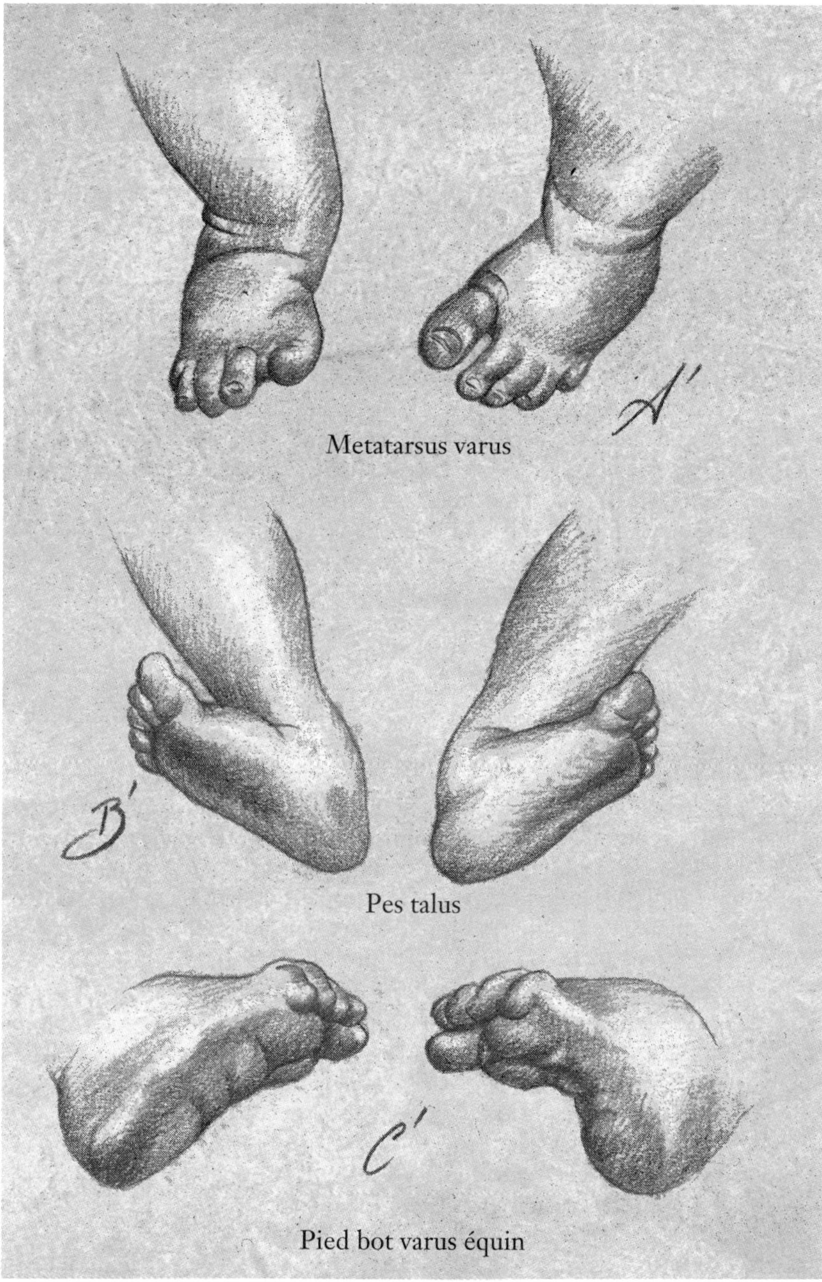

Metatarsus varus

Pes talus

Pied bot varus équin

voire d'attelles destinées à améliorer le déséquilibre musculaire. Il va sans dire que plus ces soins sont pratiqués tôt et plus rapide sera la récupération, l'os n'ayant pas eu le temps de se développer en position « vicieuse ».

■ **Le talus,** plus rare, est une déformation du pied dont le dessus se trouve pratiquement collé à la face antérieure de la jambe au point que le talon (talus) saille. Si on redresse le pied passivement, on peut lui restituer son angulation naturelle. Mais, dès qu'on lâche la pression, le pied se colle de nouveau à la jambe. Le traitement en est fort simple : il suffit de mettre pendant quelques jours entre le pied et la jambe une pelote de coton cardé d'une grosseur suffisante et de la maintenir par une bande extensible pour restaurer l'angle naturel. Le mollet reprendra de sa tonicité et pourra maintenir l'extension minimale du pied. Cette déformation est due à une malposition intra-utérine survenue en général en fin de grossesse.

■ **Le pied bot** est bien plus préoccupant, encore qu'heureusement plus rare (1 sur 700 à 1 000 naissances). Il est dû au fait que l'enfant, au cours de ses mouvements intra-utérins, a coincé son pied entre ses fesses et la paroi utérine et qu'il n'a pas pu le dégager. Ce qui s'ensuit est une vraie malformation dont le traitement urgent et complexe nécessite des soins astreignants, fréquents (plusieurs fois par jour au début du traitement) et prolongés (plusieurs mois, voire plusieurs années) d'un kinésithérapeute qui y soit tout à fait rompu et, souvent, une ou plusieurs interventions chirurgicales avant l'âge de la marche. Tout cela est parfaitement justifié. Si les troubles précédemment décrits ne conduisent, sans traitement aucun, qu'à une démarche disgracieuse avec les pieds en dedans, le pied bot, s'il n'est pas traité, gêne considérablement, lui, l'acquisition de la marche et rend indispensable le port de chaussures spéciales. Il n'empêche évidemment pas un individu d'acquérir par ailleurs toutes sortes de performances en toutes sortes de domaines : Talleyrand, qui a évolué sans relâche dans les plus hautes charges de l'Etat depuis la Révolution jusqu'à Louis XVIII, avait été surnommé « le diable boiteux » à cause certes de son intelligence jugée diabolique, mais aussi en raison du pied bot dont il était affligé.

Le pied se présente entièrement tourné en dedans (en varus) ; il est en extension complète sur la jambe, évoquant la position d'un sabot de cheval, d'où le nom plus précis donné à l'affection : **pied bot varus équin**. Il est impossible de le remettre en position normale, même en forçant, parce que les déformations osseuses installées de longue date ne le permettent pas. La kinésithérapie initiale est destinée — et c'est la raison de sa fréquence — à négocier avec les surfaces articulaires, à mobiliser les articulations ankylosées et à assouplir la musculature de commande.

La vie de tous les jours, à la maternité

Le séjour à la maternité est une invention relativement récente et qui a été pendant longtemps l'apanage du monde occidental. On ne va pas en faire un historique méticuleux. Il suffit de savoir que si l'accouchement à domicile est aujourd'hui devenu exceptionnel — sauf en Hollande où il est redevenu prévalent —, il était extrêmement courant il y a encore trente ans à peine, non seulement en France mais dans tout l'Occident. J'en ai moi-même pratiqué de nombreux, à quelques dizaines de kilomètres de Paris et dans les années 1965-1970 *(cf. encadré)* !

Cet événement, l'accouchement, qui a été considéré — de tout temps et à juste titre — comme un des plus naturels qui soient, s'est toujours déroulé dans la demeure de la mère et n'était rien de plus qu'une simple affaire de femmes. Après tout, les sages-femmes (les « matrones », comme on les appelait) n'ont eu longtemps pour tout titre que leur goût pour la chose joint à une certaine habileté en la matière. Elles jouissaient néanmoins d'un statut prestigieux, même si leur condition demeurait modeste, comme si leur capacité à affronter le mystère de la venue au monde fondait leur sagesse. Dans bien des civilisations, cela leur valait une position avantageuse. Chez les Inuit par exemple, la sage-femme occupe pour le bébé qu'elle a mis au monde, et tout au long de sa vie, un statut équivalent à celui de sa mère : aussi lui offre-t-il des cadeaux tout comme il le fait à sa génitrice.

La médecine ne s'emparera vraiment de la pratique des accouchements que bien tard. Le premier traité médical qui y est consacré ne date en effet que du XVIe siècle. Les maternités publiques ont longtemps été réservées aux seules parturientes de modeste condition qui risquaient de ne trouver personne pour leur venir en aide. Et les médecins qui s'adonnaient à la pratique de l'obstétrique

SUR LE VIF

A la fin de mes études, j'ai eu quelques difficultés à trouver mon premier remplacement. Aussi suis-je passé par-dessus mes angoisses et inhibitions quand il m'en a été proposé un dans lequel il était prévu d'avoir à faire quelques accouchements. J'ai soigneusement tu mon inexpérience en la matière sans avoir pour autant le sentiment de commettre un horrible mensonge : j'avais assisté une fois à un accouchement et une autre fois j'avais aidé la sage-femme qui officiait. Comme s'il était destiné à me faire affronter ma légèreté, le premier appel que j'ai eu en prenant mes fonctions de remplaçant l'a été pour un accouchement. On imagine mon état ! Je ne pouvais, malheureusement pour moi, rien faire d'autre que me rendre à l'adresse indiquée. La future mère avait déjà préparé son lit d'une manière qui était pour moi tout à fait inattendue. Elle avait couvert le matelas d'une épaisse couche de journaux et d'une toile cirée. Elle s'y est allongée, dans le sens de la largeur. Je l'ai examinée doctement, puis je me suis mis à projeter le schéma de la surveillance et de l'évolution comme j'avais appris à le faire, en pure théorie, dans les livres. Si bien que je renouvelais mes examens toutes les cinq à dix minutes. A la quatrième ou cinquième de mes tentatives, la dame me dit : « Je ne sais pas, mon p'tit docteur, combien vous avez fait d'accouchements, mais moi, c'est mon sixième. Alors, asseyez-vous, calmez-vous et quand ce sera là je vous le dirai. » Ce que je fis. Et effectivement, à mon grand soulagement, on le devine, tout se passa fort bien.

étaient tenus en assez piètre estime par leurs confrères. Une illustration nous en est donnée dans la recommandation d'un personnage de ce romancier à succès que fut Maxence Van der Mersch dans les années d'après-guerre : « Si ton fils est intelligent, fais-en un médecin, s'il n'est pas intelligent mais qu'il est habile, fais-en un chirurgien, s'il n'est ni intelligent ni habile, fais-en un accoucheur. » Empressons-nous de dire que cette hiérarchie des exercices n'a plus cours aujourd'hui. L'obstétrique a en effet largement gagné ses lettres de noblesse ; elle a fait plus de progrès dans ces quinze dernières années qu'elle n'en a fait en quinze siècles. Quelques anecdotes qui nous serviront de jalons nous permettront de mesurer l'étendue du chemin parcouru.

Les statistiques hebdomadaires de la maternité de Port-Royal à Paris en 1856, par exemple, donnaient… 21 morts maternelles pour 22 accouchements ! Chiffre terrifiant sur lequel nous aurons à revenir et qui est à mettre en relation avec le fait qu'aujourd'hui une mort en suite de couches est tellement rare qu'elle en a acquis le statut de faute professionnelle dont les compagnies d'assurances ne discutent jamais la prise en charge et l'indemnisation. Mais, au milieu du XIXe siècle, la situation ne paraissait ni choquante ni exceptionnelle pour la simple raison qu'on ne savait pas plus comment y remédier qu'on ne comprenait quoi que ce soit à la contagion qui en était cause.

Il faudra attendre 1875 et Pasteur pour commencer à y comprendre quelque chose. Bien avant cependant, dès 1847, à Prague, un accoucheur du nom de Semmelweis avait pris pour sa part une décision des plus simples et qui produira un tel miracle qu'elle le fera passer pour un… sorcier et lui vaudra les pires ennuis ! Il avait en effet remarqué que les accouchées qui mouraient en suite de couches présentaient les mêmes symptômes qu'un de ses amis mort de ce que l'on appelait alors une « piqûre anatomique » (on désignait ainsi la maladie mortelle — une septicémie de fait — que contractaient les médecins ou les étudiants qui se piquaient malencontreusement pendant la dissection de cadavres au cours des leçons d'anatomie). Il eut alors la simple idée d'imposer à ses étudiants et aux médecins de son service de se laver soigneusement les mains quand ils passaient de la salle de dissection à la salle de travail pour y faire un accouchement ! Il faut croire que ce qui nous paraît de nos jours tomber presque grossièrement sous le sens n'a pu faire son chemin que fort lentement !

Nous devons, de fait, l'évolution dont nous tirons les appréciables bénéfices à la conjonction des progrès sociaux et de ceux de la médecine.

La pratique des accouchements en maternité ne relève pas d'un simple souci de confort. Elle vise en principe à assurer à la mère comme à l'enfant les conditions les plus favorables et à les mettre l'un et l'autre à l'abri de soucis qui, pour être exceptionnels, n'en sont pas moins toujours regrettables. A partir de quoi chaque établissement organisera évidemment ce séjour comme il l'entend en cédant plus ou moins aux modes du moment, voire à des arguments purement commerciaux — concurrence oblige ! Il y a même des maternités pour accepter, quand la demande leur en est faite, que l'accouchement se passe en présence des frères et sœurs, quel que soit leur âge, qui se trouvent ainsi invités à se régaler d'un spectacle dont la teneur n'est pas sans bouleverser, en y laissant de sérieuses traces, les psychés les mieux structurées. Il est vrai qu'en manipulant habilement les discours on peut leur faire dire ce que l'on veut.

Mais laissons de côté ces pratiques marginales et bien d'autres qui le sont tout autant. Le séjour à la maternité est censé permettre à la mère de prendre quelque repos et de recouvrer l'usage d'un corps en meilleure forme. Remarquons à cet égard que la durée de ce séjour se fait de plus en plus courte : sauf exception, elle est généralement, aujourd'hui, de quatre à six jours. Quand j'étais étudiant, au cours des années 1960-1965, elle était uniformément de douze jours au minimum — c'est l'occasion de constater que les impératifs budgétaires n'ont pas toujours que des inconvénients et que les discours politiques qui revendiquent tel ou tel autre avantage pour les citoyens ne sont jamais dénués d'une dimension démagogique.

Un autre avantage de ce séjour sera de fournir à la mère une excellente occasion de s'habituer, sans précipitation et grâce à la présence du personnel dévolu à cet effet, aux gestes de sa tâche nouvelle.

Des médiations opportunes…

On peut se demander pourquoi un certain nombre de médiations s'avèrent à ce point nécessaires dans le champ de la mise au monde. Après tout, dans les peuplades primitives — la description du fait est courante dans tous les traités d'ethnologie et on en a une admirable illustration cinématographique dans une scène du film *Little Big Man*, d'Arthur Penn —, la future mère, quand elle doit accoucher, se retire discrètement dans les fourrés, met seule son bébé au monde et s'en occupe seule par la suite, tout comme le font au demeurant la plupart des mères animales. Or, dans toutes les aires de notre monde dit civilisé, une médiation a toujours existé. C'est elle qui, longtemps dévolue aux sages-femmes, aux proches parentes ou aux voisines, est devenue aujourd'hui la tâche primordiale des puéricultrices.

On peut avoir une réponse à cette question, de manière tout à fait indirecte, par référence aux résultats d'un travail qui a pourtant été entrepris dans une tout autre visée.

Autour des années 70, les éthologues (les scientifiques qui observent les comportements) avaient tenté d'arbitrer un débat des plus vifs qui opposait les innéistes (ce sont les penseurs qui soutiennent que nous venons au monde avec un certain nombre de comportements déjà sus et donc « innés ») aux tenants de l'acquis (ceux qui pensent, à l'inverse, que nous apprenons intégralement tout ce que nous savons à partir de notre venue au monde). Pour ce faire, lesdits éthologues avaient choisi de se pencher sur les conditions de déclenchement de la première succion chez les petits mammifères.

La quantité impressionnante d'observations qu'ils ont collectées dans l'ensemble des séries animales (depuis la souris jusqu'à l'éléphant en passant par le tigre, la girafe, le buffle et bien d'autres animaux domestiques et sauvages) parvenait à reconnaître, sur ce point, l'existence d'un modèle de comportement parfaitement stéréotypé.

Le nouveau-né, à peine chu du ventre maternel, n'attend pas même que son cordon soit coupé par les dents de sa mère pour se dresser sur ses pattes. Il entreprend immédiatement l'exploration de son espace environnant, en ne cessant pas de humer l'air comme s'il se laissait guider par une odeur. Parvenant aux limites du territoire, à cet endroit où on peut supposer que les effluves se seront raréfiés, il rebrousse chemin tout en continuant de humer, jusqu'à finir par localiser la source de l'odeur qui l'a apparemment guidé dans les acini (les petits pores) qui entourent le mamelon de la mère. Il y colle, alors, son museau, toujours en continuant de humer. Le mamelon — organe érectile par excellence — se dresse, lui pénètre dans la bouche et provoque sa première succion. Autrement dit, l'odeur ne sert en réalité que de balise pour une trajectoire destinée à réunir la bouche et le mamelon, et il faut à ce déclenchement une double participation réflexe : l'érection du mamelon du côté maternel et une préprogrammation de la première succion du côté du nouveau-né.

Or, ce que l'on remarque dans toutes les espèces change du tout au tout quand on en arrive aux espèces dites supérieures. Chez les primates, en effet, le nouveau-né — tout comme le petit humain au demeurant — n'a pas la moindre compétence motrice ; il se trouve totalement réduit à l'impuissance et dans l'attente forcément passive d'une aide ou d'une assistance extérieure : c'est la mère qui doit s'en saisir, le prendre dans les bras, lui approcher la tête de sa mamelle et lui mettre, elle-même, le mamelon dans la bouche.

Il apparaît ainsi que, chez les mammifères supérieurs — dont l'humain, évidemment —, la participation maternelle au déclenchement de la première succion ne répond plus aux critères du simple réflexe mais fait partie d'une activité comportementale infiniment plus complexe et autrement plus élaborée. Ce que chacun est d'ailleurs parfaitement prêt à admettre et à concevoir.

Or, un détail supplémentaire étonnant et qui nous intéresse au plus haut point a été apporté par l'observation des mères guenons nées elles-mêmes en captivité : elles s'avèrent strictement incapables du moindre geste spontané à l'endroit de leur nouveau-né, passant comme lui des heures entières à geindre, crier, pleurer et s'agiter sans pouvoir prendre la moindre initiative qui pût les sortir de leur sidération. Il a été observé que la situation laissée à elle-même pouvait atteindre des seuils alarmants si elle ne se trouvait résolue par l'intervention opportune d'une guenon plus vieille qui prenait le bébé, le hissait jusqu'aux bras maternels et enseignait à la mère les gestes élémentaires qu'elle avait à accomplir.

Si on peut inférer de ces constats que la perte des compétences motrices du tout-petit va de pair avec la mise en place, dans l'induction du processus de nourrissage, d'une responsabilité encore accrue et dévolue à la mère, encore faut-il que cette mère n'ait pas perdu, par l'effet de la captivité, l'usage de ses instincts animaux primitifs. On peut, sans exagération excessive, dire des mères de nos sociétés civilisées qu'elles seraient comme ces jeunes mères primates nées en captivité : elles n'auraient plus les moyens de découvrir en elles ce qu'elles peuvent faire parce que ces moyens se trouvent enfouis sous des strates de comportements d'un tout autre type. Elles ne peuvent les redécouvrir que par la médiation de ce personnel qualifié et spécialisé qui occuperait en quelque sorte auprès d'elles la fonction de la vieille guenon dans l'expérience rapportée.

Les puéricultrices, tout comme les médecins au demeurant, ne peuvent pas prétendre à une autre fonction que celle-là : être le starter de la mise en place de la relation mère-enfant. Etant parfaitement entendu que cette relation aura sa spécificité et ses caractéristiques toujours singulières. Car jamais une indication de manière de faire — dans le change, la toilette ou le nourrissage, par exemple —, dût-elle être imitée à la perfection, ne pourra reproduire exactement des gestes dont l'enchaînement et l'exécution appartiennent en propre à leur auteur, tout comme lui appartiennent les traits de son visage, sa voix, sa manière de parler, d'occuper l'espace ou de s'y mouvoir. Il suffit pour s'en convaincre de se représenter n'importe quelle séquence de ballet ou de penser à la manière dont on a vu évoluer sur une musique identique une foule de danseurs. L'imitation des manœuvres indiquées par la puéricultrice à la mère se colorera forcément des nuances qui y seront introduites par les paramètres propres à cette mère. Souvenons-nous en l'occurrence de la manière dont le nouveau-né est littéralement programmé par son séjour intra-utérin sur les afférences qui lui sont venues du corps de sa mère. Il saura non seulement les retrouver dans les nuances de la gestuelle de sa mère, mais il les reconnaîtra à coup sûr comme autant d'éléments familiers qui lui apporteront une indéniable sécurité et contribueront à renforcer son attachement. La mère, qui vérifiera pour sa part, geste après geste, son efficacité, se débarrassera progressivement de son inhibition et pourra laisser remonter en elle un élan et une habileté qu'elle a longtemps conservés et fantasmatiquement entretenus depuis sa toute petite enfance. Elle se découvrira à elle-même dans une dimension à laquelle elle a toujours su devoir un jour accéder et qu'elle va se mettre à occuper enfin avec d'abord un certain soulagement, puis rapidement avec une détermination qui en viendra parfois jusqu'à l'étonner.

Dans cette lente progression, il ne manquera pas d'occasions où l'apprentissage viendra cueillir une mère nouvelle dans son inhibition pour la hisser au plus haut niveau d'une compétence qu'elle ne savait pas avoir. Il en sera ainsi, par exemple, dans le domaine si important que constitue l'allaitement, dont la modalité aura été choisie le plus souvent depuis longtemps déjà.

Le choix du mode d'allaitement

Les mères ont en effet de nos jours la possibilité de procéder à un choix véritable entre donner le sein (« allaitement maternel » auquel je préfère, pour ma part, le terme d'« allaitement naturel ») ou bien donner le biberon (allaitement artificiel).

Le dynamisme commercial des industriels du lait n'a pas en effet cessé de parfaire les produits offerts au public et d'en enrichir une gamme qui était déjà impressionnante. La publicité a déployé des prodiges d'imagination en la matière et ces prodiges se sont avérés rentables, même s'ils ont toujours su habilement sacrifier à la reconnaissance de la supériorité de l'allaitement naturel. Il n'est pas en effet une marque de lait qui, s'inspirant du célèbre aphorisme de l'accoucheur Auguste Pinard : « Le lait de la mère appartient à son enfant », ne rappelle l'importance de l'allaitement maternel avant de vanter les mérites de ses produits, comme si cet exergue ne pouvait avoir la moindre incidence sur le volume possible des ventes. Et pour cause ! Ne sommes-nous pas bien placés pour savoir combien la vérité des slogans des campagnes anti-alcooliques ou antitabagiques a eu peu d'influence sur la consommation toxique ? La récente et profonde mutation de nos sociétés a par ailleurs solidement inséré les femmes dans le monde du travail et ce fait semble avoir contribué à justifier une politique de promotion des laits industriels — l'allaitement naturel paraissant avoir définitivement acquis le statut d'un allaitement starter qui se prolonge rarement au-delà du 3e mois. On peut néanmoins déplorer que le sens de la mesure n'ait pas toujours été respecté en la matière et que les intentions informatives, comme souvent quand elles se mêlent à la publicité, aient fini par sombrer dans l'excès. Il en a été ainsi, par exemple, dans une très sérieuse publication américaine des années 70 qui visait à apprécier l'état de santé de plusieurs dizaines de milliers de jeunes gens de 20 ans au moyen de plusieurs dizaines de paramètres. Cette publication, formellement et méthodologiquement irréprochable, parvenait à la conclusion qu'il était impossible de trouver la moindre différence significative entre les individus qui avaient bénéficié dans leur petit âge d'un allaitement naturel et ceux qui avaient reçu un allaitement artificiel. C'est dire à quel niveau de naïveté l'ambition de ce travail mettait le public — médical — auquel elle s'adressait, les facteurs susceptibles de faire la différence étant d'un tout autre ordre, leur subtilité ne pouvant en effet en aucune manière être reconnue par une analyse de ce type. On sait par ailleurs combien la plasticité et les considérables facultés d'adaptation d'un enfant peuvent à long terme, surtout au niveau de la santé physique, abraser les différences. Le résultat ultime d'un tel travail aboutit, qu'on le veuille ou pas, à désarmer les prosélytes de l'allaitement naturel et à rendre leurs efforts plus ou moins suspects.

Or, le débat ne se situe pas du tout sur ce genre de terrain. C'est la raison pour laquelle il importe d'être parfaitement clair et de ne semer aucune confusion dans les arguments qui peuvent intervenir pour orienter un choix de mode d'allaitement. Il faut convenir — et souligner — que, **quel que soit ce choix, il sera certainement et toujours pour la mère qui en a décidé le meilleur qui soit, et pour l'enfant le meilleur mode de nourrissage qu'il pouvait**

avoir. Il vaut mieux, en effet, une mère qui se sente parfaitement à l'aise à tous égards en donnant le biberon à son enfant qu'une mère qui lui offrirait son sein à contrecœur. D'autant précisément que, sur le plan nutritionnel, les laits dont on dispose peuvent légitimement se vanter d'offrir une très grande sécurité.

Il est néanmoins vrai qu'un certain nombre de réticences à la mise en route de l'allaitement naturel — toujours profitable même s'il est envisagé pour quelques semaines — trouvent leur ancrage dans un défaut d'information ou dans des préjugés défavorables qui méritent d'être mieux éclairés.

Il serait regrettable qu'une mère n'envisage pas d'allaiter par crainte de voir sa poitrine s'altérer, alors que chacun sait combien un allaitement peut justement être profitable à cette même poitrine dont il peut accroître le volume insuffisant ou diminuer le volume excessif. L'image des femmes aux seins ballants, que l'on voit inévitablement dans les reportages sur les populations du tiers monde, est fréquemment associée, inconsciemment et à tort, à d'autres images de ces mêmes femmes allaitant leur enfant. Or, la ptose de tels seins n'a rien à voir avec l'allaitement, elle est produite par l'affaissement des tissus alourdis que ne soulage aucun soutien-gorge. Du côté de l'organe, il n'y aurait donc aucun souci à se faire et il existe même des études sérieuses menées dans différents pays qui ont mis en évidence combien l'allaitement naturel constituait à long terme une excellente prophylaxie du cancer du sein.

Sans être travaillée de ce genre de souci, une mère peut néanmoins délibérément décider de donner le biberon, ne serait-ce que pour être sûre de pouvoir mieux contrôler les quantités que prendrait son enfant : elle ferait une erreur, car les règles prônées actuellement dans ce domaine, du fait même de la qualité des laits dont on dispose, préconisent la même souplesse quel que soit le mode d'alimentation.

Il existe certainement une quantité d'autres arguments plus ou moins soutenables. Et on a vu par exemple les femmes de certaines régions du tiers monde abandonner l'allaitement traditionnel au profit du biberon pour essayer de changer leur image personnelle dans leur société — le biberon ayant été perçu comme emblématique du progrès, comme l'ont été le réfrigérateur et la télévision.

Mais on sait que cette désaffection a donné lieu à l'éclosion de graves épidémies de gastro-entérites infantiles, la manipulation du lait dans ces régions à l'hygiène précaire n'ayant rien à voir avec le self-service — toujours prêt et parfait — que constitue l'allaitement au sein.

Il existe enfin des arguments individuels, qu'on ne peut pas recenser facilement et qui interviennent pour guider un choix. J'ai observé depuis plus de dix ans que les femmes asiatiques de ma clientèle n'allaitent pratiquement pas. Je me suis demandé pendant un certain temps s'il s'agissait d'un phénomène culturel ou bien si j'assistais à la mise en place de quelque chose qui rentrait dans le cadre d'une intégration ou d'une assimilation. La réponse est bien plus simple. Toutes ces femmes — comme bien d'autres, évidemment — travaillent d'arrache-pied et ce sont les grands-mères en l'occurrence qui assurent l'élevage de leurs petits-enfants. Ces mêmes grands-mères, en d'autres temps et sous leurs cieux d'origine, auraient assuré la même tâche en donnant, comme cela se faisait et se fait encore, leur propre sein. La chose n'est évidemment plus possible aujourd'hui que leurs maternités se sont espacées et qu'elles... savent pouvoir disposer enfin de laits artificiels parfaitement fiables.

Le choix qui demeure donc effectivement possible mérite d'être fait en bonne connaissance de cause. Aussi l'ensemble de considérations qui va suivre n'a-t-il pas d'autre prétention que d'apporter les éléments d'information nécessaires et éclairants.

L'ALLAITEMENT ARTIFICIEL

Aperçu historique et sociologique

L'allaitement artificiel aurait existé depuis toujours, si l'on en croit le fait que Jupiter aurait été nourri par la chèvre Amalthée et que Romulus et Rémus l'auraient été par une louve [1] — le statuaire

1. On doit cependant apporter un correctif à cette légende : la louve romaine n'était probablement pas un animal mais simplement une femme dont le statut de prostituée lui valait cette appellation. Le latin argotique désignait par le terme de *lupa* — d'où dérive le terme « lupanar », autrement dit bordel — toute femme de mauvaise vie.

romain ne s'est pas privé de donner corps à ce dont on a voulu faire un miracle pour mieux asseoir le mythe. Les lecteurs de Kipling, au siècle dernier, n'ont eu, du coup, aucune difficulté, dans un récit qui se passe au milieu des animaux, à imaginer Mowgli lui aussi nourri par une louve — qui mourra d'ailleurs rapidement. Il aurait pu au demeurant être nourri par toute autre femelle animale, tant il est vrai qu'on en a sollicité beaucoup pour assurer la survie des petits humains privés de sein maternel. En Extrême-Orient et en Sibérie, bon nombre de contes et de légendes rapportent le cas de bébés allaités par des ourses, soulignant combien la fonction maternelle dans ce champ est de pure essence animale.

Le lait des brebis, celui des chèvres ou des bufflonnes, espèces bien moins exceptionnelles, ont évidemment été autant utilisés, en fonction des aires d'élevage, que celui de vaches, auquel notre entendement est le plus accoutumé. Mais le lait de jument, celui de l'ânesse, de la chamelle, de la biche, de la chienne, de la femelle du renne, du lama, du caribou ou du morse, ont également servi en fonction des latitudes, des époques ou des modes de civilisation. Chacun de ces laits a donné des résultats qui ont été longtemps difficiles à apprécier compte tenu de l'ignorance dans laquelle on se trouvait face à la morbidité en général et à ses facteurs déterminants en particulier. On sait seulement que bien des humains leur ont dû leur survie.

L'allaitement artificiel n'a cependant très longtemps constitué qu'un pis-aller. Il était réservé aux enfants dont la mère était morte en couches et auxquels on ne parvenait pas à trouver une nourrice. Il était également le lot des enfants abandonnés. C'est sous Louis XIV qu'on tentera en France de nourrir les « enfants trouvés » au moyen du lait de vache. On inventera à cette occasion la première tétine en peau ou en soie pour l'adapter à une bouteille et mettre au point en quelque sorte l'ancêtre de notre biberon. Les résultats furent catastrophiques et le restèrent pratiquement jusqu'à la fin du XIXe siècle : le triomphe de la chimie organique et l'attention particulière portée aux diarrhées qui décimaient les populations de nourrissons allaités au lait de vache conduisirent à l'essai de différents laits animaux pour comprendre leur implication dans le devenir des petits humains. A l'aube de la diététique naissante, les résultats de ces travaux ont conduit à faire confronter la composition de ces laits à celle enfin connue du lait de femme. Il est apparu de manière tout à fait surprenante que le lait animal qui était le plus proche du lait humain était ce fameux lait d'ânesse dont on sait que Cléopâtre se servait pour en prendre des bains. On se mit donc à l'utiliser préférentiellement toutes les fois que l'on se trouvait face à un problème délicat. Si bien qu'à la fin du XIXe siècle et encore au début du XXe, il y a eu à Paris, dans l'enceinte de l'actuel hôpital Saint-Vincent-de-Paul (alors appelé hôpital des Enfants-Assistés parce que l'on y recueillait les enfants abandonnés), une étable dans laquelle on élevait des ânesses qu'on faisait directement téter par les bébés. On comprendra seulement longtemps plus tard que la stérilité naturelle de ce lait participait au premier chef aux résultats qu'on en obtenait.

Remarquons qu'il ne devrait pas y avoir en principe d'autre argument à développer pour démontrer que le bébé humain est parfaitement capable de survivre en se nourrissant de n'importe quoi. On a néanmoins voulu veiller à faire en sorte que la vie ne soit pas une simple survie et que le plus grand nombre de bébés vivants puisse s'insérer en toute sécurité et sans souffrance dans l'existence. C'est le but que s'est fixé la diététique infantile, dont l'aventure a pratiquement démarré avec notre siècle.

Quand les pédiatres se sont tout d'abord mis en peine d'essayer d'en savoir plus sur les « dyspepsies » (diarrhées et vomissements) des nourrissons élevés au lait artificiel — principalement le lait de vache —, ils se sont rendu compte que le facteur le plus régulièrement retrouvé au principe de ces troubles était le facteur microbien générateur d'infection. C'était la fin du siècle dernier et les travaux de Pasteur venaient à peine d'être connus. D'où donc provenaient ces microbes ? Du pis de la vache lui-même, et ils se mélangeaient au lait au cours de la traite. Il semble au demeurant que ce ne soit pas un fait aberrant mais une stratégie écologique voulue par une nature qui, comme d'habitude, fait bien les choses. Les éleveurs avaient depuis longtemps subodoré un tel fait pour avoir remarqué que la même quantité de lait prise par le petit animal à la mamelle ne donnait pas le même gain de poids que celle qu'on pouvait lui faire prendre dans un récipient. La raison en est que, lorsqu'il sourd des mamelles, le lait contient des cellules sanguines vivantes — des lymphocytes et des macrophages — qui sont parfaitement capables, dans l'intestin de l'animal, de combattre et limiter la croissance des germes qui auront été avalés. Mais dès que le lait est trait dans un récipient, les cellules se collent à la paroi de ce récipient [1] et ne sont plus absorbées par l'animal, ce qui permet aux germes éventuels de se multiplier alors sans limites. Tout ceci n'est pas dénué d'une finalité qu'on a mis longtemps à comprendre, puisque l'estomac du petit veau a besoin d'une certaine quantité de microbes pour améliorer son travail de digestion. La mère les lui fournit ainsi par son pis, tout en lui apportant par son lait des cellules sanguines chargées de remplir la tâche de véritables gardes-chiourme à l'endroit de ces dangereux invités. Quand on donne au petit veau du lait dans un récipient, on déclenche chez lui une diarrhée infectieuse qui ne cédera que par la prise de médicaments. Le poulain ou l'ânon, dont l'estomac, comme celui du petit humain, n'a pas les mêmes besoins, reçoivent de la mamelle de leur mère du lait parfaitement stérile.

On a évidemment mis longtemps à réunir les pièces d'un tel puzzle mais on n'a pas attendu pour préconiser, dès qu'on a compris l'impact du risque infectieux, la stérilisation soigneuse du lait et de son contenant et à édicter les règles draconiennes d'hygiène dont nous demeurons, malgré les progrès accomplis, encore tributaires de nos jours. Les résultats obtenus furent spectaculaires et on assista à la chute verticale des courbes de morbidité.

C'est alors que l'on se mit à s'intéresser, toujours en référence à l'indétrônable lait de femme, à la digestibilité proprement dite du lait de vache. On remarqua rapidement que ce lait était beaucoup trop riche en protides et relativement pauvre en sucre. L'habitude fut prise alors — dès 1903 sous l'impulsion de Marfan — de couper d'eau le lait préalablement bouilli et d'y rajouter du sucre. On demeurait cependant dans l'exception et on ne travaillait que dans le but de diminuer l'incidence de la pathologie. On en était encore aux

---

1. Cela ne se produit pas si les parois du récipient sont recouvertes d'une couche de silicone qui interdit aux cellules sanguines de se fixer. De tels récipients existent et sont utilisés dans les grands élevages toutes les fois que la mère souffre d'une inflammation de son pis, laquelle permet la traite mais pas l'allaitement.

balbutiements d'une adaptation à laquelle on ne désespérait cependant pas de parvenir. Un lent travail d'observation conduira au repérage progressif et tâtonnant des facteurs de meilleure digestibilité et des différentes intolérances possibles à certaines fractions de protéines ou à certains sucres. On passera des dizaines d'années à essayer, en petite quantité rajoutée au lait, qui d'utiliser de la farine de blé, qui d'y préférer celle de maïs ou de riz, qui de prôner inconditionnellement celle de l'avoine, quand ce n'était pas la semoule, le tapioca, l'arrow-root et autres tubercules exotiques… avec toujours le même souci d'apporter au tout-petit un plus grand confort digestif et une appréciable amélioration de sa tolérance à un lait qui demeure, quoi qu'on fasse, toujours étranger à son corps. Je me souviens de l'un de mes patrons, fervent adepte — comme tous les pédiatres — de l'allaitement naturel, qui introduisait son cours sur l'allaitement artificiel en déclarant : « Le lait de la vache est fait pour son petit veau qui, lui, pour le digérer, dispose de cinq estomacs ! » Puis il se lançait dans l'historique de l'alimentation artificielle, pour arriver au point où on était alors et qui était bien moins avancé que celui où on en est aujourd'hui. Tous ces essais se faisaient néanmoins sur une base qui avait déjà réussi à mettre solidement le bébé à l'abri du risque infectieux : la dessiccation du lait mis en poudre en a permis une meilleure conservation et une reconstitution parfaitement et aisément stérile à tout moment et en toute circonstance.

L'importance conférée au lait concentré sucré, entre les deux guerres, procédait d'un souci identique : le sucrage excessif du lait, longuement bouilli pour en évaporer le maximum d'eau, empêchait toute pullulation microbienne. Ce lait, auquel ont été nourris — sans grand inconvénient à long terme, il importe de le souligner, ne serait-ce que pour rester dans la note de l'importante enquête à laquelle il a été fait référence plus haut — des millions d'individus de par le monde, sera abandonné en raison précisément de son trop fort sucrage, accusé de soumettre les bébés trop précocement au pouvoir du goût sucré et de favoriser chez eux la formation excessive de tissu graisseux (ces fameux adipocytes contre lesquels mettent en garde nombre de magazines féminins). Je dois dire qu'il m'est encore arrivé moi-même, ces dernières années, de faire élever des bébés avec ce lait sans que cela ait présenté pour eux d'inconvénient notable. Dans les années 60, ce même lait était fréquemment indiqué dans le traitement des vomissements dits « habituels », et on le prescrivait régulièrement aux bébés soupçonnés d'avoir un estomac paresseux — ce que l'on appelle savamment une « hypokinésie gastrique » —, dont je suis pour ma part convaincu qu'il s'agissait de tout-petits ayant, pour une foule de raisons, peu de plaisir à vivre et auxquels le goût fortement sucré apportait quelque consolation. La référence que j'y fais n'a pas pour but, au demeurant, de le remettre à la mode, alors qu'il est à juste titre tombé en désuétude — bien au contraire ! Et je souscris sans réserve à la critique acerbe de l'image universellement répandue du « bébé Nestlé » joufflu mais bouffi. Je n'utilise cette référence que pour souligner la précarité des certitudes que les époques s'évertuent à toujours vouloir asseoir en la matière. Car l'usage du lait concentré sucré a été prôné par des médecins. Et ce seront d'autres médecins qui en dénonceront véhémentement l'usage, tout comme d'autres viendront attirer l'attention sur l'importance d'un moindre apport de graisses, alors que d'autres encore insisteront sur la nécessité d'un meilleur équilibre entre les différentes fractions protéiques. On perçoit bien que de tels débats ne sont pas sans évoquer d'autres débats[1] qui, dans la diététique des adultes, signent à n'en point douter la nature du malaise de nos sociétés surnanties. Il ne faut pas se faire d'illusions : ces approches n'ont pas d'autre but que celui d'obtenir le remplacement du rapport de l'humain à sa nature par un rapport de l'humain à un artifice. Or, on ne peut pas traiter de l'humain avec la logique pointilleuse des industriels jaloux de leur bilan. La pléthore des paramètres à prendre en considération est d'une telle ampleur qu'on ne peut en déduire aucune règle de conduite précise. Les fabricants de lait l'ont parfaitement compris, et quand ils ont pris en route le train de la pathologie pour tenter d'en résoudre les problèmes, ils ne s'en sont pas tenus là. Ils sont parvenus à si bien modifier les laits qu'on se retrouvera souvent bien loin des composants habituels de la

1. Le dernier en date, largement répercuté par la grande presse, concerne le cholestérol et les régimes destinés à en combattre l'excès.

matière première que constitue le lait de vache. Leur habile dynamique est même parvenue à profiter judicieusement de dispositions légales qui ont favorisé certaines de leurs initiatives : ainsi ont-ils écrémé le lait de vache quand la politique agricole encourageait à constituer des masses de beurre exportable, et ont-ils mis fin à ce dégraissage au profit d'autres voies quand les stocks de beurre n'ont plus trouvé d'acheteurs et que les mesures incitatives ont été levées. On doit cependant reconnaître une certaine cohérence dans leur entreprise dans la mesure où ils ne se sont jamais départis de leur souci de parvenir à reconstituer le parfait équilibre du lait de femme. Mais ils n'ont pas manqué de profiter intelligemment d'une carence opportune de l'enseignement médical du début de ce siècle qui planait sur tout cela. Cet enseignement, principalement axé sur la pathologie, avait en effet cessé d'apprendre aux étudiants ce qu'il en était de l'allaitement au sein en centrant méticuleusement en revanche son contenu sur la manière de pallier intelligemment sa carence. Il a fallu à peine quelques années pour que l'allaitement naturel recule sensiblement au profit de l'allaitement artificiel. Une enquête entreprise par le National Health Service britannique, autour des années 70, en a admirablement fourni la preuve et démonté le mécanisme. Elle a immédiatement mis au jour un fait étonnant : à l'encontre de toute attente, l'allaitement naturel recueillait plus de succès dans les classes nanties que dans les milieux défavorisés, alors même qu'on aurait cru que ces milieux, pour de simples raisons économiques [1], y auraient adhéré en masse. L'expli-

1. On imagine intuitivement de quoi il peut s'agir. Il s'est néanmoins trouvé des spécialistes pour chiffrer le bilan économique, énorme, de la désaffection de l'allaitement naturel au profit de l'allaitement artificiel : en 1968, aux Philippines, le montant de la perte en lait de femme a été de 33 millions de dollars ; la même année, il a été calculé qu'il aurait fallu aux Indes 114 millions de vaches supplémentaires pour remplacer les mères nourricières et que la surnatalité à l'échelon du pays aurait été de 5 millions de naissances de plus. Autrement dit, ce dont il est question ici au plan personnel est l'aspect d'un problème qui, à l'échelle mondiale, s'avère parfaitement préoccupant.

A l'échelon individuel, une étude menée en France en 1987 a montré que l'allaitement artificiel pendant les quatre premiers mois revenait à 5 à 7 francs par jour, qu'il passait à 4 à 6 francs par jour pour les mois suivants en cas d'utilisation d'un lait deuxième âge, contre 1,9 à 2,3 francs en cas d'utilisation d'un lait UHT. Ce qui mettait le budget global annuel de lait à 2 000 francs, le plaçant juste après celui des couches !

cation du phénomène a été possible quand on a pris en compte la nature de la relation qu'entretiennent les individus de ces différentes couches sociales à leur médecin. Ce dernier continue d'avoir une aura importante auprès des petites gens qui suivent aveuglément ses conseils et ne s'en écartent jamais.

En revanche, il se heurte à d'éventuelles réticences dans les classes aisées, lesquelles conservent à son endroit l'intégralité de leur pouvoir critique. Or, comme le médecin ne connaît en général rien à l'allaitement naturel, ses conseils aboutissent régulièrement, dans les classes nécessiteuses, à l'échec de cet allaitement. Les mères des classes mieux pourvues suivent un premier temps ses conseils puis, quand elles s'aperçoivent que leur allaitement risque d'en pâtir, elles n'en font plus qu'à leur tête, n'hésitant pas à exprimer vertement leur colère en déclarant, comme le rapporte textuellement la publication : « Fuck the Doctor ! »

Une enquête de la SOFRES de mai 1991 confirme en France une orientation identique :

— à la naissance, 36 % des mères allaitent exclusivement au sein, 11 % pratiquent déjà un allaitement mixte et 53 % optent pour un allaitement artificiel ;

— la distribution par catégories socioprofessionnelles de la pratique de l'allaitement naturel donne un taux de 59 % de cadres supérieurs, 35 % de cadres moyens et 3,7 % d'ouvriers ;

— avec, pour dernier détail, 59 % d'option pour l'allaitement naturel chez les primipares, contre 41 % chez les multipares.

On doit, pour comprendre cela, prendre en considération le fait que le dynamisme commercial des fabricants de lait n'est pas strictement similaire à celui des autres industriels de la pharmacie. Leur créneau n'est pas éthiquement aussi neutre et ils ont une bien plus large latitude de manœuvre : on n'a jamais vu et on ne verra pas, par exemple, de fabricant de médicaments luttant contre l'hypertension distribuer gratuitement ses pilules pour en faire adopter l'usage ou se débrouiller à majorer l'incidence de l'affection au sein des populations.

On voit en revanche, dans les maternités, les fabricants de lait inonder les jeunes mères de toutes sortes de brochures et surtout d'échantillons gratuits [1]. Et le fait, concourant avec la mutation du statut des femmes dans le travail et dans le corps social, n'a certainement pas manqué de largement contribuer à une indéniable évolution des mentalités au fil du temps.

Où en est-on ? Et pourquoi en est-on là ?

Jusqu'aux années 1975 environ, on nourrissait uniformément les bébés qui ne prenaient pas le sein avec du lait de vache en poudre demi-écrémé. Il y avait bien toujours le lait concentré sucré, le lait condensé (qui, au demeurant, est toujours fabriqué par les marques telles que Gloria, France-Lait et Mont-Blanc) et d'autres laits plus spécifiques tels que les laits hyperprotidiques, les laits acidifiés ou les laits sans sodium, dont l'emploi était rare et justifié par des indications précises. Les progrès industriels qui ont permis les techniques de fractionnement des protéines et les analyses des différents sucres sont parvenus à faire reposer le problème de cet allaitement d'une manière plus intelligente. On s'est ainsi avisé que la richesse du lait de vache en protides et en sels minéraux était destinée à permettre le doublement du poids de naissance du petit veau en deux mois, alors que le bébé humain double son poids de naissance en 5 ou 6 mois. En revanche, le cerveau du petit veau croît deux fois plus lentement que celui du petit humain, qui a besoin pour édifier son tissu nerveux de bien plus de sucre et d'acides gras non saturés que ne lui en apporte le lait de vache. On s'est donc lancé, toujours en référence à ce que peut apporter le lait de femme, dans un bilan pointu de l'ensemble des besoins du bébé. Les moindres paramètres ont été évalués : dose et nature des différents sucres à utiliser, composition des fractions protidiques à utiliser, étude de la tension osmolaire, des besoins en fer, en zinc, en oligo-éléments, en vitamines, etc. *(cf. schémas).*

---

1. Cette politique était parvenue à fournir jusqu'à 1 000 tonnes de poudre de lait en échantillons gratuits — chiffre qu'il est intéressant de rapporter à celui de 14 tonnes nécessaires à l'approvisionnement de l'ensemble des maternités ! Elle a été freinée depuis 1978 par les industriels eux-mêmes, qui se sont alors donné un code d'éthique professionnelle.

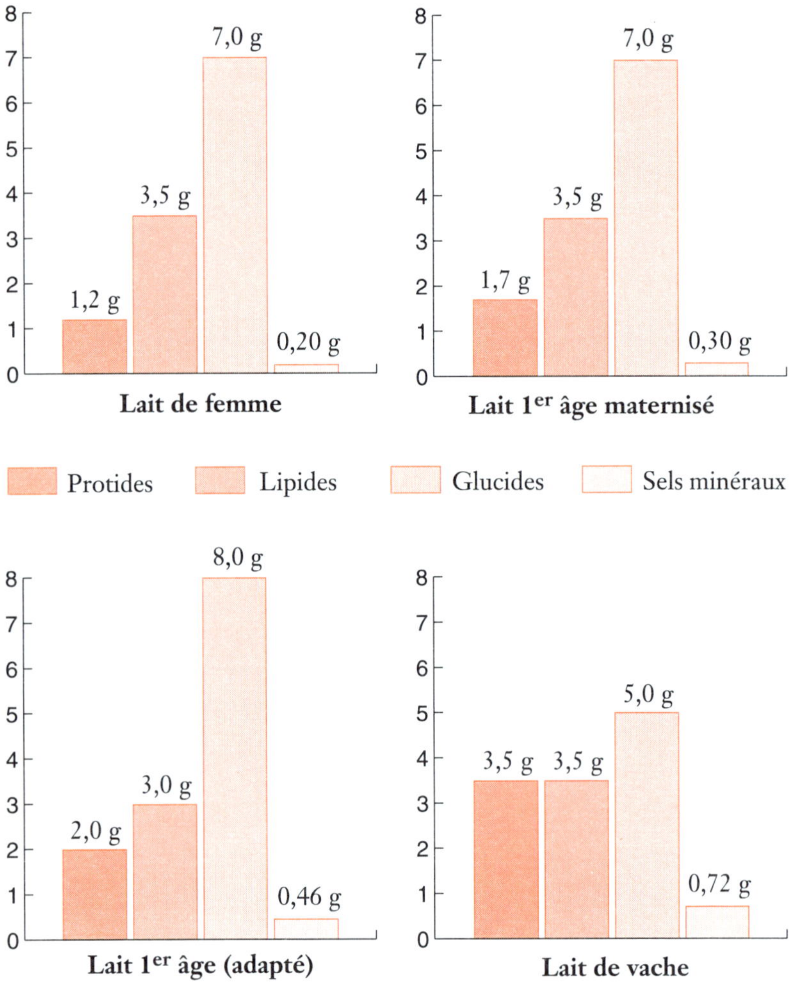

On remarquera que le lait de vache apporte autant de lipides que le lait maternel, mais trois fois plus de protides et bien moins de glucides. C'est le lait maternisé 1er âge qui est le plus proche par ses proportions du lait de femme.

(Composition moyenne pour 100 millilitres : les valeurs indiquées pour le lait maternisé et pour le lait adapté sont une moyenne des produits existant sur le marché.)

Inspirés de Charles Alais : *Science du lait.*

La teneur en protéines du lait de la mère est en relation directe avec la vitesse de croissance du petit :

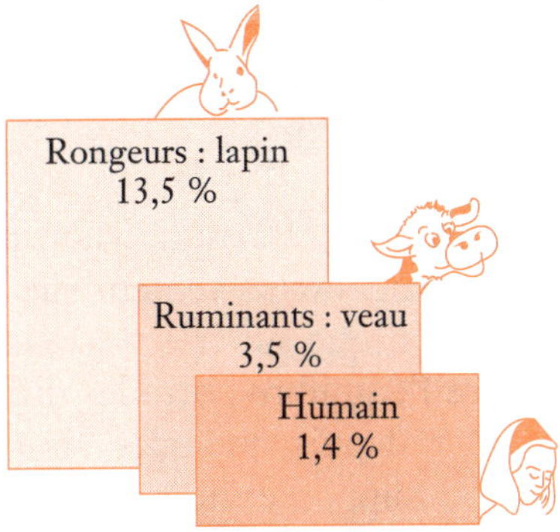

Teneur en protéines du lait de la mère

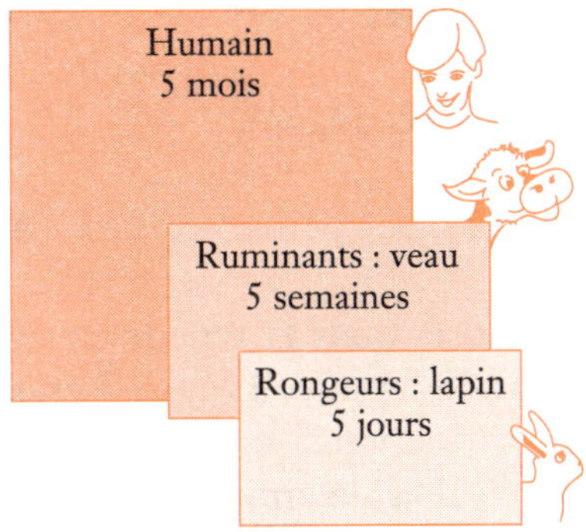

Temps nécessaire pour doubler le poids de naissance

La teneur en lactose est en relation directe avec le développement cérébral :

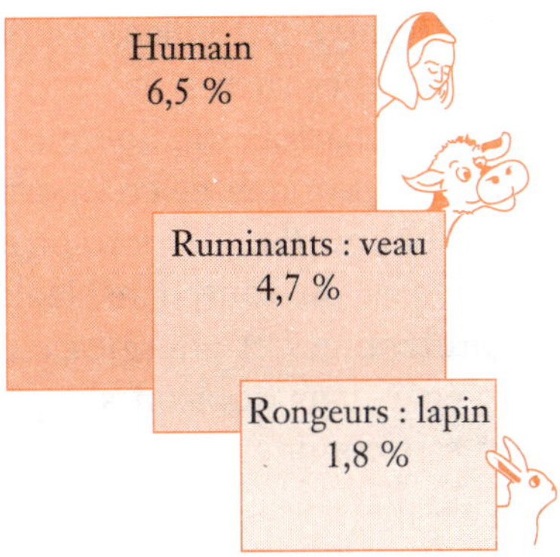

Teneur en lactose du lait de la mère

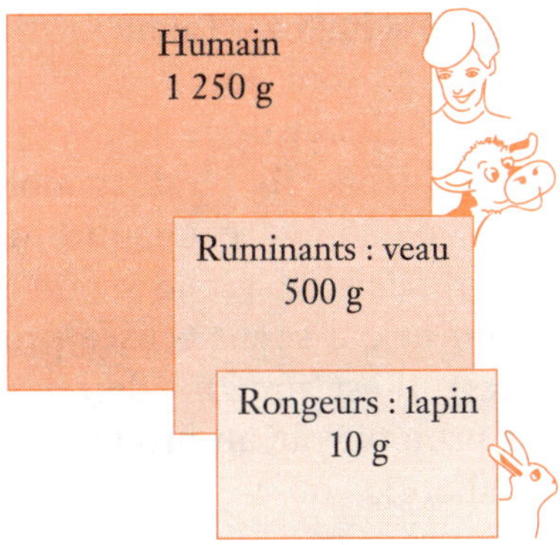

Poids du cerveau à l'âge adulte

Le cerveau du nourrisson grossit de 2 grammes par jour, passant de 300 à 900 grammes la 1re année.
Le seul lait connu dans la nature pour être totalement dépourvu de lactose est celui d'un mammifère marin, la lionne des mers, dont le bébé naît avec un cerveau mature.

Inspirés de Charles Alais : *Science du lait.*

A partir de 1976, et sous l'effet de cette véritable révolution, le concept même de lait infantile a disparu, pour laisser officiellement place (décret du 1er juillet 1976) à celui d'**aliments lactés diététiques pour nourrissons**, qui seront à cette époque de deux types : maternisé et adapté.

Quelle différence ?

■ **Les laits maternisés** (Aptamil, Enfalac, Lacmil, Materna, Nativa, Nidina, Nursie, SMA...) sont des laits exclusivement sucrés au lactose, dont la teneur en protéines, bien que supérieure à celle du lait de femme, a réussi à en reproduire l'équilibre entre les différentes fractions ; on y a fréquemment et depuis quelques années ajouté un acide aminé essentiel, la taurine, supposée intervenir dans le développement cérébral ; on y a remplacé une partie des graisses par des huiles végétales et notablement diminué le sodium de telle sorte que le travail demandé au foie et aux reins[1] se trouve être proche de celui qui est nécessité par le lait humain.

■ **Les laits adaptés** (Alétina, Alma, Enfamil, Gallia, Galliazyme, Galliéva, Guigoz, Lémiel, Materna, Milumel, Modilac, Nidal, Nutricia...) sont sucrés au moyen de différents sucres et seraient censés améliorer de ce fait le confort digestif parfois médiocre avec les précédents. Ils seraient moins riches en protides et comporteraient une moindre quantité de lactoglobuline (la fraction protidique du lait de vache qu'on ne trouve pas du tout dans le lait humain et qui serait censée produire intolérances et allergies ultérieures). Il est amusant de relever à cet égard sur quoi on s'appuie pour promouvoir un produit : quand on sait comment se déclenche une allergie, on ne peut que sourire de l'argument spécieux de « moindre quantité » ; tout individu allergique à l'œuf, par exemple, sait très bien qu'il déclenchera une crise en mangeant un simple sablé dans lequel l'œuf se trouve à peine à l'état de trace !

C'est probablement la raison qui a conduit les industriels à mettre récemment au point une troisième catégorie de laits :

---

1. Le volume du foie et des reins est plus important chez les bébés allaités artificiellement que chez les bébés allaités naturellement. Ce qui témoigne d'un travail plus important de ces organes.

■ **Les laits hypo-allergéniques** (Alma H, Aptamil HA, Gallia HA, Guigoz HA, Nidal HA...) préconisés en principe pour ne pas être utilisés au-delà du 3e mois. Ils ont les mêmes avantages que les précédents, mais le traitement de leur fraction protéique est tel qu'il mettrait presque totalement à l'abri des allergies ultérieures dont celle aux protéines du lait de vache ferait en quelque sorte le lit. Profitons-en pour remarquer une fois de plus l'habileté d'une telle argumentation. En avançant ce qu'elle soutient, même en en restreignant l'impact par le fait que l'usage de tels laits serait surtout profitable aux enfants dont les parents seraient connus pour être porteurs d'affections allergiques, elle laisse néanmoins clairement entendre que l'usage de laits autres que ceux-là a toutes les chances d'exposer le nourrisson à un risque. La subtilité de la menace ne peut entraîner que des adhésions et, pour peu que deux ou trois articles aient fleuri à ce propos dans la presse médicale ou dans les organes s'intéressant à la petite enfance, il n'y aura plus un médecin — sauf à se déconsidérer en commettant de surcroît une faute déontologique [1] — pour passer outre à cette prescription, ni une mère pour ne pas l'exiger. Les industriels auront réussi ainsi à préparer l'étape suivante, celle de l'amélioration du goût de ces laits — ils ne sont pas encore très bien acceptés par les nouveau-nés — et la mise au point de formules pour les autres âges.

On se trouve de fait en pleine logique de marché ouvert. Et la concurrence y est si vive qu'on dispose actuellement d'une cinquantaine de produits différents pour le même usage — sans compter toutes les sortes de laits édulcorés (à la vanille, aux fruits, au chocolat, etc.), en poudre ou liquides, mis sur le marché au service de la diversification de l'alimentation du bébé plus grand. Cette guerre économique, qui ressemble tout aussi bien à celle des lessives ou à celle des carburants, ne se fait évidemment pas faute d'envahir la littérature médicale et de favoriser toutes les publications qui peuvent lui être utiles.

1. Le code de déontologie fait commandement à tout médecin de faire profiter son patient de tous les progrès enregistrés en médecine. Dans la mesure où ces nouveaux laits sont présentés, à coups de publications, comme un progrès, un médecin ne peut pas ne pas les prescrire.

C'est pourquoi il ne faut pas croire que le lait prescrit à un nouveau-né à la maternité soit nécessairement le lait qui lui convient plutôt qu'un autre et qu'il ne peut pas être changé. Les raisons de la prescription sont infiniment plus aléatoires et plus triviales. Par pure politique commerciale, les fabricants offrent aux maternités des stocks de lait à des conditions particulièrement avantageuses. Les maternités décident arbitrairement, pour ne favoriser aucun de leurs généreux partenaires, que telle semaine ce sera ce lait-ci qui sera ordonné, telle autre celui-là, etc., en essayant de procéder ainsi à une promotion équitable qui favorise tour à tour chacune des marques. Quand l'établissement est grand et que les candidats se bousculent, on décidera tout aussi arbitrairement que les bébés du premier étage seront à tel lait, ceux du second à tel autre, etc. On conçoit dès lors que, sauf rare exception motivée par des raisons de santé particulières de l'enfant, tous les laits s'équivalent et les arguments utilisés par les fabricants ne sont d'aucune autre essence que publicitaire. Il ne faut pas croire que de changer un bébé de lait va miraculeusement lui supprimer ses hoquets, ses pleurs ou ses gaz. Tout trouble en la matière mérite plutôt un examen de la modalité d'administration des biberons et un examen non moins approfondi de ce qui se passe autour de la relation alimentaire. Il m'arrive personnellement de changer en toute conscience le lait que prend un tout-petit. Non pas en raison d'arguments médicaux ou de préférences personnelles. Je le fais en général quand j'entends une mère dire ses difficultés autour de l'alimentation d'un second ou d'un troisième enfant et qu'elle évoque elle-même la marque de lait qu'elle donnait à l'aîné ou aux aînés. Je saute à pieds joints sur cette marque de « sympathie », tant elle me paraît pouvoir faciliter pour la mère l'inscription de son enfant dans la fratrie. Il ne faut pas oublier qu'on ne nourrit pas un enfant seulement avec l'aliment concret qu'on lui présente. On ne cesse jamais de lui administrer en même temps quantité de symboles et de véhiculer jusqu'à lui par la gestuelle complexe du nourrissage un nombre insoupçonné de messages d'importance.

Et en pratique ?

L'uniformisation des procédés techniques est parvenue depuis plusieurs dizaines d'années déjà à faire en sorte que tous les laits soient recomposés à raison d'une mesure de poudre arasée [1] pour 30 grammes d'eau. Cela n'est pas sans importance, car un lait plus dilué ne donne aucun inconvénient — sauf parfois de ne pas suffisamment calmer la faim. En revanche, un lait trop concentré est nuisible parce qu'il peut donner de la fièvre (on a entendu parler pendant des années de la « fièvre des laits secs » dont les jeunes générations de médecins ignorent l'existence), des calculs du rein (cette affection, qui était encore fréquente en France il y a seulement vingt ans et inconnue aux Etats-Unis, a totalement disparu depuis que les mères ont repris leur bonne habitude de donner de l'eau à un bébé qui pleure parce qu'il a soif) et une augmentation du sodium dans le sang qui peut mettre le cerveau en grave danger *(cf. encadré)*.

Il faut dire que les ultimes soucis de dilution sont progressivement appelés à disparaître. Dans leur lutte sans merci pour la conquête de parts de marché, les fabricants s'évertuent à mettre au point, qui des laits reconstitués en packs de différents volumes, qui des laits en biberons prêts à l'emploi, les « nourettes ». Ils ne sont limités en la matière — au moment où j'écris — que par des arguments de prix, dont on sait qu'ils trouvent toujours leur solution dans un accroissement sensible de la consommation. On conçoit dès lors que les campagnes publicitaires soient encore plus incisives et que la pression sur le public autant que sur le milieu médical se fasse plus insistante.

A la maternité, on n'aura pas à se préoccuper en principe des doses à administrer. Elle sont fixées par les puéricultrices, qui s'éloignent de plus en plus des règles de dosage qui ont longtemps pré-

1. Il faut faire attention à ne pas tasser la poudre, cela risque de concentrer le produit final.

SUR LE VIF

J'ai moi-même été conduit à faire un jour, dans les années 70, le diagnostic d'une lésion cérébrale irréversible chez un enfant de 2 mois dont la mère portugaise parlait fort mal le français et ne le lisait pas du tout. Le collègue du dispensaire consulté le mois précédent avait chichement écrit sur une ordonnance qu'elle m'a montrée : « 6 × 120 » sans autre commentaire, voulant probablement indiquer par là que la dose journalière à donner était de 6 fois 120 millilitres de lait reconstitué. La malheureuse mère avait compris que le chiffre 6 indiquait le nombre de mesures et 120 la quantité d'eau, si bien qu'elle a administré pendant plusieurs semaines à son bébé des biberons hyperconcentrés.

Le bébé s'est mis rapidement à hurler — de soif bien entendu, comme elle le soupçonna à la manière dont il se précipitait goulûment sur ses biberons. Pour le satisfaire, elle a multiplié les prises de biberons reconstitués toujours de la même manière. Ce qui n'a fait évidemment qu'aggraver le cas. Au bout de quelques jours, la torpeur succéda aux cris et j'ai reçu un bébé quasi comateux dont l'exploration a montré des hématomes dans les ventricules cérébraux et des lésions diffuses graves et irréversibles dans tout le cerveau.

valu. Le plus souvent, maintenant, elles en sont heureusement venues à confier à la mère un de ces biberons tout prêts et lui laissent le soin d'en donner à l'enfant la quantité qu'il voudra bien prendre. Il faut dire que longtemps des règles strictes — qui n'ont pas disparu partout — ont régné en la matière. Dans les premiers jours, on commençait par donner des biberons de 10 grammes, puis on majorait chaque jour cette quantité de 10 grammes jusqu'à atteindre la dose de 90 grammes ; après quoi l'augmentation passait à 15 grammes par semaine, etc., jusqu'à parvenir à établir une dose quotidienne égale au dixième du poids du corps et majorée de 200 grammes : un bébé de 4,2 kilos, par exemple, avait droit à une ration quotidienne de 420 + 200, soit 620 grammes répartis en six

SUR LE VIF

Jeune pédiatre exerçant en dispensaire, j'étais moi-même père d'un garçon de 5 mois qui, depuis son sevrage, n'arrêtait pas de crier. A l'une de mes consultations, j'ai vu par hasard un bébé du même âge que le mien et qui me paraissait particulièrement calme. J'ai demandé à sa mère, concierge espagnole, s'il lui arrivait de pleurer. Elle m'a répondu que non. Je lui ai dit mon étonnement en lui parlant spontanément de mon fils à qui je donnais exactement les mêmes doses qu'au sien et qui semblait ne pas pouvoir s'en contenter. En se penchant vers moi et en regardant tout autour d'elle comme si elle craignait d'être entendue, elle m'a appris en chuchotant que, pour ce qui la concernait, elle augmentait sensiblement les doses que je lui prescrivais mais qu'elle ne m'en disait évidemment rien de peur que je ne la gronde.

Le soir même, de retour chez moi, j'ai fait remplir complètement le biberon de mon fils et je lui en ai laissé prendre ce qu'il voulait. Il l'a vidé complètement et, pour la première fois depuis des semaines, il n'a pas crié. Je me suis mis à prendre mes distances à l'endroit des prescriptions de la diététique, je me suis intéressé aux façons de faire des autres civilisations et je suis devenu un fervent défenseur de l'allaitement à la demande.

repas. Ma génération a non seulement été enseignée dans cette optique, mais n'a pas longtemps pu faire autrement que de prescrire de tels régimes *(cf. encadré ci-dessus)*.

Cette manière, qui semble arbitraire, de fixer les rations convenant à un bébé, tout comme, au demeurant, les horaires des repas, a été mise au point par les pédiatres du début du siècle, au moment où ils cherchaient à tâtons comment améliorer la diététique infantile. Elle ne repose sur aucun critère scientifique sérieux, pas même à l'échelle de l'époque. Ce fait a été oublié et plus personne ne l'a remis en cause au fil des générations de médecins — sauf heureusement les mères elles-mêmes, qui savaient par instinct ce qui convenait à leur bébé et n'hésitaient donc pas à ignorer la consigne. Le plus grave en l'occurrence, c'est que les mêmes règles étaient édictées pour l'allaitement naturel et qu'on prescrivait une quantité précise à chaque tétée : six tétées de 75 grammes ou de 95 grammes par exemple ! on imagine que les mères obéissantes devaient du coup peser et repeser leur bébé au cours d'une tétée ainsi fréquemment interrompue. Sans insister sur la quantité d'angoisse que pouvait générer à elle seule cette prescription, on peut y voir une des raisons historiques de la désaffection de l'allaitement naturel. Il paraissait en effet bien plus simple d'avoir dans un biberon une quantité précise à administrer plutôt que d'avoir à effectuer une série de pesées au cours d'une tétée.

Comme pour les rations prévues pour un bébé, la fixation d'horaires stricts est pour le moins aberrante, surtout dans les premiers jours et les premières semaines. Et ce, pour la simple raison que la régulation glycémique (c'est la chute du taux de sucre dans le sang sous un certain seuil, qui déclenche la sensation de faim) d'un tout-petit met quelques semaines à devenir régulière et dépend de facteurs dont la compréhension nous échappe, tout comme nous échappe la maîtrise du tout-petit lui-même. Il est des bébés qui réclament huit fois par jour, d'autres cinq, d'autres quatre ou six, etc., sans qu'on puisse porter là-dessus un quelconque jugement. Les aliments en effet sont absorbés, passent dans la circulation et sont stockés sous forme de molécules plus grosses. Quand un besoin se fait sentir, des enzymes permettent d'aller puiser dans la grosse molécule tout comme on le ferait dans un sac ou dans une boîte. Or, ces processus ne sont pas toujours matures chez le tout-petit. Si bien qu'il sera bon dans les premières semaines de suivre son rythme, sans toutefois s'en laisser déborder. On reviendra d'ailleurs en détail sur ces notions un peu plus loin.

Pour ce qu'il en est de l'alimentation à la demande, dont il a été largement débattu au cours des dernières décennies, elle semble avoir enfin trouvé sa solution définitive avec les nouveaux laits infantiles : on ne se trouve plus devant la crainte de générer une obésité ou de donner au foie et au rein des bébés une charge excessive de travail ; on peut procéder comme on fait avec le sein en laissant le bébé se servir de la quantité que requiert son appétit, à condition d'accepter sans angoisse la variabilité de cet appétit qui peut être extrêmement importante et parfois paraître tout à fait capricieuse.

Pour ce qui concerne la manière de donner le biberon, la mère devra s'inspirer utilement, là aussi, de ce qui se passe dans l'allaitement naturel. Elle y sera évidemment aidée une fois de plus par les puéricultrices.

Il faudra absolument apprendre à **faire boire lentement**.

Il faudra se défier, en effet, de la satisfaction que l'on peut retirer du spectacle d'un bébé qui boit son biberon en trois ou quatre minutes. Un biberon, quelle que soit la quantité qu'il contient, ne devra jamais être donné en moins de 30 à 40 minutes sous peine de voir le bébé agité de coliques par la suite ou se retrouver dans cet état de malaise dans lequel nous nous trouvons nous-mêmes quand nous mangeons « au lance-pierres ».

Le bébé est en effet génétiquement programmé pour téter le sein. A cet égard, il dispose de la faculté d'effectuer avec sa langue et sa bouche des mouvements de plusieurs sortes qui se différencient en mouvements de succion et en mouvements de déglutition. Les mouvements de succion, loin d'être uniformes, comportent une grande quantité de nuances et sont essentiellement destinés à faire fabriquer le lait par les seins, en spécifiant autant la quantité que la qualité du lait désiré. Les mouvements de déglutition, relativement uniformes, sont simplement destinés à tirer le lait des seins et à le boire aussitôt. La succession de ces mouvements est toujours aléatoire ; on sait seulement qu'il y a, en moyenne, quatre mouvements de succion pour un mouvement de déglutition. Le sein, qui est un organe vivant, est parfaitement capable de faire la distinction entre les deux sortes de mouvements et ne délivre du lait à la bouche que lorsqu'il le faut. On imagine aisément qu'un organe inerte tel que le biberon ne puisse pas faire cette distinction. Or, comme ces mouvements, de quelque nature qu'ils soient, s'accompagnent toujours d'une pression négative dans la bouche, le biberon inonde la bouche de lait quelle que soit la nuance de mouvement qui lui est adressée. Ce qui fait que le bébé, même quand il ne le

« désire » pas en réalité, recevra à chaque fois du lait plein la bouche. Il ne pourra évidemment pas faire autrement que l'avaler ; si bien que le biberon sera bu vite, très vite, trop vite...

Pour corriger cet inconvénient, il faudra apprendre :

— soit à simplement retirer le biberon de la bouche toutes les trois ou quatre goulées, laisser le bébé jouer de la langue et des lèvres et faire ses mouvements sur le vide. On ne redonnera alors le biberon que lorsque le bébé manifeste de l'impatience, autrement dit quand il en sera parvenu à vouloir avaler du lait ;

— soit faire alterner des mouvements de succion du biberon avec des mouvements de succion de la tétine vide *(cf. schéma)* ou d'une sucette physiologique. Ce qui a l'avantage d'essayer d'imiter ce qui se passe au sein, et qui ne risque pas du tout, comme on le croit fréquemment et à tort, de lui faire avaler de l'air.

On peut d'ailleurs accompagner la production de ces mouvements d'un commentaire destiné à signifier au bébé qu'on fait

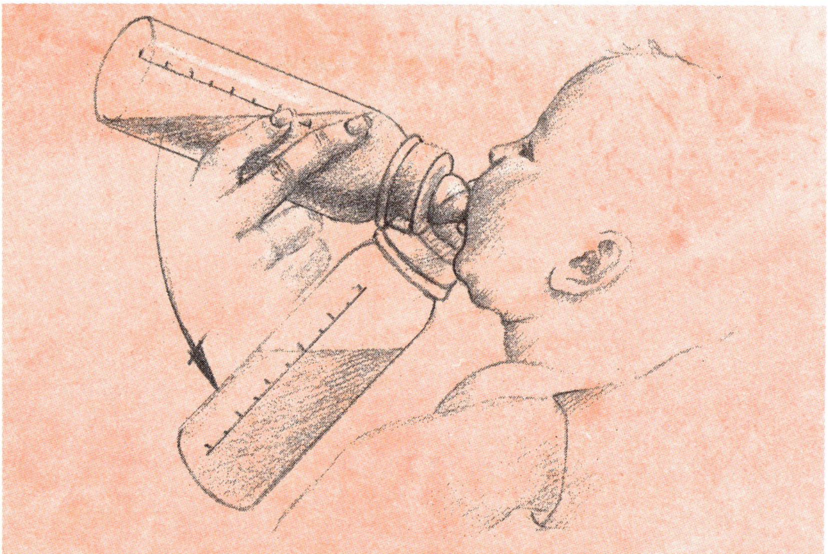

Après 2 ou 3 goulées prises le biberon en l'air et la tétine pleine, on peut, tout en laissant la tétine en bouche, ramener le corps du biberon vers le bas de manière à ce que la tétine soit vide.

du mieux qu'on peut pour lui, même si ce mieux ne parvient pas à le satisfaire comme on le voudrait.

On aura néanmoins pris la précaution de vérifier la bonne qualité de la **tétine** qu'on utilise et qui sera à revérifier de temps à autre car elle peut s'user. Une tétine peut être considérée comme convenable quand elle laisse s'écouler le lait, lorsqu'on retourne le biberon sans le secouer, à raison d'une goutte par seconde. Le commerce en met tellement à disposition qu'on n'aura que l'embarras du choix pour trouver celle qui convient.

Il va sans dire que, même au prix de tels efforts, on ne sera jamais tout à fait parvenu à respecter les séquences de succion que développe spontanément le bébé. On lui aura du moins permis d'avoir son temps et sa quantité de succion et de délivrer, même pour ne pas être entendus, la quantité de messages qu'il reçoit sans cesse de son corps et qu'il répercute généralement au sein qui en est le destinataire. Il n'est pas impossible que ce soit cette trop grande quantité de messages retenus qui soit à l'origine de l'usage aujourd'hui bien plus fréquent de la sucette.

L'ALLAITEMENT NATUREL

Il ne faudrait jamais demander aux pédiatres leur avis sur ce sujet : on risque d'être inondé d'anecdotes, de se trouver débordé par l'enthousiasme et le lyrisme et d'avoir à affronter une force de conviction hors du commun et une tendance au prosélytisme tout à fait étonnante chez ces professionnels que caractérise en général leur douceur et un rapport singulier à la tendresse. Je n'en connais pas pour ma part qui n'aient à ce mode d'alimentation une relation absolument passionnelle et viscérale. Comment interpréter cela ? Serait-ce que les pédiatres auraient, tous autant qu'ils sont, un violent désir de maternité profondément enfoui et refoulé au point de se fixer sur ce mode d'alimentation de manière privilégiée ? On pourrait l'avancer, et on ne voit pas très bien comment administrer un démenti consistant à pareille hypothèse. Après tout, n'y a-t-il pas chez les médecins, comme chez les autres soignants, hommes ou femmes, quelque chose de maternant[1] qui fonde l'éthique de leur pratique ? On imagine dès lors aisément que cette caractéristique puisse se trouver radicalisée, sinon renforcée, chez les médecins d'enfants. Mais de là à avancer une fantasmatique qui mettrait le corps en jeu et le sein au premier plan, il y aurait encore pas mal de chemin à parcourir. On sait par ailleurs combien la proximité des pédiatres avec les enfants en général, et les tout-petits en particulier, est capable de les faire régresser brutalement et sans difficulté à ce stade archaïque de la vie : un pédiatre est ce médecin que sa pratique confronte à une situation singulière qui le contraint à une perpétuelle oscillation identificatoire : il doit parvenir à être tantôt l'enfant et tantôt le parent, voire parfois l'un et l'autre en même temps. Quand on saisit que l'allaitement au sein — comme on le verra un peu plus loin — réalise, mieux que tout autre rapport, ce genre de jonction, voire de fusion, on peut comprendre que le pédiatre puisse s'y projeter sans pudeur et avec l'enthousiasme qu'il y met.

L'allaitement au sein n'a rien à voir, en effet, avec l'allaitement au biberon. Il ne se résume pas à une banale succession de succions uniformes qui entraînerait, du seul fait des pressions négatives intrabuccales qui en résultent, un transvasement du contenu mammaire dans le corps du bébé. La succion du mamelon par le bébé fait se succéder en séquences irrégulières et d'apparence aléatoire deux sortes de mouvements. Les uns semblent n'être que des mouvements de succion pure du mamelon. Ce sont des mouvements qui n'entraînent pas d'extraction lactée : la langue caresse la face inférieure du mamelon dans tous les sens et la plaque de temps à autre sur la gencive supérieure, ou bien sur le palais par pressions plus ou moins appuyées et plus ou moins brèves. Les autres mouvements sont plus complexes : la langue se creuse sous le mamelon, le niche puis le presse fortement d'avant en arrière et de manière saccadée contre le palais ; les lèvres s'emparent en même temps de l'aréole

1. On peut consulter, à ce sujet, Aldo Naouri, *L'Enfant porté*, Seuil, 1982.

mammaire et en tentent un mouvement d'absorption par éversion de la muqueuse et par le jeu musculaire de l'orbiculaire des lèvres et des zygomatiques (ce sont les muscles dont la contraction fait se creuser les joues). Ce sont ces derniers mouvements qui extraient le lait pour qu'il soit avalé. Les mères attentives ou simplement habituées connaissent parfaitement ce phénomène et ces variations : elles savent que leur bébé ne boit pas toujours mais que parfois — comme elles le disent elles-mêmes — il « s'amuse » ou il « joue » avec le sein. Or, cette succession de mouvements n'est ni gratuite ni anodine, car, par ses mouvements de succion pure (quatre en moyenne pour un mouvement de déglutition), le bébé parvient à transmettre au sein — qui est un organe particulièrement vivant et sensible — des messages qui traduisent méticuleusement et sans les trahir l'intégralité de ses besoins aussi spécifiques puissent-ils être. Certains mouvements entraînent la fabrication d'un lait à forte teneur en eau, d'autres celui d'un lait plus sucré, d'autres encore un lait riche en protides ou en sels minéraux. Ces mouvements se succèdent dans l'ensemble sans le moindre ordre repérable, mais les mouvements qui marquent la fin de la tétée sont encore plus singuliers puisqu'ils produisent, eux, et seulement à ce moment-là, un lait très gras qui fait office de surnageant et qui forme à la surface du contenu gastrique une sorte de bouchon [1].

Quand il suce un biberon, le bébé produit évidemment des mouvements de ce même type. Mais il ne dispose alors, pour décrypter un message aussi finement nuancé, que d'un objet inerte et strictement incapable de la moindre discrimination. Il reçoit donc à chaque succion une giclée de lait qu'il ne peut faire autrement qu'avaler. S'il dépasse sa surprise et sa déception, qu'il se reprend et qu'il recommence exactement le même mouvement — ou tout autre au demeurant —, il n'est pas plus avancé, puisqu'une giclée identique lui est délivrée et qu'il ne peut pas faire autrement que d'avaler

---

1. Il est probable que les choses se passent de la même manière chez l'animal. On en a en tout cas la preuve chez les bovins : les vachers qui ont fabriqué pour la première fois le reblochon — dont on sait combien il est onctueux et gras — l'ont fait avec ce qui leur restait dans le pis des vaches après la traite réglementaire dont ils devaient remettre le produit à leur employeur, en recueillant, autrement dit, la crème de la fin de la tétée.

le lait qui lui remplit la bouche. Il pourra recommencer autant de fois qu'il voudra, le scénario ne variera pas d'un iota et il se retrouvera sans relâche coincé dans la même méprise ! On imagine combien de problèmes du petit âge peuvent être mis sur le compte de ces simples difficultés fréquemment méconnues, quand elles ne sont pas purement et simplement ignorées. Tous les tableaux décrits par les mamans comme pouvant être mis sur le compte de **l'agitation**, de **l'aérophagie** ou de la **nervosité** n'ont pas d'autre explication. L'aérophagie (= manger de l'air) est inévitable dans l'alimentation liquidienne. On ne peut absolument pas avaler de liquide sans avaler de l'air, et avaler de l'air seul est particulièrement difficile parce que cela nécessite la contraction d'un plus grand nombre de muscles dont la mise en jeu est particulièrement douloureuse (vous pouvez essayer !). Les bébés qui crient disent peut-être simplement, comme ils le peuvent, que ce qui leur est offert ne leur convient pas tout à fait et qu'ils en ont assez de n'avoir pas de réponse adéquate à l'expression de leurs besoins. C'est la raison pour laquelle un certain nombre de conseils ont été donnés pour l'administration du biberon (cf. p. 153 à 155).

Mais, ce qu'il y a d'encore plus intéressant à dégager de ces considérations, c'est que le bébé se trouve naturellement pourvu, au contact du corps de sa mère, d'un véritable appareil qu'ils ont l'un et l'autre en partage : il s'agit d'un **appareil bouche-sein** qui s'avère capable de satisfaire immédiatement, et de la manière la plus précise, la plus fiable et la plus adéquate, un besoin dont le bébé ne ressent absolument d'aucune façon la nature.

Quand un bébé a faim, on peut imaginer, sans tomber dans l'abus, qu'il éprouve une sensation désagréable à peu près équivalente à celle que chacun de nous peut ressentir lors d'une fringale à cause de la chute de sa glycémie. On conçoit que l'absorption d'un aliment susceptible de faire cesser cette sensation puisse être investie positivement, comme on a pu le voir plus haut, et créer un attachement au corps et à la personne de la mère. Toutes choses dont on imagine volontiers qu'elles peuvent survenir même en cas de nourrissage artificiel. Mais ce que produit l'allaitement maternel dépasse — et de beaucoup — ce schéma. Le fait que le sein puisse répondre aux mouvements de la langue, avec cette acuité dans la discrimination du lait qu'il doit excréter, met en place un module susceptible de faire croire à l'existence d'une communication parfaite et admirable de pouvoir être à ce point immédiate et sans le moindre accroc. La simple évocation d'un tel module de communication met d'ailleurs chacun de nous dans un état proche de l'émerveillement, de la foi, de la nostalgie et du désespoir mêlés. Sans doute cela éveille-t-il en nous une réminiscence lointaine, floue, définitivement imperceptible mais que nous savons avoir un jour existé et dont nous n'avons jamais pu tout à fait nous remettre d'avoir été écartés. Sans être abusifs, nous pourrions probablement mettre au compte d'un rapport plus ou moins prégnant à cette réminiscence autant notre croyance dans le bien que celle dans l'amour ou dans la recherche obstinée de la perfection. Que cela emprunte les expressivités que lui auront données les passages par d'autres formes d'expérience n'exclut pas sa présence, lointaine et initiale, au sein de notre système désirant. Autrement dit, quel que soit notre rapport à l'autre et quel que soit cet autre, ce rapport portera toujours la marque de cette expérience première. Il est évident que ce genre de nuance ne peut pas être pris en compte par des enquêtes comme celle à laquelle il a été fait référence plus haut. Il faut croire cependant que les bébés allaités artificiellement doivent réussir à trouver d'autres points d'investissement pour effacer de telles différences. Le monde affectif est si vaste, et les circonstances si nombreuses !...

Si nous continuons d'y regarder d'encore plus près, nous devrons établir une corrélation supplémentaire et encore plus intéressante entre cet ensemble de faits : quand le sein délivre, sans que la mère en sache quoi que ce soit, à la bouche du bébé qui le suce, une qualité précise de lait, c'est en réponse à un message délivré par ladite bouche sans que le bébé n'en sache évidemment lui non plus quoi que ce soit. C'est un phénomène exactement similaire à celui qui se produit dans notre organisme quand, par exemple, notre doigt infecté va sécréter à notre insu des substances qui organiseront la migration privilégiée de polynucléaires doués de pouvoir phagocytant, ou quand, dans la réparation d'une plaie, notre plaie sécrétera les substances (appelées kinines) capables d'enclencher la multiplication cellulaire nécessaire au parage de la plaie puis d'autres kinines qui seront capables de bloquer à temps cette multiplication cellulaire. Le parallèle vient montrer on ne peut mieux à quel point **l'appareil bouche-sein fait de l'organisme du nouveau-né une partie, un morceau, au sens le plus strict, de l'organisme de la mère**. Une partie qui était en elle et qui, sortie d'elle, continue encore, l'espace de la tétée, de faire partie d'elle-même. Ce ne sera, somme toute, que la poursuite de l'aventure déjà réelle de plusieurs mois qui avait fait de l'organisme emboîté dans le ventre maternel un organisme dépendant de la manière la plus étroite de ce même organisme maternel. Ce qui succède ainsi au système d'emboîtement est un système de contiguïté qui n'en différerait que peu. Les deux corps séparés dans l'espace se retrouvent à nouveau intimement réunis et quasi fusionnés par la structure bouche-sein. La preuve de cette étroite dépendance peut être fournie par le fait qu'une mère qui allaite est capable de sentir à distance, à la brusque montée de lait qu'elle sent dans sa poitrine, la faim de son enfant. Une expérience anglaise l'a prouvé, en séparant une série de mères de leurs enfants logés à un autre étage de la maternité : quand le bébé de la mère n° 9 criait de faim, c'est elle qui pouvait le savoir et le disait, et non pas la mère n° 3 ou la mère n° 6. Que cela se fasse par de probables mécanismes hormonaux non identifiés, chacun peut bien l'imaginer et ça n'a guère au fond beaucoup d'importance. Importe-t-il tant de savoir que l'excitation sexuelle que l'on peut ressentir à la perception de l'odeur d'un partenaire est véhiculée par des phéromones, quand ça ne change fondamentalement rien à ce que l'on peut se mettre à désirer ? Si on a tenté de tout temps de préserver les mères nourricières des violentes émotions de crainte de voir leur lait « tourner » ou se tarir, on n'avait pas pour autant besoin de savoir que, là aussi, un mécanisme hormonal, relayé par l'adrénaline (l'hormone du stress), est en cause. L'étalage de tels mécanismes n'a pas d'autre intérêt, en l'occurrence, que de permettre de comprendre les séquences et les étapes de l'allaitement, d'évacuer quelques préjugés et surtout de ne pas se décourager pendant l'installation de la montée laiteuse. L'essentiel dont il faut prendre acte dès à présent réside dans le fait que cette relation si fiable et si solide de deux corps par le truchement de l'appareil bouche-sein évoluera nécessairement et sans à-coups vers une séparation ultérieure dont il importera, au moment du sevrage, de saisir la signification, d'enregistrer la tonalité et d'entériner le caractère définitif (cf. p. 315).

Le déclenchement de la montée laiteuse

Le corps d'une mère n'a besoin d'aucune disposition particulière pour satisfaire aux impératifs de l'allaitement. Les seins auront été naturellement préparés tout au long de la grossesse par le même travail hormonal qui a modifié les organes génitaux, assoupli les tissus périnéaux et distendu les articulations du bassin. Les galactophores (canaux conduisant le lait depuis son lieu de fabrication vers l'extérieur) auront été préparés et se seront convenablement dilatés, c'est ce qui explique l'augmentation du volume des seins pendant la grossesse. Rien donc n'interdit anatomiquement à une femme d'allaiter : j'ai vu de véritables « planches à laver » conduire sans le moindre problème et pendant de longs mois un allaitement naturel.

Le déclenchement de l'allaitement se fait d'autant mieux et d'autant plus vite que le bébé est mis précocement au sein, vers lequel il a d'ailleurs un véritable tropisme puisqu'il est capable de repter[1] en sa direction si on le pose simplement sur le ventre de la mère — cette aptitude disparaît après la 6e heure. Ce déclenchement se produit par une cascade de phénomènes chimiques qui aboutissent à l'élévation du taux d'une hormone appelée — à juste titre — **prolactine**, dans le sang. Cette hormone a, entre autres particularités, celle de bloquer la sensibilité de l'ovaire aux hormones (la FSH et la LH) qui déclenchent et entretiennent l'ovulation. Des équipes mixtes d'anthropologues et d'endocrinologues, étudiant des populations de mères africaines, ont confirmé le fait de la manière la plus précise, en montrant que la sécrétion d'un taux de prolactine suffisant à produire un blocage des processus fertilisants était directement liée au nombre de tétées et qu'un nombre de six tétées par jour, par exemple, élevait ce taux à trois fois son chiffre de base en

1. C'est ce qui lui reste de commun avec les autres bébés mammifères capables de se mouvoir dès la naissance. Mais qu'on ne s'y trompe pas : si sa mère ne le prend pas ou si personne ne le pose sur le ventre de cette même mère, il n'aura aucun mouvement performant.

assurant une contraception efficace pendant un an. Une autre hormone, **l'ocytocyne**, est fabriquée, elle, sous l'effet de la succion du mamelon par le bébé, par un mécanisme dit « neuro-hormonal ». Cette hormone permet, elle, l'évacuation active du lait par le sein. Or, elle est aussi douée d'autres effets : la preuve en est que c'est elle qu'on injecte dans la perfusion au cours de l'accouchement quand les contractions ne semblent pas assez efficaces. Son effet sur l'utérus est toujours le même, quelle que soit la manière ou la raison pour laquelle son taux s'élève dans la circulation sanguine : les contractions utérines qui surviennent pendant la tétée sont perçues par certaines mères sur le mode douloureux, alors que d'autres les perçoivent sur un mode quasi orgastique — on a même voulu mettre en avant cette qualité de plaisir conféré par l'allaitement maternel pour encore mieux le promouvoir. Il n'en reste pas moins que l'involution utérine (le retour de l'utérus à la taille qu'il avait avant la grossesse, ce qui permet de « retrouver sa taille de jeune fille ») est toujours plus rapide chez les mères allaitantes que chez les autres.

Composition et avantages du lait de femme

On en a déjà amplement traité en tant que référence de toute alimentation artificielle. On ne rentrera donc pas dans des détails fastidieux de cette question, on se contentera simplement d'en mettre en relief les points importants.

Le lait que les seins fabriquent pendant les deux premières semaines est un lait immature au sens où il n'a pas encore acquis des caractéristiques stables et définitives. Jusqu'au 6e jour, il s'agira principalement du **colostrum**, qui est pauvre en matières grasses et en lactose (le sucre principal du lait maternel) mais riche en sels minéraux, en protéines et en anticorps qui protègent efficacement contre les infections possibles. Le colostrum permet par ailleurs par sa composition de faire démarrer une série de processus chimiques de la digestion et assure une meilleure élimination du **méconium** (les selles noirâtres qui sont dues à la dégradation des cellules mortes que le bébé a avalées avec le liquide amniotique pendant sa vie intra-utérine et dont l'émission se fait en principe dans les premières 24 heures). Après une phase de transition qui se prolonge jusqu'au 14e/16e jour et pendant laquelle le lait de transition acquiert progressivement ses propriétés et sa dynamique définitive, la lactation s'installe à son rythme de croisière. Notons que cette période, qui est une véritable période de « rodage », peut être écourtée ou prolongée avec des variations pouvant aller jusqu'à une semaine d'une mère à une autre et en fonction du rang de la grossesse.

Que représentent en fait les caractéristiques stables du lait mature, et comment peut-on évoquer une telle notion alors même qu'on a insisté sur l'extrême variabilité de la composition d'une tétée à l'autre et d'un moment à l'autre au cours de la même tétée ? C'est ni plus ni moins qu'une forme de régularité de production, qualitative autant que quantitative, appréciée sur une moyenne journalière. A cet égard, il importe d'insister sur le fait qu'**il n'y a pas et qu'il ne peut pas y avoir de mauvais lait de mère** et que les analyses qu'on pourrait vouloir en demander sont strictement inutiles et ne conduisent à rien.

■ Les protides du lait de mère sont représentés par seulement 20 % de caséine, le reste se distribuant en albumine, acides aminés et immunoglobulines à pouvoir anti-infectieux que la mère transmet pour les avoir déjà stockées elle-même dans son sang (une mère qui a eu la rougeole ou la varicelle confère des anticorps à son enfant contre ces maladies ; mais, à côté de ces faits aisément compréhensibles, on sait depuis peu que, si le bébé contracte un germe que n'a jamais rencontré sa mère, le sein est capable, par une cascade de réactions en chaîne dont on n'a pas encore démembré toutes les étapes, de fabriquer localement des anticorps contre ce germe).

■ Les glucides sont en quantité plus importante que dans le lait de vache. Ils sont essentiellement représentés par le lactose, qui en est le plus important, mais on en a dénombré à ce jour une trentaine d'autres dont on ne comprend pas encore la fonction mais qui en ont certainement une.

■ Les graisses, dont le taux est équivalent à celui du lait de vache, contiennent cependant une forte proportion d'acides gras non saturés et une bonne proportion de cholestérol dont on a imaginé, sans l'avoir toutefois démontré, qu'il pourrait être là pour induire un meilleur mécanisme de digestion des graisses dans la vie ultérieure et préserver ainsi contre l'artériosclérose.

■ Au niveau des **sels minéraux**, le lait de femme est riche en **calcium**, pauvre en sodium et en **fer**. Cependant, cette faible quantité de fer semble néanmoins, par un mécanisme dont on n'a pas encore compris la nature, bien plus profitable au bébé que le fer des laits artificiels et même que le fer médicamenteux (les anémies ferriprives sont plus rares chez les bébés nourris au sein). Il en est de même du zinc et d'autres oligo-éléments.

■ **Les vitamines** sont toutes représentées à des taux suffisants, sauf la **vitamine K** (indépendamment de la quantité injectée à tous les bébés dès la naissance, on en prescrit aux nourrissons allaités au sein dans certaines maternités) et la **vitamine D** (qui est apportée par le soleil et qui se prescrit en quantité précise à tous les bébés quel que soit leur mode d'alimentation).

■ On sait que le lait de femme véhicule différentes **hormones** : on n'en sait pas très bien la signification, mais on sait par exemple qu'il contient assez d'hormone thyroïdienne pour soigner sans médicament un enfant atteint d'hypothyroïdie ; ou pour y palier partiellement pendant un certain temps.

■ **Des cellules sanguines,** enfin, lymphocytes et différents types de globules blancs, dont des macrophages, apportent au bébé un matériel capable d'accroître ses défenses et de protéger efficacement son intestin.

Ce lait, dont on comprend, à ces détails, combien il constitue un véritable tissu vivant au même titre que le sang (ce n'est pas par hasard qu'on peut en saisir l'impact dans l'imaginaire et la mythologie de toutes les sociétés, au même titre que celui du sang ou du sperme), peut transiter toutes sortes de produits qui vont du goût des aliments qu'absorbe la mère — **la femme qui allaite peut absorber ce qu'*elle* veut, à l'exception du piment piquant et de l'alcool** — jusqu'aux substances qu'elle peut être amenée à prendre et qui peuvent être utiles ou nuisibles au bébé. Au Moyen Age dans le monde entier, comme aujourd'hui encore dans bien des sociétés primitives, on ne soignait pas un bébé autrement qu'en faisant prendre les drogues à sa mère ou à sa nourrice. Aussi doit-on, quand on allaite, toujours le signaler à son médecin pour éviter la prescription de médications contre-indiquées chez le tout-petit. Les rubriques du « Vidal », le dictionnaire des médicaments, comportent depuis quelques années, pour chacun d'entre eux son incidence sur l'allaitement.

Les contre-indications à l'allaitement

Elles sont rares, voire rarissimes. Elles peuvent être dues à l'état de santé de la mère — qui peut parfois nécessiter un traitement, durable ou transitoire, dont les composants passeraient dans le lait et seraient nuisibles à l'enfant — ou bien à l'état de santé de l'enfant. Le plus simple pour le savoir est encore d'en parler avec son accoucheur, son médecin ou son pédiatre.

Les craintes et les petits soucis que l'on peut avoir à propos de l'allaitement maternel

■ La première d'entre toutes, et la plus régulièrement rencontrée, est la **crainte de ne pas réussir** à avoir de lait. Puisque sa production dépend de la succion du bébé, on peut craindre en effet que cette succion ne soit pas assez efficace ou que la conformation mamelonnaire par exemple (bouts de seins ombiliqués ou insuffisamment formés) puisse constituer un obstacle à la montée laiteuse. Au Moyen Age, il y avait à cet effet des « suceurs de lait » : c'était en général des vieillards aveugles et édentés qu'on appelait au chevet des jeunes mères pour leur sucer le sein et enclencher la montée laiteuse. De nos jours, on dispose de tire-lait qui peuvent en quelques séances parvenir à donner une meilleure forme à un mamelon rétracté. De toute façon on peut comprendre, après ce qui a été dit de l'appareil bouche-sein, que tout est une question de patience : un bébé se débrouille parfaitement avec l'organe qui lui est dévolu pour finir par en tirer ce dont il a besoin. On peut regretter seulement que le critère de prise de **poids** qu'appliquent les maternités soucieuses de rendement puissent rompre cette confrontation en apportant au bébé trop vite un biberon de complément qui calme la faim et diminue la force de la succion suscitée à proportion par cette même faim. Il ne faut pas croire que ces préoccupations soient une rançon de la modernité. Elles ont torturé les mères en tout lieu et de tout temps. L'idée de la relation étroite entre mère et enfant par le truchement du sein était telle dans toute l'Europe du Moyen Age qu'on n'enterrait jamais une mère morte en couches sans ses souliers : on soutenait qu'elle en avait besoin pour revenir toutes les nuits allaiter son bébé. On craignait tellement par ailleurs de manquer de cette denrée si précieuse qu'on se prêtait à différents rituels : dans le Poitou, on frottait les seins des mères avec le cordon ombilical et, dans le Var, on enterrait le placenta sous un figuier. On ne compte pas le nombre d'églises et de chapelles qui prétendaient, dans toute l'Europe, conserver une poussière blanchâtre appelée « lait de la Vierge » et faisant l'objet de vénération, de culte et de pèlerinages, contre lesquels s'élèvera d'ailleurs de façon véhémente Luther.

C'est dire donc combien l'attente de la régulation de la lactation a toujours été et demeure, quand elle n'a pas été compromise maladroitement, une attente angoissée. Il y aurait beaucoup à en dire sur divers plans.

Car une autre pratique, qui a encore la vie dure dans les maternités (publiques et privées, en France et ailleurs) et qui n'est pas près de disparaître, est responsable plus qu'on ne le pense des échecs dans les tentatives d'allaitement : elle consiste, sous prétexte d'hygiène, à demander à la mère de se laver les mamelons avant chaque tétée, quand elle ne va pas jusqu'à lui faire nettoyer, dans le but d'éviter les crevasses, les mêmes mamelons à l'alcool glycériné (mélange à parts égales d'alcool et de glycérine ; l'alcool étant en l'occurrence le support illusoire d'une bonne asepsie et la glycérine, avide d'eau, étant censée s'opposer à l'humidité produite par les quelques gouttes de lait qui sourdent du sein quand la mère remet son soutien-gorge en place).

Cette pratique, outre sa totale inutilité et son inefficacité certaine, détruit l'odeur du mamelon, qui est pour le bébé le meilleur stimulus qui soit, puisque cette odeur est celle-là même du liquide amniotique dans lequel il a baigné, dont il a gardé la trace dans sa mémoire et qui le pousse à sucer fort comme s'il pouvait y retourner. En réalité, **on ne doit, sauf exception, jamais laver avec quoi que ce soit le mamelon avant une tétée, pas même avec de l'eau ou du sérum physiologique**. Si on est pointilleuse sur une propreté, au demeurant largement assurée par la toilette quotidienne, on peut, à la rigueur, se laver les mamelons à l'eau, mais seulement après la tétée, en prenant soin de les sécher soigneusement, parce qu'il n'est pas sûr que l'eau ne leur soit pas plus néfaste que les gouttes qui peuvent en sortir et qui ont sûrement leur fonction. Un fait est en tout cas certain et vérifiable, c'est que tous les bébés ne réagissent pas ou ne procèdent pas de la même façon; le mieux est encore de faire confiance au sien et de le laisser régler son rythme et son dialogue avec le sein à la manière qui lui est propre, quitte à ce que les tétées soient particulièrement fréquentes les premiers jours. Cette phase de recherche à tâtons de la meilleure modalité de communication entre mère et enfant est le début de l'aventure à deux et mérite de se faire sous la forme de ce dialogue informel et sans préalable. D'autant qu'il est enfin définitivement admis que l'allaitement, surtout au sein, doit se faire à la demande et qu'on se laissera guider en toutes circonstances par les cris de l'enfant qui réclame *(cf. encadré)*.

■ Une mère qui allaite se plaint fréquemment du **mal de dos** et risque de renoncer pour cette raison à la poursuite de son allaitement. C'est regrettable, car cette douleur ne provient pas du poids des seins, qui n'ont aucune raison de tirer sur la colonne quand ils sont maintenus par un bon soutien-gorge d'allaitement; c'est une simple question de position qui doit être trouvée, encore une fois à tâtons, en sachant que les mêmes douleurs peuvent survenir pour la même raison chez une mère qui allaite artificiellement.

■ **Des problèmes mammaires** peuvent survenir au cours de l'allaitement. Les fameuses **crevasses**, tout d'abord : elles sont en effet effroyablement douloureuses et, comme elles saignent, elles peuvent susciter une inquiétude supplémentaire aux mères qui constatent du sang dans la bouche de leur enfant. Elles tiennent à la texture même de la peau, à la complexion — comme on dit. Elles ne reviennent que rarement une fois guéries, quand la surface du mamelon a été tannée par la succion du bébé. Elles surviennent fréquemment chez les femmes rousses, presque autant chez les blondes, moins chez les brunes, et sont pratiquement inconnues chez les femmes à peau noire. Elles peuvent être évitées en veillant à bien sécher le mamelon après la tétée (ce qui accélère leur tannage)

Sur le vif

La toute première semaine de mon installation, un monsieur est venu me voir pour me raconter que son épouse venait de mettre au monde un bébé légèrement prématuré et de petit poids de naissance (1 900 grammes) que la maternité hospitalière voulait garder pour le surveiller et le faire grossir. Cette perspective ne lui convenait pas plus qu'à la maman et il me demandait si j'acceptais, du fait de notre voisinage, d'assurer cette surveillance à domicile. J'y vis, entre autres, l'intérêt d'effectuer un certain nombre d'actes et j'acceptai évidemment. Je rendis donc visite au petit Manuel, qui était en excellente santé, et j'entrepris d'expliquer à ses parents ce qu'ils avaient à faire en terminant mon topo par le fait qu'il fallait le nourrir à la demande et que je demeurais à leur disposition. Je me frottais les mains en les quittant, tout heureux de la perspective des visites que j'aurais certainement à leur faire les jours suivants. Mais les jours, puis les semaines, s'écoulèrent sans qu'ils ne m'aient rappelé. J'en étais à me faire des reproches et à me dire que j'avais certainement mal agi, insuffisamment inspiré de confiance et qu'ils étaient certainement allés quérir quelqu'un d'autre. Il m'était difficile, dans un moment comme celui-là, d'accepter de perdre un client ! Or, je les revis un jour, à ma consultation : Manuel allait fort bien et avait pris 1 500 grammes en un mois. Mais ce qu'ils me dirent m'en apprit beaucoup, tout en me faisant sur-le-champ un peu froid dans le dos : ils avaient en effet procédé comme je l'avais indiqué et avaient laissé Manuel vivre et réclamer à son rythme ; or, il ne se réveillait que deux fois par jour et n'avait donc pris le sein tout au long de ce mois que deux fois par jour !

Manuel est aujourd'hui un superbe gaillard de 1,80 mètre, ingénieur agronome, dont je soigne depuis quelques mois le premier enfant.

et **elles sont guéries instantanément et dans 100 % des cas** (je n'ai jamais rencontré le moindre échec avec ce moyen qui s'avère pratique et infiniment supérieur à tous les autres) en appliquant sur le mamelon avant la tétée un peu de **cérat frais sans eau** ou du

cérat simple (c'est une préparation faite d'un mélange de cires d'abeille et dont l'idée est d'origine vétérinaire : elle est utilisée avec un succès constant pour combattre l'inflammation du pis des vaches, néfaste à la tétée directe du petit veau, dont on a vu plus haut l'importance). Après l'application du cérat, on fera téter le bébé au-travers : cela n'a pas plus d'inconvénient pour son tube digestif — la cire est évacuée à 100 % par l'intestin — que pour l'odeur du mamelon, qui en est certainement moins altérée que par la rémanence du fameux alcool glycériné.

Les **engorgements** sont généralement dus au fait que le sein a été mal vidé. Ils sont douloureux et peuvent parfois s'accompagner de fièvre : la douche chaude qui décontracte puissamment les muscles spasmés des canaux galactophores permet une vidange efficace des seins au moyen d'un simple tire-lait manuel que l'on peut se procurer sur-le-champ dans toutes les pharmacies. On s'aidera de la prise d'un comprimé de paracétamol, qui agit contre la fièvre, endort la douleur et rend la vidange plus aisée.

Quant aux **lymphangites** (une traînée rouge et douloureuse sur la peau du sein, souvent à l'extérieur, qui traduit que les canaux lymphatiques préparent la défense du mamelon certainement infecté) et aux **abcès du sein**, ils méritent un traitement antibiotique : il a été démontré que **leur guérison est encore plus rapide si on ne suspend pas l'allaitement**, dont la poursuite n'est pas le moins du monde nuisible au bébé, à condition que l'antibiotique utilisé ne soit pas contre-indiqué chez lui, parce qu'il passera nécessairement dans le lait.

■ Il reste enfin à envisager ce qu'il en est de **l'asservissement** parfois invoqué ou de la crainte de ne pas pouvoir recouvrer assez rapidement une **ligne** convenable. Ce sont deux faux problèmes. L'asservissement est encore moindre avec le sein qu'avec le biberon : le lait est prêt à l'emploi, à bonne température, et ne nécessite aucun transport ; c'est l'exemple même du circuit direct qui va du producteur au consommateur. Quant aux problèmes de ligne, on ne peut pas non plus les retenir dans la mesure où ils existent également chez les femmes qui n'allaitent pas et qu'**un allaitement ne contre-indique pas un régime amaigrissant**. Le sein sert toujours le bébé, même au détriment du corps de la mère : les mères squelettiques qui, dans les camps de concentration nazis, allaitaient leurs enfants, n'avaient pour toute nourriture qu'une infâme soupe, ce qui n'empêchait pas leurs bébés d'être tout à fait florides.

On retrouvera, à tous égards et encore une fois, pendant ce séjour à la maternité, les médiations dont on a vu l'importance précisément au cours de l'apprentissage et de la répétition des gestes du nourrissage au sein.

Apprendre à bien s'installer, apprendre à former sans se fatiguer, avec un giron, un genou et les bras, une sorte de niche confortable... Négocier avec son dos qui fait mal ou avec la cicatrice d'une épisiotomie qui tire encore trop... **Il est inutile de laver les seins ou de les enduire avant ou après d'une quelconque pommade.** Il faut laisser intacte leur odeur, elle est extrêmement importante pour le bébé, puisqu'elle balise son champ de reconnaissance, qu'elle le met en confiance et va renforcer sa succion. Il ne faut pas craindre la « saleté » ou une fermentation qui risquerait de rendre cette odeur repoussante, la toilette quotidienne suffit à réguler l'hygiène, et ne faisons pas d'emblée de ce nouveau-né un adepte de notre univers aseptisé et devenu inodore pour le seul bonheur des fabricants de déodorants !

Apprendre à se saisir sans effroi du corps qui s'agite pour le mettre contre soi, dans la chaleur souverainement rassurante... Apprendre à offrir le mamelon, à l'enfoncer franchement dans la bouche qui s'ouvre, puis, une fois la première succion ébauchée, déprimer d'une légère pression du pouce la surface du sein pour dégager soigneusement le nez et permettre ainsi la respiration. L'anatomie de l'arrière-gorge du bébé a en effet une particularité insoupçonnée qui lui permet pendant de longs mois de respirer normalement en même temps qu'il déglutit, ce que, nous, nous ne pouvons plus faire; en revanche, elle ne lui permet pas de respirer aisément autrement que par le nez : ce qui explique le caractère régulièrement angoissant pour l'entourage d'un tout simple rhume quand il survient à cet âge.

Le laisser quatre à cinq minutes à un sein, il en aura vidé 80 % du contenu dans ce temps bref. Puis le passer à l'autre sein, auquel on le laissera tout le temps que l'on voudra et surtout le temps qu'il voudra. On peut lui expliquer le pourquoi des choses, lui faire les commentaires que l'on voudra ou profiter de cette interruption pour lui faire faire un rot. Là encore en quelques minutes, alors qu'il est encore très vigilant, il absorbera un maximum de lait. Il utilisera le reste du temps à vider à fond le sein. La fois d'après, on commencera la tétée par ce sein-là, qui se sera tout à fait bien rempli pour avoir été si bien vidé. Et ce sera au tour du suivant d'être vidé à fond...

Deux détails pour plus de confort

On ne peut pas passer sous silence la préoccupation majeure des mères de tout-petits, quel que soit leur mode d'allaitement, à savoir le fameux **rot**. Il est notoire, et toutes les grands-mères vous le diront, qu'un bébé doit faire un rot et même deux — un au milieu du biberon et un après — pour se sentir à l'aise, ne pas s'agiter, ne pas rejeter, ne pas vomir et s'endormir facilement. Le rot est l'évacuation, en général perceptible par son bruit caractéristique, de l'air avalé au cours du repas. Il faut savoir que toute alimentation, et *a fortiori* l'alimentation liquide, entraîne la déglutition d'air : la chambre de chasse créée par la langue quand elle envoie l'aliment en arrière contient toujours de l'air qui est véhiculé en bulles avec les aliments. Cet air *(cf. schéma)* surnage dans l'estomac, qui est fermé par un robinet, le **pylore**, au-dessus des aliments. Il le distend et en modifie, par simple effet mécanique, l'angle d'ouverture (appelé angle de Treitz), qu'il ferme du coup si bien qu'il ne peut plus s'évacuer. Cette distension va appuyer sur le **diaphragme** (le muscle qui sépare l'abdomen du thorax et dont la contraction plusieurs fois par minute assure la respiration) et va en gêner le mouvement. Si elle est importante, elle comprime l'endroit où le nerf phrénique vient donner ses ordres automatiques au diaphragme, engendrant dans la commande des parasites qui se traduisent par un **hoquet**. C'est pour éviter ces inconvénients qu'on insiste sur l'obtention du rot. On aura compris que cette obtention, si on ne l'a pas spontanément, comme la tentative de faire cesser un hoquet, obéissent à la même stratégie : il faut mettre le bébé soit sur le côté droit pendant quelques minutes, soit sur le ventre ; l'une ou l'autre des manières va accélérer, par le simple effet de la pesanteur, la vidange de l'estomac et permettre à nouveau l'ouverture de l'angle de Treitz. Il suffit alors de redresser le bébé en position verticale contre soi et de le tapoter dans le dos (ce qui accélère la remontée de l'air, comme vous le diront tous les gâcheurs de plâtre) pour entendre l'air sortir et, quand il y a eu un rot, le hoquet s'arrêter. Ce que nous faisons nous-mêmes pour faire cesser un hoquet n'est pas inspiré d'un autre mécanisme : l'eau que nous buvons se glissant, par l'effet des contractions de l'œsophage, dans l'angle fermé permet à l'air sous tension de glisser subrepticement en sens contraire. Il arrive tout de même que, malgré tout, le bébé ne fasse pas de rot, ou bien que, quoi que l'on ait fait, un hoquet ne s'arrête pas. Dans l'un et l'autre cas, ce n'est pas la peine de s'inquiéter : on couchera le

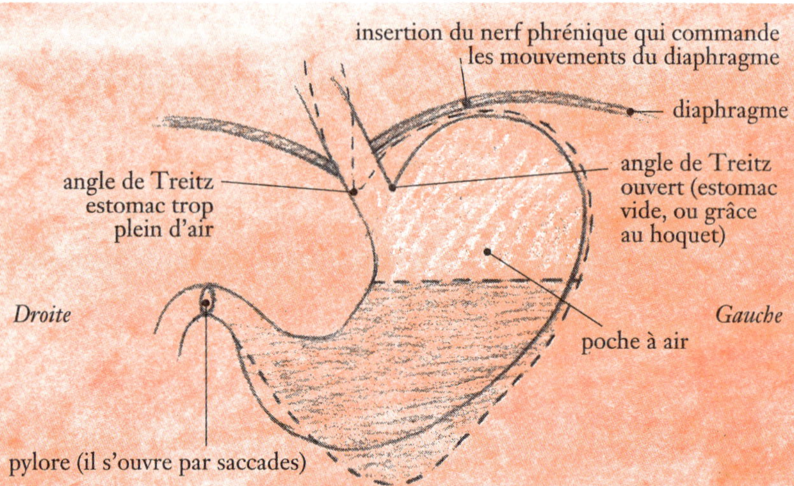

En trait plein, l'estomac vide. En pointillé, l'estomac plein : l'air avalé gonfle la partie supérieure qui appuie trop sur le diaphragme, d'où inconfort et nécessité de rot. Si le rot est impossible, le hoquet peut se déclencher pour tenter d'ouvrir l'angle de Treitz fermé et laisser l'air s'échapper. En mettant le bébé sur le côté droit, on accélère par effet de pesanteur la vidange de l'estomac qu'on décompresse.

bébé tel qu'il est sur le ventre. Si le rot n'a pas été fait, il est possible qu'il n'y ait pas eu assez de distension pour qu'il se produisît et, même en cas contraire, la vidange gastrique finira par se faire et l'air s'évacuera alors sans bruit. Si le hoquet n'a pas cessé, ce sera la même chose qui se produira et peut-être plus rapidement, car la réaction du diaphragme a pour but de produire une série de modifications anatomiques brèves qui visent naturellement à obtenir le même effet que les manœuvres qu'on aura entreprises. Le schéma explicatif ci-dessus permettra de mieux comprendre encore ce qui se produit.

Les soins du corps du nouveau-né

Nouvel et progressif apprentissage encore que celui des gestes du **change**.

Il doit suivre et non pas précéder la tétée. Même si dans certains établissements on préfère, par respect des habitudes adultes, sacrifier à l'option inverse, il vaut mieux procéder de la sorte ; ne serait-ce que pour ne pas s'exposer à devoir multiplier les changes. Car le bébé, qui semble savoir conjuguer les deux formes de plaisir comme il sait respirer et déglutir en même temps, vide habituellement ses intestins en même temps qu'il boit ou rapidement après.

Il faudra apprendre à avoir des gestes mesurés et dénués de toute brusquerie pour éviter de provoquer des vomissements ou des rejets. On aura déjà préparé tout ce dont on aura besoin : l'antiseptique (éosine) pour le cordon ombilical, les compresses, le coton, le lait de toilette et le paquet de mouchoirs en papier — plus tard on apprendra à se servir du gant de toilette ou de l'eau et du savon sous le robinet du lavabo. La bande ombilicale et la couche propre seront elles aussi à portée de main.

On apprendra le tour de main qu'il faut pour ne défaire que le bas du vêtement.

Le lait de toilette, qui est un mélange d'eau et de matière grasse, a la propriété de détacher aisément les selles de la peau, à laquelle elles collent fréquemment. On procédera méticuleusement en insistant au niveau des plis. Pour la fillette, on nettoiera la vulve, que l'on déplissera, au moyen d'un gros morceau de coton bien imbibé de lait ; on passera dans l'espace entre les petites et les grandes lèvres, en veillant toujours à aller de l'avant à l'arrière du corps (ou, dans la position où se trouve le bébé, de haut en bas) et non pas inversement pour ne pas ramener vers la vulve les germes de la zone anale. Pour le garçon, on déplissera également les nombreux replis de la peau des bourses. Il ne faudra pas oublier que la position du coucher et le caractère fréquemment liquide des selles à cet âge peuvent faire que le dos ou la surface d'une cuisse soient souillés. Il ne faut pas hésiter à tourner le bébé pour inspecter toute la surface exposée jusqu'à la ceinture.

Le **cordon ombilical** sera imbibé sur tout son pourtour d'éosine, puis recouvert d'une compresse stérile et de la bande destinée à maintenir la compresse — et non pas à ceinturer l'abdomen ! Trop souvent on croit bien faire en la serrant fortement. De fait, en procédant de la sorte, on empêche le bébé, qui respire avec son ventre, de respirer correctement. Il faut dire que la méticulosité que l'on continue de mettre à ces soins n'a pas de véritable raison d'être. Elle est héritée de l'époque où l'on craignait la survenue du redoutable tétanos ombilical. En réalité, la composition du cordon lui-même le rend particulièrement résistant à l'infection et il y a déjà un peu partout en Europe des maternités où on ne panse plus le cordon ombilical : on constate alors qu'il tombe et cicatrise plus rapidement. Mais, sous nos latitudes, il semble que ce qui reste de ce « lien » doive continuer d'être manipulé... avec des pincettes !

Il ne restera plus alors qu'à mettre la couche propre. **Il est en effet strictement inutile d'enduire les fesses de quelque crème que ce soit, pas plus qu'il n'est nécessaire de les saupoudrer de talc.** Pour ce qui concerne le rhabillage du haut du corps, s'il faut passer une chemise par la tête, se souvenir du processus même de l'accouchement : poser l'ouverture du vêtement sur le sommet du crâne, en coincer la partie postérieure sur la nuque et faire coulisser la partie antérieure pour n'avoir à utiliser que le diamètre le plus petit de la tête. On aura vite compris, pour ce qu'il en est des manches, qu'il est plus commode d'en faire un anneau, auquel il sera plus aisé de faire franchir la main après en avoir réuni tous les doigts entre les siens.

Chaussons ? Grenouillère ? Pyjama ? Tout est une question de saison et d'opinion personnelle. Se souvenir seulement que, lorsqu'on a froid, le bébé a très froid, et que, lorsqu'on a chaud, le bébé a très chaud.

La même douceur des gestes permettra fréquemment, au terme de ce temps du change, d'avoir un bébé qui se sera le plus souvent déjà endormi et qu'on pourra doucement déposer dans son berceau.

Sur le dos ? Sur le côté ? Sur le ventre ? Peu importe en réalité. On conseille d'essayer de le mettre sur le côté, pour pouvoir tantôt le mettre sur le côté droit, tantôt sur le côté gauche. Un tel souci n'a pas d'autre justification que d'éviter la déformation du crâne **(plagiocéphalie)**, qui est en effet malléable à cet âge. Dans l'esprit des parents, la question se pose fréquemment dans une autre perspective : un bébé sur le dos ne risque-t-il pas, s'il est pris de vomissements, d'étouffer ? Une enquête mexicaine fournie, prolongée et fort sérieuse a démontré que **la position du coucher** n'introduisait à cet égard aucune différence et **n'a aucune espèce d'importance**. Il en est de même pour la position ventrale, présentée il y a quelques années comme prophylactique de la mort subite du nourrisson et qui a été aussi officiellement déconseillée pour les mêmes raisons en 1992 ! C'est comme pour ce qui se dit autour des fameuses déformations des pieds qu'entraînerait la position ventrale : le plus souvent, la déformation préexiste et, si on veut qu'elle ne s'accentue pas, il est alors légitime de tenter de mettre le bébé dans une autre position. De « tenter », évidemment, parce que, pour ce qui est de réussir, c'est une autre paire de manches, tant il est vrai que les bébés dorment comme ils se sentent le mieux et apprennent rapidement à se tourner pour se retrouver dans la position qui leur convient : il ne faut pas oublier que, pendant la vie intra-utérine, ils ont appris à repter et se mouvoir ; rien de plus naturel qu'ils aient déjà pris des habitudes de… « vieux garçons » et qu'ils cherchent à les retrouver !

Et puis, une fois par jour, ce sera le moment de la **grande toilette**. Là encore, nouvel apprentissage et nouvelle découverte de dispositions insoupçonnées !

En général, on y procède le matin.

Le bébé est nu et on va nettoyer toute la surface de sa peau. Avec un coton imbibé de lait de toilette ou bien, si on le peut, avec un gant de toilette (pratique parce qu'on peut le laver à la machine et en avoir toujours un de propre en réserve), de l'eau et du savon, qui demeure, et de loin, non seulement le meilleur antiseptique, mais le meilleur nettoyant qui soit. On choisira un savon doux pour bébé (le commerce en offre toute une panoplie !). On n'a pas à se préoccuper du cordon ombilical, qui supporte parfaitement le bain. On lavera la tête comme le reste du corps. Une fois la peau lavée et rincée, on enveloppera le bébé dans une serviette avant de passer au nettoyage du coin des yeux et du pourtour de narines avec des morceaux de coton imbibés de sérum physiologique. Encore que ce ne soit pas absolument nécessaire : on ne le fera que si on constate des croûtes et des dépôts. Après quoi on devra vérifier les plis et surtout bien les sécher pour n'y laisser aucune trace d'humidité qui favoriserait une pullulation microbienne et générerait un intertrigo. Cette précaution est suffisante et rend inutile la traditionnelle et inévacuable pratique du talcage. Combien de fois ne voit-on pas encore en effet des bébés enduits de talc des pieds à la tête, avec un bon paquet au niveau des plis ! En l'occurrence, ce n'est pas seulement inutile, c'est dangereux : car la peau est aussi un organe qui doit respirer par tous ses pores et que le talc, qui est un abrasif puissant utilisé comme tel dans l'industrie, obture les pores en question et entame la peau au niveau des plis ! Si on tient à cette pratique ou que l'on craint de s'opposer à l'avis d'une grand-mère, on se contentera de mettre un peu de talc sur la pulpe du doigt et d'en enduire parcimonieusement les plis. Mais on n'ira pas au-delà !

Il ne restera plus alors qu'à rhabiller. Encore que donner un biberon à son bébé emmitouflé dans sa serviette fait du moment de la toilette, pour la maman comme pour le bébé, un moment particulièrement délicieux. Il faudra simplement prendre la précaution de mettre une couche : un bébé, comme il a été dit, se vide d'autant plus volontiers par un bout qu'il se remplit par l'autre.

Gestes enseignés, gestes appris, gestes découverts.

C'est un monde nouveau qui vient ainsi à la mère et dont elle prend acte, en toutes sortes de circonstances, qu'il lui est plus familier qu'elle ne l'aurait cru. Les questions qui l'avaient assaillie sont éludées jour après jour au fil de ces épisodes répétitifs qui vont être pour longtemps son lot. Mais il y aura bien d'autres épisodes dans lesquels il faudra patiemment affronter la communication qui s'instaure sans mots et au seul moyen de réactions corporelles redoutablement exigeantes. Pourquoi ces cris, par exemple, alors que le bébé vient d'être nourri, qu'il a reçu une copieuse ration de câlins et de mots doux et qu'il a semblé rassasié de tout ce qu'on lui a donné ? La question suffit à elle seule à éloigner l'ébauche d'une solution et ouvre la voie à l'escalade. Et voilà que la préposée à l'aide, qu'est la puéricultrice de service, vient à la rescousse, prend le bébé dans les bras et, sans se poser de questions, le met par exemple sur le ventre. Les cris se calment peu à peu. L'atmosphère sonore qui revient à un niveau plus acceptable ramène le calme en la mère... La répétition incessante de menus épisodes de cet ordre finira non pas par donner à la mère un pseudo-mode d'emploi ou par lui suggérer une forme de manière d'être, elle fortifiera simplement, en elle et peu à peu, la confiance, en chassant une angoisse toujours source de sidération.

Une forme de scansion nouvelle du temps viendra se mettre en place. Elle ne reposera plus sur l'alternance jour/nuit ou sur celle activité/repos, mais sur une alternance — qui prévaudra pendant encore de longues semaines — cris-veille-nourrissage-change/silence-sommeil-repos-inactivité placée sous la stricte et immaîtrisable dépendance de la physiologie du corps du bébé.

Sur fond de cette scansion nouvelle, une nouvelle forme de gestion du temps, prônée à la maternité par des exigences décrétées nécessaires, apparaîtra d'autant plus choquante ou incompréhensible que nul n'aura pris la peine d'en expliquer la logique. Ainsi le nourrissage doit-il intervenir à des heures régulières. Ainsi doit-il être contrôlé dans sa modalité (il a bien ou mal bu) comme dans sa quantification (il a tout pris, il a laissé 15 grammes, il a pris 95 grammes au sein...). Il sera suivi du change, prétexte une ou deux fois par jour à la prise de température. Les éléments contingents de cette scansion seront consignés par écrit sur des tableaux idoines. On notera les quantités bues, d'éventuels rejets ou vomissements, l'émission des urines, la température, l'horaire et l'aspect des selles, comme si le bon devenir du bébé en dépendait étroitement ! Cette manière de faire est en réalité tributaire du mode de vie collectif inhérent au fonctionnement d'une maternité dans laquelle le personnel tourne en brigades successives. Tout comme, dans une caserne ou une pension, la vie de la caserne ou de la pension ne peut s'accommoder d'exigences individuelles, l'organisation pratique du fonctionnement de la maternité a besoin, pour ne pas sombrer dans l'anarchie, de recourir à un formalisme de cet ordre qui exclut la prise en compte d'initiatives singulières. Un bébé qui pleure la nuit dérange une mère supposée devoir se reposer, quand ce n'est pas l'étage tout entier. Mais la consigne étant la consigne, il arrive que, dans certains établissements, on ne lui donne pas à boire, on ne le mette pas au sein et on se contente de le reléguer dans un lieu où il pourra, sans déranger personne, longuement s'époumoner, avant de sombrer, recru de fatigue, dans un sommeil abrutissant ! Il est évident que rien ne justifie la poursuite de telles manières de faire quand la mère aura regagné son domicile. Elle aura tout loisir de s'adonner à l'exploitation de ses mouvements instinctuels remis pertinemment au jour par l'expérience qu'elle vient de vivre. Et elle n'aura pas plus de raison de se soumettre au recueil méticuleux de ces paramètres à l'allure scientifique. Sauf que, si on ne lui en a rien dit auparavant, il ne sera pas étonnant de la voir venir encombrée, aux premières consultations, de cahiers aux pages minutieusement noircies de détails inutiles et qu'elle exhibe fièrement mais inutilement comme un brevet de bonne conduite.

Si une série de médiations est d'emblée nécessaire dans une vie de mère nouvelle, ces médiations doivent, pour remplir leur office et répondre à la logique qui les sous-tend, impérativement restituer à la mère sa capacité d'initiative, faute de quoi elles risquent de la faire sombrer dans une dépendance toujours dommageable.

Des rencontres, des visites, des paroles et des mots…

A côté de cet apprentissage, à côté de cet espace privatif où se consolide et se met en place jour après jour la relation duelle, il y a aussi tout l'extérieur qui vient vers la mère et l'enfant, qui ne peuvent pas encore aller à lui.

Quelles que soient les modifications survenues dans les comportements sociaux, une naissance ne laisse personne indifférent. Chacun s'en sent concerné, *a fortiori* les proches des jeunes parents. Les grands-parents viendront fréquemment les premiers admirer ce nouveau-né qui constitue pour eux… leur descendance ! Puis ce seront les amies et les amis, les connaissances, et parfois les voisins ou des collègues de travail avec lesquels on aura établi une relation un peu plus intime… Ce seront les bouquets de fleurs qui s'amoncelleront, tout comme les cadeaux et les friandises... Une succession de rencontres toujours placées sous des auspices singuliers. Ce sera fréquemment l'occasion de découvrir les êtres sous un jour qu'on ne leur avait pas connu jusque-là. C'est qu'une naissance, par sa signification, mobilise chez chacun des mécanismes qu'on ne lui soupçonnait pas. Il n'est pas exceptionnel de voir fleurir, au milieu des propos les plus neutres ou les plus conventionnels, d'autres propos d'une tout autre nature. Telle naissance sera racontée par le détail, telle autre sera évoquée. Les femmes en profiteront pour se remémorer leurs propres accouchements et pour les raconter en insistant sur les détails et les émotions qui en ont fait autant d'événements glorieux. Ce seront des pans entiers d'histoires jusqu'alors tus ou négligés qui reviendront à la surface, comme si chacun devait sacrifier au besoin impérieux de les dire précisément en cette circonstance. Le système connu en d'autres lieux sous l'appellation de la « libre association » fournit l'impulsion. La parole se libère copieusement, alimentée sans relâche par le cadre même où elle se déploie. L'ensemble ayant fonction, pour la mère qui le plus souvent ne peut rien faire de mieux qu'écouter patiemment, de l'inscrire dans la vaste aventure de la procréation et de l'accueillir dans l'univers bruissant de ces mères qui ne cessent pas de dire comme elles le peuvent l'ampleur affolante de leur tâche. Un peu comme si le temps qu'on avait cru suspendu venait attester par de tels propos la permanence de sa logique et fournir l'occasion de pouvoir saisir par moments une idée fugace de l'éternité.

Ce n'est que l'illustration de ce que les contes de l'enfance rapportaient comme la réunion des fées et des sorcières au chevet du héros ou de l'héroïne de l'histoire qui devait se dérouler. Le nouveau-né est déjà inscrit dans ce bain de langage qui ne cessera plus jamais de le pétrir sa vie durant. Nouvel être de désir, le voilà réceptacle de désirs multiformes portés jusqu'à lui par chaque individu qui vient, à l'occasion de cette visite à la maternité, lui dire — par le truchement de sa mère alitée — ce qu'il souhaite pour lui dans le monde auquel il vient d'éclore. Dans le pourtour du bassin méditerranéen, par exemple, on est sensible à l'extrême à cette dimension de l'événement. Et, de crainte de ne pouvoir exercer assez de discernement autour des bons et des mauvais vœux — le même mot, remarquons-le, est utilisé par le langage de nos sociétés cependant libérées de ce genre de croyances ! —, on installe des objets à vertu propitiatoire destinés uniformément à combattre… le « mauvais œil », auquel le tout-petit serait particulièrement sensible. Depuis la représentation stylisée d'une main (connue sous l'appellation de « main de Fatma ») utilisée dans l'aire islamique, jusqu'au piment utilisé en Sardaigne, en Sicile et en Grèce, ou la représentation de cornes de bouc ou de bœuf en Corse, en Espagne méridionale et à Malte, voire les chapelets de poissons dans la Méditerranée orientale, quand ce n'est pas directement l'œil de porcelaine bleue des Turcs, des Grecs et des Bulgares, ou le couteau sous l'oreiller des populations berbères, c'est toute une panoplie symbolique qui se déploie de la sorte. S'il est vrai que ce genre de croyance est répandu et généralisé, s'il est vrai qu'il interfère dans toutes sortes de circonstances et de modalités relationnelles, on peut se demander comment il peut concerner un être si neuf, si petit et qui en principe ne menace personne. L'explication, qui doit nécessairement faire appel à la logique de ce système de pensée, repose en réalité sur deux points. Le premier réside dans le fait que tout être vivant, y compris un animal, pourrait être la proie d'un mauvais désir — le langage « chébran » d'aujourd'hui a réactualisé ce sentiment quand il évoque des « mauvaises ondes » ou un « mauvais feeling ». Le second tient au fait qu'une influence néfaste sur la mère de l'enfant porterait nécessairement atteinte à l'enfant lui-même, qui en dépend étroitement. Comme si cette influence néfaste, sollicitant et accaparant les défenses de la mère, suspendait par voie de conséquence la vigilance qu'elle se doit d'exercer à chaque instant.

Cet ensemble de détails plus ou moins exotiques et toujours accommodés aux modes culturels singuliers n'a en réalité pas d'autre visée ou d'autre fonction que d'introduire la dimension sociale qui concerne l'enfant dès sa naissance. Cet enfant qui a cessé d'être dans le dedans de la mère ne devra plus jamais y revenir. La société, sans pour autant s'en emparer, vient signifier de cette manière qu'il aura sa vie propre à vivre et que sa mère, qui va s'en occuper intimement, n'en a pas pour autant sur lui le droit d'une mainmise arbitraire ou autarcique. Elle n'en est tout au plus que la gardienne attentive et la parente la plus proche.

Aussi curieux que cela puisse paraître, c'est dans la même logique de ces visites et de ces rencontres que s'inscrit la pratique de l'envoi de **faire-part de naissance** (plus ou moins assortis de photos et portraits — signes du temps !). L'annonce de la naissance est une manière de ratifier la présence au monde du sujet supplémentaire qui vient d'y venir et une forme d'engagement pris par ses parents, vis-à-vis du corps social représenté par les destinataires de ces faire-part, de tenter du mieux possible de le conduire, pas à pas et jour après jour, à occuper le plus décemment possible la place qui lui est dévolue.

On ne sera pas étonné que ces mêmes visites, avec le rapport au langage et à l'extérieur qu'elles auront pertinemment introduit, puissent avoir enfin, dans leur tissu de médiation, quelque relation avec la mise en place de la fonction paternelle du père (cf. p. 226).

Car, pendant les mois et parfois les années qui suivent la naissance de l'enfant, cette fonction sera fréquemment enfouie sous la simple fonction parentale d'essence toujours maternelle. Le père ne différera pas beaucoup par ses actes de la mère : l'un comme l'autre s'adonnant aux tâches qui assurent le bien-être et le confort de leur enfant, la fonction paternelle court le risque de tomber dans l'oubli si rien ne venait précocement en désigner la place et attester fermement de sa nécessité. Ainsi, dans les milieux ruraux des provinces françaises, au siècle dernier, le père, dès la naissance de l'enfant, l'enveloppait dans sa propre chemise. Comme pour opposer au milieu intérieur maternel dans lequel l'enfant avait jusque-là résidé, le monde extérieur plein d'une sollicitude à la mesure de celle dont témoigne son geste. Ce qui n'est pas sans évoquer, dans d'autres aires culturelles, le rituel d'offrande du trousseau de l'enfant par la grand-mère paternelle (cf. p. 75).

Par-delà l'aspect proprement confessionnel, c'est probablement dans une dimension du même ordre que s'inscrit la pratique, au 8e jour, de la **circoncision** des nouveau-nés mâles chez les juifs. La circoncision est pratiquée par bien d'autres peuples [1] et dans bien d'autres religions que la seule religion juive. Ce qui fait sa particularité dans ce rituel précis, c'est qu'elle intervient précocement, autrement dit dans le droit fil des médiations multiples qui sont déjà intervenues. Le corps social reçoit en quelque sorte de cette manière l'enfant et se porte garant de son statut de sujet vivant. Il n'est pas jusqu'à notre calendrier, universellement adopté, qui ne garde trace de cette dimension. L'année, qui débute le 1er janvier, commence en effet non pas le jour de la naissance du Christ (25 décembre) mais le jour de sa circoncision. Autrement dit le jour où, au cours de cette cérémonie, entrant dans l'Alliance, il y a été situé dans sa dimension propre de sujet. Il semble que le renoncement à la circoncision prôné par saint Paul en l'an 48 n'ait pas malgré tout remis en cause cet aspect purement symbolique de la chose.

1. Elle est répandue dans toute l'aire islamique aussi bien que chez les animistes africains. Elle a lieu à un âge qui peut varier de 1 mois en Inde et au Pakistan, à 4, 8 ou 12 ans en Afrique. Elle est devenue quasi systématique, sans distinction de religion ou de couleur, aux Etats-Unis, pour des raisons alléguées de commodité.

Quelques repères pratiques

La circoncision

La circoncision est généralement prévue pour se dérouler au 8e jour qui suit la naissance, quel que soit ce jour, fût-il un samedi (jour de repos pendant lequel les activités autorisées sont rigoureusement répertoriées) ou un jour de Kippour (jour le plus sacré de l'année juive, pendant lequel il est strictement interdit de faire autre chose que de s'adonner au jeûne et à la prière).

Elle ne peut être exécutée que si l'officiant (Mohel) déclare que l'enfant y est apte. Une série de circonstances parfaitement codifiées peuvent avoir en effet à en interdire la pratique (en particulier : antécédents de maladie hémorragique dans la famille, etc.) ou à la reporter (mauvais état neurologique, ictère, maladies diverses, infection du siège, poids au-dessous de 3 kilos, etc.). De nos jours, de plus en plus d'officiants, qui pourtant ont une connaissance impressionnante de l'état du nouveau-né (j'en ai rencontré plusieurs qui m'ont étonné par leur véritable sens clinique !), s'aident d'un avis médical, ce qui ne présente aucun inconvénient, ou bien exigent une étude de la coagulation sanguine, ce qui est inutile et pose d'autres problèmes ; car une particularité de la physiologie sanguine du nouveau-né est responsable du fait que les facteurs de coagulation sont naturellement au-dessous des normes habituelles avant... le 8e jour ! Or, compte tenu des délais nécessaires aux examens, on s'expose à recueillir des résultats alarmants. Le mieux semblant une fois de plus en l'occurrence l'ennemi du bien !

L'exécution de la circoncision se fait sans anesthésie aucune et est extrêmement rapide. Elle est pratiquement indolore et obéit à des règles parfaitement codifiées. A la différence de la circoncision chirurgicale qui procède à l'ablation du prépuce dans son ensemble, la circoncision rituelle ne porte impérativement que sur le feuillet externe du prépuce et sur une petite partie du fourreau de la verge, le feuillet interne étant alors vivement rabattu sert ainsi de pansement. Le tout étant évidemment exécuté dans le respect habituel des règles d'asepsie. La cicatrisation est rapide et obtenue en deux ou trois jours.

Il est à noter que la circoncision rituelle nécessite un quorum de dix hommes au moins et qu'elle est le plus souvent l'occasion d'une fête plus ou moins importante. Dans ce rituel et en symétrie, il faut savoir que la « présentation » de la fillette, si elle obéit aux mêmes prescriptions sociales, ne se fait cependant pas dans les mêmes délais et a lieu à la synagogue. Une des raisons qui m'ont été données et que j'ai le plus appréciée pour expliquer cette différence tiendrait au fait que la mère aurait besoin de plus de temps pour vivre et accepter la séparation symbolique d'avec sa fille qu'elle n'en aurait eu avec un garçon.

La déclaration de naissance

En France, elle doit se faire dans les trois jours qui suivent le jour de la naissance. Dans les maternités publiques, c'est en général un officier d'état civil qui se déplace et enregistre sur place toutes les naissances qui ont eu lieu. Dans les maternités privées ou si l'accouchement a eu lieu à domicile, c'est le père qui effectue cette démarche à la mairie. S'il est le père légitime, il doit simplement se présenter muni de son livret de famille, sur lequel sera consignée la naissance, et d'un certificat de naissance mentionnant la date, l'heure et le lieu de la naissance ainsi que l'état civil des deux parents. S'il est le père naturel, il devra effectuer les mêmes démarches mais en se munissant du certificat attestant qu'il a reconnu comme sien l'enfant à venir avant même sa naissance. Si le père est absent, toute personne proche de la mère, et à qui auront été remis les papiers nécessaires, pourra accomplir la formalité.

En cas de naissance multiple, il sera produit autant de certificats qu'il y aura eu d'enfants et ceux-ci seront inscrits sur le livret de famille en fonction du rang de leur naissance.

Tout individu qui se trouve en effraction avec ces dispositions est passible de poursuites pénales. Après un délai de trois jours, en effet, l'enregistrement de la naissance ne peut plus se faire au bureau d'état civil mais nécessite un jugement.

AUTRES INDICATIONS ADMINISTRATIVES

Le choix des prénoms est désormais libre, leur nombre n'est en principe pas limité mais l'état civil tique pour en enregistrer plus de quatre.

Le nom patronymique de l'enfant sera celui de son père si les parents sont mariés, il sera celui du parent qui l'aura reconnu en premier si les parents ne sont pas mariés, ou bien celui du père si les deux parents le reconnaissent en même temps. Néanmoins il peut être adjoint au nom qui aura été donné à l'enfant celui de l'autre parent. Ce « nom d'usage » ne donne lieu à aucune mention à l'état civil et ne se transmet pas.

L'autorité parentale est exercée conjointement par les deux parents mariés et par le parent qui aura été seul à reconnaître l'enfant.

En cas de reconnaissance simultanée de l'enfant par ses parents non mariés, l'autorité parentale est exercée exclusivement par la mère, sauf si le couple en demande l'exercice conjoint auprès du juge des tutelles.

La nationalité française est accordée à tout enfant né en France dont l'un au moins des parents est français ou né en France. Si un seul des parents est né en France, l'enfant aura la faculté de répudier sa nationalité française dans les six mois précédant sa majorité.

Un enfant né en France de deux parents étrangers acquiert automatiquement la nationalité française à sa majorité s'il réside en France depuis cinq ans au moins. Il peut cependant décliner cette nationalité dans l'année qui précède sa majorité par déclaration écrite auprès du juge d'instance.

Le congé postnatal de la mère

Il est de 10 semaines pour une naissance simple, de 12 semaines pour une naissance gémellaire, de 22 semaines en cas de naissance triple ou plus, pour une mère n'ayant pas d'enfant à charge.

Pour une mère ayant un enfant à charge, il reste à 10 semaines en cas de naissance simple, mais il passe à 22 semaines pour toutes les naissances multiples sans distinction.

Pour une mère ayant deux enfants à charge, il passe respectivement à 18 et 20 semaines.

Ce congé peut être prolongé de 4 semaines pour « couches pathologiques » et continuer d'ouvrir aux mêmes droits. Il peut être prolongé de 4 semaines pour allaitement d'un enfant, mais il n'ouvre alors à aucun droit, étant assimilé à un congé sans solde.

Le **congé du père**, à l'occasion d'une naissance, est de 3 jours.

La loi du 4 janvier 1984 autorise tout salarié à prendre, à l'expiration du congé postnatal, un **congé parental d'éducation** de 1 année renouvelable deux fois ou de réduire son activité à mi-temps. Ces dispositions sont parfaitement codifiées.

Il existe en la matière diverses autres dispositions dépendant des conventions collectives des différents secteurs salariaux.

Le carnet de santé

Un carnet de santé est fourni par les services de l'état civil de la mairie au moment de la déclaration de naissance ou bien par la maternité publique dans laquelle est né l'enfant. Ce carnet, dont la taille, la présentation et le contenu ont beaucoup évolué ces dernières décennies, est en principe destiné à permettre de consigner les éléments importants du suivi médical de l'enfant.

Le souci qui a présidé à sa rédaction, dans la forme actuelle, est certainement louable, mais il a pour inconvénient de susciter parfois une inquiétude injustifiée chez les parents, qui sont fréquemment tentés de rapporter automatiquement les performances de leur enfant à celles qui sont indiquées sur le carnet aux différents âges. Par ailleurs, nombre de médecins se croient obligés d'y consigner les conclusions de chacun de leurs examens : le moindre rhume ou la moindre angine, voire le moindre épisode fébrile y sont rapportés. Et on voit parfois des pages entières noircies d'éléments strictement inutiles mais qui renforceront chez les parents qui y sont naturellement disposés une sollicitude déjà excessive. De fait, ce carnet n'est utile que pour y porter les renseignements concernant la naissance, les mensurations épisodiques, la date des vaccinations, celle des maladies infectieuses — de plus en plus rares, heureusement, grâce à la pratique des vaccins —, la date et le motif des hospitalisations ou la pratique des radiographies. Pour le reste, aucune trace n'est vraiment intéressante ou utile. Quant aux certificats du 8e jour, du 9e mois et du 24e mois, ils ne servent qu'aux services statistiques officiels. Il est regrettable que, dans un pays comme le nôtre où l'attention portée à l'enfant est déjà par trop excessive, on ait cru devoir soumettre la poursuite du versement des prestations sociales à la fourniture de tels certificats. Un enfant en bonne santé a bien moins besoin d'examens systématiques que l'on ne croit. Les mesures édictées en la matière signent à elles seules la nature du malaise social et les contradictions qui en découlent. S'angoisser à ce point sur l'enfant, même au nom d'un désir louable de prévention et de dépistage, concernant au premier chef les populations défavorisées, c'est angoisser automatiquement tous les parents, en faire de plus grands consommateurs de médecine et accoutumer ce même enfant à l'usage de la médecine, pour quelque prétexte que ce soit et sa vie durant. Il n'est évidemment pas de médaille qui n'ait son revers !

LE TEST DE GUTHRIE

Quelques gouttes de sang sont prélevées par scarification du ou des talons du bébé, au 5e jour de sa vie, absorbées sur un buvard marqué à son nom et adressées au service régional de détection des maladies métaboliques. Ce dépistage, mis en place depuis 1967 et sponsorisé par une marque d'eau minérale, constitue un réel progrès de la pédiatrie préventive, puisqu'il permet de détecter au plus tôt les enfants porteurs de **phénylcétonurie**, dont l'incidence, en France, est de 1 pour 15 000 naissances. Cette maladie, due à un déficit héréditaire dans la fabrication d'un enzyme particulier, provoque toujours, quand elle est laissée à elle-même, une cécité accompagnée d'un lourd handicap psychomoteur. Or, elle peut être évitée par un régime alimentaire qui doit impérativement être mis en place avant le 3e mois, pour une période de 5 à 12 ans certes, mais qui permet un développement normal à tous égards.

Sur ce même échantillon, on détecte également depuis quelques années **l'hypothyroïdie**. Cette maladie, dont l'incidence est de 1 cas sur 3 000 à 5 000 naissances, est due à une absence de sécrétion d'hormone thyroïdienne, laquelle peut avoir différents motifs, qui aboutit, en l'absence de diagnostic et de traitement (à vie), à un important retard de croissance redoublé d'un profond retard psychomoteur (on la désignait dans l'Antiquité sous l'appellation de « crétinisme »).

Depuis peu, un certain nombre de maladies de l'hémoglobine (**hémoglobinopathies** qui peuvent être graves et qui affectent surtout les populations originaires du bassin méditerranéen) sont également détectées sur le même échantillon de sang.

On prévoit d'y associer la détection de la **mucoviscidose**. C'est une maladie héréditaire relativement fréquente puisqu'elle touche 1 bébé sur 1 500, qui intéresse toutes les glandes à sécrétion externe, qui peut être mortelle et qui nécessite de très lourdes mesures thérapeutiques.

Il faut savoir qu'on ne doit pas attendre de réponse du laboratoire pour ces tests. Compte tenu de la rareté de ces maladies, seuls sont avertis les parents des sujets qui sont atteints. Ce qui est logique.

LE RETOUR À LA MAISON

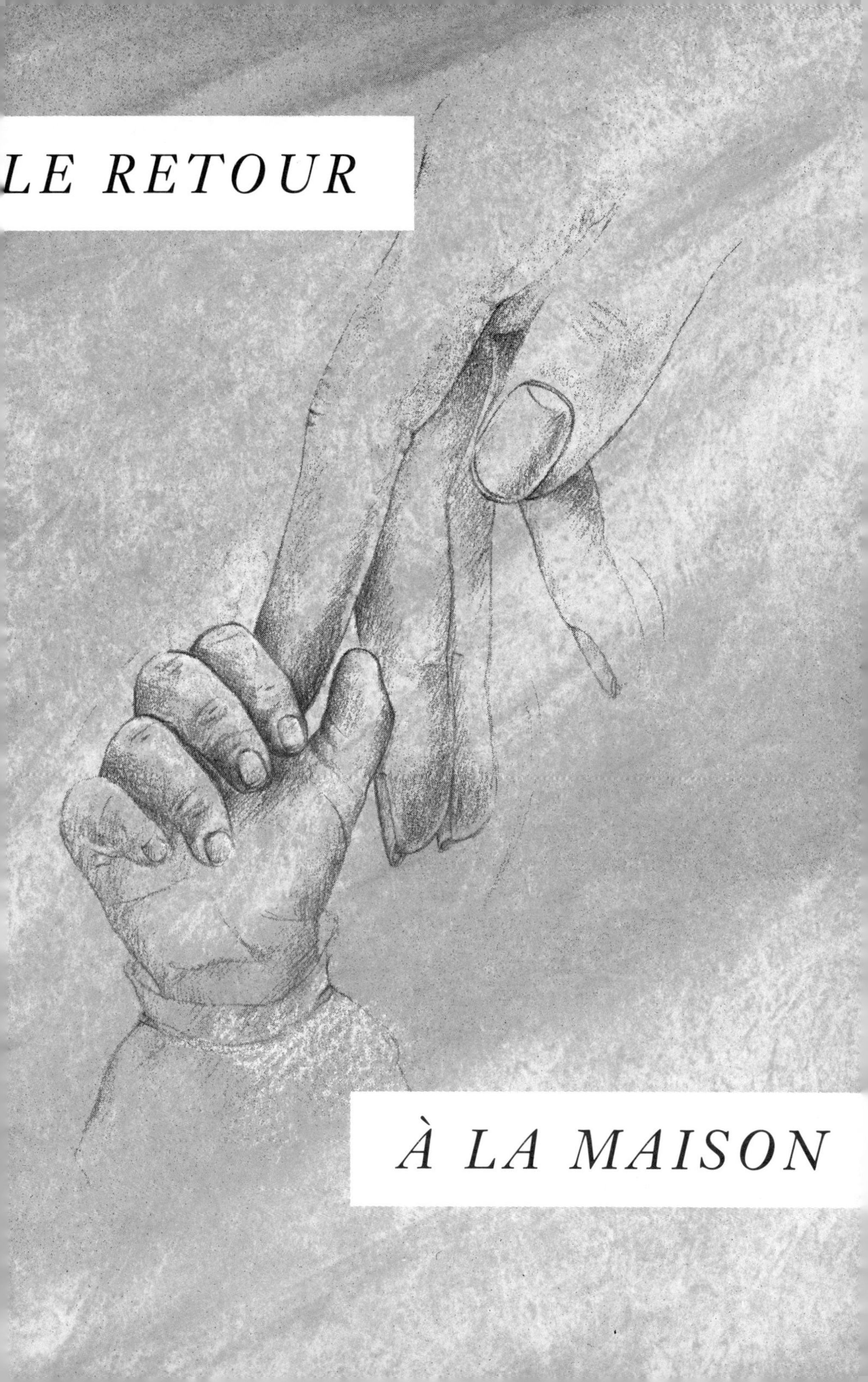

Regagner son foyer, c'est radicaliser et affronter le bouleversement que l'on vient de vivre et dont on n'est pas encore tout à fait revenue.

C'est retrouver un lieu familier et une organisation qui doivent accueillir le nouveau venu.

C'est, paradoxalement, prendre à bras le corps les changements que l'on perçoit pour en atténuer la trop grande portée — ce qui est évidemment souhaitable et qui se fera en intégrant le bébé à la vie de tous les jours.

D'où la nécessité d'une simplification extrême des tâches à laquelle on peut parvenir sans difficulté en se débarrassant de craintes infondées, qui demeurent entretenues, et de gestes inutiles, qui restent encore beaucoup trop souvent conseillés.

Le but ultime étant de faire en sorte que l'enfant trouve au plus tôt sa place au sein d'un couple qu'on devra veiller à former de nouveau, et encore plus solidement qu'avant si c'est possible.

Home, sweet home...

Le retour à la maison est une étape importante dans une aventure de parentalité, que cette aventure soit la première ou qu'il y en ait déjà eu d'autres auparavant.

C'est que la maison n'est pas seulement une adresse ou un repérage social plus ou moins convenu. C'est ce lieu, quel que soit son état, dans lequel on vit. C'est le lieu dont on sait chaque recoin comme on en sait chaque secret. C'est le lieu dont on sait tous les avantages et le moindre inconvénient. C'est parfois un lieu dont l'étroitesse ou l'insalubrité font souffrir et que l'on rêve de quitter. Elle n'en reste pas moins, même en pareille circonstance, le lieu dans lequel on a ses habitudes, plus ou moins agréables et plus ou moins ancrées. C'est le lieu dans lequel on a gravé ses traces et constitué ses souvenirs. C'est une partie de soi, une sorte de prolongement de soi, qui condense à lui seul tout ce qu'on imagine pouvoir mettre dans le mot « familier » : on en reconnaît l'odeur qui s'est fabriquée lentement, on en connaît l'acoustique qui peut varier d'une pièce à l'autre, on en sait la lumière qui change à chaque heure du jour et à chaque saison. C'est ce lieu que l'on retrouve après chaque absence et qui vous happe à nouveau à chaque retour comme pour vous réinstaller dans le cours de votre histoire, parce qu'il en est le témoin ou le confident muet et fidèle. C'est cette enveloppe qui définit l'espace privatif et qui isole du monde extérieur.

Or, c'est dans ce lieu qu'on va accueillir l'enfant et c'est ce lieu aussi qu'on va lui présenter. Il y résidera désormais. Il en fera partie intégrante. Il y tracera à son tour et, au fil du temps, sa marque et son empreinte. Il l'investira peu à peu, se hasardant, dès qu'il en aura acquis la faculté, à en explorer tel ou tel recoin demeuré jusque-là mystérieux. C'est encore ce lieu où il fera, quand surviendront des changements dans le mobilier ou un réaménagement de l'espace, l'expérience de la perte et celle de la nostalgie qui en résulte.

Et voilà venu le jour de ce retour ému. La maison va être dorénavant plus pleine d'une vie nouvelle qui va immanquablement en bouleverser l'organisation. Le cocon accueillant, sans pour autant s'expandre ou s'agrandir, devra intégrer le nouveau venu et lui assurer la même sécurité que celle qu'il a déjà donnée à son entourage.

Voilà de longues semaines déjà qu'on s'est lancé dans les préparatifs appliqués de cette intégration rêvée, espérée et attendue. On a méticuleusement effectué les repérages nécessaires, on a passé et repassé en revue les moindres détails et répété chaque geste. On a tout poli et tout briqué pour parfaire l'atmosphère de la rencontre. Et pourtant on se rend compte rapidement, avec quelque étonnement, que, quel que soit le soin qu'on a mis à ces préparatifs, ce qu'on a conçu avec tant de minutie pour l'accueil du bébé ne correspond pas nécessairement à ce dont il semble avoir réellement besoin. On en aura toujours ou trop, ou pas assez fait. Et l'on découvre une quantité de points de détail qui font problème : c'est tel meuble qui aura été mal disposé ; c'est tel objet qu'on aura cru devoir acquérir et qui s'avère soudainement inutile et encombrant ; c'est tel autre, dont on avait pris la précaution de se munir parce qu'on le croyait indispensable et qui soudain fait double usage avec celui qu'un ami prévenant aura eu l'idée d'offrir… Ce sera toujours une succession de petites contrariétés de cet ordre, des petits riens toujours insignifiants… Sauf à être d'un perfectionnisme maladif, on devrait en principe pouvoir en sourire, s'en amuser et somme toute se réjouir de trouver tant d'occasions supplémentaires de surprise pour prolonger la nouveauté et l'émerveillement. Mais il s'avère qu'on prend toujours conscience de ces distorsions avec un mélange incompréhensible et étonnant d'agacement et d'impatience. Et on se surprend à sentir poindre en soi un malaise tenace et inexplicable.

A quoi cela tient-il ?

A l'expérience que l'on fait une fois de plus — expérience souveraine dont il est heureux qu'elle trouve maintes occasions de se répéter ! — de l'écart qu'il y a entre la réalité de l'enfant — tel qu'il est, là, en chair, avec tout ce que ça implique — et ce qu'on aura imaginé, ce qu'on aura voulu depuis si longtemps, voire depuis toujours, pour lui.

Si on pouvait en tirer la leçon immédiate, on devrait parvenir en principe à aménager aussitôt l'espace sans idée préconçue et agencer les gestes quotidiens avec une plus grande sérénité. Il apparaît cependant qu'une leçon comme celle-là s'avère toujours plus facile à admettre rationnellement qu'à mettre réellement en application.

Pourquoi ?

Tout simplement parce que, sans le vouloir, on se heurte à une forme de culpabilité sourde, insistante et incompréhensible qui accompagne le constat de la plus minime erreur et dont on perçoit combien elle est difficile à évacuer. C'est comme si on se sentait, à chaque fois, brutalement et honteusement pris en faute. C'est comme si on sentait par trop excessif le poids de la responsabilité nouvelle qui incombe et par trop insuffisant l'effort de prévision qu'on y a consacré. C'est comme si on se sentait absolument contraint, sous l'effet de cette pression neuve, de veiller encore plus au moindre détail. Et on a beau se raisonner, prendre de la distance et vouloir y voir clair, il semble impossible de percevoir sainement l'écart qu'il y a entre la réalité qui s'impose et tout ce que l'on en imaginait. Il va sans dire que, si on y parvenait, il serait certainement possible d'entendre dans cette perception une invitation souverainement féconde à prendre utilement en compte la réalité aussi. Mais, le plus souvent, on perçoit cet écart comme une honteuse carence que l'on croit devoir impérativement combler et dont on croit curieusement que le comblement ne peut faire appel qu'à des instances extérieures toujours mieux informées ! On imagine combien un tel malaise et de telles hésitations exposent à des erreurs d'analyse. On imagine combien aisément ils peuvent générer les conflits et ouvrir la voie aux manipulations de toutes sortes.

Comment parvenir à déjouer des pièges d'une situation aussi mouvante et qui contient autant de paramètres insaisissables ? Il faudrait à tout le moins avoir dans son projet et dans sa relation à l'enfant une confiance inébranlable. C'est rarement le cas pour des parents qui vivent leur première expérience de parentalité et à qui il faudra souvent attendre leur second ou leur troisième enfant pour apprendre à faire le tri dans la masse d'informations et de racontars. La sagesse qu'ils auront alors acquise, leur plus grande assurance, leur plus grande justesse de jugement et leur plus grande autonomie décisionnelle, ils en auront, en règle générale, largement payé le prix sous la forme d'une série de désillusions. Dans les meilleurs cas, ils seront parfois parvenus à comprendre comment et de quelle manière les phénomènes les plus disparates se mêlent, s'imbriquent et interfèrent avec la réalité que constituent les besoins immédiats de l'enfant. Mais ils auront dû pour cela parcourir le chemin de l'expérience et apprendre l'ordre nécessaire des choses. Livrés à la richesse d'une imagination avec laquelle ils ont dialogué tout au long des mois de la grossesse, ils n'ont pas toujours pu immédiatement accepter la simplicité et la sécheresse restrictive de la réalité à laquelle ils se sont trouvés confrontés. Ils ont rencontré la réalité du corps de leur enfant, immanquablement parée des atours du projet, toujours merveilleux mais toujours différent, qu'ils avaient forgé pour lui. Tiraillés par les mots d'ordre qui fusent de toute part, ils ont eu, à un moment ou un autre, le sentiment douloureux de devoir procéder à des choix cruciaux. Comme si la réalité qu'ils percevaient ne pouvait s'accommoder des ornements dont ils la revêtaient ou comme si elle devait, au contraire, n'être prise en compte que dans sa seule nudité ! Ils se sont sentis réagir avec une certaine précipitation : acceptant, au mépris de ce qu'ils percevaient, de se plier sans discernement aux avis extérieurs investis de plus de savoir, ou demandant à l'inverse que la réalité fût accommodée à la seule expressivité qui leur parût convenable. L'erreur résidant, dans l'un ou l'autre cas, dans l'ignorance du fait que réalité et imagination sont l'une et l'autre absolument indispensables, qu'elles peuvent faire excellent ménage et être amenées progressivement à se frotter l'une à l'autre, à échanger l'une avec l'autre, à se côtoyer enfin sans nécessairement s'exclure.

L'histoire de toute naissance en passe toujours par ces sortes de mises au point progressives qui devraient en principe non seulement ne pas laisser de trace mais participer à l'édification ultérieure de l'enfant.

Il n'en va pas toujours, hélas, ainsi aujourd'hui. Et on constate combien souvent sur des petits riens viennent se greffer, de manière étonnamment violente, de véritables malaises qui s'avèrent difficiles à effacer ou à surmonter, comme s'ils avaient été irrémédiablement figés au moment de leur survenue. Il faut croire que la souplesse du jeu incessant entre la réalité et l'imagination se trouve être fréquemment perturbée par un ou des éléments extérieurs inattendus et qui en auraient durablement modifié le cours. Il en va ainsi de la médicalisation par trop excessive de la puériculture. Un certain discours continue en effet de proclamer — sans prêter garde au ridicule déjà remarquablement brocardé par l'auteur de *Knock*, par exemple — que tout sujet en bonne santé ne serait jamais qu'un malade qui s'ignore.

Si la médecine a bien cerné les conditions minimales nécessaires à la bonne santé de l'enfant, si elle est parvenue par leur biais à réduire considérablement la mortalité et la morbidité, elle n'est cependant pas toujours parvenue à gérer son propre pouvoir. Quand elle devient envahissante, elle court le risque de contrevenir à l'instauration de rapports détendus entre les parents et les enfants. Elle croit probablement bien faire en essayant de prendre en charge des secteurs qui ne lui reviennent pas nécessairement, et elle s'enferme, sans le vouloir, dans une réputation de toute-puissance encouragée et soutenue par le discours social. Dans nos pays, qui connaissent une baisse sérieuse et préoccupante de la natalité, on s'efforce de faire le plus possible pour maintenir en vie, et si possible en bonne santé physique, les trop rares enfants qui viennent au monde. On ne va évidemment pas se plaindre des mesures avantageuses que génèrent de telles dispositions. On peut néanmoins remarquer qu'elles interviennent souvent au point même où l'angoisse parentale est la plus forte : la responsabilité que chaque parent ressent dans la fonction nouvelle à laquelle il accède se trouve redoublée du fait qu'il ne se sent plus seulement responsable à l'endroit de son partenaire, de son enfant ou de lui-même, mais aussi à l'endroit du corps social tout entier, lequel exerce sur l'enfant une sorte de droit de regard jaloux et suspicieux.

On imagine sur ce fond que la publicité n'ait pas cru devoir rester en retrait ni laisser à l'écart un secteur si remarquablement préparé à son action. Elle s'en est emparée ! Et elle a trouvé des moyens performants et une façon ingénieuse de distiller ses messages : il n'est pas de brochure, parmi celles qui sont distribuées — gratuitement et en nombre, sous prétexte de diffuser une information en principe désintéressée et au seul service du discours médical et des objectifs du discours social —, qui ne se commette à dispenser subtilement ses conseils en la matière. Sous couvert de science et de progrès, les messages ne sont destinés en réalité qu'à promouvoir tel article ou tel autre finalement présentés comme absolument indispensables. Le ressort et le ton dont il est fait usage en la matière ne sont, comme on pouvait s'y attendre, pas plus innocents qu'anodins. On y joue toujours sur l'angoisse parentale et sur le désir véhément qui en résulte de vouloir faire le mieux possible pour son enfant. On ne combat évidemment pas cette angoisse, on n'en démonte pas la nature, on n'en dénonce pas le caractère fictif et gênant, on radicalise, bien au contraire, le désir qui en sourd, on l'encourage, on le légitime, on l'ancre et on en exacerbe le caractère impérieux. On finit par le hisser au tout premier plan et on l'érige comme une précieuse boussole dont il devra être fait usage en chaque circonstance. L'enfermement pernicieux des parents dans leurs craintes imaginaires se trouve ainsi désormais efficacement et solidement cadenassé. Le nouveau-né pourra alors être accueilli dans la société de consommation, dont il deviendra immanquablement un nouveau maillon asservissant et asservi, en attendant de se muer, à son tour et plus tard, en producteur efficient.

Eh bien, **il vaut mieux ne pas tenir compte de tous ces conseils,** de tout ce qu'on peut entendre et qui peut être dit à tort et à travers. Il vaut mieux s'en défier et les mettre à l'écart. **Il vaut mieux ne tenir compte que de ce que l'on perçoit instinctivement *soi-même* comme important, nécessaire ou indispensable.** On a largement, dans la maison réintégrée, de quoi construire intelligemment le devenir de l'enfant, tout en parachevant avec et grâce à lui les statures encore floues des parents que l'on va devenir. L'opération à laquelle on se trouve confronté, au sein même des contingences matérielles que l'on rencontre, est une opération toujours positive, toujours constructive et de nature strictement universelle : on dispose dans cet enfant d'une réalité, on sait, pour l'avoir tant imaginé déjà, ce que l'on veut pour lui et on se trouve au sein même de ce lieu qui abrite, réunit, tisse et permet de faire lien sans exclusive entre toutes les données. On prendra progressivement acte de ce que cette opération de construction n'intéresse pas le seul enfant mais chacun des protagonistes de l'univers familial qui prend forme et qui va se sentir modifié tous les jours un peu plus par ce qu'il vit.

Du pragmatisme avant toute chose !

Voilà pourquoi il importe de mettre en exergue un impératif absolu d'allure grossièrement ergonomique : **toutes les mesures ou dispositions qu'on sera amené à prendre devront avoir pour premier objectif de faciliter au maximum l'existence des parents.** L'enfant tirera plus de profit d'eux s'ils sont détendus que s'ils sont harassés par leurs tentatives de sacrifier à une quantité de rituels absorbants et inutiles. A cet égard, leur activité devra être guidée par le souci d'une **économie de gestes** qui permettra une **économie de temps**. Il n'y a rien de plus déprimant pour de jeunes parents, et pour une maman en particulier, que d'avoir le sentiment d'entreprendre avec les heures une course qui semble perdue d'avance *(cf. encadré)*.

Il faut donc s'évertuer à ne pas faire de l'enfant le centre du dispositif familial. Cette règle de conduite vaut d'ailleurs pour tout enfant quel que soit son sexe, son rang dans la fratrie ou son âge. Elle vaut aussi bien pour le terrain concret de l'expérience que pour son versant affectif et relationnel. C'est la seule qui permette de gérer sans grand problème la relation qu'on aura à lui. C'est la seule également qui puisse à tous égards le protéger efficacement à court et à long terme.

En faire le centre ou le mettre en avant en toute situation revient en réalité à aller à l'encontre du désir profond que l'on a pour lui. Si, par exemple, on avait à le porter dans les bras en avançant face au vent, on ne trouverait pas naturel de le mettre en avant et de se protéger frileusement derrière lui ; on se débrouillerait, bien au

Sur le vif

« Croyez-vous que ce soit si simple ? », proteste la maman de Juliette, 6 semaines, à qui je conseille d'en faire moins. « Je n'ai pas une minute à moi et je ne peux même plus m'occuper de mon intérieur, heureusement d'ailleurs que mon mari l'a pris en charge. On imagine, avant qu'il ne soit là, qu'un bébé c'est seulement le change et les biberons ! Ma grand-mère ne perd pas une occasion de se moquer gentiment de moi. Elle me dit que notre vie d'aujourd'hui est plus simple que celle qu'elle a connue, où il fallait faire bouillir le linge dans la lessiveuse et laver tous les jours des monceaux de couches. Je veux bien, moi ! Mais laver au savon en paillettes et à froid le linge de Juliette, le repasser pour le stériliser, stériliser les biberons, les préparer, les chauffer, les donner, attendre le rot, changer puis coucher Juliette, rester près d'elle pour être sûre qu'elle s'endort bien ! Vous ne pouvez pas imaginer ! Encore que, vous, vous pourriez imaginer, parce que les autres mères doivent bien vous dire la même chose, non ? »

J'ai conseillé à la mère de Juliette d'utiliser sans crainte son lave-vaisselle pour les biberons, de renoncer à leur stérilisation, d'user de son lave-linge pour le linge et de renoncer, enfin, au repassage inutile des pièces de linge. J'ai eu beaucoup de mal à la convaincre ! Mais, à vue de nez, j'ai bien dû lui économiser deux ou trois heures de travail par jour. Le mois d'après, elle ne paraissait guère plus reposée. Elle n'avait plus cependant ses mêmes motifs de plainte à mettre en avant. Nous avons pu parler de choses plus importantes et d'une tout autre nature.

contraire, pour lui faire rempart de son propre corps. Il doit en être exactement de même dans toutes les situations quotidiennes, sans exception. Si on ne centre pas la vie de la maisonnée sur son enfant, si on ne se sent pas préoccupé à chaque instant par sa présence, ses demandes et ses besoins, on ne l'expose pas au vent. On en fait simplement un hôte de plus que l'on va parfaitement intégrer à la vie de tous les jours. On se rendra vite compte, en agissant ainsi, qu'on peut effacer la plus grande partie des problèmes contingents qui font perdre un temps infini. Et ce ne sera pas seulement à soi-même qu'on aura rendu un précieux service, mais à l'enfant aussi, dont la place nettement désignée sera à tous égards infiniment plus facile à occuper.

On imagine aisément, au passage, qu'un ou des **aînés** [1] vivant au foyer accueilleront avec infiniment moins d'animosité ce nouvel arrivant qui, de cette façon, se révèle être traité ni plus ni moins que comme la cousine ou le copain qu'on avait invités aux dernières vacances. On imagine, à l'inverse, la quantité de frustrations qui peuvent naître d'un temps et d'une action consacrés quasi exclusivement à un nouveau venu qui serait à juste titre perçu comme un importun. On pourra, dans le premier cas de figure, profiter de l'occasion pour enseigner à l'aîné ou aux aînés l'accueil, le respect, les notions de partage, la socialisation et tout ce que comporte le registre de la fraternité. Dans le second cas, on se heurtera, malgré toutes les rationalisations et tous les discours dont on usera, à des résistances violentes et qui seront au demeurant parfaitement justifiées.

A partir de telles options, et de l'orientation qu'elles dessinent, tout devient une simple question de bon sens. Il ne sera d'ailleurs pas question ici de faire le tour de l'appartement, pièce après pièce, pour en étudier les aménagements les plus judicieux, ou de détailler les mesures particulières qu'il faudrait prendre. **En toute circonstance, chacun doit faire comme il l'entend et en conformité avec ce qui lui semble le plus pratique.** L'ensemble des conseils qui vont suivre n'a pour seule visée que de mettre à bas un certain nombre de légendes et de débarrasser le comportement parental

1. Il faudrait d'ailleurs, à cet égard, que soit enfin levé l'arrêté préfectoral faisant interdiction aux établissements de soins, et en particulier aux maternités, de laisser monter dans la chambre de la mère les enfants de moins de 15 ans. Cet arrêté, qui se justifierait par des mesures d'hygiène destinées à protéger les enfants de la contagion, n'a strictement plus aucun sens aujourd'hui que les enfants sont parfaitement vaccinés et que la tuberculose est devenue bien plus rare. Sa levée aurait pour avantage de permettre aux aînés de prendre la mesure de la réalité qui se présente et à la mère de ne pas être trop longtemps coupée de ses enfants. Il faut croire que son maintien mis sur le compte de la lenteur administrative doit arranger bien du monde dans le milieu soignant.

d'habitudes qui ont la peau dure et dont rien vraiment ne justifie plus qu'on en demeure les esclaves.

Premier conseil : il ne faut pas — sauf si on l'a déjà fait ! — **se précipiter trop tôt dans des achats excessifs et inutiles**. Nos traditions et nos modes de vie ont largement adopté l'agréable pratique des cadeaux de bienvenue et d'amitié. Il faut avoir le fait à l'esprit et penser sans aucune mesquinerie que bien des choses, qui vont du nécessaire au superflu, viendront tôt ou tard remplir la corbeille du nouveau-né.

Second conseil : **toute la panoplie des articles ménagers** — on l'a entrevu dans le cas rapporté dans l'encadré — qui facilitent la tâche quotidienne des parents est à mettre également sans restriction **au service de l'enfant**, et dès le retour de celui-ci à la maison.

Pour plus de précision, et pour lever les résistances et les doutes qui peuvent glisser dans les esprits, on détaillera la liste des points qui ne méritent plus la défiance avec laquelle ils ont été si longtemps abordés. On ne devra pas s'étonner de les voir se répartir naturellement en trois rubriques, elles-mêmes inspirées des trois registres dont on a repéré combien ils étaient proches et combien ils s'interpénétraient.

PREMIER IMPÉRATIF : ALLÉGER LE POIDS DES CRAINTES IMAGINAIRES !

Pour ce faire, on veillera à chasser férocement et sans la moindre hésitation tout ce qui peut nuire au travail progressif de la prise en compte de la réalité de cet enfant tel qu'il se présente.

On devra donc tout d'abord prendre la plus claire conscience possible du fait que cet enfant est en excellente santé, qu'il n'a *a priori* pas de raison de quitter cet état de bonne santé, qu'il n'est pas le moins du monde un malade potentiel et qu'il va certainement pousser, grandir et grossir parfaitement et sans qu'on ait à s'en préoccuper de manière obsessionnelle. A cet égard, **le pèse-bébé est le premier objet à bannir absolument de son environnement.** Il n'est strictement d'aucune utilité et n'a pas la moindre raison d'être. On croit généralement bien faire en prolongeant le mode de surveillance qu'on a vu s'instaurer à la maternité. Mais la maternité est un établissement médical qui surveille le nouveau-né dans une optique strictement médicale et qui met à profit ce temps de surveillance pour déclarer enfin l'enfant définitivement exempt de tout souci de santé. Or, ce bébé déclaré sain — ne serait-ce que parce qu'on l'a laissé sortir et regagner son domicile — n'a plus à être surveillé. Il doit simplement être élevé, sans plus ! L'usage de ce pèse-bébé est de surcroît source de malentendus et d'angoisses inutiles. On aura, par exemple, certainement lu quelque part que le nouveau-né grossit de 25 grammes par jour. On aura pu ne pas avoir toujours compris qu'un tel chiffre est seulement destiné à fournir une information et qu'il rend compte à cet égard d'une croissance moyenne. Le plus souvent, quand on s'adonne à la pesée quotidienne, on s'accroche sans le vouloir à l'information qu'on a engrangée et on croit devoir jour après jour y confronter ce que l'on constate. Comment les choses pourront-elles se passer le jour où la prise de poids sera de 70 grammes ou bien de 5 grammes, et plus encore le jour où l'on constatera un amaigrissement de 100 grammes ? Il y a fort à parier que les mouvements d'humeur que l'on percevra iront d'un sentiment de fierté, strictement injustifié et peut-être nocif au demeurant, à celui d'un véritable état de panique. Et comment imagine-t-on que puissent être vécues par la mère, le bébé et l'entourage de telles variations d'humeur ? Que peut d'ailleurs signifier pour le bébé lui-même cette sorte de contrôle compulsif de sa prise de poids ? De telles vérifications ne charrient-elles pas vers lui une forme de manque de confiance dans son devenir ? Et quand bien même tout cela ne procéderait-il que d'un désir répété de réassurance d'une mère anxieuse qui craindrait de ne pas assez bien faire, comment cette mère si défiante à son propre endroit pourrait-elle être vécue par son enfant qui attend d'elle presque tout, sinon tout *(cf. encadré)* ? L'aspect du bébé qui grossit naturellement se modifie suffisamment rapidement pour que ses parents s'en rendent compte. L'épreuve que pourrait constituer pour eux l'absence de pesée ne sera jamais que de courte durée et sa traversée aura été une excellente étape dans leur apprentissage, non médiatisé enfin, de leurs rôles respectifs.

SUR LE VIF

« Savez-vous, docteur, que lorsque je vous ai rencontré à la toute première consultation pour Sébastien, vous m'avez, sans le savoir, sauvé la vie ? »

Je connais bien la maman de Sébastien, solide gaillard de 5 ans, je sais ses côtés excessifs et le lyrisme de son tempérament d'artiste — ce qu'elle est dans la réalité. Mais je n'ai pas le moindre souvenir d'une action aussi brillante de ma part. Je manifeste donc autant mon scepticisme que ma curiosité. « Si, si, insiste-t-elle, j'étais entrée dans votre cabinet avec mon bébé dans les bras, complètement défaite, hagarde et absolument effondrée. Je ne dormais plus depuis mon retour de la maternité, j'étais à bout et vraiment prête, tellement je me sentais mal, à me jeter sous une voiture en sortant de chez vous. Ça faisait trois semaines que je n'arrivais pas à faire pour mon enfant tout ce qu'il me fallait faire. Je me disais que j'étais nulle et au-dessous de tout. Je vous ai tout de go déclaré que j'étais certainement une piètre mère, une mauvaise mère, une épouvantable mère, la pire des mères... » Je n'avais toujours pas le moindre souvenir de cette consultation et encore moins d'une tirade que j'imaginais cependant parfaitement plausible de la part de cette jeune femme. Et je ne comprenais toujours pas, et pour cause, en quoi j'avais été aussi brillant qu'elle le déclarait. « Et alors ? » demandai-je. « Vous m'avez froidement répondu : "De toutes les manières, votre enfant n'en a pas d'autre (de mère), ne vous inquiétez pas, faites-lui confiance, il s'en débrouillera tout à fait..." »

*Je ne me souvenais pas non plus de ce détail, mais j'en ai reconnu la possible tonalité, sinon le contenu. Je n'avais rien fait de plus que dire à cette jeune mère l'importance de la réalité de son enfant et lui délivrer cette vérité toute simple, à savoir que **chaque mère est certainement et toujours pour son enfant la meilleure qu'il aurait pu avoir**.*

Dans le même ordre de faits, **il faut apprendre,** quand on en a un, **à se servir du** **lave-vaisselle**. Il n'y a pas de raison pour que les biberons et autres ustensiles utilisés pour le bébé n'y trouvent pas leur place. C'est un moyen de nettoyage efficace, sûr et en un mot excellent à tous égards. Il peut largement remplacer une **stérilisation** dont la pratique a la vie dure et **qui est en réalité parfaite-**

ment inutile. Il faut dire que, là aussi, on pérennise inutilement des manières de faire qui ont eu leur justification mais qui n'ont plus aujourd'hui la moindre raison d'être. Quand on a cherché, par le passé, à éradiquer les épidémies effroyables et hautement meurtrières de diarrhée infantile, il a été nécessaire de porter à l'hygiène alimentaire le maximum d'attention. Et il n'y avait pas de meilleur moyen, pour se débarrasser des germes pathogènes qui rendaient le lait si nocif pour les tubes digestifs, que de s'inspirer des méthodes pastoriennes pour stériliser le lait lui-même tout autant que son contenant. Mais la compréhension plus fine des modes de transmission de l'infection, l'amélioration du traitement du lait et les progrès de l'hygiène générale rendent aujourd'hui strictement inutiles de telles précautions. On reste cependant esclave d'habitudes qui n'ont plus aucun sens et auxquelles on s'adonne par une sorte d'automatisme. Il y a, par exemple, belle lurette que l'on sait de façon certaine combien l'alcool à 90° constitue un mauvais désinfectant. Cela ne l'empêche cependant pas de continuer à être utilisé à grande échelle et dans tous les milieux. Or, l'alcool n'a pas d'autre propriété que d'être un bon solvant des graisses. Mais, toujours dans la crainte de l'infection, on continue d'y recourir devant toute plaie ou toute égratignure. Toutes les infirmières, préleveurs et médecins se font par exemple un devoir d'utiliser un tampon de coton imbibé d'alcool avant de faire la moindre piqûre. Je peux témoigner, pour ma part, que je n'ai jamais sacrifié à cette pratique et que je n'ai pas eu, en près de trente années d'exercice et quelques dizaines de milliers de piqûres, le moindre problème d'infection. Mes patients en ont été parfois interloqués, mais ils ont eu l'intelligence de recevoir mes explications et ont fini par en être édifiés. En réalité, et pour presque tous les problèmes que l'on rencontre (brûlure, plaie ouverte de la peau ou du cuir chevelu, cors infectés ou boutons divers...), c'est encore l'eau courante et, à la rigueur, le savon en complément qui sont de loin les meilleurs désinfectants.

Il faut par ailleurs savoir que la stérilisation obéit à la loi du tout ou rien — il suffit d'un simple séjour en salle d'opération pour s'en convaincre. Ou bien elle est rigoureuse, ou bien elle n'est pas, revenant alors à une simple opération de propreté poussée — ce qui s'obtient aisément avec une vaisselle soigneuse. Conséquence de cette rigueur : prendre simplement avec les mains, même lavées au préalable, un biberon fait de ce biberon qu'il n'est plus du tout stérile. La stérilisation recherchée et obtenue est fragile et infiniment altérable. Que penser donc des efforts qu'on aura déployés pour l'obtenir quand un bébé colle son visage contre le vêtement de la personne qui lui donne le biberon et vient de temps en temps, entre deux goulées, y mettre la bouche et le sucer : la stérilisation avait-elle la moindre raison d'être pour être si facilement entamée par ce vêtement non stérile ? Et à quoi auront raisonnablement servi la stérilisation du biberon et celle de la tétine ? Il m'est arrivé de voir des mères, soucieuses de cette dimension d'infinie propreté et s'y livrant sans effort, sucer la tétine du biberon pour en mesurer la température. Je n'ai rien, ceci dit, contre un geste maternel extrêmement fréquent qui traduit en général une certaine tendresse et une bonne qualité du rapport à l'enfant. Mais que devient la stérilisation dans tout cela ? Elle est réduite, encore une fois, à une forme de rituel censé être rassurant mais strictement inutile quand il est rapporté au temps perdu et à l'investissement pécuniaire qu'il nécessite. **On peut réellement et définitivement ranger au musée des traditions obsolètes les stérilisateurs de toutes sortes,** y compris au demeurant les stérilisateurs à froid, c'est-à-dire ces bains antiseptiques dans lesquels on met les biberons et tétines à tremper et qui laissent fréquemment un goût chimique si prononcé que nombre de mères, sainement soucieuses du confort gustatif de leurs bébés, me confessent rincer à l'eau les biberons après les avoir retirés de la fameuse solution ! De fait, l'usage du stérilisateur ne se justifie que dans une circonstance : c'est lorsqu'on veut préparer une grande quantité de biberons, comme dans une maternité ou une crèche par exemple, ou bien à la maison quand on veut préparer d'un seul coup tous les biberons pour la journée. Mais, là encore, on se lancerait dans une activité strictement injustifiée, tant la préparation des biberons, grâce aux progrès réalisés par les fabricants de lait en poudre, est devenue quelque chose de rapide et de simple. D'autant qu'arrivent sur le marché les biberons déjà prêts et les laits en packs qui réduisent les manœuvres et les risques encourus.

On pourrait avoir encore quelque résistance à ce discours inhabituel et vouloir le combattre en invoquant la différence entre les germes saprophytes et les germes pathogènes (cf. p. 78). La stérilisation ne cherchant pas à détruire les premiers mais seulement les seconds. Il faut alors savoir que les seconds sont bien moins fréquents qu'on ne l'imagine, qu'ils ne résident pas en principe dans les demeures privées, qu'ils préfèrent de beaucoup les collectivités et qu'ils parviennent à s'y transmettre malgré les précautions auxquelles on sacrifie cependant dans ces mêmes collectivités. On ne peut pas reprocher aux crèches (cf. p. 590) de ne pas stériliser leur matériel. Et les épidémies de rhinopharyngite et surtout de gastro-entérite s'y propagent sans restriction. C'est que le vecteur des germes dans le premier cas est l'air ambiant lui-même et, dans le second, l'air ambiant autant que les mains des puéricultrices, qui sont cependant incontestablement lavées après chaque change. Il faut dire que les voies de la contamination en collectivité sont difficiles à cerner avec précision. Il suffit donc en principe de laver après usage le biberon utilisé avec un liquide vaisselle, de veiller à en ôter toute trace de lait en le secouant énergiquement et de le rincer à l'eau chaude puis à l'eau froide, qui supprime la formation de mousse et permet d'éliminer toute trace de détergent.

Dans le même ordre de faits et dans la même logique, **il est strictement inutile,** sous nos climats, **d'utiliser de l'eau minérale**. Ce n'est pas nuisible de le faire, c'est simplement inutile. **L'eau du robinet est tout à fait parfaite pour la préparation des biberons.** C'est une eau potable, propre, bien traitée, normalement destinée à désaltérer la population adulte, on ne voit pas pourquoi elle ne conviendrait pas aux bébés, qui sont à tous égards infiniment plus résistants que les adultes. Deux ordres d'arguments sont généralement utilisés pour la promotion des eaux minérales[1]. Leur plus

---

1. On ne peut pas ignorer l'importance du problème social que soulève cette question. La récession entraînée par l'abandon des eaux minérales risque en effet de provoquer le chômage de milliers de personnes. Mais la plus grande utilisation de l'eau du robinet nécessitera elle aussi un plus grand soin porté aux canalisations, lequel amènerait une augmentation sensible du travail dans ce secteur. Activité qui compenserait le chômage redouté. Ces vastes questions nous dépassent quelque peu.

Notons tout de même, au passage, l'ingéniosité d'un judicieux conditionnement d'eau minérale en bouteille de 33 centilitres qui, munie d'un adaptateur pour tétine de biberon, se révèle utile pour la promenade.

grande pureté microbienne, tout d'abord. Nous gardons à cet égard un rapport très fort à la pureté de l'eau de source, je ne suis pas sûr qu'il ne fonctionne pas plus comme un symbole. Car, que devient au bout de quelques heures une bouteille d'eau minérale qui a été ouverte ? Ni plus ni moins qu'un véritable bouillon de culture, infiniment plus riche en microbes que l'eau du robinet, qui obéit à des critères constants de pureté : moins de 10 000 germes par millilitre, ce qui est peu, soit dit en passant ! Cet argument mérite au demeurant qu'on s'y arrête, pour encore mieux se débarrasser de la fameuse nécessité de la stérilisation, puisque en règle générale on utilise cette eau telle quelle dans le biberon qu'on a cependant stérilisé ! Le second argument dont on use concerne la faible minéralisation des eaux dites — est-ce pour cette raison ? — minérales. Ces eaux sont certes moins minéralisées que l'eau courante, mais il faut savoir que la plus grande partie des minéraux contenus dans l'eau du robinet s'y trouvent sous une forme insoluble — témoin, le calcaire qui se dépose sur les parois de la casserole quand on fait bouillir de l'eau ! — et ne sont donc pas absorbés par l'intestin du bébé qui les restitue intégralement dans les selles ! Il se trouvera toujours des écrits pour jeter l'alarme du côté du plomb des conduites ou des nitrites de la nappe phréatique. S'il en était ainsi et que cela devait atteindre des seuils dangereux, pourquoi devrait-on s'en inquiéter pour les enfants seulement ? Et pourrait-on imaginer les services d'hygiène des communes demeurant impassibles ? On a donc bien des raisons, à moins de tenir à continuer de cultiver son masochisme, de se dispenser de constituer des stocks de bouteilles d'eau minérale. Les seules qui peuvent être parfois et temporairement utiles sont les eaux riches en magnésium — telles que l'eau de Contrexeville ou l'eau de Vittel Hépar, qui peuvent lever les constipations passagères des bébés (cf. p. 714) — ou les eaux carbonatées — telles que l'eau de Vichy Célestin, utile dans certaines formes de vomissements (cf. p. 652) ou dans le traitement du muguet (cf. p. 700) —, ainsi que l'eau fluorée, comme l'eau de Badoit, utile pour la prévention des caries dentaires. On remarque que ces points précis font rentrer les eaux minérales dans le cadre de la prescription médicale et les excluent de la panoplie nécessaire aux soins habituels du bébé. Quand j'aborde ce point de la puériculture, je le fais en général avec une prudence motivée par la raison que ces habitudes sont tellement ancrées dans nos manières de penser et tellement soutenues par d'énormes budgets publicitaires qu'il n'est pas facile d'en débarrasser aisément les consommateurs. Je prends donc la précaution de m'enquérir des habitudes des parents concernant leur propre choix d'eau de boisson. S'ils me déclarent s'accommoder pour leur usage de l'eau du robinet, la partie est gagnée, sinon il me semble plus judicieux de ne pas leur créer de conflit dans leur propre manière de procéder. Sauf évidemment s'ils me parlent du « goût » ou de l'odeur de l'eau qui peut être plus ou moins javellisée selon les points de distribution... Cet ultime inconvénient est d'ailleurs appelé sous peu à disparaître avec la généralisation des procédés de nanofiltration membranaire qui ont vu le jour en septembre 1992 dans la région parisienne à Auvers-sur-Oise.

Dans les années 70, dans un grand hôpital d'enfants parisien, nous avons eu, au cours même d'une hospitalisation, un cas de méthémoglobinémie. Cette maladie, qui est due à une difficulté transitoire mais hautement préoccupante de l'hémoglobine (le pigment des globules rouges) à se lier à l'oxygène, peut être d'origine génétique (pour ce cas précis, c'était une maladie génétique) ou provoquée par exemple par l'absorption de nitrites, lesquels peuvent être contenus dans l'eau de boisson pour peu qu'elle ait été contaminée par les engrais répandus sur les sols cultivés. Puisque le cas s'était déclaré au cours de l'hospitalisation justifiée par un autre motif, une enquête s'est avérée nécessaire auprès de la biberonnerie de l'hôpital : elle visait à déterminer avec quelle eau avaient été préparés les biberons pris par cet enfant. Nous avons eu ainsi l'occasion d'apprendre que les biberons de la biberonnerie de cet hôpital, tout comme ceux de toutes les biberonneries des hôpitaux de l'Assistance publique de Paris, étaient préparés, comme ils l'avaient toujours été, à l'eau du robinet, même quand ils étaient destinés à des prématurés. Bien curieuse constatation quand on sait que les adultes hospitalisés ont toujours eu droit à de l'eau de table. Mystère de la distribution, des incidences budgétaires ou du respect de certaines habitudes ? Je n'irai pas plus loin dans mes supputations, j'en profiterai simplement pour faire remarquer qu'un usage si répandu de l'eau du robinet, dans les services d'où sont édictées les mesures censées être les plus scientifiques, invite à avoir, par rapport à ces mesures comme à l'usage qu'on en fait, une certaine et saine distance.

On peut donc prendre au robinet la quantité d'eau dont on a besoin, y verser la poudre de lait et agiter. Il ne restera plus qu'à chauffer si on l'estime nécessaire. Au cas où on disposerait d'un chauffe-eau au gaz, on peut directement prendre de l'eau au robinet d'eau chaude après l'avoir laissée couler un instant. Si le chauffe-eau est électrique, c'est différent, dans la mesure où l'eau chaude a stagné longtemps et a pu prendre un goût métallique, désagréable sans être pour autant dangereux. Voilà, il n'y a rien de plus simple à faire et on économise une quantité de temps appréciable. C'est ainsi et jamais autrement qu'on devrait désormais procéder.

DEUXIÈME IMPÉRATIF : PRENDRE EN COMPTE LA RÉALITÉ DANS SA DIMENSION PROPRE

On l'a déjà dit, les soins réservés à l'hôte nouveau qu'est le bébé dans la maison ne doivent pas faire de différence notoire entre lui et les autres occupants de la maison. On a découvert l'avantage que représente l'utilisation du lave-vaisselle ; on peut en extrapoler un enseignement pour les autres appareils ménagers de la maison.

Il n'y a pas de raison, par exemple, de réserver dans le **réfrigérateur** un rayon spécial aux aliments du bébé. Pour ce qui concerne les aliments solides, ils s'y conservent comme tous les autres et guère différemment — et le compartiment de congélation sera utile pour stocker les produits surgelés qu'on lui fera consommer sans réserve et sans hésitation. Mais les biberons n'y ont pas, en principe, leur place. S'il reste du lait dans un biberon, il vaut mieux le jeter et en préparer un autre plus tard si le bébé en réclame. Et il n'est pas question non plus de préparer un biberon à l'avance et de le laisser au réfrigérateur pour que la grand-mère ou la baby-sitter puisse le trouver prêt plus tard. Le lait est un excellent milieu de culture pour les microbes, qui pourraient se mettre rapidement à y pulluler. Et même si l'on sait que ces microbes sont en principe détruits par le froid, il vaut mieux ne courir aucun risque, d'autant que les virus, eux, sont généralement insensibles à la température du réfrigérateur. C'est d'ailleurs dans ce cas de figure précis et seulement celui-là qu'une parfaite stérilisation pourrait se justifier. Mais il est infiniment plus simple de laisser à la personne qui aura la garde du bébé de quoi préparer le biberon. C'est une chose à la portée du premier venu et rendue d'autant plus rapide qu'on peut éventuellement utiliser le **micro-onde**[1] pour dégeler les surgelés ou pour le chauffage de ce biberon. Quelques secondes suffisent en principe pour obtenir une température convenable. Encore qu'il faille tout de même se méfier et prendre en l'occurrence une précaution élémentaire. On sait en effet que ce genre d'appareil chauffe le contenu des récipients sans élever la température de ceux-ci. Il vaut donc mieux vérifier que le lait n'est pas trop brûlant en s'en versant quelques gouttes sur le dos de la main. C'est au demeurant une bonne occasion de signaler que la température du biberon a généralement bien peu d'incidence sur son acceptabilité[2] par le bébé. Il y déjà plusieurs décennies que la chose a été rigoureusement démontrée. On a suivi pendant de nombreux mois un grand nombre de bébés qui ont été répartis en séries recevant des biberons à température variant de 2° d'une série à l'autre, les séries allant de 4 à 38°. On a observé que leurs courbes de croissance étaient strictement identiques. Autrement dit, on peut parfaitement donner un biberon froid sans que cela présente le moindre inconvénient — c'est même parfois agréable en été par les grandes chaleurs. Il est certain cependant qu'au plan individuel on peut rencontrer l'expression de différences notables et que certains bébés n'apprécient que les biberons tièdes,

1. La grande presse et certaines publications médicales ont fait état en 1992 de travaux concluant à l'effet nocif des fours à micro-ondes sur la structure des aliments, qui seraient dénaturés (en particulier les protéines du lait) et privés de leurs vitamines. Les renseignements que j'ai pris auprès de sources autorisées ne m'ont pas permis de donner crédit à ces rumeurs. Je n'ai d'ailleurs pas observé, chez mes petits patients dont les parents utilisent depuis des années les micro-ondes, le moindre trouble. Je vois mal d'ailleurs la toute-puissante FDA (Food and Drug Administration) américaine laisser s'écouler, sur le marché qu'elle contrôle jalousement, des appareils utilisés là-bas depuis des lustres. Aussi serais-je porté à croire que les rumeurs enregistrées relèvent de la guerre économique que se livrent les fabricants concurrents.

2. Indépendamment de cela, il faut savoir qu'au-dessus de 55°, outre le fait que le biberon serait alors dangereux parce que brûlant, le lait en poudre, même le biberon une fois refroidi, serait dénaturé et deviendrait indigeste. C'est la raison pour laquelle on ne prépare jamais les bouillies à cuire directement avec du lait en poudre.

alors que d'autres les préfèrent chauds ou froids, quelle que soit la saison. C'est encore une occasion de remarquer qu'un bébé a ses préférences et ses paramètres propres, et que les découvrir et en prendre acte est une autre manière de faire sa place à sa réalité, qui peut parfaitement différer de celle de son voisin sans pour autant être anormale. Il semble au demeurant que les échanges de confidences que les mères se font sur les bancs des squares comme dans les salles d'attente des pédiatres n'ont pas d'autre fonction que de les amener progressivement à accepter avec une plus grande sérénité la réalité qu'elles rencontrent une fois de plus à cette occasion et qui ne correspond évidemment pas à l'« image » qu'elles s'en faisaient.

Il serait tout autant regrettable, sous on ne sait plus quel fallacieux prétexte, de ne pas profiter de la commodité qu'offre l'usage du **lave-linge**. C'est peut-être pour freiner une véritable avalanche de bénéfices, consécutifs à l'allégement des tâches maternelles qu'il procure, que cet appareil continue de passer pour être interdit au linge de l'enfant. Les mères d'il y a quelques décennies l'auraient sans doute fermement investi si elles l'avaient pu, quand elles avaient à laver tous les jours des monceaux de langes et de couches en coton. On n'en est plus là aujourd'hui puisqu'on dispose de cet immense progrès que constituent les couches jetables. Il reste cependant le linge de corps et toutes les pièces vestimentaires. Il n'y a vraiment aucune raison pour ne pas les mettre à laver dans la machine. Il y a bien eu à un moment des problèmes de peau, qui avaient été rapportés à des intolérances aux enzymes des **lessives**. Mais la chose date : les marchands de lessive qui se livrent entre eux, à coups de publicités insipides et abrutissantes, à une concurrence des plus féroces, ont pris les précautions qu'il fallait pour ne pas perdre la moindre parcelle de marché. Les progrès techniques des appareillages eux-mêmes permettent aujourd'hui une série de rinçages qui débarrassent en général le linge de la moindre parcelle de lessive. Si on garde cependant une quelconque réticence et qu'on tienne à placer en ce point sa propre note écologico-exotique, on peut toujours utiliser le lave-linge avec du savon en paillettes. De toutes les manières, il n'y a pas non plus de raison de séparer délibérément le linge du bébé de celui des autres membres de la famille et de le ranger dans une corbeille à part dans l'attente du lavage : une brassière souillée de bave ou de vomi n'est pas différente sur le plan de l'hygiène d'un tricot de corps, d'une serviette de toilette ou d'une culotte. La seule précaution qui soit à prendre en compte concerne, comme pour les autres vêtements, la couleur et la température de lavage des pièces de linge. Après quoi, sauf à vouloir sacrifier à l'esthétique, il n'y a strictement aucune raison hygiénique à aller s'embarrasser d'un repassage méticuleux. Il faudra au demeurant choisir des modèles que les fabricants modernes ont eu la bonne idée de lancer sur le marché : les **bodys**, qui ont supplanté les antiques et inutiles brassières et qui ont l'avantage de bien tenir le bébé depuis les épaules jusqu'au pubis et de l'empêcher d'avoir le ventre découvert ; les pyjamas en tissu éponge, qui ont réussi à allier le confort à une esthétique non négligeable ; et les vêtements de dessus, qui ont enfin appris à bannir les boutons et boutonnières au profit des bien pratiques **velcros**.

Pour ce qui concerne l'installation d'un coin destiné à changer le bébé, il vaut mieux, si possible, le prévoir confortable. On peut évidemment procéder sans inconvénient à l'opération en tout lieu, sur le lit, sur un coin de table ou sur une commode. Mais, à la longue, on se fatigue rapidement le dos si on n'est pas installé à la bonne hauteur. Sans faire nécessairement référence au mobilier que l'on trouve sur le marché, il vaudra mieux prévoir un plan **à la bonne hauteur**[1] pour n'avoir pas à se contorsionner plusieurs fois par jour. On essaiera également, dans la mesure du possible, de mettre ce plan dans la salle de bains pour être près d'un point d'eau. On verra en effet que le meilleur moyen de nettoyer un bébé demeure l'eau courante. Le lavabo sera évidemment utile même pour le bain les premières semaines. Plus tard, on pourra adapter une petite baignoire sur la grande ou se servir directement de cette dernière. On disposera, près de ce plan et à portée immédiate de la main, tout ce

1. Bonne occasion à saisir pour insister sur une précaution élémentaire et d'importance : **il ne faut jamais s'éloigner d'un bébé, quel que soit son âge, en le laissant couché parallèlement à un bord. Il risque de rouler et tomber. On peut en revanche s'en éloigner sans crainte en ayant pris la précaution de le mettre perpendiculaire à ce bord.**

dont on pourra avoir éventuellement besoin, en bannissant les éponges (qui, elles, sont de véritables nids de microbes !) au bénéfice du coton **(en paquet)** et du gant de toilette, qui peut aller à la machine. Une poubelle, fermée et manœuvrable au pied, complétera utilement l'installation.

Troisième impératif : ne pas perdre de vue que cet enfant a été fait à deux !

On doit savoir, en effet, que si l'on ne garde pas cette évidence sans cesse présente à l'esprit, on verra la réalité venir tôt ou tard la rappeler. Et il vaut mieux, autant que faire se peut, essayer de ne pas en arriver là. Parce que les modes qu'emprunte la réalité pour ses rappels à l'ordre sont toujours pétris dans une souffrance dont il vaut mieux faire l'économie.

Il est certain que, dans ce registre, les choses ont considérablement évolué ces dernières années. Les repères habituels qui ont prévalu pendant des millénaires — partage hiérarchisé et dissymétrique des tâches entre mères et pères — ont été complètement bouleversés. Principalement, semble-t-il, sous la pression de mouvements féministes qui n'ont pas manqué de rencontrer autant de solides résistances que des adhésions dont l'enthousiasme était parfois suspect. Une remise progressive des pendules à l'heure, dans un chapitre des plus cruciaux, aurait peut-être été tôt ou tard entreprise par les protagonistes eux-mêmes. Elle aurait certainement été formatrice pour chacun d'eux, constituant une source incontestable de progrès pour le corps social dans son ensemble. Elle aurait pu parvenir, par sa seule pertinence, à modifier sensiblement les attitudes traditionnelles. Il a malheureusement fallu que les médias s'en emparent et entreprennent, comme à leur habitude, de faire mousser le débat en versant suffisamment d'huile sur un feu qui ne demandait qu'à prendre. On a ainsi vu fleurir les interviews et les feuilletons sur les **nouveaux pères**, dont la mode a été opportunément mise sur orbite en même temps que leur appellation était labélisée. Les échanges entendus en consultation à cette époque n'étaient pas des plus sereins et tradui-

SUR LE VIF

■ *« S'il n'en tenait qu'à moi, dit la maman de Sophie, 4 mois, je plaquerais tout pour en faire deux ou trois autres comme ça et les élever. » Il est vrai que Sophie, tout comme son frère Benjamin, qui a 2 ans et demi, est potelée, rose, délicieuse et craquante ! Mais leur mère n'exerce pas n'importe quel métier. Elle est chef de clinique en neurologie. Elle me raconte cela parce qu'elle m'explique qu'elle vient de refuser un poste prestigieux pour ne pas abandonner la tétée qu'elle continue de donner à sa fillette. Il n'en « tient » pas à elle, mais à la situation financière du couple qui a encore besoin de ce salaire d'appoint. Elle s'adresse enfin à Sophie : « Tu te trouveras un mari riche, toi, et tu pourras élever tes enfants. » Message pour le moins singulier.*

■ *C'est le même sentiment et le même regret qu'exprime la maman de Jérôme, 2 ans, et de Vivien, 5 mois. Elle dit combien elle en a assez d'être par monts et par vaux. C'est que cette brillante jeune femme enseigne une spécialité pointue d'informatique à Paris… Stanford (Californie) et Genève ! « Je suis coincée par mon travail et par mes recherches. Si je laisse tomber, quand les enfants auront grandi, j'aurai perdu pied. Et si je continue, je devrai me rendre compte un jour ou l'autre que je serai passée à côté des plus belles choses de ces années. »*

■ *La mère de Raphaël a elle aussi rapidement fait son choix. Son mari, sa maison, son foyer et son enfant avant tout ! Elle a dit au revoir à son agrégation de lettres classiques, à son doctorat d'Etat et à son poste à l'Université. « Je verrai plus tard. Pour l'instant, je ne veux pas perdre une once ou une seconde de ce bonheur. »*

■ *La mère de Bénédicte avait fait ses calculs pour profiter au mieux des dispositions légales et avoir le plus long congé de maternité possible. Enseignante en économie, elle avait raté son agrégation à l'oral et avait compensé cet échec en programmant sa grossesse. La reprise de travail s'est avérée pénible. Elle a su profiter d'autres disposi-*

→

tions qui lui permettaient de prendre un congé supplémentaire pour préparer à nouveau son agrégation, qu'elle a encore ratée. Puis, ayant épuisé tous les subterfuges, elle a décidé de donner sa démission définitive et de faire un autre enfant : « Evidemment, pour mon père, je deviens moins que rien, mais ce qui compte pour moi, c'est ce que je vais vivre avec mes enfants... »

- *Etc., etc., etc.*

saient le plus souvent la manière dont le fond du débat, réfracté comme il l'avait été, avait simplement sombré dans le ridicule et le malentendu *(cf. encadré)*.

Ce débat s'est donc rapidement mué en un véritable combat. Lequel, comme tous les combats, n'a pu tomber que dans les excès. Il y a, malheureusement, manqué l'approfondissement d'une réflexion, qui s'est contentée de ne traiter que de la forme ou des données immédiates et superficielles du problème. Que le statut de la femme ait été amené à subir au cours des dernières décennies une véritable mutation constitue un fait irrécusable qui est, aujourd'hui, définitivement entériné. Son inscription dans le monde du travail semble pour la plupart des sociologues un phénomène irréversible. Et on le conçoit aisément tant s'y accroche un phénomène identitaire d'importance. Cette mutation me semble cependant bien trop récente pour qu'on puisse en évaluer, sereinement et à tous les niveaux, les avantages et les inconvénients. Que peut valoir un recul de quelques générations à l'échelle de l'histoire de l'humanité qui a forgé nos comportements actuels ? A la seule échelle de mon poste d'observation personnelle, je me dois de signaler l'éclosion récente d'attitudes et de comportements que je n'aurais pas cru pouvoir rencontrer il y a seulement cinq ans ! Est-ce l'amorce d'un mouvement de recul ? Je ne le crois pas. Je pense que c'est un simple effet de balancier et que les mouvements qui bouleversent le monde du travail, autant que le recul du féminisme activiste, sont en train de redessiner, sur un mode appelé certainement à encore plus évoluer vers la nuance, le paysage du travail féminin.

A un niveau plus concret, les revendications formulées aujourd'hui par les femmes à propos du partage des tâches domestiques sont des plus légitimes. Elles sont, notons-le, le plus souvent admises sans grande difficulté — au moins sur le plan formel ! — par leurs partenaires. Elles ne sont pourtant pas sans entraîner parfois encore de sérieux problèmes. On peut évidemment considérer le fait comme relevant d'une simple question d'ajustage qui prendra peut-être, pour parvenir à un point de meilleur équilibre, le temps de quelques générations. Mais cela n'a rien d'encourageant, car les individus en situation ne peuvent pas se contenter d'une si piètre consolation et préfèrent sans aucun doute une ébauche de solution à un stérile et vain étalage de leurs difficultés. On ne peut, hélas, répondre à leur attente qu'en abandonnant le registre des réalités envahissantes pour rejoindre celui, plus subtil, des éléments qui gèrent en profondeur et depuis toujours ce vaste ensemble.

Dans le fond, **il importe peu que ce soit le père ou la mère qui biberonne, change, baigne, passe l'aspirateur, fasse la vaisselle ou la cuisine. Il faut et il suffit** simplement qu'il ne puisse y avoir à aucun moment de confusion dans les rôles ou les prérogatives. Autrement dit, **qu'une mère demeure toujours une mère et qu'un père demeure toujours un père.**

Ce n'est pas aussi évident qu'on pourrait le croire, car les parents n'accèdent pas de manière symétrique ou identique à leur stature parentale spécifique.

L'accès à la parentalité

Si une femme devient mère sans éprouver le plus souvent de difficulté ou de rupture majeure avec les potentialités de son corps et avec ce que lui a enseigné la vie depuis son plus jeune âge, un homme ne devient pas père avec la même apparente aisance : il n'est pas rare qu'il se trouve encombré par ce qu'il aura glané ou laissé en suspens au long de son expérience.

Une mère, identique par son corps et son statut à la sienne propre, la retrouve en règle générale sous des auspices favorables et ancre, dans la relation qu'elle a toujours eue à elle, l'impulsion de sa trajectoire nouvelle. Il arrive évidemment qu'elle n'ait parfois pas réussi à liquider un contentieux qui empoisonne leur dialogue et qu'elle soit contrainte à cette occasion de revenir sur un vieux débat. Il est exceptionnel, même dans ce genre de circonstances, qu'elle ne soit pas amenée à reconsidérer la situation. Comme si sa mutation récente et les émotions nouvelles qui l'assaillent l'inclinaient imperceptiblement à l'indulgence en l'invitant à la composition.

Avec son père, les choses se passent autrement. Elle sera amenée tôt ou tard à remarquer qu'il ne la traite plus de la même manière : le statut nouveau de mère auquel elle a accédé se sera intimement accolé à celui de la fille qu'elle était, lui valant un changement d'attitude de la part de cet homme qui, lui-même fils d'une mère, remettra à son insu cette dimension composite et toujours émouvante, même si elle a été enfouie, au premier plan de leurs échanges. Cela ne donne pas forcément aux rapports une allure idyllique, mais, s'il y a ou s'il y avait un différend, il sera probablement mis pour quelque temps entre parenthèses.

Il arrive souvent, en revanche, qu'un père se sente encombré par la relation qu'il a eue à sa mère. Il peut continuer de s'en défier, par exemple ; il court alors le risque de plaquer à son insu une défiance incontrôlable et similaire sur sa femme devenue « mère » à son tour : d'où une fréquente mauvaise humeur caractérisée par une agressivité larvée, un état de crispation permanente, des critiques incessantes et injustifiées qui peuvent aller parfois jusqu'au désintérêt ou à la fuite — ces « accidents de la paternité » sont bien moins rares qu'on ne l'imagine. S'il demeure au contraire profondément attaché à sa génitrice, le malaise du père s'exprimera sur un mode inattendu et prendra pour relais le piège que constitue pour lui son bébé : en le prenant dans les bras, il se retrouverait à son insu dans l'état où il a pu se sentir au même âge, quand des bras maternels l'entouraient d'autant de protection qu'il pouvait désirer. Cette identification, la toute première qu'éprouve un humain, peut revenir en force et l'envahir alors au point de susciter en lui, à son corps défendant, un violent désir de maternage qui le ferait en quelque sorte semblable, même passagèrement, à celle dont il continue de porter sur lui la trace. On peut l'imaginer prêt à se muer tout entier en « mère », à devenir une « mère bis » et à entreprendre, à son insu et sous les applaudissements d'un entourage attendri, de supplanter la mère de son enfant. Il est indéniable qu'un processus de ce type intervient toujours dans l'instauration de la relation d'un homme à son enfant et qu'il est au cœur de l'attachement comme de l'amour paternels. Encore faut-il qu'il ne déborde pas certaines limites destinées à préserver de la confusion — laquelle a probablement donné naissance, par voie de contagion, à la vogue que l'on a connue des « nouveaux pères ».

Du côté de la relation à son père, il est rare qu'un homme ne garde pas une forme de gêne teintée d'une animosité plus ou moins identifiée, plus ou moins reconnue et dépassée. Quand il se retrouve dans sa nouvelle position, il perçoit le retour des relents de cette aventure, à la nuance près que c'est lui qui se trouve désormais en position de cible potentielle de l'animosité dont il a parfaitement raison de supputer l'éclosion ultérieure chez son enfant — ce qui risque au passage de l'encourager à opter pour l'attitude maternante dont on a perçu l'attractivité. C'est pour cette raison que l'on rencontre fréquemment une sorte de soulagement et de joie chez les pères de fille qui pensent — bien à tort, au demeurant — qu'ils pourront faire l'économie de cette tension et qu'ils y parviendront grâce à la séduction qu'ils comptent déployer.

Ce sont ces faits, informulés, informulables et pratiquement inaccessibles à la conscience, que les jeunes parents rencontrent, à leur insu, dès le jour de leur accès à la parentalité. Ce sont ces faits, inhérents à cette partie de leur aventure, dont ils auront à débattre tout au long de leur vie — même quand leurs enfants, plus tard, auront quitté leur foyer et qu'ils auront eux aussi accédé à leur propre statut de parents. Ce sont ces mêmes faits qui illustrent mieux que d'autres, à ce moment singulier de la vie, les scansions d'une histoire qui se transmet d'une génération à la suivante. Il vaut mieux en savoir au plus tôt l'existence, en repérer les manifestations multiples et multiformes, et ne pas en reporter la prise en considération. Ils interviennent en effet dans la vie de tous les jours et pratiquement à chaque instant, fût-il des plus passagers, ou pour chaque chose, fût-elle parfois des plus futiles. **Il vaut mieux tenter de les comprendre, même si leur résolution se trouve hors du champ**

de la simple volonté, plutôt que de s'en laisser déborder en les vivant sur le mode de la persécution. Ils ne peuvent cependant délivrer la clé de leur mystère que par le truchement des mécanismes intimes qui les promeuvent et en régissent inéluctablement l'éclosion. Or, ces mécanismes sont liés à la différence sexuelle des deux parents et au fait que cette différence sexuelle inscrit chacun d'eux dans une fonction spécifique et pratiquement inconciliable à celle qui lui fait face.

Qu'est-ce donc qu'une fonction ? En quoi diffère-t-elle d'un rôle ou d'une place ? Et comment peut-elle régir de manière aussi rigoureuse le moindre comportement ?

On peut répondre à ces questions en relevant que des notions telles que rôle, place, comportement sont des notions accessibles à la conscience de chacun et susceptibles d'être référencées par exemple à une mode, des circonstances, un consensus social ou culturel — ce qui en permet un remaniement ou un amendement éventuels. Le *pater familias* romain avait par exemple droit de vie et de mort sur l'ensemble de sa maisonnée et, dans certaines régions de l'Inde, les mères ne quittent jamais la maison de leur propre mère, y recevant la visite épisodique de leur époux, qui réside lui-même dans la maison de sa propre mère. De tels cas de figure peuvent toujours être modifiés par les décisions délibérées des individus à un moment ou un autre de leur histoire, même si cela se passe bien moins facilement qu'on ne l'imagine, l'évolution de tels statuts aussi bien que celle des rapports qu'ils instaurent se faisant toujours lentement.

Une fonction — celle du parent en l'occurrence — est de tout autre nature. Elle est un processus inconscient qui, comme un programme informatique, intervient, quoi qu'on fasse, dans la mise en place des règles de vie. Un programme de traitement de texte, par exemple, permet d'écrire le texte que l'on veut, alors qu'un tableur permet de mettre en forme une comptabilité. Mais on ne peut pas écrire le même texte avec un tableur ni rédiger une comptabilité de la même façon avec un traitement de texte. On peut toujours essayer de passer par-dessus les lois des programmes, on ne devra pas s'étonner de rencontrer des difficultés ou de ne pas parvenir aisément au résultat escompté.

C'est la raison pour laquelle il importe de s'attarder à de telles considérations. En sachant qu'il n'est pas question d'ériger ici des modèles comportementaux ou d'inviter quiconque à se conformer à un modèle posé comme idéal, mais seulement d'éclairer des faits dont la brutale survenue peut parfois étonner ou irriter, quand elle ne suscite pas une dépression ou un sentiment d'impuissance.

La fonction maternelle

La fonction maternelle [1] est une fonction directement axée sur le rapport concret de deux corps intimement liés entre eux par l'expérience de la grossesse. Elle se déploie de ce fait dans une dimension de certitude qui habite la logique qui la sous-tend. Plus qu'universelle et immuable, elle est retrouvée identique à elle-même jusque dans le règne animal : il y a plus de similitude entre le comportement d'une mère humaine et celui d'une lionne, d'une chatte ou d'une gazelle qu'il n'y en a entre le comportement d'un père humain et celui d'un coq, d'un cheval ou d'un tigre.

Le corps maternel a été habité pendant de longs mois par un corps vivant dont il avait la charge. Ne parlons ni de sentiments ni d'instinct et ne rentrons pas dans les cas de figure marginaux et exceptionnels. Ne nous laissons pas plus arrêter par le fait que des femmes sans enfant ou des mères adoptantes puissent avoir un comportement maternant des plus authentiques : on peut considérer qu'un corps de femme est un « en-creux » qui a cette potentialité dans toutes sortes de circonstances. Ne nous étonnons pas non plus que des hommes puissent verser dans des attitudes similaires : ils mettent en œuvre le résidu plus ou moins vivace et plus ou moins mobilisable, comme on l'a dit plus haut, de la trace latente qu'ils ont gardée de leur mère.

Le long commerce de la gestation, que nous plaçons ainsi au premier plan, a mis le corps de la mère dans un rapport particulier et

1. Le traitement des éléments qui vont suivre est forcément succinct, aussi peut-il sembler expéditif ou péremptoire. On pourra avoir des détails plus amples et plus nuancés sur les fonctions parentales en se reportant à Aldo Nouri, *Une place pour le père*, Seuil, 1985, et coll. « Points », 1992.

marquant au corps de son fœtus : de manière automatique et biologiquement programmée, le corps porteur a sans relâche décelé les besoins du corps porté pour les satisfaire sur-le-champ. Nous avons vu que ce phénomène débordait largement la mise au monde, puisqu'on le retrouve à l'œuvre de manière strictement identique dès que les deux corps sont à nouveau reliés comme dans l'allaitement au sein. Mais la fonction maternelle n'a pas toujours besoin pour se déployer d'une jonction aussi étroite. S'adaptant aux réalités et aux circonstances, elle demeure inchangée tout au long de l'existence : une mère est, et sera toujours, cette personne qui enregistre le moindre besoin de son enfant, quel qu'en soit le sexe ou l'âge, pour le satisfaire immédiatement. Sa qualité sera d'ailleurs souvent appréciée à l'aune de l'application qu'elle aura mise à satisfaire jusqu'aux plus incroyables exigences, offrant sans compter son temps, sa personne et son être, en déployant une inépuisable énergie, une insoupçonnable ingéniosité et un infatigable dévouement.

Quel individu — *a fortiori* un individu de petit âge —, situé au centre d'un dispositif satisfaisant à ce point, peut ne pas concevoir une immense reconnaissance et ne pas se sentir redevable à un tel étalage de ressources et à une telle accumulation de bénéfices ? Faut-il citer l'incroyable quantité d'écrits que nombre d'auteurs ont consacrés à la célébration de leur mère ? On y lit la narration toujours émue de véritables exploits et l'expression vibrante d'une tendresse infinie, quand on n'y trouve pas la notion d'un sacrifice aliénant et celle d'une dette impossible à liquider. Toutes appréciations respectables mais qui s'avèrent exagérées, sinon erronées, quand on comprend que la logique qui sous-tend l'action maternelle est génératrice, pour la mère elle-même, de bénéfices aussi grands, sinon encore plus, que ceux qu'elle procure à son enfant. Il est heureux qu'il en soit ainsi et on ne voit d'ailleurs pas comment il pourrait en être autrement quand on pense à la phénoménale quantité d'énergie que nécessitent les soins et l'élevage d'un enfant.

Les bénéfices engrangés par la mère s'avèrent être de deux ordres.

Les uns sont directement perceptibles et ont trait aux sentiments recueillis par le constat immédiat de l'efficacité de son action : un pleur que fait cesser une caresse, une faim calmée par le biberon, une recherche de sommeil apaisée par un bercement, etc., sont autant d'occasions qui lui font prendre la mesure de sa puissance et celle de la dépendance du corps de son enfant à sa personne. Elle investit somme toute dans une grande sécurité, à très court terme, en récoltant sans retard des revenus pour le moins substantiels. C'est un placement exceptionnel, pour parler dans les termes d'une économie dont nous sommes invités à devenir tous des spécialistes.

Une autre forme de bénéfice intervient dans un registre qui, lui, n'est pas directement accessible à la conscience, mais dont l'existence est indéniable et parfois perceptible quand on constate le désarroi et l'angoisse dans lesquels verse une mère confrontée à la souffrance de son enfant — comme si tout ce qu'elle faisait n'avait pas d'autre but que d'assurer sa préservation immédiate. On ne peut évidemment que se réjouir de si généreuses dispositions. Mais, quand son inquiétude dépasse les bornes du raisonnable, on est autorisé à penser qu'elle se laisse obnubiler par le très court terme et que sa crainte de la perte prend une allure suspecte. D'où lui vient donc ce désir d'un parcours sans faille et sans anicroche ? Il vient tout simplement de ce qu'elle a vécu. Et ce qu'elle a vécu a, à bien des égards, l'allure d'un drame insupportable. Tant qu'elle portait son enfant en elle, elle le savait promis à la vie. Mais dès qu'elle l'a mis au monde, elle a dû prendre acte que, quel que soit le dévouement auquel elle s'adonnera, quelles que soient les précautions qu'elle prendra et quelle que soit l'énergie qu'elle dépensera, son enfant est inexorablement promis à la mort. Cette perception du sort humain commun lui est proprement insupportable. Elle s'évertuera donc à violemment la refouler, puis à la combattre par la poursuite infinie et têtue de la logique qui a présidé aux rapports des deux corps pendant le temps de la grossesse. C'est comme si, niant la réalité, elle se mettait en tête de l'accommoder à sa seule perception en déployant, à défaut de l'enveloppe utérine qui s'est traîtreusement vidée, une sollicitude dont l'étendue devra recréer au plus près les conditions de cette enveloppe : plus elle en fera, plus elle se dévouera et plus il lui semblera que son projet a quelque chance d'aboutir. Aussi ne se trouvera-t-il pas de tâche qui puisse la décourager, ni d'exigence qui puisse l'acculer à une limite. Son rêve étant que son enfant puisse ne jamais « manquer de rien » — projet dont chacun, dans une première approche, est prêt à lui concéder la pertinence et à chaudement l'en féliciter. A ceci près, cependant, que l'analyse plus tempérée d'une sollicitude de ce type permet d'entrevoir, ne serait-ce que de manière intuitive, combien elle peut être dangereuse.

L'expérience dans ce registre amène à soulever au moins deux points.

Les mères qui travaillent semblent parfois avoir remis en cause un tel schéma. Elles paraissent ne plus vouloir dépenser la même énergie que celle qui a été évoquée dans ce que l'on pourrait qualifier de « modèle de base ». Cela veut-il dire qu'elles soient prêtes à accepter plus sereinement le sort mortel de leur progéniture et qu'elles se soient sorties de cette thématique de dévouement sans bornes ? On voudrait le croire. Mais c'est un peu trop tôt pour en décider. On n'a pas encore assez de recul pour établir une généralisation. Tous les cas de figure se côtoient. S'il est vrai que certaines mères ont acquis une forme de sérénité des plus prometteuses, d'autres en revanche ont assaisonné leurs difficultés d'une mauvaise conscience qui résiste aux rationalisations : on peut leur expliquer, de toutes les manières possibles, que leur enfant tire plus de bénéfice de leur présence, même limitée dans le temps, que de celle de la nounou qui l'a en charge, c'est peine perdue, elles culpabilisent, quoi qu'on fasse. D'autres encore versent d'un comportement dans l'autre sans trop savoir comment gérer ce qui les assaille. Les bouleversements qu'elles vivent, sur fond de cette fonction qui les régit depuis le fond des temps, ont probablement beaucoup à voir avec la manière nouvelle dont nos sociétés ont intégré la mort dans leur quotidien (elle est omniprésente à la télévision, alors que les convois funèbres sont devenus des plus discrets ; passant de la réalité à l'image, sa pensée n'en devient que plus obsédante). C'est peut-être la raison pour laquelle elles insistent tant pour impliquer leurs partenaires dans un partage équitable des tâches. Les inviteraient-elles par ce moyen à prendre une mesure plus juste et plus concrète du prix de la vie ? Encore une fois, on le souhaiterait. Mais il ne semble pas qu'on puisse encore aller au-delà de ce simple constat et que l'on soit contraint en ce domaine d'en rester, pour quelque temps encore, au plan des hypothèses.

Le désir qu'un enfant ne « manque de rien » a en tout cas gardé toute sa force et il semble que les mères actuelles continuent de souhaiter, comme celles de toujours, d'y convertir les pères de leurs enfants, lesquels d'ailleurs semblent prêts à y souscrire sans trop de résistance. Or, c'est en ce point que l'on retrouve, une fois de plus, la logique de la fonction maternelle à l'œuvre. Car la sollicitude maternelle — que toutes les mères, en leur for intérieur, ont souhaité voir redoublée d'une sollicitude paternelle équivalente — qui se déploie à la place de l'enveloppe utérine, colore le comportement de toute mère d'une nuance indubitablement incestueuse.

Une proposition de ce type, énoncée aussi sèchement, ne peut que soulever les critiques et susciter une légitime révolte, tant il est vrai que, dans l'entendement commun, cette notion d'inceste recouvre exclusivement les rapports sexuels des parents avec leurs enfants. Il n'est pas question, ici, de ces faits matériels qui sont une forme de mise en acte, parmi d'autres, de la pulsion incestueuse. La pulsion incestueuse définit le désir d'une mère de reprendre, d'une manière ou d'une autre, son enfant en elle, parce qu'elle refuse d'admettre qu'elle l'a définitivement expulsé de son corps. C'est la simple et exacte appellation de ce processus qui a été longuement décrit plus haut. La langue et l'étymologie d'ailleurs en témoignent[1], le mot « inceste » signifiant très exactement « non manquant ». Vouloir que son enfant « ne manque de rien » est donc, qu'on l'admette ou pas, qu'on en soit choqué ou pas, un désir de nature incestueuse.

On ne peut pas encore savoir, à la lumière de ce démontage, si les modifications actuelles du rapport des partenaires à l'intérieur des couples s'orientent vers un progrès patent et profitable en la matière ou si elles ouvrent la voie à encore plus de confusion.

---

1. Le mot « inceste » dérive du latin *incestus*, lui-même forgé sur *incastus*, que l'on peut décomposer en *in* et *castus*, autrement dit « non *castus* ». *Castus* signifie « pur », « chaste » ; nous nous trouvons donc dans le sens banal de « impur » ou de « non chaste ». Mais *castus* a vite été remplacé par *cassus* qui signifie « vide ». Or, *cassus* servait déjà de supin (c'est un temps latin correspondant à peu près à notre participe passé) au verbe *careo*, qui veut dire « je manque ». Si bien que *incestus* a la double signification de « non pur », « non chaste » en même temps que celle de « non manquant ».

D'autant que, dans ce même ordre de faits, la fonction paternelle rencontre un paysage où elle semble avoir de plus en plus de difficultés à s'inscrire.

La fonction paternelle

Alors que la fonction maternelle se déploie dans le champ de la certitude et, obéissant à la logique issue de la grossesse, ne connaît pratiquement pas de différence selon les aires culturelles ou les espèces animales, la fonction paternelle s'inscrit dans une dimension impossible à saisir en termes concrets ou nettement repérables.

Si le mot « mère » recouvre la même réalité sous toutes les latitudes, le mot « père » revêt, lui, plusieurs sens qui peuvent ne pas être toujours concordants ou équivalents.

Un homme qui reconnaît l'enfant de la femme avec laquelle il vient de contracter une union, est désigné sans difficulté comme père de cet enfant dont il n'est pourtant pas le géniteur. On dira de lui qu'il est un « père social », la société et la mère lui octroyant un certain nombre de droits sur l'enfant. Mais la même société, la même mère, voire le même enfant, peuvent évoquer, sans tomber dans des excès ou des abus manifestes de langage, le géniteur de cet enfant sous le terme de « père ». Ils peuvent, par souci d'introduire une nuance ou plus de rigueur et de précision, parler éventuellement de « père biologique ». Ils font alors usage d'un terme non dénué d'ambiguïté, puisqu'il peut être également appliqué à un homme dont une paillette de sperme aura permis une conception par insémination artificielle. On ne devrait pourtant pas confondre objectivement les deux personnages masculins que recouvre cette appellation : le géniteur a eu, lui, quelles qu'aient été les circonstances, un rapport sexuel concret avec la mère de l'enfant. Le vocabulaire ne s'encombre pourtant pas de nuances plus fines. Faudrait-il croire qu'il juge négligeable en importance un acte dont les effets ne se sont pas poursuivis dans le temps ?

Dans certaines sociétés africaines, un homme ne sera jamais considéré comme le « père » de son premier enfant, alors qu'il le sera de tous les suivants et qu'il l'est automatiquement de tous les premiers enfants de ses sœurs, tout comme la paternité de son premier enfant aura été dévolue à l'oncle maternel de cet enfant. Dans d'autres sociétés, également africaines, une veuve, en général riche et ménopausée, aura la possibilité de s'acheter le droit d'être « père » des enfants d'une jeune femme, à qui elle pourra désigner le ou les géniteurs qu'elle voudra. Ces cas extrêmes nous permettent de repérer une désignation du père qui n'a pas été encore évoquée jusque-là, celle de « père symbolique » ou « père fonctionnel », autrement dit cette instance revêtue de la « fonction paternelle » qui peut, au demeurant, faire défaut au père social ou au père biologique. L'oncle et la riche veuve n'ont aucun lien biologique direct avec l'enfant dont la paternité leur est attribuée et auprès duquel ils exercent leur fonction avec un sérieux et une autorité que rien ne dément. Notons que ce cas de figure existe dans nos sociétés, où le nouveau partenaire d'une mère, séparée du géniteur de l'enfant dont elle a la garde, assume souvent à part entière auprès de la mère et de l'enfant la fonction paternelle.

A l'inverse de la fonction maternelle toujours attachée à la personne de la mère de l'enfant, la fonction paternelle s'avère pouvoir évoluer au fil d'une histoire, prendre divers relais durables ou momentanés, précipiter sur des personnages successifs et différents, voire recourir à toutes sortes d'instances susceptibles de l'assumer en même temps ou successivement. Elle a ainsi comme propriété originale d'être atomisable.

Si la société peut conférer le label de « père social » et qu'un acte sexuel ou une insémination peuvent conférer celui de « père biologique », l'accès au statut de « père fonctionnel » obéit, lui, à d'autres règles. Il n'est permis à un homme [1] que si une mère le désigne comme tel, l'appelant à occuper cette place d'élection en signifiant en même temps à son enfant, de toutes les façons qu'elle voudra, les dispositions qu'elle a prises à cet égard. Cette première condition, strictement dépendante du vouloir de la mère, la met en position de ne pas se sentir seule à décider de tout avec son enfant et lui permet de trouver, dans le père qu'elle a ainsi choisi, aussi bien une fonction de limite que de contrôle de ses actes — fonction qui la met à l'abri

1. La référence à la « veuve africaine » demeure une figure d'exception qui n'a pas cours ailleurs.

de la tentation d'autarcie et de toute-puissance face à son enfant. Une mère qui procède ainsi a intuitivement compris que sa tentation d'obéir, aveuglément, à la logique de la grossesse, n'est pas dénuée de risque pour son enfant comme pour elle-même. Installant elle-même, sur ce mode, un contre-pouvoir face à celui qui lui est naturellement échu, elle devient fondatrice de la liberté de son enfant, puisqu'elle lui désigne une instance, extérieure à eux deux, qu'elle espère capable de régler la bonne évolution de leur tête-à-tête.

Encore faut-il qu'elle rencontre, chez l'homme qu'elle a choisi, une détermination à hauteur de la sienne. Cette seconde et dernière condition de mise en place de la fonction paternelle n'est plus du ressort de la mère, mais du strict ressort du père, qui peut ou non être décidé à la remplir.

Si on suit un tel raisonnement, on se rend compte qu'en théorie toutes les conditions peuvent être réunies pour que tout se passe pour le mieux. On se trouverait dans un cas de figure idéal, et le plus économique à tous les points de vue, où l'ensemble des définitions accrochées au mot « père » pourraient précipiter sur le même homme, le faisant tout à la fois « père biologique », « père social » et « père fonctionnel ». Un tel objectif n'est pas plus fou qu'irréaliste, puisque c'est celui que visent la plupart des couples qui se forment. Il s'avère cependant que sa mise en œuvre rencontre plus de difficultés qu'on ne serait porté à le croire. Nous avons vu plus haut en effet, quand a été évoqué l'accès à la parentalité, que des pans entiers de l'histoire des individus déboulent sur eux au moment où ils parviennent à cette étape cruciale de leur existence. Or, de ce parasitage par l'histoire, nul ne peut prétendre se défaire à bon compte, et tout individu passera une partie, sinon le reste, de son existence à tenter d'y mettre de l'ordre, laissant parfois son entreprise inachevée en confiant à son enfant le soin de la poursuivre — ce à quoi l'enfant ne pourra que se résigner, même s'il manifeste du désagrément ou de la révolte.

Cela n'est pas l'effet d'un quelconque hasard. Nous sommes, que nous le voulions ou pas, que nous l'acceptions ou pas, les héritiers d'une histoire qui a pris naissance avec notre espèce quand elle s'est différenciée du règne des primates. Cette histoire, distribuée aux différentes branches de la descendance, a trouvé au long de son parcours des individus plus ou moins entreprenants et plus ou moins disposés à accomplir les progrès nécessaires. Cela suffit à dessiner la variété immense du paysage dans lequel nous nous trouvons. Et nous pouvons dire, en gros, que les modèles humains que nous rencontrons sont tous tributaires, sans exception, d'un dosage singulier des rapports qu'ils ont instaurés à la fonction de chacun de leurs deux parents.

Si nous avons vu que la fonction maternelle, à l'état brut, consiste à satisfaire sans relâche les besoins de son enfant et à dire en quelque sorte « oui à tout », en courant le risque de sombrer dans l'inceste, nous pouvons définir la fonction paternelle, toujours à l'état brut, comme une fonction qui s'oppose point par point à un tel comportement. Visant à faire respecter la Loi de l'espèce qu'est la loi de l'interdit de l'inceste, elle ne s'encombrerait pas de nuances : elle interdit à la mère de s'adonner aux pulsions qui la travaillent et reporte indéfiniment la satisfaction des besoins de l'enfant en disant « non à tout » sans la moindre faiblesse.

La simple évocation de cette manière de procéder ne peut que révulser chacun et le mettre dans un profond malaise. Mais c'est là précisément qu'intervient le travail des générations. Car nul ne connaît plus de personnage paternel s'inspirant de près ou de loin de ce « modèle de base » lui aussi quasi caricatural. Ce côté actif, agressif, menaçant n'en demeure pas moins une potentialité attribuée en principe, communément et par chacun, à tout père. Si bien que, garçon ou fille, homme ou femme, nous gardons pour la plupart d'entre nous, à notre personnage paternel, quel qu'en ait été le comportement, une relation distanciée et non dénuée de crainte, même quand il s'y mêle une dose de respect. Voilà pourquoi sa disparition éventuelle est plus mal vécue que toute autre, entraînant des sentiments incompréhensibles de sourde culpabilité.

Le cinéma a donné, dans les années 80, deux admirables illustrations de ce personnage qui n'a pas cessé d'évoluer. Dans le film turc d'Ilmaz Güney, *Le Troupeau*, on a la description d'un père écrasant qui réduit ses enfants à néant au nom de l'objectif qu'il s'était fixé. La dernière image scelle son sort en le montrant, perdu au milieu de la foule anonyme de la grande ville, hurlant en vain le nom du seul enfant qui lui était apparemment encore resté fidèle. En contrepoint, le film de Wim Wenders, *Paris Texas*, raconte l'histoire d'un père qui, sorti d'une bouleversante aventure intérieure, entreprend de ramener l'enfant qu'il a eu d'une femme à cette femme acceptée enfin par lui comme mère. Là encore, c'est la dernière image qui délivre le message de l'auteur : seul dans la nuit d'un parking aérien désert, le père contemple, à travers la fenêtre d'un appartement, l'étroite étreinte de l'enfant et de la mère qui se retrouvent après des années de séparation. Dans un cas comme dans l'autre, progrès ou pas, il semble bien que les hommes se vivent, dans cette fonction paternelle, comme inévitablement condamnés à une insupportable solitude.

Ils n'exagèrent en rien.

Un père n'a pas en effet le loisir de recueillir sur-le-champ le bénéfice de son action. A l'inverse de la mère, il n'œuvre jamais, lui, dans le court terme. Son action, pour peu qu'elle soit admise ou reconnue, vise toujours et seulement le long terme. Mais qui, de sa femme et de son enfant, peut donc comprendre que les limites qu'il pose et les interdits qu'il édicte sont destinés à éviter l'étouffant encoconnement de l'enfant par une mère qui, toute à ce qu'elle croit être sa mission, cesserait de vivre un tant soit peu pour elle-même ? Cette mère et cet enfant, pris dans l'escalade sans frein du besoin et de sa satisfaction immédiate, ne peuvent pas comprendre la nécessité de tels actes. Ils ne peuvent pas saisir que cette manière de briser une piégeante complicité est destinée à aguerrir l'enfant, à lui donner le goût de l'effort, à le rendre conscient de la force de son désir, en un mot à le pousser à grandir et à le préparer pour une vie qui ne lui fera pas de cadeau. Tout à leur dépit, ils ne peuvent concevoir qu'une révolte proche de la haine. C'est pour ne pas avoir à affronter de tels sentiments qu'un père préfère parfois déserter sa fonction, singer la mère de son enfant et entreprendre de la débouter de sa place, espérant, à tort — sa potentialité étant attachée, qu'il le veuille ou pas, à son sexe —, se gagner quelque consolante sympathie.

Légitimement désireux de transmettre son histoire à sa descendance, un père ne dispose pas non plus, à l'inverse de la mère, de la faculté qu'a cette dernière de transmettre ses messages sans relâche au moyen de sa gestuelle et de sa mimique. Il est contraint d'user de la parole en sachant que ses mots ne peuvent parvenir à l'enfant que s'ils franchissent convenablement la barrière du corps maternel qui les filtre et les réfracte. Même s'il sait la puissance qu'il exerce sur la mère de son enfant et l'importance qu'elle lui confère à la place où elle l'a appelé, il se sait soumis au pouvoir, qu'elle conserve tout au long de leur existence commune, de le désavouer, quand elle le veut, d'un simple mot. Il se trouve du coup contraint de porter une attention vigilante et sans faille à ses actes et à ses comportements. Ce n'est probablement pas par hasard que, tout au long de l'histoire et dans toutes les civilisations, la pensée, la réflexion ou la métaphysique se soient trouvées monopolisées par les hommes, autrement dit des pères. Négociant sans relâche avec les conditions qui régissaient leur sort et celui de leurs enfants, ils ont tenté de prendre appui sur les réalités de leurs milieux de vie en cherchant à élaborer des règles susceptibles de conforter leur position et d'être transmises ensuite de génération en génération. L'histoire démontre qu'ils n'y sont pas parvenus et qu'il leur reste encore bien du chemin à faire.

Or, le fonctionnement de cet ensemble n'obéit pas plus à un arbitraire qu'à une improvisation. Il est mû par une implacable logique, qui fait pendant à celle de la grossesse pour la fonction maternelle.

Cette logique est celle-là même qui préside à l'acte sexuel. La force du désir, quand il s'exprime, demande et exige une satisfaction immédiate, au service de laquelle peuvent être mises, au besoin, la force physique, la menace, la contrainte et la brutalité. Comme si la vie ne peut sortir de l'être mâle qu'avec la violence d'une éjaculation dispendieuse qui sème des millions de cellules germinales ! Semailles à foison dans l'espoir que lèvera quelque part un fruit ? Peut-être ? A ceci près qu'y domine un doute immense sur les vertus mêmes d'un tel potentiel ! Toutes choses qui n'ont rien à voir avec l'économie tranquille de l'être femelle qui pond un ovule par mois.

Une division aussi étanche des fonctions maternelle et paternelle est redevable à la dissection qui en a été faite et aux nécessités de leur analyse. Dans la réalité, on n'a pas une dichotomie aussi franche. **Il y a de la mère dans tout père et du père dans toute mère.** Ce qui semble on ne peut plus logique si l'on pense que chacun des deux personnages a bénéficié dans sa vie d'une relation avec un père et avec une mère. L'enfant ne s'y trompe pas, lui, quand il enregistre toute approbation de son père comme un « pas-non » et tout interdit de sa mère comme un « pas-oui ». Il est vrai que c'est grâce à son génie naturel et à sa capacité d'invention que l'humanité a toujours évolué. Sa présence, dès le petit âge, commande à ses parents de ne pas remettre à plus tard le repérage du potentiel de leurs fonctions respectives.

La reprise de l'activité sexuelle après une naissance

Comment parvenir, à partir des constats que l'on a faits, à concilier les inconciliables et tenter d'ébaucher un modèle de dialogue entre des modes d'expression qui se révèlent aussi dissemblables sur le fond ? Et comment se débrouiller, sur le plan pratique et dans le quotidien, avec un pareil enchevêtrement d'éléments qui viennent de deux histoires, nécessairement différentes, et de deux physiologies totalement asymétriques ?

La seule réponse possible, pour triviale qu'elle puisse paraître, doit insister sur **l'absolue nécessité pour les deux partenaires de ne pas cesser de former autour de l'enfant le couple même qui lui a donné vie.**

C'est la raison majeure pour laquelle l'importance de la place de l'enfant comme un hôte de plus dans le foyer a été soulignée avec autant d'insistance un peu plus haut. Si on opte fermement pour une telle attitude, on ne peut qu'en tirer les conséquences et **ne pas cesser d'être ces deux personnes qui, dans un échange amoureux, ont fabriqué un enfant…** justement par le moyen de cet acte sexuel auquel il a été fait et il sera encore fait référence !

Un tel énoncé peut paraître par trop expéditif et avoir même quelque chose d'abrupt ou de gratuitement violent. Il est vrai que, la contraception et la révolution des mœurs aidant, on voudrait efficacement et définitivement scinder le plaisir procuré par l'activité sexuelle de la finalité de cette même activité dans le domaine de la reproduction. L'irruption récente de la procréatique — fécondation *in vitro* avec le sperme du partenaire ou celui d'un donneur — n'a fait au demeurant qu'aggraver les choses au point qu'on y trouverait de quoi soutenir un plaidoyer des plus convaincants pour la séparation étanche des deux registres ! Il n'en reste pas moins que, dans l'immense majorité des cas, c'est encore heureusement à l'acte sexuel que l'on continue d'avoir recours pour faire un enfant. Alors, autant en prendre son parti et cesser de vouloir voir les choses autrement, comme s'obstinent à le faire les petits enfants qui refusent de prendre acte de l'activité sexuelle de leurs parents ! **Un enfant est bel et bien le résultat d'un acte sexuel de ses deux parents. Il n'en est ni plus ni moins que le sous-produit,** au sens le plus étroit de ce concept.

Recentrer les choses sur ce mode permet, à la lumière de tout ce qui a été dit sur les fonctions parentales, de comprendre plus aisément combien **il importe,** pour le couple, de reprendre **dès que possible, et dans les meilleures conditions, une activité sexuelle**. Une manière imagée d'énoncer autrement cette recommandation reviendrait à dire qu'en procédant ainsi **on continue de « faire »** encore mieux, de parfaire en quelque sorte **l'enfant déjà là**. On a vu plus haut combien le « père géniteur » avait peu d'importance dans le destin de son enfant. Désavoué par la mère de cet enfant et cessant d'avoir à elle une relation sexuelle, il ne peut bénéficier d'un statut plus conséquent. On peut considérer, à partir de là, que la reprise et l'entretien des relations sexuelles à l'intérieur du couple permettent, mieux que toute autre activité, aux personnages parentaux de revêtir les attributs de leurs fonctions respectives. La mère qui reçoit le père de son enfant en elle est confortée à son insu dans son potentiel procréatif ; en retour, elle assure son partenaire de la place qu'il a occupée et qu'il continue d'occuper pour elle.

Ceci étant, il peut paraître indécent, superflu ou choquant d'aborder plus en détail, dans un traité de ce type, un point aussi précis et singulier de la vie du couple. Si on perçoit ainsi les choses, on n'aura pas tout à fait compris combien, métaphoriquement et réellement, **l'activité sexuelle est de première importance dans le cours** ultérieur **de l'élevage d'un enfant** et combien elle constitue, pour ses deux parents, un formidable moyen de communication, un riche creuset d'expérience et, par-dessus tout, le meilleur fusible qui soit pour faire baisser les inévitables tensions qu'introduit la vie à trois. L'observation clinique des familles démontre souvent combien une réticence à la reprise de cette activité exprime une difficulté ou un blocage qui méritent d'être débattus au sein du couple ou, si ce n'est pas suffisant, avec un tiers capable d'y voir clair.

Il reste encore à envisager un point de détail sur lequel il semble que l'on ne soit pas parvenu à trouver un accord : à partir de quand cela est-il possible ?

Et ce n'est pas un mince problème. Car, là encore, on ne rencontre que différence et asymétrie.

Aucune modification n'est, en effet, survenue dans le corps du père du fait de la grossesse et de l'accouchement; tout au plus a-t-il pu y avoir une exacerbation du désir générée par une abstinence plus ou moins prolongée et plus ou moins bien vécue. A l'inverse, le corps de la mère a subi, lui, une véritable révolution qui peut elle aussi être plus ou moins bien vécue. Les modifications morphologiques des grandes lèvres (qui mettent un certain temps à revenir en place), la sécheresse du vagin (consécutive au blocage des sécrétions hormonales), sa distension par le passage de la tête (si bien améliorée par la rééducation périnéale régulièrement prescrite aujourd'hui et qui a au moins le mérite indirect de faire réinvestir cette zone comme encore érogène), les petites éraillures de sa paroi vaginale qui ont été suturées au catgut (lequel met parfois un certain temps à se résorber), une éventuelle épisiotomie (qui peut mettre plusieurs semaines à cicatriser), une cicatrice de césarienne parfois (qui peut être mal vécue parce qu'elle altère l'image propre du corps)... sont autant d'éléments qui interviennent dans la réticence légitime d'une femme à la reprise de son activité génitale. Le corps du nouveau-né, enfin, « parle » bien plus au corps de la mère qu'il requiert, parce qu'il lui est familier, qu'à celui du père, strictement ignoré de lui. Cette adresse singulière, et ô combien consolatrice, durant tout le temps nécessaire au corps pour se remettre de la traversée de ce cap, peut parfois saturer le désir de la mère pour un temps plus ou moins prolongé. Or, pour qu'un acte sexuel puisse accomplir la fonction qui lui est dévolue, il vaut mieux qu'il recueille le consentement et l'accord actif des deux partenaires. Il arrive fréquemment que le premier qui suit l'accouchement soit envisagé par la mère avec une certaine crainte, voire une grande réticence. Ce que le partenaire ne parvient pas toujours à comprendre quand il constate qu'apparem-

SUR LE VIF

Cette jeune mère d'une trentaine d'années vient consulter pour les cauchemars de sa fillette de 4 ans. Elle a un petit garçon de 8 mois qu'elle vient de sevrer. Nous remarquons que la thématique des cauchemars de sa fille ramène une crainte de perte qui la désigne. Est-ce à cause de la venue du bébé ? Des faits contingents de l'histoire récente en viennent à être déroulés. La maman exprime alors son regret d'être si peu aidée par le père de ses enfants, lequel préfère s'adonner encore plus à ses activités sportives qu'il ne le faisait auparavant. J'évoque la possibilité du fait qu'il semble manifester un besoin de dépenser son trop d'énergie. La mère enchaîne pour me raconter qu'ils n'ont plus de relations sexuelles depuis le 6e mois de la grossesse récente. Pendant la grossesse, c'est lui qui ne voulait pas, mais, depuis la naissance du bébé, c'est elle qui ne l'a plus voulu et elle arguë de ce qu'il a fallu du temps au corps pour se remettre (épisiotomie) et… qu'elle a craint une autre grossesse ayant peu de confiance dans les moyens contraceptionnels qui lui avaient été conseillés, étant entendu qu'elle a refusé de prendre une pilule mini-dosée de crainte de compromettre son allaitement. Sachant, comme chacun, l'innocuité de ces mini-pilules, je lui fais remarquer qu'elle semble avoir mis son enfant au centre de sa vie. « Mes enfants ! » corrige-t-elle sur un ton insistant, revendiquant en quelque sorte son attitude et ajoutant : « Ils n'ont pas demandé à venir au monde. N'est-ce pas naturel que nous soyons à leur service et que nous cessions de nous préoccuper de la bagatelle ? » Quand je lui fais alors remarquer que ce n'est peut-être pas exactement l'opinion du père de son enfant, elle a cette phrase rare, terrifiante et probablement lourde de conséquence : « Le père de mes enfants, c'est bien celui-là, mais après tout, ç'aurait pu être n'importe quel spermatozoïde… »

ment tout est rentré dans l'ordre et que le corps de la jeune mère a recouvré son attractivité antérieure. On demeure surpris de la fréquence avec laquelle des dissensions sérieuses peuvent survenir en ce point précis des relations *(cf. encadré)*.

La difficulté majeure en ce domaine provient du risque encouru de voir survenir de regrettables blessures narcissiques. Un homme sait combien son désir et son vouloir sont ostensibles puisqu'il est l'auteur de la demande et que son érection est évidente pour sa partenaire — toutes conditions qui l'aliènent, qu'on le veuille ou pas, à cette partenaire dont il ignore le sens ou la signification du refus éventuel, dans la mesure où il ne dispose pas chez elle de signes équivalents à ceux de son propre désir. Il se trouverait de ce fait soumis à la seule référence d'une parole qu'il ne sait pas toujours comment recevoir : traduirait-elle une réalité ou bien masquerait-elle le désir pour mieux asseoir, selon les lois marchandes de l'offre et de la demande, un éventuel pouvoir ? Serait-il mis à l'écart seulement dans sa stature d'homme ou bien est-il déjà nié dans sa dimension de père ? Sujet d'un désir qui le rend transparent, il a parfois la délicatesse de ne pas se résoudre à l'imposer, attendant ou espérant être agréé par un désir équivalent. Il sait pourtant qu'un tel désir, même s'il venait à être mis en mots, demeurerait cependant invérifiable, et le voilà du coup à ne plus savoir comment être ou se comporter. Un conflit de ce type, quand il surgit, renvoie alors chacun des partenaires à la situation ancienne dans laquelle il se présentait lui-même sur un mode identique face à d'autres partenaires — interdits, ceux-là —, ses parents. C'est à une relance de cette problématique que l'on assiste alors avec l'enfant qui vient de naître. Et ce n'est pas par hasard que se produisent à ce moment-là de tels phénomènes d'écho.

Comment peut-on donc faire pour négocier sans trop de remous de telles différences ?

C'est probablement pour s'être posé la question sur ce mode et pour avoir tenté de trouver une solution aux conflits éventuels qui en découlent, que bien des sociétés de par le monde ont cherché à fixer des conventions qui ne semblent pas toujours, au demeurant, se soucier du seul consensus à faire trouver aux partenaires.

La Bible, qui a rigoureusement codifié en toutes sortes de circonstances, prescrit, par exemple dans le Lévitique (12,1-8), une abstention des rapports sexuels de 7 + 33 jours si le nouveau-né est un garçon, et 14 + 66 jours si c'est une fille (les commentateurs expliquant cette différence de traitement par le fait que la prise de distance de la mère à l'endroit de son garçon — la circoncision aidant sans doute — serait plus rapide et plus aisée qu'à l'endroit de sa fille). Mais la Bible a codifié en la matière en prenant en considération des notions de pureté et d'impureté relatives à l'écoulement de sang. Elle a néanmoins pris la peine de légiférer en ce domaine tout comme le faisaient certaines sociétés africaines, qui recommandaient l'abstinence — portant parfois sur plusieurs années — pendant la période d'allaitement, trouvant, au passage, dans cette stratégie, une manière intelligente et efficace d'espacer les naissances.

Ces références historico-culturelles mises à part, la question demeure entière. Posons-la autrement. Qu'en est-il physiologiquement et que disent par exemple sur cette question, en dehors de la nécessité pour la mère de recouvrer son intégrité physique, les traités de gynécologie et d'obstétrique ? Rien qui soit rigoureusement justifié, et encore faudrait-il s'en féliciter, car ce silence respecterait une dimension d'intimité parfaitement propice à ouvrir les débats entre les partenaires confrontés à une nouvelle étape de leur vie à deux. Mais ce serait sans compter avec l'usage qui est fait parfois de la médecine et la manière dont certaines femmes parviennent à la prendre au piège de sa prétention à vouloir répondre à toutes choses.

Un de mes bons amis, accoucheur habile, intelligent et expérimenté, m'a déclaré un jour : « Tu sais, depuis que je t'ai connu, j'ai fait des progrès. » J'avoue que la confidence m'a flatté tout en m'ayant semblé un peu tardive pour mon amour-propre, compte tenu de nos vingt années de collaboration et de l'énergie que je mettais depuis le temps dans nos débats professionnels. Elle a aiguisé ma curiosité et m'a rendu impatient de savoir en quel drôle de point avait pu s'être ainsi exercée mon influence. « Tu sais, quand je fais ma visite de suite de couches, les patientes me demandent toujours quand elles peuvent reprendre leurs relations sexuelles. C'est en fait une question qui ne peut pas recevoir de véritable réponse. D'ailleurs, je ne la comprenais pas. Je croyais toujours avoir suffisamment expliqué ce qui allait se passer. Je m'en étonnais. Mais je me sentais contraint d'y répondre. Alors, le plus souvent, je répondais soit distraitement, soit “à la tête de la cliente”. Je prescrivais aussi bien quinze jours d'abstinence stricte que trois mois ! Depuis que je te connais, j'ai appris à donner la vraie réponse, la seule qui me paraisse juste. Maintenant, je dis invariablement : “Quand vous voudrez, madame.” »

Il est certain que la question que recevait ce collègue n'était pas seulement destinée à obtenir une information — dont il avait, à ses propres dires, déjà fourni l'essentiel — mais à tenter de dire quelque chose d'un émerveillement mêlé de crainte. Puisque le produit d'un rapport sexuel est là, tout près, vivifiant et fort, il peut témoigner d'une sorte de succès, combler, saturer toutes les attentes de joie, faire croire à une sorte d'aboutissement et en même temps signifier, on ne peut mieux, que la performance est reproductible à volonté. C'est un peu comme si, derrière une question comme celle-là, se dessinait, pour la femme-mère (la femmère ?) [1] qui la posait, une prise de conscience enivrante de sa puissance et de sa responsabilité. Or, la réponse qu'il a fini par inventer lui a permis de ne pas s'immiscer dans cette dimension de la question et de laisser à la femme la possibilité de la régler à l'intérieur de son couple — le débat devant nécessairement et implicitement porter sur les statuts du désir et du plaisir sexuel de chacun des partenaires. Or, ces statuts sont foncièrement différents dans l'un et l'autre sexe, et rien ne peut en aucune manière les mettre dans un quelconque rapport. Si le désir d'un homme est flagrant et requiert une pénétration pour aboutir à un orgasme, le désir d'une femme est bien plus subtil et d'une nature tout autre. Il peut certes être violent et impérieux, mais il peut aussi ne pas être ressenti, ne pas être perçu et se réveiller cependant sans retard et sans limites sous l'effet d'une sollicitation adéquate. Si le corps féminin n'était pas doué de ce pouvoir, on ne pourrait pas comprendre, par exemple, qu'une femme accepte, un jour, la défloration. On sait par ailleurs que souvent les femmes, au début de leur activité génitale, n'éprouvent pas d'orgasme et peuvent mettre parfois un certain temps à y accéder. Elles ne renoncent cependant pas, en cette période, à leur activité sexuelle et reconnaissent en tirer une satisfaction qui, pour ne pas être similaire à celle

1. Notons que l'euphonie symétrique donnerait « pèrhomme ». Ce qui est amusant quand on place ces deux néologismes côte à côte : « pèrhomme-femmère » engloberait les fonctions sexuelles à l'intérieur des fonctions parentales, alors que « femmère-pèrhomme » ferait, d'un conflit ou d'une trop grande proximité entre les fonctions, la source d'une séparation des partenaires sexuels. Mettons que ce ne soit qu'un bon moyen mnémotechnique !...

qu'elles connaîtront ultérieurement, n'en existe pas moins. Il est vrai que les aspects de ce problème portés sur la place publique par les médias et renforcés de considérations sur le plaisir clitoridien et le plaisir vaginal n'ont pas toujours contribué à simplifier l'appréhension de cette question. Alors que désir et plaisir se trouvent chez un homme simplement et linéairement liés dans le temps, ils occupent chez une femme des registres parfois fort éloignés les uns des autres. Depuis son plus jeune âge, un homme accède au plaisir toujours de la même façon ; une femme, quant à elle, peut obtenir un plaisir authentique par une simple étreinte, un simple attouchement ou même une pensée, tout comme elle peut ressentir son désir violemment monter en elle après une pénétration à laquelle elle ne s'était prêtée que passivement. Ces différences physiologiques ont malheureusement été gommées, ces dernières décennies, par un certain discours qui, sous prétexte de prôner l'égalité entre les sexes, a semé la plus grande confusion dans ce registre et a réussi à faire en ce domaine délicat de bien sérieux ravages. Ce n'est pas faire insulte à une femme que de lui dire, au besoin en insistant, l'envie que l'on a d'elle. Ce n'est pas non plus lui faire insulte que de la convaincre de se prêter à l'accouplement quand on la sait, de surcroît, parfaitement capable d'en recueillir pour elle-même un certain plaisir. C'est, en revanche, un mauvais service à se rendre et à lui rendre que d'attendre qu'elle éprouve un désir suffisant pour demander elle-même une union dont elle risque de n'avoir pas de si tôt la moindre envie, tant elle est comblée dans son corps par ce que lui apporte son enfant. C'est l'encourager à surinvestir la seule dimension de la maternité, qui l'enfermera comme le ferait une forteresse. C'est renoncer à la logique du coït qui structure la fonction paternelle et en promeut l'exercice. C'est entériner la place de l'enfant mis ainsi, de manière dommageable pour lui, au centre du dispositif familial.

On conçoit sur l'exemple de l'encadré combien souvent le refus des rapports sexuels, même sous des prétextes physiques, n'est qu'une manière de masquer des motifs d'un autre ordre. Il tombe sous le sens qu'un attachement de cette espèce n'est pas moins préjudiciable pour l'enfant qui en est l'objet que pour chacun des deux parents *(cf. encadré)*.

SUR LE VIF

La tension qui caractérise les échanges des parents de Vincent, 2 mois et demi, est directement perceptible : les propos du père sont secs et agressifs ; la mère semble résignée et décidée à ne pas les entendre. Il en est ainsi autour de chaque point abordé. A telle enseigne que je finis par « mettre les pieds dans le plat » et poser la question : « Avez-vous repris votre vie de couple ? » Ma question fait l'effet d'un coup de bistouri dans un abcès. Le père s'en saisit pour faire procès à son épouse de son refus. Elle, elle arguë de son absence de désir, ajoutant que cela viendra bien un jour ou l'autre. A la consultation suivante, quinze jours après, le débat reprend au même point, et le père, me prenant à témoin, tient un discours plus revendicatif et encore plus dur. La mère se tourne alors vers moi et, me désignant Vincent, me déclare : « Ce qui m'ennuie, c'est que si je refais ça (elle faisait allusion à la reprise de ses activités sexuelles) j'aurai l'impression de le tromper » (sic).

Ce à quoi on assiste fréquemment de nos jours, hélas, c'est que, dans ces périodes, les hommes s'en vont chercher ailleurs une consolation, nouent des relations et des liens qui ne font que compliquer un ensemble qui n'est déjà pas si simple. Quand ils reviennent au bercail, au bout d'un temps qui leur a semblé raisonnable, et qu'ils veulent reprendre leurs relations, les choses se compliquent encore. Plus d'une fois, dans un de ces incompréhensibles élans d'amour, ils croient pouvoir s'amender en confessant leur incartade. Ils rencontrent alors la jalousie de leur partenaire, qui a beau jeu d'utiliser cet argument pour radicaliser sa position et se trouver les meilleures raisons de resserrer les liens à son enfant. La « femmère » se mue en mère exclusive. La tension augmente et la séparation qui est toute proche fait produire à l'enfant un symptôme : la clinique pédiatrique témoigne de la fréquence avec laquelle les maladies du premier âge ont fréquemment trait à des difficultés de ce type.

Quel enseignement en tirer ?

Un enseignement tout simple et assez proche de celui de mon collègue obstétricien : **les rapports sexuels pourront être repris**

dès lors que la femme aura recouvré son intégrité physique et pourra accéder sans douleur à la demande de son partenaire ; l'agrément lui reviendra certainement plus rapidement qu'elle ne l'imaginait. Quant à la crainte d'un quelconque risque de grossesse, c'est presque superflu d'en parler, puisque les femmes sortent de la maternité — c'est tout de même un paradoxe auquel on devrait réfléchir ! — amplement informées en la matière et avec l'ordonnance du moyen contraceptionnel [1] qui convient à leur cas.

A supposer cependant que tous les obstacles aient été franchis, que les questions aient été épuisées, qu'un consensus ait été atteint et que le couple se retrouve enfin, il vaut mieux pour lui qu'il le fasse dans une atmosphère de liberté qui lui garantisse le succès de ses retrouvailles.

Il importe, à cet égard, de ne pas laisser trop longtemps le bébé dans la chambre des parents et de lui faire réintégrer au plus tôt (dès qu'il aura cessé de se réveiller plusieurs fois par nuit), si c'est possible, la sienne. Si l'appartement est trop petit, qu'il n'y a pas de chambre prévue pour l'enfant ou qu'il doive partager celle d'un ou d'une aîné(e) qu'il pourrait déranger la nuit par ses pleurs, il faut s'arranger comme on le peut pour isoler son lit, par un paravent, un meuble ou simplement un drap. Cette séparation physique a une importance plus que symbolique, elle concrétise dans l'espace la séparation visée et ainsi immédiatement mise en place entre le couple et son enfant.

Quelques points sur le **couchage** du bébé méritent d'être précisés mais il ne sera pas question à ce propos de passer en revue le matériel que l'on trouve dans les boutiques spécialisées.

Il suffira de rappeler que le nouveau-né est sorti d'un espace clos étroit et qu'il sera mieux, les premiers temps, dans un espace pas trop grand. Si on a fait l'acquisition d'un **lit** destiné à lui servir de nombreux mois, on peut attendre un certain temps avant de l'y mettre, en le faisant dormir par exemple

1. Il faut savoir, en particulier, que les pilules mini-dosées sont parfaitement compatibles avec la conduite d'un allaitement au sein.

dans son **couffin** de transport posé à même le sol ou à la surface du lit, ou bien l'entourer de coussins.

Il vaut mieux bannir du lit les **peluches** diverses, qui sont de véritables nids à poussière, et ne pas le mettre de toutes les façons, quel que soit son âge, face à ces énormes peluches que des gens bien intentionnés offrent en pensant traduire par un pareil volume l'immensité de leur affection : **un bébé est effrayé par des objets trop grands pour lui**.

On choisira, enfin, si on pense devoir en avoir l'usage, une **couverture** de laine à mailles ou ajourée : elle évitera de ressentir la crainte qu'il en soit gêné ou qu'elle l'étouffe quand plus tard il se mettra à bouger dans son lit. Il vaut mieux, dans le même esprit, refuser fermement les systèmes de couverture à clips qui auraient le mérite d'empêcher le bébé de se découvrir la nuit. Ces systèmes l'empêchent, hélas, également de bouger, or, il a besoin de ce mouvement dans son sommeil. On leur préférera éventuellement, si on a de bonnes raisons de craindre les méfaits du froid, ces pyjamas-doudounes à velcro, les **turbulettes**, qui garantissent un confort thermique sans le moins du monde brider le sommeil.

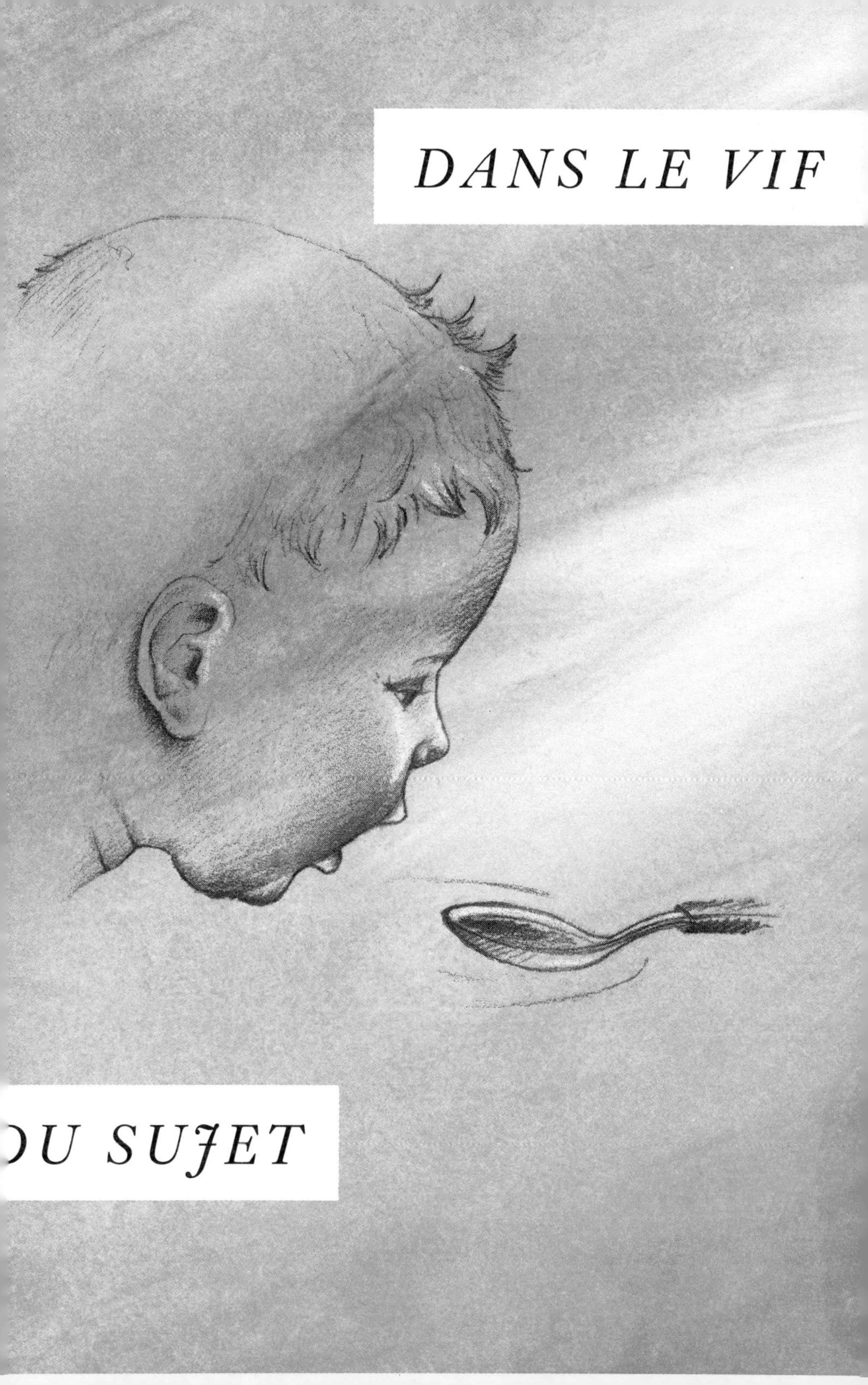
DANS LE VIF
DU SUJET

C'est bien dans le vif du sujet qu'on va entrer. On va en effet poursuivre la découverte que l'on a faite de soi comme mère, comme père, comme parents, et celle de cet enfant qui s'avère, tous les jours, à nul autre semblable. On aura cependant à affronter encore quantité de présupposés dont il vaut mieux se débarrasser au plus vite.

Principalement ceux qui parasitent la relation alimentaire, par le biais de laquelle transite une grande partie des échanges. Aussi importe-t-il de mieux la comprendre par-delà les formes qu'elle emprunte : son évolution au cours de la 1re année sera donc envisagée en détail.

Il y a par ailleurs les rythmes de vie (le change, le sommeil, les sorties) qui méritent une incursion dans leurs modalités comme dans leur contenu.

Il n'est pas fait mention ici des découvertes qui seront notées spontanément dans l'évolution affective et psychologique du bébé : elles ont trouvé leur place ailleurs ; par commodité mais aussi parce qu'elles ont paru d'un ordre plus subtil et méritant un autre sort que celui d'être mélangées au traitement des contingences.

Il n'y a pas deux bébés qui soient semblables

L'évolution d'un bébé, dans quelque secteur que l'on se place, ne se fait pas sur un mode linéaire. Un bébé d'un mois n'a plus rien à voir, tant dans son aspect que par sa physiologie ou sa réactivité, avec le nouveau-né qu'il était quelques jours à peine auparavant. Et quelques mois plus tard, il sera bien plus différent encore.

C'est toujours attendrissant de surprendre, dans la salle d'attente, l'étonnement émerveillé des mères de nourrissons de 6 ou 8 mois quand elles s'extasient devant un tout-petit endormi, rose et calme dans son couffin.

« Dieu que c'est petit », disent-elles en regardant, émues, leur propre bébé, comme si elles prenaient soudainement mesure de l'invincible amnésie dont elles ont été frappées. Et combien fréquemment peut-on entendre d'autres mères, qui en sont à leur deuxième ou à leur troisième accouchement, déclarer de la même manière avoir « oublié combien c'était petit ». Quant à la surprise qu'éprouvent, au moment de leurs retrouvailles avec leur bébé, les parents qui se sont absentés ne serait-ce que quelques jours, elle est régulière et toujours émouvante.

C'est que, dès sa venue au monde, un nouveau-né, après s'être débarrassé en quelques jours des 10 % de son poids de naissance constitués de l'eau qui lui était nécessaire pour vivre en milieu aqueux, commence aussitôt à **s'expandre** — littéralement !

En un mois, ses 50 centimètres de moyenne à la naissance seront devenus 54, 55 ou 56 centimètres ; ses 3 300 grammes seront devenus 4000, 4200, voire 4400 grammes[1]. Il aura ainsi pris, en si peu de temps, plus de 10 % de sa taille de départ et souvent 25 à 35 % de son poids initial. Au plan énergétique, il s'agit d'un rendement énorme. On n'en retrouvera plus de pareil à aucun autre moment de la vie. Il se poursuivra quelque temps encore sur un mode à peu près équivalent pour ce qui concerne le poids, puisqu'à 5 mois, et parfois plus tôt, un bébé aura doublé son poids de départ, et qu'à 1 an, et parfois plus tôt, il l'aura triplé. Pour ce qui concerne la taille — à titre de comparaison de rendement —, elle mettra de trois à cinq ans environ pour doubler. Les courbes qui figurent aujourd'hui sur les carnets de santé illustrent parfaitement cette **évolution**, laquelle est cependant — il faut absolument ne jamais perdre le fait de vue — **toujours singulière et jamais identique d'un bébé à l'autre**.

Si les parents attachent toujours une grande importance à des chiffres, dont ils sont curieux, friands, voire jaloux, les médecins, eux, ne leur accordent pas une attention aussi grande. C'est comme si, pour les parents, ces chiffres constituaient la preuve tangible et le témoignage solide de l'excellent état de santé de leur bébé en les rassurant du même coup sur leurs bonnes dispositions et sur la qualité de leurs soins. Les médecins, pour leur part, se fient plus volontiers à un profil global d'évolution, et à la régularité de cette évolution, qu'aux détails qui la ponctuent. Ce qui leur importe en réalité tient succinctement en trois points :

— une petite taille de naissance (entre 44 et 47 centimètres) peut témoigner d'un retard de croissance intra-utérin qui méritera une surveillance de l'évolution ultérieure de la taille au fil des années pour guetter le moment où l'on pourra tenter d'y porter remède ;

— un petit poids de naissance témoigne parfois d'un retard du même ordre, mais il donne également de précieuses indications sur l'importance des réserves de fer de l'organisme de l'enfant : comme

1. Les mensurations prises pour exemple sont des mensurations moyennes, les poids et tailles de naissance variant considérablement d'un sujet à l'autre sous l'influence de différents facteurs tels que le sexe, l'origine ethnique, des facteurs génétiques et le rang de la naissance (le premier enfant d'une fratrie étant moins lourd que le second, etc.). À titre d'information — ce qui permet de relativiser les chiffres que l'on pourrait rencontrer —, le record en la matière est de 9299 grammes pour 58 centimètres !

ces réserves sont accumulées surtout en fin de grossesse et toujours proportionnées au poids du nouveau-né, on devra en effet supplémenter médicamenteusement la réserve, telle qu'on la suppose, avant que sa carence n'ouvre la voie à la pathologie ;

— une **cassure de la courbe de poids** (c'est-à-dire une soudaine et durable absence de prise de poids) est un excellent indice pour déceler précocement une pathologie qui se développe à bas bruit et enclencher l'enquête minutieuse qui s'impose avant que les choses n'aillent trop loin.

En réalité, en dehors de ces cas précis, les chiffres en eux-mêmes n'ont pas une bien grande signification. Il existe des bébés qui constituent rapidement des réserves de graisse et qui sont lourds ; d'autres le sont bien moins ; d'autres encore sont plus « secs » sans être maigres ; d'autres enfin se développent sur le mode plus menu. Ces variations, qui sont le plus souvent d'ordre génétique, ne sont pas influençables par les régimes ou les prescriptions [1]. Le bon sens populaire ne proclame-t-il pas que « les chats ne font pas des chiens » ? Quand une mère de 45 kilos pour 1,52 mètre fait un enfant avec un homme de 52 kilos et 1,61 mètre, on ne voit pas comment elle pourrait avoir un bébé de 4 200 grammes et 54 centimètres à la naissance ; l'inverse étant en général également vrai.

DES POIDS ET DES TAILLES QUI NOUS VIENNENT DE LOIN

Il faut savoir que la croissance en taille est génétiquement programmée sur le mode de la répression/derépression.

Voyons ce que cela veut dire.

1. La demande insistante et angoissée des mères pour la prescription de vitamines ou de « fortifiants » pour leurs enfants est probablement la plus ancienne et la plus fréquente des demandes. La plus insistante aussi. Comme si c'était exactement par ce biais-là qu'on était en droit d'attendre de la médecine qu'elle fît des miracles. Toute une pharmacopée, aussi anodine qu'inefficace, a fleuri dans ce champ en faisant, pendant des décennies, la fortune de certains laboratoires. Il est heureux que, récemment et sous la pression de ses préoccupations économiques, la Sécurité sociale ait décidé de retirer à ces médications l'avantage du remboursement. Il n'est pas en effet un seul médecin qui en ait jamais été dupe, et ceux qui les ont prescrits ou qui continuent de les prescrire savent bien qu'ils ne le font que pour tenter d'en obtenir un effet placebo ou pour tranquilliser une mère dont ils ne savent pas comment faire taire l'inutile inquiétude.

Il y a parmi les gènes (portés par les chromosomes) un gène porteur d'un facteur de répression de la croissance qui serait plus ou moins fort et qui viserait à limiter ladite croissance. Au fond, à y regarder de près, ce n'est pas si mal prévu, et cela cadre tout à fait avec la manière dont se produit l'équilibre naturel entre les êtres vivants et leur environnement immédiat. Une croissance incontrôlée rendrait certainement l'humain bien plus grand mais tout aussi certainement plus fragile.

Il n'y a en effet que les individus petits pour ne pas admettre les indéniables avantages que leur confère leur taille : plus grande stabilité sur le sol à cause de la faible hauteur du centre de gravité du corps, meilleur rendement dynamique grâce à des muscles bien proportionnés aux segments osseux, plus grande vélocité et plus grande sécurité dans les mouvements (ce n'est pas par hasard que les gymnastes au sol, les patineuses, les acrobates de tout poil et les danseuses étoiles soient recrutées parmi les jeunes filles les plus petites ; quant aux vedettes des stades de football, on sait qu'elles ne se recrutent pas parmi les géants !). A titre de comparaison, il conviendrait d'interroger les « très grands » (tous les spécialistes du développement ne cessent de le marteler : une grande taille n'est ni une taille avantageuse ni une taille idéale !) pour les entendre évoquer leurs difficultés à gérer une gestuelle maladroite, un rapport problématique à l'espace et non moins difficile aux copains qui vous agressent parce qu'ils vous pensent plus fort [1], de perpétuelles douleurs dorsales, une insupportable fatigabilité, une incompréhensible dolence et le calvaire d'une indécrottable gaucherie... Il est vrai que les champions de tennis ou de basket-ball sont tous des géants, mais on sait à quel entraînement intensif ils doivent se soumettre pour

---

1. « Tout ce qui est petit est mignon, tout ce qui est grand est déplaisant », ai-je entendu moi-même tout au long de mon calvaire d'enfant « grand », quand ce n'était pas le sentencieux « le plus grand le plus bête » des adultes ! Il est vrai que les enfants, pour la plupart d'entre eux, détestent se singulariser et préfèrent de beaucoup se fondre dans le paysage (rémanence d'une stratégie naturelle de défense et de camouflage ?) ; c'est la raison pour laquelle on peut si facilement les mettre en groupe, les encadrer, les diriger. Le malaise des sujets de petite taille viendrait-il de cela ? Ayant fréquemment à lever la tête face à leur interlocuteur, ils se sentiraient confusément parasités par une rémanence de l'enfance qu'ils voudraient avoir définitivement quittée.

tirer avantage de cette taille. Si bien qu'on peut se demander si le choix de tels sports n'est pas une manière de combattre les problèmes qu'elle inflige !

En tout état de cause, les systèmes répressifs qui ont géré la croissance des deux parents d'un enfant se conjuguent en général, et se surajoutent toujours en cas de consanguinité. Ainsi, des unions d'individus de petite taille mais d'origine ethnique éloignée donneront naissance à des enfants qui seront toujours plus grands que chacun des deux parents. C'est l'effet de ce qu'on appelle une « rupture d'isolat génétique ». A l'inverse, l'entretien et le renforcement d'un même isolat produit des générations de plus en plus petites : l'union d'individus de grande taille mais de même origine ethnique a de fortes chances de donner naissance à des enfants plus petits en taille que leurs parents ; cette différence allant en s'accentuant au fur et à mesure de la succession des générations, les cas extrêmes se retrouvant dans les exemples connus des Pygmées, des Mozabites ou de certaines ethnies de la Chine méridionale chez lesquels l'isolement géographique, ayant renforcé l'occurrence des unions consanguines, a fini par produire des populations de très petite taille.

Il est incontestable que des facteurs nutritionnels interviennent par ailleurs également en ce point. Il a été démontré que des cousins mexicains qui vivaient de part et d'autre de la frontière des Etats-Unis n'avaient pas la même courbe de croissance, alors que leur matériel génétique était en tout point identique : ceux qui étaient restés sur place accusaient un déficit en taille de plusieurs centimètres par rapport à ceux qui avaient émigré. Ce facteur nutritionnel explique également le gain moyen de plusieurs centimètres en taille intervenu par rapport au début du siècle dans la plupart des pays développés. On sait que nos ancêtres lointains étaient fort petits et que l'homme préhistorique avait une taille aux alentours de 1,30 mètre. Mais, plus près de nous, il n'y a pas eu que Napoléon pour avoir mal vécu sa petite taille : Louis XIV, qui mesurait 1,52 mètre, a combattu ce qu'il vivait comme un inconvénient en lançant la mode des perruques et celle des chaussures à hauts talons.

L'amélioration des conditions nutritionnelles a profité sans distinction à tous les individus quel que soit le déterminisme génétique de leur taille, si bien que le sujet qui se considère aujourd'hui petit et qui aurait certainement été vécu comme un géant deux ou trois siècles auparavant continue de ne pas être satisfait de son sort et de s'en préoccuper peut-être plus qu'il ne l'aurait fait alors. Il faut dire que, si on se préoccupe à ce point aujourd'hui de la croissance en taille des enfants, c'est certainement en grande partie en raison de la pression des canons esthétiques de notre hémisphère Nord qui sont fortement influencés par les exigences de... la télévision. Compte tenu de la courbure de l'écran des récepteurs, les individus longilignes ont toujours, en effet, un aspect mieux rendu à l'image. On doit cependant convenir que de tels canons n'ont en réalité strictement rien à voir — de près ou de loin — avec la moindre notion de bonne ou de mauvaise santé. En Inde, par exemple, où la population est en règle générale plutôt d'allure famélique à cause de l'incidence de la carence alimentaire, les héros de feuilletons télévisés, tout comme les grands séducteurs de l'écran, sont replets, sinon ouvertement obèses. Est-ce un hasard que la ligne « haricot vert » ait eu le succès que l'on sait dans notre Occident également générateur d'obésités monstrueuses ? Cela ne veut pas dire qu'il n'y ait aucune raison de s'inquiéter du surpoids excessif d'un enfant ou de celui d'un adulte. Mais, dans les limites de certaines fourchettes, il n'y a aucune raison proprement médicale de se préoccuper de l'image que l'on reçoit ou de celle que l'on donne : il faut simplement la reconnaître comme telle, l'identifier à sa mesure et ne pas en faire le centre d'un débat essentiel. On conçoit, au demeurant, que la souffrance affichée dans ce domaine relève plus de tortures narcissiques que d'une inquiétude d'ordre strictement médical. Il n'en reste pas moins que ce seront les médecins qui seront convoqués pour traiter de ces tortures, alors même qu'elles n'ont en principe rien à voir avec leur vocation. Mais notre fameuse économie de marché ne s'embarrasse pas de ces distinguos et elle a parfaitement réussi à mettre insidieusement en place des pièges efficients et parfois redoutables. On peut évoquer, par exemple, le fait que l'on disposera de plus en plus aisément, dans les toutes prochaines années, de grandes quantités d'hormone de croissance (somathormone ou STH), laquelle est déjà en vente libre dans certains pays européens. Or, c'est cette hormone qui, naturellement sécrétée par l'hypophyse, intervient sous l'effet d'une commande génétique dans les processus de croissance. Elle s'avère capable, administrée à temps et sous certaines conditions, de faire gagner par son seul effet pharmacologique plusieurs centimètres à des individus qui sans elle auraient été plus petits. Ces individus n'auront évidemment pas modifié pour autant leurs dispositions naturelles, si bien que, lorsqu'ils procréeront à leur tour, ils auront nécessairement des enfants génétiquement destinés à être de petite taille. On comprend que leurs enfants devront eux aussi, pour sacrifier aux canons esthétiques imposés, user à leur tour de l'hormone de croissance. Ils s'inséreront solidement alors dans le cycle inexpugnable de « consommation et production de futurs consommateurs » auquel ils ne pourront pas faire autrement que préparer inexorablement leurs propres enfants. On aura au bout du compte admirablement réussi une opération de marketing hautement efficace puisqu'on sera parvenu à créer de toutes pièces une demande et à l'entretenir indéfiniment. Il s'avère que, pour l'instant, ces traitements sont encore fort dispendieux et qu'ils ne peuvent s'administrer autrement que sous forme de piqûres plusieurs fois par semaine pendant des années — ce qui les rend peu attractifs. Mais il faut faire confiance aux industriels pour réussir à changer substantiellement tout cela. La confusion qui aura été entretenue en tout état de cause entre santé et narcissisme aura parfaitement abouti aux résultats qui étaient recherchés.

Pour ce qui concerne le paramètre pondéral, il n'y a plus personne pour l'ignorer dans notre univers surnourri : le moindre média y consacre une rubrique, la littérature s'en est emparée de toutes sortes de façons et les faiseurs de « miracles » y ont trouvé un créneau facile pour accumuler des fortunes vite faites. Alors que ce qui intervient là aussi s'explique, encore une fois, génétiquement. Nous demeurons, en effet et quoi que nous fassions, les descendants de l'espèce primitive qui a eu à s'adapter, au cours des millénaires, aux conditions du milieu dans lequel vivaient ses membres. Ainsi, quand le milieu était riche et qu'il offrait une grande variété de ressources, les individus qui y vivaient n'avaient aucune raison de constituer des zones de réserve à l'intérieur de leur corps. Et pour peu qu'une de leurs principales activités ait résidé dans la poursuite et la chasse de proies fuyantes, ils auront acquis, par l'effet de mécanismes bien connus, une allure véloce et élancée d'athlète. A l'inverse, des individus contraints à un nomadisme en terrain peu favorable se seront constitué, pour survivre aux disettes et aux jeûnes imposés par leur milieu de vie, des zones corporelles de réserve en se fabriquant du tissu graisseux. Or, nous, nous ne sommes rien de plus et rien d'autre que les lointains descendants de ces variétés d'individus : leurs gènes, même amplement brassés, continuent de se transmettre jusqu'à nous au gré d'une véritable loterie, en nous conférant ces caractéristiques strictement singulières et fréquemment inattendues qui pourront aller d'une musculature déliée à un ventre bedonnant ou à une croupe rebondie !

On conçoit donc combien il peut être dangereux de vouloir se référer de manière forcenée à des normes entretenues par une opinion publique modelable, changeante et capricieuse, au lieu de prendre un acte ferme de la réalité de l'enfant tel qu'il se présente avec les caractéristiques qui sont les siennes, inaliénables et largement suffisantes, puisqu'elles l'accompagneront tout au long de son existence — il est vrai que l'énergie mise à refuser la réalité physique d'un enfant est directement liée à la manière dont on accepte ou on refuse la sienne propre ; l'enfant, sur ce point-là aussi, s'avérera réparateur dans la mesure où, grâce à lui, on finira tôt ou tard par faire la paix avec son propre aspect.

Les différences constatées entre les bébés à leur naissance ou dans les premiers mois se prolongent bien évidemment dans l'allure ultérieure de leur développement. Elles s'accentuent même parfois en donnant des tableaux encore plus contrastés. Ainsi le bébé rondouillard, joufflu et replet aura-t-il plus tard, au cours de sa 2e année, un **genu valgum** (les genoux qui se touchent, alors que les chevilles ne peuvent pas être rapprochées), alors que le filiforme, tout mince et sans cesse en mouvement, aura l'allure gracile et décidée d'un toréador. Le premier sera quelque peu placide et maladroit, il n'aimera pas beaucoup courir ni remuer. Le second sera un touche-à-tout qui tiendra difficilement en place et qui entreprendra très tôt l'exploration active de son environnement.

Or, tout cela ne tient qu'à des différences sensibles dans la distribution des fibres qui composent le tissu conjonctif. On désigne par cette appellation le tissu de comblement qui existe dans tout le corps et qui en remplit les interstices, à la manière dont le fait une bourre dans l'emballage d'un colis fragile. Ce tissu est constitué de deux sortes principales de fibres : les élastiques qui, comme leur nom l'indique, ont une grande faculté d'étirement, et les conjonctives qui sont bien plus rigides. En fonction de la composition toujours singulière et génétiquement programmée de son tissu conjonctif, un enfant laissera aux cellules graisseuses la faculté de se développer et aura en même temps des ligaments plutôt lâches qui ne parviendront pas toujours à maintenir fermement ses surfaces articulaires les unes contre les autres ; d'où l'éventuel genu valgum qui lui conférera, au demeurant, une meilleure stabilité en l'aidant à élargir son polygone de sustentation et à porter ainsi plus facilement son poids. A l'inverse, un autre qui, du fait de la pauvreté de son tissu conjonctif en fibres élastiques, ne laissera pas la même faculté aux cellules graisseuses, sera bien plus maigre et aura des articulations fermes et noueuses. Ceci étant, on peut se laisser aller à imaginer la quantité de variations qui peuvent exister entre ces deux extrêmes.

RESPECTER ET PRENDRE EN COMPTE CES VARIATIONS

Si on regarde du côté de **l'homéopathie** par exemple, on s'aperçoit que cette médecine a parfaitement pris en compte une telle variabilité de cet ensemble de caractéristiques. Elle s'en est servi, comme elle l'a fait de bien d'autres critères, pour fonder ce que l'on appelle sa typologie. Cette médecine totalement et purement empirique [1] a en effet utilisé et mis à profit pendant des siècles un sens aigu et nourri de l'observation. Elle a ainsi été amenée à professer que chaque individu constituait un tout dans lequel les caractéristiques physiques n'étaient pas plus indépendantes des caractéristiques psychologiques que des caractéristiques comportementales.

1. Dans certains pays, comme la France, elle ne peut être exercée que par des médecins ; mais dans d'autres, comme l'Allemagne, elle peut être exercée par des praticiens non médecins qui n'ont suivi que l'enseignement qui s'y rapporte et celui-là seul.

Elle a mis en pratique ces idées, tout au long de son élaboration, en remarquant qu'un individu ayant une sensibilité particulière à un quelconque produit (par exemple, la quinine, le soufre, le plomb, le sable ou le sel de cuisine, etc.) avait strictement et dans tous les domaines des réactions identiques à celles d'un autre individu qui aurait été intoxiqué par le produit en question. On parlera alors de « types sensibles » (quinine, soufre, plomb, etc.), dont l'étiquetage — utilisant en général le nom latin du produit — et la recension permettront d'élaborer une « typologie ». On peut ou on peut ne pas être d'accord avec les méthodes thérapeutiques qui ont découlé ensuite, à savoir le traitement par le produit incriminé à des doses infinitésimales, voire moindre encore [1]. Il n'en reste pas moins que les descriptions qui ont été faites sont parvenues à constituer des tableaux cliniques saisissants de vérité et qui rendent admirablement compte, chez tout individu, d'une forme incontestable d'unité « somato-psychique ».

Ainsi le bébé désigné comme **« Calcarea carbonica »** (la craie) est-il décrit comme rond de partout sans être nécessairement obèse. Il a une grosse tête et un gros ventre. Il est généralement calme, voire placide. Timide et cependant assez gai, il est vite irrité, impatient et coléreux. Fruit d'un projet conformiste relativement serein et qui n'a pas soulevé beaucoup de questions, il est solidement ancré dans une existence plate et apparemment sans remous. Il pose assez peu de problèmes à sa mère, qui s'en pose d'ailleurs fort peu elle-même. C'est un bébé relativement bien venu et occupant bien, ne serait-ce que par son volume et son aspect, la place qui lui aura été impartie. Son appétit, solide sans être excessif, ne fait pas de discrimination entre les aliments qu'on lui présente et qu'il accepte dans leur variété sans marquer d'aversion particulière tout en ayant cependant un goût prononcé pour le sucré — ce pourrait être sa manière d'exiger l'accomplissement de la promesse qui lui aura été implicitement faite d'une vie qui devra lui être « douce » ! Aussi répugne-t-il à rester seul et a-t-il peur du noir, qui l'empêche, tout comme la solitude, d'avoir à portée de

1. Le débat de ces dernières années introduit par les travaux de Benveniste sur ce qu'il a appelé « la mémoire de l'eau » n'est pas encore parvenu à apporter un éclairage définitif sur l'usage de dilutions médicamenteuses telles qu'il n'y a en principe plus de produit du tout dans ce qui est prescrit. Ainsi, n'importe quel médicament à une dilution supérieure à 12 CH ne contient pratiquement plus rien de la substance qu'il est censé véhiculer.

vue sa mère, garante de la promesse. Il craint toujours en effet de s'en trouver séparé au point d'avoir peur de tout ce qu'il voit et qui pourrait l'en distraire et venir troubler leur tête-à-tête. Il a d'ailleurs si mal accepté de s'en être éloigné et d'en être sorti qu'il en a acquis une sensibilité extrême au froid, ce qui l'expose, en raison de l'étroitesse fréquente de son cavum et de l'hypertrophie de ses amygdales, aux rhinopharyngites. Sa peau, qui aura en quelque sorte gardé vivace une non moins grande nostalgie du milieu utérin, sera sensible aux agressions les plus minimes, se desséchant facilement ou, à l'inverse, suintant de toute part.

« Sulfur » (le soufre) lui ressemble beaucoup au demeurant. A ceci près qu'il n'est pas du tout placide. C'est plutôt un jovial tout en sourire et vite à l'aise avec chacun. Un véritable « tyran de charme » entièrement inscrit dans le plaisir intense de l'échange, dans lequel il puise presque autant qu'il donne, se faisant ainsi en toute circonstance le témoin vivant de l'incontestable plaisir dont aura été marquée sa venue. Il lui arrive certes de faire des colères mais il se calme aussi rapidement qu'il s'est emporté, comme s'il considérait qu'ayant eu depuis longtemps l'essentiel, le reste ne valait vraiment pas la peine qu'on s'en préoccupe outre mesure. Il a néanmoins une peau fragile, assez peu nette, qui garde facilement la trace des doigts, qui participe aux échanges et qui est fortement vectrice aussi bien de ce qui est reçu que de ce qui est ressenti : quand « Sulfur » fait de la fièvre, il est inutile de se munir d'un thermomètre, ça se perçoit à distance tellement il irradie de chaleur. C'est probablement pour cette raison qu'il n'apprécie pas beaucoup le bain, lequel l'expose à de trop brutales variations de température. Parce qu'il a toujours chaud — n'est-il pas inscrit dès sa conception dans la « chaleur » des échanges ? —, il transpire de partout et n'aime évidemment pas être couvert, sous peine d'avoir le sommeil agité. Le moindre coryza produit chez lui une inflammation des narines, la moindre diarrhée lui entame l'orifice anal et les fesses. Il a plus facilement qu'un autre des ennuis cutanés. Il serait en quelque sorte entièrement inscrit dans « la peau ».

« Silicea » (le sable) a, lui, un petit poids de naissance, un squelette étroit, un menton pointu, les yeux plus écartés que la normale et l'abdomen mou. Il a une croissance lente, que peuvent expliquer son appétit modeste et sa tendance aux vomissements, mais qu'explique, encore mieux et en toute circonstance, le féroce attachement qu'il manifeste à sa mère. Ce serait comme s'il ne pouvait jamais se résoudre à la quitter, tant il craint qu'elle ne le rejette comme elle aura pu en avoir la tentation à un moment de leur histoire commune. Il n'est donc pas question pour lui de pousser trop vite ou de s'endormir facilement, fût-il prêt à tomber de fatigue. Pour les mêmes raisons, il a des difficultés à rompre avec des habitudes qu'il a d'ailleurs eu le plus grand mal à accepter. Aussi rechigne-t-il à changer de menu, à accepter un nouvel environnement, voire à franchir les étapes de son développement psychomoteur. Il tarde à s'asseoir, à marcher, à s'éloigner, et encore plus à s'autonomiser à l'âge où les autres le font. Sa dépendance le rend tributaire de rituels de toutes sortes et, en toute circonstance, d'encouragements qu'il ne cesse pas de réclamer. Sa continuelle fatigabilité, qu'il refuse évidemment de reconnaître de peur de susciter le rejet tant craint, le rend peu résistant à toutes sortes d'infections qui peuvent prendre chez lui des allures parfois sérieuses parce qu'il s'épuise en quelque sorte à « vivre au-dessus de ses moyens ».

La caractéristique majeure de **« Natrum muriaticum »** (le sel de cuisine) réside dans le fait qu'il est totalement replié sur lui-même, vivant dans l'attente perpétuelle, résignée et patiente de l'unique personne qui compte pour lui : sa mère, au demeurant peu chaleureuse et assez absente, alors même qu'elle se sera servie de lui pour tenter de s'affirmer et de dépasser le sentiment d'humiliation dans lequel elle avait vécu jusque-là. Aussi refuse-t-il véhémentement les contacts extérieurs qui entreprendraient de le distraire de son objectif ou de l'engager à tromper sa solitude. Véritable gouffre narcissique entièrement livré à son espoir jamais assez satisfait de retrouvailles, ce solitaire entretient une hypersensibilité maladive à l'action — voire à la simple intention — des autres, dont il se défie. Frileux qui refuse la chaleur toujours insatisfaisante qu'on voudrait lui offrir, il mange bien — plus volontiers des mets salés — sans grossir pour autant ; il a soif de grandes quantités d'eau et, bien plus que comme une disposition ou un goût, il a un véritable besoin de solitude, d'espace et d'air frais (toutes choses censées lui fournir la preuve qu'il est bien hors d'elle et qu'elle va venir vers lui — attente vaine au demeurant, puisque sa mère va plutôt sacrifier à des rituels d'élevage mécaniques et rigides qui installeront solidement et durablement la relation dans un inépuisable cercle vicieux). Volontiers pâle avec un regard transparent dont on peut aisément concevoir combien il est destiné à fuir le contact et à refuser hargneusement la réassurance ou la séduction, il garde sa vie durant l'aspect d'un culbuto dérisoire et pitoyable avec son haut de corps frêle surmontant un bassin évasé prometteur d'une culotte de cheval ultérieure. Il a une peau sèche facilement exposée à l'eczéma, une lèvre inférieure fréquemment fendue (nostalgie obligée de cette ultime goutte de lait que le sein chiche ne lui aura pas laissé loisir de recueillir) et la langue qui, parcourue de fissures et de reliefs irréguliers, a l'aspect de ce qu'on appelle une **langue géographique** (comme si devait s'y trouver concrètement inscrit le louvoiement obstiné mais désespérant de la communication !).

C'est **« Nux vomica »** (la noix vomique) qui réclame le plus véhémentement son dû, ce qui explique à la fois son agitation et son extrême vivacité. Car il est on ne peut plus présent, envahissant l'espace en cherchant en toute circonstance et de toutes les manières à attirer l'attention de chacun sur lui. Il s'était déjà manifesté bien avant la naissance, menaçant de venir au monde avant le terme prévu, en provoquant chez sa mère, comme pour lui faire entendre raison, de violentes et préoccupantes contractions utérines qui vaudront la prescription de bêta-bloquants (Salbutamol, Ventoline) et de repos strict au lit. Coléreux et hypersensible, le voilà, aussitôt né, à crier pour un oui ou un non comme pour marquer encore mieux sa place et ne pas cesser de dénoncer la trahison dont il sent confusément avoir été victime. Souvent conçu en effet dans un enthousiasme qui aurait pu faire de lui un banal et sympathique « Sulfur », il a traversé une grossesse dans laquelle aura interféré un événement traumatique qui aura atténué, sinon réduit au silence, l'émerveillement initial. Comme pour encore plus dénoncer son sort injuste, et parce qu'il se sent cruellement amputé par son absence de langage, il essaie de mettre dans sa bouche, à défaut de mots, les aliments qu'il tente de régurgiter sur commande sans toutefois toujours y parvenir. La violence à laquelle il soumet sans relâche des tripes censées exprimer sa colère et sa contrariété lui donne des coliques assorties d'une constipation ou de selles diarrhéiques qu'il a cependant le plus grand mal à évacuer. L'exercice auquel il s'adonne l'épuise et lui occasionne, surtout en hiver — dont il craint le froid, qui lui rappelle son sort désespérément en suspens —, des infections ORL hautes qui s'accompagnent d'une toux particulièrement violente. Entièrement absorbé par son entreprise et par les tentatives qu'il développe, il recule indéfiniment le moment de son repos, s'endort tard, exténué — alors même que les petits sommes lui sont profitables et améliorent sensiblement son humeur —, se réveille la nuit et retrouve sa problématique chaque matin avec une humeur massacrante et l'accablement que l'on devine...

« Arsenicum album » (l'arsenic) aura, lui, poussé tout seul, un peu comme oublié pendant une grossesse vécue passivement ou sur le mode dépressif tant elle aura été envahie par une pusillanimité excessive ou par de graves soucis. Le manque d'amour qu'il aura cru percevoir, à cause de la raideur et de la scrupulosité défensive d'une mère fragile, fait de lui un bébé mince à la peau sèche et froide, à l'allure maladive sur un fond de teint pâle. Plante chétive à laquelle les circonstances n'ont pas permis que soient accordés les soins et l'attention qu'elle requérait, il escompte récupérer ce qui lui a manqué en suscitant la pitié, voire la sollicitude, d'une mère culpabilisée mais excédée et qui, renforcée dans ses craintes ou ne sachant plus comment le prendre, redoublera à l'excès la rigueur naturelle de ses rituels. Il se laisse donc volontiers aller à la maladie, dont il explore indéfiniment la palette (troubles digestifs, otites répétées, pathologie respiratoire et dermatologique) et contre laquelle il développe peu de défenses, rechutant de plus belle à peine est-il guéri. Il joue de son appétit et de sa fatigabilité, autant que de son sommeil pour lequel il réclame précocement un rituel féroce et qu'il interrompt longtemps entre minuit et 3 heures du matin. Il se comporte par sa faiblesse et par ses maladies en véritable tyran, jouant de la crainte de la mort dans laquelle il vit lui-même sans relâche mais dont il sait aussi qu'on l'a pour lui dans son entourage encore marqué par des événements qui ont pu précéder sa naissance.

« Lycopodium » (le lycopode, un champignon) aura, lui, été intensément investi sur un mode défini et précis qu'il ne saurait évidemment pas trahir : sa mère, fréquemment frustrée par une absence de réussite personnelle, l'aura voulu avant tout intellectuellement performant et l'aura crédité par avance de cette qualité pour laquelle elle est déjà prête à lui vouer une admiration sans bornes. C'est la raison pour laquelle il se présente très tôt comme un bébé sérieux, grave, au regard intelligent, vif et fouilleur, paraissant plus vieux que son âge. Ressentant le besoin considérable d'une affection qu'il n'a obtenue qu'à condition, il en accepte mal les manifestations qui risqueraient de le distraire de la lourde mission qui lui est impartie. Ce qui l'amène à peu sourire, à rire encore moins, à rester distant — sauf avec sa mère à laquelle il est fréquemment littéralement cramponné — et à ne pas apprécier les caresses, les tentatives de contact ou les plus simples « guili-guili ». Partagé entre la peur de mal faire et le désir de réussir, il est volontiers autoritaire, ce qui, en l'absence de langage, se traduit par de violentes colères et un faible investissement des plaisirs du corps : vite rassasié, même en cas de fringales douloureuses, il ne prend pas plus de plaisir à évacuer, si bien qu'il est fréquemment constipé. Comme pour encore mieux souligner la droiture à laquelle l'astreindrait son destin, ses manifestations pathologiques intéressent toujours le côté droit de son corps : ce sera par l'amygdale droite que commencera éventuellement une angine, ce sera l'oreille droite que touchera une otite…

Si « Nux vomica » envahit l'espace pour lui-même, **« Lachesis »** (c'est une variété de serpent) le fait, lui, pour sa mère, qu'il est censé **représenter** et dont il a mission de rehausser la stature. Comme pour se faire remarquer, il flamboie, avec de brusques rougeurs du visage déclenchées par la moindre chaleur, qu'il supporte mal au demeurant. Sa gesticulation vigoureuse ne lui permet pas de porter un vêtement trop étroit et lui fait rejeter toute striction (surtout au niveau du cou). Hyperactif et sans cesse en mouvement, ses gestes sont hélas maladroits et fréquemment générateurs de catastrophes qui le mettent lui-même en colère sans parvenir pour autant à le dissuader de recommencer. Mû par un profond désir de bien faire qui ne parvient cependant jamais à ses fins, il a un réveil pénible et grincheux comme s'il craignait l'épreuve du jour qui se présente, ce qui va de pair avec un refus de l'endormissement parce qu'il mettrait fin à des tentatives qui demeurent obstinées même si elles sont immanquablement vouées à l'échec. On imagine combien facilement peut s'installer dans pareil contexte une féroce jalousie à un aîné toujours vécu comme plus performant ou à un puîné dont la naissance l'empêcherait de parvenir à la réussite qu'il ne cesse pas d'escompter. Peut-être n'est-ce l'effet que d'un curieux hasard, il n'en reste pas moins que la gaucherie qui domine le tableau se retrouve dans l'atteinte privilégiée des organes gauches (amygdale, poumon, narine ou oreille...).

« Sepia » (le poulpe) est fréquemment une fille et qui a été désirée comme telle par une mère mal assurée dans sa féminité et fortement revendicatrice des prérogatives de son sexe. Dès le berceau, on la reconnaît au premier coup d'œil... à son regard ! C'est un regard intense, tant il affirme de volonté. Ce n'est pas le regard de mise à distance de « Lycopodium », c'est un regard qu'on peut dire **noir**, même s'il est bleu, et qui délivre un véritable avertissement. Bébé solide et potelé, « Sepia » franchit aisément et sans la moindre difficulté les étapes de sa vie de nourrisson, à condition de n'être pas séparée de sa mère, dont elle escompte, en vain, faire progresser la problématique. Elle ponctuera opportunément son évolution d'une pathologie qui intéressera volontiers la sphère centrale qui rappelle son sexe : la moindre diarrhée, sur fond de constipation souvent opiniâtre, lui donnera des érythèmes fessiers qui traîneront en longueur et les infections urinaires répétées viendront avertir de la lenteur future du contrôle vésical. Seule ombre à ce tableau de presque servilité : l'endormissement difficile parce qu'il équivaut à une douloureuse séparation, laquelle surviendra tôt ou tard et sera marquée par la déception de n'être pas parvenue à remplir une tâche univoque mais évidemment impossible.

« Pulsatilla » (l'anémone pulsatile, une fleur) est aussi une fille qui a, pour sa part, littéralement comblé sa mère ; laquelle va l'envelopper à jamais dans une relation fusionnelle qui ne lui laissera guère de place, comme pour leur faire poursuivre indéfiniment à l'une et à l'autre le formidable bonheur de la relation qui s'est instaurée pendant la grossesse. La mère gardera intacte toute sa vie l'illusion de n'avoir pas mis au monde son enfant, la fille conservera à jamais la nostalgie vivace de ce milieu matriciel dont on lui aura fait croire qu'il était idéal. Souvent blonde aux yeux clairs, elle est potelée, affectueuse, obéissante, craintive, timide et douce. Avide de caresses et de marques d'amour, elle est un insondable gouffre affectif. Hypersensible et émotive, elle passe sans transition de la plus grande joie au plus profond chagrin, qu'on parvient cependant à chasser par une consolation des plus minimes. Cette variabilité extrême de ses dispositions se retrouve jusque dans le fonctionnement de son corps. Ses selles ne sont jamais les mêmes d'une fois sur l'autre et son appétit est capricieux : elle marque une préférence pour les aliments frais et sucrés, qu'elle peut absorber, quand la saisit la peur de l'abandon, en de véritables accès de boulimie. Comme encore sous l'effet de l'expulsion brutale et regrettée de l'utérus rassurant, sa peau se marbre facilement et ses extrémités deviennent fréquemment moites et froides sans parvenir pour autant à être améliorées par la chaleur, laquelle ne peut jamais évidemment remplacer la seule chaleur qui compte, la vraie, la chaleur maternelle. Son développement sera adapté aux encouragements qui lui seront prodigués : elle en est singulièrement friande parce qu'ils lui permettent de lutter efficacement contre sa « peur de tout ».

« Phosphorus » (le phosphore) est là parce qu'il présentifie dans sa personne un inextinguible et fol espoir. Longiligne, fin, beau, souple, élégant et proprement lumineux, il est offert au monde environnant comme s'il lui était donné essentiellement à voir et encore plus à admirer... sans bruit ! « Phosphorus » a d'ailleurs une sensibilité tellement marquée au bruit (c'est le phonophobe par excellence que le bruit des pas sur la moquette peut réveiller !) qu'il peut en repérer l'annonce au point par exemple d'être agité avant même que n'éclate un orage. N'ayant pas d'autre possibilité que de devoir remplir son contrat, il est prêt à s'enflammer dès son réveil, qui est des plus joyeux, et à la moindre occasion qui lui est donnée. Sa disponibilité d'échange est considérable et la vivacité de ses réactions toujours confiantes le rend attachant et sympathique. Dispendieux à l'excès, il épuise, hélas, en peu de temps le trop faible capital d'énergie que lui laisse une grande fatigabilité. Il lui faut alors récupérer, ce qui le fait fréquemment sombrer dans la lenteur et l'apathie. Mais dès qu'il l'aura fait, le voilà reparti à s'user à nouveau dans l'impitoyable échange que lui commande sa fonction dans l'économie affective d'une mère qu'il ne satisfait toujours que de façon fugace et brève. Son regard constamment quémandeur d'une approbation l'expose tout entier en trahissant sa fragilité et sa dépendance extrême au regard de l'autre.

« Aurum » (l'or, le métal) est simplement destiné, lui, à être le vengeur de sa mère. Non pas tant pour panser une blessure narcissique qu'elle aura reçue que pour exercer à sa place une domination qu'elle aura perçue comme lui ayant été interdite et pour laquelle elle avait certainement un goût des plus prononcés. Instrument admirablement peaufiné, il est solide, beau et actif. C'est le bébé aux réveils matinaux, débordant d'énergie et prêt à l'action dès son réveil. Il a un solide appétit et une grande résistance physique. Il franchit vite les étapes de son développement et s'autonomise rapidement, comme pour donner le change par rapport à la dépendance extrême mais soigneusement masquée qu'il garde à l'endroit de sa mère. Supportant mal la contrariété ou l'échec, il y réagit violemment par des colères spectaculaires, durables, tournées contre lui-même (sous la forme de **spasmes du sanglot**, cf. p. 798) et qui ouvrent la voie à de solides rancunes. Dès son plus jeune âge se dessine en lui un tempérament de chef auquel il sera férocement soumis et un destin de meneur auquel il ne pourra jamais se soustraire.

Cette douzaine de descriptions synthétiques et condensées d'exemples constitue un très modeste échantillonnage de l'énorme quantité, que permettrait le corpus théorique homéopathique que l'on appelle « matière médicale », de descriptions dont on dispose : il y en a des dizaines et des centaines, les unes mieux répertoriées que les autres, sans compter les modèles intermédiaires et ceux qui sont simplement inclassables !

Leur exposé, même succinct, a cependant le mérite de mettre en relief deux idées forces d'inégale importance.

La première, la plus flagrante mais peut-être la moins importante tant on commence à s'y habituer, c'est la notion (rendue, là, parfaitement consistante) de l'extrême diversité des modèles de bébés. Exposée de cette manière parlante, imagée et vivante, elle ne peut plus être réduite à un fumeux *a priori* idéologique ou à un élégant mais futile concept opératoire ; elle s'impose bien au contraire parce qu'elle renvoie à une vérité tangible et vérifiable et à des tableaux qui sont évocateurs pour chacun. On ne doit cependant pas en conclure qu'un étiquetage de ce type soit, même pour un praticien chevronné et averti, une tâche aisée. Il ne procède pas en effet à une simple sélection dans la recension de caractéristiques en nombre fini ou par la classification clinique d'un individu, conformément à un modèle précis et nettement répertorié. C'est, en réalité, un travail minutieux, ardu et plus fréquemment exposé qu'on ne l'imagine aux erreurs. La raison en est qu'**il n'y a** en effet **jamais deux bébés qui se ressemblent**, parce que, justement, **chacun** d'eux **est absolument unique**.

Il est difficile et parfois impossible de décider que telle caractéristique puisse assurément appartenir à tel type plutôt qu'à tel autre. La colère qui est par exemple décrite par un parent est-elle celle d'un bébé « Nux » ou bien celle d'un bébé « Lycopodium », à moins que ce ne soit celle d'un « Silicea » ou d'un « Sulfur », voire celle d'un « Calcarea » ? Ces difficultés d'endormissement, ces vomissements ou bien cette singulière réactivité, qu'évoquent-ils ? On imagine combien la réunion des faisceaux d'arguments est souvent, comme dans tout travail de clinicien, des plus délicates, tant il est vrai que les tableaux purs se rencontrent rarement. **Chaque enfant**, correspondrait-il, au demeurant, le plus fidèlement qu'on puisse imaginer à la description qui en a été faite ici ou dans tout autre traité, on lui trouvera toujours quelque nuance ou quelque caractéristique singulière qui font qu'il **reste avant tout lui et pas un autre**. S'il est mis tant de soins à souligner et encore souligner cette idée, alors même qu'elle commence à être enfin admise dans toutes sortes de sphères et par le public lui-même, c'est qu'elle ne l'a pas toujours été. Elle a en effet été longtemps contrebattue, et en particulier par le discours médical quand il était soucieux au premier chef d'uniformiser ses pratiques diagnostiques et thérapeutiques en voie d'élaboration. Il s'en riait alors et il ne prêtait qu'une attention distraite, sinon ouvertement méprisante, à des propos d'une telle tonalité. On imagine aisément qu'il ne pouvait pas s'attarder à de telles considérations quand sa tâche consistait à tenter de réduire l'effroyable hécatombe que produisaient les épidémies telles que celle par exemple des diarrhées des enfants nourris au lait artificiel. On a vu à quel patient travail de fourmi il a dû se livrer pour mettre au point une alimentation susceptible de conférer la même sécurité que l'allaitement naturel. Mais tout cela est maintenant bien loin et on est enfin parvenu, ces dernières années, à entendre, jusque dans la bouche de pédiatres jusque-là ouvertement somaticiens, des sons de cloche d'une tout autre nature : ils ont permis à certains d'entre eux de se tailler à peu de frais dans la redécouverte de cette vérité première une véritable réputation de novateurs. Il n'est pas jusqu'au public qui n'ait été invité, à coups d'émissions au titre judicieusement ronflant, à prendre acte du fait que « le bébé est une personne ». Ce que j'estime, pour ma part, avoir été **de tout temps** l'opinion de chaque mère et de chaque cellule parentale. Une opinion qui était assurément sans faille et parfaitement ancrée mais qui, parce qu'elle ne trouvait aucun écho dans l'environnement, produisait souvent sa propre radicalisation et tombait dans l'excès. Les parents, confrontés au constat de la personnalité authentique de leur enfant, le vivaient tout d'abord dans un étonnement émerveillé, puis rapidement dans un étonnement douloureux, pour finir par tenter de faire entrer rapidement leur chérubin dans le moule encensé par le discours environnant. J'en ai témoigné moi-même dans une expérience vécue (cf. p. 151) à propos des doses de biberons, mais j'ai souvent eu au cours de ces dernières décennies à rassurer des parents sur la validité de leurs impressions et sur la pertinence des initiatives qu'ils étaient amenés à prendre face à leur enfant en leur expliquant que cet enfant était avant tout lui-même, avec ses caractéristiques propres, qu'il était ensuite leur enfant à eux et qu'il ne devait être en aucun cas celui de la médecine, de la psychologie ou d'un quelconque discours social.

La seconde idée force réside, elle, dans l'étroite dépendance du destin, même physique, de l'enfant à son environnement maternel. Il est vrai que, là encore, un certain nombre de discours — principalement d'inspiration psychanalytique — ont depuis longtemps insisté sur ce point. Mais c'est une **idée** qui demeure cependant difficile à admettre, ou à faire admettre, tant elle semble au premier abord **insupportable** et tant elle suscite chez les mères la crainte de se retrouver dans une position de **responsabilité tellement accablante** qu'elle leur rendrait **la vie ingérable. Il ne pourrait pas en effet en être autrement si un tel discours supposait la mère capable d'opérer délibérément ses choix ou de prendre en toute conscience l'ensemble de ses décisions ! Mais il n'en est évidemment rien !** Et il suffit de revenir aux modèles qui ont été décrits pour s'en rendre compte. Car qui pourrait stigmatiser — de quel droit et au nom de quoi ? — par exemple le comportement de la mère de « Pulsatilla » qui aura décidé de s'enfermer avec sa fille dans cette double illusion du lien indéfectible ? En quoi et de quelle manière cette mère aura-t-elle pu décider librement de l'orientation de son investissement ? Après tout, on peut l'imaginer volontiers « Natrum muriaticum », murée jusque-là dans sa solitude et dans son silence et ayant enfin miraculeusement trouvé, dans l'occurrence d'une grossesse, l'espace auquel elle aspire et la bouffée d'air frais qu'elle prise tant : elle s'en sera automatiquement constitué un rempart protecteur face à la thématique aliénante à laquelle l'avait contrainte sa propre mère humiliée. Et aura-t-elle pu, en tant que fille réelle de sa mère, considérer avoir eu suffisamment de satisfactions pour prendre le risque de n'en donner que d'identiques à sa fille ? Décider, alors, de reporter indéfiniment l'affrontement avec la réalité de sa fille en laissant indéfiniment se poursuivre l'illusion jamais entamée d'une grossesse ininterrompue, ne constitue-t-il pas pour elle la solution la plus généreuse, la solution la plus chargée d'amour qu'elle pouvait avoir à portée de sa main ? De quel droit pourrait-on lui faire le moindre procès d'égoïsme — ce qui impliquerait une notion de responsabilité — quand son mouvement n'aura pas été commandé par une volonté mais par un bricolage redevable aux seules conditions de son histoire propre ? En remontant les générations et en raisonnant de la même manière, on se retrouve à ne pouvoir faire de procès pas plus à la grand-mère maternelle de « Pulsatilla » qu'à son arrière-grand-mère et ainsi de suite. Il faut simplement avoir la sagesse de convenir que les humains ne disposent, en réalité, que d'une faible marge de manœuvre, tant s'exerce lourdement sur eux le poids d'une histoire sur laquelle ils ont bien peu de prise, et que l'enfant n'a jamais d'autre statut pour son parent que celui d'un **réparateur** — espéré nécessairement génial — de sa propre histoire. Ce qui prouve que, dans tous les domaines sans exception, nous nous retrouvons, comme dans celui de l'héritage génétique, soumis à une quantité gigantesque de forces et d'influences qui nous viennent du fin fond du temps, qui nous traversent sans que nous puissions toujours nous en rendre compte, que nous transmettons sans le savoir et face auxquelles nous devons avoir suffisamment de modestie pour ne pas croire pouvoir les gérer à notre guise. C'est en cela que chaque naissance est une merveilleuse aventure dans laquelle la promesse d'un mieux est inscrite de manière irréfutable et mérite d'être prise en compte autant que respectée.

Comment se nouent indéfectiblement les liens du bébé et de sa mère ?

Voilà donc cette aventure qui commence et dont on entrevoit combien elle porte en elle l'intégralité des germes de son devenir.

On pressent que les liens qui vont se tisser entre une mère et son bébé vont emprunter une foule de voies disponibles, même si ces voies ne s'avèrent pas toujours facilement repérables. Il a très tôt été question de l'une d'entre elles quand a été évoquée la gestuelle maternelle et l'extrême sensibilité qu'y présente le tout-petit (cf. p. 44). On a vu que si cette gestuelle parvenait à mettre en place un début — ô combien important — de communication, c'est parce qu'elle intervenait sur le fond d'une grande familiarité qu'y aurait le bébé. On a perçu que la familiarité et la gestuelle se complétaient l'une l'autre tout en étant en réalité strictement indépendantes l'une de l'autre. Sans quoi on ne pourrait évidemment pas expliquer comment un bébé peut profiter de soins substitutifs ou comment il pourrait survivre à la disparition physique de sa mère (en cas d'abandon puis d'adoption, par exemple). Or, la complémentarité de la familiarité et de la gestuelle trouve une voie de facilitation, absolument considérable et tout à fait primordiale, dans la relation alimentaire, avec tout ce que véhicule cette relation. Car la relation alimentaire intervient et se noue, précocement et dès la venue au monde, sur fond de la tension énorme du bébé qui ressent sa faim comme un besoin impérieux dont la satisfaction ne peut souffrir le moindre retard. L'apaisement de cette tension et le soulagement qui en résulte ne peuvent que créer les conditions optimales d'intégration des affects concomitants qui circulent de la mère à son enfant — suscitant il est vrai en retour, chez la mère, une satisfaction non moins grande que celle que peut éprouver le bébé.

Cette description grossière, schématique et insuffisante du processus peut se comprendre encore mieux dès lors qu'on en évoque le point nodal constitué par le phénomène physique de la succion.

La bouche, le sein et la succion

La succion est en effet, comme on l'a vu à propos de l'allaitement naturel (cf. p. 155), un geste complexe auquel participent toute une série de muscles et d'organes [1].

---

1. On ne traitera ici avec précision que de ce qui se passe avec un allaitement naturel. Au cours de l'allaitement artificiel, les faits se dérouleront, à peu de chose près, selon les mêmes séquences : bien sûr la jonction bouche-sein sera matériellement absente, mais, pour ce qui concerne les autres éléments du registre sensoriel, ils seront pratiquement identiques.

Mais c'est avant tout — par le biais de ce que l'on a appelé un appareil bouche-sein — un geste par lequel **le bébé s'abouche littéralement au corps de sa mère**. C'est un geste par lequel ce bébé, même s'il ignore encore la réalité de sa mère comme telle, en capte, du fait de l'étroitesse du contact, une foule de sensations qui le ramènent, instantanément et de manière fulgurante, à la familiarité rassurante dont il a déjà été fait mention : c'est un goût déjà su qui envahit brutalement ses papilles ; ce sont les émanations d'une odeur à nulle autre pareille — une odeur qu'il retrouve après l'avoir crue perdue — qui lui pénètrent soudainement les narines ; c'est cette exacte manière d'être bien porté qui le fait sombrer à son corps défendant dans une forme d'indicible quiétude ; c'est enfin une voix qu'il entend, une voix qui s'exprime, qui chuchote ou qui susurre, une voix qui émet des sons dont les ondes s'inscrivent exactement là où des ondes strictement identiques avaient laissé leurs traces restées vides et en attente. Et voilà que ce déferlement de sensations familières concourantes se redouble du plaisir infini que procure l'extinction progressive de la faim. Les premières goulées ont été prises presque passivement, sans grande conviction, voire avec une forme d'hésitation. A peine ont-elles étanché la soif et humidifié le palais un peu plus desséché par le cri que les voilà à calmer miraculeusement les tiraillements d'un estomac qui se contractait douloureusement sur un immense vide... Naissance de la sensation, naissance du simple plaisir de sentir ? Naissance du plaisir ? Et si ce n'était que la naissance de la sensation du simple plaisir de vivre ? Qui peut le dire avec certitude, alors même que chacun s'accorde à imaginer et reconnaître comme possible un tel découpage des séquences dans un scénario qu'il a immanquablement vécu ? C'est alors que les yeux s'entrouvrent et que le regard, qui balaie mécaniquement l'espace, rencontre les traits du visage de l'ample corps qui dispense un si grand bonheur. Les traits à leur tour s'inscrivent et, à leur tour, deviendront sus. Et tout cela par le simple miracle d'une bouche qui a pris ce qui lui a été offert et parce que tous les muscles de cette bouche ont eu à cœur de jeter vers l'intérieur du corps perçu comme vide ce qui satisfait ce détestable vide, le comble, l'efface et produit une exultation insoupçonnée et pourtant identique à une autre que l'on sait avoir perçue, dont on garde un vague souvenir mais dont il ne reste plus aucune trace évocable. A chaque fois que se renouvelle le miracle et que la vivacité de la sensation annonce la suite d'un émerveillement reconnaissable et attendu, on voudrait pouvoir en arrêter le cours, en éterniser chaque seconde, marquer un suspens et mémoriser longuement, pour pouvoir la reproduire à souhait, cette conjonction enivrante de perceptions qui inondent et épuisent. Mais ce serait comme si la sagesse du corps, que l'on vit et qui vous domine cependant, préférait à cette possibilité l'expression d'une forme de grâce rendue à ce qui a déferlé : la saturation conduit à la rupture du mouvement et une insurmontable torpeur envahit les membres, faisant remettre à la fois d'après l'espoir d'une prochaine réussite. Un manteau d'oubli a été jeté sur l'instant vécu. La prochaine sensation de faim remettra en route la souffrance et l'exigence ; elle suscitera le nouvel appel et l'enchaînement des mêmes séquences émerveillées...

Dans ce domaine comme dans celui de l'amour, la nature a jalousement gardé intact son mystère.

Pourquoi ne pouvons-nous jamais, même doués de l'imagination la plus riche, recréer mentalement les sensations que nous procure l'acte d'amour ?

Cette ascension brutale, violente et singulière, à laquelle a participé chacun de nos organes sensitifs et qui en a aiguisé et additionné chaque afférence, cette ascension qui ne cesse d'augmenter en menaçant à chaque instant de décroître, cette sensation qui contraint à son entretien obstiné et têtu puis qui s'amplifie et déferle soudainement en envahissant l'intégralité du champ perceptuel, ne la voilà-t-elle pas qui s'interrompt brutalement en remettant les pendules à zéro et en nous laissant dans un exquis mélange de dolence et de plénitude ?

Ne doit-il pas en être ainsi pour que nous soyons contraints de ne jamais cesser de recommencer ?

Nous pouvons, comme je m'y essaie, tenter d'en décrire le cours avec des mots. Et cette description est certainement évocatrice pour chacun de nous d'une expérience qu'il se souvient d'avoir vécue, qu'il sait avoir vécue. Elle ne lui permet cependant pas pour autant de la revivre à volonté. *Post coitum, omne animal triste*, dit le latin ; « tout animal » serait donc « triste après l'amour » ? Pourquoi ? Ne serait-ce pas parce que nous savons autant la fugacité de ce qu'il fait éprouver que parce que nous savons justement notre impossibilité à y revenir sans cet autre auquel nous nous sommes livrés et aliénés le temps de l'obtention de notre plaisir ?

Or, en l'occurrence, c'est notre physiologie sensorielle qui est en cause : nous ne pouvons pas reproduire mentalement et à volonté nos diverses sensations ; nous ne pouvons pas retrouver la sensation d'un parfum, nous fût-il des plus familiers, pas plus que le goût d'un aliment, fût-il des plus appréciés et des plus consommés ; nous ne pouvons pas retrouver l'effet d'une caresse, fût-elle des plus aiguës et des plus délicieuses. Certains d'entre nous parviennent, sans le secours d'aucun objet, à entendre mentalement une musique, mais, pour d'autres, la simple évocation de la surdité dont a rapidement été affligé Beethoven les plonge dans un état d'émerveillement douloureux. Le registre visuel seul échappe à cette fugacité : nous pouvons, en fermant ou non les yeux, faire défiler à volonté les images qui nous sont chères. C'est seulement dans le rêve que, absent à la réalité mais absent aussi à nous-mêmes, nous pouvons vivre, avec une acuité parfois confondante, toutes les sensations dont nous sommes capables.

Ces particularités physiologiques tiennent à l'organisation anatomique des relais qui existent entre nos différentes aires sensorielles.

La vision et l'audition sont liées entre elles, comme en témoigne le fait que, pour nombre d'entre nous, la musique peut être évocatrice d'images, et que les humains ont mis des tableaux dans les musées et de la musique en disques pour célébrer à volonté ces retrouvailles, alors qu'il n'existe pas de musées des odeurs ou du goût. Une drogue exotique, la mescaline, est capable d'inverser les sensations et de faire percevoir des images sous l'effet de sons et des sons sous l'effet d'images. Le goût et l'odorat sont eux aussi intimement liés, comme en atteste le fait que l'on perd le goût quand on est très enrhumé et que le nez bouché ne remplit plus sa fonction d'olfaction. Quant au toucher, il a la particularité d'être interactif puisque nous percevons la douceur d'une caresse en même temps que nous dispensons la même douceur à la personne que nous caressons. Dans le registre pathologique, les hallucinations sensorielles autres que les hallucinations visuelles sont fréquemment la traduc-

Sur le vif

■ *Annick, 8 ans, est une petite fille maniérée et inhibée qui se met soudain à avoir de mauvais résultats scolaires que l'on voudrait mettre sur le compte de difficultés relationnelles pour lesquelles on me la conduit. Elle me raconte que son attention se relâche brutalement par moments en même temps qu'un goût âcre lui inonde la bouche. L'exploration électro-encéphalographique conduit à la pratique d'un scanner qui révèle la présence d'un anévrisme (tumeur ayant pour composant une dilatation pathologique d'une artère). Annick guérira après une intervention chirurgicale.*

■ *Même tableau pour Jérôme, 7 ans, qui, lui, dans un contexte strictement identique, entend des sons aigus, comme ceux d'un violon. Même guérison.*

■ *Idem pour Franck, 8 ans, quand il se met à crier au milieu de sa classe : « Ça pue ! ça pue ! ça pue ! »*

Je n'ai pas encore eu personnellement de cas mettant en jeu des sensations tactiles, mais le fait a été rapporté dans la littérature médicale.

tion d'une lésion organique du cerveau; et une forme d'épilepsie, l'épilepsie temporale, qui peut générer des hallucinations de ce type, est fréquemment due à une lésion localement repérable *(cf. encadré)*.

Il peut, certes, y avoir des hallucinations visuelles. On sait ce qu'il en est du délire zoopsique (vision hallucinée — et effrayante, on le devine — d'animaux féroces) du *delirium tremens* des sujets alcooliques privés de boisson; certains médicaments — les phénothiazines, représentés par le Phénergan et le fameux Théralène — peuvent donner de tels tableaux chez les enfants. Mais ces hallucinations visuelles ne sont pas liées à une lésion organique, elles sont liées à un déséquilibre, spontané ou provoqué, durable ou transitoire, au sein de la chimie cérébrale.

De tout cela se dégage un fait qui a une certaine importance et des conséquences non négligeables : on ne peut réellement évoquer à volonté — chacun peut le faire et pas seulement certains d'entre nous, comme c'est le cas des sensations auditives — que les sensations du registre visuel, lequel s'est constitué seulement à partir de la venue à la vie aérienne. La rétine et le cerveau visuel n'ont, en effet, collecté aucune information pendant la vie intra-utérine, alors que les autres aires sensorielles avaient accumulé, elles, une foule d'informations. Le registre visuel viendrait, dès la naissance, englober dans un même tout l'ensemble des sensations reconnaissables et les conjoindrait ainsi à la perception neuve des traits maternels. Le visage de la mère est reconnaissable extrêmement tôt pour son bébé — alors qu'il faudra à ce bébé un temps bien plus considérable pour mémoriser et reconnaître d'autres visages, y compris celui de son père.

La mère se trouve donc être, par le seul effet de la physiologie, par tout ce qu'elle apporte de sensations les plus diverses et les plus difficiles à recréer mentalement, constituée précocement comme objet — objet d'amour — par son enfant. Toute relation d'objet que l'enfant sera amené à établir ultérieurement ne pourra en conséquence que se plaquer sur les caractéristiques de cette relation première et tenter de les reproduire plus ou moins fidèlement. En suivant la même logique, on peut comprendre que la recherche et l'obtention de tout plaisir sont modélisées sur celui qui a été décrit plus haut et qui a été procuré très tôt avec toutes ses caractéristiques par l'extinction de la faim.

Le parallèle que l'on peut établir entre les deux actions, faire l'amour et manger, éclairé par de telles considérations, s'avère n'avoir plus rien d'abusif et montre ce qu'il y a de sexuel dans la relation alimentaire.

Lorsque au siècle dernier Freud a cru pouvoir y prendre appui pour révéler à ses contemporains l'existence d'une sexualité infantile, il a rencontré de violentes résistances. Avons-nous progressé, pour ce qui nous concerne, à cet égard ? Notre relation à la notion de sexualité s'est certainement modifiée, mais cela ne veut certainement pas dire que nous ayons réussi à y trouver une meilleure distance ou à en mieux maîtriser l'impact dans nos existences (est-ce seulement possible, d'ailleurs, quand les racines en sont perdues dans les limbes de notre histoire ?). A l'opposé des contemporains de Freud, il semble que nous soyons prêts non seulement à en admettre la perpétuelle immixtion dans nos comportements mais encore à tout faire pour en combattre le moindre bridage ou le plus petit refoulement. La complaisance que nous y marquons s'avère du coup n'être pas plus positive dans ses effets que ne l'a été la violente dénégation des générations qui nous ont précédés.

Nous pouvons en recueillir la preuve flagrante en deux points au moins : le changement intervenu dans la relation de nos sociétés à l'enfant et la nature de certains arguments utilisés pour mobiliser les mères en faveur d'un allaitement au sein désaffecté.

L'enfant dont il est question ici — et tout au long de cet ouvrage bien évidemment ! — a été délibérément mis au centre des préoccupations de nos sociétés au moment même où, paradoxalement, elles se sont mises à en faire de moins en moins. Comment se fait-il, en effet, que nous ayons sombré dans une dénatalité qui préoccupe à juste titre nos gouvernants[1] ? Il n'est pas impossible, à mon sens, que ce soit pour avoir trop brutalement démystifié — défloré ? — les merveilles du petit âge. Rançon d'une forme de prise de conscience plus ou moins bienvenue ? A un être qui se révèle aussi parfaitement doué — jusque dans la perception de sensations d'essence sexuelle —, nous n'oserions plus décemment infliger l'épreuve d'une vie ressentie comme étant de plus en plus dure tant s'y mêlent intimement les plaisirs les plus intenses et les frustrations les plus graves. On reporte donc indéfiniment la décision de procréer pour être certain de pouvoir offrir à cet individu, dont on imagine qu'il va focaliser tout notre amour, le meilleur de nous-mêmes et le meilleur du monde qui nous environne. C'est, du coup, le report de la décision dans le temps et l'âge moyen auquel se conçoit le premier enfant qui augmente — cet âge (qui avoisinait les 20 ans au début du siècle et avoisine la trentaine de nos jours) témoignant lui-même d'une prolongation importante de la période d'hésitation adolescente ! On sait, dans un autre registre, celui de la génitalité, ce que génère un processus autant soucieux de perfection : les hommes infiniment préoccupés à vouloir bien faire l'amour à leur partenaire paient régulièrement leur souci, apparemment louable, d'une éjaculation précoce. Comme s'ils étaient condamnés à être pénalisés à hauteur de leurs « trop bonnes intentions ». Parce qu'on sait bien

1. J'ai consacré un ouvrage tout entier à cette question ardue : cf. *Parier sur l'enfant*, Seuil, 1988.

que la préoccupation à ce point centrée sur le plaisir de la partenaire n'est, en réalité, destinée qu'à récolter sa reconnaissance, son attachement, sa servilité ou son asservissement et que le solde de l'opération révèle de la part de son promoteur une volonté de puissance outrancière et un amour démesuré de lui-même. N'y aurait-il pas un mécanisme du même ordre pour intervenir dans la baisse de la natalité ? Ne craindrait-on pas de voir surgir dans l'enfant à venir un concurrent en toutes sortes de domaines, y compris sur le plan sexuel ? On ne se résoudrait alors à le faire qu'au moment où on se sentirait tiraillé entre la crainte que l'on aurait de la place immense qu'il va prendre et le désir de se projeter soi-même dans un avenir qui défierait la mort et la disparition physique. Mais on ne résout rien de cette fameuse crainte et on affronte la réalité de l'enfant en la sentant toujours intimement chevillée à soi. Il ne faut pas croire que de telles « arrière-pensées » soient le seul fait des hommes. Les femmes sont soumises à des pressions strictement identiques. Elles savent, elles aussi, qu'elles ont quelque chose à perdre dans une mise au monde. Hautement encensées par les médias, la mode et les publicistes — toutes instances qui fabriquent les courants de pensée de nos sociétés —, elles sont néanmoins encore beaucoup trop assimilées à de purs objets sexuels au point de se sentir contraintes de littéralement performer en la matière. Or, voilà que, jusque dans cet acte de don pur qu'est l'allaitement d'un bébé, il viendrait leur être dit qu'elles auraient un « pied » à prendre ! Pour encore mieux les convaincre et pour entraîner l'adhésion des dernières réfractaires d'entre elles, on entreprend de démonter méticuleusement la physiologie de la chose. Ainsi, la succion du mamelon, qui fait fabriquer l'ocytocyne (cf. p. 162), produirait au niveau de l'utérus des sensations orgastiques. Les promoteurs de l'allaitement maternel s'y précipitent croyant avoir découvert l'argument décisif qui semblait leur manquer : « Allaitez, mesdames », diraient-ils. « Allaitez, vous verrez : ça fait jouir ! » Les timides, les inhibées, les craintives, les gênées, les honteuses, toutes celles qui estiment que leur plaisir sexuel est une affaire qui ne concerne qu'elles-mêmes, celles encore qui demeurent adeptes d'une forme de décence qu'elles finiraient même par croire obsolète, toutes celles enfin qui ne peuvent pas faire passer en mots des phénomènes qu'elles ressentent de manière

Sur le vif

Cette mère qui avait les plus grandes difficultés avec son nouveau-né, un garçon, d'une quinzaine de jours, était tout à fait déstabilisée et ne cessait pas de se plaindre des difficultés qu'elle avait à le nourrir. Il pleurait sans relâche et elle le mettait sans relâche au sein, qu'il prenait avidement pour le rejeter aussitôt et repartir dans des pleurs impossibles à calmer. Elle raconte alors les difficultés qu'elle a rencontrées au cours de sa grossesse avec un partenaire qui la battait comme plâtre, qui a fini par s'en aller pour ne plus donner signe de vie et qu'elle s'est mise à détester copieusement. Parlant alors de son bébé, elle dit qu'elle l'a mis au sein dès qu'il est venu au monde : « Il s'y est précipité voracement, je l'ai regardé alors et je me suis dit qu'il avait, hélas, la tête de son père ! »...

bouleversante ou sidérante, toutes celles-là vont déserter le camp qu'on voulait leur faire gagner et se réfugier pudiquement derrière la possibilité qui leur est offerte de donner le biberon. Que certaines femmes puissent éprouver des sensations érotiques en allaitant, pourquoi pas ? Mais pourquoi cela devrait-il être un argument qui doive entraîner de la part de toutes une adhésion à ce mode d'allaitement ? En fait, et quand on y regarde de près, on ne peut pas toujours trouver de raison univoque à la désaffection ou à l'adhésion à ce mode de nourrissage. La décision semble faire intervenir une grande quantité de facteurs qui vont de la relation qu'entretient la mère à son propre corps à l'expérience qu'elle a eue elle-même dans ce registre avec sa propre mère ou à la nature des liens fantasmatiques qu'elle a entretenus tout au long de sa grossesse à son enfant, voire à la relation entretenue à son partenaire *(cf. encadré)*.

Il n'en reste pas moins que la tonalité sexuelle de la relation alimentaire permet, du côté de l'enfant, de comprendre encore mieux la nature du féroce attachement d'un tout-petit à l'endroit du corps de sa mère. Il va faire très tôt l'expérience de l'impossibilité qu'il y a à la convoquer à souhait : et ce n'est pourtant pas faute de s'y essayer dans ces longs et stériles moments où, pour tromper sa douloureuse solitude, il tentera de faire de son pouce un substitut — plus ou moins parfait, plus ou moins réussi — du sein qui lui manque. Et quand, plus tard, un appel identique en direction de l'autre rencontrera la même impossibilité, la masturbation tentera d'y suppléer. **Parce que c'est bien plus tôt qu'on ne serait porté à le croire que le tout-petit est amené à prendre acte de son corps coupé de celui qui l'a contenu, même s'il met parfois un temps considérable à admettre cette réalité.** On se trouve au tout début de ce processus que l'on a évoqué sous la rubrique du « parachèvement de la mise au monde » et c'est dans ce processus que tout cela s'inscrit. C'est sur le compte de ses étapes que l'on pourra mettre, sans crainte de se tromper, les pleurs fréquemment attribués, à tort, aux commodes **poussées dentaires** et aux non moins commodes **coliques**. Et l'on peut concevoir de ce fait qu'on sera bien plus efficace, dans ce genre de circonstances, avec une réassurance verbale et quelques câlins opportuns qu'avec les drogues habituellement conseillées.

Il est bien entendu que, dans un processus de ce type, la relation duelle qui s'instaure est éminemment interactive. **Un bébé prendra d'autant plus aisément acte de la coupure survenue entre lui et le corps de sa mère que celle-ci l'acceptera, elle-même, plus volontiers.** Il n'y a, bien évidemment, en la matière aucune recette à dispenser pour favoriser ou accélérer cette acceptation, chaque enfant étant inscrit pour chaque mère dans une économie strictement singulière et toujours commandée par le poids de son histoire. Nous en avons évoqué un exemple un peu plus haut avec la mère de « Pulsatilla ». On peut néanmoins se risquer à élaborer un peu plus encore cet ensemble de faits de manière à montrer plus concrètement encore que les étapes qui sont décrites ne sont pas plus des constructions que des vues de l'esprit.

LA CAPACITÉ DE S'OUVRIR AU MONDE EST EN PLACE DÈS LA NAISSANCE

Si l'on y regarde de près, ce qui se dégage de l'examen de la relation sexuelle ou de la relation alimentaire par le biais de l'appareil sein-bouche est strictement identique : l'un et l'autre des processus tentent — sans relâche, tout en sachant ne jamais pouvoir tout à fait y parvenir — d'annuler la coupure et de restaurer l'union initiale, celle qui caractérisait le système d'emboîtement et qui a prévalu tout au long de la grossesse : dans la relation sexuelle, la tentative utilise le corps du partenaire qui, dans la proximité ainsi établie, ne demeure plus à distance mais dépasse le simple contact pour pénétrer ou se laisser pénétrer, autrement dit empiéter sur l'espace corporel de l'autre ; dans la relation alimentaire, une tentative du même ordre utilise le sein mis en contact avec la bouche. Mais l'une comme l'autre des tentatives sont condamnées à ne parvenir à leur fin qu'imparfaitement, de façon chiche et limitée dans le temps. C'est pourquoi elles sont vouées à devoir se perpétrer sans relâche sans jamais parvenir à satisfaire le but qui les commande et qui leur confère un destin identique. Si la relation alimentaire finit par se modifier, en quelques mois ou quelques années, dans sa forme autant que dans sa tonalité, elle ne se départira cependant jamais de sa connotation première. Quant à la relation sexuelle, on sait combien elle demeure vivace et présente tout au long de la vie.

Cette dynamique si efficacement réglée est la conséquence logique d'un fait à jamais irrémédiable qui s'est produit au moment même de la naissance : l'air a envahi les poumons et a définitivement et radicalement tracé une coupure dans le corps du nouveau-né devenu désormais autonome pour son approvisionnement en oxygène. Cet approvisionnement avait été assuré jusque-là par la circulation maternelle relayée par le placenta. La coupure qui survient ne revient pas à une banale modification de circuits, elle met sa marque sur le corps de l'enfant, dont elle bouleverse l'anatomie puisqu'elle réagence complètement l'ensemble du système circulatoire. Ce n'est pas un détail négligeable, loin s'en faut ! C'est même probablement le phénomène le plus important de la mise au monde. L'oxygène est en effet aussi important au maintien de la vie que la substance nourricière apportée par l'alimentation. On n'y pense jamais, mais on en prend un acte soudain et affolé dès que l'on vient à en manquer. « La vie est une combustion », enseignait le grand chimiste Lavoisier. Et c'est parce qu'il en est ainsi et pas autrement que l'on doit prêter une grande attention au bouleversement qu'amène la venue au monde aérien dans les circuits d'approvisionnement du système énergétique. La nourriture ingérée devra en effet, pour être assimilée et intégrée à l'organisme, subir une série d'opérations chimiques, dites d'oxydoréduction, qui font appel à l'oxygène de l'air ambiant. L'aliment ne constitue pas le carburant unique et essentiel de la machine vitale, il n'en constitue qu'une partie seulement, l'autre étant l'oxygène contenu dans l'air. L'un et l'autre peuvent être assimilés, à cet égard, à ce que l'on désigne en langage énergétique sous le terme de « comburant ».

Il existe, de surcroît, chez le tout-petit une singularité anatomique qui régit de façon originale la circulation de l'air et qui serait comme la marque dans son corps de ce qui prendra plus tard une allure plus définitive et qui se trouve, à cet âge-là, comme en attente. Nous ne savons pas, nous ne pouvons pas, nous, avaler et respirer en même temps. C'est comme si notre corps, parce qu'il est sorti de la confusion que nous en avions avec celui de la mère qui nous a porté, savait parfaitement faire une différence entre ce qui viendrait d'elle et continuerait indéfiniment de la représenter (le comburant alimentaire), et ce qui serait « pas-elle » (le comburant aérien), et qui représenterait tout ce que le monde contient d'étranger à sa présence. Si notre nez nous sert à respirer et notre bouche à manger, nous savons cependant respirer par la bouche quand notre nez est bouché. Nous aurions en quelque sorte définitivement pris acte de l'existence nettement différenciée de ces deux voies pour pouvoir nous y aventurer sans crainte, en les mêlant au besoin. Nous avons, en nous, la trace inscrite dans notre corps avec autant de précision que de sécurité. **Le tout-petit**, lui, ne vient pas au monde avec cette trace-là, il aura à la fabriquer. Chez lui, l'air transite essentiellement par les narines. Il **ne sait pas**, il ne peut pas, **respirer par la bouche**. Au point qu'une banale obstruction nasale le fait sombrer dans un malaise totalement disproportionné par rapport à l'inconfort qu'une obstruction identique entraîne chez un enfant plus grand ou chez un adulte. Une **imperforation des choanes** (ce sont des membranes qui se trouvent à l'arrière des fosses nasales du fœtus et qui disparaissent normalement longtemps avant la naissance, mais qui peuvent aussi parfois persister de façon pathologique), par exemple, se diagnostique dès les premières heures de la vie, par un véritable tableau de détresse respiratoire. Un tout-petit ne sait donc pas respirer par la bouche et il ne le saura pas avant plusieurs mois (4 à 8 parfois). Serait-ce parce que le nez est le siège de l'odorat et que ce sens particulièrement aiguisé à cet âge serait nécessaire à la reconnaissance de l'odeur maternelle dont nous avons vu l'importance dans le règne animal ? Pourquoi ne pas l'imaginer, après tout, même si une telle conclusion semblerait pécher par un côté trop ostensiblement téléologique qui ferait le nouveau-né humain strictement semblable aux autres nouveau-nés mammifères ? Il existe en tout cas une raison qui explique cette particularité et que l'on peut repérer avec certitude à partir de la connaissance de l'anatomie et de la physiologie du cavum et du pharynx du tout-petit.

La brièveté de la filière pharyngée permet, en effet, au bébé de pouvoir respirer en toute quiétude pendant qu'il boit.

Cette caractéristique qui existe chez les primates de tout âge disparaît chez l'humain dans le courant de la 2e année de vie du bébé, au moment où l'horizontalisation progressive de la base du crâne et l'allongement concomitant du cou font que l'épiglotte ne peut plus obturer de manière constante la filière laryngée relativement abaissée par la croissance physiologique et concomitante du pharynx. Notons, dès à présent, que cette croissance pharyngée sera la modification qui permettra l'éclosion du langage [1] articulé *(cf. schémas)*.

Nous constatons, à partir de ces éléments, que, pendant toute la durée du tout-petit âge, la voie de circulation du comburant aérien se trouve être totalement indépendante de la voie de circulation du comburant alimentaire. Ces deux voies sont néanmoins adjacentes au point que la bouche en deviendra progressivement le confluent véritable : branchée initialement de manière exclusive sur la voie du comburant alimentaire, elle sera perçue et vécue, nécessairement et peu à peu, comme une voie de secours et une sécurité supplémentaire, reliées l'une et l'autre au système d'alimentation aérienne. Comme pour signifier que, si sa fonction permettait à l'enfant,

---

1. Il a été démontré que les primates ne pouvaient avoir aucun accès au langage du fait même de la brièveté de leur cou et de la persistance des sinus pyriformes dans leur larynx.

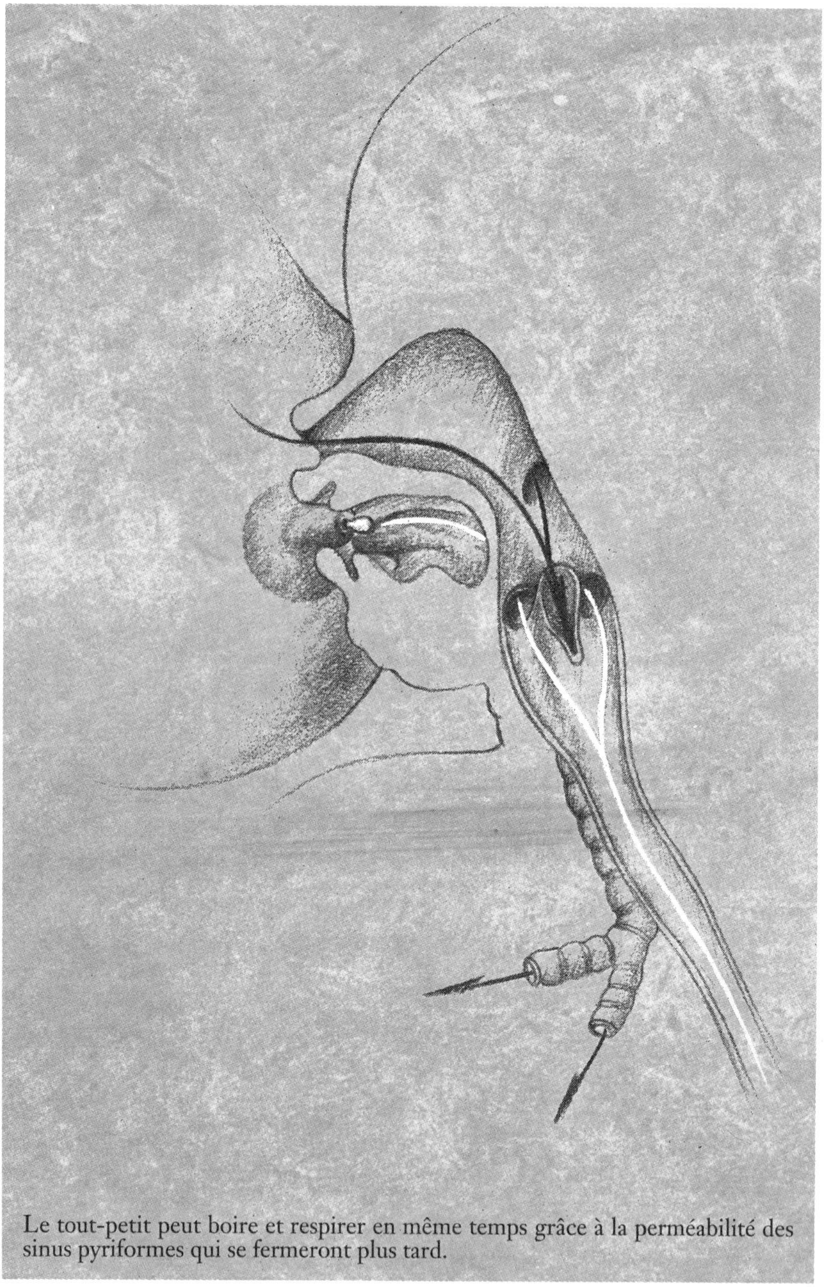

Le tout-petit peut boire et respirer en même temps grâce à la perméabilité des sinus pyriformes qui se fermeront plus tard.

abouché au sein au début de la vie, de se comporter tout comme un organe de la mère, elle est aussi ce lieu qui garantit progressivement et de manière radicale son destin tendu vers l'autonomie. Pour peu qu'un encombrement des narines rende difficile, sinon impossible, l'alimentation aérienne, la bouche viendra de plus en plus aisément faire relais. La physionomie des rhumes évolue considérablement avec l'âge des bébés qui en sont atteints et qui le supportent de mieux en mieux au fur et à mesure qu'ils grandissent.

Le corps du bébé peut d'autant plus aisément s'inscrire dans une physiologie qui évolue avec les modifications anatomiques que la latitude lui en est laissée par sa mère. Ce n'est pas par hasard que l'on parle de « mère étouffante » pour désigner celle qui fonctionne dans une sollicitude excessive. Et ce n'est pas par hasard que cette sollicitude excessive emprunte fréquemment la voie du forçage alimentaire. Une « mère étouffante » serait celle-là même qui contraindrait son enfant à une perpétuelle relation alimentaire, comme pour vouloir le réintégrer en elle, l'englober en elle, en l'encourageant sans répit à s'unir ainsi à elle dans une jonction dont elle espère obtenir un résultat plus conforme à son vœu. Elle mettrait du même coup à l'écart la réalité de l'autre comburant et ferait comme si l'enfant n'avait pas de besoin autre que le besoin alimentaire qu'elle assure seule. Son mouvement équivaut ni plus ni moins à un violent déni de la coupure radicale qui s'est produite à la naissance et l'enfant se verrait en quelque sorte symboliquement interdit d'user d'un air dont il a évidemment le plus grand besoin. La clinique démontre brillamment combien la pathologie respiratoire chronique s'inscrit toujours sous des auspices de cet ordre et combien est importante à comprendre la nature de la relation de la mère d'un enfant atteint de tels troubles au père de ce même enfant.

Il serait à mon sens envisageable, pour une mère informée de ces faits, inscrits dans la réalité anatomique et dans la réalité physiologique du tout-petit, de s'efforcer de les prendre en compte, comme elle le fait de toute règle d'hygiène. Cela ne remet pas en question le poids éventuel d'une histoire ni l'intervention d'éléments inconscients qui interviennent forcément dans la relation. Il me semble cependant qu'en levant ce genre de méconnaissance au niveau du corps du tout-petit, on doit pouvoir substantiellement réduire l'angoisse naturelle dans laquelle toute aventure de maternité plonge une mère, angoisse qui participe peu ou prou à de possibles erreurs de comportement. Il est, évidemment, bien des mères qui n'ont pas besoin de la référence à de telles connaissances pour se comporter avec leur enfant de manière plus détendue. Mais, pour bien d'autres, le poids de l'histoire est précisément si important qu'elles ne peuvent pas l'alléger sans des médiations de ce type.

Nous pouvons en conclure que le double dispositif d'approvisionnement en comburant mis en place dès la naissance aurait pour but de permettre une évolution progressive et sans heurt de l'enfant vers une autonomisation de son corps. Nous pouvons également conclure que la place de la mère et ses dispositions à l'endroit de cette réalité sont fondamentales pour la mise en place de cette autonomisation qu'elle aura à accompagner dans chacune de ces étapes.

Les grandes étapes de la relation alimentaire

QUELQUES PRINCIPES GÉNÉRAUX

A reprendre ce qui vient d'être dit, on conçoit combien il importe, tout au long de la relation alimentaire, d'être infiniment respectueux de l'appétit d'un enfant et d'en accepter les variations autant que les caprices.

Si on peut être parfois amené — exceptionnellement, il faut le dire — à le restreindre, **il ne faudra**, en revanche, **jamais forcer un bébé ou un enfant, quel que soit son âge, à manger**. J'ai pour habitude de dire qu'on doit se comporter avec lui, en toute circonstance et dans ce registre, comme on le ferait avec un invité : si on ne calcule pas précisément le nombre de tranches de tomates qu'on offre à cet invité dans la salade que l'on a faite pour lui, il ne viendrait pas à l'idée de le forcer, au besoin par une astreinte physique, à finir le plat qui lui a été proposé sous prétexte qu'on s'est donné du mal pour le préparer [1]. Il est vrai que, pour une mère, une telle règle de conduite est souvent, sinon toujours, plus facile à comprendre qu'à appliquer, tant elle se sent, face à son enfant, dans une position de responsabilité et tant elle craint de ne pas assez lui donner. Le piège de la sollicitude extrême la guette dans ce registre plus que dans tout autre. Elle peut s'y laisser aller et dépasser le rôle qui est le sien. Elle peut se fondre et se confondre avec la nourriture en se donnant elle-même en même temps qu'elle donne à manger. Elle aura beaucoup de difficultés tout au long de sa vie à se sortir de cette ornière. Toutes les fois qu'elle le voudra, elle risque de s'y voir attirer de nouveau par un enfant qui aura découvert tant de bénéfices à cette forme de tête-à-tête à l'abri de toute censure et de tout regard. Mais, si elle s'efforce de ne pas y tomber, elle sera certainement alors plus aguerrie pour affronter les autres manifestations piégeantes de la relation duelle.

Il est vrai que, dans le petit âge, elle voit son bébé grandir, grossir et changer. Elle est amenée à imaginer que ce corps qui se modifie a toutes les raisons de requérir une plus grande quantité d'aliments et elle se met en devoir de la lui fournir. Or, c'est précisément tout le contraire qui se produit. Et il est particulièrement facile de le prouver : un bébé de 3 semaines qui pèse 3 500 grammes, par exemple, va absorber environ 600 à 700 grammes de lait par jour, c'est-à-dire environ 20 % de son poids. Ramenés à une échelle qui nous est plus proche, ces chiffres équivaudraient, pour un adulte de 70 kilos, à la prise de 14 à 15 kilogrammes de nourriture quotidienne, quantité que n'absorbent pas même les obèses les plus boulimiques. Un bébé de 4 mois pesant environ 6 kilos ne va plus absorber que 800 à

1. C'est une thématique bien plus fréquente qu'on ne le croit. Bien des mères n'hésitent pas à la mettre en avant pour dire la difficulté qu'elles ont à changer d'attitude. « Dire que je me suis donné tout ce mal pour lui préparer à manger et qu'il me laisse tout cela dans son assiette ! C'est insupportable ! On le supporte une fois, deux fois, mais à la fin on n'en peut plus… » Il est strictement impossible de résoudre rationnellement un tel conflit, tant sa structure est d'essence sexuelle ; car ce qui est dit peut être entendu sans distorsion excessive : « Je me suis préparée et parée pour lui, en espérant beaucoup de notre union, et il ne fait pas même cas de moi ! Suis-je à ce point non désirable ? » Ce qui ouvre la voie à un autre mode de questionnement : pourquoi une mère éprouverait-elle le besoin de susciter du désir chez son enfant ?

900 grammes par jour, soit 10 à 15 % de son poids, et un autre de 10 ou 12 kilos ne prendra plus que 1 000 grammes par jour, soit 10 % et même encore moins, au fur et à mesure de sa croissance. La raison de ces variations va de pair avec ce que l'on a vu de la véritable expansion du tout-petit à partir de sa naissance et explique l'allure de la courbe de poids et celle de la taille, dont on sait qu'elles se ralentissent progressivement. L'extraordinaire bouleversement apporté dans le corps du bébé par son passage à la vie aérienne va nécessiter la mise en place d'une grande quantité de mécanismes qui est elle-même consommatrice d'une grande quantité d'énergie. De même est-il bon de savoir que l'ingestion et la digestion d'un repas sont, elles aussi, consommatrices d'une certaine quantité d'énergie : un bébé qui prendrait la même quantité de lait en six repas et en quatre aurait à sa disposition, dans le second cas, une plus grande quantité de calories pour les besoins propres de son corps. Si on ne met pas un bébé dès la naissance à trois ou quatre repas, c'est à cause des impératifs de la régulation glycémique encore imparfaite. Tous les diététiciens le savent et le moindre régime amaigrissant ne se fait pas faute de conseiller — à juste titre, au demeurant — de multiplier le nombre de repas quotidiens.

Il ne faudra donc pas trop se fixer sur les **modifications** qui seront apportées à la ration alimentaire d'un bébé. Elles devront toujours être **souples** et tenir compte autant de la progression de sa stature que de la façon dont il répondra aux propositions qui lui sont faites.

Ce strict aspect du problème n'est, d'ailleurs, pas même à envisager pour ce qui concerne **l'allaitement naturel**. Celui-ci évolue, comme on l'a vu, spontanément et toujours parfaitement au fil du temps. Une mère qui allaite n'aura jamais à se préoccuper des rations qu'elle administre et qui sont toujours fixées par le bébé lui-même. C'est la raison pour laquelle les fameuses pesées d'avant et d'après la tétée doivent, une fois pour toutes, être bannies et que **le pèse-bébé**, répétons-le, **doit définitivement disparaître de l'environnement du bébé**. Pendant au moins le premier semestre de la vie de son enfant, et même plus tard encore, une mère n'aura pas non plus à se préoccuper de nouveaux aliments à introduire. Il arrive cependant qu'on lui conseille d'introduire un biberon de lait artificiel, quelques cuillerées de fruits cuits ou crus, quelques cuillerées de légumes, voire de la viande ou du poisson : ça n'est jamais qu'une question d'école, de médecin, de bébé, de mode ou d'influences. Je déconseille pour ma part tout apport étranger et je ne manque jamais de signaler par exemple que le **jus de fruits**, que les mères donnent parfois spontanément ou pour avoir entendu que ça se faisait, est **strictement inutile** et parfois **nuisible**, parce qu'il peut provoquer des aigreurs et des rejets. La seule chose que l'on puisse attendre d'une telle supplémentation, ce serait de parer à la carence en **vitamine C** ; or, cette carence n'existe pas chez les bébés nourris au sein — pas plus qu'elle n'existe d'ailleurs chez les bébés nourris au lait artificiel, parce que les laits modernes sont supplémentés en diverses vitamines. On pourra toujours en donner plus tard, et le marché ne s'est pas fait faute d'en produire, mais ce ne sera jamais autrement que comme la bouteille de soda que l'on prend au bistrot, histoire de scander le temps ou de nourrir la convivialité.

En réalité, un allaitement au sein peut être donné, si on y tient, de manière absolument exclusive pendant toute une année, voire plus. Dans l'Antiquité, il était préconisé pendant les trois premières années de la vie ; dans les peuplades primitives, il est poursuivi pendant environ le même temps et parfois plus, étant entendu que l'enfant garde la faculté d'aller grappiller ce qu'il veut de la nourriture adulte sur la tablée familiale. Mais, de nos jours et dans nos milieux, nous nous trouvons dans bien d'autres conditions, et les contraintes de l'environnement conduisent à devoir traiter chaque cas séparément. Bien peu de mères, en effet, ne serait-ce que parce qu'elles travaillent, peuvent prolonger l'allaitement au-delà d'une paire de mois, voire de la dizaine de semaines que représente leur congé de maternité. Il en est cependant qui, même dans ces conditions, formulent le souhait de conserver le plus longtemps possible au moins deux tétées, les extrêmes (celle du matin et celle du soir), tout en laissant à la crèche ou à la nourrice de l'enfant le soin de donner les autres repas. On ne peut que les encourager dans cette voie et aménager le régime de l'enfant en fonction de ce désir. On ne peut malheureusement pas escompter, dans ces conditions, une prolongation indéfinie de la sécrétion lactée, qui s'épuise tôt ou tard à cause de la faible sollicitation du mamelon au cours de ces deux

SUR LE VIF

■ *J'ai eu à voir Anaïs âgée de 20 jours. Sa mère, qui avait été accouchée par césarienne, venait de sortir seulement de la maternité, où elle avait été retenue par des complications post-opératoires. L'intervention et la fatigue avaient fait prescrire par l'accoucheur un allaitement artificiel. La jeune mère avait reçu du Parlodel pour* ***bloquer sa montée laiteuse****. Elle déplorait sincèrement de ne pas pouvoir allaiter et m'a exprimé avec beaucoup d'émotion sa déception, pensant ne pas pouvoir revenir en arrière. Je l'ai détrompée en lui expliquant que, si elle était prête à se consacrer pendant deux ou trois jours à son bébé, il était parfaitement possible de faire redémarrer l'allaitement. Je lui ai donc conseillé de supprimer les biberons et de mettre Anaïs au sein toutes les fois qu'elle réclamait. Il a suffi de trois jours pour que les seins assurent sans difficulté l'alimentation du bébé. Le premier jour, ce fut difficile et le bébé a pratiquement passé sa journée accroché au mamelon, le second jour, ce fut mieux, le troisième encore plus acceptable, et dès le cinquième jour Anaïs ne tétait plus que six fois par 24 heures. Elle n'a été totalement sevrée qu'à 10 mois.*

■ *La maman de Benoît a appris à son retour au travail qu'une compression de personnel intervenait dans son entreprise. Elle comptait au nombre des licenciées. Prenant son sort du bon côté et heureuse des indemnités qui lui étaient versées, au lieu de se remettre immédiatement à la recherche d'un poste, elle a souhaité rester un peu plus longtemps auprès de son enfant et m'a demandé s'il lui était possible de le remettre totalement au sein, alors qu'il ne le prenait plus que matin et soir. Ce fut fait et réussi sans la moindre difficulté. Elle l'a sevré pour reprendre son travail quelques mois plus tard.*

En cette occasion comme dans bien d'autres du même type, je conseille toujours d'expliquer au bébé, ***pris dans les bras****, ce qui se passe et pourquoi les choses se passent ainsi. J'insiste sur le fait qu'il s'agit bien d'expliquer et en aucun cas de se justifier.*

seules tétées. J'ai cependant vu un certain nombre de mères réussir à prolonger cette façon de faire pendant plusieurs mois et je crois pouvoir lier cela au fait qu'elles laissaient leur enfant prendre longtemps le sein à ces deux repas qui pouvaient durer une heure entière et parfois plus. J'ai, pour ma part, toujours encouragé cette manière de faire et il m'arrive souvent de conseiller de prolonger le plus possible, dans ce genre d'occurrence, la mise au sein à ces repas, même quand la sécrétion paraissait s'être passablement tarie, en faisant ainsi du sein un « hors-d'œuvre », un « entremets » ou un « dessert », le bébé conservant toute latitude d'assouvir sa faim au moyen du biberon ou de la bouillie qui lui est proposée. Cette pratique me semble présenter l'avantage de conserver plus longtemps le contact et de permettre parfois — même si la chose est rare — la reprise de l'allaitement complet, qui demeure toujours possible, quelles qu'aient été les conditions de sa suspension *(cf. encadré)*.

Un certain nombre de mères qui ont adopté l'allaitement naturel au début de la vie de leur enfant souhaitent mettre rapidement en place un **allaitement mixte**. Elles allèguent pour cela diverses raisons : craintes de ne pas avoir assez de lait, ou bien d'avoir un lait qui ne serait pas assez nourrissant (craintes toujours infondées dans l'un et l'autre des cas de figure : une mère aura toujours, tôt ou tard, assez de lait et ce lait sera toujours excellent) ; peur (parfois à juste titre) d'avoir à affronter trop brutalement les difficultés du sevrage ultérieur et la coupure qu'il introduit ; désir d'habituer leur enfant à autre chose qu'au sein pour ne pas l'en priver trop brutalement, ou bien alors de ne pas se sentir elles-mêmes trop dépendantes de leur enfant (ce qui est encore l'argument le plus recevable dans cette énumération d'excuses). Pour celles qui manifestent cette dernière réserve, j'insiste toujours sur le fait qu'**un allaitement naturel ne doit en aucun cas être aliénant pour la mère et qu'elle peut, pour toutes sortes de raisons, y compris des raisons de commodités personnelles, remplacer une ou plusieurs tétées par un biberon.** Etant entendu que là aussi une explication — et non pas une justification — doit être donnée au bébé, qui sera pris, comme il est sans cesse précisé, dans les bras pour la recevoir. Le schéma de l'allaitement mixte qui est classiquement proposé aux mères arguant d'autres motifs consiste à faire alterner une tétée avec la prise d'un biberon. Ce schéma me semble avoir pour principal inconvénient de rapidement convertir le bébé au biberon. En effet, la manière dont le biberon délivre le lait à chaque succion finit par rendre le bébé passif et par lui faire renoncer à la modulation et à l'alternance des mouvements de succion et de déglutition qu'il accomplit au sein. On verra rapidement surgir deux inconvénients qui aboutiront rapidement à l'abandon de la tétée au sein : le premier sera que le bébé tétera le sein avec moins de détermination, altérant de ce fait le volume de la production lactée mammaire ; le second, lié au précédent, sera l'instauration d'un rythme anarchique, les tétées insuffisantes ne permettant pas au bébé de tenir suffisamment longtemps entre une tétée et le repas suivant. C'est pourquoi je conseille, en présence de telles demandes, la mise systématique au sein à chaque repas, en l'écourtant relativement et en réduisant sa durée à un laps de temps de 4 à 5 minutes à chaque sein, puis en la faisant suivre automatiquement d'un complément au biberon, la ration de ce biberon étant délibérément fixée à environ la moitié de ce dont aurait besoin un bébé (60 à 75 grammes au premier mois, 90 à 105 au second, 105 à 120 au troisième) — étant entendu que rien n'interdit de donner de plus grandes quantités si le bébé manifeste régulièrement sa faim après avoir bu ce qui lui a été proposé. Cette méthode présente l'avantage de privilégier le rapport au sein tout en accoutumant au biberon, d'espérer garder un rythme plus équilibré et de permettre une sécrétion lactée plus régulière et plus prolongée dans le temps. Il va sans dire que, dans ce schéma alimentaire, une mère aura toujours la faculté de ne pas donner du tout le sein à un repas et de le remplacer à sa convenance par un biberon de volume bien plus important.

L'expérience montre que, quelle que soit la méthode adoptée, un allaitement mixte n'est pas fait pour le rester longtemps et que la sécrétion lactée finit par se tarir à la fin du 3ᵉ ou du 4ᵉ mois et au mieux à la fin du 5ᵉ. L'évolution de cet allaitement versera alors dans celui de l'allaitement artificiel.

L'allaitement artificiel, auquel ont recours actuellement, malgré tout ce qui a été entrepris pour en freiner l'extension, environ les deux tiers des mères, est celui qui a nécessité la mise en place des mesures les plus strictes et les plus codifiées. On a compris, au cours de l'historique qui en a été fait, pourquoi ces mesures ont été prises. On n'en est plus, aujourd'hui, au même point, puisque les laits artificiels qui sont proposés sont assez proches du lait maternel et ne présentent pas l'inconvénient des laits anciens.

On ne devra donc plus se préoccuper de donner des quantités précises à chaque biberon. On présentera des biberons de 120 à 135 grammes le premier mois, 135 à 150 le deuxième mois, 165 à 180 le troisième, 195 à 210 le quatrième, 225 à 240 ensuite. De tels chiffres sont des moyennes statistiques et peuvent évidemment être dépassés. Ils se justifient par le fait qu'il est bien plus pratique de préparer les biberons en mettant des doses entières ou des demi-doses de poudre plutôt que d'avoir à essayer de bricoler, comme on le faisait jadis, des tiers ou des deux tiers de dose. Les quantités indiquées dans ce schéma sont les quantités d'eau auxquelles devront être ajoutées les mesures de poudre toujours à proportion de **1 pour 30 grammes**. Pour ce qui concerne les laits liquides appelés à devenir de plus en plus courants, on se référera aux chiffres indiqués sans se préoccuper du volume supplémentaire qu'apporte habituellement l'adjonction de la poudre de lait dans l'eau. L'imprécision volontaire de ces doses est destinée à permettre la prise en compte de la variabilité de l'appétit du bébé auquel on présentera le biberon en s'appliquant toujours :

— à le faire boire lentement et en luttant au besoin contre la précipitation du bébé et contre ce qui peut être perçu comme un appétit trop goulu ;

— à ne jamais le forcer ni le restreindre.

Cette imprécision présente un inconvénient certain sur le plan économique puisqu'il arrivera parfois que l'on ait à jeter une partie du biberon (on ne peut pas réutiliser un biberon entamé deux ou trois heures auparavant). Mais chaque mère saura rapidement trouver les quantités qui conviennent le mieux à son bébé. Et la découverte qu'elle fait à tâtons compense amplement le désavantage économique puisqu'elle lui aura permis de prendre des initiatives et de se sentir bien plus assurée dans la communication qu'elle instaure à son enfant.

Pour ce qui concerne **le rythme et les horaires** de la prise **des biberons**, il faut en prendre son parti, ils **ne sont pas** aisément

maîtrisables, quelle que soit la modalité d'allaitement (naturel, mixte ou artificiel).

Tout comme l'appétit d'un bébé peut varier d'un repas à l'autre, sa sensation de satiété peut également varier. Il arrive que des bébés, laissés à eux-mêmes, puissent au cours d'une même journée tenir 4, voire 5 heures entre deux repas et se réveiller 1 heure et demie ou 2 heures après le suivant. Cela s'explique, comme il a déjà été dit pour le nouveau-né, par l'immaturité physiologique des mécanismes enzymatiques de l'organisme du bébé dans le petit âge. Rappelons que toute prise alimentaire consiste à avaler des aliments qui seront digérés et dont une partie sera consommée immédiatement alors qu'une autre sera mise en réserve pour servir dans l'intervalle des repas. On peut, pour encore mieux le comprendre, imaginer par exemple le bébé, recevant un chargement de sucre en vrac, en régaler ses différents organes et entreposer le surplus dans quelque coin de son corps (principalement le foie et les muscles), dans des sacs fermés par une ficelle (réserves de sucre sous la forme de glycogène). Quand, un peu plus tard, son gros orteil, son poumon, les muscles de sa cuisse ou son oreille se mettent à avoir un besoin soudain accru de sucre, ils le lui signifient. Il donne alors l'ordre qu'on leur en envoie en demandant qu'on aille en puiser dans les sacs de réserve. Mais, pour accomplir une telle tâche, il faut qu'il y ait sur place des instruments pour couper le fil et des ouvriers pour ouvrir le sac et transporter le sucre jusqu'aux organes qui le réclament. En principe, dès sa naissance, un bébé dispose amplement du personnel et du matériel dont il a besoin. Mais, tout comme cela pourrait survenir à un jeune homme qui hériterait soudainement de l'entreprise paternelle, il lui arrive de rencontrer des problèmes de gestion ou bien ceux de la grève sur le tas d'un personnel insatisfait et qui profite de ce changement de direction pour formuler ses revendications. Il lui faudra donc parvenir progressivement à prendre fermement en main tout son monde. Mais, en attendant, il ne peut se dispenser, sauf à en souffrir cruellement, de satisfaire les organes qui continuent de réclamer leur aliment. Comme il ne peut pas les faire servir sur ses réserves, il répercutera son embarras et sa détresse dans son cri en réclamant, et en espérant, un apport extérieur secourable, tout comme le jeune dirigeant d'entreprise fait appel à une banque pour régler momentanément ses problèmes de trésorerie et satisfaire les revendications de son personnel. Le biberon venu à point, tout comme le ferait l'argent frais, satisfera aussitôt sa demande et résoudra instantanément son problème. Les enzymes, dont la maîtrise et le maniement caractérisent le processus de maturation, ne sont ni plus ni moins que les instruments et les ouvriers dont il a été question dans cette parabole.

En tout état de cause et en tenant compte de cet ordre de réalité, on se trouve contraint, pour ce qui concerne le rythme des repas, à opérer un choix entre des options qui ont eu, chacune, leur heure de gloire, leurs laudateurs et leurs détracteurs :

— soit on est adepte de la plus grande liberté et on décide de suivre aveuglément le rythme propre de l'enfant, quel qu'il soit : on s'adonne alors à ce que l'on appelle un **allaitement à la demande** ;

— soit on est moins souple, voire adepte d'une certaine rigidité — qui peut avoir pour certains des vertus rassurantes. On prendra alors des repères parfaitement fixes, comme cela s'est au demeurant longtemps fait, et ce sera un **allaitement dirigé** : on tablera sur 6 repas à intervalles précis de 3 heures pendant les deux premiers mois, sur 5 à intervalles de 3 heures et demie les deux mois suivants, puis sur 4 repas à intervalles de 4 heures ensuite.

Il s'avère, à l'usage, que l'une comme l'autre de ces méthodes présentent un certain nombre d'inconvénients.

La première tout d'abord, bien qu'elle soit séduisante et qu'elle recueille de plus en plus de suffrages auprès des mères soucieuses au premier chef de l'intérêt et du confort de leur enfant, se révèle difficilement tenable au-delà de quelques jours, entraînant rapidement un véritable asservissement maternel, générateur d'épuisement. On peut essayer de combattre cet épuisement par la répartition des tâches entre les parents en faisant, par exemple, donner le biberon une fois sur deux par le père. Mais il ne faut pas croire que la chose soit aisément ou largement applicable, le père étant fréquemment à son travail dans la journée ; elle est en tout cas totalement impossible en cas d'allaitement naturel.

La seconde méthode présente un inconvénient bien plus grave : elle fait courir le danger de réduire l'enfant à une forme de mécanique dont la réalité et les caractéristiques sont simplement niées.

Elle revient à mettre subrepticement en place un véritable dressage de l'enfant et je la crois lourde de conséquences : j'imagine volontiers que sa très large adoption dans l'aire germanique (les consignes venaient des services de pédiatrie de Suisse allemande), en ce début de siècle, n'a pas été étrangère à la fabrication de ces foules hautement disciplinées qui ont répondu comme un seul homme aux mots d'ordre de leur Führer.

La manière de procéder qui me semble la plus raisonnable et à laquelle finissent d'ailleurs par se ranger la majorité des parents se situe à égale distance de ces deux extrêmes. Elle consiste à reconnaître la réalité des besoins d'un bébé, sans pour autant lui sacrifier qui que ce soit. On tablera en conséquence sur les fameux intervalles de 3 heures par la méthode dirigiste, mais en assouplissant ce repère par une tolérance, en plus ou en moins, de trois quarts d'heure environ. Ainsi, les repas pourront être espacés de 2 heures et quart à 3 heures trois quarts. Si le bébé se réveille et réclame avant l'intervalle minimum, on le prendra dans les bras, on lui parlera, on lui expliquera les choses, on fera ce qu'on pourra pour tromper son attente et parvenir à le faire patienter — ce laps de temps minimum à respecter étant nécessité par la durée théorique de la digestion du repas précédent. Si, en revanche, le bébé dépasse l'espace maximum et qu'il dort, il faudra se résoudre à le réveiller complètement, en usant certes de douceur mais aussi de fermeté. Là aussi on le prendra, on lui parlera, on lui expliquera, etc. Cette méthode, qui ne présente pas d'inconvénient majeur, a l'avantage d'introduire tout autant la mère à la réalité de son enfant que l'enfant, reconnu dans sa réalité, à la réalité de son environnement. On ne doit pas perdre de vue que **le tâtonnement, auquel chaque mère se trouve contrainte de se livrer dans sa tentative de communiquer avec son enfant, fait partie intégrante de cette communication**. Il fabrique la connaissance qu'elle acquiert progressivement de son bébé, mais il agit également dans l'autre sens. Il importe en conséquence que le bébé puisse sentir, d'une manière ou d'une autre, qu'il ne peut avoir une mère toute pour lui et pour lui seul. La faillite précoce d'un tel désir est nécessaire à l'édification ultérieure de sa personnalité. Elle permet également à la mère, au vu des résultats qu'elle en obtient, de renoncer à une oblativité qui risque de la mettre pour longtemps et de manière dommageable, pour lui comme pour elle et pour son couple, à la traîne de son enfant. En ce domaine comme en bien d'autres, il n'est donc point besoin pour une mère de se culpabiliser quand elle constate qu'elle ne parvient pas immédiatement à cerner la nature du besoin de son tout-petit. Même ses fausses manœuvres ne sont pas dénuées d'intérêt dans l'entreprise d'élevage à laquelle elle s'adonne.

En tout état de cause, cette recherche du bon rythme ne dure pas longtemps. En quelques jours ou, tout au plus, en quelques semaines, le bébé sera parvenu à une telle régularité que sa mère saura repérer avec précision ses horaires et composer avec. Les intervalles s'espaceront progressivement d'eux-mêmes et la mère constatera un jour que son enfant n'aura pris que 5 repas, puis quelque temps après qu'il n'en réclamera plus que 4. Les méthodes classiques préconisaient, elles, le passage arbitraire à 5 repas à la fin du 2e mois et à 4 repas à la fin du 6e mois. En adoptant une plus grande souplesse, on s'aperçoit en pratique courante que le rythme à 5 repas est spontanément adopté par l'enfant entre la 4e et la 7e semaine de vie et que le rythme à 4 repas est acquis vers le 3e ou 4e mois. Sans compter qu'il est des enfants qui demeurent à 5 repas jusqu'à 6 mois, d'autres qui ne prennent d'emblée que 4 repas et d'autres qui n'en prennent même que 3, sans plus mal se porter pour autant ! Il faut absolument se pénétrer de cette notion de **variabilité extrême de comportement alimentaire d'un bébé à l'autre**. Son respect n'est pas seulement une mesure commode, il fonde la relation que l'on met en place pour la vie à son enfant tout autant que celle qu'il instaurera lui-même à son milieu.

On ne peut cependant pas passer sous silence la fréquente nécessité, pour un bébé, d'un **repas nocturne** et parfois de deux dans les semaines qui suivent la naissance. On ne l'a pas pris en compte dans ce qui vient d'être dit. Ce repas peut parfois constituer, grâce à la souplesse que l'on instaure dans le régime, l'un des 6 ou des 5 repas quotidiens. Mais il peut aussi venir en supplément. Quelle que soit sa place, **il ne faut surtout pas hésiter à le donner** ; cela prend bien moins de temps qu'on ne l'imagine et la maisonnée recouvre plus rapidement un sommeil qui aurait risqué d'être perturbé la nuit durant ; car on ne doit pas compter sur la fatigabilité d'un bébé parfaitement capable de pleurer sans arrêt des heures durant en traduisant par l'énergie qu'il déploie dans ses pleurs la nature de la véritable tragédie qu'il vit et qui risque de remettre en cause tous les repères de sa sécurité. On ne court aucun risque à assurer le bébé du secours qu'il réclame et en particulier pas du tout le risque de lui « faire prendre de mauvaises habitudes ». Les processus de maturation qui vont intervenir peu à peu conduiront fréquemment l'enfant, sans le truchement d'aucune intervention extérieure, à sauter ce réveil et à passer lui-même sa nuit à dormir — **il ne demande que ça lui aussi !** — en s'inscrivant comme son entourage dans le rythme nycthéméral, autrement dit dans la succession de la nuit et du jour. On sait au demeurant que la lumière intervient dans la maturation de ce processus. Aussi ne faut-il pas, sous prétexte de préserver le prétendu calme requis par le bébé, le garder toute la journée dans la pénombre d'une chambre calfeutrée. Il faut bien au contraire le nourrir et le changer au plus tôt en pleine lumière et le sortir tous les jours dès qu'on le pourra. Pour les rares bébés qui tardent à « faire leur nuit », on pourra toujours utiliser le subterfuge qui consiste à retarder peu à peu et le plus possible le repas du soir. Et si cela s'avère insuffisant, on pourra toujours ajouter au dernier repas de 1 à 3 cuillerées à café d'une farine 1er âge.

EVOLUTION DE LA RELATION ALIMENTAIRE ET DE L'ALIMENTATION

Si l'on s'attarde à ce point sur le détail des règles alimentaires du premier âge, c'est en raison d'un ensemble de caractéristiques de cet âge. Le tout-petit est dans une relation tellement fusionnelle avec sa mère qu'on éprouve quelques difficultés à l'imaginer capable de réagir de manière précise aux conditions qui lui sont faites. On l'a si longtemps pensé comme un tube digestif dans un corps purement végétatif qu'on demeure parasité, même de nos jours, par les effets de ce genre d'opinion. Du coup, le débat qui s'instaure sur la bonne manière de le nourrir prend l'allure d'un débat d'école ressortissant à un exercice de style plus ou moins compliqué ou élégant. Or, la communication avec lui revêt la plus grande importance, parce que sa sensibilité est à vif et qu'il n'a pas encore eu loisir de trouver les repères qui, dans le temps et dans l'espace, constitueront ses premières lignes de défense. Exiger d'un bébé d'un an qu'il dorme la nuit ou qu'il ne touche pas à la prise de courant obéit aux règles d'une éducation convenable, parce qu'il y a longtemps que ce bébé sait faire la différence entre la nuit et le jour autant que la différence entre ce qui est permis et ce qui ne l'est pas. Mais décider de ne pas répondre aux cris de faim d'un tout-petit de 3 semaines sous prétexte qu'il est 3 heures du matin, ce n'est pas l'éduquer, c'est le sadiser et perturber l'instauration du système de sécurité qu'il est en train de forger dans la relation à son environnement. Cet être à la sensorialité exacerbée n'a pas d'autre instrument pour appréhender le monde que les informations que lui fournissent ses sens. Il lui faudra plusieurs semaines pour classer la quantité de renseignements qu'il aura recueillis, les associer par affinité puis les affecter d'indices capables de les faire communiquer entre eux, de les convertir les uns dans les autres ou de leur donner une autre signification possible à côté de celle qui est la leur. Si le plus petit geignement dans son sommeil lui fait sentir qu'une cascade de gestes va aboutir à lui permettre d'apaiser la faim qui l'a réveillé, il saura certainement établir un lien entre la façon dont il a traduit son besoin et la réponse qu'il a reçue en retour. On peut s'amuser à imaginer sur ce modèle une foule d'autres circonstances. Il n'en reste pas moins qu'il suffit de quelques jours ou tout au plus de quelques semaines pour que chaque mère sache reconnaître dans la tonalité de l'appel de son enfant la nature du besoin qu'il exprime. Or, de toutes les situations qui suscitent un appel, c'est probablement la faim qui mérite d'être le plus prise en compte, tant elle est perçue douloureusement à cet âge, à cause (comme cela a été dit à plusieurs reprises) de l'immaturité enzymatique qui n'en permet pas la gestion.

Les semaines qui se succèdent vont donc progressivement conduire le bébé à développer, au fur et à mesure de la maturation de son matériel enzymatique, une plus grande régularité dans la maîtrise de ses rythmes alimentaires et dans la gestion de ses périodes de jeûne.

En route vers la diversification

La fin du premier trimestre est une période charnière à cet égard. La régularité des rythmes du bébé, sa plus grande vigilance, voire une certaine vivacité qu'il acquiert, amènent souvent les mères à se demander spontanément si leur bébé ne se lasse pas de son alimentation quelque peu monotone.

Que peut-on répondre à cela ? Encore une fois, pour centrer le débat et fournir des réponses qui ne soient pas arbitraires, on aura recours au modèle de l'allaitement naturel.

On a bien dit qu'un bébé pouvait être, sans le moindre inconvénient, exclusivement nourri au sein pendant des mois, voire des années. On pourrait être tenté de faire de même avec un allaitement artificiel et de laisser le bébé au lait seul, pendant plusieurs mois, voire plusieurs trimestres — c'est ce qui est, par exemple, préconisé aux Etats-Unis, où aucun autre aliment n'est introduit avant le 10e mois. Cette opinion, fondée en principe sur de solides arguments hygiéno-diététiques (besoins de calcium, de fer, de protéines et de sels minéraux que satisfait parfaitement l'apport exclusif de lait), n'est certainement pas exempte de considérations d'un tout autre type, fort louables au premier abord, telles que l'importance accordée, sous l'impulsion des psychanalystes, au **stade du miroir** et à **l'angoisse du 9e mois** (mise à toutes les sauces). Ce qui se dit autour de ce stade concerne des faits que l'on peut cliniquement constater et qui ont été exploités par Wallon et par Spitz puis reprises sur leur versant psychanalytique par Lacan dès avant guerre : vers le 9e mois — encore que cela puisse survenir au 6e, 7e, 8e ou… 11e —, le bébé développe une quantité de signes traduisant l'angoisse qu'il ressent à être séparé de sa mère. Elle ne peut plus s'éloigner de lui sans qu'il ne pleure et il demande sans relâche à rester auprès d'elle, voire tout contre elle. C'est que jusque-là il ne s'était jamais vécu autrement que comme un morceau de sa mère, au même titre qu'un bras, le nez ou une oreille. Il perçoit soudainement qu'il en est complètement coupé et qu'il est lui et pas un morceau d'elle, avec un corps qui lui est propre et dont il constate qu'il est parfaitement autonome. Cette idée, qui le plonge dans une frayeur inconnue jusque-là en suscitant une angoisse neuve et insupportable, il va s'employer à violemment la rejeter et à la combattre au moyen de cette demande exacerbée de jonction continuelle. Jusqu'au moment où il finit par en prendre son parti et à virer totalement de bord dans un véritable accès de jubilation qui passe le plus souvent inaperçu et qui signe le virage du comportement. On a mis au principe de la dynamique de cette étape le fait que le bébé condenserait l'ensemble de ce qu'il ressent pour s'être reconnu enfin en se voyant une fois dans un miroir — d'où l'autre appellation de ce stade : « stade du miroir ». Il va sans dire que cette occurrence n'est probablement rien de plus que conjoncturelle. On imagine mal autrement ce qu'il en serait, par exemple, des bébés dans les tribus touarègues ou de ceux qui vivent dans le désert du Kalahari et qui ne disposent pas même d'une flaque d'eau pour se mirer dedans ! Or, ce stade, qui constitue une étape fondamentale dans la structuration de la personnalité, est universel. C'est lui qui permet la mise en place de la notion de l'autre — dont la présence est nécessaire et qui constitue cependant une menace, tant on se sent aliéné à lui — et de celle de l'image. Il faut donc étendre cette notion de miroir au fait que la mère se met à être perçue par l'enfant dans sa forme humaine, celle dans laquelle il se perçoit lui-même, avec des yeux, un nez, une bouche, des bras, des jambes, etc., et que, surtout, elle est autant son reflet qu'il est lui-même le sien.

Je pense que les pédiatres américains auront pu vouloir faire coïncider l'introduction d'aliments étrangers à la nourriture lactée au moment où le bébé aurait acquis une certaine notion de l'existence, voire de la consistance, de l'autre. Une telle option peut donc se justifier, d'autant qu'elle procède d'une analyse apparemment cohérente des faits qu'elle conjoint et dont elle se propose de faire usage. Mais c'est là qu'on s'aperçoit de la force des *a priori* idéologiques qui peuvent s'introduire jusque dans l'élevage des enfants. Parce qu'il ne faut pas se faire d'illusions : si les Tutsis attendent avec impatience que le bébé se saisisse de la patate douce, si les Chinois lui apprennent le plus tôt possible à manger des boulettes de riz, si les Indiens colombiens commencent vers le 4e mois à lui donner de la galette de manioc écrasée, si les habitants de l'Afrique du Nord l'initient au couscous dès le 5e mois et lui donnent dès son plus jeune âge une purée faite d'un mélange de pistaches, d'huile d'olive, de dattes et de miel, c'est toujours pour tenter de l'introduire, convivialement et dès que possible, à la nourriture du milieu dans lequel il vivra et aux habitudes alimentaires de ce milieu ; de faire donc de lui ni plus ni moins qu'un membre parfaitement intégré au groupe social auquel il appartient. La manière américaine me paraît procéder d'une tentative qui consiste à conjoindre les différents pans de savoir dont on dispose autour de l'enfant pour forger pour lui un élevage cohérent et elle me paraît à cet égard méritoire. Mais elle me semble pécher par une trop grande intellectualisation des phénomènes en ne se préoccupant pas assez de ce que le milieu ambiant peut apporter de positif et de consistant à un bébé sous bien d'autres formes. Je pense par ailleurs que l'utilisation implicite que l'on fait en cette occasion, comme en bien d'autres au demeurant, de cette notion du stade du miroir est partiale, abusive et probablement erronée. Je crois que l'angoisse qui s'exprime au 9e mois constitue seulement l'acmé d'un processus qui existe probablement dès la naissance et qui évolue de manière simplement plus discrète avec des à-coups que l'on s'efforce sans relâche de minimiser ou d'ignorer en les mettant sur le compte d'étiquettes diverses et plus abusives les unes que les autres (coliques, colères, éruption de dents, caprices, énervement, etc.). Aussi, quitte à passer pour un iconoclaste ou un prétentieux, je ne crois pas qu'il soit nécessaire d'attendre aussi longtemps qu'on le fait aux Etats-Unis pour diversifier l'alimentation d'un bébé. D'autant que, si on tient à prendre l'allaitement naturel comme modèle, il faudra bien le faire de toutes les sortes de manières et en toutes sortes de directions, au lieu de s'en tenir seulement à son aspect brut, formel et immédiat. Le lait de femme est un lait évolutif. Il n'est jamais le même d'un moment à l'autre de la tétée, il n'est pas non plus le même d'un jour à l'autre : il varie précisément en fonction des aliments ingérés par la mère, dont il transmet fidèlement le goût. Il y a belle lurette que pour exciter la succion du tout-petit on a fait prendre à sa mère, sous toutes les latitudes, de l'anis, du cumin ou de la badiane : ces produits, pas plus que les autres produits susceptibles de favoriser la lactation (bière sans alcool ou le classique Galactogyl), n'ont pas d'autre visée que de provoquer chez le bébé le désir d'en avoir plus dans la bouche et de sucer donc le sein avec plus d'avidité. Quand une mère mange du poulet au curry, son lait aura un goût de curry, si elle mange de la pissaladière, son lait aura probablement un goût d'oignon et si elle mange des poires Belle-Hélène, il véhiculera fidèlement les goûts mêlés de la vanille, de la poire et du chocolat. Un bébé au sein partage en quelque sorte les repas de sa mère, connaît précocement la diversité et étalonne sans relâche sa palette gustative. Rien de cela ne se passe avec le lait artificiel, qui a, lui, du début jusqu'à la fin du biberon, d'un bout à l'autre de la boîte et au fil des semaines sinon des mois, toujours le même goût. Le fait n'est peut-être pas totalement étranger à l'éclosion de la civilisation nord-américaine du *fast food*, qui uniformise à coups de hamburgers et de pizzas les habitudes alimentaires. Le plus grave, c'est que cette manière d'assurer la simple pitance a été largement exportée grâce à de puissants mécanismes de marketing (Pizza Hut en première place et McDonald's en seconde ont gagné les pays d'Asie, même les plus fermés), alors même que sur place on est en train d'en revenir, à en croire les éditoriaux de plus en plus nombreux et insistants des « news » qui sont en train de découvrir que l'alimentation européenne et le rituel qui l'accompagne ont peut-être certains mérites, sinon certains avantages.

Voilà pourquoi les mères qui n'allaitent pas ont raison de s'inquiéter de la monotonie de l'alimentation de leur enfant et d'estimer qu'il a parfaitement le droit de recevoir, en même temps que sa nourriture, une utile éducation de gourmet.

C'est une des raisons pour lesquelles je n'ai pas renoncé dans ma pratique à conseiller, dès le début du 2e mois, l'usage — modéré — de la **farine**, même si la mode actuelle en a abandonné l'usage jadis infiniment plus répandu. La farine a d'ailleurs une bien mauvaise presse aujourd'hui : elle n'est plus nécessaire, comme elle l'a longtemps été, à l'amélioration de la digestibilité du lait, lequel, sous ses formes actuelles, ne pose plus ce genre de problèmes ; elle est accusée d'accroître l'appétit, d'accoutumer au goût sucré et d'augmenter la ration calorique, dont on craint qu'elle ne favorise la formation précoce d'adipocytes (cellules du tissu graisseux) et la constitution d'obésité ultérieure. Là encore c'est tout un débat qui s'instaure et sur lequel on pourrait écrire des pages et des pages sans parvenir pour autant à trouver une forme de consensus. Utilisée en faible quantité (1 cuillerée à café dans les biberons du matin et du soir, puis 2 un peu plus tard et 3 vers la fin du 3e mois) comme inductrice de sapidité nouvelle [1], son usage ne m'a jamais posé de problèmes. Il en existe de toutes sortes dans le commerce (à cuire, précuites et instantanées) et de tous les goûts (à la vanille, au chocolat, au miel, aux fruits, etc.). Une règle absolue d'usage s'est cependant judicieusement imposée depuis une quinzaine d'années dans le choix qu'on en fait. Jusqu'à l'âge de 5 mois, la farine qu'on utilisera devra être une **farine sans gluten** : c'est une excellente mesure pour éradiquer la **maladie cœliaque** (atteinte chronique grave de la muqueuse du côlon sous l'effet d'une intolérance de type allergique au gluten). La farine de riz (rizine instantanée ou crème de riz) ne comporte pas de gluten, est d'une excellente digestibilité et d'une grande efficacité dans le traitement de la diarrhée. La farine d'orge (orge-pomme instantanée ou orgéose à cuire) est souveraine pour améliorer le transit des bébés constipés. Les farines de légumes secs, riches en fer, peuvent être utilisées vers la fin de la 1re année.

Dans le même esprit, je préconise l'introduction, dès le début du 4e mois, de **légumes** bouillis et mixés, que je conseille de donner en petites quantités à la cuillère. Cette nouveauté pour le bébé me semble pouvoir élargir son horizon et l'usage qui lui est ainsi proposé de la cuillère doit être souple et ne jamais tomber dans l'excès ou l'insistance. C'est une manière de conserver à sa bouche une partie des potentialités qu'elle a naturellement et que l'usage du biberon appauvrit quelque peu. La prise de la cuillère ne fait pas appel à un mécanisme de succion mais à une contraction des muscles des lèvres, en particulier ceux de la lèvre supérieure. Je fais donner ces légumes avant le biberon si le bébé n'a pas trop faim ou bien en cours de repas s'il est particulièrement impatient. Ces faits, expli-

1. … et de mécanismes enzymatiques d'adaptation qui permettent de comprendre encore mieux combien dans ce domaine alimentaire on reste esclave d'un certain dogmatisme et ignorant de la réalité du corps du tout-petit : la ptyaline, qui est un enzyme de la salive destiné à la digestion buccale des farines, n'apparaît en principe pas dans la salive avant le 4e mois. On la retrouve cependant dès le début du 2e mois, si on ajoute de la farine à la ration alimentaire. Ce qui suffit à montrer que l'organisme du bébé est une extraordinaire réserve de mécanismes neufs, disponibles et mobilisables.

qués à la mère, lui permettent d'avoir avec son enfant un prétexte supplémentaire de commenter les phases du repas et d'améliorer encore plus la qualité de la communication. Les mères peuvent ainsi par elles-mêmes prendre acte des caractéristiques personnelles de leur bébé : certaines constateront que leur enfant a un goût prononcé pour ces aliments et en accepte, voire en réclame, tous les jours un peu plus ; d'autres diront qu'il rechigne à prendre la cuillère, quand d'autres encore le verront apprécier le goût des légumes mis dans le biberon. Ces dispositions évolueront progressivement au fil des semaines pour finir par dessiner l'embryon du repas de midi qui, sous nos climats, continue d'être le repas le plus important de la journée. Il ne restera plus qu'à le formaliser un peu plus en y ajoutant un aliment carné au milieu du 6e mois. Tous les légumes sont autorisés sans restriction et en fonction des goûts du bébé et… de sa mère : il y a en effet peu de chances que le bébé apprécie la courgette ou les haricots verts si sa mère lui en tend dans la cuillère en s'efforçant de réprimer un haut-le-cœur et de masquer le dégoût qu'elle en a ! L'introduction des légumes modifie la consistance et la fréquence des selles. Certains d'entre eux (épinards, bettes, betteraves) les colorent ; la carotte aussi, mais son ingestion fréquente peut de surcroît colorer la peau (ne dit-on pas que cela « fait de belles cuisses » ou que ça « rend aimable ») et modifier le teint, ce qui est au demeurant la preuve d'un excellent état de la physiologie intestinale. Au temps où les épidémies de typhoïde mettaient à mal parfois pour des mois les malades et où on ne disposait pas des moyens d'investigation et des traitements modernes, on guettait l'apparition de la couleur carotte au niveau de la plante des pieds : elle signifiait la guérison de l'intestin malmené par le bacille. Les **légumes secs** pourront être donnés dès la 2e année. Notre alimentation actuelle y a de moins en moins recours, alors qu'ils sont riches en protéines, en phosphore et en fer. Ils ont la réputation d'être difficiles à digérer : il faut savoir que leur digestion est hautement améliorée par la cuisson dans l'huile. Ils pourront être incorporés dans des **ragoûts** que le bébé peut consommer à cet âge et qui viendront enrichir encore un peu plus sa palette gustative.

La diversification précoce conduit automatiquement les bébés à prendre de moindres quantités de lait et à recevoir en conséquence de moindres quantités de calcium. Pour compenser cet inconvénient, des **laits de 2ᵉ âge** ont été mis au point. Leur composition est plus proche du lait de vache que ne l'était celle du lait 1ᵉʳ âge. Mais ils présentent l'avantage d'être enrichis en fer et en acides gras insaturés. Là aussi on en trouve qui sont présentés sous forme liquide, en packs de diverses contenances, édulcorés ou non, à côté des plus classiques en poudre eux-mêmes diversifiés. Ils sont conseillés jusqu'à la fin de la 1ʳᵉ année. Quantités de publications insistent sur la nécessité de leur usage jusqu'à cette date-là. Il n'est pas certain que ce soit toujours possible, compte tenu de l'évolution des goûts de l'enfant dans le second semestre — sauf évidemment si on a décidé de le « dresser » à accepter ce qu'on lui propose. Aussi certains fabricants de laits ont-ils mis au point des **laits liquides stérilisés enrichis en fer** (Candia Croissance, Blédilait), destinés à pallier cet inconvénient, parce que leur administration pourrait se prolonger au cours de la 2ᵉ année. Ces laits sont disponibles dans les grandes surfaces et ils s'avèrent utiles par la gamme qu'ils ouvrent (certains sont édulcorés au chocolat ou à d'autres goûts), leur prix demeure cependant excessif (entre quatre et cinq fois le prix du litre de lait de base).

L'introduction des **aliments carnés**, qui constituent une bonne source de protéines, se fera également de manière progressive. Il est inutile d'en passer par l'administration de **jus de viande** qui, tout comme le **bouillon de légumes** au demeurant, ne présente strictement aucun intérêt. Il est inutile, et je suppose que le recours que l'on continue d'y avoir vient de la référence obsolète à de vieux traités de puériculture, quand ce n'est pas à des conseils de grands-mères qui ont cru bon de les répercuter parce qu'elles avaient été invitées de leur temps à y sacrifier. Ces véritables approximations alimentaires n'ont, l'une comme l'autre, aucun intérêt sur le plan diététique. Il faut carrément utiliser les viandes et y aller peu à peu. Non pas tant à cause de leur composition qu'à cause de leur goût plus ou moins fort. C'est la raison pour laquelle on commence par quelques cuillerées à café d'une viande aussi insipide que peut l'être celle du poulet — blanc ou gris, peu importe — ou du jambon. Puis, quand le bébé se sera accoutumé à la consistance et au goût nouveau de ces aliments, on pourra passer à d'autres : les **poissons** (en allant progressivement des poissons blancs aux poissons bleus et par quantités croissantes). Le **jaune d'œuf** (cuit dur ou coque, voire cru ; le blanc, qui peut être allergisant, ne sera pas introduit avant la fin de la 1re année) peut prendre place où l'on voudra dans cette évolution. Quant aux autres viandes, elles seront elles aussi introduites peu à peu en commençant par le cœur de côtes d'agneau, puis en passant au veau et enfin au bœuf. On pourra donner rapidement du lapin et d'autres volailles (dinde, canard, etc.). Le **foie** et les **abats** (langue, ris de veau, rognons et cœur) sont une excellente source de protéines et de fer. Il n'est pas nécessaire de prendre du foie de veau : il contient deux fois moins de fer que celui de génisse et coûte deux fois plus cher — effets d'une demande insistante, elle-même motivée par de faux bruits ! Quant à la cervelle, on n'y a plus le même rapport et on est devenu plus réticent à l'endroit de sa prescription depuis que l'on a émis l'hypothèse que certaines maladies à virus lents atteignant le cerveau humain pourraient être transmises par l'ingestion de cervelle de mouton ou autres animaux. Ces viandes devront toujours être **très cuites** avant d'être finement hachées (soit en court-bouillon, soit grillées sur une poêle anti-adhésive, sans matière grasse, à feu doux pour éviter le durcissement) pour ne pas faire courir le risque de la transmission de maladies parasitaires (ténia ou toxoplasmose). On en donnera de 1 à 2 cuillerées à soupe à la fin du premier semestre (environ 30 grammes) et 3 ou 4 à la fin de la 1re année (environ 50 grammes) et guère plus pour ne pas exagérer la réactivité de l'enfant — les chevaux de course, auxquels on demande un effort musculaire et un tonus exacerbé, sont nourris au picotin, qui est un aliment particulièrement riche en protéines. Pour des raisons probablement personnelles que je maîtrise mal, j'omets régulièrement de prescrire de la viande de porc ou de cheval. La première est en effet habituellement beaucoup trop grasse, ce qui n'exclut pas qu'on puisse en prescrire sous la forme de morceaux plus maigres tels que le filet mignon. Quant à la seconde, elle n'est justement pas assez grasse, risquant de ce fait de déséquilibrer la flore intestinale. Elle ne sera pas permise avant la 3e année. Il faut dire, encore une fois, que sur ce chapitre les habitudes locales ou les initiatives parentales prennent le pas sur les autres considérations. La simple évocation de la viande de cheval pour un Anglais est à elle seule rédhibitoire, alors que celle de l'âne fait saliver un Corse. Nous répugnons à même imaginer que l'on puisse manger de la viande de chien, alors même que cette viande est prisée dans les pays du Sud-Est asiatique et que son usage n'est pas exclu de l'alimentation du tout-petit. Dans les régions d'élevage caprin, il sera fait usage de la viande de chèvre ou de cabri, qui est aussi saine que celle du mouton. Dans les Carpates, on n'hésite pas à manger de la viande d'ours et, dans les zones de chasse, on donne volontiers de la viande de gibier. Le pemmican et la viande séchée et pulvérisée de caribou ont nourri, depuis leur plus petit âge, des générations entières d'Indiens d'Amérique du Nord. Les Eskimos font consommer de la viande de phoque, de morse ou de renne, et, dans la péninsule Arabique et en Afrique sud-sahélienne, on donne le plus tôt possible aux enfants que l'on juge malingres de la viande de chameau. Les Amérindiens du Sud et les peuplades de Papouasie n'hésitent pas à donner à leurs enfants des vers, des larves, des insectes ou des chenilles. Les familles juives orthodoxes ne donnent la viande à leur enfant que fort tard et seulement lorsqu'elles sont sûres que cet enfant pourra attendre sans encombre que soient passées au moins quatre heures depuis la dernière prise de lait et qu'il puisse encore attendre quatre heures avant d'en prendre à nouveau. Les ultra-orthodoxes que sont les Loubavitch font une exception à cette règle si le lait donné à l'enfant est le lait de sa mère, faisant une lecture stricte de l'interdit extrait du précepte : « Tu ne cuiras pas le chevreau dans le lait de sa mère » (Exode 34,26). Ce qui pour d'autres est une aberration, car le précepte viserait à interdire le mélange d'un principe de vie tel que le lait avec la viande, partie de cadavre, présentifiant un principe de mort. Pour d'autres encore, ce rituel alimentaire — comme tous les autres d'ailleurs — n'est qu'une manière d'actualiser sans relâche, en la ritualisant de la sorte, la loi de l'interdit de l'inceste. Autant dire combien tout cela ne procède pas de règles diététiques rigoureuses mais de la simple modalité d'adaptation du bébé à son milieu d'origine. Ce qui, loin d'être négligeable, est tout à fait fondamental. **En nourrissant, on ne fait pas seulement ingérer des aliments, on fait ingérer des symboles. La relation alimentaire n'est pas seulement faite pour assurer la survie, elle déborde ce but en présentifiant toujours**

l'autre pour chacun. Ce n'est pas par hasard qu'en tout lieu les rituels de convivialité mettent cette relation au premier plan et il serait regrettable qu'elle soit réduite à une simple administration de nutriments. Les mères et les enfants ne s'y trompent d'ailleurs pas.

Au premier Congrès de Monaco, dans les années 70, un pédiatre italien de renom, le professeur De Toni, avait interrogé la pertinence de l'introduction précoce de la viande dans l'alimentation du bébé, en faisant part d'une remarque qu'il avait faite, à savoir que les espèces animales carnivores étaient, quelle que soit leur taille, généralement agressives, alors que les espèces herbivores, même douées d'une force exceptionnelle, comme l'éléphant, étaient généralement pacifiques. Il se demandait de ce fait si l'introduction de protéines animales à l'âge où le cerveau est en train de s'édifier ne risquait pas de conférer au petit humain une regrettable et plus grande agressivité. C'est dire dans quelle autre dimension que purement diététique a pu parfois se situer le débat. Je dois dire que je n'ai pas pu observer, depuis ce temps-là et dans le suivi de mes patients, la confirmation de ce genre de propos. Et je ne crois pas que l'agressivité puisse être liée en aucune façon à un aliment. Elle est la résultante d'une série de forces qui s'inscrivent dans la relation interactive mère-père-enfant. Et je ne pense pas que les enfants que leurs parents végétariens veulent obstinément tenir à l'écart de la consommation de viande soient plus ou moins agressifs que les autres. Il faut dire — et la chose n'a pas manqué de faire l'objet de nombreuses études — que les modalités alimentaires du groupe dans lequel est inséré l'enfant sont étroitement liées à l'adhésion symbolique de ce groupe à une série de croyances toujours pertinentes pour lui et dans lesquelles il vaut mieux en général ne pas intervenir. Les **régimes végétariens** peuvent au demeurant parfaitement convenir à un bébé : leur rejet des protéines animales ne les empêche pas, en effet, d'apporter par les œufs, les laitages et certaines céréales les éléments nutritionnels indispensables. Ce que ne parviennent pas à faire les **régimes végétaliens**, qui prennent le soja pour seule source de protéines et qui de ce fait sont carencés et dangereux pour l'enfant. C'est pourquoi, sauf pour ce dernier et exceptionnel cas de figure, je tiens une fois encore à souligner combien l'approche nutritionnelle et médicale de ce problème n'en constitue qu'un aspect et ne doit en aucun cas être imposé comme une vérité à qui que ce soit.

La diversification alimentaire pourra encore se poursuivre par l'usage des **fruits** (cuits ou crus et sans limitation, depuis les oranges aux fraises en passant par la mangue, le melon et l'ananas), puis du **fromage** (sans la moindre restriction, tout en se méfiant cependant, avant 9/10 mois, des pâtes molles et cuites, telle « La vache qui rit », qui devront être préalablement écrasées à la fourchette avec du lait pour éviter qu'elles ne se collent au palais et occasionnent une fausse route), des yaourts, petits-suisses et autres fromages blancs, tout autant que par les crèmes et autres entremets du commerce. On pourra donner ces aliments soit en complément du repas de midi, en guise de dessert par exemple, au cours ou à la fin du 6e mois, soit au cours du goûter, c'est-à-dire au repas de l'après-midi, en se laissant toujours guider par le même principe : on les propose les uns à la suite des autres, par petites quantités d'abord, en laissant le bébé libre d'en prendre ou pas et en lui laissant également la faculté d'en manger autant qu'il en veut.

Les aliments solides, qu'il s'agisse de légumes, de fruits ou de viande, existent depuis de nombreuses années dans le commerce sous la forme de ce que l'on appelle les **petits pots**. Que faut-il en penser ? Sur le plan du goût, de la consistance et de l'équilibre nutritionnel, on ne peut que se féliciter de ces articles. Ils restent cependant d'un abord parfois dispendieux et présentent à mon sens deux inconvénients : leur usage exclusif — tout comme celui des **purées surgelées**, au demeurant — par la mère risque de ne pas permettre à celle-ci de goûter au plaisir de fabriquer une nourriture appréciée par son enfant, qui serait ainsi précocement introduit à l'usage du *fast food*. Néanmoins, on peut sans inconvénient y recourir de temps à autre — et bien plus souvent, pourquoi pas ? si on est pris par son travail. J'ai pour habitude personnellement d'en conseiller vivement l'usage lors de l'introduction des aliments nouveaux. La faible quantité qu'on prévoit de donner à ce moment-là ne mérite pas la perte du temps passé à faire bouillir des légumes pour les préparer ensuite en purée — à moins d'en préparer une grande quantité et de la congeler pour l'utiliser ensuite à la demande. La réticence qu'il m'est souvent arrivé d'observer à ce genre de conseils m'a fréquemment semblé traduire l'impatience du plaisir que les mères ont à faire la nourriture de l'enfant de leurs mains, mais elle m'a parfois semblé traduire une sorte de prévention — injustifiée — vis-à-vis de tout ce qui a trait aux conserves. Il me paraît important de saisir cette occasion pour souligner que l'usage des **conserves alimentaires** de toutes sortes tout autant que celui des **aliments surgelés** sans réserve sont tout à fait licites dans la diététique du nourrisson. C'est peut-être moins bon sur le plan du goût — encore que ce ne soit pas toujours le cas —, mais c'est toujours appréciable quand les produits frais manquent sur le marché, qu'on n'a pas de temps ou qu'on n'est pas porté sur la cuisine simple ou compliquée.

Quelques exemples de régimes alimentaires en fonction de l'âge

Régime pouvant convenir à des bébés âgés de 5 à 10 semaines

5 biberons, régulièrement répartis dans la journée, de 4,5 mesures de lait 1er âge et 135 grammes d'eau, ou 5 et 150, voire, plus tard, 5,5 et 165. Et ce, en fonction de l'appétit. Si les biberons sont bus rapidement ou semblent ne pas suffire, ne pas hésiter à en augmenter la quantité, par paliers de 0,5 mesure et 15 grammes d'eau, en veillant à :

— respecter la dilution de 1 mesure pour 30 grammes d'eau ;

— faire boire lentement et lutter contre ce qui peut être perçu comme un appétit trop féroce ;

— ne jamais forcer ni restreindre.

Dans le premier et le dernier repas, mettre une demi à une cuillerée à soupe rase d'une farine diastasée 1er âge sans gluten (Diase, Farigallia 1er âge, Sinlac, etc.).

Régime pouvant convenir à des bébés âgés de 3 à 5 mois

Le matin et le soir : deux repas identiques.

6,5 à 7 mesures de lait 1er âge dans 195 à 210 grammes d'eau, selon l'appétit, avec 0,5 à 2 cuillerées à soupe de farine diastasée (celle qu'on voudra, en sachant que jusqu'à 5 mois le gluten reste déconseillé).

L'après-midi : du lait seulement. Autrement dit, comme le matin et le soir, mais sans farine.

A midi : introduction et accoutumance progressive aux légumes.

On donnera les légumes en début de repas et à la cuillère. Prévoir une cinquantaine de grammes au début, une centaine plus tard. Les petits pots du commerce sont, à cet égard et pour de si petites quantités, bien utiles. Plus tard, quand l'enfant commencera à s'habituer à ces nouveaux aliments, on pourra passer à une préparation maison.

On donnera donc, à la cuillère, le plus que l'enfant acceptera de prendre sans qu'on ait à le forcer. Dès qu'il semblera se lasser ou s'impatienter, **sans plus insister**, on mettra ce qui reste de légumes dans le biberon de complément de 4 à 4,5 mesures de lait dans 120 à 135 grammes d'eau, selon l'appétit. Puis on le laissera se servir, **toujours sans plus le forcer que le restreindre**.

S'il finit toute sa ration de légumes, le biberon de complément sera un simple biberon de lait et passera parfaitement avec la tétine habituelle. En revanche, si on y met des légumes, il faudra certainement élargir le trou de la tétine : ne pas hésiter à y donner un bon coup de ciseaux.

Régime pouvant convenir à des bébés âgés de 4 mois et demi à 6 mois

Passer au **lait 2e âge**.

On peut le faire directement et sans transition, en prenant simplement le temps de finir la ou les boîtes de lait entamées.

On en profitera pour introduire dans l'alimentation les modifications suivantes :

A midi : augmenter la quantité de légumes, de façon progressive et en fonction de la manière dont se fait l'adaptation du bébé à tout ce qui lui est proposé. Et ce, jusqu'à parvenir, en deux, trois ou quatre semaines, voire plus si c'est nécessaire, à supprimer complètement le lait de complément à ce repas. A ce moment-là, on pourra introduire une ou deux cuillerées à café de poulet ou de jambon mixé, voire un demi-jaune d'œuf dur.

On pourra, si on le veut, préparer soi-même les légumes. Les faire cuire à la cocotte, dans le filet, en mettant dans l'eau des herbes, une feuille de céleri ou de persil, ou bien un bouquet, si on aime soi-même ces goûts.

On peut ainsi en préparer pour plusieurs jours de suite et les conserver dans une boîte en plastique au réfrigérateur ou les congeler puis les dégeler au micro-onde au moment voulu. On conservera le bouillon à part. Au moment de préparer la purée, on choisira trois légumes, dont toujours une pomme de terre pour assurer le liant, on les mixera, puis on ajoutera un peu du bouillon, une cuillerée à café d'huile (de maïs ou de tournesol) ou une noisette de beurre, et une demi-mesurette de lait en poudre ou une cuillerée à soupe de lait longue conservation. Ajouter une pincée de sel et goûter : c'est très important ! Il faut que ce soit bon et qu'on en apprécie soi-même le goût. On peut également utiliser les purées surgelées en mélanges divers.

L'après-midi : on introduira quelques cuillerées à café (en fonction du plaisir que cela semble procurer) de yaourt, de petit suisse à 30 % ou tout autre fromage blanc, de fruits en pot, de compote, de fruits secs mixés et mélangés à du miel et quelques gouttes de fleur d'oranger par exemple, ou bien encore de la banane écrasée. Il ne s'agit que d'introduire de nouvelles choses. Car il importe de conserver une bonne quantité de lait à ce repas.

Pour les autres repas, ne rien changer dans les principes, mais, si besoin, augmenter les quantités par paliers de 0,5 mesure et 15 grammes d'eau.

NB : A certaines périodes de l'année, les légumes frais manquent. On ne doit pas hésiter à recourir aux conserves et autres surgelés dont l'usage est parfaitement admis dans l'alimentation des bébés.

Régime pouvant convenir à des bébés âgés de 6 à 7 ou 8 mois

Pendant les deux à trois prochains mois, le régime évoluera sur la base suivante :

Matin et soir : une bouillie qu'on fera plus ou moins épaisse selon les goûts et l'appétit du bébé. Préparer un biberon de 6,5, 7 ou 7,5, voire 8 mesures de lait dans 195, 210, 225 ou 240 grammes d'eau (1 mesure/30 grammes) et y ajouter de 1 à 4 cuillerées à soupe rases de farine instantanée — c'est plus commode — 2e âge, celles qu'on voudra, y compris celles qui contiennent du gluten. Varier autant qu'on le veut. On pourra utiliser par exemple, **le soir**, des farines aux légumes de manière à accoutumer le bébé au potage, qu'on lui préparera dès qu'il manifestera son plaisir au goût des légumes. Ce potage sera alors préparé avec les mêmes légumes que ceux utilisés pour la purée : ils seront moulinés puis allongés de bouillon, auquel on aura ajouté 3 à 5 mesures de lait.

A midi : ajouter à la purée préparée comme on l'a fait jusqu'à présent, 1 ou 2 cuillerées à soupe de jambon, poulet, viande d'agneau ou de veau ou de bœuf (toujours bien cuites), foie de génisse ou de bœuf, poisson (tous, en commençant par les poissons maigres : merlan, sole, limande, colin, etc.) ou bien un jaune d'œuf dur. Après quoi, donner un dessert sous forme de fruits frais écrasés, autant que le bébé en voudra. On peut faire boire quelques grammes d'eau additionnés de jus de fruits frais.

L'après-midi : soit un biberon (un jour sur deux ou deux jours sur trois), soit, les autres jours, un mélange fait de yaourt, petits-suisses, fruits crus et cuits, compote, banane, confiture, fruits secs mixés, miel, lait, gâteaux, biscottes, etc. Il faut que ce repas soit une sorte de petite fête.

NB : En fonction de la curiosité ou de l'audace alimentaire de chaque bébé, on pourra faire goûter, par toutes petites quantités au début puis en augmentant peu à peu ces quantités en fonction de sa tolérance, à la cuisine domestique. Il ne faut pas perdre de vue que les régimes prescrits aux enfants n'ont pas d'autre but que de les accoutumer à la cuisine familiale et de les adapter au mode alimentaire du pays où ils vivent.

Régime prévu à partir de 9 à 10 mois

Dorénavant, et en quelques mois, le bébé devra s'adapter, progressivement mais tout à fait, à l'alimentation familiale.

On peut conserver le lait 2e âge jusqu'à 1 an, opter pour un lait enrichi en fer, tels Candia Croissance ou Blédilait, ou bien passer tout de suite au **lait stérilisé entier**. Dans ce dernier cas, le couper, les premiers jours, de 20 grammes d'eau et y ajouter un sucre, quelle que soit la quantité qu'on donnera. S'en servir pour préparer la bouillie du **matin**, qui devra avoir la consistance et la quantité qui plairont à l'enfant. On pourra aussi pour ce repas utiliser des farines lactées simples ou chocolatées, voire vanillées. Ce n'est pas absolument nécessaire et ce n'est indiqué que pour montrer que le commerce offre toutes sortes de possibilités et que le bébé est encore plus inscrit qu'on ne le croit dans les créneaux de notre société de consommation.

A midi : préparer un vrai repas.

Avec un **hors-d'œuvre** d'abord : crudités finement râpées avec une vinaigrette au citron, ou pâté, ou saucisson (si les dents le permettent), ou thon émietté ou sardines à l'huile écrasées avec un filet de citron, ou œuf mimosa préparé avec une mayonnaise au citron, etc.

Puis un **plat principal** en enrichissant le menu avec du riz, des pâtes, des légumes secs, etc. On séparera progressivement les légumes des aliments carnés de manière à aider l'enfant à affiner ses performances gustatives et à tirer plaisir du spectacle des aliments (légumes en purées de différentes couleurs disposées côte à côte dans l'assiette, d'où l'intérêt des purées surgelées qui permettent ces associations et ces variations). Quand l'enfant aura plus de dents et qu'il aura appris à participer à son propre repas, on pourra lui mettre sa viande et ses légumes en petits morceaux dont il pourra se saisir lui-même.

On donnera, ensuite, un **fromage** (tous sont autorisés, sans exception ; on peut les délayer dans un peu de lait), puis un **dessert** sous forme de fruits crus. Là aussi, il n'y a pas de restriction à observer. Pour les fruits pelables, il n'y a aucun problème ; pour les autres, prendre simplement la peine de les laver.

L'après-midi : le fameux « goûter-fête », tout en enrichissant sa panoplie de fromages blancs, flans et autres crèmes du commerce ; mais ne pas hésiter à continuer de donner, s'il est apprécié, un solide biberon de lait.

Le soir : introduire dans le potage de légumes des petites pâtes à potage, de la semoule, du tapioca. On peut utiliser les multiples préparations du commerce, mais aussi faire soi-même du riz, des pâtes, de la semoule préparés au lait, au beurre et à la tomate fraîche par exemple en les recouvrant de fromage râpé.

On peut surtout, petit à petit, se débrouiller pour ne plus cuisiner spécialement pour l'enfant mais le faire participer, à table, seul ou avec le reste de la famille, au repas familial. Puisque ne lui demeurent interdits, en gros, que la viande grasse de porc et celle de cheval qu'il vaut mieux ne pas introduire avant le milieu de la 3e année.

Ajouter aux légumes ou aux pâtes un aliment carné : jambon ou poulet, ou bien un œuf[1] coque, ou bien une bonne ration de fromage. Ce qui permet toutes sortes de variations. Après quoi, donner un dessert bien sûr, sous forme de fruits cuits ou crus ou de banane écrasée (il paraît qu'elle permet de mieux tenir jusqu'au petit matin).

Continuer d'introduire toutes sortes d'aliments (crustacés, fruits de mer, lapin, etc.) toujours en fonction du goût, des rédhibitions et des performances masticatoires de l'enfant, de manière à ce que, vers la date de son anniversaire à un ou deux mois près, il soit pratiquement intégré à la table familiale.

NB : **Dans l'instauration du dialogue avec l'enfant, tous les commentaires autour du repas seront bien sûr les bienvenus. Mais il ne faut pas prendre la fâcheuse habitude de demander à l'enfant ce qu'il veut, ce qu'il voudrait ou ce qu'il aime. Ces questions, malgré la délicatesse et la gentillesse dont elles procèdent, sont angoissantes pour lui : elles l'embarrassent parce qu'il ne peut pas encore opérer de choix...**

L'ensemble de ces régimes ne comporte pas l'indication indispensable de supplémentation en vitamine D et en fluor.

1. On continue de garder, en France, aussi bien pour les enfants que pour les adultes, une certaine réserve par rapport aux œufs que l'on croit devoir consommer avec modération et généralement pas plus de deux ou trois fois par semaine. En Angleterre, aux Etats-Unis et dans les pays nordiques, on en consomme régulièrement un ou plusieurs par jour. On doit se débarrasser une fois pour toutes de la phobie de la prétendue et vague « crise de foie » que cet aliment entraînerait et dont on peut se demander si elle n'a pas été répandue, en la mettant sur l'œuf alibi, par nos grands consommateurs d'alcool ! L'œuf est un des aliments les plus délicieux, les plus appréciés, les plus sains et les plus profitables qui soient. Les allergies qu'il pourrait déclencher sont rares à l'échelle d'une population.

Trois détails annexes

■ Faut-il ou ne faut-il pas **donner à boire** à un bébé pendant son repas ? Cette question, qui est fréquemment posée sur le mode angoissé, trouve naturellement d'elle-même sa propre réponse : un bébé est tout à fait capable de réclamer à boire et de refuser l'eau s'il n'a pas soif. En ce domaine, il ne faut jamais le restreindre. Il existait en France — le fait a déjà été signalé plus haut —, au moment où le régime alimentaire du nourrisson était soumis à des normes rigides, une pathologie alors totalement inconnue aux Etats-Unis : la lithiase rénale (les calculs), qui entraînait d'énormes soucis et des interventions chirurgicales parfois répétées pour protéger le rein menacé. Elle a disparu depuis que l'on a repris la bonne habitude, comme on le faisait là-bas, de ne pas empêcher les bébés de boire autant d'eau qu'ils le veulent. L'eau pourra être aussi bien donnée au verre qu'au biberon, ou avec un de ces petits verres en plastique avec bec comme il en existe dans le commerce.

■ Que penser des désespérantes **préférences** de certains enfants ? Il est vrai que c'est agaçant, et souvent inquiétant si on se préoccupe soi-même de vouloir équilibrer une alimentation, d'avoir affaire à un bébé qui boude la viande, les légumes et toutes les gâteries qu'on aura concoctées pour lui, pour rester sempiternellement fixé aux patates et aux pâtes. On peut l'imaginer paressant quelque peu et s'adonnant au plaisir de retrouver la même alimentation douce et facile à ingurgiter. On a envie de le secouer ou de faire ce qu'il faut pour l'amener à changer d'attitude. Mais c'est plus facile de le vouloir que d'y parvenir. Parce que plusieurs facteurs peuvent intervenir en l'occurrence, parmi lesquels des intolérances transitoires et sans gravité. Une équipe de médecins de l'OMS avait découvert dans les années 60 une population primitive d'une île du Pacifique souffrant de carence préoccupante en protéines. Pour pallier ce manque, on envoya dans l'île des stocks abondants de lait en poudre — en principe suffisant pour corriger le déséquilibre alimentaire. Quand la même équipe se rendit sur le terrain quelques mois plus tard, elle découvrit la population dans le même état : le lait n'avait pas été consommé, il avait été utilisé pour blanchir les cases, qui étaient éclatantes. On imagine la déconvenue et le niveau d'interrogation. En fouillant le problème de manière plus soigneuse, les médecins se rendirent compte que cette population souffrait d'une carence généralisée d'un enzyme intestinal, la lactase, qui rendait le lait totalement indigeste. Les autochtones n'avaient pas plus besoin de le dire que de le savoir : ils avaient réagi instinctivement et ils avaient même trouvé un usage intelligent au lait qui leur avait été ainsi offert et qui ne pouvait pas leur servir. La carence disparut dès lors que l'on remplaça le lait par de la poudre d'œuf. Il en est ainsi des enfants au cours des trois ou quatre premières années de leur vie : quelque chose dans leur corps les avertit qu'ils ne peuvent pas tolérer certaines choses, ils les refusent. Il reste néanmoins à savoir quelle conduite adopter pour ne pas entretenir ou aggraver ce trouble bénin, passager et sans conséquence. On imagine aisément que la pire conduite réside dans le forçage. Parce qu'alors l'enfant se mettra à associer automatiquement l'aliment momentanément indésirable au sentiment qu'il retirera de son forçage, et il ne pourra plus, pour longtemps, accepter d'y goûter. On l'aura en quelque sorte conditionné à ne plus accepter ledit aliment. Je pourrais rapporter foule de détails personnels, mais c'est inutile parce que chacun peut le faire pour son propre compte, tant l'attention des mères de tous les temps et de tous les lieux n'a pas manqué de sombrer dans cette regrettable manie d'insister. Le mieux à faire c'est donc de prendre note de la préférence, de dire à l'enfant qu'on suppose qu'il ne peut pas manger pour l'instant de la courgette ou des haricots verts, mais que, lorsqu'il se sentira prêt à les essayer de nouveau, il pourra le faire. On laissera passer quelque temps sans insister puis on fera un nouvel essai, toujours sans insister. Il est bien rare que les rédhibitions ainsi traitées durent longtemps.

■ Quand faut-il **supprimer le biberon** à l'enfant ? Cette question, comme la précédente, ne peut pas recevoir de réponse univoque. Certains bébés investissent plus longtemps que d'autres le biberon. Il en est en revanche qui apprécient plus volontiers la cuillère et qui s'en saisissent pour essayer eux-mêmes de puiser leurs aliments dans leur assiette. Au demeurant, un comportement n'exclut pas nécessairement l'autre. Il est certain que le biberon est rapidement investi par le bébé comme le blason de sa dépendance : toutes les fois qu'il voudra régresser et recouvrer réellement ou symboliquement la sécurité des bras maternels, il y reviendra. Etant entendu qu'il peut apprécier le spectacle des aliments disposés dans son assiette, en petits tas de couleurs différentes (l'orange de la purée de carottes voisinant avec le vert de celle d'épinards et le rose de la tranche de jambon, etc.) — ce que permettent, à peu de frais et avec un effort minimum, les purées surgelées —, explorer la palette des goûts, apprécier ainsi l'avantage de son statut de « grand », l'investir et se trouver prêt à abandonner peu à peu le recours à son biberon. Cette propension sera amenée à se radicaliser quand l'enfant, participant à la tablée familiale, goûtera à la cuisine de la maisonnée, qui devra devenir la sienne propre dès la fin de la 1re année. On imagine volontiers que les étapes de cette évolution sont éminemment interactives et que le bébé, jusque dans son comportement alimentaire, sera en relation étroite avec les dispositions que sa mère développe à l'endroit de sa vitesse d'autonomisation. En tout état de cause, il n'y a rien d'exceptionnel à ce qu'un nourrisson prenne encore le biberon à la fin de la 2e année. Au-delà, et encore plus, *a fortiori* si c'est fréquemment, ce n'est jamais tout à fait banal. C'est plus dangereux qu'on ne le croit et c'est toujours lourd de significations.

La suppression du biberon ne viendra jamais seule. L'enfant y garde en effet un rapport d'autant plus fort que le biberon se trouvera investi par sa mère d'une faculté de protection qui n'est pas sans évoquer celle qui était assurée par le séjour intra-utérin.

On sait que le déclenchement de l'accouchement se fait par un signal dont le point de départ est situé dans le corps du bébé. On ne doit pas s'attendre à rencontrer dans la vie d'un enfant, à quelque âge que ce soit, un signal analogue. C'est la raison pour laquelle la **qualité essentielle** du travail qu'on déploie à **l'élever** consiste à **guetter le moment où**, en fonction de ses acquisitions, **il est devenu capable de mettre en jeu d'autres potentialités, et l'engager** alors **à franchir l'étape** qui s'ouvre devant lui. **Retarder ce mouvement, pour quelque raison rationnelle que ce soit, revient toujours à le maintenir dans une logique de la gestation à laquelle on admettrait volontiers qu'on y est soi-même accrochée, si on prenait la peine d'y réfléchir** *(cf. encadré)*.

SUR LE VIF

■ *La petite Mélinda, 4 ans et demi, a les incisives supérieures centrales complètement rongées par la carie. Je dis à sa mère que l'on doit s'inquiéter de la chose qui est peut-être liée à une trop grande consommation de sucre. Elle me détrompe, Mélinda ne mange pas de bonbons, mais en revanche elle ne peut jamais s'endormir sans avoir à téter un biberon de lait sucré. Je lui explique que ce n'est plus de son âge. Elle me rétorque que Mélinda ne peut vraiment pas dormir sans sacrifier à ce rituel. Je lui propose de faire intervenir son père qui pourrait certainement par son autorité la dissuader de continuer à agir ainsi, et je lui demande l'état de leurs relations. Elle me fait alors le récit suivant : « Mélinda craint beaucoup son père. Rien qu'en la regardant, il arrive à la faire obéir. On prend le repas tous les trois ensemble. A la fin du repas, il la regarde. Elle se lève sans rien dire, elle va se laver les dents, elle se met toute seule en chemise de nuit, elle vient nous embrasser et elle s'en va dormir dans sa chambre. Nous, nous restons un moment ensemble dans la salle à manger à regarder la télévision. Après, nous allons nous coucher dans notre chambre qui est de l'autre côté. Mon mari s'endort assez vite. Mais moi je reste éveillée un peu plus longtemps et, dans le noir, j'entends Mélinda appeler "maman". » Dans la restitution de son récit, elle ne s'aperçoit même pas qu'elle dit « maman » en reproduisant intégralement le chuchotis de Mélinda, inaudible à cette distance pour tout autre que pour elle-même. « Je me lève alors et je lui apporte le biberon de lait chaud et sucré qu'elle veut pour dormir, et je la laisse avec. »*

Une jonction de ce type entre une mère et son enfant affleure à la fusion, et l'on conçoit que cette fillette, inquiète pour sa mère, ne puisse pas s'endormir sans l'avoir auparavant rassurée comme elle le pouvait. Il ne faut pas croire cependant que ce genre de situation soit limité à telle ou telle autre couche sociale et qu'il résulterait d'une absence de moyens de réflexion. Cette propension à la fusion se joue de toutes les barrières et de tous les statuts sociaux.

■ *Je n'aurais jamais pu soupçonner la maman d'Agathe, 8 ans, et Roger, 6 ans, d'un comportement de ce type. Je me demandais bien ce qui pouvait clocher dans la cellule familiale pour que ces deux enfants soient toujours malades. Je cherchais du côté de telle histoire ou de telle autre, en négligeant les éléments les plus simples : cette mère psycho-*

→

logue mariée à un psychanalyste ne pouvait tout de même pas commettre les erreurs les plus élémentaires. Aussi tombai-je de haut le jour où j'appris, au détour d'une conversation sur les rations alimentaires, que les deux enfants continuaient à prendre leur petit déjeuner au biberon et qu'ils prenaient aussi un biberon de lait avant d'aller au lit ! « C'est le seul moyen de leur faire boire la ration de lait dont ils ont besoin. Et croyez-moi, le matin, quand tout le monde est pressé, c'est si commode et si rapide ! »

Je n'ai pas pu faire autrement que d'inviter la maman, dans un sourire, à acheter deux biberons supplémentaires, un pour elle et un autre pour son mari.

■ *La maman de Aude, 10 ans, et de Françoise, 6 ans, vient me voir pour son aînée à la demande de l'orthodontiste, et de l'orthophoniste qui jugent tous deux qu'il doit probablement y avoir un problème chez cette suceuse de pouce invétérée qui a de gros troubles de l'articulé dentaire ainsi que des troubles du langage. J'apprends très vite qu'Aude, tout comme sa sœur d'ailleurs, prend son petit déjeuner au lit sous forme d'un biberon que lui apporte... son père ! « Mon mari se réveille le premier et il nous apporte notre petit déjeuner au lit. A moi d'abord et à ses filles ensuite, pour ne pas faire de différence ! C'est chouette, non ? » Comme je ne marque pas un enthousiasme délirant à cette confidence, elle me déclare : « Je ne vois pas pourquoi on ferait autrement. Nos filles ne se plaignent pas de la situation et ma mère m'a toujours appris qu'il ne fallait pas changer de conduite tant qu'un enfant ne s'en plaint pas. Elle a fait ainsi avec nous et, mon Dieu, nous ne nous en portons pas si mal !... »*

A bien des égards, l'usage de l'ustensile fait perdre de vue l'importance de cette étape, alors qu'elle est toujours parfaitement perçue dans le sevrage.

Le sevrage

L'ensemble d'aménagements qui a été envisagé dans l'alimentation artificielle du nourrisson n'a évidemment pas de raison d'être en cas d'allaitement naturel prolongé. Quand on en prend acte, on ne peut que déplorer que ce mode de nourrissage soit devenu rare, alors que la simplicité dont il procède — et qui met certainement en sourdine, chez les mères, la nostalgie de la grossesse — évite tant de questions et de débats. Dans l'Antiquité, on y procédait quasi exclusivement jusqu'à l'âge de 2 ans au moins. Le Coran le prescrit jusqu'à la fin de l'éruption de la première dentition. En Europe, jusqu'aux années 20, on n'imaginait pas pouvoir l'interrompre avant le milieu de la 2e année.

Qu'en est-il et que peut-il en être aujourd'hui ?

Le bébé qui reste nourri au sein au-delà du 6e mois fera fréquemment de lui-même l'expérience d'une autre nourriture : celle qu'il « fauchera » parfois spontanément dans l'assiette de sa mère. A un âge plus tardif, on s'étonnera de le voir utiliser avec une dextérité étonnante la cuillère aussi bien que le verre — il ne faut pas oublier que le rapport de sa bouche au sein confère à cet organe des performances singulières.

Si l'interruption de l'allaitement naturel survient à une date plus précoce, comme cela se produit le plus souvent (vers la fin du 3e mois, avant la reprise du travail), il faudra procéder à un sevrage destiné à faire progressivement rejoindre à l'enfant les modalités d'alimentation artificielle des bébés de sa tranche d'âge.

Cette étape pose parfois des problèmes difficiles à résoudre. Non pas tant sur le plan de son organisation que sur sa simple mise en place : combien de mères ne se plaignent-elles pas en effet que le bébé refuse véhémentement le biberon ! On peut comprendre sans difficulté qu'un bébé puisse ne pas trouver le même plaisir à la succion du biberon qu'à celle du sein. Mais la « réticence » qu'il exprime est fréquemment renforcée par la réticence propre de la mère, qui demeure ambivalente à l'égard du nouveau mode d'alimentation et se reproche souvent inconsciemment de ne pas avoir le courage, la volonté ou le loisir de poursuivre un nourrissage qui la satisfaisait autant que son enfant. Quand on sait combien la jonction bouche-sein remue de pensées inconscientes et de fantasmes chez la mère, on conçoit volontiers qu'elle puisse éprouver une certaine difficulté à interrompre un travail psychique aussi productif. Si bien qu'il n'est pas exagéré de dire que, dans un tel processus, **c'est en réalité plus souvent le bébé qui sèvre sa mère qu'elle ne le sèvre elle-même**. Et comme elle est son objet unique et privilégié et qu'il l'aime par-dessus tout, il lui offre son corps en guise de porte-voix en allant parfois jusqu'à fabriquer des symptômes *(cf. encadré)*. Il ne se contente pas de refuser le biberon, il lui arrive par exemple de le prendre puis de le vomir, illustrant alors toute l'ambiguïté qu'il perçoit : **elle** veut en même temps qu'il passe au biberon et qu'il n'y passe pas, ce qu'**il** fait. Or, l'intolérance aux protéines du lait de vache — dont le concept, fort à la mode, exerce sur les médecins d'importantes pressions — ne s'exprime cliniquement pas autrement. On imagine dès lors la confusion qui peut régner dans l'abord de ces tableaux et la difficulté qu'il peut y avoir à les résoudre. C'est pourquoi je ne dispense jamais de conseils en matière de sevrage sans en avoir amplement débattu au préalable avec la maman, qui peut ainsi aborder ses hésitations, ses difficultés ou ses problèmes sans craindre de rencontrer une censure ou un jugement normatif. Il m'arrive alors d'entendre une foule de discours qui ont pour facteur commun l'expression de la difficulté qu'il y a à vivre cette nouvelle séparation, laquelle entre fréquemment en écho avec d'autres plus dures et qui n'ont pas toujours été résolues ou dépassées. Bien des femmes disent à juste titre combien le sevrage leur semble se situer dans le prolongement naturel de l'accouchement et en constituer une forme de poursuite, sinon de reprise. C'est, en effet, un jalon dans le processus de parachèvement de la mise au monde, aussi bien pour l'enfant lui-même que pour sa mère. Le signal par lequel elles impulsent alors l'évolution de la relation fait pendant à celui que le corps de l'enfant a émis pour déclencher sa venue au monde.

Cela dit, en pratique et en règle générale, il vaut mieux, sauf exception, procéder lentement et se donner quelques semaines pour parvenir au but que l'on se fixe, pas tant pour le bébé que pour son propre corps et pour le devenir de ses seins.

On remplace alors les tétées par des biberons, en procédant par paliers de 3 à 5 jours, la mère décidant elle-même, en fonction de l'état de ses seins, de l'ordre dans lequel se fera le remplacement. Elle choisira par exemple délibérément que la première tétée à remplacer sera celle du milieu de l'après-midi : pendant 3 à 5 jours, le bébé aura le sein toute la journée, sauf à cette heure-là. Elle sera alors amenée à constater que la montée laiteuse du milieu de l'après-midi est bien moindre que celle des autres heures. Elle

SUR LE VIF

■ *J'ai mis du temps à comprendre l'obstination d'une mère qui refusait de donner à son enfant de 8 mois un autre aliment que son propre lait. Il est vrai que son argumentation avait quelque valeur puisqu'il ne pleurait pas et qu'il se développait tout à fait convenablement sur le plan psychomoteur. Mais sa croissance pondérale stagnait beaucoup et je trouvais cette mère singulièrement fatiguée. J'ai entrepris de négocier avec elle l'introduction d'autres aliments et je lui ai donné les raisons de ma prescription. Elle a beaucoup résisté et m'a dit, la fois suivante, avoir utilisé un processus mis au point par la Leche League et qui porte étonnamment le sigle de PAL (« procédé d'aide à la lactation »), que je rencontrais pour la première fois : c'est un système de deux fins tuyaux passés autour du cou, dont un bout est attaché au sein par un adhésif de manière à coller tout à fait au mamelon et à presque se confondre avec lui ; l'autre bout de chacun des tuyaux est branché à un biberon de lait artificiel accroché en sautoir entre les deux seins. De cette manière, la succion du bébé au sein lui permet sans plus grand effort d'absorber, en même temps que le lait de sa mère, un complément de lait artificiel !*

Ça n'a fonctionné qu'un temps et la mère a fini par y renoncer, pour introduire d'autres aliments qui ont fait rattraper son poids à l'enfant. Je fais mention du cas pour seulement signaler l'existence de ce procédé, qui doit certainement être utile dans le premier âge, et de la Leache Ligue, qui en fait beaucoup pour un plus large retour à l'allaitement naturel et parfois un peu trop, comme cela se passe toujours quand l'enjeu est d'importance.

■ *En revanche, j'ai eu à m'occuper longtemps d'une mère et de son enfant de 4 ans qui continuait de réclamer le sein ! Elle m'avait été envoyée par son psychanalyste. Ce fut fort difficile et notre action conjointe a mis plusieurs mois à permettre non sans mal la suppression de l'allaitement maternel. Parce qu'on imagine la signification profonde de la pérennisation excessive d'un tel lien.*

■ *Jeff, 16 mois, mangeait de tout mais n'était pas encore sevré. Ce qui donnait lieu à des scènes cocasses, puisque dans l'autobus, la salle d'attente ou dans le cabinet de consultation, il arrivait sans avertir, far-*

→

fouillait dans les vêtements de sa mère, dégageait le sein qui lui convenait et se servait sans plus de façon une rasade, tout comme un adulte le ferait d'une bière sur un comptoir !

La maman, qui marquait une sorte de jubilation à la narration de ces faits, les a abordés un jour et a fini par y trouver quelque chose de suspect et d'indécent : le bonheur qu'elle ressentait à la perspective de poursuivre indéfiniment cet allaitement avec ce quatrième et dernier enfant… C'est d'elle-même qu'elle a décidé d'interrompre l'allaitement et elle s'en est longuement expliquée avec Jeff.

Quelque temps après, elle me raconte : « C'est passé comme une lettre à la poste mais avec un détail marrant. Le matin, il a l'habitude de venir dans mon lit prendre sa première tétée. Le lendemain de notre discussion, il y est venu. J'ai eu un peu peur et je me suis demandé si j'avais été assez persuasive. Il a soulevé le T-shirt avec lequel je dors, avec un pouce et son index il a palpé chacun de mes deux mamelons, puis il a eu un haussement d'épaules, il a rabattu mon T-shirt et il s'en est allé dans la cuisine petit-déjeuner avec son père ! Depuis, il n'y a pas eu le moindre problème. »

parviendra ensuite à repérer dans la journée un autre moment où ses seins sembleront un peu moins remplis : elle supprimera cette tétée-là pendant encore 3 à 5 jours, et ainsi de suite. La dernière tétée qui sera supprimée sera toujours, quel que soit le schéma évolutif adopté, celle du matin, en raison du fait que c'est souvent l'heure où les seins sont le plus pleins. Il est inutile, en procédant ainsi, de recourir aux médications qui bloquent la lactation ; elles resteront réservées aux cas exceptionnels où un allaitement maternel devra être interrompu brutalement.

Il arrive cependant malgré tout qu'un bébé, pour toutes sortes de raisons — y compris celle d'une impossibilité de la mère à élaborer ses difficultés —, ne veuille rien entendre du nouveau mode d'alimentation qui lui est proposé et que le temps presse parce qu'on ne peut pas reporter une échéance de reprise du travail. Comment faire ? On peut conseiller de tirer le lait du sein et de le donner au biberon, histoire d'habituer progressivement au contenant avec un produit déjà connu. Cette astuce n'est pas toujours suivie d'effet. On peut décider, pour couper la relation corporelle de l'enfant avec sa mère, de demander à son père de lui donner le biberon. On prend des risques. Parce que si l'enfant de cet homme est son premier enfant, que le biberon qu'il lui est demandé de donner est le premier qu'on espère faire prendre à l'enfant et que les circonstances sont de toute part délicates, il y a fort à parier qu'on ne parviendra pas à un résultat très brillant. On peut demander la même chose à une grand-mère ou à une voisine. Il n'est pas sûr, là non plus, qu'on puisse parvenir à un résultat probant. Dans ce genre de circonstance, j'ai l'habitude d'utiliser un subterfuge dont je ne suis pas très fier — parce qu'il a un côté un peu traître et trompeur — mais qui marche très bien. Comme on ne sait jamais si c'est le goût du lait que l'enfant refuse ou bien le goût et la consistance de la tétine, ou bien encore ce qui transite par les gestes de la mère, du père, de la grand-mère ou de la voisine qui le nourrit, je fais mettre dans un biberon des fruits en pots à peine rallongés d'eau et je les fais donner avec une tétine franchement coupée au sommet de manière à ce que les fruits tombent quasi automatiquement dans la bouche. Le goût sucré des fruits a généralement raison des réticences du bébé qui accepte alors de garder sans trop rechigner la tétine dans la bouche. Au bout de trois ou quatre tentatives, il prend sans difficulté le biberon ainsi préparé. Je fais alors rajouter aux fruits des quantités croissantes de lait. En quelques jours, et dès que le produit devient un peu trop liquide, le bébé accepte une tétine normalement percée et on peut passer sans plus aucune difficulté à l'alimentation habituelle.

Les soins du corps du nourrisson

Le corps du bébé ne nécessite pas seulement d'être nourri d'aliments. Il est friand de bien d'autres formes de soins qui sont autant de véhicules d'amour : les paroles, les mots, la musique, les chansons, le bercement, les gestes et les caresses lui sont tout aussi indispensables. Il n'est pas une mère pour l'ignorer quand tout individu qui le regarde éprouve naturellement le besoin de lui sourire et de

SUR LE VIF

Les cris que j'ai entendus dans le couloir cet après-midi de consultation m'ont tellement inquiété que j'ai fait rapidement rhabiller le bébé dont je m'occupais en demandant à sa mère de retourner dans la salle d'attente. C'étaient les cris aigus d'un bébé en bas âge : ils étaient forts, soutenus et insistants, ne s'arrêtant que le temps de la reprise respiratoire, pour reprendre de plus belle et au même niveau. C'étaient des cris comme j'en avais rarement entendus et qui me semblaient d'autant plus traduire une réelle souffrance qu'à cet âge-là ils se perchent rarement à une telle hauteur en gardant la même tonalité et en se renouvelant sans interruption dans le souffle repris.

J'ai immédiatement fait entrer dans mon cabinet ce bébé que je n'avais jamais vu et dont la mère venait de se présenter à la porte sans rendez-vous. C'était un magnifique bambin de 4 mois que je me suis mis à examiner sans prêter plus garde à ses cris, en étant persuadé que j'allais trouver chez lui une affection hautement douloureuse comme une torsion testiculaire, une invagination intestinale ou une otite. Tout en m'adonnant à mon examen, j'ai appris que les cris, qui avaient commencé depuis le matin à 10 heures, n'avaient pas cessé depuis. Je fus étonné de ne rien trouver du tout. Au point que j'ai recommencé mon examen tout aussi minutieusement sans guère plus de résultat. Je retournai à mon bureau en disant à la mère que la seule chose dont j'étais sûr sans en savoir la cause, c'était que cet enfant souffrait et que j'allais lui prescrire un antalgique. Je me mis en devoir de remplir ma fiche et de rédiger mon ordonnance. La jeune mère, qui ne parvenait pas à rhabiller son enfant sur la table d'examen, vint vers moi et entreprit de poursuivre sa tâche en restant debout, en mettant un pied sur une chaise et son bébé sur le genou. Si bien que, levant les yeux, je me trouvais face à la bouille délicieusement potelée de ce petit qui avait des yeux clairs pleins de larmes et une bouche ouverte par le hurlement. Je revis en association une image que j'avais vue la veille au soir sur mon écran de télévision. Je voulus faire part de mon association à la mère. Je me suis rendu compte alors que je ne me souvenais ni du nom du film ni du nom de l'acteur. C'était néanmoins le même visage poupin avec la même expression dans le regard et la bouche ouverte de la même manière. Plus j'essayais de retrouver les détails, moins j'y parvenais. J'ai soudain pensé qu'il n'était pas après tout impossible que la mère eût

→

regardé la veille au soir la même émission que moi et je lui dis : « Votre bébé a la tête d'un sénateur qui n'est pas d'accord avec un projet de loi » (je faisais référence à Charles Laughton qui jouait dans ce film le rôle d'un sénateur en colère). La réponse de la mère me surprit, puisqu'elle me dit, désignant son bébé : « Croyez-vous qu'à son âge il peut comprendre ? » Je lui demandais ce que son bébé pourrait avoir à comprendre. Au milieu des cris de son enfant, elle entreprit de me faire le récit de sa matinée : à 9 heures, elle avait appris par le laboratoire les résultats positifs d'un test de grossesse qu'elle avait fait faire. Elle a appelé son mari pour les lui communiquer et décider avec lui du sort de cette grossesse. A 10 heures, elle téléphonait à la clinique pour prendre un rendez-vous d'IVG. Elle se mit alors à me parler de ce que représentait pour elle un avortement et la difficulté dans laquelle elle se trouvait à cette perspective. Son bébé, à plat ventre sur ses genoux, s'était calmé depuis déjà un long moment et, quand elle est repartie, il dormait dans ses bras.

Il ne s'agit pas là d'un miracle ou d'un effet thaumaturgique. Ce bébé, dont la beauté et l'excellente santé attestaient d'une bonne relation à sa mère, s'était simplement retrouvé, à partir de 10 heures du matin, face à une étrangère un peu perdue et qu'il ne reconnaissait plus. Ses pleurs étaient destinés à lui rappeler qu'il était là, lui. Il a pu s'endormir dès qu'il a perçu que sa mère, en remettant de l'ordre dans ses sentiments confus, était redevenue celle qu'il avait toujours connue.

s'adresser à lui en perchant sa voix une octave au-dessus de la normale. Le bébé est particulièrement sensible à ce genre d'attention et trouve dès le plus petit âge les moyens d'y répondre. Nous savons que le fait est à mettre sur sa fine, minutieuse et déjà ancienne programmation pour l'échange. Il est une véritable éponge sensorielle qui recueille la moindre goutte de message et qui est capable de percevoir les choses avant même que sa mère ou son entourage n'en aient pris la moindre conscience. Il a la faculté de percevoir la moindre nuance de l'état émotionnel de sa maman, disant tout haut ce qu'elle ne sait pas même avoir dit tout bas. A bien des égards, et le phénomène a déjà été signalé, il se conduit, en toutes sortes de circonstances, comme s'il en était ni plus ni moins que le porte-voix[1] *(cf. encadré p. 321).*

Il n'est pas excessif, à cet égard, de considérer la gestuelle de la mère comme une mise en acte rigoureuse de son inconscient et la voie la plus fiable dont elle dispose pour transmettre à son enfant, tout au long de leur longue relation, les éléments, même insus, de son histoire — ce qui, en raison de l'étalonnage produit par la grossesse, est évidemment impossible au père, fût-il des plus présents.

Il ne manque donc pas d'occasions, dans une journée, tant les tâches requises par les soins du corps de l'enfant sont nombreuses, pour que la mère ait à rentrer avec lui dans une forme de communication toujours interactive : elle lui apporte certes une quantité d'informations, mais ce qu'il lui apporte, lui, en retour la modifie elle-même peu à peu.

MAINTENIR UN BÉBÉ PROPRE

En voilà donc une occasion d'échanges ! Et combien de fois ne se répète-t-elle pas au long d'une journée ! A combien de temps pourrait-on en évaluer la durée, si on faisait le compte, en les additionnant, de tous les moments qui lui sont affectés au long des semaines, des mois et des années ? Des heures, des jours ou des semaines ? Je n'ai pas vérifié, mais je serais tenté de dire que ça doit certainement se compter par semaines ou par mois.

On peut reconnaître à nos sociétés pétries de défauts au moins le mérite de l'incontestable progrès accompli sur le plan de la propreté. On sait que celle-ci avait été prônée et mise à l'honneur dès l'Antiquité par la société patricienne romaine. Mais on sait aussi qu'à partir du Moyen Age et pendant plusieurs siècles par la suite, on ne se lavait que fort peu, sinon pas du tout. Les contemporains de Louis XIV, le Roi-Soleil, n'hésitaient pas à s'asperger de parfum par-dessus leur crasse, imitant en cela les gens de la Cour et le monarque lui-même. On les imagine difficilement avoir eu, pour

1. Cf. *L'Enfant porté, op. cit.*, et *Une place pour le père, op. cit.*

des bébés qu'ils investissaient assez peu, plus d'attentions qu'ils n'en avaient pour eux-mêmes. On sait d'ailleurs que ces bébés n'étaient changés que tous les trois à quatre jours, lorsque leur odeur devenait insupportable pour leur entourage. J.-J. Rousseau tentera de s'élever contre ces négligences, mais il aura du mal à se faire entendre, probablement parce que, poussé par sa constante référence à la nature, il déclarait inutile le réchauffement de l'eau du bain sous prétexte que dans bien des peuplades les bébés étaient baignés dans la mer, les lacs, les ruisseaux ou les rivières. Ce n'est que sous l'impulsion des travaux pastoriens de la fin du siècle dernier et du développement de l'hygiène que l'on redécouvrira des gestes directement adaptés du règne animal : une vache ou une brebis, une tigresse ou une girafe, tout comme une chatte ou une lionne, lèchent en effet leur petit ; une femelle d'éléphant l'arrose d'abondance ; une guenon l'épouille et une poule le picore pour débarrasser son plumage des gravats et poussières qui s'y seraient pris. La propreté n'est pas un souci dévolu aux seuls humains. Elle mérite à cet égard d'être comprise dans sa finalité et à distance de la référence morale qui se greffe ostraciquement sur elle en la conduisant parfois aux pires excès.

L'observation animale permet de penser que les gestes maternels sont avant tout destinés à préserver la peau — nue, à poils ou à plumes — et ses propriétés, qui doivent demeurer intactes.

La peau est en effet une enveloppe de toute première importance. Sa surface est riche d'un réseau dense de corpuscules nerveux destiné à assurer la transmission de sensations tactiles, de sensations thermiques et de sensations de pression. Elle est parcourue par un réseau non moins dense de glandes qui fabriquent et excrètent la sueur. L'excrétion de sueur est au service de la fonction d'échange thermique. S'il fait froid, les glandes ne sécrètent pas ou peu ; s'il fait chaud, on sue : l'évaporation de la sueur absorbe alors une partie de l'énergie thermique du corps qu'ainsi elle refroidit. La modification de la température de la peau est directement transmise au réseau sous-cutané de vaisseaux sanguins, qui constituent un ensemble de radiateurs et qui ont une dynamique particulière : il peuvent se contracter fortement (on est pâle), ou se dilater violemment (on devient rouge et même vultueux), en fonction d'un certain nombre de facteurs comme la température interne et la température extérieure. L'économie thermique du corps est si bien faite, et le bébé si réactif, qu'on peut en observer une manifestation fréquente, que l'on ne met cependant pas toujours sur ce compte : quand un bébé est mis nu dans une pièce un peu froide, il urine. Cette miction, annoncée ou non chez le petit garçon par une érection [1], n'est pas le fait d'un hasard. La peau du bébé a enregistré la température ambiante et l'a transmise au centre cérébral de régulation thermique, lequel a commencé à prendre les mesures nécessaires pour préserver la température centrale du corps. Il a transmis immédiatement cette information au détrusor, le muscle qui fait contracter la vessie, laquelle ouvre son sphincter (le muscle qui la ferme) et laisse échapper l'urine. Le bébé s'est ainsi débarrassé d'un liquide inutile dont il n'a plus à assurer le réchauffement. En même temps, il permet aux reins de fabriquer plus d'urine, ce qui est une activité qui dégage de la chaleur; chaleur qui se surajoute à celle déjà produite par la contraction des muscles qui sont entrés en jeu pour assurer la miction et qui est récupérée par le courant sanguin.

Le système complexe qu'est la peau constitue de plus une frontière ferme et sûre entre le dedans du corps enveloppé et le dehors du corps qui risque de l'agresser. Elle remplit cette fonction parce qu'elle est faite d'une succession de couches de cellules superposées, étroitement unies et imbriquées, recouvertes par un fin film gras sans rupture qui en assure la cohésion. Ce qui lui permet de se constituer comme une limite d'une remarquable efficacité et comme une armure enveloppant l'ensemble des organes. Mais ce n'est pas une armure froide ou neutre, c'est une armure vivante en

1. L'érection est liée à un mécanisme réflexe dû à la pression de la vessie sur la prostate : elle se produit donc toujours quand la vessie est pleine et elle est suffisamment flagrante pour amener les mères qui la constatent à ne pas se laisser inonder en mettant une protection; mais en cas d'exposition au froid, elle ne se produit pas nécessairement avant la miction, laquelle surprend le plus souvent. Cette érection explique par ailleurs la moins rapide accession au contrôle sphinctérien des petits garçons par rapport aux fillettes : uriner en érection procure un véritable plaisir auquel il est difficile de renoncer; cette faculté disparaît au demeurant dès le tout début de la puberté quand se développe un organe nommé *veru montanum* destiné à fermer l'urètre urinaire pour privilégier les seules voies spermatiques.

ce qu'elle est bardée d'une foule d'engins capables de capter le moindre message de l'extérieur, de le décoder — fût-il des plus discrets — et de le transmettre fidèlement au cerveau, qui l'emmagasine, le classe et le hiérarchise. Cette armure, parce qu'elle est vivante, se renouvelle sans relâche et demeure efficiente d'un bout à l'autre de la vie. Ses éléments se reproduisent du dedans au dehors : sous la poussée des couches de cellules nouvelles, les couches profondes remontent vers la surface et remplacent les couches superficielles usées qui se détachent comme des feuilles mortes. Ce qui produit une quantité régulière de déchets rapidement convoités par les agents extérieurs : les microbes qui sont partout autour de nous colonisent la surface de la peau et se nourrissent de ses cellules mortes. En général, ces microbes — appelés « commensaux » ou « saprophytes » pour indiquer qu'ils sont tolérés par l'organisme dans une bonne intelligence de rapports — ne sont pas agressifs et ne produisent aucun dégât. On peut se féliciter de leur présence puisqu'elle interdit, selon la fameuse loi du *struggle for life* (la lutte pour la vie), à d'autres germes plus virulents de venir se nourrir sur le même territoire. Les cellules mortes, mêlées aux germes qui s'en régalent et pétries d'un fond de sueur desséchée, constituent ce qu'on appelle communément la « crasse ». La crasse se superpose par son épaisseur à la peau et s'interpose dans ses fonctions, dont elle gêne la bonne effectuation. Assurer la toute simple hygiène de la peau revient donc à conserver au corps l'intégralité de ses moyens en lui permettant d'être constamment tenu informé des messages qui lui viennent de son environnement le plus immédiat. Quand nous procédons à notre toilette et que nous débarrassons la surface de notre peau des minuscules détritus qui l'encombrent, nous nous sentons plus en forme et ragaillardis, « décrassés » et dans un certain état de mieux-être. Le tout-petit, handicapé par son immaturité motrice, mettra longtemps pour parvenir à procéder seul à ses ablutions. Ce sera sa mère qui le fera pour lui, parce que ça fait partie de sa fonction, identique en cela à celle de toute mère animale. Comprendre cela, c'est comprendre l'essentiel des règles de l'hygiène du corps du nourrisson. Décider ensuite que le père de l'enfant, une grand-mère, ou bien une nourrice, devra se substituer en ce point à la mère est une simple question de gestion des tâches qui peut être laissée à la discrétion de chacun. En sachant cependant que ces choix ne sont pas neutres, car si l'exécution d'une toilette est faite de simples gestes mécaniques, visant l'accomplissement d'une tâche sans l'expression ou le vécu d'un sentiment quelconque, cette toilette sera perçue comme telle par le bébé ; si elle est faite dans un souci largement entaché d'une notion morale qui introduirait la prétendue nécessité de lutter contre les microbes ou autre billevesée de la même eau, il n'en sera pas autrement. Mais si elle est vécue comme un instant investi, riche et productif, elle sera ainsi perçue par le bébé et sera toujours une source de progrès pour lui comme pour sa mère.

La charge symbolique des gestes qui assurent la propreté du bébé et les messages maternels inconscients qui transitent par leur voie ne sont pas anodins. Veiller à l'intégrité cutanée en sentant bien la peau comme ce lieu privilégié par lequel se véhiculent un grand nombre d'échanges du bébé avec le monde extérieur, c'est déjà accepter l'existence de tels échanges et l'irruption du monde extérieur dans la vie de l'enfant. Un bébé bave, un bébé rejette, un bébé vomit, un bébé urine, un bébé défèque. Autant dire que les frontières entre le dedans du corps et le dehors sont toujours sollicitées, sinon menacées de confusion, et que la gestuelle maternelle est constamment sur la brèche. Chaque action qui corrige un dégât contribue à renforcer la notion et la prise de conscience, pour le bébé comme pour sa mère, d'une limite qu'il y a entre le dedans et le dehors du corps. Rien ne peut évidemment empêcher une mère — eût-elle parfaitement intégré ces notions — de manifester à son enfant par les gestes qu'elle a à son endroit son profond désir de le garder pour elle et hors de toute forme d'échange avec le monde extérieur. Elle pourra du moins subodorer à quoi elle expose son enfant et à quoi elle s'expose elle-même par choix. Et si elle peut tout simplement comprendre (et je crois que les explications que j'ai fournies rendent les choses flagrantes) que, lorsqu'elle baigne son enfant, elle assure la maintenance d'un système d'échange hautement fiable, elle a déjà fait un passable progrès. Peut-être même pourra-t-elle se sentir encore plus à l'aise dans son rôle, de se savoir chatte ou lionne, girafe ou brebis.

SUR LE VIF

J'ai connu une mère qui avait de tels problèmes personnels avec ses fonctions d'élimination, qu'elle était une perpétuelle et vieille constipée chronique, ayant maltraité son côlon et contracté des paquets d'hémorroïdes. Aller à la selle était pour elle un insupportable cauchemar. Non seulement elle en reportait le plus loin possible l'échéance, mais elle ne pouvait y aller que chez elle et elle s'arrêtait de respirer par le nez dès qu'elle entrait aux toilettes, tant elle craignait de percevoir l'odeur des matières honnies. Elle m'a raconté tout cela en me disant avoir été étonnée de la facilité avec laquelle elle a affronté la vue des matières de son bébé et le nettoyage auquel elle avait à procéder au cours du change. Elle s'est rendu compte un jour qu'elle n'avait plus les problèmes qu'elle avait connus jusqu'alors et que son transit était redevenu normal, au plus grand étonnement de son médecin. C'est comme si, par le biais du corps de son enfant, elle s'était ressourcée elle-même à ces faits naturels et qu'elle avait réussi à se soustraire aux interdits liés à de probables erreurs éducationnelles de sa petite enfance.

De nos jours où le désir de bien faire et d'encore mieux faire n'a jamais été aussi fort, une telle vision des choses ne dispense pas de rentrer dans les détails du sujet et de l'exploiter jusque dans ses contingences.

Le change

C'est probablement le point de la puériculture qui a connu ces dernières années la plus grande révolution. Et ce n'est pas une mince affaire. Il y a encore trente ans, les mères étaient journellement contraintes de laver des monceaux de couches en coton. Plus que rébarbative, la tâche était épuisante. Les premières culottes en plastique sont alors apparues. Elles étaient destinées, en tout premier lieu, à empêcher les urines qui traversaient les couches de mouiller le lange extérieur dont étaient affublés tous les bébés jusqu'à l'âge de 6 mois et de préserver plus tard les vêtements de dessus. On eut un jour l'idée d'y ajouter des rabats intérieurs qui permettaient d'y glisser une double épaisseur de cellulose — achetée en rouleaux puis découpée selon les besoins. Ces moyens, qui nous apparaissent aujourd'hui comme rudimentaires, apportaient à l'époque une aide considérable malgré leur imperfection et une efficacité toute relative (les fuites étaient fréquentes). Leur prix de revient élevé en faisait un mode de change réservé aux grandes occasions (déplacements, visites, sorties). En attendant la véritable révolution introduite par les couches-culottes, il a fallu en passer par les couches jetables que l'on enfermait dans une pointe en plastique souple que l'on nouait par-devant et par-derrière et qui assurait une meilleure étanchéité que les procédés précédents. Il ne sera rien dit sur les couches-culottes elles-mêmes, dont les fabricants vantent à coups de publicité les mérites respectifs (fronces, voile protecteur, douceur, capacité d'absorption, attaches réajustables, différenciation des couches pour filles et pour garçons en fonction de la disposition des produits siccatifs, paquets établis en fonction du poids pour assurer une meilleure étanchéité, etc.), sauf qu'entre 0 et 2 ans un bébé en consomme en moyenne 3 800 unités. Il ne faut pas croire que les médecins se soient tenus à l'écart de cette dynamique de progrès. Ils ont surveillé d'un œil méfiant le devenir des modèles et il en est qui, même de nos jours, continuent de penser que l'érythème fessier (fesses rouges et dont la peau est plus ou moins profondément entamée) est à mettre souvent sur le compte de leur usage en raison de la moindre fréquence des changes qu'il nécessite. Il est vrai que l'humidité de la peau favorise ou entretient les infections. C'est une raison supplémentaire de comprendre en quoi la couche-culotte, absorbante plus que toute autre, a fait faire un pas de géant à l'hygiène.

Quelques détails pratiques

Ceci dit, il reste à savoir :

❑ *Quand et à quelle fréquence on doit changer un bébé ?*

La réponse paraît évidente : il faut changer le bébé toutes les fois que c'est nécessaire. Mais il ne faut tout de même pas tomber dans l'obsession du change et on ne doit pas être sans relâche fixé sur la couche, à tenter de percevoir si elle est ou non souillée. Un tel conseil peut paraître inutile, voire insultant, pour les dispositions maternelles. Il ne l'est pas du tout, et la meilleure preuve qu'on puisse apporter de la fréquence d'une telle conduite tient dans l'invention récente des attaches réajustables par les fabricants : elles permettent à une mère qui défait la couche de son bébé et qui la trouve propre de ne pas la perdre et de pouvoir la fermer à nouveau avec autant de sécurité que la première fois. Que peut-on craindre en l'occurrence ? La macération des urines et des selles, réputée pouvoir entamer la peau ? La constitution d'un érythème fessier ? Soit ! Mais les choses ne se passent pas si vite et mieux vaut comprendre comment elles se produisent. La survenue de l'érythème ne tient pas à une condamnable négligence maternelle mais à l'intervention de facteurs qui en sont totalement indépendants : un muguet buccal, par exemple, peut s'étendre jusqu'à l'autre bout du tube digestif et le *Candida albicans* (l'agent qui en est responsable) ne se gênera pas pour entreprendre de coloniser la peau ; il arrive d'autres fois, en cas de diarrhée surtout, que dans les selles certains enzymes n'aient pas été complètement dénaturés et poursuivent leur action chimique, qui se traduit par la constitution de rougeurs. Il est justifié dans ces cas de multiplier les changes au maximum — et donc de vérifier fréquemment — pour assurer à la peau du siège les meilleures conditions possibles. Mais le reste du temps, on n'a pas à se précipiter dès qu'on pense la couche mouillée ou que l'on se soit aperçu des efforts de défécation de son bébé. Il n'y a pas grande urgence, d'autant que les urines, elles, outre le fait qu'elles sont correctement absorbées par les couches modernes, sont douées, aussi étonnant que cela puisse paraître, de vertus antibiotiques — les chiens qui urinent sur leurs plaies le savent d'instinct — capables de réguler la pullulation microbienne des selles et celle de la flore cutanée.

On ne peut pas parler du change sans saisir l'occasion d'évoquer le caractère des **selles** : elles varient avec l'alimentation et leur caractère constitue une saine préoccupation des mères, qui peuvent constater ainsi une **constipation** discrète, expliquant l'humeur transitoirement bougonne de leur enfant et entraînant la prise de légères mesures diététiques, ou bien l'éclosion d'une diarrhée, dont on sait qu'elle est une affection fréquente de la petite enfance.

Les selles d'un bébé nourri au sein sont jaune d'or, ayant un aspect classiquement décrit comme étant celui d'œufs brouillés et une odeur caractéristique un peu fade ou légèrement acide [1]. Leur **fréquence** est extrêmement **variable** d'un bébé à l'autre et d'un moment à l'autre de la vie du bébé : elle peut aller de une selle à chaque tétée à une seule selle par semaine. Quand elles sont par **trop fréquentes**, qu'elles entraînent des pleurs par leur acidité et qu'elles irritent le siège, on peut y pallier en administrant au bébé une cuillerée à café à chaque tétée d'**eau de chaux officinale** ou une demi-cuillerée à café de **lait concentré sucré** donné **pur**. Quand leur **rareté** semble entraîner une gêne, on peut donner une centaine de grammes par jour d'un mélange à parties égales de **jus d'orange** et d'**eau de Contrexeville** additionné d'une cuillère à soupe de **miel**.

Les selles d'un bébé nourri avec un lait maternisé (cf. p. 146) sont un peu plus liquides que celles d'un bébé nourri avec un lait adapté (cf. p. 146), les unes comme les autres ressemblant cependant assez aux selles du bébé nourri au sein et n'ayant rien à voir avec les selles solides ou pâteuses mais toujours abondantes des bébés qui étaient nourris au lait de vache. Elles sont de couleur verdâtre ou grisâtre du fait de l'enrichissement des laits actuels en fer.

L'introduction des légumes dans l'alimentation modifie sensiblement le caractère des selles, qui, à cause de la présence des fibres de la cellulose, se mettent à être plus abondantes et avoir une couleur variable en fonction des produits absorbés (selles couleur orange des carottes ou selles vertes des épinards, rouges de la betterave, etc.). L'introduction de la viande conférera aux selles une odeur qu'elles

1. Un remarquable travail anthropologique a étudié la genèse et la fonction de la domestication du chien par l'homme. Cette domestication a été possible et aisée du fait que le chien, qui est coprophage et qui apprécie tout particulièrement le goût des selles humaines, a servi tout d'abord à débarrasser l'homme de la préoccupation qu'il pouvait avoir en ce point dans la gestion immédiate de son habitat. En affinant le travail de recherche, on a découvert que le chien avait une hiérarchie de préférences et qu'il appréciait par-dessus tout les selles des bébés nourris au sein.

n'avaient pas jusque-là, en favorisant la prolifération au sein de la flore microbienne intestinale d'une flore de putréfaction nécessaire au fractionnement des grosses molécules de protéine et donc à leur meilleure digestion.

Les études coprologiques ont fait ces dernières années des progrès considérables et ont permis de répondre à une foule de questions qui se posaient sur la physiologie de la digestion et sur la physiopathologie d'un certain nombre de maladies. Ce véritable bilan scientifique des « sorties » a accru notre connaissance de la gestion propre de l'organisme et me semble reprendre, de façon plus pointue, les dispositions maternelles qui surveillent jalousement ce point du bilan de leur action : elles ont donné une quantité d'aliments, elles en voient les déchets sortir et elles peuvent se réjouir de voir entre les deux opérations le corps de leur enfant croître et embellir. C'est peut-être la raison pour laquelle elles s'affolent et téléphonent immédiatement à la constatation de la moindre **selle verte**. Cette couleur des selles semble avoir gardé, par-delà les générations, un caractère péjoratif et alarmant. Il y a pourtant belle lurette que les médecins expliquent qu'on ne doit pas s'en inquiéter : une selle est verte parce que le transit intestinal a été simplement un peu rapide et que les produits verts déversés par la vésicule biliaire dans l'intestin n'ont pas eu le temps, au cours de la digestion, d'accomplir l'intégralité de leur cycle et de modifier leur couleur comme ils le font habituellement. Ces explications ne semblent pas avoir eu beaucoup d'effets puisque cette couleur continue d'alarmer. Je pense que c'est probablement en raison de l'impact laissé dans la mémoire par les épidémies meurtrières de diarrhée, qui avait été rapidement et abusivement baptisée « diarrhée verte ». Ce terme, probablement repris dans les récits familiaux et retrouvés dans certains textes littéraires, aura poursuivi son chemin en résistant aux tentatives qui ont été faites pour le vider de son contenu péjoratif. Cela ne constitue pas un cas particulier. On retrouve cette propriété du langage en toutes sortes de domaines et c'est une illustration intéressante de la façon dont le langage nous travaille à bas bruit.

❑ *Peut-on indifféremment changer un bébé avant ou après son repas ?*

Notre sens commun établit une cloison étanche entre l'alimentation et la défécation, et nous sommes logiquement portés à croire qu'un bébé tirerait plus de plaisir d'un biberon qu'on lui offre au moment où il est propre. Mais lui ne l'entend pas de la même oreille et préfère mêler intimement les plaisirs : absorber en est un, évacuer en est un autre. Il fait donc les deux choses en même temps. C'est une caractéristique naturelle tellement courante qu'on l'a étiquetée, chez le bébé nourri au sein, sous le terme de « diarrhée prandiale » — simple manière de décrire, hors de toute connotation péjorative, ce qui se passe. Pendant le repas, il y a donc fréquemment émission d'une selle. Et si l'on a changé le bébé avant, il faudra recommencer, sous peine de le laisser macérer dans sa couche jusqu'au repas suivant. Oublions donc notre logique corsetée et laissons le bébé à ses plaisirs, qui s'épuisent d'ailleurs rapidement avec le temps. On peut craindre, au début de sa vie, de lui infliger des mouvements par trop intempestifs, alors même que fréquemment il somnole déjà, mais avec un peu d'habitude on apprendra vite comment faire pour le changer après son repas sans le réveiller ou le faire vomir.

❑ *Que doit-on utiliser ?*

A peu près ce que l'on voudra, en sachant que l'eau et le savon — utilisés avec le plat de la main ou avec un gant, mais surtout pas avec une éponge — et le lait de toilette avec du coton s'équivalent. Bien des mères choisissent spontanément de rincer directement le siège de leur enfant sous le robinet, ce qui est encore le plus efficace, à cause des irremplaçables qualités de l'eau courante, mais qui nécessite une certaine dextérité et un rapport non pusillanime au corps de son bébé. Si on utilise du savon, il faut un savon doux et non agressif parce qu'il ne faut pas supprimer le film ténu de graisse qui court à la surface de la peau et qui assure son imperméabilité, et il faut toujours rincer avec un gant bien humide repassé plusieurs fois de suite sur la surface nettoyée. Il faudra également toujours veiller à bien sécher la peau, en insistant particulièrement au niveau des plis, car le suintement et l'humidité favorisent les infections et peuvent les entretenir.

❑ *Comment doit-on procéder au mieux ?*

Il ne faut pas restreindre le nettoyage à la seule région anogénitale mais la déborder largement en nettoyant le bas-ventre, les fesses et le dos quand une selle s'est répandue et est montée jusqu'à la ceinture. Il ne faut pas s'étonner des difficultés que l'on peut rencontrer à décoller les matières de la peau. C'est banal, parce que la composition chimique des selles les rend adhésives à la fine couche grasse qui recouvre la peau. Le savon, qui se lie aux graisses, comme le lait de toilette qui comporte des corps gras, ramasse la partie collante des selles. Quand la couche n'a été mouillée que par les urines, on peut ne pas nettoyer ou bien le faire avec simplement une de ces lingettes que l'on trouve dans le commerce et qui n'est rien de plus qu'un tissu mouillé d'une solution inutilement antiseptique. **Il est strictement inutile de mettre une pommade,** quelle qu'elle soit, **sur le siège** ou de le saupoudrer de talc. Sous la pression de la publicité, certaines maternités continuent de prescrire l'usage régulier d'une pommade grasse à la vitamine A dont on tartine régulièrement le siège des bébés. Or, il y a de nombreuses années déjà qu'on a insisté sur les **capacités d'absorption particulièrement élevées de la peau, surtout quand elle vient d'être lavée**. Une telle pratique expose donc aux risques d'une absorption de vitamine A, laquelle, n'étant pas soluble dans l'eau, ne pourra pas être éliminée, s'accumulera et pourra donner lieu à des troubles liés à l'hypervitaminose A, dont l'expression clinique se traduira en premier par la survenue de cris fréquents dus à de violents maux de tête. La meilleure précaution à prendre pour éviter ces inconvénients consiste tout simplement à respecter la physiologie dynamique de la peau. Elle est vivante et elle ne demande qu'à être propre et à pouvoir respirer. Moyennant quoi, elle se débrouille avec les conditions qui lui sont faites. De tels moyens devront donc être réservés, sur conseil médical, au traitement des lésions qui peuvent apparaître et dont il sera question ailleurs (cf. p. 730).

❑ *Comment faire dans les premiers jours avec l'ombilic ?*

Le nettoyer à chaque change au moyen d'un coton imbibé d'éosine aqueuse à 2 %. Tant que le cordon ne s'est pas détaché (il met en général une semaine à tomber de lui-même, encore qu'un délai plus long ne doive jamais inquiéter), il vaut mieux le recouvrir d'une compresse à maintenir avec un filet élastique. Mais, ensuite, on peut se passer sans inconvénient de cette précaution et continuer les soins pendant deux à trois semaines, temps maximum de la cicatrisation. On peut avoir à constater la présence de quelques gouttelettes de sang, cela n'a rien d'inquiétant et ne mérite aucun autre soin que ceux qu'on assure. On peut, en revanche, voir sourdre un liquide transparent, une sorte de suintement qui laisse la région constamment humide : cela se produit en général en raison d'un **bourgeon** — c'est une cicatrisation plus lente, sans plus —, qui peut ou non être apparent. Si le bourgeon n'est pas apparent, la discrétion de son volume permet de le négliger et de tenter simplement d'accélérer la cicatrisation : on remplacera avantageusement, pendant quelque quatre à cinq jours, la solution d'éosine par une **solution officinale de nitrate d'argent** que l'on introduira dans l'ombilic avec un coton-tige imbibé, en saupoudrant ensuite avec une poudre cicatrisante telle que Ektogan. Si le bourgeon est apparent, il peut avoir un volume variable : le médecin consulté jugera alors de la solution qui s'impose, soit un brûlage (c'est totalement indolore, le cordon ombilical n'a aucun filet nerveux enregistrant la douleur) au crayon de nitrate d'argent, soit la mise en place d'un fil chirurgical qui enserre le bourgeon à la base et l'amène progressivement, en quelques jours, à se détacher. Il arrive que le suintement donne des rougeurs ou des petits boutons autour de l'ombilic ; on les traitera au moyen de la même solution d'éosine.

❑ *Doit-on prendre des précautions particulières pour un petit garçon et pour une petite fille ?*

Les mamans des fillettes pensent fréquemment en effet, surtout quand elles n'ont pas encore pris l'habitude de ce genre de soins, que les nombreux replis de la **vulve** ont à être manipulés avec une douceur toute particulière. Il n'en est rien : les replis en question constituent une défense naturelle admirable d'efficacité, et un gros tampon de coton bien imbibé de lait n'est pas le moins du monde traumatisant. Il faut simplement prendre l'habitude de le passer fermement, sans avoir peur d'appuyer, en allant toujours de l'avant vers l'arrière — c'est-à-dire de haut en bas sur le bébé couché — pour ne pas ramener des particules de selle vers le méat urinaire ou le vagin. Il faut, autant que faire se peut, rabattre les petites lèvres vers l'extérieur puis vers l'intérieur, pour nettoyer de ses dépôts souvent collants le sillon qui les sépare des grandes lèvres.

Les mamans des petits garçons se posent la question de savoir s'il est utile de tirer sur la peau du prépuce pour en **dilater l'orifice** et nettoyer le gland.

Cette question a fait l'objet, ces cinq dernières années, d'un débat passionnel et nourri dans la presse médicale autant que dans la grande presse. J'y ai amplement participé et j'ai clairement donné et argumenté mon opinion, à savoir qu'**il ne faut jamais le faire**. C'est strictement inutile et de surcroît hautement préjudiciable.

Il s'avère qu'on raisonne en ce domaine en faisant une regrettable confusion entre la physiologie du pénis du bébé et celle du pénis de l'adulte. Elles n'ont pratiquement rien à voir l'une avec l'autre. Si le pénis d'un adulte nécessite ce genre de manœuvre et ce nettoyage méticuleux, c'est parce qu'il est le lieu d'une sécrétion continue de « smegma » assurée par des glandes situées à la base du gland. Ce produit, destiné à permettre, surtout au moment de l'érection, un bon coulissage du prépuce sur le gland, peut en effet donner lieu, en cas d'hygiène douteuse, à des dépôts, plus ou moins solides et disgracieux, consécutifs à sa macération et à son mélange avec les inévitables cellules mortes de la peau qui se renouvelle. On n'a absolument pas à se préoccuper de problèmes de cet ordre chez l'enfant et encore moins chez le bébé. Et ce, pour la raison toute simple que les glandes à smegma ne sont pas fonctionnelles avant la puberté.

Il reste à savoir alors pourquoi on s'évertue à se braquer sur ce genre de pratique et qu'on la pérennise ainsi inutilement. C'est, répond-on, pour éviter la constitution d'un phimosis qui entraînerait ultérieurement la nécessité d'un traitement chirurgical par circoncision.

Une telle mesure est tout à fait injustifiée et totalement infondée, comme on va le voir, concrètement et par le menu. Il est cependant intéressant auparavant de remarquer comment elle a pu survivre en s'appuyant sur une affligeante confusion sémantique. On désigne en effet par le terme de « phimosis » le fait — pathologique et ô combien gênant dans la vie sexuelle — que le prépuce de l'adulte puisse être serré au point de ne pas permettre le coulissage du gland pendant l'érection [1].

Qu'en est-il chez le tout-petit ?

96 % des bébés naissent avec un prépuce serré au point d'avoir, pour la majorité d'entre eux, un orifice littéralement punctiforme.

Pourquoi une caractéristique si fréquente devrait-elle être considérée comme une anomalie et être versée au rang du pathologique ? 96 à 98 % des mâles humains adultes ont par exemple des follicules pileux sur la lèvre supérieure ; en fait-on quelque chose d'anormal ? Pourquoi alors cette disposition naturelle de l'anatomie du nouveau-né est-elle traitée de la sorte ? C'est d'abord parce qu'on se trouve une fois de plus piégé par des confusions de langage qui travaillent chacun de nous à son insu. On confond en effet sous le même terme deux faits totalement distincts dans leur contenu et dans leur signification. Entendons-nous : le phimosis désigne une caractéristique pathologique de caractère exceptionnel — cela atteint un très faible pourcentage d'individus et non pas 96 % ! — de la verge adulte. L'étroitesse de l'orifice du prépuce du bébé et de l'enfant, qui est en revanche, elle, physiologique, n'a donc pas à recevoir le même nom ni à être envisagée de la même manière. Elle trouve d'ailleurs son explication dans le fait que le pénis du nouveau-né n'est pas mature à la naissance et qu'il va poursuivre un développement qui, ayant démarré pendant la vie intra-utérine, se prolongera sans discontinuité tout au long de l'enfance pour ne

1. Signalons, pour la petite histoire, que Louis XVI souffrait d'un phimosis qui ne lui a pas permis d'honorer comme il le devait, le soir de sa nuit de noces, Marie-Antoinette. C'est seulement après que son beau-père, l'empereur d'Autriche, fut venu en personne à Paris pour le convaincre de se soumettre à un traitement chirurgical, qu'il consentit à l'intervention.

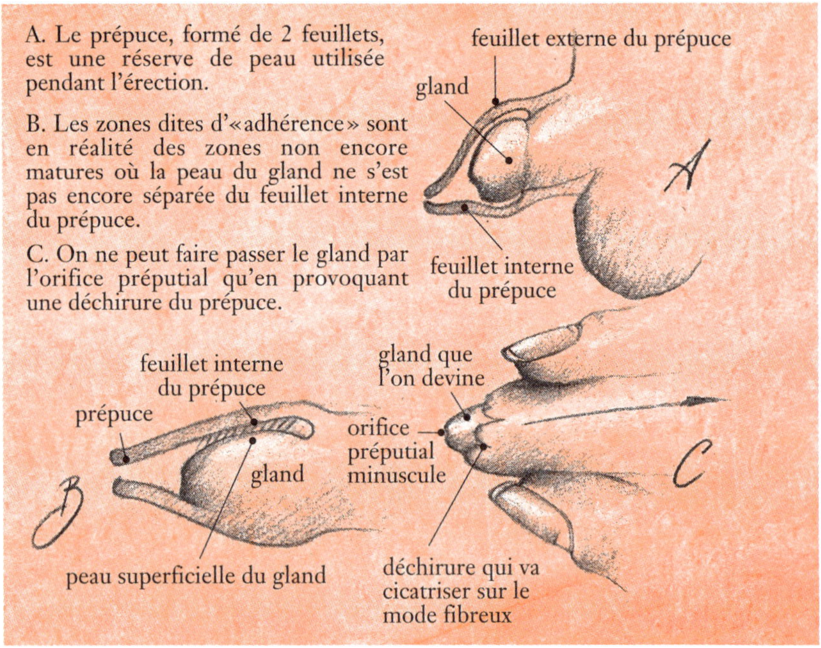

s'achever qu'à la puberté. En tout état de cause, même s'il arrive que le prépuce d'un tout-petit soit perméable — il l'est chez 4 % des bébés —, il est toujours fort long et il ne coulissera jamais spontanément sur le gland au cours de l'érection avant la puberté. A partir de ce simple constat, on peut comprendre qu'il n'y ait aucune raison objective d'intervenir de quelque façon que ce soit dans un processus appelé à évoluer spontanément de manière favorable : une enquête danoise, ayant porté sur l'évolution spontanée de cet organe chez plusieurs milliers d'enfants suivis de la naissance à la puberté, a montré, depuis maintenant près de trente ans, qu'à la puberté la proportion de prépuces restant serrés est de moins de 2 %.

Il s'avère, de surcroît, que la pratique des manœuvres forcenées de dilatation préconisée sur ce support anatomique, tel qu'il est constitué, est loin d'être anodine. En cherchant en effet à faire passer le volume du gland par le minuscule orifice *(voir les schémas)*, on entraîne nécessairement, sans parler de la douleur très vive de la manœuvre, un déchirement de l'anneau superficiel du prépuce.

Cette blessure, qui se cicatrisera, va, comme toute cicatrice, donner lieu à la formation d'un tissu fibreux — toujours plus rigide, plus solide et moins extensible que le tissu d'origine — en un point de l'anneau. A la manœuvre suivante, on produira le même phénomène, mais en un autre endroit. Petit à petit, ce sera tout le pourtour de l'anneau préputial qui deviendra cicatriciel et qui aura perdu sa sensibilité potentielle aux effets des hormones destinées à le ramollir, le modifier et en permettre la dilatation progressive et spontanée au cours de la seconde enfance : il deviendra alors définitivement inextensible. Ce qui était appelé jusque-là à devoir sensiblement se modifier ne le pourra plus du tout. Et on aura créé de toutes pièces les conditions de survenue d'un véritable phimosis pathologique [1] qui ne pourra plus être levé autrement que par une intervention chirurgicale — laquelle pourra toujours être légitimée par le fait qu'on aura prétendument négligé les manœuvres ou qu'on ne les aura pas faites assez assidûment ni assez tôt. C'est tellement facile de culpabiliser des parents ! Il n'empêche qu'au total, à avoir cru bien faire, on aura surtout mal fait.

C'est dans les mêmes dispositions d'esprit et en commettant exactement le même genre d'erreur que l'on mentionnera fréquemment, chez le nourrisson un peu plus grand, ce que l'on nomme des **adhérences préputiales**, qu'on cherchera évidemment elles aussi à rompre par des manœuvres brutales et agressives. Or, là encore, c'est faire preuve d'ignorance, car il s'agit d'une particularité anatomique du pénis du nourrisson que l'on ignore et que l'on traite abusivement sous l'effet du même mécanisme de confusion sémantique que précédemment. Cette appellation constitue en effet, en elle-même, un abus de langage révélateur : en médecine, on appelle « adhérences » le phénomène — toujours regrettable et pathologique — qui se produit quand deux surfaces mises à vif ont cicatrisé en demeurant en contact étroit l'une avec l'autre pendant toute la

1. Les économistes de la Sécurité sociale devraient s'intéresser de plus près à ce problème dont leurs statisticiens pourraient certainement leur fournir les chiffres. A en juger par ce que je constate dans mon cabinet, je suis certain que les économies réalisables en ce domaine sont loin d'être négligeables.

cicatrisation, finissant par se coller l'une à l'autre en créant nombre de problèmes qu'on aurait préféré éviter. Si on panse, indépendamment les uns des autres, plusieurs doigts brûlés, par exemple, c'est pour éviter de voir leur peau les souder les uns aux autres en cicatrisant. Si un chirurgien prend autant de soins à assécher de la moindre trace de sang les organes sur lesquels il aura pratiqué une intervention, c'est pour éviter que ces organes n'adhèrent les uns aux autres et qu'ils perdent leur mobilité relative. Mais, pour le problème qui nous intéresse, il ne s'agit pas du tout de cela : il n'y a jamais eu de saignement entre le prépuce et le gland, et ils ne se sont jamais trouvés collés l'un à l'autre par le malheur d'une cicatrisation malvenue et vicieuse. S'ils sont collés comme ils le sont, c'est tout simplement parce que la surface du feuillet interne du prépuce ne s'est pas encore différenciée — clivée, comme on dit, en langage savant — de la surface du gland. Ce clivage s'effectuera progressivement et spontanément, sans le secours de qui que ce soit ou de quoi que ce soit, au cours de la croissance. Les cellules mortes qui en résultent peuvent, il est vrai, s'accumuler parfois en amas jaunâtres plus ou moins gros que l'on aperçoit alors en transparence au travers de la peau du prépuce ; cet amas, quel que soit son volume, fondra progressivement de lui-même, sous l'effet répétitif de la force du jet d'urine qui bute contre l'orifice préputial étroit et qui revient en tourbillons effectuer un lavage parfaitement efficace. Cet ensemble de phénomènes laissé à lui-même cédera toujours spontanément par les effets conjugués de la croissance, des érections dont le bébé est capable dès le plus jeune âge de manière purement réflexe, de la maturation et du développement pubertaire (accompagné des sécrétions hormonales qui ont été mentionnées plus haut) qui commence aux alentours de 7 ans.

On ne devra donc jamais se préoccuper des problèmes de prépuce (orifice serré ou adhérences) **avant l'âge de 12 ans**, âge auquel, si on n'a rien fait, il y a 1 à 1,5 % de risques d'avoir à en passer par une petite intervention chirurgicale pour dilater l'orifice préputial, intervention alors parfaitement vécue par des préadolescents qui en savent les enjeux et qui peuvent la vivre sans grande émotion.

Parce qu'on ne dit pas assez les méfaits des manœuvres de décalottage qui sont si souvent conseillées et particulièrement répandues.

Les mères, d'ailleurs, ne cachent pas leur soulagement à apprendre qu'elles n'ont aucun geste à effectuer sur cette zone. Elles disent également combien elles se sentaient jusque-là mal à l'aise à devoir procéder à ce qui avait pu leur être vaguement conseillé, entre deux portes ou dans une succession de diverses consignes (ça fait partie des points sur lesquels on insiste dans la majorité des maternités au moment des petits cours d'information destinés aux nouvelles mères), alors qu'elles n'en percevaient pas spontanément la finalité et qu'elles se sentaient angoissées par la responsabilité que cela leur conférait sur un organe particulièrement investi.

Il faut aussi avoir vu les résultats de ces manœuvres intempestives perpétrées plus souvent qu'on le croit par les médecins sur les bébés ou sur les enfants, sous prétexte de vouloir aider la nature. Les grands enfants en disent ouvertement — heureusement ! — leur horreur et, quelle que soit la douceur dont on use avec eux, on met beaucoup de temps, quand ils sont passés par là, pour parvenir à durablement les rassurer. Quant aux nourrissons, il leur sera pratiquement impossible, pendant des mois et malgré toutes les réassurances qu'on pourra leur prodiguer, de laisser ôter leurs couches sans se mettre à hurler, à se débattre et à résister farouchement. La raison de tout cela n'est pas seulement à porter au compte de la sensibilité aiguë de l'organe malmené, du caractère violemment traumatique de la manœuvre et de la trace qu'il a laissée dans la mémoire. Elle réside aussi dans le fait que cet organe, hautement sensible et source incomparable de plaisir à tout âge, est tellement investi par le tout-petit comme par l'enfant qu'il en craint d'autant et sans relâche la perte. Tout geste douloureux sur cette zone s'inscrit dans sa psyché comme une menace d'amputation — sinon une amputation — et génère l'angoisse que l'on devine. C'est pour cet ensemble d'arguments que j'ai pris les positions qui sont les miennes et qui ne sont pas simplement tirées de mon observation mais sont fondées sur de très sérieux travaux — malheureusement assez peu connus — d'embryologistes, d'anatomistes et de pédiatres anglais, canadiens et danois. Il manque peut-être à cette collection de travaux le label donné par la presse médicale américaine : il ne faut pas oublier qu'aux Etats-Unis la circoncision est effectuée d'office par les accoucheurs avant la sortie de clinique, sans considération de race, d'ethnie ou de conviction religieuse. J'ai reçu un nouveau-né, né en France, chez lequel j'ai remarqué la trace d'une circoncision chirurgicale dont j'ai demandé la raison. La maman m'a expliqué qu'elle avait vécu longtemps aux Etats-Unis et qu'elle y avait eu une première vie conjugale dont est né un garçon qui a été circoncis comme cela se fait là-bas ; elle a demandé une circoncision précoce pour son second de manière à ne pas créer plus tard de problèmes entre les frères.

Il est vraiment regrettable que l'on réfléchisse en général à ce problème d'une façon aussi maladroite. Ce qui est directement observable chez le petit garçon l'est aussi, quoique de manière moins directement évidente, chez la petite fille : l'anatomie de sa vulve se modifie sensiblement au cours de l'enfance. A la naissance, les petites lèvres, qui sont très grosses, vont progressivement se rétracter, enchâssant le clitoris, qui aura diminué lui aussi de volume sous son capuchon, pour finir par s'enfouir sous les grandes lèvres qui, d'effacées, vont progressivement augmenter de volume, pour gagner leur aspect plus habituel. Quant à l'hymen, qui peut, chez la nouvelle-née, saillir en battant de cloche, voire inquiéter par son aspect, il s'efface dans les jours qui suivent la naissance, affleure pendant plusieurs mois encore à la surface du vestibule vulvaire et ne gagne petit à petit sa position dans le tiers inférieur du vagin que dans le courant de la seconde enfance. La vulve ne cessera cependant pas d'évoluer par la suite, passant, aux alentours de la puberté, d'une position grossièrement verticale (chez une petite fille nue, on voit nettement la fente vulvaire sur le pubis) à une position horizontale qui la masque entre les cuisses. Il n'est évidemment jamais venu à l'esprit de quiconque, dans nos sociétés, de s'intéresser à l'évolution anatomique des organes génitaux de la fillette et de tenter de la modifier. Il paraîtrait monstrueux à chacun, dans un esprit de symétrie avec ce que l'on fait pour un garçon, de préparer la fillette à sa vie sexuelle adulte et lui faire faire — au moyen de ces instruments qui servent à dilater, qui sont de taille croissante et qu'on appelle des « bougies » — l'économie d'une défloration. Cette différence de traitement — *stricto sensu* — entre les sexes laisse rêveur sur l'état des relations entre ces mêmes sexes à l'intérieur de nos sociétés. On s'élève contre la barbarie de la clitoridectomie, rituellement pratiquée depuis des millénaires dans certaines sociétés, mais on ne prend pas le soin de balayer devant sa propre porte. Je suis enclin à penser que ces faits ne sont pas totalement indépendants de la lutte des sexes qui a pris, elle aussi, le chemin de la plus grande confusion. Faut-il que les hommes se sentent mal dans leur peau pour se précipiter ainsi sur l'organe du tout-petit et tenter, de toute la force de leur maladresse et avec une somme d'angoisse démesurée, de lui en assurer un bon fonctionnement ultérieur ! Il est vrai que la lutte des sexes a pris depuis des décennies une ampleur à la mesure de la confusion qui y règne. Il a ainsi été professé qu'on ne « naît pas femme » et que c'est la société qui vous fabriquerait de la sorte. Ce propos, qui a été amplement répercuté par les médias, a donné lieu à des interprétations erronées qui ont voulu y prendre appui pour effacer radicalement la différence des sexes. Cela s'est produit au moment où l'endocrinologie, qui n'avait pas encore mis au point ses micro-méthodes d'analyse, ne pouvait pas intervenir dans le débat. On s'aperçoit aujourd'hui que le nouveau-né garçon a un taux d'hormone testiculaire soixante fois supérieur à celui d'un homme adulte, alors que la petite fille n'en a pratiquement pas. La différence des sexes, qui trouve là sa signature la plus irrécusable, peut tirer d'autres arguments encore du développement embryologique mieux connu des organes sexuels. C'est au 3e mois de la vie intra-utérine que le message génétique porté par le chromosome Y (celui qui différencie le garçon de la fille) donne l'ordre à l'ébauche sexuelle de s'orienter sur le modèle anatomique masculin. A partir de là, le testicule va se mettre à sécréter son hormone, en une quantité suffisamment importante pour assurer le relais du message. Si, par l'effet d'un hasard pathologique quelconque, la sécrétion testiculaire était suspendue ou supprimée, l'ébauche s'orientera immanquablement vers une anatomie féminine. **C'est comme si, depuis avant même la naissance, le sexe masculin ne pouvait faire autrement que de s'inscrire dans l'effort** (le testicule doit migrer), la preuve (les organes doivent être bien formés), la production (le testicule doit sécréter) et la performance par la suite. Il ne peut faire autrement que de quitter sa base de départ et s'en éloigner. La Genèse (2,22-24), par le truchement d'une histoire de côte qui aurait été retirée à Adam pour fabriquer sa compagne, tire un enseignement justifiant le fait que l'homme est toujours contraint de quitter ses lieux d'origine [1] pour rejoindre une femme.

On peut s'étonner de l'importance conférée à de tels détails et dans le droit fil d'un propos consacré au change, c'est-à-dire au nettoyage du siège souillé du bébé. Cela n'a rien d'un hasard. Car le renouvellement du change, sa fréquence et le temps total qui lui est imparti dans la relation d'une mère à son enfant situent nécessairement la zone génitale au centre topologique des soins et font naître une interrogation qui, pour être silencieuse, n'en est pas moins continuellement présente. Le bébé est d'emblée un être sexué et il importe de ne pas passer sous silence ce que cela implique dans toutes les dimensions.

Il n'est pas interdit de penser que les faits contre lesquels s'est dressée cette envolée, et qui peuvent paraître au premier abord anodins, ne soient plus lourds de conséquences qu'on ne voudrait le croire. Nier une telle analyse revient à faire de l'enfant, qui est un être en voie de développement extrêmement sensible aux conditions qui lui sont faites, un simple adulte en réduction. Ne pas la prendre en considération équivaut à professer — ce qui est encore plus grave — qu'il n'y a pas de rapport entre les faits du corps et le langage dans lequel baigne ce corps. Or, si l'on adhère à une telle opinion, il n'est pas utile, dans tous les secteurs que l'on voudra, de chercher à faire pour le mieux.

Pour en finir, signalons qu'il arrivera au cours de la vie du nourrisson, voire de l'enfant plus grand, que son prépuce soit le siège d'une infection. Pourquoi pas après tout ? Cela arrive aussi bien au coude, au lobe de l'oreille ou au bout du nez. On ne traitera pas cette région autrement que n'importe quelle autre région du corps. Quant à la crainte qu'une infection préputiale fasse le lit d'une infection urinaire basse ou haute, elle est totalement infondée : l'urètre du garçon est beaucoup trop long pour permettre à des microbes de le remonter et il ne faut pas oublier que les urines qui y passent plusieurs fois par jour ont des vertus antibiotiques.

---

1. Ce que Lacan exprime en disant de l'homme qu'« il ex-siste » (sur *ex*, dehors, et *sistere*, se tenir), alors que la femme n'« ex-siste pas » — formulation dont on imagine le foin qu'elle a pu faire !

Les autres soins : la toilette et le bain

❑ *Faut-il continuer de sacrifier au rite de la grande toilette ?*

Pas nécessairement. Les gestes qui y sont exécutés n'ont en effet rien d'obligatoire et peuvent parfaitement prendre place à la suite du bain qui sera donné dans la journée. Certaines mères préfèrent en faire une opération indépendante et s'y livrent, comme pour elles-mêmes, le matin. Les yeux sont censés être nettoyés avec un coton imbibé de sérum physiologique ; ce n'est utile que chez le tout-petit (les deux premiers mois) et encore si un dépôt au coin de l'œil, attestant d'une importante desquamation, le nécessite. Le nez ne sera nettoyé qu'avec du sérum physiologique et seulement s'il est encombré. Les oreilles seront nettoyées seulement dans leur partie externe, en proscrivant l'usage des cotons-tiges qui, outre le danger qu'ils représentent s'ils sont enfoncés trop loin, entravent le mouvement des poils du conduit auditif externe, lesquels sont chargés d'expulser la cire vers l'extérieur.

❑ *Le bain*

Tous les bébés l'apprécient. Il n'y a rien d'étonnant à cela. Leur « souvenir » du milieu aqueux dans lequel ils ont passé leur vie intra-utérine est encore très vivace. Il le sera d'ailleurs longtemps, ce qui explique l'importance des jeux d'eau pour les enfants et le plaisir immense qu'ils en retirent toujours. On sait par ailleurs que le rapport à l'eau est utilisé dans le traitement de graves perturbations psychopathologiques, non seulement chez les enfants mais également chez les adultes, dans la technique de « packing » utilisée pour les traitements des grands schizophrènes (on les couche dans un revêtement imperméable dans lequel on injecte de l'eau suffisamment chaude pour qu'ils en perçoivent la présence). Le bain sera donc autant que possible quotidien. Il ne faudra cependant pas en faire un drame si, pour une raison quelconque, on ne peut pas le donner. Notons que la maladie d'un enfant, quelle qu'elle soit et quelle que soit la saison, ne constitue pas une raison suffisante pour le pénaliser et lui supprimer cet instant où il peut recouvrer des forces nouvelles.

On veillera à la bonne température de l'eau : elle ne sera pas jugée avec un thermomètre — l'indication « bain enfant » donne un bain beaucoup trop chaud. La meilleure appréciation qu'on puisse en faire sera de plonger son coude dans l'eau et de vérifier qu'on peut l'y laisser sans éprouver le moindre désagrément. L'eau des villes est souvent riche en calcaire (eau dure) et elle peut être de ce fait agressive pour la peau, qu'elle dessèche : on prendra la précaution d' y adjoindre de l'huile de bain ou d'utiliser un savon surgras.

On savonnera le bébé dans le bain en le rinçant à la douche quand il devient plus grand. Les cheveux nécessitent l'usage d'un shampooing doux et ne doivent être lavés qu'une ou deux fois par semaine. On n'hésitera pas à frotter le cuir chevelu, sans se préoccuper de la fontanelle : elle ne craint rien. Le rinçage devra veiller à ne pas introduire de mousse dans les yeux, même si les shampooings actuels sont réputés ne pas piquer. S'il y a des croûtes de lait sur le cuir chevelu, on mettra, quelques heures avant le shampooing, une bonne épaisseur de vaseline salicylée à 1 % ou d'onguent de La Roche-Posay.

Le bain pourra être donné dans le lavabo pour les tout-petits, dans une baignoire en plastique ensuite ou bien dans la baignoire familiale. Il pourra être pris avec l'un des parents, mais je conseille pour ma part de **cesser ce genre de pratique bien avant l'âge d'un an** pour que le bébé ne s'y habitue pas et ne la prolonge pas au-delà de ce délai raisonnable. Compte tenu du caractère impressionnant du corps parental pour un petit enfant, il vaut mieux qu'il ne le voie pas nu, à partir du moment où il peut se mettre à prendre conscience de ses propres singularités. Je sais combien une telle position va à l'encontre des modes actuelles qui se veulent détendues sur le plan du corps, qui professent l'exposition de la nudité parentale comme monnaie d'échange avec le regard porté par les parents sur la nudité de leur enfant et qui veulent ainsi tordre le cou à une **pudeur** qu'ils considèrent hypocrite. Le suivi au long cours de ce genre de pratique m'a conduit à vérifier l'intensité de la fixation des enfants au corps de leurs parents quand ils ont eu le loisir de le contempler tout au long de leur enfance.

Il arrive parfois qu'un bébé n'apprécie pas le bain ou bien qu'il se mette brutalement à n'en plus vouloir et à hurler à sa perspective : l'explication en est simple, elle est liée au souvenir d'un traumatisme ou d'une maladresse survenus au cours du dernier bain et passés inaperçus. La mesure la plus sage consiste à ne pas insister. Ce n'est pas grave si le bébé n'a pas eu son bain un, deux ou plusieurs jours ; on peut se contenter de nettoyer son corps au gant ou au lait de toilette. Jusqu'au moment où la détente se sera amorcée et où, en accompagnant une nouvelle tentative des commentaires que l'on voudra, on lui fera retrouver la joie qu'il manifestait à barboter dans sa baignoire. On peut essayer aussi de le prendre avec soi dans la baignoire. C'est un procédé qui peut parfois marcher. A condition, comme il a été dit plus haut, de savoir en arrêter l'habitude.

Le rapport à l'eau est tellement riche et important pour le bébé qu'on l'a utilisé, depuis une quinzaine d'années, pour tenter de lui apprendre à nager au plus tôt. Son initiation à cette pratique peut être débutée dès qu'il a reçu la seconde dose de vaccin antipoliomyélitique. Les **bébés nageurs** n'apprennent évidemment pas à nager le crawl, la nage papillon ou la brasse à 6 mois, mais la stimulation qu'ils reçoivent dans ce milieu d'où tout bruit est absent améliore sensiblement leur éveil psychomoteur : aucun des sens n'est sollicité au détriment des autres. Ils parviennent progressivement à une autonomie qui leur permet de se maintenir à la surface en nageant la nage du petit chien entre 24 et 36 mois. L'initiation à la natation se fait, au rythme minimal d'une fois par semaine, dans certaines piscines et sous le contrôle de moniteurs, mais avec la participation active des parents : si l'un des deux n'a pas un rapport détendu à l'eau, il vaut mieux qu'il se désiste au bénéfice de l'autre parce qu'il risque de transmettre son angoisse à son enfant et de compromettre durablement le résultat de l'expérience qui avait été entreprise.

Le rythme de vie et les sorties

On conçoit, à la lecture de cette foule de détails qui sont cependant bien loin de pouvoir épuiser le sujet, combien et de quelle manière la présence nouvelle d'un petit enfant — fût-il un second, voire un troisième ou plus encore — dans un foyer en bouleverse l'organisation matérielle et en malmène la gestion temporelle. La dépendance du tout-petit à sa mère, même si elle évolue en se simplifiant au fil des jours, entraîne nécessairement un réagencement des investissements de cette mère dans tous les domaines. Il est des mères pour se plaindre fébrilement de n'avoir plus une seconde à elles quand d'autres n'en reviennent pas d'avoir réussi le prodige d'une évasion de deux heures chez le coiffeur. Et bon nombre osent à peine mettre en balance leurs occupations du moment avec la perspective de ce qu'elles seront quand elles auront repris leur travail. Il en est enfin qui vivent leur absorption dans ces tâches comme un but enfin trouvé à une vie qu'elles ont ressentie jusque-là comme un peu vide. Ces attitudes sont évidemment toujours individuelles et dépendent d'une quantité telle de paramètres qu'on ne peut jamais en établir un profil moyen.

Toute mère semble cependant devoir prendre acte de l'existence d'une forme de constante du temps, au sens mathématique du terme, dans l'organisation de sa vie : si, dans les premières semaines, les soins du corps de son enfant la prennent relativement peu, la lenteur des gestes dont elle effectue l'apprentissage absorbe beaucoup de son temps ; quand elle acquiert, plus tard, une habileté plus grande, la quantité des soins augmente et le temps d'éveil de son enfant la requiert plus.

Le sommeil

Au début, le temps total de **sommeil** du bébé est très grand : il passe en moyenne de 20 à 22 heures par jour à la naissance à 14 à 18 heures à 1 mois, 14 à 16 heures à 4 mois, 12 à 16 heures à 8 mois, 11 à 14 heures à la fin de la 1re année, une dizaine à une douzaine d'heures à partir de 3 ans. Empressons-nous de dire que ces chiffres grossiers sont, comme tous les chiffres, des indications purement statistiques et qu'ils ne doivent en aucun cas être pris pour des normes. Ils permettent simplement, en en soustrayant le temps moyen de sommeil de la mère et le temps qu'elle devra consacrer aux soins (alimentation, change, bain, etc.), d'apprécier le temps qui lui reste pour essayer de faire autre chose que de s'occuper de son bébé ! On conçoit, en purs termes de gestion, qu'elle ait été conduite, ces dernières décennies, à réclamer d'avantage d'aide et de présence de son partenaire. Il semble donc prudent et judicieux de donner en ce point quelques indications simples qui permettront de ne pas intervenir inconsidérément dans le sommeil du bébé, de risquer de le réveiller, alors même qu'il continue de dormir, et de perdre du temps là où on aurait pu en faire l'économie.

Le sommeil est indispensable à tous les êtres vivants, qui ne peuvent s'en passer sans graves dommages : on sait que la privation de sommeil est une des pires tortures qui soient. Il est commandé par un centre bien repéré dans le cerveau, le centre du sommeil, dont la chimie est fort complexe et qui régit rigoureusement une foule de mécanismes d'adaptation. Ainsi, puisque le sujet qui dort, immobile, se trouve en état d'inévitable faiblesse face à une attaque éventuelle, le centre du sommeil lui permet de recevoir des informations auditives, tactiles et olfactives, certes atténuées, mais suffisantes pour permettre un réveil instantané si certains seuils sont dépassés : un bruit trop fort ou inhabituel, un mouvement ou un contact parfois même légers, ou une odeur singulière et dérangeante peuvent réveiller un individu endormi. C'est en raison de ce fait que les mécanismes hormonaux qui assurent les défenses fonctionnent, paradoxalement, à un niveau supérieur à celui de l'état de veille : ainsi la sécrétion de cortisol ou d'adrénaline est-elle supérieure à la sécrétion diurne, tout comme le taux de glycémie est plus élevé. Ce qui permet, en cas d'agression, de retrouver instantanément l'intégralité de ses moyens, voire d'être en meilleure forme pour recouvrer rapidement ses esprits et avoir à se défendre si on a besoin de le faire. On sait que la sécrétion d'hormone de croissance connaît ses pics pendant le sommeil : cette notion a rapidement gagné le public, si bien qu'elle vaut aux mères d'inutiles inquiétudes sur les risques entraînés par un éventuel manque de sommeil de leur enfant ; là encore, il vaut mieux remettre les pendules à l'heure et savoir que la quantité de sommeil nécessaire à un organisme, même pour grandir harmonieusement, est extrêmement variable d'un enfant à l'autre. Ces mécanismes très fins sont de plus corrélés aux différentes phases du sommeil.

Le sommeil du bébé comporte en effet, comme celui de l'adulte, une succession de cycles, durant environ 40 minutes à 1 heure, à l'intérieur desquels, au sommeil profond et calme, caractérisé par une respiration régulière et lente et une immobilité totale, succède un sommeil plus agité pendant lequel le bébé remue les yeux sous les paupières, les ouvre, les referme, se suce éventuellement les doigts, sourit ou bien bouge, s'agite et geint. Ce comportement peut faire croire aux parents, surtout si le bébé dort dans leur chambre, qu'il est en train de se réveiller ou qu'il les réclame ; ils risquent alors, dans un méritoire mais inutile élan de sollicitude, de le prendre dans les bras et de le réveiller pour de bon, alors qu'il ne demandait qu'à continuer de dormir.

Ce sommeil profond et agité est appelé par les scientifiques **sommeil paradoxal** à cause du fait que, si on pratique à ce moment-là un tracé électro-encéphalographique, on recueille des ondes électriques strictement identiques à celles que l'on recueille à l'état de veille, alors que l'on recueille des ondes sensiblement ralenties au cours du sommeil profond calme. Un tel sommeil n'en serait en quelque sorte pas tout à fait un, puisque, pendant sa durée, le cerveau garde exactement la même activité d'élaboration et d'enregistrement, traduite par l'activité électrique, qu'à l'état de veille. Il y a même des éducateurs qui ont voulu profiter de cette intense activité cérébrale pour proposer des apprentissages passifs pendant le sommeil sous forme de la diffusion d'enregistrements de leçons à une hauteur de son qui soit perceptible sans réveiller pour autant. C'est pendant cette phase de sommeil paradoxal qu'ont lieu les rêves — qui expliquent en partie l'agitation, les mouvements ou les bruits —, dont chacun sait l'importance pour l'équilibre affectif. Il est amusant de constater, soit dit en passant, que la place du rêve ait été aussi précocement prévue par la nature. Mais, ce qui encore plus étonnant, c'est que le sommeil fœtal a les mêmes caractéristiques, avec des successions similaires qui ne diffèrent que par leur durée. A quoi peut donc rêver un nouveau-né ? Et un fœtus ? On aimerait bien croire qu'ils rêvent ! On rêverait qu'ils rêvent ! Peut-être cela nous consolerait-il de le savoir. Après tout, le rêve n'est-il pas opposé, dans l'entendement commun, à la réalité et ne dit-on pas de quelqu'un qu'il rêve quand on veut dire qu'il prend son désir pour une réalité ? Freud, dont le premier ouvrage célèbre (*Die Traumdentung*, « La Science des rêves ») a précisément porté sur ce sujet, avait déjà montré que, si la fonction du rêve était de préserver le sommeil en y permettant la réalisation onirique d'un désir non assouvi [1], sa construction a pratiquement toujours lieu autour d'un « reste diurne » : quelque chose qui s'est passé dans la journée et dont l'importance est parfois passée inaperçue va être repris et donner lieu à des élaborations associatives. Aucun tout-petit ne pourra jamais venir raconter un rêve, mais quand on pense à la quantité d'expériences qu'il accumule tous les jours, on ne voit pas ce qu'il y aurait d'étonnant à ce qu'il éprouve le besoin de les ressasser, les revoir, les classer, les mettre en rapport ou les mémoriser sans qu'on vienne le déranger, en se retirant comme il le fait dans son sommeil et en se mettant à l'abri de tout apport sensoriel. On conçoit à partir de là que la durée du sommeil puisse se raccourcir progressivement au fur et à mesure de la croissance : au début, tant de choses sont neuves et tant de choses arrivent toutes ensemble d'un seul coup qu'il faut beaucoup de temps pour les assimiler ; mais, par la suite, ce qui a déjà été acquis facilite les nouvelles acquisitions, qui en faciliteront à leur tour de nouvelles, et ainsi de suite, réduisant d'autant à chaque étape la quantité nécessaire de sommeil paradoxal et, arithmétiquement, la quantité de sommeil total. L'organisation de tous les apprentissages ne se fait d'ailleurs jamais autrement : on a de la peine à apprendre un sonnet de quatorze vers en sixième et on avale un traité d'économie politique en une nuit à l'Université.

On doit encore savoir que c'est le sommeil lent qui prédomine dans les cycles de début de nuit et que la durée du sommeil paradoxal est plus grande dans les cycles de la fin de nuit, le réveil se produisant toujours à la fin d'une phase de sommeil paradoxal. Comme si le cerveau avait besoin en début de nuit de ralentir plus longtemps son activité avant de reprendre ses travaux et qu'au fur et à mesure du temps qui passe, la recharge des batteries devient plus brève parce que plus efficace. Les choses se passent sur le même mode, quoique plus brièvement, au cours de la sieste que font les enfants plus grands.

---

1. Une admirable illustration cinématographique nous en est fournie par le film de René Clair *Les Belles de nuit*.

On imagine combien de facteurs peuvent intervenir à n'importe quel moment et perturber le sommeil d'un bébé. Il vaut mieux que la rétraction qu'il opère dans le sommeil soit favorisée par un certain calme acoustique susceptible d'améliorer le véritable travail qu'il y produit. Il tirera plus de profit de ne pas être contraint de subir le son de la télé ou de la chaîne hi-fi. Mais l'impérieuse nécessité qu'il en éprouve l'amène à sombrer brutalement dans le sommeil quelles que soient les conditions qui lui sont faites : « Il s'endort en sursaut », me dit joliment un jour de son bébé une jeune mère qui vivait pour la première fois ce genre d'expérience. Et on sait qu'il peut s'endormir dans les bras, dans une poussette au cours de sa promenade, dans une voiture, ou sur le lit où on l'a simplement déposé chez des amis pour se débarrasser de son manteau. On sait aussi que, d'autres fois, il s'agite sans raison, qu'il pleure sans qu'on parvienne à le calmer, qu'il ne réagit même plus aux sollicitations ou à la réassurance verbale, son regard semblant être soudainement devenu plus flou et plus fuyant. Quand elles en ont pris l'habitude, les mères savent que, de fait, dans cet état-là, il dort déjà et que cet ensemble de manifestations fait partie de son sommeil : il éprouve simplement de la peine à quitter une atmosphère qui lui était agréable pour aller faire le bilan de ses acquis. Elles réagissent toujours bien en décidant unilatéralement de la rupture de l'échange. Elles disent qu'il a envie de dormir et elles le mettent dans son lit : les pleurs durent encore quelques instants pour cesser peu à peu ou brutalement, faisant place à un sommeil particulièrement profond.

Reste à envisager le fameux problème des bébés qui sont réputés, dans le premier âge, **« prendre le jour pour la nuit »**. On ne peut pas méconnaître la véritable torture que cela constitue pour les parents. On a évoqué le problème à propos du repas nocturne et de l'adaptation enzymatique du tout-petit. Il faut savoir que le bébé, qui a vécu dans un univers obscur jusqu'à sa naissance, va se trouver progressivement soumis au rythme circadien (de *circa*, autour, et *dies*, jour), dont le synchroniseur externe est la durée de la rotation terrestre, soit 24 heures. Les expériences qui ont été menées sur des bébés dont on a scrupuleusement respecté les rythmes propres ont montré que la rythmicité circadienne était sujette à des variations allant de 7 à 23 semaines. Le bébé apprendra en effet à reconnaître la succession du jour et de la nuit par la maturation d'un centre cérébral sensible à la lumière et probablement situé dans l'épiphyse. Or, l'information charriée par la lumière ne peut lui être apportée que par les yeux. Ce qui impose, si on décide de régulariser ses rythmes, de réveiller un tel bébé dans la journée, quoi qu'on ait à redire de l'aspect inhumain de la méthode, et de s'efforcer de lui garder le plus longtemps possible les yeux ouverts, de manière à permettre l'enclenchement du mécanisme d'adaptation et à faire en sorte qu'il ait encore des parents qui tiennent le coup.

Y a-t-il des règles à respecter dans le mode de couchage qui favoriseraient encore plus la qualité du sommeil ?

On l'a déjà dit, et à plusieurs reprises : en ce point comme en tout autre, chaque bébé trouve la **position du sommeil** qui lui convient le mieux. Il ne faut pas être étonné de le trouver dans une autre position que dans celle dans laquelle on l'avait mis : il est rapidement capable de bouger et de chercher jusqu'à la trouver la position qui lui convient le mieux, celle qu'il avait certainement dans l'utérus et qui lui sert de référence pour avoir été inscrite dans sa sensibilité profonde (appelée proprioceptive). Peut-être se croira-t-on obligé d'aller parfois lui décoller la tête ou le dos des barreaux de son lit ? Ce n'est pourtant pas nécessaire, parce qu'il a probablement recherché ce contact qui lui rappelle l'enveloppe maternelle et il est parvenu à le trouver. Point donc besoin d'interférer dans un comportement certainement mu par les rapports qui s'établissent entre les apprentissages et l'acquis.

Une position des plus fréquemment adoptées par le bébé est la **position ventrale**. Elle a déjà été évoquée, avec la controverse qu'elle soulève, à propos du couchage du nouveau-né. Elle présente certains avantages : elle permet l'évacuation spontanée de gaz (rots), elle empêche les régurgitations avec le cortège de fausses routes que l'on redoute tant. Elle éviterait les déformations crâniennes, améliore le repos de la colonne vertébrale et intervient favorablement dans l'évolution de l'articulation des hanches. Elle accroît incontestablement l'étendue du champ visuel — bien plus restreint dans la position dorsale ou dans la position latérale — du bébé, qui peut rapidement, au moment de son réveil, relever d'abord la tête puis se dresser sur les bras pour regarder à droite et à gauche et commencer sans perte de temps sa journée de grapillage d'informations. Elle participe à cet égard à un accroissement des stimulations sensorielles. Mais elle a par-dessus tout le mérite de respecter sans rupture le droit fil de l'évolution de l'humain qui passe de la position ventrale à la position à quatre pattes, avant de se dresser sur ses jambes pour marcher. On l'a accusée de faire courir le risque d'une déformation des pieds en valgus (pieds en dehors) et plus rarement en varus (c'est le contraire). De fait, cela a déjà été dit, ce risque n'est réellement encouru — et encore, ce n'est pas inéluctable — que par les bébés prématurés, dysmatures ou hyperlaxes, et il n'est pas très grave en soi. Cette position nécessite un matelas plutôt dur et la suppression de l'oreiller. On peut toujours essayer au moment du coucher du bébé de lui tourner la tête tantôt vers la droite et tantôt vers la gauche, mais on ne devra pas se faire d'illusion : il crapahutera bien à un moment ou à un autre et on ne le retrouvera pas nécessairement comme on l'avait mis. Tout cela est de fait théorique, car, en réalité, chaque bébé choisira lui-même sa position de couchage et la gagnera même tout au fond de son sommeil, si on ne l'y a pas mis au départ. Je reste pour ma part sceptique quant aux conclusions qui ont été tirées d'études statistiques et qui ont récemment valu la défaveur à cette position de couchage, accusée, entre autres méfaits, de permettre une ascension plus importante de la température en cas de fièvre. La confiance que je marque en l'occurrence vise le bébé lui-même, parfaitement capable de savoir ce qui lui convient dans un registre aussi instinctuel.

Avec l'âge, le bébé, qui accroît son investissement au plaisir, saura plus nettement différencier les phases de veille des phases de sommeil et marquera parfois quelque hésitation à quitter sans médiation le monde de la veille : il adoptera un rituel qui lui sera toujours particulier et qu'il découvrira avec sa mère en même temps qu'elle le découvrira elle-même. Il est évidemment des bébés qui s'endormiront sans la moindre difficulté et sans jamais recourir à aucun artifice. Il y en aura d'autres qui useront de toute une série de subterfuges pour ne pas céder au sommeil. Le commerce s'est aussi inscrit dans ce créneau et on sait la fréquence, dans le premier âge, de l'usage des boîtes et autres mobiles distillant une musique. Ces objets ne font rien de plus que renvoyer le bébé à son rapport à la mélodie et au bercement. Les études sur la naissance du langage ont montré que l'enfant s'y inscrivait en s'appuyant sur les courbes mélodiques ; les berceuses l'ont su de tout temps et ont emprunté leur rythme régulier à trois temps au rythme cardiaque auquel le bébé était familiarisé depuis bien avant sa naissance. Sa sensibilité très grande à la musique, quel que soit son milieu culturel, invite à ne jamais hésiter à en faire usage, à condition de la choisir précisément douce et mélodieuse — je doute que l'on parvienne à endormir un enfant avec du rock, du disco ou du Stockhausen [1]. Le **bercement**, dont les mères craignent que l'enfant n'en prenne une fâcheuse habitude, n'est pas à proscrire, loin de là. Il est quelquefois d'un secours à nul autre pareil parce que, par le renvoi à des faits profondément inscrits dans la mémoire, il a lui aussi des vertus rassurantes. Pendant des siècles on a construit les berceaux, bien nommés alors, des bébés pour pouvoir leur imprimer un mouvement de bercement grâce à une corde qu'on y attachait et qu'on faisait courir jusqu'au lit des parents.

Le **joujou** qui sécurisera ?

Peut-on le prévoir par avance et quel enseignement en tirer ? La description des modèles de bébés selon la typologie homéopathique (cf. p. 254) est une bonne illustration de l'extrême diversité des comportements, mais elle ne donne aucun indice qui permettrait de prévoir à l'avance quelque caractéristique que ce soit ou une indication quelconque sur le comportement futur du bébé en la matière. Elle insiste assurément sur la nature de la relation mère-enfant, mais il n'est pas une mère, tant sa jonction est grande avec son enfant, pour pouvoir prendre seule la distance suffisante qui lui permettrait d'y voir clair. On verra, au chapitre des troubles du sommeil (cf. p. 799), combien souvent la mère y est concernée au premier chef. Et il n'y a pas à s'en étonner ou à lui jeter la pierre : la nuit, l'obscurité, la perte radicale de la perception visuelle pendant le sommeil, renvoient à l'obscurité utérine et à ce qui a pu s'y jouer et qui rejaillit à un moment ou un autre de la relation.

1. Il ne faut évidemment pas oublier le bruit de la télévision. Son intensité est plus forte qu'on ne l'imagine. On augmente en effet sensiblement le son, sans s'en apercevoir, car l'énergie que l'on dépense à regarder les images rend l'audition moins performante.

L'écoute-bébé ? Il est entré dans les mœurs, mais il n'est réellement utile que pour les grands appartements et seulement dans les premiers mois. La dépense qu'il entraîne ne se justifie pas toujours.

Les sorties

Les sorties font partie de la vie d'un bébé mais également de celle de ses parents. Rien ne doit les restreindre d'aucune manière. Un bébé peut être sorti dès que ses parents en décideront : il n'y a aucune raison d'attendre qu'il ait atteint 3 ou 4 semaines pour qu'on lui fasse mettre le nez dehors. Bien sûr, il n'y a là aucune obligation et on ne voit pas pourquoi une mère débordée aurait à se contraindre pour « faire prendre l'air » à son enfant. Dans la mesure où elle aère normalement son appartement et qu'elle le débarrasse des éventuelles et **nocives fumées de** tabac, elle n'a aucun reproche à se faire.

Un peu plus tard, les sorties constitueront pour le bébé une distraction tout à fait profitable. Elles enrichiront son univers perceptuel en lui permettant de se familiariser tout aussi bien avec les arbres, les fleurs et l'herbe des espaces verts qu'avec la circulation et la foule qu'il aura nécessairement croisée en chemin. Ceci étant entendu pour les petits citadins, les bébés vivant à la campagne bénéficiant d'autres conditions.

La durée des sorties sera toujours fonction de la disponibilité de la mère, et il n'est pas question sur ce point de venir de quelque façon que ce soit interférer dans son jugement : on imagine mal qu'elle doive chercher quelque conseil pour savoir si oui ou non elle doit rester une heure assise sur le banc d'un square par temps de brouillard ou par un froid glacial.

Le moment des sorties reste aussi directement dépendant de la disponibilité parentale. Elles peuvent avoir lieu à n'importe quel moment de la journée, le matin en allant faire le marché, l'après-midi dans un moment de détente, voire en soirée au moment où l'on va chercher le pain ou le journal. En outre, les tout petits bébés pouvant dormir n'importe où, on ne voit pas pourquoi leurs parents ne les emmèneraient pas avec eux quand ils sont invités quelque part le soir.

SUR LE VIF

■ *A mes débuts, invité à une soirée, j'y ai rencontré une jeune mère fort sympathique qui, apprenant mon métier à l'occasion des présentations, a tenu à me montrer son bébé. Il était à peine âgé de 1 mois et il dormait calmement dans un de ces couffins dont l'usage commençait à peine à se répandre. Je lui fis les compliments d'usage et me félicitai de voir qu'il existait tout de même des parents pour ne pas céder à la rigueur des prescriptions quasi victoriennes qui étaient alors en vigueur (il ne fallait bien évidemment jamais sortir de chez lui, et surtout pas la nuit, un bébé en bas âge qui avait besoin de rythmes réguliers). Quelques minutes plus tard, je vis cette jeune mère, décidément détendue, ouvrir sans gêne, au milieu de l'assemblée, son corsage et donner le sein à son bébé qui s'était réveillé. J'admirai le tableau touchant et l'économie des gestes. La conversation continua de courir et, après le repas bien arrosé, chacun sortit son paquet de cigarettes. Elle vint vers moi avec un grand sourire et, dans un probable élan de reconnaissance pour mon admiration muette qu'elle avait bien perçue, elle me proposa un joint en m'assurant que sa « came » était d'excellente qualité. Je ne pus pas me retenir de lui expliquer les dangers d'une pratique qu'il m'a semblé lui être habituelle. Et ce fut elle qui tira la morale de l'histoire : « Votre philosophie se résumerait donc à professer : "De la liberté d'accord, de l'anarchie non !" »*

■ *Pédiatre débutant, j'ai été heureux et honoré d'avoir été recommandé par un de mes patrons à l'une de ses amies. Elle me dit tout de suite que ce n'était pas pour ses propres enfants qui étaient déjà grands et qu'avait soignés mon patron, mais pour le bébé de son employée de maison qu'elle logeait et qui ne pouvait pas, en raison de son travail, se rendre à mon cabinet. Elle s'excusa des déplacements auxquels me contraindrait ce détail — désargenté comme je l'étais, je n'allais pas faire la fine bouche — et m'indiqua que ce serait elle qui me téléphonerait toutes les fois que ce serait nécessaire, ajoutant que je ne devais pas réclamer mes honoraires à son employée mais lui en adresser directement la note. Je vis pendant plusieurs mois ce bébé, qui était tout le temps avec sa mère dans l'immense appartement où elle travaillait. Ce furent des visites de surveillance, mais aussi d'autres visites, pour des motifs banals et sans gravité. Je ne rencontrais jamais la maîtresse des lieux, qui travaillait toujours à l'heure où je passais. Elle continuait*

→

cependant de me téléphoner régulièrement, nous échangions nos impressions sur le développement de mon petit patient auquel elle semblait attachée et avions fini par nouer une relation relativement cordiale. J'appris également à mieux connaître son employée : c'était une mère célibataire, relativement âgée, qui avait conçu cet enfant accidentellement avec un partenaire de passage et qui n'avait pas eu les moyens (il en fallait à l'époque !) d'interrompre, comme elle l'aurait voulu, sa grossesse. Au bout de quelques mois de notre relation, la trouvant un jour un peu déprimée, je m'enquis des raisons de son humeur. Elle m'avoua alors son regret de n'avoir jamais pu sortir, pas même une fois, son enfant alors âgé de 11 mois et m'expliqua que sa patronne le lui interdisait en la menaçant de renvoi et ne voulait pas entendre parler d'une telle éventualité. Je crus pouvoir trouver une solution et, en bon négociateur que je croyais être, après avoir effectué le relevé minutieux de l'emploi du temps hebdomadaire de la maman, j'entrepris d'écrire à sa patronne pour lui dire que mon petit patient, qui n'avait jamais eu d'autre horizon que les murs de l'appartement et les meubles, risquait à sa première sortie d'être quelque peu remué par le spectacle de la rue. Je continuais à plaider en m'appuyant sur des arguments que je croyais acceptables et sur mon autorité que je croyais bien grande.

Je ne reçus plus un seul coup de fil pour cet enfant.

■ *Les parents de Jennifer, 4 ans, ont tous les deux des activités artistiques. Le père reçut une commande de mise en scène d'opéra le jour où il apprit la survenue de la seconde grossesse. Il fut décidé que, s'il s'agissait d'un garçon, on le prénommerait Siegfried, et que si c'était une fille, elle s'appellerait Violetta ! Ce qu'on ne pouvait pas deviner, c'est que la première eut lieu le jour même où la maman mettait au monde son bébé, une fillette, qui reçut alors le prénom de « Carmen » — l'opéra que le père avait mis en scène en province. Je me suis rendu à l'une de ces représentations et j'ai eu le bonheur de rencontrer Carmen, qui avait 6 jours et qui venait d'arriver en avion pour assister au spectacle monté par son père. Elle était dans un Kangourou, tout contre la poitrine de sa mère, et assista au spectacle, dormant profondément, et absolument insensible aux arias de don José !*

Beau début de vie !

Si les **couffins** se révèlent bien pratiques pour transporter le bébé au début de sa vie, ils deviennent rapidement insuffisants. Ils peuvent être remplacés par des **nacelles souples** de différents modèles que l'on trouve sous diverses marques dans toutes les boutiques spécialisées. Mais, là encore, il faudra rapidement changer de mode de transport parce que le bébé se fait lourd au bout d'un bras. Le **landau**, que l'on peut emprunter — parce que c'est un article encombrant, cher et qui ne sert que peu de temps —, prendra le relais. Il présente l'avantage de protéger relativement bien le tout-petit des gaz d'échappement de voiture et du soleil en été. Sur ce dernier point, il faut noter que les **poussettes-cannes** (utilisables grâce à la modulation de leur inclinaison dès le 3e mois; il ne faut pas se soucier outre mesure de la colonne vertébrale, elle est toujours solide!), même dans les modèles pliables, sont aujourd'hui munies d'ombrelles. Je ne crois pas utile de m'attarder aux détails de ce poste que les parents géreront à leur guise et en fonction de leurs disponibilités de tout ordre. Je voudrais simplement signaler le moyen de transport commode que constituent les **sacs** type Kangourou, Snugli, Easy Rider, etc. Ce sont d'excellentes articles qui peuvent dispenser de tout autre achat, parce qu'ils mettent le bébé en contact direct et prolongé avec le corps du parent qui le transporte, qu'ils laissent les mains libres et qu'ils sont étudiés, pour certains d'entre eux en tout cas, pour avoir, par un système de pressions, un volume modulable avec la croissance du bébé. On peut les utiliser dès le plus petit âge sans aucun risque pour le dos ou pour la nuque, qui sont toujours bien maintenus. On peut y mettre le bébé face à soi et, plus tard, si on veut le faire profiter du spectacle de la rue, dos contre soi. Après 6 mois, certains modèles peuvent se mettre dans le dos. Il existe par ailleurs divers articles pour ce genre de portage avec lesquels je vois souvent les pères, surtout, venir à ma consultation et que les bébés semblent hautement apprécier. J'ai personnellement un faible pour un article, le **filet Tonga** — dont je ne sais pas pourquoi il est si peu répandu; peut-être est-ce en raison de son prix modique et de sa vente dans les magasins de produits naturels? —, qui est constitué d'une bande de filet d'une quarantaine de centimètres de large à mailles moyennes cousu à ses deux extrémités et que la mère, ou le père, se met en bandoulière en y casant son bébé dans toutes les positions qu'il veut, couché, assis, à califourchon sur une hanche, et jusque dans le dos. Cet article nécessite bien moins de réajustement de sangles et de pressions que les précédents et fournit le même confort. Une mère à qui je vantais ses qualités et qui n'a pas réussi à en trouver est revenue la fois suivante avec un article de sa propre invention : elle avait pris un large foulard, qu'elle avait d'ailleurs choisi particulièrement seyant, elle l'avait plié en triangle, noué à ses deux extrémités et passé en bandoulière, me montrant qu'il remplissait exactement l'office de celui dont j'avais vanté les mérites. L'avantage de ce genre d'articles, c'est d'avoir restauré le corps à corps du bébé avec sa mère et, dans certaines situations, quand la mère, occupée à une tâche domestique, ne peut pas répondre aux appels de son bébé réveillé, elle a toujours le loisir de le mettre ainsi contre elle, ce qui le calme, le distrait et lui apporte une énorme quantité de stimulations.

L'ACCÈS

à L'AUTONOMIE

UN TRAVAIL PROFOND
ET SOUTERRAIN

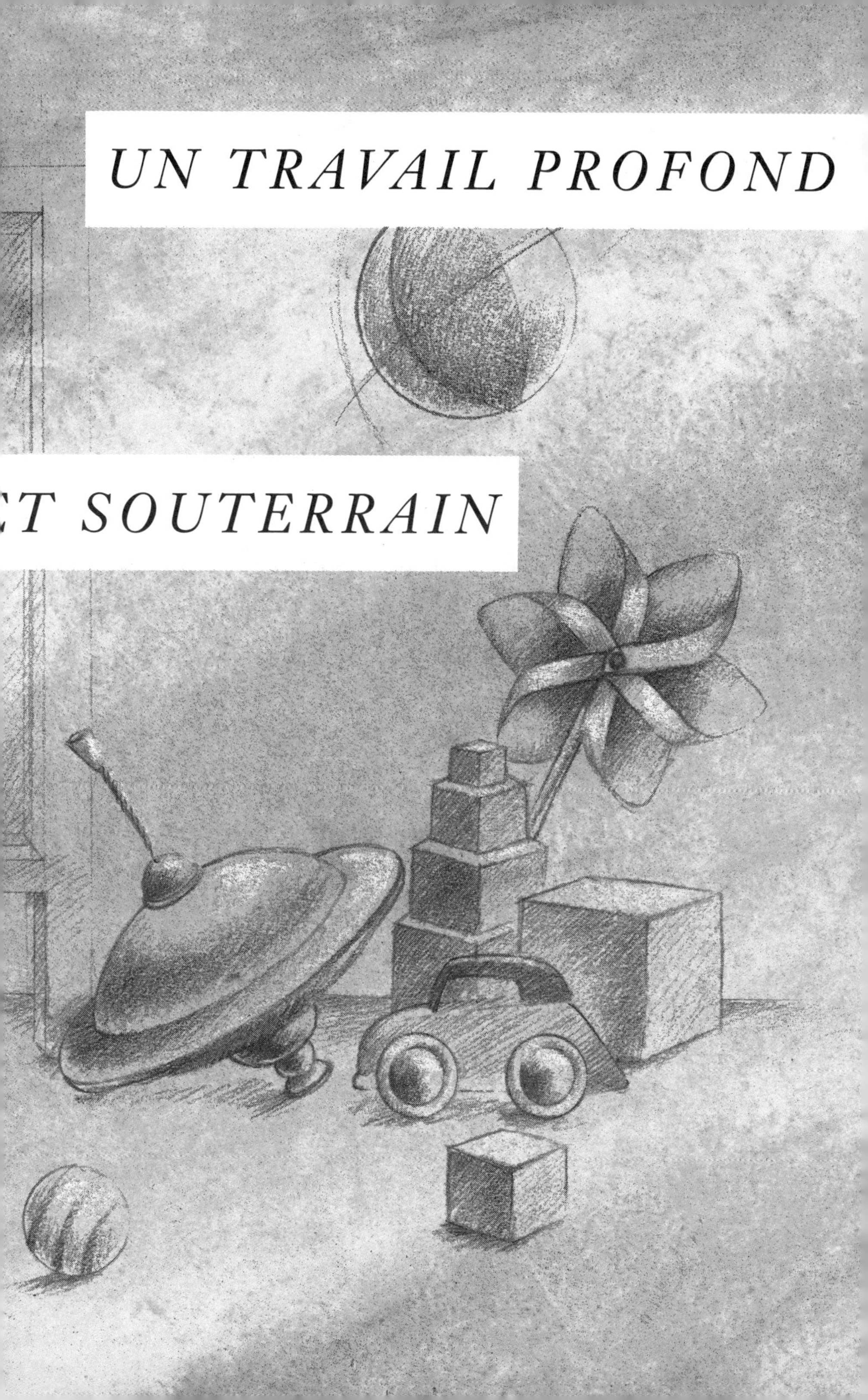

Les tâches quotidiennes et les innombrables gestes répétitifs ne résument pas, à eux seuls, ce que l'on produit ou ce que l'on met en place en élevant un enfant.

Tout cela se passe en effet dans un bain de langage auquel tout humain est immanquablement soumis et que l'enfant, dès les premiers instants de sa vie, investit autant, sinon plus, que la nourriture.

L'univers des échanges qui s'instaurent, avec et autour de lui, montre combien les faits, même les plus concrets, sont en étroite interaction avec son développement psychomoteur et l'édification de sa personnalité.

Comment y prêter garde, en tirer parti et ne pas rater les grandes étapes qui jalonnent ces vingt-quatre premiers mois, si on ne prend pas acte qu'on parachève en même temps pour soi-même un processus d'autonomie longtemps resté en suspens ?

C'est en cela que toute aventure de parentalité est une irremplaçable aventure de progrès.

Un travail souterrain et insoupçonné

La présentation du corps du nouveau-né, la description de son fonctionnement et le recensement méticuleux des soins qu'il nécessite ont décidément pris beaucoup de pages et occupé un bien grand temps. Ce n'est pas l'effet d'un hasard. Il s'agit d'un choix délibéré. D'un choix évidemment dicté par la quantité d'informations qu'il était important de donner, mais d'un choix qui s'avère correspondre à la manière dont sont vécus, par toutes les mères, ces premiers jours, ces premières semaines et ces tout premiers mois. Le temps réel, le temps de la montre, le temps logique, celui qui permet de dater et de situer les événements dans leur implacable succession, ce temps-là y est bien peu intervenu. Il n'a jamais réussi à s'imposer ou à servir de référence ou d'unité de mesure fiables. Certaines choses se sont passées si vite, alors que d'autres ont tellement traîné en longueur ! On en est parfois arrivée à ne plus très bien savoir où on en était à cet égard. L'horloge intérieure s'est révélée fonctionner de manière surprenante, inhabituelle, comme si elle avait renoncé, sans raison apparente, à donner une appréciation objective du temps. Un temps nouveau s'est du coup installé. Un temps différent, un temps plein, un temps rarement perceptible comme tel. Or, c'est ce temps nouveau, ce temps intérieur, qui s'est mis soudainement, sans même qu'on puisse s'en apercevoir, à faire loi. Si on veut en prendre une conscience plus aiguë, il suffit de se reporter au souvenir que l'on garde des toutes premières heures qui ont suivi l'accouchement : elles ont toujours paru bien plus longues, ou bien plus courtes, qu'elles ne l'ont été en réalité. La première nuit n'a-t-elle pas duré tout un siècle ? Il faut dire qu'il s'y est passé tant et tant de choses, qu'il s'y est brassé tant et tant de pensées, qu'alors même qu'elle finissait on s'est surprise à regretter la trop soudaine levée du jour. Puis ce furent les premières journées de tête-à-tête qui ont confronté à tant d'interrogations, à tant d'inconnues et à tant de maladresse qu'elles ont donné le sentiment d'une brutale maturation et d'un vieillissement étonnamment rapide.

Mais de cela personne ne parle et nul n'en avertit jamais la mère nouvelle. Le phénomène est généralement tu. Il arrive bien qu'on y fasse quelque vague allusion, mais, le plus souvent, il est soigneusement passé sous silence, comme si l'on ne pouvait rien en dire, comme si l'on ne devait rien en dire pour laisser à chacune le soin d'en faire une expérience solitaire. Cette attitude est regrettable, car le phénomène n'est pas plus banal que négligeable. Et on devrait lui accorder plus d'importance, ne serait-ce qu'en raison d'une forme de désarroi dans lequel il peut parfois, par-delà le fameux « blues » qui en est la manifestation initiale, faire « plonger » une mère en la conduisant subrepticement à une dépression plus ou moins grave.

Pourquoi cela s'est-il passé ainsi ? Pourquoi la perception du temps intérieur a-t-elle dû, si brutalement, se substituer à la perception mesurée du temps objectif ?

C'est parce que le travail qui s'est effectué ne s'est pas accompli dans la seule réalité. Il n'a pas concerné une aventure qui se serait inscrite seulement dans le corps. Il n'a pas été restreint au seul apprentissage et à la seule exécution de gestes nouveaux et indispensables. Il ne s'est pas résumé à la seule familiarisation avec le corps neuf et encore inconnu de ce bébé pourtant sien. Il s'est accompagné, tout au long de son effectuation, d'un autre travail, souterrain et secret : un travail intense, bouillonnant et insoupçonné de la pensée.

Et il ne s'est pas seulement agi de la remémoration, de l'appréciation et de l'intégration des moments que l'on a récemment été amenée à vivre. Il ne s'est pas plus agi de supputations autour de la vie nouvelle dont on a immédiatement senti combien on avait à devoir l'organiser — on ne s'est pas laissée envahir par le recensement sans cesse incomplet et sans cesse à reprendre de tout ce que l'on a compris avoir désormais à faire. Et on a certainement fait peu de cas de la nécessaire mise en place d'un programme d'activités ou de l'inévitable réflexion autour des changements que le quotidien serait dorénavant amené à introduire dans les rapports avec chacun. Ce qui s'est produit a été un travail d'une tout autre nature, un travail d'une tout autre consistance, un travail d'une tout autre dimension. Ce qui s'est produit a été un travail sans mots. Un travail sans contenu, un travail sans objet apparent, un travail sans direction précise. Un travail inattendu. Un travail imperceptible et dont on peut cependant affirmer à coup sûr qu'il a dû se dérouler, au vu des stupéfiants résultats qu'il produit sur la sensibilité aux événements et aux choses et sur la soudaine relativisation qui se met en place face à ce qui vient de l'extérieur : voilà un conflit ancien, jadis irritant, qui apparaît soudainement stupide et dénué de sens ; voilà un souci autour d'une dette jusqu'alors préoccupante qui s'allège sans que l'on n'ait rien fait pour cela ; voilà une question que l'on croyait sans importance et qui se met à être soudainement perçue comme cruciale ; voilà une longue relation chaleureuse qui sombre sans raison apparente dans la tension et dans la suspicion ; voilà des rapports problématiques avec telle ou telle autre personne qui cessent brusquement de l'être ; voilà un intérêt curieusement accru pour tel ou tel autre aspect de l'actualité ! Tout se passe comme si l'on assistait, de l'extérieur de soi, à un profond remaniement de la vision du monde que l'on avait eue jusque-là. Un remaniement dont on ne parvient pas à savoir pourquoi et comment on y est impliquée, un remaniement dont il n'est pas possible de dire si on l'a voulu ou pas, pas plus qu'on ne parvient à savoir comment il a pu se produire. On le constate. Après quoi on y résiste, pour finir par s'en laisser emporter : on se surprend alors à l'assumer avec une certaine véhémence en remettant en question des options et des attitudes qui avaient cependant bien longtemps prévalu.

La perception de la vie, même dans ce qu'elle a de plus banal et de plus quotidien, aura de fait complètement changé.

Tout sera désormais vu sous un angle différent.

C'est le résultat d'une véritable **mue** qui s'est produite et qui, en un tournemain, **a réussi à fabriquer au nouveau-né** un personnage à la stricte hauteur des exigences qu'il manifeste, un personnage à l'exacte proportion des besoins qu'il exprime : **une mère**.

Une mère qui comprend, par les modifications intérieures dont elle prend à peine conscience, qu'elle vient de franchir une étape de plus, une étape tout à fait importante dans sa trajectoire existentielle. Elle a soudainement cessé d'être ce qu'elle a été jusque-là et qu'elle croyait devoir ne jamais cesser d'être. Elle n'est plus seulement la fille de sa mère. Elle est devenue — ou redevenue, une fois de plus, quand il s'agit d'une naissance nouvelle dans une fratrie déjà constituée — mère à son tour. Qu'elle l'ait consciemment voulu ou pas, elle est désormais différente. Elle le sait, elle le sent. Même si elle sait n'avoir pas en réalité tellement changé, c'est tout de même une autre « elle », héritière de la précédente, qui perçoit ce qui lui arrive de nouveau. C'est exactement comme si l'ancienne « elle » avait cessé de vivre. Elle peut y penser sans le moindre regret puisqu'« elle », nouvelle, vient de donner corps à une nouvelle vie dont elle sait avoir désormais la charge. Cette mutation bouscule en elle, sans qu'elle en mesure tout à fait l'importance, la relation fondamentale qu'elle entretient — comme chacun — à la vie et à la mort. Et quel que soit le rang de son accouchement, elle fait, sans pouvoir toujours en saisir sur-le-champ l'importance, une authentique expérience de mort. Non pas une expérience de mort réelle, bien entendu, puisqu'elle est toujours vivante, mais une expérience de mort que l'on dit « imaginaire » — ce qui est toujours tout de même du registre de la mort ! Elle assiste à la mort d'une image. Elle constate en elle la mort d'une image d'elle qu'elle avait toujours eue jusqu'à cet instant précis de la mise au monde, jusqu'à cet instant précis où ses bras ont soudain ressenti le poids de ce qui lui rendait le ventre si lourd. Elle entérine la mort de cette image. C'est par cette expérience, entre autres, qu'elle accède à sa dimension nouvelle et qu'elle peut accepter cette dimension dans tout ce qu'elle implique.

Mais, à l'instant même où meurt en elle son « image » propre, elle est confrontée à la réalité du corps de cet enfant qu'elle a cependant « imaginé » de toutes sortes de manières des heures, des jours, des semaines et des mois durant. Accepter cette réalité telle qu'elle se présente requiert de sa part une prise de conscience exacte de sa propre place et de son propre devenir. Prise de conscience qu'elle n'aura peut-être pas toujours eu le temps, la possibilité ou le loisir d'élaborer : il lui aurait fallu pour cela prendre le temps de comprendre sans ambiguïté la nature de la relation à ses deux parents et avoir une idée précise de tout ce qui l'a suffisamment liée au géniteur de son enfant pour avoir accepté d'en être fécondée. Il lui aurait fallu en quelque sorte soit se soumettre volontairement mais passivement à un certain ordre des choses, soit avoir une conscience relativement claire de ce qu'impliquaient ses choix existentiels. On conçoit aisément que l'une comme l'autre des conditions est rarement remplie. Et si, malgré cela, elle assume comme elle le peut la mort de son image antérieure, elle peut parfois être tentée de vouloir la compenser en maintenant son enfant nouveau dans une stricte conformité à l'image qu'elle s'en était faite. Ce mouvement de recul et cette hésitation vont parasiter ses gestes ou faire le sol de sa maladresse et de ses interrogations. Pendant des mois et des semaines, avec une infinie patience et grâce aux multiples médiations dont on a vu et dont on verra encore le rôle, le bébé tentera alors de s'imposer à elle dans sa dimension réelle. Il essaiera, comme il le pourra, par ses cris, et l'ensemble de ses manifestations, de lui dire son existence réelle, telle qu'elle est. S'il n'y parvient pas rapidement, il aura tout loisir de multiplier les maladies et les troubles qui l'aideront à perpétrer lui-même le meurtre ultérieur de cette image qui ne lui convient pas. Mais, le plus souvent, il n'aura pas à aller jusque-là et il parviendra sans grande difficulté à faire entendre raison à sa mère. Parce qu'il a, justement, plus d'un tour dans son sac : rétif aux rythmes qu'elle croit pouvoir lui imposer, criant de façon inopinée, se réveillant la nuit, laissant parfois la moitié de son biberon ou émettant une selle liquide inattendue, quand il ne se mettra pas à lui faire de ces « sourires aux anges » qui la feront fondre de plaisir, rebelle et séducteur en diable, il l'entraîne dans un mouvement auquel elle s'abandonne volontiers en quittant, tôt ou tard mais sans regret, ses positions premières.

C'est cette lente mutation qui s'opère dans une dimension irréelle du temps. Elle est toujours et immanquablement habitée de tels phénomènes, imperceptibles au point de ne jamais pouvoir pratiquement affleurer à la conscience.

De fait, la réalité de la mère, qui doit s'accepter, se reconnaître et être reconnue dans sa dimension nouvelle, doit plus ou moins tôt — vaut mieux tôt que tard — s'accompagner de la prise en compte, par cette mère, de la réalité de son enfant. On aura compris que, pour bien augurer la suite des événements, **toute mise au monde doit**, en quelque sorte, **comporter une naissance double qui s'appuie elle-même sur une double mort d'image**.

C'est à la promotion d'un tel mouvement que prétend participer la suite de cet ouvrage en se proposant de renforcer les constats sans nombre que la mère est régulièrement amenée à faire dans la fréquentation quotidienne de son enfant autant que dans les impressions multiples qu'elle retire de ses visites chez le médecin de son enfant.

Car les médiations ne vont pas cesser de se multiplier, accueillant l'enfant dans sa véritable dimension : une dimension qui tend sans relâche vers une autonomisation de plus en plus grande.

Le développement psychomoteur

C'est par l'évolution de ses capacités motrices, et par celle des échanges qui en découlent, que le bébé, apportant à sa mère chaque jour un motif d'émerveillement, s'avère capable de créer chez cette mère la conscience de l'autonomisation vers laquelle il tend. Il faut croire qu'elle lui en est reconnaissante, puisque la narration des exploits qu'elle constate emplira les conversations qu'elle entretient avec un entourage empressé et friand de bonnes nouvelles, qu'il reçoit avec une curiosité ravie. On s'extasiera sur le calme, sur le caractère du sommeil, sur le premier sourire. On s'enquerra fébrilement des progrès accomplis : « Alors, il regarde, il comprend, il gazouille...? » On recensera les caractéristiques qui se dessinent progressivement et qui ne vont pas manquer de faire courir les langues : « Ce sera un volontaire, un obstiné, un casse-cou... » D'autres fois, on le dira « sentimental, romantique, sensible à la musique ou au bruit... » Au fond, toute cette humanité qui entoure un bébé et qui s'en laisse fasciner participe intégralement à son devenir. Elle le scrute, elle l'interroge, elle cherche en lui la trace d'un passé à jamais révolu et impossible à remettre en mémoire. Elle le fait sien, elle se l'approprie, elle espère pour lui et elle se projette en lui avec une naïve et touchante impudeur. A un personnage fou de sa pièce déjà ancienne, *Le Crapaud-buffle*, Armand Gatti fait pertinemment dire du bébé qu'il « participe à une multitude d'existences ».

La médecine n'a pas pu être en reste et elle s'est depuis toujours intéressée, quoique dans un autre style, à l'évolution de ce développement. Elle en a tracé les grandes étapes, conférant à ce méticuleux repérage, hissé au rang d'outil d'examen, le soin d'améliorer la surveillance de la santé du tout-petit — tant il est vrai qu'un développement régulier est rassurant autant sur l'harmonie des acquisitions progressives que sur la bonne santé physique dont il est la traduction. Il est cependant regrettable que les étapes décrites comme devant être franchies à des âges moyens statistiques aient été dévoyées dans leur signification au point d'être devenues des performances obligées et une sorte de véritable parcours du combattant que le bébé se doit d'accomplir sans faute, sous peine de déchoir de son statut merveilleux — avec ce qu'on peut imaginer de conséquence d'une telle déchéance ! Leur mention sur les carnets de santé n'a rien arrangé à cette dérive parce qu'elle leur a conféré la force de véritables critères sur lesquels se fonderont la sérénité ou l'inquiétude. Et pourtant — on ne le dira décidément jamais assez ! —, dans ce domaine comme en bien d'autres, c'est encore la variabilité, très grande, qui demeure la seule véritable règle ! Qu'un bébé ne tienne pas seul sa tête à 8 semaines n'a aucune signification particulière. Qu'il ne la tienne toujours pas à 4 mois a de quoi inquiéter — encore que cela puisse se voir —, mais, souvent alors, d'autres indices dont la valeur d'alarme est encore plus valable auront déjà attiré l'attention. Qu'un bébé ne soit pas capable de se tenir assis seul à 7 mois ne suffit pas à l'empêcher de marcher seul à 11 ou 12 ! Qu'il en soit encore à marcher à quatre pattes à 14 mois, alors que son voisin déambule depuis deux mois déjà, ne l'empêchera pas de pouvoir le rattraper et d'avoir une meilleure assurance que lui dans les quinze jours qui suivront ce constat. Autrement dit, **un critère isolé n'a aucune valeur** : il doit toujours être mis en relation avec d'autres critères, qui ne sont pas toujours appréciables par la seule référence à une fallacieuse *check-list*, telle que celles qui traînent dans maints ouvrages de vulgarisation. C'est une notion que je passe mon temps à essayer, non sans mal, de faire passer dans mon exercice professionnel.

DES INFORMATIONS QUI DÉSINFORMENT À VOULOIR TROP INFORMER !

Il est vrai que notre siècle, qui a voulu se placer sous le signe de la communication et promouvoir la convivialité, favorise l'étalage des performances en mettant chacun en devoir d'en accomplir ou d'en faire accomplir. On pourrait croire cette incitation sous la dépendance de la perception claire d'un monde féroce, dur, insécurisant et qui ne fait de cadeau à personne. S'il s'agissait réellement de cela et si on voulait seulement préparer son enfant à affronter une compétition à laquelle on le sait ne pas pouvoir échapper, ce ne serait que demi-mal ! Mais, en général, ce genre de préoccupation est très éloigné de ce qui se passe dans l'immédiat. Car, s'il en était autrement, on ne comprendrait pas que dans ce monde profondément insatisfaisant pour beaucoup on puisse continuer de procréer. Il semble que l'intérêt régulièrement porté aux performances de l'enfant renvoie plutôt au narcissisme des parents, qui tirent un plaisir aussi vif que suspect de chacun des progrès de leur enfant. Du coup, il ne manque pas de revue de vulgarisation, de livre ou de traité pour faire étalage des différents stades du développement et seriner, en guise de recette de réussite, que le bébé progresse d'autant plus qu'il est stimulé. Une pareille information, qui s'infiltre de tous côtés et de toutes sortes de manières, conduit les parents à essayer d'offrir à leur enfant de la stimulation à gogo. N'a-t-on pas prétendu pouvoir enseigner la lecture ou les mathématiques avant la fin de la 2e année ? Les ouvrages destinés à promouvoir de telles acquisitions ont aussitôt fleuri, en habile écho à autant de reportages sur des chérubins surdoués à en faire crever d'envie.

Or, ce n'est pas une petite affaire. Et ce n'est pas une histoire de mode contingente et sans conséquence. C'est un véritable drame. Car cela fausse gravement **une relation qui doit** — et peut ! — **se situer dans la souplesse et dans le simple bonheur de l'échange**. Entraînant un cumul de déceptions ou un excès de maternisation, de telles attitudes obèrent gravement la relation qui doit s'établir sur un tout autre mode. On aura surtout compris

SUR LE VIF

Le diagnostic de trisomie 21 (mongolisme) a été porté chez Benoît dès sa naissance par le pédiatre qui l'a vu immédiatement et qui, d'emblée, a évoqué à sa mère, dont c'était le second enfant, la possibilité d'un abandon ou d'un placement. La maman de Benoît ne s'est cependant pas laissé gagner par cette solution. Quand je la rencontre au 2e jour de la vie de son enfant, elle pleure beaucoup, raconte son attente et ses espoirs, dit sa déception. Mais en même temps elle s'élève véhémentement contre la solution qui lui a été proposée et dont on sait qu'elle est pourtant adoptée par nombre de familles. Elle parle longtemps, elle fait un tour d'autant plus achevé de la question que son enfant n'est porteur d'aucune des malformations qui peuvent grever l'avenir d'un bébé mongolien (malformations osseuses, cardiaques ou autres). Petit à petit, elle se fait une idée plus précise de l'élevage un peu particulier qu'elle a à entreprendre et elle se met à poser les questions habituelles que posent pratiquement toutes les mères.

Au fil des mois qui suivent, nous nous occupons de Benoît.

A 4 mois, il ne tient évidemment pas encore sa tête et, à 1 an, il ne tient pas encore assis, ou à peine. Mais sa mimique, ses sourires, son gazouillis et ses facultés d'échanges sont extraordinairement préservées. Hormis ce relatif mais important retard moteur dû à la trisomie, il ne diffère en rien d'un autre bébé et il évolue sans grand souci de santé, ce qui est d'autant plus méritoire chez lui qu'il est élevé en crèche et donc soumis à un milieu agressif et infectant.

Je le revois à 25 mois. Et c'est un véritable émerveillement pour moi. Il ne marche que depuis l'âge de 23 mois, mais il parle déjà. Et il fait mieux : il a acquis un très grand pouvoir de séduction, dont il sait admirablement jouer. Il court dans tous les sens, puis il vient en frôlant les murs se cacher derrière mon fauteuil pour m'interpeller : « Ouh ouh ! » Quand je rentre dans le jeu et que je le découvre, il se sauve à toutes jambes dans un grand éclat de rire ! Après quoi, il cache sous un des sièges son chiffon fétiche et me regarde, en m'invitant à le trouver et me faisant comprendre avec les gestes de ses bras et de ses mains qu'il ponctue d'un « pu ! » que l'objet a disparu. Je me prête encore une fois au jeu, je fais semblant de chercher, je fais semblant de tomber et de me trouver nez à nez avec la couverture : il s'esclaffe, ravi, va vite la prendre et se sauve à toutes jambes en riant à l'autre bout de la pièce.

→

Les séquences se succèdent sans arrêt et l'inventivité de ce bébé ne cesse pas de m'étonner tout au long de la consultation.

J'ajouterais qu'à bien des égards ce comportement se situe largement au-delà du comportement habituel des bébés de cet âge et qu'il est absolument inattendu, voire inimaginable, de la part d'un petit mongolien (même élevé en crèche). On ne peut le comprendre et l'expliquer que comme le résultat de l'acceptation immédiate et sans concession de la réalité de cet enfant par sa mère, qui a réussi à ne pas l'enfermer dans une image angoissante et toute faite qui aurait certainement fait de lui, en référence aux critères habituels, un enfant autrement diminué.

combien de telles conditions en viennent à contraindre le bébé et à l'enfermer dans une nouvelle image qui lui est aussi étrangère que celle à laquelle il n'aura pas cessé de vouloir échapper pour y avoir été enfermé avant sa venue au monde *(cf. encadré p. 373)*.

Plutôt donc que de guetter anxieusement les étapes ou les acquisitions, mieux vaut encore les recevoir comme elles viennent, s'en laisser enseigner et les intégrer dans ce qu'elles permettent de nouer avec l'enfant. La confiance qui lui est ainsi manifestée a, comme on pourra le voir, des vertus impulsantes parce qu'elle véhiculera vers lui un message d'amour et non pas un message de contrainte ou la menace de déchoir en cas d'échec.

Si l'on tient cependant à assouvir sainement une certaine curiosité, pourquoi ne pas plutôt tenter de comprendre comment les processus généraux de développement se déroulent à partir de la naissance ? On aura ainsi une perception plus large et fréquemment rassurante des faits auxquels on assiste.

UNE ORGANISATION PROGRESSIVEMENT PERFORMANTE

Un bébé vient au monde avec un véritable central de commandes, son cerveau, déjà passablement pourvu d'informations et prodigieusement riche de potentialités.

Or, tout — le développement sensitif, psychologique et moteur — démarre à partir de là. Autrement dit, si un bébé n'a pas eu plus de souffrance cérébrale pendant sa vie intra-utérine qu'il n'en a eu pendant l'accouchement — s'il a eu, par exemple, un Apgar à 10 à la naissance, ce qui est aujourd'hui l'occurrence de loin la plus fréquente —, on n'aura en principe aucun souci à se faire sur son développement ultérieur. Ce qui ne doit pas pour autant faire conclure qu'il est définitivement condamné à une vie amoindrie s'il a eu par hasard des problèmes de cet ordre : les potentialités du cerveau humain sont considérables — on ne le dira jamais assez ! Lorsque le scanner — qui, depuis quelques années, est tout à fait entré dans les mœurs — a été mis au point, un de ses premiers utilisateurs eut l'idée de l'essayer sur l'un de ses amis, professeur de mathématiques : quelle ne fut pas sa surprise quand il découvrit chez cet ami une considérable hydrocéphalie, qui réduisait la substance grise (cette partie du cerveau riche en cellules) à une épaisseur ridicule, qui ne s'était jamais manifestée par aucune souffrance et dont on n'aurait jamais pu imaginer qu'elle eût pu être simplement compatible avec une vie normale !

Venons-en donc à ce cerveau riche d'informations et de potentialités.

Il est formé d'une couche superficielle, la substance grise, qui est le siège le plus important du stock des cellules, et d'une substance blanche sous-jacente constituée par la réunion de toutes les fibres de conduction qui vont d'une cellule à l'autre ou d'un paquet de cellules à d'autres paquets de cellules. Sur le trajet de ces parcours, il existe des relais importants qui sont de grands centraux de communication, d'amplification ou de modulation des messages. Comme ces centraux, que l'on appelle des « noyaux » à cause de leur forme, sont eux-mêmes faits de cellules et qu'ils ont la même apparence grisée que la surface cérébrale, on les appelle des « noyaux gris ». Le cerveau est divisé en deux hémisphères : le droit qui reçoit les informations et donne les ordres à la partie gauche de l'ensemble du corps, et le gauche qui fait de même avec la partie droite du corps. Ce croisement des attributions étant la conséquence du croisement des fibres à la base du cerveau, croisement qui s'est effectué au moment du développement embryonnaire. La substance grise est divisée en différentes parties dévolues à différentes fonctions ou à différents organes. Ainsi la partie occipitale du cerveau est-elle dévolue à tout ce qui concerne l'œil (enregistrement des sensations, traitement des informations, conduction vers les aires de mémorisation, motricité du globe oculaire et des muscles de l'œil lui-même, etc.). De même y a-t-il, au niveau de la partie latérale médiane du cerveau gauche, une zone dévolue au langage, alors qu'une zone de la partie latérale médiane du cerveau droit est chargée de contrôler la motricité des appareils moteurs gauches, auxquels sont assignés des surfaces et des volumes spécifiques et dont le volume est directement en relation avec l'importance de l'organe commandé dans l'économie de l'individu. Chez tout adulte par exemple, la partie dévolue au pouce est très importante par rapport à celle qui est dévolue aux autres doigts. Mais la répartition et le volume de ces zones varient avec l'âge d'un individu, et d'un individu à l'autre. Ainsi la zone de commande des muscles des fesses ou des jambes chez un nouveau-né est-elle ridicule par rapport à la zone de commande des lèvres et de la bouche. Chez des individus parlant plusieurs langues ou pratiquant le chant, la commande des muscles respiratoires est importante ; de même, chez le pianiste, la zone de commande de l'annulaire est plus développée que chez un individu pratiquant par exemple l'haltérophilie et dont l'ensemble de la zone est organisée totalement différemment. De fait, cette aire de commande motrice est donc singulière à chaque individu et témoigne autant des effets des acquis et de l'éducation que de la plasticité d'une machinerie admirable de complexité et de possibilités.

D'autres aires de la surface cérébrale, les aires sensorielles, sont, elles, dévolues au seul recueil et à l'analyse des sensations perçues à partir des récepteurs de toutes sortes qui se trouvent disséminés sur toute la surface du corps. Là encore, on retrouve des hiérarchies et des variations identiques à celles que l'on trouve dans la zone dévolue à la motricité.

Ces aires, dans leur ensemble, communiquent entre elles et échangent sans relâche des informations par le biais de connexions qui se font entre les cellules appelées « neurones », lesquelles sont divisées en deux grandes catégories : les neurones moteurs qui donnent des ordres et les neurones sensoriels qui reçoivent et analysent des informations, alors que d'autres neurones-relais servent à filtrer et à moduler sans relâche l'échange des messages. Cette organisation, qui était déjà en place avant la naissance, va continuer de se complexifier en multipliant les connexions tout au long de l'existence, le processus ne s'arrêtant, sauf accident, qu'à la mort de l'individu.

Voilà ce qu'il en est de l'organisation très grossièrement survolée du cerveau de l'adulte.

Mais la poursuite et l'enrichissement de ce processus commencent le jour même de la naissance, dès l'instant de la venue au monde, grâce à un phénomène qui démarre alors et qui va durer pratiquement toute la durée de l'enfance jusqu'à l'âge de 12 ans : il s'agit de la **myélinisation** des fibres nerveuses conductrices d'ordres ou d'informations dont il a été fait mention succinctement plus haut.

Voyons d'un peu plus près comment se passent les choses et pourquoi le processus de myélinisation a tant d'importance.

Quand une information contenue dans un neurone doit être échangée avec un autre neurone, une jonction se fait entre leurs terminaisons respectives (appelées dendrites) par le biais de substances chimiques qui portent le nom de « médiateurs chimiques [1]». Pour une seule et même cellule, ces dendrites sont extrêmement nombreuses et constituent autour d'elle une véritable chevelure considérablement fournie. Cette cellule comporte, en outre, une sorte de câble terminal appelé « axone », chargé de conduire les paquets d'informations issues de la cellule vers d'autres cellules plus importantes, d'autres aires ou vers certains centraux. Pour avoir une idée plus nette de la conformation spatiale de cet ensemble micro-anatomique, on peut imaginer que, si on confère au neurone la grosseur d'une balle de tennis et qu'on le dispose au centre d'une pièce,

1. Quand je faisais mes études de médecine dans les années 60, on comptait trois grands médiateurs chimiques principaux : l'adrénaline, la noradrénaline et l'acétylcholine, et on commençait à peine à soupçonner l'importance de la sérotonine. De nos jours, une trentaine d'années après, on en compte, à mes dernières informations, plusieurs dizaines, voire plus d'une centaine !

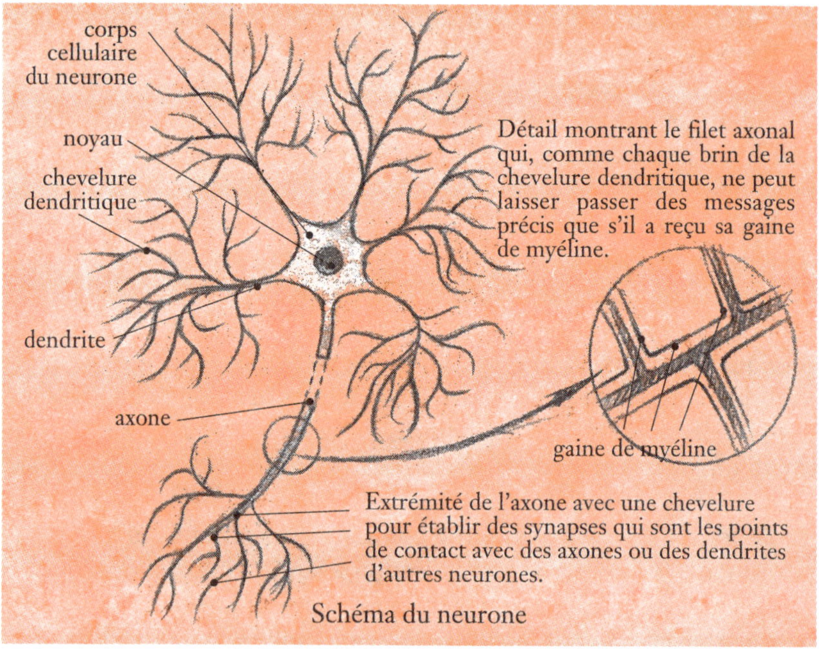

Schéma du neurone

l'ensemble du volume de cette pièce serait occupé par la chevelure des dendrites et l'axone issu de la balle de tennis mesurerait un peu plus de 1 600 mètres. Cette conformation explique qu'à l'intérieur du cerveau un circuit entre cellules n'excède jamais trois connexions, l'abondance considérable de circuits qui se créent sans cesse étant rendue possible par l'existence de centaines de millions de cellules plus ou moins disponibles *(cf. schéma)*.

On imagine volontiers qu'une telle précision dans des messages d'intensité infinitésimale doit être protégée pour échapper à l'interférence ou au parasitage par d'autres messages infiniment voisins. C'est la raison pour laquelle, jusqu'à la mise au monde, il ne passe dans de tels circuits qu'un courant minimal, relativement lent, destiné en quelque sorte à entretenir la perméabilité des circuits et à conduire les messages essentiels. Quand il sera nécessaire, dès la venue au monde, de permettre au bébé d'enrichir sa vie relationnelle, son recueil d'informations et ses échanges avec son environnement, il faudra que les fibres puissent conduire leur information de plus en plus rapidement et qu'elles soient pour cela mieux isolées les unes des autres. C'est ce que permettra leur engainement progressif dans cette substance grasse à la formule particulière qu'est la myéline. Cette gaine se forme, sans relâche, à la vitesse constante de 0,3 millimètre par jour. On conçoit que, comme le phénomène démarre à partir de la base du crâne, les fibres les plus courtes seront plus rapidement fonctionnelles que les fibres plus longues. C'est la raison pour laquelle le **développement moteur** se fait dans un sens dit **céphalo-caudal**, c'est-à-dire de la « tête » vers « la queue », autrement dit de la tête aux pieds. Ce qui explique que l'une des premières compétences du nouveau-né soit la maîtrise de l'ensemble des muscles du cou — ceux qui font pencher la tête en avant, en arrière, à droite et à gauche —, dont la tension permet, par le jeu d'équilibrage des actions, le maintien de la tête droite sur le corps lors de la station assise ou verticale par exemple. C'est uniquement encore pour une question de longueur de fibres que le bébé marchera bien longtemps après sa naissance. Et quand on combine, à cette myélinisation progressive, la nécessaire mise en place de relais de contrôle et de rétrocontrôle pour gérer ces nouveautés, on conçoit que certaines acquisitions puissent se faire encore plus tardivement.

La myélinisation permet donc un recueil plus intense d'informations, une plus grande fiabilité dans la conduction des ordres, et une plus grande richesse dans l'échange de messages entre les différentes aires.

Si elle permet de comprendre, de façon imagée et contingente, la manière dont évolue et s'accroît la sensorialité et la motricité du tout-petit, elle ne permet pas de saisir aussi directement la manière dont cet ensemble se met au service des échanges sociaux, du gain en compétences psychologiques et en possibilités d'échanges. Comment la tendresse, l'amour, les gestes et la sollicitude peuvent-ils participer à l'éveil d'un tout-petit, accroître ses compétences et lui conférer une vision plus aiguë du monde dans lequel il s'insère un peu mieux chaque jour ? C'est ce mystère qui fait le lit de l'angoisse et, heureusement aussi, de l'émerveillement parental. Sans nécessairement tomber dans l'abus, on peut cependant imaginer que l'incessante activité du cerveau puisse être modulée par une foule de substances chimiques — les fameux médiateurs chimiques — dont la nature et la fonction nous échappent mais qui seraient cependant sous la dépendance des échanges qui s'établissent entre le nouveau-né et son environnement. Rien n'exclut que de telles substances puissent avoir leurs propres récepteurs à la surface des neurones, récepteurs dont la saturation interviendrait sur le fonctionnement de ces neurones. Il y a à peine une dizaine d'années, on s'est par exemple posé la question de savoir pourquoi les drogués avaient à la morphine la dépendance qu'on leur connaît. Cette question a fait accomplir de prodigieux progrès à la biologie. On a en effet supposé que, si la morphine devenait nécessaire aux toxicomanes au point de les rendre prêts à faire n'importe quoi pour s'en procurer, c'était peut-être parce que leurs neurones ne pouvaient plus fonctionner normalement en son absence. On savait depuis longtemps par ailleurs que la morphine avait le puissant pouvoir de supprimer la douleur. On a imaginé que, pour ce faire, la morphine devait se fixer sur un site précis du neurone qui recueille la sensation de douleur et la transmet, suspendant l'activité du neurone tout comme le ferait un interrupteur. De cette notion de site et d'interrupteur, on est passé à celle de « récepteur », qui a bouleversé en particulier toute l'approche de la chimie cérébrale et celle de la biologie en général. Car, si de tels récepteurs existaient, c'était certainement pour pouvoir, selon les circonstances ou les nécessités, être vides ou remplis par la substance en question. Ce qui laissait supposer que l'organisme serait lui-même capable de fabriquer, sans le secours d'aucune intervention extérieure, de… la morphine ! Il ne restait plus qu'à le démontrer. Ce qui fut fait dans la foulée. Et c'est ainsi que l'on découvrit une série de substances qui furent appelées « endorphines » (bonne contraction de mo*rphines endo*gènes, c'est-à-dire fabriquées par le corps). L'existence de ces endorphines permit de comprendre comment une douleur, même des plus violentes, finit toujours plus ou moins vite par s'estomper. Sa perception est enregistrée dans un centre du cerveau qui la prend en charge et va déclencher la fabrication de ces substances que l'on venait de découvrir et qui vont éteindre progressivement l'orage déclenché par la cause de la douleur. Nul ne peut évidemment dire pour l'instant ce qu'est la molécule de la joie, celle de l'angoisse, du chagrin ou bien de l'enthousiasme, mais rien n'interdit de penser que cela sera un jour possible. Quand on pense aux progrès, pourtant purement empiriques, de la pharmacopée psychiatrique, on peut assurer les tenants des seules certitudes que leurs exigences seront bientôt satisfaites. Ce qui ne permettra certainement pas, et fort heureusement, de mettre tout à fait à plat ce qui se passe dans l'échange entre deux êtres et contraindra chacun à continuer de devoir faire avec la multitude de messages — certainement chimiques eux aussi — que son histoire aura déposée en lui. Il faut espérer, autrement dit, que l'on ne parviendra jamais tout à fait à maîtriser la connaissance de l'amour et celle des miracles qu'il accomplit.

Quand on a saisi les rudiments de ces mécanismes et que l'on en a pressenti la finesse, on a saisi l'essentiel. On peut comprendre pourquoi les faits dépendants directement des soins du corps et d'un développement programmé génétiquement peuvent à ce point interférer avec ce qui transite par les échanges. Le cerveau du bébé est comme une cire vierge à la surface de laquelle s'inscrivent sans discrimination les sensations et les perceptions de toute nature : ce sera un son, une odeur, une qualité de lumière ou une couleur qui seront enregistrés ; mais tout autant la sensation, recueillie d'une main qui traîne sous soi, de fesses mouillées, ou d'un bras coincé dans le repli d'une manche de pyjama, ou bien encore la conjonction de sensations diverses et concomitantes. Ces sensations et ces perceptions se stockent sans relâche, s'étalonnent, se classent et s'enrichissent en s'organisant sans cesse sous l'effet de messages d'une autre nature venus de l'entourage et de l'environnement ou commandés par des événements parfois fortuits. Pendant de nombreux mois, leur organisation ne trouvera pas d'autre traduction que le comportement moteur, les altérations ou les manifestations d'humeur qui affectent le corps. Puis, un jour, éclôt le langage articulé, la parole, plus directement compréhensible pour les adultes que nous sommes, qui tente de nommer, de dire, de désigner, d'analyser ou de synthétiser. Le langage est certes le propre de l'espèce humaine et il traduit, quand il survient, le fait que depuis sa naissance le bébé y est génétiquement préparé. Mais, avant qu'il ne puisse survenir et servir d'instrument d'échange supposé fiable, les manifestations physiques du bébé doivent être considérées — elles le resteront, d'ailleurs — comme l'une de ses formes, qui s'avère au demeurant fréquemment saisissable par ses proches et au premier chef par sa mère. C'est la raison pour laquelle il importe de respecter l'extrême variabilité de ces manifestations et de les recevoir dans une confiance dont tout démontre combien elle est toujours bien placée.

Le bébé est toujours marqué par la traversée de ce premier âge et en retire un enseignement qui influera au plus haut point sur sa vie ultérieure. On peut se sentir écrasé par la responsabilité que met en jeu cette affirmation, tout comme on a pu parfois se sentir effrayé par la violence d'une formule qui a servi de titre coup de poing à un ouvrage de vulgarisation et qui affirmait que « tout se joue avant 6 ans ». Cette formule est en réalité approximative et je la considère pour ma part comme tout à fait inexacte. Pour être plus rigoureux, on peut dire que tout est joué longtemps, bien longtemps, très longtemps avant cet âge. Pas seulement dans les premiers mois qui viennent d'être évoqués, pas non plus dès la naissance ou avant même la conception, mais longtemps avant encore, avant même que les parents d'un enfant ne se fussent rencontrés, n'aient grandi ou ne fussent eux-mêmes nés. On peut dire, à bien des égards, que le bébé qui vient au monde, s'il est remarquablement doué de facultés, apte à accomplir des performances et pourvu d'un équipement à la mesure de l'aventure qui l'attend, n'est rien de plus que le véhicule charnel d'une histoire qui fond sur lui du haut de sa plus lointaine généalogie et qui lui impartit l'ordre de la véhiculer sa vie durant, de s'en débrouiller comme il peut, d'y ajouter sa propre trace puis de la transmettre enfin à son tour. Cette vision, qui peut paraître plus effrayante encore que la formule qui a fait tant de bruit, n'a cependant rien de pessimiste, de sidérant ou de décourageant. Elle soutient que non seulement chaque humain se trouve dans cette condition, qui le définit d'ailleurs admirablement, mais qu'il en a un **besoin vital**. Car c'est précisément le contenu de cette histoire qui va transiter par les gestes, les paroles et tout ce qui a statut d'échange. Dans les années 60, un psychologue américain a pris le parti de forger une psychologie génétique hautement scientifique et fondée sur l'observation la plus neutre. Pour ce faire, il lui fallait un sujet d'expérience. Et comme il ne pouvait pas en disposer facilement, il s'est contenté de la fillette que son épouse venait de mettre au monde en décidant de recueillir minutieusement les indices de son développement. Il a décidé — comme des siècles auparavant Frédéric Barberousse — de l'élever le plus naturellement possible et à l'abri de toute interférence extérieure. Il l'a mise dès la naissance, nue, dans un parc, au milieu d'une pièce correctement chauffée, en lui assurant seulement les soins alimentaires et d'hygiène nécessaires à sa survie. Il a méticuleusement noté, jour après jour, chaque acquisition. Il n'a pas pu aller bien loin. Il avait, malheureusement, seulement réussi à faire de son enfant une psychotique, totalement et définitivement coupée du monde environnant.

Mais, dira-t-on, si tout est ainsi joué à l'avance, pourquoi intervenir et pourquoi tenter de faire quoi que ce soit ? Si une histoire dont on est strictement innocent vous donne ainsi rendez-vous inéluctablement avec l'échec le plus retentissant ou la plus belle des promotions, pourquoi tenter d'en contraindre le cours ou d'en favoriser le résultat ? Ne se retrouverait-on pas dans une optique de surdétermination dans laquelle les destins seraient ainsi fixés par une mystérieuse et inatteignable Providence ? Certainement pas ! A l'encontre du contenu de la toujours fameuse formule, cette vision du cours des choses est infiniment plus optimiste qu'on ne le croit. Car ce n'est pas pour rien qu'une histoire échoit à un être nouveau venu, s'en empare et en fait un de ses exécutants. Elle destine cet être neuf et dynamique à s'emparer d'elle et, au moyen des échanges qu'il entretient avec ses parents, à utiliser leur amour et à réinvestir la dignité nouvelle qu'il leur confère pour les tirer de leur paresse, secouer leur mémoire et faire resurgir, par-delà le temps, les faits et les émotions qui ont marqué cette histoire et qui en ont fait ce qu'elle a été. Or, non seulement tout cela est possible à chaque génération et à chaque naissance, mais c'est possible la vie durant et même par-delà la barrière des générations ! C'est la raison pour laquelle chaque naissance est une œuvre de progrès — la plus achevée qui soit — et chaque enfant une chance insoupçonnée pour ses parents et pour toute son ascendance encore en vie. C'est probablement pour cette raison d'ailleurs qu'on ne cesse pas de le faire, quelles que soient les conditions objectives de son accueil ! On l'installe comme une pulsation qui permet tôt ou tard de percevoir le lien entre le passé et l'avenir, inscrivant chacun dans le cours du temps.

Voilà pourquoi il importait tant de décrire le mécanisme de ce qui se passe au niveau du cerveau et d'insister sur l'importance de l'interférence des échanges dans l'organisation du développement.

On devrait se demander, à partir d'une telle vision des choses, ce qui peut pousser à tout de même se préoccuper, ne serait-ce qu'en les décrivant, des étapes du développement psychomoteur.

Cette description n'a pas en réalité d'autre visée que de faire en sorte que l'équipement initial ne soit pas trop gâché ou compromis dans ses potentialités par la précipitation et qu'il puisse collecter autant qu'il le peut sans être gêné par une impatience excessive ou des considérations injustifiées qui risquent de l'obérer parfois gravement. On sera alors amené à voir combien il existe de recoupements entre ce que la médecine relève, ce que la psychologie expérimentale met au jour et ce que la psychanalyse repère comme matrice des structures dont elle est amenée à traiter. On constatera qu'il s'en dégage des lignes de force qui peuvent être mises au service d'une pédagogie dont il sera question ultérieurement quand il s'agira de prendre en considération les conditions de l'éducation et de voir comment elles peuvent s'inscrire de manière cohérente dans un projet individuel.

QUELQUES PORTRAITS POUR SERVIR D'ILLUSTRATION...

LA PREMIÈRE ANNÉE

Pendant la 1re année, on assistera chez le bébé au développement d'un processus, essentiellement moteur, qui va le faire passer insensiblement, progressivement et irrésistiblement de la position couchée à la position assise, puis à la position debout, en le munissant de tout ce dont il aura besoin pour assumer sa fonction d'individu dressé : ainsi le verra-t-on acquérir le contrôle de son « tonus axial » (tout ce qui lui permettra de maîtriser les mouvements opposés entre les muscles de son dos et ceux du devant de son corps) pour finir par se lever et marcher. Cela ne l'empêchera cependant pas de glaner au passage quantité d'outils et d'informations destinés à l'ins-

crire harmonieusement dans son entourage et à établir avec cet entourage une relation d'échange qui impulsera son devenir ultérieur.

Agathe, 1 mois, couchée sur le dos et calme, a les poings fermés, les bras repliés contre le torse et les jambes semi-fléchies sur l'abdomen. Ses pieds reposent néanmoins sur la table. Ses membres inférieurs se laissent difficilement étirer quand on cherche à la mesurer et, à en juger d'après la résistance qu'elle oppose à ma manœuvre, j'imagine volontiers que l'on ait pu s'être trompé en la mesurant à la naissance : elle n'a tout de même pas pu prendre 7 centimètres en un mois ! Il n'est pas impossible que la taille de 48,5 centimètres qui avait été notée sur le carnet de santé ait été, comme cela arrive parfois, sous-estimée ; elle devait certainement faire 50 ou 51 centimètres.

Ses yeux sont bien ouverts. Ils paraissent embrumés, porteurs de toute l'interrogation que l'on peut supposer aux premiers humains s'aventurant hors des ténèbres de leurs cavernes. Ils sont immobiles : voilà déjà deux bonnes semaines qu'ils se sont fixés ainsi, quittant ce mouvement incessant et incoordonné (nystagmus) des quinze premiers jours, témoin de l'immaturité extrême des relais nerveux qui leur sont affectés. Ce qui ne les empêche évidemment pas de cligner quand ils se trouvent gênés par la forte lumière de la rampe éclairante. Ils paraissent grands. Ils le sont. C'est normal puisqu'ils ont déjà les deux tiers de leur volume définitif, ce qui est beaucoup pour une tête qui croîtra, elle, dans des proportions bien plus importantes. Rien d'étonnant à cela si on pense au fait que les yeux sont une partie extériorisée du cerveau. Comme pour cet organe noble, la nature a pris le soin de les faire au mieux, de les achever en quelque sorte, pour n'avoir pas à y revenir. Ils comportent tout ce qui leur est nécessaire. Leur croissance sera désormais minime et proportionnelle à la seule maturation de leurs composants (cristallin, humeur vitrée, etc.). A première vue, ils semblent inexpressifs, mais, si on s'approche tout près et qu'on les fixe en parlant et en caressant la tête, le regard s'éclaire alors soudainement. J'adore, je le confesse, ces instants que chaque nouvelle rencontre avec un nouveau-né m'offre comme un inestimable présent. Le temps se suspend pour moi et je me surprends parfois à n'avoir plus fait cas, de longues minutes durant, du monde environnant. Il me semble que mes yeux, rivés à ce regard, cherchent désespérément à sonder le secret de cette vie nouvelle. Toutes les promesses y sont contenues. Une si longue histoire y est déjà inscrite et l'avenir est encore tellement riche de ses promesses. Impénitent, j'oublie d'une fois sur l'autre mon échec, si bien que je m'adonne à une fascination renouvelée dont le miracle nourrit mon étonnement. Agathe paraît tout à fait comprendre que je cherche à entrer en contact avec elle. Elle voit, évidemment, et depuis longtemps ! Depuis le 5e mois de sa vie intra-utérine, aux dires des expérimentateurs qui ont remarqué que, si on illuminait fortement la paroi du ventre maternel, on provoquait une accélération appréciable des bruits du cœur fœtal et de brusques mouvements des membres, ce qui traduit fidèlement une réaction à la stimulation. C'est la raison pour laquelle elle n'apprécie pas beaucoup les lumières trop vives. Agathe peut rester les yeux grands ouverts dans l'obscurité, même la plus totale, répétant en cela l'expérience encore récente de ce qu'elle a vécu au sein du corps maternel. Elle préférera évidemment être photographiée avec une pellicule ultrasensible — ou être filmée au caméscope, qui n'est jamais incommodant — plutôt qu'avec un flash qui, au demeurant, gêne bien des adultes. Son acuité visuelle, c'est-à-dire le pouvoir qu'elle a de distinguer séparément deux points très rapprochés, est certes faible, puisqu'il est d'environ 1/20e, mais elle voit à peu près nettement à une distance de 8 à 12 centimètres. C'est pourquoi j'approche mon visage du sien, tout comme le fait une mère, quand je veux entrer en contact avec elle. Au-delà de cette distance, les images deviennent plus floues. Agathe ne voit pas seulement des formes, comme on pourrait le croire. Elle voit bien, et même très bien — les psychologues nous l'ont récemment appris — les images fortement contrastées. De plus, elle aime beaucoup voir et elle aime par-dessus tout regarder des choses variées et nouvelles : elle déteste la monotonie. On sait qu'elle voit bien les couleurs, et d'autant mieux qu'elles sont vives. Elle est depuis déjà pas mal de temps capable de suivre quelque chose qui attire son regard, facilement fasciné par les sources vives, en parcourant un arc d'espace d'environ 90° qui couvre la distance qui va du visage de sa mère, quand elle boit, à l'horizontale de son propre corps, ce qui embrasse largement le monde environnant immédiat. Elle a toujours, de surcroît, un regard net et expressif au cours de son repas, comme si elle développait alors le maximum de sa vigilance, à la manière d'un animal qui veille à ne pas se laisser surprendre et priver de sa nourriture. La mère d'Agathe semble d'ailleurs ne pas s'être privée de ce mode d'échange. Souriant de me voir m'adonner à mes manœuvres d'approche, elle me dit combien souvent il lui arrive de ne pas voir le temps passer, tant elles se parlent toutes deux, elle avec ses mots et Agathe avec une palette étonnante « d'expressions du regard à nulle autre pareille ». Rien d'étonnant à cela, car Agathe reconnaît parfaitement sa mère. Elle n'a pas manqué d'enregistrer les traits de son visage quand ces traits sont venus se conjoindre, dès la naissance, comme nous le savons maintenant, au goût du lait, à l'odeur, à la voix et aux gestes de cette mère. La vision s'est alors révélée être pour elle le sens synthétiseur par excellence, celui qui condensait un savoir minime mais essentiel puisqu'il constituait jusqu'à la naissance sa seule expérience de la vie. Il n'y a rien d'étonnant à ce qu'elle en ait pris son parti, qu'elle l'ait à ce point investi et qu'elle en ait tiré cette surprenante faculté d'association. Pendant encore de nombreuses semaines, en quelque circonstance que ce soit, elle cherchera à sentir avec tous les sens à la fois, pour renouveler l'expérience de connaissance toute première de la vie que lui ont apportée ses premiers contacts avec sa mère. Aussitôt venue au monde, elle s'est en effet montrée capable de reconnaître par la vue, au milieu d'autres, une sucette ronde à relief qu'on lui avait mise dans la bouche sans la lui montrer. Et quand, pour parfaire la démonstration, on a usé d'une sucette de même conformation, mais lisse cette fois, elle a encore été capable de la reconnaître avec une grande assurance : les renseignements qu'avaient recueillis les seuls corpuscules tactiles de sa langue et de ses lèvres se sont avérés suffisants pour attribuer aux différentes sucettes leurs caractéristiques subodorées puis repérées ensuite par la seule vue. A cet égard, Agathe nouvelle-née n'a rien à envier à nos performances d'adultes. Aussi, sur le plan visuel, va-t-elle passer ses premières semaines à enregistrer une quantité considérable d'images variées qu'elle va ensuite s'évertuer à emmagasiner, classer et archiver — probablement en partie pendant son sommeil — comme on le ferait dans n'importe quelle photothèque. Durant toute sa vie ultérieure d'enfant, elle ne cessera pas d'enrichir sa collection et ce que l'on pourrait appeler sans commettre d'abus, en ce domaine comme en bien d'autres, une banque de données. C'est quand elle aura appris à se servir de cette banque qu'elle mettra en place aussi bien une possible mémorisation que les mécanismes de la reconnaissance.

Ce qui se dégage de plus important de ces notions encore récentes, c'est que, comme tout nouveau-né, Agathe est remarquablement pourvue de moyens d'apprentissage qu'elle met en branle dans la plus grande discrétion et avec une assurance qu'on ne lui soupçonnait pas le moins du monde il y a encore une vingtaine d'années.

Si je la retourne pour la coucher sur le ventre, elle se retourne en bloc. Tout comme elle demeure recroquevillée et en bloc quand je l'empaume, la prenant sous le ventre, pour la poser ainsi et l'ausculter dans le dos. Elle garde ses membres inférieurs repliés sous elle et ses bras pliés contre le tronc, soumise qu'elle demeure encore à son inscription dans la position fœtale. Si je la laisse ainsi, elle est capable, au bout d'un petit instant, de relever la tête, comme pour chercher à dégager son nez ou à se trouver, en cernant bien le problème, une position plus confortable.

Si je la remets sur le dos et que je la tire par les mains, je vais pouvoir la redresser. Il me suffit de lui glisser les index dans les paumes pour la suspendre et la voir s'y agripper avec une force que son poids ne fera pas céder. Je commence mon mouvement de traction : sa tête demeure en arrière jusqu'à ce que son tronc soit presque parvenu à la verticale ; elle se redresse alors, reste droite, alignée sur le tronc, une fraction de seconde, pour finir par tomber brutalement en avant, entraînant avec elle le tronc (ce qui arrache un cri surpris et craintif à sa mère jusque-là mutique et attendrie).

Pour ramener un peu de détente dans l'atmosphère, il me suffit de glisser par-derrière les doigts sous les aisselles d'Agathe et de la soulever pour lui mettre les pieds en contact avec le plan d'examen. La voilà qui amorce sa marche automatique et avance un pied après l'autre, sans hésiter ou se tromper, allant même jusqu'à grimper sur la serviette repliée qui fait office de marche et qu'elle franchit allègrement.

Notre contact, cette forme singulière de conversation que nous avons instaurée, se poursuit. Agathe se prête sans rechigner aux gestes du reste de l'examen, aussi long soit-il. Elle ne pleure pas. Elle ne manifeste aucune impatience. Je lui effleure la bouche au passage : ses lèvres, instinctivement, tentent de saisir mon doigt en ébauchant un geste de succion. Si mon contact passe d'une commissure à l'autre, j'obtiens le même résultat. Et encore le même si je chatouille la lèvre supérieure ou le haut du menton. La bouche est sensible dans ces quatre directions. Je peux reconnaître, à l'intensité de la réaction, si Agathe a faim, ce réflexe dit « des points cardinaux » et faisant partie des réflexes archaïques disparaissant dans l'état de satiété. Il est pour chaque mère facile à rechercher et permet de savoir si les cris d'un bébé sont dus à la faim ou à une autre cause. Agathe recouvre néanmoins une autre attitude et son visage semble nettement se détendre quand elle retrouve les bras de sa mère qui continue de lui parler. Agathe connaît toutes les langues du monde. Toutes sans exception. Agathe adore entendre parler et, ce qu'elle apprécie par-dessus tout dans le langage comme pour le spectacle offert à sa vue, c'est, là encore, la variété. Il a été montré qu'elle identifiait les phonèmes par leurs voyelles et qu'au bout d'un certain temps elle se lasse d'entendre indéfiniment des séries de « lo », « mo », « bo », « to », « ro », etc. Mais, alors même que, soumise à l'expérience, elle aura renoncé à prêter un quelconque intérêt à une nouvelle série de sons du même ordre, son attention se réveillera soudainement si on glisse un « mi » ou un « ri » dans la série monotone des sons émis. Au milieu de cet ensemble de sollicitations sonores si diverses, elle reconnaît cependant à la perfection la voix de sa mère ; elle est capable de la distinguer de toutes les autres voix de femmes qu'elle entend et elle est même capable de fournir un certain travail pour avoir le plaisir de l'écouter. Ce qu'elle reconnaît de mieux dans cette voix, ce n'est pas le timbre, la tonalité ou la tessiture, c'est la mélodie qui en est toujours singulière et plus spécifique encore que des empreintes digitales. Si, par exemple, on fait dire à sa mère une phrase à l'envers, ce qui brise la mélodie,

Agathe ne reconnaîtra plus la voix qui lui est si chère et elle y demeurera indifférente. Il faut dire que la mélodie est portée par les basses fréquences du spectre vocal et que ce sont ces basses fréquences qui, amplifiées par les bases pulmonaires, ont réussi, pendant la vie intra-utérine, à franchir la barrière de la matrice et celle du liquide amniotique pour parvenir jusqu'aux oreilles et s'inscrire dans les aires sensorielles du cerveau. Ce constat démontré à cet âge précoce avait déjà été mis au jour de diverses manières, en particulier par une expérience faite sur des bébés de 3 mois (cf. p. 50) qui montre combien le bébé entre lui-même dans le langage par le biais de la mélodie (ce qui laisse augurer de sa sensibilité à la musique).

Les compétences d'Agathe ne s'arrêtent pas là : on imagine aisément qu'elle possède des facultés gustatives qui sont déjà passablement organisées autour des saveurs fondamentales que sont le sucré, le salé, l'amer et l'acide. Elle est capable de discriminer parfaitement. On s'étonne cependant, parfois, de la facilité avec laquelle des bébés sont capables d'absorber des laits artificiels qui peuvent leur être prescrits pour des raisons de santé et qui ont un goût infect — autant que nous puissions du moins, nous adultes, en décider. Il faut croire que la faim est plus forte que le plaisir gustatif et que ce qui peut convenir à un corps souffrant est reconnu à coup sûr et adopté sans hésitation. Un peu comme si l'instinct de survie primait et que le corps s'accommodait de ce qui lui convient en passant par-dessus les caractéristiques gustatives. Dans les années 60, au moment où nous commencions à comprendre quelque chose à certaines intolérances alimentaires, nous avions été conduits, faute de mieux, à devoir nourrir des bébés en excluant certains corps élémentaires contenus dans le lait et autres aliments et qui risquaient de les tuer. Je me souviens que, munis des tables de composition des aliments, nous fabriquions des mixtures infâmes avec de la sardine à l'huile, de la poudre de soja et autres ingrédients. Le mélange que nous obtenions nous levait le cœur mais nos nouveau-nés s'en accommodaient et poussaient, à notre grande satisfaction, en forçant notre admiration pour leur stoïcisme.

L'olfaction d'Agathe n'est guère moins performante que son goût. Bien au contraire. Elle l'est au point de lui permettre de discriminer l'odeur de sa mère de toutes les autres odeurs et de la reconnaître sur un linge que cette mère aura porté. Cette faculté qui ira en se radicalisant explique pourquoi, plus tard, cette mère rencontrera de grosses difficultés quand, par souci d'hygiène, elle aura à cœur de laver le fameux chiffon objet transitionnel.

Mais ce n'est pas tout encore. Car les constats cliniques que l'on fait ne sont que la partie émergée d'un véritable iceberg. Si on cherche à aller plus loin — et ce fut le mérite du travail accompli ces vingt dernières années —, on s'aperçoit que les performances d'Agathe âgée d'à peine 1 mois, ses « compétences », comme on a appris à le dire, s'étendent bien au-delà de celles qu'on lui concède ou qu'on lui concédait, et que la plus importante d'entre elles réside dans sa capacité d'apprendre. On ne peut pas s'en apercevoir parce que l'expression de ces compétences est considérablement gênée par une grande diffusibilité de l'influx nerveux qui créerait des formes de parasitage désagréables. On a déjà évoqué les travaux de Grenier (cf. p. 89), qui a montré qu'il suffisait de bloquer la nuque du bébé et de la soulager du poids de la tête pour permettre à ce bébé de déployer une sensibilité tactile étonnante et de faire une foule de choses dont on ne le supposait pas capable avant des mois et des mois. C'est comme si, derrière Agathe, se cachait une autre Agathe, silencieuse, discrète, voire secrète. Il semble, à évoquer de tels faits, qu'elle aurait une forme de « conscience » de son état avec une recension toujours à jour et quasi parfaite de ses possibilités comme de ses limites. Ce serait sa manière à elle de négocier sans relâche avec son environnement. On en a une illustration, qui se situe à un autre âge certes, mais qui a le mérite de montrer encore plus clairement ce dont il s'agit. Pendant des décennies, on a affirmé que le bébé n'avait pas l'idée de la « permanence de l'objet » avant un certain âge. Pour l'illustrer, on présentait à un bébé de 7 mois qui avait faim un biberon plein. Il se précipitait dans sa direction, il s'en saisissait naturellement et se jetait dessus. On le lui retirait alors et on recommençait l'expérience en mettant, en sa présence, un cache sur le biberon. Il restait indifférent au biberon qu'il avait pourtant vu l'instant d'avant. On en concluait qu'il pensait certainement que le biberon avait disparu et qu'il ne pouvait pas l'imaginer présent dès lors qu'on l'avait masqué à sa vue. Cette opinion a prévalu et a fait loi des années durant. Puis, un jour, un autre expérimentateur reprit l'expérience. Mais au lieu de se contenter de la renouveler, il la redoubla d'une autre qui avait le même but tout en utilisant d'autres moyens. Il mit en place sur le biberon un cache transparent. Autrement dit, le biberon demeurait visible mais il était recouvert d'un objet qu'il fallait ôter. Il s'aperçut que le bébé n'enlevait pas plus le cache et ne prenait pas plus le biberon, qu'il continuait cependant de voir. Il mit en place alors une caméra à infrarouges (qui peut filmer dans l'obscurité) et il se contenta d'éteindre la lumière. Il vit alors sur le film que le bébé, dans l'obscurité, se saisissait du biberon. Il en conclut que la fameuse « permanence de l'objet » était bien acquise à cet âge, mais que le bébé, conscient de ne pas pouvoir ôter l'obstacle entre le biberon et lui-même, renonçait à l'objet de son désir, alors qu'il était capable d'aller s'en emparer dans l'obscurité, qui ne constituait pas, comme le cache, un obstacle matériel au-dessus de ses forces.

Il n'est pas question, avec l'étalage de tels faits, de seulement s'adonner à une forme d'émerveillement, au demeurant toujours insuffisant, autour du bébé. Il s'agit simplement de le reconnaître comme étant doué d'une sensibilité et de facultés de perception qui doivent nous le rendre plus proche et dès lors non seulement aimable mais respectable. On n'en est plus à pouvoir lui imposer la torture des manipulations censées le rendre plus conforme à notre esthétique d'adulte ou à lui infliger le langeage serré issu d'une totale méconnaissance de ses caractéristiques. Ce sont tout de même de telles notions qui, pénétrant peu à peu un public de plus en plus large, ont considérablement modifié les modalités d'accueil des bébés dans les crèches, garderies, dispensaires et autres établissements de soin en faisant disparaître l'hospitalisme, cette maladie singulière et grave qui affectait jadis les bébés hospitalisés qu'on laissait seuls, auxquels nul ne s'adressait et à qui on coinçait le biberon contre l'oreiller au moment des repas. Il est vrai qu'un phénomène de surinvestissement avec des travers presque aussi graves risque de s'installer. On sera conduit à en traiter ultérieurement, mais peut-être faut-il en voir l'éclosion comme un excessif retour de balancier cherchant sa position d'équilibre.

Revenons à Agathe. Par-delà ces faits, perceptibles ou exploitables expérimentalement, elle est soumise sans relâche à quantité de messages informulés et inconscients que sa mère lui transmet par les gestes qu'elle accomplit à longueur de journée sur son corps, dans la succession de soins qu'elle ne cesse pas jour et nuit de lui assurer. Or, de tels gestes, qui transitent par une surface cutanée à la sensibilité extrême et avide de caresses, ne sont pas anodins. Ils lui sont, comme on l'a dit, tout d'abord indispensables. Mais ils contribuent par-dessus tout à enrichir son information et à lui conférer une idée plus juste de sa place et de la tâche que ses parents lui ont, à leur insu, imparti dans l'existence — on en a déjà fait mention. Contentons-nous de souligner qu'ils se poursuivront tout au long de son élevage et qu'ils auront le même impact quel que soit l'âge auquel ils surviennent. Agathe, à cet égard, n'est pas logée à une autre enseigne que les autres enfants dont il sera question dans la galerie de portraits qu'elle inaugure.

Bertrand, 2 mois, a déjà pris un volume appréciable. Ses bras et ses cuisses se sont un peu étoffés. Son visage s'est un peu arrondi. Il est dans l'ensemble un peu moins raide qu'il ne l'était le mois d'avant, encore que ses coudes et ses genoux gardent une certaine tendance à ne pas trop s'éloigner de la masse du corps. Le souvenir de sa position intra-utérine semble s'être un peu estompé sans avoir toutefois disparu et on éprouve un peu moins de difficultés à l'étendre entre les extrémités de la toise.

Quand on l'assoit en lui tirant sur les bras, sa tête ne demeure plus aussi molle en arrière et, quand on approche la verticale, il la relève volontairement et ne la laisse plus tomber en avant aussi brutalement. C'est que les muscles les plus courts de la nuque, qui ont déjà été innervés, enregistrent désormais des sensations, les transmettent, reçoivent des ordres en conséquence et commencent à contrôler quelques-uns des leviers articulaires qu'ils ont sous leur commande. C'est pourquoi Bertrand, mis sur le ventre, parvient à mieux décoller la tête du plan et parvient même à la soulever. Encore que j'aie vu, juste avant lui, un **Bernard** du même âge qui parvenait déjà, lui, à pousser sur ses mains, à se soulever et à presque dresser tout à fait la tête. Mais Bertrand a tout de même fait mieux que Benoît, son presque jumeau, qui est resté passif et qui a à peine tenté d'étendre ses jambes. Chacun des trois, mis debout, a cependant eu le dos qui s'est arrondi encore et la tête qui a piqué du nez. Leurs réflexes archaïques demeurent encore vifs et présents. Mais ils n'arrachent plus de cris d'émerveillement : on s'y est habitué ! On s'habitue à tant de choses ! Il faut croire que l'humain doit être facilement enclin à adopter un comportement désabusé ! C'est peut-être sa manière d'impulser sa descendance à la conquête de son espace vital.

Le regard de notre petit déjà-plus-du-tout-héros est en tout cas bien moins flou qu'il ne l'était le mois d'avant, ce qui le fait paraître plus présent et presque concerné par ce qui se passe autour de lui. Il continue d'être incommodé par la lumière mais il a appris à s'en défendre en fronçant les sourcils comme nous le faisons nous-mêmes pour aider notre pupille à se rétrécir. Ce qui ne l'empêche pas de se laisser impressionner par l'univers ambiant et d'explorer tout ce qui s'offre à sa vue, grappillant sans arrêt dans tout ce qu'embrasse son regard. Sa mère avance timidement qu'elle l'a parfois surpris à regarder intensément certains objets tout proches. Ce qui est certainement exact. Tout comme Agathe, il semble avoir compris que ce qu'il capte ainsi par le regard s'inscrit pour lui dans le droit fil de cette expérience de la vie qu'il a faite quand il a découvert le visage de sa mère reconnue par les autres sens. Tout l'intéresse en effet et il se tourne volontiers vers une lampe qu'on allume ou la fenêtre de sa chambre qu'on ouvre. On croit qu'il sait déjà coordonner un bruit avec sa source qu'il cherchera du regard. De fait, il ne sait pas les disjoindre ; il ne le peut pas puisque, pour lui, les afférences doivent absolument être conjointes pour être acceptables. Et on comprend qu'il soit troublé s'il est mis artificiellement dans des conditions différentes. Si sa mère, devant lui, ouvre la bouche et parle sans émettre de sons, alors qu'un magnétophone, derrière lui, diffuse sa voix, il est d'abord surpris, puis, rapidement, il tourne la tête pour voir d'où vient le son. Il regarde alors sa mère et fait ainsi une série de mouvements d'aller-retour où se marque son étonnement et où pointe déjà ce qui ressemble à une angoisse, comme s'il lui fallait impérativement garder l'ensemble de ses perceptions sous le boisseau de sa vue. Ce n'est pas un luxe. Souvenons-nous qu'il est entré dans la perception du monde environnant en associant la vue de sa mère à tout ce qu'en percevaient ses autres sens. Chaque rapport qu'il instaurera au moindre objet passera longtemps pour lui par les informations qu'il en retirera au moyen de tous ses sens sans exception. C'est pourquoi on le verra, plus tard, se saisir de l'objet pour le porter à son nez, à sa bouche, le retourner dans toutes les directions, se le passer de main en main sans jamais cesser de le regarder. Nous verrons cependant comment et de quelle manière la hiérarchie qui place la vision au sommet des différents sens va être, à un moment crucial, remise en cause, pour ouvrir la voie à un enrichissement de l'expérience.

Bertrand n'a pas encore acquis une vision binoculaire stable (celle qui associe en une seule les deux images, différentes, captées par les yeux), bien qu'il ait depuis peu amélioré sa faculté de distinguer le plat du volume. C'est la raison pour laquelle il arrive qu'on le voie encore parfois loucher (c'est à la fois comique et touchant !). Ce strabisme ne doit jamais inquiéter ; il n'a pas d'autre signification que celle de traduire les tentatives maladroites des muscles des globes oculaires de faire coïncider les images reçues. On ne s'en inquiétera que s'il continue de survenir après l'âge de 4 mois (cf. p. 741).

Bertrand, tout comme le faisait Agathe, réagit évidemment aux visages souriants, à la parole, à la caresse et à tout ce qui porte trace de la recherche d'un contact avec lui. Il y répond parfois par un sourire, qu'il peut déclencher à volonté depuis quelques jours et qui n'a plus rien à voir avec le fameux « sourire aux anges » que l'on constate parfois chez le bébé qui s'endort ou qui est repu — sourire qui traduit la satisfaction de la réplétion et de la paix des organes internes et qui survient toujours quand les yeux sont fermés. Mais Bertrand, généreux, va ajouter à sa panoplie communicative un gazouillis nouveau contenant principalement des voyelles *(a, e, o, u)*, dont sa mère signalera qu'il s'y adonne de plus en plus fréquemment et d'autant plus volontiers quand elle lui parle et qu'il semble vouloir lui répondre en ouvrant et en fermant la bouche, comme pour entrer lui aussi dans la conversation. Ce fait ouvre la voie à une hypothèse de travail intéressante sur la récente augmentation de la survenue de régurgitations chez le tout-petit. Il n'est pas impossible qu'un bébé surstimulé sur le plan de la communication verbale soit tenté de mettre plus que ces simples voyelles dans sa bouche et ne soit enclin à y ramener du lait. Après tout, le mécanisme du mérycisme[1] ne procède pas de phénomènes différents. On imagine volontiers que le bébé, fortement inscrit dans une préoccupation maternelle intense, en vienne à y répondre de cette manière. Le Dr Risse, pédiatre à Sens, m'a dit avoir observé que les bébés vomisseurs vomissaient bien moins chez leur nourrice que chez leur mère. Il en concluait que, s'il en était ainsi, c'était probablement parce qu'ils avaient bien moins à « dire » à leur nounou qu'à leur maman. Quand on pense à l'efflorescence récente des pathologies liées au reflux gastro-œsophagien (cf. p. 722) et à la considérable pharmacopée qui s'y rattache, on reste rêveur devant les éventuels excès d'une communication malaisée mais surinvestie. Les émissions vocales qui sont rapportées n'ont en tout cas rien à voir avec des imitations. Elles peuvent survenir chez des enfants aveugles qui ne voient pas leur maman et même chez les enfants sourds, comme j'ai pu le remarquer quelques semaines auparavant chez une petite **Béatrice**, ce qui a retardé mon diagnostic et l'établissement des soins qui doivent être apportés extrêmement tôt en la matière. C'est d'ailleurs pour cette raison que l'on a multiplié, ces derniers temps, dans certaines maternités, les tests instrumentaux de dépistage précoce de déficit auditif et qu'on les effectue dans les tout premiers jours. Car le diagnostic de surdité reste difficile à porter cliniquement dans le premier âge, tant le désir de communication des bébés est grand : on ne peut pas être sûr de leur réaction à la voix parce qu'elle se combine étroitement à leur perception de la mimique, selon la logique qui les contraint à toujours conjoindre leurs informations sensorielles ; on ne peut pas non plus se fonder sur le fait qu'ils semblent réagir au

1. Cette maladie typiquement psychosomatique survient entre 3 et 7 ans : l'enfant ramène de manière quasi contrôlée et volontaire le contenu de son estomac dans la bouche pour le mastiquer longuement à nouveau, à la façon des ruminants. Quand on travaille avec ce genre d'enfants, on se rend compte qu'ils « ruminent » effectivement des choses qu'ils n'ont pas réussi à dire.

bruit de pas de leur mère qui rentre dans leur chambre parce qu'on les sait particulièrement sensibles aux variations de luminosité entraînées par le jeu des ombres. En cas de doute, on se trouve conduit à rechercher un « réflexe cochléo-palpébral » : hors de la vue de l'enfant et à distance de lui, on produit un bruit métallique très fort (en frappant violemment, par exemple, un ustensile métallique avec le manche d'un marteau à réflexes) ; l'intensité du bruit provoque normalement un brusque et vif clignement des paupières. Il est amusant de constater qu'une agression de ce type, tout comme la production d'un geste spectaculaire ou celle d'un courant d'air intense, entraîne automatiquement l'occlusion oculaire. C'est comme si la protection de la vue, dont la mise en route est strictement contemporaine de la venue à la vie et qui acquiert le statut de synthétiseur de l'univers perceptuel, était une des première mesures de sauvegarde de l'individu : protéger ses yeux, par un tel réflexe inné, avertirait d'un danger qui nécessitera peut-être la mise en branle d'autres mécanismes de protection de la vie.

Charlotte, 3 mois, a déjà une délicatesse de formes et une joliesse toutes féminines, rehaussées par un vêtement dans lequel sa maman a pris le soin de glisser quelques rubans et broderies. D'aucunes, véhémentes, auraient certainement déploré, il y a quelques années, qu'elle soit de la sorte et si tôt conditionnée à un destin construit de toutes pièces par une société qui aurait un intérêt suspect à « fabriquer » la femme. Il suffit pourtant de saisir l'intensité du regard qu'elle échange avec sa mère pour mesurer l'importance de cette initiative dans leur double destin.

C'est un véritable jeu de miroir dont il s'agit. Un jeu de miroir qui facilite, un peu trop peut-être en l'occurrence, une projection avec laquelle il sera peut-être difficile plus tard pour un père, puis un mari, de composer. La mère de Charlotte me dira son saisissement de constater la ressemblance de sa fille avec elle-même et avec sa propre mère, dont elle est fille unique… Poupées russes qui se désemboîtent …

Il ne faut cependant pas croire pour autant que l'échange de regard ou la projection du parent sur l'enfant soient des faits nuisibles. Ce sont des faits naturels, souhaitables et indispensables pour que se noue une relation forte, structurante et fiable. Le regard de la mère est perçu par l'enfant comme porteur d'un savoir qui lui est directement transmis comme tel puisque pour lui l'expérience des autres sens y est hiérarchiquement soumise. Il est certes important que le parent se sente narcissisé par l'image de lui que lui renvoie son enfant et qu'en retour il narcissise cet enfant, lequel a un besoin vital de cet ingrédient que Freud a si justement appelé le « narcissisme d'**étayage** » pour indiquer l'importance de sa place dans la construction de la personnalité future. C'est ce premier jeu de regards, avec tout ce qui y transite, qui apporte la première conscience de l'attachement et de l'amour. L'humain passera une grande partie de sa vie a en user dans ce qui constitue la partie a-verbale, celle qui se passe de mots, de sa communication avec les autres. On sait ce que peut être un regard de reproche, le regard de la haine, le regard de l'admiration et celui qui trace sur le visage des vieilles personnes ces plis si joliment baptisés « plis d'indulgence ». Et quand le poète égrène son merveilleux vers : « Les yeux dans les yeux restons face à face... », nul d'entre nous n'éprouve de difficulté à le mémoriser parce qu'il nous renvoie à une expérience enfouie au fin fond d'une mémoire inatteignable qui nous a cependant construits comme nous nous sentons être. Quand un parent ne peut pas regarder intensément et avec plaisir son enfant, il s'ensuit des dégâts qui peuvent être considérables. Il y a quelques dizaines d'années, les enfants atteints de bec-de-lièvre (leur lèvre supérieure est divisée, asymétriquement parfois, en deux parties — la division, fréquemment large, se poursuivant en arrière vers le palais et allant jusqu'à la base du nez) couraient le risque de devenir débiles parce qu'il leur manquait toujours cet échange précoce de regards : leurs parents ne pouvaient pas les regarder comme d'autres parents regardent leurs enfants et cela retentissait non seulement sur leur développement général mais aussi sur leur acquisition du langage. Quand on eut compris le fait et que l'on se fut décidé de re-narcissiser les parents au cours des consultations préparatoires à la chirurgie correctrice, en leur montrant simplement des photographies d'autres enfants opérés, on obtint des résultats étonnants. Graham Greene a fait dans l'un de ses excellents romans, *L'Agent secret*, une admirable étude du devenir adulte de ce genre de mésaventure. Le héros, tourmenté, dépressif et suicidaire, investira la vie définitivement, mais tardivement hélas, à la suite d'un amour fou qu'il se met à soudainement concevoir pour une femme rencontrée un soir dans un bar et dont il remarque qu'elle est le premier être humain à lui parler sans prêter la moindre attention à son bec-de-lièvre.

Christian, qui a le même âge que Charlotte, partage avec **Claudine** un destin plus simple. Mais, alors que pour la mère de Claudine la place qu'elle confère à sa fille résulte de son inscription dans une histoire bien structurée qui lui a permis d'investir solidement son compagnon, pour la mère de Christian, un fantasme comme celui de la mère de Charlotte, si tant est qu'elle y aurait été disposée, trouverait un point d'arrêt naturel et indépassable dans le sexe de son enfant, différent du sien propre.

Mais comment tout cela peut-il jouer sur un corps et influer sur son développement ?

Ce n'est certainement pas encore cliniquement perceptible. Les moyens d'appréciation que nous avons à notre portée sont beaucoup trop grossiers pour saisir dans leur ténuité de si petites différences. Et il faut de la « bouteille » et un considérable entraînement du regard pour percevoir, dans une manière de prendre ou de tenir un enfant, les infimes indices des messages que sa mère fait transiter jusqu'à lui. Un pédopsychiatre américain, le Dr Henry Massie, a entrepris depuis quelques années de mettre de tels faits en table et d'en dresser une échelle. C'est un travail considérable qui le contraint à parcourir le monde avec ses films et ses commentaires pour dispenser son enseignement clinique. Il est vrai que, dès que l'on veut décrire les nuances que l'on perçoit en termes transmissibles et évocateurs pour chacun, on se trouve réduit à un constat de faits de surfaces apparemment identiques d'un bébé à l'autre. Charlotte, par exemple, ne diffère pas sensiblement dans ses attitudes et dans ses acquis de Christian et Claudine. De là à contester les conclusions que j'en tire, il n'y a rien de plus facile et chacun pourrait me faire procès de plaquer, à mon insu, sur la situation que j'observe, des éléments d'une histoire qui m'appartiendrait en propre. Si le témoignage d'un « autre » suffisait à lui seul à nous faire prendre conscience de nos excès, tout serait certainement bien plus simple pour chacun. Il n'en reste pas moins que ce témoignage-là nous importe, tant nous restons attachés à l'importance de l'image dont nous avons vu combien il était nécessaire de la relativiser par rapport à une réalité toujours difficile à percevoir...

Couchée sur le dos, Charlotte est détendue, comme si elle avait accepté encore plus de s'éloigner de la position intra-utérine qui contraignait son tonus de base. Sa tête se trouve dans le prolongement naturel de son corps, le long duquel ses bras bougent, vont et viennent, comme ils le font autour de sa tête ou sur le devant de sa poitrine ; ses jambes, mollement fléchies sous les cuisses elles-mêmes semi-fléchies, se laissent étirer sans présenter de résistance excessive et vont jusqu'à amorcer parfois une ébauche de pédalage. Elle s'installe avec encore plus d'assurance dans son statut d'être social. Elle me fixe déjà, sans le moindre étonnement, avant même que je n'aie entrepris de rentrer en contact avec elle. C'est comme si elle avait acquis l'assurance que j'étais un être humain, tout comme sa mère et comme toutes ces personnes qui se sont penchées tant de fois sur son berceau. Il y a déjà longtemps qu'elle a appris ce que constitue un visage humain. Un de ses semblables avait « raconté » au psychologue Spitz, dans les années 60, qu'il réagissait à n'importe quelle figuration, fût-elle celle d'un masque de papier, pour peu que cette figuration représentât, dans le bon ordre spatial, des yeux, un nez et une bouche !

Notre prise de contact est aisée. Elle me suit du regard en allant jusqu'à tourner la tête pour ne pas me perdre de vue quand je m'éloigne. Il n'est pas impossible qu'elle ait gardé en mémoire certains éléments de l'atmosphère de notre précédente rencontre. On sait que cette faculté, qui a une inscription physiquement repérable dans une zone du cerveau, existe dès le plus jeune âge. Charlotte était déjà capable de garder des choses en mémoire, pendant une dizaine d'heures dès le 2e jour de la vie, et elle n'a fait depuis qu'améliorer ses performances, puisqu'à l'âge de 20 jours elle pouvait conserver le souvenir d'un événement pendant une dizaine de jours et que sa capacité actuelle dépasse largement le mois.

Quand je la tire pour l'asseoir, sa tête suit presque parfaitement les mouvements que j'imprime à son tronc et ne bascule plus en avant quand je dépasse la station assise. Il me faut cependant la prendre par les poignets, parce que sa faculté de s'agripper n'est plus aussi forte qu'elle l'était le mois d'avant. Cette « perte » s'accompagne cependant d'une acquisition plus élaborée, selon la loi de l'évolution qui veut que toute nouvelle performance s'accompagne du sacrifice d'une autre (cf. p. 54) qui en avait préparé l'avènement — manière d'illustrer la pertinence de l'amusant dicton qui veut que l'on ne puisse avoir à la fois « le beurre et l'argent du beurre ». Charlotte peut désormais, en effet, garder quelques instants le hochet qu'on lui aura mis dans la main. Elle prend peu à peu conscience de l'importance de ce qu'elle a au bout des bras, puisqu'elle passe volontiers une partie de son temps de veille à regarder, fascinée, sous toutes les coutures, ces appendices munis de doigts qui bougent et dont elle ne sait pas que c'est elle qui les fait bouger. Elle leur parle parfois, en de longs monologues où les sons se succèdent et ne cessent pas de s'enrichir. Claudine, qui se livre devant moi à une contemplation identique, fronce les sourcils, se concentre avec un regard intense et presque strabique sur son index qui s'étend et se replie... Prise de possession d'un monde qui n'est pas encore le sien mais qui semble pouvoir le devenir !

Si je m'amuse à la maintenir seulement sur les côtés en laissant s'achever le mouvement que j'avais amorcé, Charlotte accepte de rester ainsi, recroquevillée en paquet, véritable yogi doué d'une incroyable souplesse, le dos arrondi, la tête affalée sur les genoux sans rechigner ou manifester le moindre signe d'inconfort.

Je la relève en la tenant sous les aisselles, son dos est plus droit et sa tête tient bien droite un petit moment dans l'axe vertical avant de se mettre à dodeliner. Elle ébauche très faiblement un début de marche et se moque de ma serviette-escalier qu'elle n'entend plus franchir. Quand je la recouche, pour peu que je le fasse sans précaution, elle ébauche encore un mouvement des bras qu'elle cherche à écarter, mais elle ne va pas jusqu'au bout : il ne reste plus que cette trace du premier temps du réflexe de Moro ; elle ne fait plus ce qu'elle faisait le mois d'avant : écart brusque et vif, suivi d'un retour immédiat des bras vers le milieu du corps comme pour en assurer la garde. On est, d'ailleurs, à quelques jours ou semaines près, en train d'assister à la disparition des réflexes archaïques, disparition liée à la myélinisation des fibres nerveuses qui joignent entre eux les organes de contrôle de la position du corps, qui se trouvent dans le labyrinthe de l'oreille interne et le cervelet.

Quand je la retourne sur le ventre, elle étend ses jambes, appuie ses poings et ses avant-bras sur la surface de la table, redresse les épaules et hisse le haut de son corps, encore un peu gênée par le poids de sa tête qui continue de lui faire problème. Elle est moins performante à cet égard que Christian, qui pose les poings sur la table et dresse déjà son buste en étendant ses bras et en gardant la tête haute quelques secondes. C'est vrai qu'il se fatigue vite et qu'il s'écroule soudainement… pour recommencer aussitôt.

Mais patience ! Patience ! Les journées passent si vite et la moisson que chacune d'elles apporte est si riche que l'autonomisation toujours plus grande pointe comme une promesse au bout de chaque nuit.

Denis, 4 mois, est un costaud volubile et râleur. La silhouette de sa future personnalité s'esquisse déjà. C'est certainement un « Nux vomica », comme le classeraient les homéopathes, si j'en crois la manière dont il agrippera mon avant-bras quand je poserai ma main sur son ventre — le geste paraît presque intentionnel et semblerait destiné à m'empêcher d'aller plus loin pour ne pas nuire éventuellement.

Il est en tout cas presque parvenu à quitter définitivement l'aire matricielle. Il n'a plus, dans son attitude d'ensemble, la trace de ce recroquevillement qui l'avait jusque-là parasité. Assis sur les genoux de sa mère, il regarde intensément tout ce qui l'entoure. Le moindre détail attire son attention et il me dévisage sans la moindre retenue. Il semble décidé à avaler le monde environnant par des yeux insatiables et jamais étonnés. Il le peut, bien sûr, puisqu'il y voit infiniment mieux. Sa « fovea » (la partie la plus performante de la rétine) est en effet désormais mature. Il peut même accommoder, c'est-à-dire se débrouiller pour toujours voir le plus nettement possible les objets qui s'offrent à sa vue, quelle que soit la distance qui l'en sépare. Et il ne s'en prive pas ! Il suit longuement et minutieusement le moindre geste et il surprend les moindres mouvements de l'ombre, comme s'il voulait éviter de se laisser prendre par surprise.

Couché sur le dos, il pousse l'impertinence jusqu'à utiliser le contrôle récemment acquis de sa nuque pour compenser l'étroitesse relative de son champ visuel et tourner la tête, comme il le fait au demeurant quand il est assis ou debout, de gauche à droite. Il est devenu actif. Il semble avoir définitivement quitté l'univers du seul mimétisme qui l'amenait, il y a encore deux ou trois semaines à peine, à répondre au sourire par un sourire identique, à tirer la langue quand on la lui tirait, ou à calquer intégralement sa physionomie sur l'expression du visage qui s'adresse à lui. On le découvre, là encore, dans cette situation, utilisant comme un instrument neuf, et surprenant d'efficience, ce regard dont il vient de démontrer qu'il en a acquis le contrôle. Il est là à fouiller, cerner, capter, surveiller... histoire de ne rien perdre de ce qu'exprime la personne qui s'affaire autour de lui, de scruter son sourire, de tenter de saisir quelque chose de ses intentions, possiblement sinon certainement suspectes... C'est comme si pointait déjà, en lui, un soupçon de paranoïa ! Il faut dire qu'il sait de mieux en mieux qui est sa mère. Il a appris son importance. Il sait tellement ce qu'elle peut faire et ce qu'elle fait, il sait tellement bien la différence entre « être contre elle » et « être ailleurs » qu'il commence à vaguement repérer ce qu'est l'espace et à découvrir, étonné, dans la succession inéluctable des dodos et des réveils, cette chose bizarre qu'est le temps. Aussi toute personne étrangère se trouve-t-elle pour lui, soudainement et en quelque sorte animalement, repérée ! Or, que peut-elle lui vouloir, sinon encore le séparer de cette mère qui semble curieusement accepter de se démettre de sa sollicitude extrême, familière et toujours plus ou moins apeurée ! La phase « dyadique », cette phase à deux où a prévalu un merveilleux tête-à-tête qu'on aurait voulu ne voir jamais finir, cette phase serait en train de s'effilocher : ce n'est plus la succession rassurante du sommeil, qui plonge dans l'inconscience du temps, puis d'une phase exclusivement consacrée au nourrissage et aux soins, avant que ne survienne une nouvelle phase de sommeil ! Il y a irruption d'informations de tout ordre. Les différents sens ne cessent pas de se livrer à un recueil de plus en plus vaste. Et curieusement, au moment même où la vue devient si performante, elle semble ne plus pouvoir gérer aussi efficacement qu'auparavant ces apports nouveaux : ce sont ces bruits de pas, ce tic-tac de l'horloge, cette odeur de cuisine, ces goûts nouveaux et la sensation des fesses mouillées, quand ce n'est pas le froid du coton de nettoyage !... Il y a maintenant et de plus en plus de longues phases de veille que l'on occupe comme on peut : un tour dans le baby-relax, un autre tour sur la couverture par terre, un autre petit tour dans les bras de ces personnes qui viennent distraire et parasiter le couple, avec même ce « type » qui est tout le temps là, à certains moments de la journée, qui est « bien gentil », mais qui accapare tout de même un peu trop maman, laquelle semble volontiers accepter sa présence et trahir sans vergogne une interdépendance jusque-là convenue et qui s'était révélée satisfaisante à tous égards !

Pas question donc de baisser la garde, de laisser grignoter son terrain et de se laisser faire sans compter jalousement les points de friction destinés à nourrir le reproche et la véhémence. Denis tente vainement de freiner une évolution qui lui échappe. Il essaie de remettre sa vue au centre de son système perceptuel. Il surveille tout : les gens et l'espace. C'est la raison pour laquelle, quand on lui met un linge sur la figure, il sait le saisir et le retirer avec un geste rageur. Et si on renouvelle la manœuvre, il saura manifester par une série de sons expressifs une certaine impatience, allant même jusqu'à pleurer pour traduire sa déconvenue. Il n'est pas encore tout à fait sorti des limbes de la passivité, mais le brouillard dans lequel il vivait jusque-là s'est passablement déchiré. Son temps de veille et le goût de la compagnie qu'il a acquis depuis déjà de longues, si longues semaines — il faut bien composer ! —, lui ont appris à reconnaître et à supporter ces individus qui évoquent étrangement sa mère, tout en en étant différents, qui se mêlent de l'accoster avec une singulière familiarité et qui traversent sa vie sans lui laisser de souvenir saillant !

Il aime bien mettre ses mains l'une dans l'autre, comme pour les garder l'une à l'autre, les attribuer l'une à l'autre. Ne vient-il pas de les découvrir elles aussi siennes et capables de ces mouvements qu'il regardait encore, fasciné et incrédule, le mois d'avant ? Il ne faudrait tout de même pas qu'on les lui retire ! Or, quand on disjoint ces mains et qu'on l'attire, dans la fameuse manœuvre du tiré-assis, sa tête marque un léger décalage avec le mouvement que l'on imprime au tronc. Un peu comme s'il s'était laissé surprendre, travaillé par sa crainte, par ce qu'on lui faisait faire et dont on ne l'a tout bêtement pas averti. Mais, l'ayant semble-t-il rapidement compris, il se prête sans retard à la manœuvre, déploie ses performances, ramène immédiatement cette fichue tête dans l'axe du corps, démontre qu'il en contrôle parfaitement les mouvements et, parvenu à la position assise, se livre aussitôt à l'exploration du nouvel espace offert à son regard et pour lequel il manifeste le plus vif intérêt. J'en profite pour le prendre, comme je le fais pour les bébés de son âge, par les poignets et les chevilles. Je le redresse depuis la position couchée jusqu'à la verticale. Il tient parfaitement sa tête et parcourt d'un seul bloc le quart de cercle qui l'amène à trôner, en bout de course, à hauteur de mon visage. Il ne semble pas incommodé par cette position, dans laquelle ses fesses pendent un peu en arrière. Il continue de regarder autour de lui et, croisant le regard de ses proches, il leur décoche un sourire.

Couché sur le ventre, il commence par cambrer son dos en arc tendu, faisant porter le poids de son corps sur son seul ventre en décollant tête, bras et jambes du plan d'examen. Puis il se reprend, repose ses mains et ses avant-bras sur le plan, redresse la tête et grogne un peu comme s'il se demandait ce qu'on lui voulait et réclamait qu'on ne le prive surtout pas du spectacle qui se déroule autour de lui et dont quelque chose pourrait lui échapper.

Si on le redresse et qu'on le met en position debout, il pousse sur ses pieds sans grande conviction. Il faut dire qu'il n'est tout de même pas du type moteur, même si son aspect traduit une certaine force. Il n'est pas comme **Didier**, qui, lui, avec un bon kilo de moins, est sans cesse en mouvement, réclamant déjà, face au bureau, d'être mis à la verticale sur les genoux de sa maman pour pouvoir pousser sur ses jambes dans un frénétique mouvement de détente qui vaudra l'émission d'une inutile mais inévitable inquiétude maternelle sur l'éventuelle déformation des jambes qui pourrait résulter de ce jeu. Comme s'il avait compris mes paroles réassurantes, il me décoche son plus beau sourire édenté en redoublant de vigueur : « Sois sympa, semble-t-il me dire, tu vois, je te paie d'un sourire, mais surtout reste où tu es et laisse-moi prendre mon pied ! pardon, mes pieds ! Tu ne vois pas que je la touche partout où je peux, ma maman. Comprends donc, elle me manque tellement quand elle n'est pas là que j'accumule des sensations par tous mes bouts quand je suis avec elle ! J'ai mes mains dans les siennes, mes pieds sur elle et quand je me balance je la touche de partout avec mon corps. » Pour mettre fin à notre complicité et à la souffrance de sa mère, qui n'a pas l'air très convaincue par ma réassurance, j'attire son attention sur une grosse balle rouge et un hochet posés sur le bureau. Il accepte d'arrêter son jeu et se penche en avant. Sa mère l'assoit et l'approche des objets. Ne pouvant pas encore apprécier les distances, il tend la main vers la balle mais il la dépasse. Puis, comme elle roule, il s'en désintéresse et il tente de prendre le hochet en promenant son avant-bras avec la main ouverte dans un large et maladroit mouvement de faucheur. Il rate encore une fois sa cible mais il se reprend sans se décourager. C'est le début de ce que l'on appelle la « préhension cubitale », qui va évoluer et s'affiner au fil des semaines ultérieures. Quand, à la consultation précédente, j'ai offert à sa contemporaine **Diane**, pour détourner son attention, la boîte du vaccin que j'allais lui appliquer, il a fallu que je la lui mette dans la main : elle ne l'a cependant pas prise comme nous le faisons et comme elle le fera plus tard ; ce sont seulement ses quatre derniers doigts qui, après s'être ouverts sous l'effet de ma sollicitation, se sont progressivement repliés sur l'objet, suivant en cela le seul auriculaire qui a amorcé le mouvement et qui tentait seul de coincer la boîte contre le bord externe de la paume. Son pouce n'est intervenu à aucun moment, comme s'il était totalement absent de sa main ou qu'il avait eu une vie complètement indépendante. Ce ne sera qu'autour de la fin de la 1re année qu'il entrera en scène et, soumettant alors les autres doigts à son impérialisme, bouleversera le rapport aux objets en conférant une habileté aussi inattendue qu'inépuisable.

Emilie, 5 mois, a continué d'améliorer les performances annoncées par Denis. Elle s'y situe simplement avec plus d'assurance et une plus grande harmonie. Elle bouge un peu plus, elle semble avoir acquis encore plus de souplesse et être de plus en plus concernée par un environnement qu'elle absorbe avec un regard toujours avide et insatiable. Mais ce ne sont là que des nuances mineures par rapport au tableau plus complet qui a été dressé de Denis au mois précédent. Il est d'ailleurs généralement difficile, même pour un praticien chevronné, de faire à coup sûr une distinction nette entre un bébé de 4 mois et un bébé de 5 mois. Il n'y a pas de critère aisément repérable, pas de nouvelle acquisition, rien qui soit caractéristique de cette étape qui semble destinée à laisser chacun reprendre son souffle. Il y a bien sûr **Eric**, 5 mois et 1 semaine, qui sort de ce cadre : son père l'a assis sur le grand fauteuil face à moi ; il tient très bien, sans appui, et ne réagit ni à cet abandon ni à ma présence, se contentant de continuer d'engloutir son biberon auquel il est agrippé des deux mains, en me regardant fixement de ses immenses yeux clairs. Il ne doit pas comprendre pourquoi je fais cette tête ; son père non plus d'ailleurs, jusqu'à ce que je finisse par dire que je n'avais encore jamais vu ça : sourire en coin du papa modeste et heureux qui me laisse, généreux, le temps d'un peu plus m'émerveiller avant de me reprendre.

C'est généralement l'âge où les mères elles-mêmes, en peine de commentaires ou faisant observer une pause à leur enthousiasme, n'ont rien de bien saillant à signaler. Elles en profitent pour disserter d'un air entendu et savant sur le débit salivaire, devenu de plus en plus important depuis déjà quelques semaines, qui se met allègrement à épuiser la réserve pourtant abondante de bavoirs. Ce qui aboutit immanquablement à une question qui semble vouloir instaurer une forme d'allusion complice : « Emilie n'est-elle pas en train de doubler ses gencives ? »

En une trentaine d'années de pratique, d'écoute patiente et de recherche assidue, j'avoue n'être jamais parvenu à comprendre le contenu de cette expression ou la manière dont elle s'est trouvée construite. Plein de bonne volonté et désireux de combler cette lacune dans l'enseignement que m'a dispensé la Faculté, j'ai essayé, par tous les moyens mais bien en vain, d'en démonter la signification et d'en trouver l'origine. J'ai cru comprendre, sans pour autant en être sûr, qu'il pouvait s'agir d'une sorte de doublage de l'os par de l'émail qui, s'accumulant sous la gencive, la « doublerait » ainsi, annonçant une éruption dentaire toute proche. A moins qu'il ne s'agisse de l'épaississement de gencives résistant obstinément à la violence de la poussée dentaire ? La salive, dans l'un comme l'autre cas, semblerait alors fonctionner comme de l'eau sur un aiguisoir : elle serait destinée à refroidir sans relâche un système producteur d'une dangereuse chaleur ! Une telle vision des choses m'a semblé être héritée des fumeuses théories médicales du Moyen Age qui dissertaient sans répit sur la fameuse « phlegmatia », autrement dit l'« inflammation » génératrice de tous les maux et dont on sait qu'elle s'accompagne de la production d'une intense chaleur ! On comprend dès lors combien cette vision des choses peut être erronée. La salive ne coule d'abondance que parce que sa composition, et surtout son débit, l'une et l'autre génétiquement programmés, ont évolué vers une modalité différente et en passe de devenir définitive, alors que la musculature buccale n'a pas encore maîtrisé la déglutition automatique, laquelle va d'ailleurs pouvoir être acquise grâce précisément à ce débit salivaire important. S'il est vrai que l'on assiste parfois à la coïncidence de l'installation de ce phénomène avec une éruption dentaire, cela n'est jamais qu'une coïncidence, et rien de plus, explicable par l'embryologie : la zone de programmation de la salivation et celle de l'éruption dentaire sont en effet mitoyennes chez l'embryon et peuvent parfois se mettre en branle en même temps sans pour autant que leurs mises en branle respectives soient nécessairement liées. C'est la raison pour laquelle j'ai pour ma part pris l'habitude, pour m'être bien trop souvent trompé à céder à une insistance, de ne jamais m'aventurer à **prédire la sortie prochaine d'une dent**. Car c'**est** tout à fait **impossible** et il n'y a aucun critère objectif qui permette de le dire.

La seule chose dont on puisse être sûr, c'est, là encore, de l'extrême variabilité des cas de figure. Quand la première dent sort précocement, les autres sortiront généralement à distance les unes des autres. Quand la première dent sort tardivement — et il n'est pas exceptionnel de voir un enfant marcher sans avoir une seule dent en bouche ! —, les autres dents sortent pratiquement toutes en même temps. On imagine évidemment combien d'angoisses peuvent se greffer sur ces questions de délais. **Un enfant ne peut pas ne pas avoir de dents. Et le retard, toujours relatif, de l'éruption dentaire n'a strictement aucune signification : il est génétiquement programmé.** Il existe un cas de figure, et un seul, dans lequel un enfant pourrait ne jamais avoir de dents : il s'agit de la « maladie de Capdepont ». Cette maladie grave de l'émail et de la dentine fait en sorte que les dents — qui sortent normalement — sont immédiatement usées à partir de leur collet : il y a des racines mais pas de dents. Mais cette maladie est génétique et nécessite, pour se manifester chez l'enfant, que ses deux parents en soient atteints — ce qui ne peut évidemment pas passer inaperçu ! Ça se sait par avance ! Et c'est d'ailleurs ainsi que j'ai été amené moi-même à en apprendre l'existence, pour en avoir, au cours de ma carrière, rencontré un cas, sur lequel les parents m'ont fait un exposé fort savant ! Il arrive parfois qu'une dent pousse de travers et dans n'importe quelle direction — de côté, oblique, en arrière ou en avant —, ce qui, bien évidemment, inquiète les parents : inutilement une fois de plus, car cette dent, quoi qu'on fasse, reprendra naturellement sa place au sommet de la gencive. Certains parents de bébés de plus d'un an s'étonnent de voir deux nouvelles dents pousser symétriquement de part et d'autre de la crête gingivale de leur bébé. De fait, il n'en est rien : c'est l'impression que donne la poussée des prémolaires ou des molaires, qui sont des dents larges comportant des crêtes pointues (cuspides) séparées par un creux ; les crêtes sortent d'abord, alors que le creux demeure encore quelque temps sous la gencive.

Chacun sait par ailleurs que les dents sortent en principe dans un certain ordre *(cf. schéma)*. C'est d'abord une incisive centrale inférieure, puis sa voisine, à laquelle succède une incisive centrale supérieure qui reste peu de temps impaire. Ce sera alors le tour des prémolaires et, longtemps après, celui des molaires, et enfin celui des canines, qui sortent souvent en dernier. Mais cela n'a de signification que statistique et il n'y a rien d'exceptionnel à voir cet ordre bouleversé, ni rien de plus amusant que de saisir, dans un visage mutin, un sourire éclairé par une seule et grosse incisive latérale supérieure !

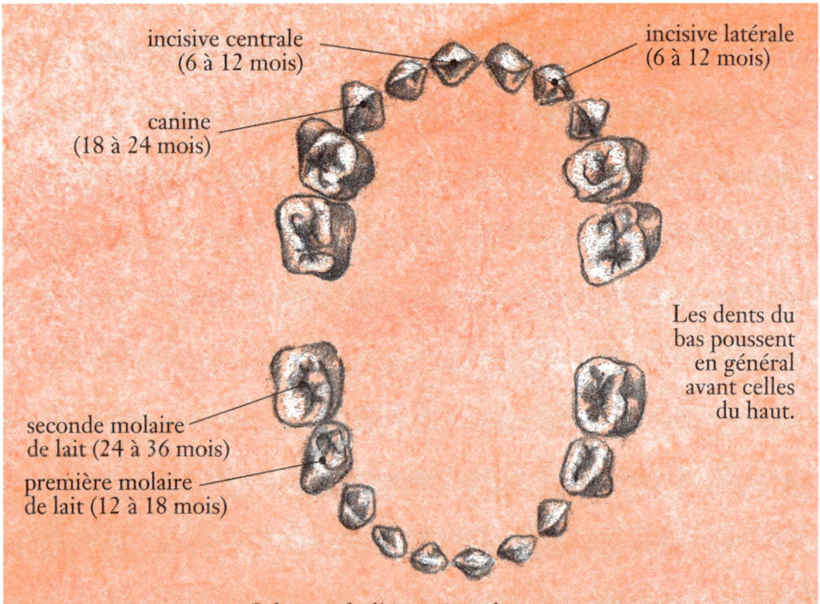

Schéma de l'éruption dentaire

Il n'en reste pas moins qu'il continue de se véhiculer, en la matière, les informations les plus erronées, que ces informations ont la vie dure et que la démystification qui en est tentée se heurte à des résistances régulièrement retrouvées, quel que soit le degré de perméabilité à la raison des interlocutrices, voire des interlocuteurs ! Comme si l'on abordait, là, une des métaphores les plus intouchables qui gravitent autour du mystère du corps de l'enfant ! Tout le monde tient à ce que le rapport insistant que le bébé instaure à sa bouche soit nécessairement lié à ces fameuses dents qui le « travaillent ». Il est là à s'y enfoncer les doigts, et parfois la main tout entière, pour se frotter compulsivement les gencives. C'est vrai. Mais il n'est pas sûr que ce soit en raison de ce que l'on croit. Il ne faut pas oublier que ce tout-petit, qui est un explorateur hors pair et qui a une faculté considérable d'apprentissage, ne cesse pas de faire le bilan de son expérience et de classer ses recueils et ses impressions. Il a été propulsé dans un monde, qu'il découvre avec son mouvement incessant et son temps haché, depuis un monde clos dont il garde une trace qui a toutes les raisons d'être demeurée vivace. Il est exactement comme un navigateur au milieu de l'océan. Il sait qu'il a quitté un port et qu'il va quelque part — même s'il ne sait pas où. Le voilà au milieu des vagues et des courants, avec des vents qui soufflent dans tous les sens. Il n'a autour de lui aucun repère pour lui donner une idée de sa direction. Pour peu que survienne un événement inattendu, brutal ou par trop éprouvant, il se trouve comme au milieu d'une tempête qui s'est brutalement déchaînée. Sa première préoccupation sera de faire le point. Tout comme le navigateur, en ce genre de circonstance, se précipite sur sa boussole, il se précipite sur son pouce (ou sur la sucette [1] qu'il aura investie de la même fonction), qui lui permet instantanément de refaire son parcours. Il recrée ainsi la première sensation qu'il ait réellement enregistrée dès le début de sa vie aérienne, celle de ce sein — ou de ce biberon, qui en est un substitut — qui lui a soudainement pénétré la bouche et qui a aussitôt chassé sa crainte d'une irrémédiable coupure en l'ayant mis dans le strict prolongement du corps qui l'avait contenu jusque-là. Ce corps, il l'a en effet immédiatement reconnu, même s'il s'est mis progressivement à sentir qu'il ne pourrait plus jamais y retourner. Il n'y a donc rien d'étonnant qu'à certains moments de sa journée, sous la pression d'une émotion qui le déborde et qui lui fait craindre une soudaine dérive, il s'adonne à la succion. Il aura parfois découvert un moyen supplémentaire de se repérer : un objet qui deviendra bien vite familier, un linge, une peluche, lui aura permis de mieux encore fixer son rapport au corps rassurant qui se tient cependant si souvent à distance. Il lui servira à redoubler les performances de sa boussole en lui permettant d'apprécier la profondeur des fonds sur lesquels il vogue.

1. Cette sucette, on l'a compris, est un instrument de réassurance qui présente des inconvénients, quel que soit son type. A l'apogée de la crise caractérisée depuis de nombreuses années par la célèbre « morosité » qui traduit l'incertitude et l'hésitation, on a vu fleurir sur les torses adolescents, et sur d'autres moins juvéniles, un gadget nouveau et qui fait fureur : une sucette en plastique portée en sautoir ! Emblème ou signe de ces temps d'inquiétude ? Quand on pense que cette même sucette a fait l'objet, en 1910, d'un débat houleux à l'Assemblée nationale qui a abouti à l'adoption d'une loi en interdisant la fabrication et l'usage, il y a de quoi rêver !

On le verra à certains moments se servir des deux instruments à la fois. Et pas toujours en période d'angoisse — cher Linus, rendu célèbre par son acolyte Snoopy ! Il lui arrivera en effet de se retirer dans sa bulle, avant de s'endormir, ou après un réveil, et de se payer ainsi une tranche de bilan de son parcours. Cet objet, que le pédiatre et psychanalyste Winnicott a appelé « objet transitionnel », demeurera parfois longtemps pour lui un instrument fondamental de sa sécurité. Il en use et en abuse dans ces moments répétés où il tente, toujours à contrecœur mais sans pouvoir faire autrement, de prendre la dimension de son « exil » et d'en faire une sorte de deuil pour apprendre et accepter sa dure condition d'individu coupé de son lieu d'origine et condamné à une forme plus ou moins supportable de solitude. Solitude de son corps coupé du corps qui l'a porté. Solitude qui le contraindra sa vie durant à chercher avec qui pouvoir la tromper. Une mère d'abord, des frères et sœurs ensuite. Des amis enfin. Jusqu'à trouver l'âme sœur au sein d'un corps à investir...

Il est regrettable qu'on ignore ce mouvement, qu'on le verse au compte fallacieux de prétendues douleurs qu'on cherche à combattre avec quelque baume, suppo ou sirop... Il serait tellement plus simple de parler à ce moment-là à ce métaphysicien précoce plutôt que de lui fourrer dans la bouche une sucette indigne de son interrogation. « Salut, alors ça va...? Tu te demandes où tu es, qui tu es et ce que tu fais dans ce bas monde ?... Peut-être qu'on en est tous là ?... Mais tu ne trouves pas chouette qu'on soit ensemble, qu'on puisse se regarder et se parler ? Alors... etc. » Encore faut-il évidemment qu'on ait accepté soi-même sa condition d'individu confronté à la solitude de son propre corps et ayant pris une saine distance à sa propre mère. Ce qui est, bien sûr, plus problématique qu'on ne pourrait le croire...

Ce qui n'empêche d'ailleurs pas de constater, dans le langage populaire, l'extrême richesse des expressions toutes faites sur l'éruption dentaire et la variété des opinions définitives qui sont parvenues à forger en la matière une véritable mythologie.

En plus du fameux, classique et déjà évoqué « Il double ses gencives », on trouve d'autres sentences comme « Il a une joue rouge, il va avoir une dent », « Il a de la diarrhée, ce sont les dents qui poussent », « Ses fesses sont rouges, c'est naturel puisqu'il fait des dents », « Il est de mauvaise humeur, il est grincheux, il pleure la nuit à cause des dents », « Il a une bronchite dentaire », « Les dents le travaillent », etc. Quant à la fièvre qui est si fréquemment attribuée, y compris par de bons confrères, à ces fameuses dents, c'est certainement la plus grande ineptie qui soit, ineptie dangereuse de surcroît quand elle masque une ignorance ou le manque de courage qu'il y a à ne pas oser avouer qu'on ne sait pas à quoi l'attribuer. Et encore, je ne m'étends pas sur les manœuvres agressives et sans fondement qui consistent à vouloir, avec un sucre ou une cuillère, effracter la gencive pour faciliter une éruption dentaire : les services de stomatologie infantile collectionnent les dossiers d'ostéite maxillaire (infection grave de l'os de la mâchoire) générée par de telles brutalités. Les dents poussent chez les animaux sans occasionner la moindre manifestation, on ne voit pas pourquoi il en serait autrement chez le bébé humain. A l'examen des faits, il s'avère que ces propositions proprement jargonnantes tout autant que ces comportements regrettables n'ont aucune justification.

Quand les dents poussent, leur poussée obéit en effet à une chimie qui n'a rien de bien particulier. La partie supérieure de la couronne dentaire est recouverte d'une couche de cellules sécrétantes qui digèrent littéralement, sans bruit et sans effet brutal, la couche cellulaire osseuse immédiatement sus-jacente, dans le même temps que la racine s'accroît à son pôle inférieur d'une couche de dentine supplémentaire.

Un tel processus n'a strictement rien qui puisse produire des dégâts. On peut se demander alors pourquoi et comment il peut se prêter à ce genre de constructions, lesquelles, d'ailleurs, ne semblent pas avoir une origine exclusivement médicale. Il semble, à les retrouver jusque dans les descriptions des systèmes de soins des sociétés primitives, que ce soit plus le sens populaire qui les ait imposées à la médecine que le contraire. La preuve en est d'ailleurs que la médecine scientifique, la dure, celle qui ne s'avance que preuves et paramètres biologiques en main, ne fait pas même état d'accidents de la poussée dentaire. L'homéopathie les mentionne amplement, mais on sait que ses fondements sont hérités de la médecine de la fin du XVIIIe siècle et que bien de ses chapitres n'ont pas été revus. Quant à la possible projection, sur les sensations des bébés, des douleurs contemporaines de l'éruption dentaire chez l'adulte, quand poussent les dents de sagesse, elles sont elles aussi sans fondement. L'éruption des dents de sagesse ne produit de douleur que lorsque l'arcade dentaire, trop petite, ne permet pas à ces dents de trouver leur place. C'est leur glissement contre la dent adjacente qui tiraille alors désagréablement les ligaments dentaires et l'ensemble des articulations dento-osseuses richement innervées. S'il fallait encore une preuve plus convaincante encore pour achever de déconstruire cette légende, il suffirait de se reporter à l'éruption des dents définitives chez les enfants plus grands : elle se passe toujours sans histoire. On peut encore appeler à la rescousse le constat, rare mais irrécusable, du « sac coronal » que l'on est parfois appelé à constater sur une gencive : il existe une sorte de bulle remplie de sang noir rougeâtre au sommet d'une gencive ; c'est un petit hématome dû au fait que la dent qui va sortir a transpercé sur son passage un minuscule vaisseau sanguin avant d'être parvenue à percer la peau ; quand la dent sortira, cet hématome se videra sans laisser de trace. Le sac coronal se rencontre aussi bien chez le nourrisson que chez l'enfant qui sort ses dents définitives et qui peut témoigner, lui, que le processus ne s'accompagne d'aucune douleur.

Mais de telles remarques ne font qu'épaissir le mystère puisqu'elles ne permettent pas de comprendre ce que peut vouloir dire, pour les parents qui s'y accrochent et les autres adultes qui y souscrivent, l'éruption des dents dans la bouche des bébés ? On peut néanmoins y prendre appui pour essayer d'aborder le problème sous un autre angle.

La présence de dents dans la bouche du bébé signe irréfutablement, chez lui, l'avènement d'une aptitude nouvelle : avec ses incisives, il peut désormais couper. Le voilà doté d'un instrument qui se révèle capable de s'attaquer aux autres aliments que le lait. Mais ce même instrument annonce aussi son introduction et son inscription dans le monde des « autres », puisque l'agressivité qui s'y trouve potentiellement et métaphoriquement liée aura dorénavant le moyen de s'exercer. Le bébé devient capable de mordre, c'est-à-dire de se défendre, voire d'attaquer en mordant un adversaire avec ses dents nouvellement acquises — combien de bébés en crèche ne se sont-ils pas trouvés victimes d'une confiance excessive à l'endroit de leurs comparses plus petits ! L'éruption dentaire signifierait donc autant une modification du lien de dépendance alimentaire que la perspective d'un réagencement, qu'elle rendrait nécessaire, de la relation de l'enfant avec sa mère. La mère perdrait ainsi une raison de se complaire dans son dévouement extrême et de demeurer indéfiniment fixée à son enfant de la manière imposée par la dimension dyadique qui avait prévalu jusque-là. Le bébé basculerait en même temps du statut de l'impuissante et fraîche innocence à celui de sujet en train de revêtir progressivement ses atours d'individu plus autonome.

On peut trouver la confirmation de cette explication dans l'exploitation de rituels sociaux que l'on rencontre encore un peu partout dans le pourtour du bassin méditerranéen.

L'éruption de la première dent de l'enfant donne lieu à une fête toujours émouvante par son économie : la mère, sans signaler verbalement le fait au père de l'enfant, lui offre, un matin, une nourriture convenue pour la circonstance (des beignets spéciaux ou divers gâteaux au miel) ; il la mange sans faire plus de commentaires, mais, quand il revient le soir de son travail, il rapporte en contrepartie à la mère de son enfant un bijou ou un cadeau qu'il lui offre toujours sans rien en dire. Cette modalité d'échange, en principe de bout en bout silencieuse, n'est pas dénuée de signification. Elle équivaut, pour la mère, à donner symboliquement au père le surplus d'une alimentation qui serait devenue soudainement surabondante. Ce serait sa manière à elle de lui dire : « Notre enfant a grandi et il a moins besoin de ce que mes seins fabriquent pour lui. Je ne peux pas me faire à l'idée de moins nourrir, il faut que tu acceptes de manger, toi, ce que j'ai fait (ou je fais) en trop. » Le père, quand il donne en retour à la mère l'objet compensatoire qu'il a rapporté, entreprend de panser chez elle la blessure narcissique que cette « coupure » risque de produire ou d'avoir déjà produit, la rappelant ainsi à la conscience d'un autre de ses statuts, celui de femme et d'épouse qu'il pare à nouveau et dont il investit la beauté désirable [1]. Il existe

---

1. Un vieux proverbe français enseigne : « Qui a des dents de bonne heure a bientôt des frères et des sœurs. » Ça ne peut pas être plus clair !

une variante de ce rituel dans laquelle c'est la grand-mère maternelle qui fabrique les gâteaux conventionnels qu'elle peut apporter à son gendre, soit directement, soit indirectement par le biais de sa fille. Quand elle les apporte à son gendre, elle lui dirait en quelque sorte : « Ta femme, ma fille, est en peine parce qu'elle dispose de trop de nourriture pour votre enfant devenu plus grand. Fais quelque chose. » Quand elle les apporte à sa fille, c'est une manière de lui dire : « Voilà encore de la nourriture, c'est moi qui l'ai faite. La nourriture, c'est toujours facile à faire et n'importe qui peut en faire. Je te signale néanmoins que tu n'as pas seulement un enfant à nourrir mais aussi un mari vers lequel tu peux tourner ton attention et l'associer à ce qui survient. » Dans tous les cas de figure, c'est le père de l'enfant qui reçoit la nourriture et c'est à lui qu'il incombe de rapporter le cadeau ou le bijou à son épouse. Ce rituel prend donc une signification considérable en réorganisant autour du nouveau statut de l'enfant les retrouvailles de son couple parental [1]. Le silence qui l'entoure en atteste : il est directement redevable à la décence et à la pudeur qui présidaient alors aux relations conjugales. On peut mieux comprendre, par l'éclairage qu'il fournit, pourquoi les mères, quelle que soit leur condition et sous toutes les latitudes, s'inquiètent, avec une régularité confondante et dès l'âge de 2 ou 3 mois, des progrès de la dentition de leur enfant.

Indépendamment de ces considérations, on doit savoir que si la présence de dents ne produit pas dans la bouche de modifications anatomiques de grande importance, un certain nombre d'éléments de la cinétique buccale, la manière dont les mouvements musculaires s'organisent, vont tout de même changer peu à peu. La déglutition, en particulier, va évoluer et mûrir : la musculature linguale ne procédera plus par lapage, projetant les aliments par un mouvement brusque de la langue d'avant en arrière, elle usera de mouvements de reptation et d'accolement progressif du bol alimentaire contre le palais, le conduisant ainsi par glissements successifs jusqu'au fond de

1. Ce rituel, avec les mêmes significations et les mêmes implications, a existé jusqu'au début du XXe siècle dans certaines régions de France.

la bouche pour en permettre la déglutition — ce qui permet une moindre déglutition d'air. Ce travail contribuera lui-même à accélérer la modification des structures et des rapports anatomiques jusqu'à ce que se trouvent enfin réunies les conditions qui permettront ultérieurement la maîtrise de la phonation.

François, 6 mois, a déjà une allure bien décidée. Ses parents en conviennent : c'est déjà un « jeune homme » ! Ne vient-il pas de draguer sans vergogne dans la salle d'attente la mère d'**Ismaël**, qui, parce qu'il avait trois bons mois de plus, avait été mis à jouer par terre sur la moquette ? Il lui a suffi d'à peine deux risettes et trois ou quatre « aga-agueu-brr » pour la faire tomber sous le charme. Quand elle lui a tendu les bras, il s'y est précipité sans hésitation, abandonnant l'inconfortable giron de son père et assumant son inconstance en n'adressant pas même un regard de circonstance à sa mère. C'est qu'il a commencé à prendre nettement conscience de la présence des autres et surtout à percevoir en lui la bousculade des capacités qu'il sent prêtes à éclore. La quantité de circuits neuronaux qu'il a établis chaque jour a rendu un peu moins lourd le handicap que lui conférait jusque-là son immaturité.

Il est en train de prendre allègrement une mesure plus aiguë de l'espace qui l'environne et de l'inscription de son corps dans cet espace.

Quand, par exemple, il lui prend dans son lit l'envie de ne plus être sur le ventre, il peut désormais se retourner seul et se mettre sur le dos — dans cette position, le spectacle et la perspective changent du tout au tout. Il a fini par découvrir cette faculté nouvelle à force de soulever son tronc sur ses bras devenus plus puissants. Voilà déjà quelque temps qu'il ne s'adonne plus, dès son réveil, à l'exercice obstiné et apparemment gratuit de pompes qui ont tout de même fini par se révéler efficaces. Il était fatal qu'il se rendît compte un jour de ce dont il était devenu capable. En cessant de prendre appui sur un de ses membres auquel il avait imprudemment impulsé un mouvement un peu plus brusque qu'à l'ordinaire, son corps s'est en effet trouvé soudainement déséquilibré et a commencé à rouler pour ne s'arrêter qu'une fois le dos au contact du lit. Il lui faudra cependant encore un bon mois pour acquérir la maîtrise du mouvement inverse et passer de la position sur le dos à la position sur le ventre. Ce qui, parfois, le chagrine et l'irrite. Si bien qu'il lui arrive, après une période de calme et de gazouillis consciencieux, à son réveil, de crier pour appeler... à l'aide, en quelque sorte. Tant qu'il demeurait sur le ventre, il pouvait en effet se distraire tout seul. Maîtrisant les mouvements de sa tête et de sa nuque, il avait la possibilité de promener son regard d'ici de là, en avant, sur les côtés, voire un peu plus haut. Il reprenait ainsi, comme chaque matin, possession du monde environnant en se proposant bien d'y cueillir à chaque regard un détail supplémentaire. Dès qu'il se trouve sur le dos, le charme, hélas, se rompt, car son champ visuel alors se rétrécit et il n'a plus pour tout spectacle, au bout d'un bref instant, que le stupide plafond blanc ou bien le mobile arrêté dont il sait par cœur depuis déjà longtemps le détail de chaque composant. Ce n'est pas du tout le problème de **Fidel**, qui paraît ne pas s'ennuyer avec les objets qui parsèment son lit : il les prend et les reprend en se les passant d'une main à l'autre, les mordant au passage, pour encore mieux en intégrer les particularités, tout comme il les humera longuement avec un plaisir évident. Mais il y a de grandes différences entre François et Fidel. Fidel serait une sorte de contemplatif, patient, doux et s'adonnant à la rêverie. Le regard noir et le teint bistre, il a déjà appris à tirer tout seul sur le fil de la musiquette que ses parents lui ont installée sur un côté de son berceau. Il n'y réussit pas à tous les coups parce que sa préhension reste encore rudimentaire : il utilise sa paume, et ses quatre derniers doigts gardent encore son pouce comme un appendice encombrant, inutile et étranger. Il n'en reste pas moins que Fidel, tout comme le fait François et même **Fabienne** — qui semble pourtant plus chétive que ses deux comparses et manifester bien moins d'intérêt qu'eux pour la nourriture —, sait réagir à la vue du biberon avec lequel sa mère vient le chercher. Il manifeste le fait par un certain piaffement et une agitation de tout le corps. Sa respiration s'accélère et devient plus saccadée en même temps qu'il fixe l'objet avec une attention exacerbée comme si son existence tout entière en dépendait. Dans un mois ou à peine plus, il ira jusqu'à le saisir familièrement à pleines mains. Tout cela devient possible parce que la vue a collecté et mémorisé une foule d'objets qui deviennent tous les jours un peu plus investis... ou un peu moins, d'ailleurs : le flacon de sérum physiologique ou la cuillère de sirop au goût détesté sont en effet bien vite repérés et provoquent un violent mouvement de répulsion. Fabienne, elle, va encore plus loin. Quand elle est mise devant le miroir, elle ne cesse pas de toucher son reflet. Elle ne sait pas encore que c'est d'elle qu'il s'agit, mais ce contact avec l'objet et avec l'image lui apportera peu à peu la conscience de l'objet autant que celui de sa fonction singulière. Et qu'on n'aille pas lui faire un mauvais procès en attribuant sa performance à l'expression précoce des préoccupations généralement attribuées à son sexe ! Fidel et François font de même. Et il leur faudra à peine quelques semaines encore pour se livrer, répétitivement et avec une joie indicible, à ce jeu qui déclenche le rire aux éclats qu'ils maîtrisent depuis de bien longues semaines déjà. C'est comme si un certain degré d'espièglerie se mettait de la partie, évidemment promu et encouragé par un entourage qui se livre, dans les joies de l'échange, à un retour régressif et rafraîchissant vers cet âge innocent et qui contient déjà tant de possibles !

On est cependant sans le savoir au bord d'un drame qui, s'il ne se produit pas à cet âge précis, ne saurait tarder d'éclore. Un drame où se mêle, au plaisir intense, une douleur infinie que cherche à déjouer justement ce brin de dérision.

Il suffit pour s'en rendre compte de regarder nos trois héros à l'œuvre.

Ils adorent uniformément jouer à « cache-cache » et à « coucou ».

Ils sont capables de convoquer leur interlocuteur à ce jeu en se mettant une serviette sur le visage puis en l'ôtant brutalement pour éclater de leur rire jovial. Et si l'interlocuteur se prend par hasard au jeu, qu'il répond à la demande et prend lui-même le rôle actif, cela peut durer des heures ! Il n'y a certainement rien de mieux pour faire sortir un bébé de cet âge de son chagrin ou le faire patienter en attendant que sa maman lui apporte son repas ! On est loin des réactions rageuses de Denis qui arrachait le linge qu'on lui mettait sur le visage. On est loin de la surveillance jalouse d'un environnement potentiellement menaçant. La vue s'est accoutumée aux détails. Elle a jaugé le quotidien. Elle l'a passablement investi. Elle y a opéré des classifications rassurantes. Mais ce qu'elle a collecté a cependant semé en elle un doute d'une nature inattendue. C'est pourquoi on peut dire que, dans cette forme nouvelle d'un échange qui paraît pourtant bien anodin, c'est la maîtrise d'une tragédie qui se joue. Aussi incroyable que cela puisse paraître, c'est en effet par ce processus d'apparence futile que l'humain en devenir entreprend — avec les insurmontables difficultés que l'on devine — de faire le deuil de son immortalité ! C'est par ce même processus qu'il découvre l'existence du temps auquel il se sentira peu à peu soumis et dont il apprendra progressivement l'écoulement et la logique.

Parce qu'une chose épouvantable, une chose effrayante, une chose inadmissible, une chose horrible est arrivée une première fois, quelques jours ou quelques semaines auparavant[1] : « Maman a disparu ! » Elle n'a soudainement plus été là — et peu importe, on l'aura compris, la raison de cette absence qui peut être due à n'importe quelle sorte d'empêchement. « Elle a disparu, oui, disparu ! » Elle n'a en tout cas pas répondu à l'attente qu'on en avait ! Et c'est bien là le côté le plus frappant du drame ! Car il n'y pas de raison, en principe, que ce bébé, qui sait depuis des semaines déjà que l'objet peut être dérobé au regard sans disparaître pour autant, réagisse aussi violemment à une absence physique inopinée de sa mère. Il lui était d'ailleurs arrivé plus d'une fois de la voir quitter la pièce où ils étaient ensemble sans ressentir d'inquiétude particulière. Comme il lui était arrivé, sans en être incommodé, de rester des heures durant seul et réveillé dans sa chambre. Il faut croire que, pour prendre de telles proportions, la disparition s'inscrit cette fois-ci dans un tout autre contexte : un besoin particulièrement aigu et

1. ... ou quelques semaines plus tard, bien entendu. Dans ce registre aussi, la plus grande variété existe : on ne le répétera jamais assez ! De même est-il bon de préciser que la mère dont il est question dans toute la suite peut être la mère elle-même ou son substitut habituel (nourrice, puéricultrice, etc.). Il ne faudrait pas aller jusqu'à croire que les étapes qui sont décrites ici et ailleurs ne concernent strictement que le nourrisson élevé à la maison !

pressant se sera fait brutalement ressentir... un besoin ou une sensation désagréable au demeurant : un réveil brutal, unc colique, une soif soudaine, la brûlure d'une selle acide, une sensation aiguë et brutale de chaleur ou de froid... Quelque chose qui aura subitement redoublé la perception du corps, amplement exploré et passablement su depuis des semaines déjà, en le faisant ressentir comme un corps isolé et autonome. Le désagrément qui submerge aura du coup fait percevoir pour la première fois ce corps comme réellement coupé du corps maternel, qui se révèle absent parce qu'il est devenu impossible de l'halluciner, de créer sa présence même en son absence. Quand, auparavant, la mère s'éloignait, il y avait toujours un moyen pour éviter le drame : il suffisait de se réfugier, par exemple, dans la rémanence de son odeur en humant le chiffon tout proche, le bout du drap ou simplement le bavoir sur lequel elle a passé ses mains ; il suffisait d'évoquer son bout de sein (ce bout de sein du commencement !) au moyen du poing, du pouce ou de la sucette. Toutes choses qui étaient possibles parce qu'il n'y avait pas encore eu de vraie coupure, parce que les limites des deux corps demeuraient malgré tout confondues et insaisissables. Mais la maturation progressive de la vision, tout comme celle des autres registres sensoriels, a fini par conférer le pouvoir de questionner, sinon de percevoir, la différence des corps inscrits dans un espace commun, tout comme elle a permis de repérer que la mère, toujours dispensatrice de bien-être, s'avère dispensatrice d'objets et riche d'une quantité de moyens capables d'apaiser les tensions : « Si j'ai froid, elle est là pour me recouvrir d'une couverture ; si j'ai faim, elle est là pour me donner le biberon ; si j'ai envie de bouger, elle est là pour m'offrir ses bras et me promener ; si je ne peux pas trouver le sommeil, elle me berce doucement en m'offrant les accents de sa voix rassurante qui m'accompagnent dans mon assoupissement, etc. Or, voilà qu'au moment où je repère tout cela et que je sais à coup sûr combien je peux compter sur elle, cet épouvantable désagrément survient et elle n'est pas là pour répondre à mon appel ! »

On imagine combien, dans de telles conditions, la présence maternelle ne peut soudainement être ressentie que comme plus indispensable encore ! Tout comme son absence paraît plus menaçante, puisqu'elle n'est pas là pour offrir la réassurance de ses gestes, apporter le secours attendu ou fournir l'objet idoine qui fait si cruellement défaut.

Et cela, ce n'est pas rien ! C'est même tellement important qu'on peut comprendre, en l'évoquant, la raison pour laquelle toute mère, instinctivement, s'assure qu'il ne « manque » rien à son bébé avant de s'éloigner de lui. Cette précaution banale, louable et généreuse ne peut, cependant, en aucun cas prévenir la survenue fortuite d'un besoin dont l'origine, toujours imprévisible, se situe dans le fonctionnement propre du corps de l'enfant. Et c'est là que les mécanismes de la nature en arrivent à forcer l'admiration ! C'est en ce point aussi que l'on peut saisir combien toute mère ne peut que se sentir écartelée entre ce qu'elle perçoit comme indispensable au bien-être de son enfant et la conscience, plus ou moins acceptée, du fait que le sort de cet enfant se joue, quoi qu'elle fasse, en dehors de l'étendue de son pouvoir. Autrement dit, elle sait plus ou moins que, quelle que soit son application à multiplier les précautions, elle rencontrera tôt ou tard la faillite de sa position de toute-puissance dans le fait qu'elle ne peut pas être dans le corps de son enfant et qu'elle ne peut pas régir méticuleusement le fonctionnement de ce corps qui obéit à ses lois propres. Et c'est heureux ! Car rien ne peut mieux lui signifier que son enfant est définitivement hors d'elle et que le temps où, à son insu, son propre corps avait biologiquement en charge celui de son enfant est définitivement révolu. Ce qui signe et signifie on ne peut mieux la distance minimale que le processus de la mise au monde aura instaurée. Mais ce ratage inopiné n'a pas de conséquence au seul niveau du pôle maternel de la relation. Il intervient de manière aussi radicale dans le devenir de l'enfant en bouleversant définitivement sa perception du monde environnant. Cette expérience de l'absence pourtant survenue dans une indicible détresse sera fondamentale pour une solide édification de sa personnalité. Elle lui aura plus ou moins nettement fait ressentir, à lui aussi, la fin concrète de cet âge édénique où, porté dans un ventre pourvoyeur, il était à l'abri de toute souffrance. Elle lui aura, comme à sa mère, signé et signifié la nécessaire et inévitable distance des corps. Mais elle lui aura surtout permis de s'ouvrir aux dimensions du monde nouveau dans lequel il vient s'inscrire avec un corps repéré comme « coupé » et définitivement condamné à un fonctionnement autonome et isolé.

Essayons de comprendre, de notre place d'adulte et en nous attardant sur ce qui aurait pu se passer à un tel moment, comment les choses peuvent se produire et comment s'agence la cascade de perceptions nouvelles.

Lorsque l'événement survient, la toute première fois, l'enfant se trouve donc soudainement confronté à une expérience effroyable mais neuve. Or, avant même que le désarroi naissant n'ait tout à fait réussi à le submerger, voilà que sa maman est miraculeusement réapparue. Ce n'est pas sans conséquence. Car ce premier événement, dont l'occurrence est inéluctable, va faire le lit des événements suivants de même nature et impulser — aussi curieux que cela puisse paraître — l'apprentissage de... la dimension du temps !

Il ne faut pas croire que le temps soit totalement étranger au bébé humain. Il le vit passivement depuis sa venue au monde aérien dans son corps : les mouvements du calcium, la sécrétion du cortisol ou celle de l'hormone de croissance, par exemple, sont intimement liés au temps chronométrique ; ils sont réglés par la succession jour/nuit — dont la vision de plus en plus performante permet un repérage de plus en plus net —, comme le sont au demeurant les rythmes de veille et de sommeil ou la succession des repas qui se régularise progressivement. Tout cela constitue une sorte de matrice floue, informe et à l'état balbutiant, mais une matrice néanmoins sur laquelle va immanquablement s'inscrire l'événement initiatique.

Or, cet événement, par sa nouveauté et l'intensité de ce qu'il fait ressentir, va mettre en place une forme de repérage que nous pouvons essayer d'imaginer.

Il est probable qu'un « maintenant », forcément fugace et labile, a dû être nettement perçu pour avoir été fortement scandé par le désagrément. A la fin de l'épreuve, il aura été enregistré par notre bébé, sans relâche tourné vers le bilan de son expérience de vie, comme étroitement coincé entre un « avant » déjà oublié et un « après » évidemment très nébuleux. Attention ! Ne nous méprenons pas ! Ce qui pourrait se traduire ainsi du vécu du tout-petit n'est certainement pas décrypté par lui sur un mode aussi précis, loin s'en faut ! Il s'agit simplement, là aussi, de la mise en place d'une matrice qui interviendra nécessairement dans la perception de tout ce qui pourra être vécu ultérieurement. Il suffit d'évoquer, pour se représenter la valeur de ces descriptions, ce qui se passe au cours de l'examen médical : la frayeur du bébé est absolument inaccessible aux injonctions ou aux gestes rassurants de sa mère. Il hurle et rien ne peut le calmer : il est à la merci d'un étranger, et sa mère à ses côtés n'est certainement pas la mère qu'il connaît puisqu'elle laisse faire cet étranger. Alors, qu'importent ses paroles et ses gestes ! Il ne se calmera progressivement que lorsque leurs deux corps seront à nouveau joints, qu'elle l'aura pris dans ses bras et qu'il pourra percevoir dans ses gestes enfin recouvrés le partage de leur commune émotion ! C'est parce que les effets des séparations et des retrouvailles se jouent toujours sur ce mode que l'on a adopté depuis quelques décennies la pratique des périodes d'adaptation plus ou moins longues au moment de l'entrée en crèche. Les puéricultrices, ou les parents qui ont eu l'expérience de plusieurs enfants, savent qu'à cet égard, indépendamment de la fameuse période des 8/10 mois, il y a des âges plus ou moins délicats.

Nul ne peut en principe savoir comment cela pourrait tourner si les choses en restaient indéfiniment figées à ce seul événement initiatique. Mais il s'avère qu'un autre événement — suivi de bien d'autres identiques au tout premier — survient une fois de plus.

Une fois encore, en effet, « maman a disparu ». Mais, cette fois-là, elle a « vraiment disparu ». « Elle a disparu, c'est certain », puisqu'elle n'a pas même entendu ces cris poussés pour l'appeler (on aura compris, encore une fois, que cette occurrence est elle aussi strictement imprévisible et inévitable). Autrement dit, « maman a tout à fait disparu ». Et alors, là, c'est la tragédie, les larmes, les sanglots irrépressibles, l'horreur ! Une horreur interrompue, une fois encore, par un retour inattendu, soudain, inexplicable, incroyable et bien sûr inespéré ! Cette seconde expérience — aussi violente que la première — met en place l'esquisse chancelante et nouvelle d'une intuition : celle de l'instant. Un « instant » qui se vit nécessairement comme un « problématique maintenant » pour avoir succédé à ce qui a paru être — sans la moindre exagération — ce « siècle d'avant » et pour ouvrir la voie à un « futur » soudainement amputé de sa promesse de sérénité puisque le « futur » antérieur a tout de même produit ce « passé » récent qu'on aurait voulu ne jamais vivre.

Cette approche ardue, hésitante et forcément douloureuse de la notion du temps se produit, comme on peut l'imaginer, dans un véritable brouillard. La somme des émotions qui l'ont accompagnée va néanmoins faire éclore une résultante tenace qui va dorénavant fonctionner comme un véritable instinct — que les psychanalystes désignent sous l'appellation d'« **instinct de mort** » parce qu'il désigne l'instinct que l'on a de la mort possible en tant que disparition. Une étape nouvelle, cruciale et d'importance, se trouve ainsi franchie dans ce monde auquel on commence à grand-peine à se faire, en se vivant comme seul, coupé, limité et immature. Ce n'est simple ni à vivre ni à intégrer. On réinvestit un peu plus maman — qui se demande pourquoi de tels cris quand elle ne fait que passer de la chambre au couloir. On lui sourit tant et plus, on la conquiert, on la charme, on cherche tous les moyens de la retenir et, en un mot, on esquisse un embryon de langage et on intensifie les échanges que l'on a avec elle. On entreprend même de tromper l'attente que l'on peut avoir de sa personne en acceptant, sans se départir de son air inquiet, de répondre à ces autres qui vous sourient et vous parlent sur un mode apparemment engageant. Est-il seulement possible que ce que l'on a perçu, ou cru percevoir, existe ? Si seulement c'était reproductible ? Et si on pouvait vérifier de quelque façon que ce soit ce qui s'est dégagé de cette effrayante expérience, on en serait peut-être plus avancé. L'entraînement de l'instinct de mort prend du coup l'allure d'une nécessité impérieuse. Or, quand le bébé (qui est, répétons-le encore, un métaphysicien des plus rigoureux et l'expérimentateur le plus inventif et le plus génial qui soit !) joue à cache-cache, il ne fait rien d'autre que cela : s'entraîner, se rassurer, s'assurer qu'il maîtrise les mécanismes de reconnaissance de ce dont il se sent vaguement menacé : « Quand je me mets la serviette devant les yeux, c'est moi qui fais disparaître maman. Je suis l'auteur de ce que je vis et ressens. Je suis fort puisque c'est moi aussi qui la convoque à mon gré : il me suffit d'ôter la serviette ; ce que je fais toujours juste avant de sentir le désespoir me submerger. Je suis donc capable de maîtriser. Je maîtrise si bien que je peux, d'ailleurs, vérifier mes performances avec n'importe quelle autre personne que maman. Je maîtrise si bien que je peux ne pas me laisser berner et aller quelquefois jusqu'à retirer moi-même le cache de devant le visage qui se terre derrière pour découvrir ce visage à l'endroit même où je l'attendais. Et, bien sûr, j'en ris. J'en ris à gorge déployée ! C'est normal, n'est-ce pas ? Car n'est-ce pas merveilleux de maîtriser ainsi au lieu de subir ? Il est vrai qu'il me vient parfois, quand quelques « coucou » se sont succédé, au détour de l'un d'eux, une idée attristante que je repousse comme je le peux : peut-être que ce que j'entreprends de maîtriser est-il de fait un immaîtrisable à la merci duquel je suis réduit. C'est pourquoi on peut me surprendre, en plein milieu de ce jeu, avec le regard grave et vide qui n'est pas celui que j'avais à l'instant d'avant. Je suis tristement riche, et accablé, de l'expérience du « manque », autant que de celle de la « disparition » et de celle de la « perte ». Alors il m'arrive de sombrer dans la nostalgie et d'interroger, à travers la dimension du temps que je découvre laborieusement, cette faculté qui éclôt en moi et qui se nomme « mémoire ». Mais tout cela est si compliqué ! Je ne m'y attarde pas outre mesure. Je le chasse même s'il m'assaille sans relâche, et je ne trouve évidemment rien de mieux que de remettre la serviette sur mon visage. »

C'est, pour le bébé de cet âge, l'effleurement horrifié du fait qu'il est peut-être un être mortel. Peut-être seulement, tout d'abord. Car si pour lui la mort peut être au bout de tout cela, il ne sait pas, il ne peut pas savoir clairement où se situe le bout. C'est manifestement encore loin, bien loin même, puisque c'est là-bas au bout...

Mais c'est aussi une étape cruciale pour son devenir ultérieur, qui marquera durablement, sinon définitivement, la relation qu'il aura au monde environnant. C'est ce moment unique, effroyablement précis et strictement singulier, où le destin se joue en étroite dépendance avec le contenu de la réponse apportée par la mère à la détresse perçue. C'est comme si, brutalement et d'une manière inattendue, l'appel de l'enfant et la réponse de la mère se trouvaient réunis au fond d'un vaste entonnoir et entraînés de manière telle qu'au sortir du goulet d'étranglement on ne pourra recueillir les dispositions de l'enfant qu'unies et enchevêtrées avec celles de la mère. Il va sans dire que ce qui s'entremêle de la sorte ne peut être le résultat d'aucun contrôle : la détresse exprimée par l'enfant sera rentrée, à la manière d'une vitre qui vibre au passage d'un camion, en stricte résonance avec la part des perceptions maternelles la plus enfouie qui soit, celle qu'elle a elle-même vécue à cet âge précis. On peut imaginer ce qu'impliquent de telles dispositions dans la transmission d'une histoire qu'elles condensent toujours au plus haut point. Et on peut en envisager, à titre d'exemple, deux scénarios diamétralement opposés pour en saisir l'importance. Une mère qui vole au secours de son bébé en train de découvrir la mort derrière la disparition va le prendre dans ses bras et tâcher de le consoler. Si elle le fait dans la détente, la joie et la « relativisation » de l'expérience, elle transmettra à son bébé le résultat de cette disposition. Elle lui dira en quelque sorte que la mort existe, certes, mais que c'est bien loin et que la vie est belle, si belle qu'on peut ne pas mettre la mort en son centre. Si, à l'inverse, elle arrive sur les lieux bouleversée par ce que réveillent confusément en elle ces cris inhabituels, elle aura des gestes travaillés par la sidération et la peur contre laquelle il lui semble ne pas pouvoir lutter. Elle validera l'équation « disparition = mort » et elle installera chez son enfant la crainte de la mort au centre de la vie. On ne devra pas s'étonner de constater, plus tard, les difficultés que cet enfant aura à la quitter ou à s'éloigner d'elle.

Si nous sommes les racines de nos enfants, nous avons nous-mêmes des racines qui continuent de faire circuler en nous, à notre corps défendant, une sève à composition toujours singulière. Et, souhaiterions-nous ne pas vouloir le faire, nous ne pouvons pas faire autrement que transmettre, toujours à notre insu, ce dont nous avons hérité sans le savoir. C'est ce qui distribue les nuances et qui nous rend, heureusement d'ailleurs, si différents les uns des autres, alors que nous sommes concernés par une problématique strictement identique : la dialectique vie/mort à laquelle n'échappe aucun humain.

Les faits qui travaillent aussi violemment la psyché ne vont pas seulement s'inscrire dans cette psyché, ils vont affecter également le fonctionnement du corps. La clinique pédiatrique est là pour en témoigner. Car la physionomie des maladies évolue singulièrement avec l'âge.

Une caractéristique générale de la manière dont les enfants réagissent à l'agression, c'est l'extraordinaire proximité de l'atteinte la plus profonde avec l'éclatante bonne santé soudainement recouvrée. Un enfant qui vient de contracter une maladie infectieuse — une grippe, une otite ou une rhinopharyngite par exemple — fait 40° de température et même plus parfois. En un rien de temps, il est abattu, geignard et s'arrête de jouer : il vient de jeter, sans le moindre souci d'économie, l'intégralité de ses réserves dans la bataille. Si, à ce moment-là, on lui donne un médicament pour faire tomber la fièvre ou des antibiotiques pour combattre l'infection qui le terrasse, on le retrouve de nouveau sur pied et souriant en quelques minutes et guéri en quelques heures. Cette merveilleuse réactivité n'est pas cantonnée aux seules maladies bénignes, elle est heureusement à l'œuvre même dans les maladies gravissimes. Mais il n'en est cependant pas ainsi à tous les âges. Cette expressivité n'éclôt qu'au bout de quelques mois seulement, comme peut en témoigner la modicité des signes d'alarme observés chez le tout-petit : on ne doit pas en effet attendre chez un nouveau-né atteint de méningite, même fulgurante, les signes que l'on trouvera chez le bébé plus âgé ; cette maladie a chez lui une expressivité et des signes d'une grande discrétion et que l'on apprend patiemment à reconnaître. C'est la raison pour laquelle il arrive si souvent qu'on lui fasse des ponctions lombaires systématiques, même s'il présente un tableau clinique d'où est absente toute fièvre ou tout signe neurologique. Il est pourtant muni, à cet âge, d'une foule de défenses qu'il a passivement reçues — comme une dot — de sa mère et qu'il va garder trois longs mois au moins, le temps pour lui de fabriquer son propre système de défense. Mais ces défenses — qui peuvent au demeurant être inefficaces contre un germe que sa mère n'a jamais rencontré — ne signifient en réalité rien pour lui tant qu'il n'a pas repéré, grâce à sa maturation relationnelle et aux expériences d'ordre affectif qui viennent d'être détaillées, la différence entre la vie et la mort qui doit comporter une éventuelle frontière, même si cette frontière demeure floue et impossible à définir. Or, il y a justement quelque chose qui change radicalement dans l'expressivité de la pathologie (les signes des maladies) et dans l'économie défensive (sa manière de réagir aux maladies) du bébé au cours du second trimestre de la vie : il a certes fini de fabriquer ses propres moyens de défense, autrement dit son propre système immunitaire. Mais il a fini par acquérir aussi cette notion de frontière, de limite entre la vie et la mort qui lui permet une gestion plus efficace de l'agression. Il est évidemment parvenu à ce résultat en partie sous l'effet de sa programmation génétique, mais aussi grâce à tout ce que lui ont apporté son expérience récente et l'amour de son entourage. Et une fois de plus, là aussi, il importe de répéter qu'il ne s'agit pas de mystification, de magie ou d'adhésion béate à une idéologie plus ou moins suspecte. On a montré depuis longtemps que les bébés atteints d'« hospitalisme » (cf. p. 392) pouvaient à quelque âge que ce soit non seulement sombrer dans l'apathie sur le plan psychique et moteur, mais se laisser littéralement mourir. Plus récemment, on a administré la preuve de l'étroite corrélation qu'il y a entre les messages de nature affective et la production de certains peptides (des petites molécules qui circulent pour véhiculer des messages en divers points de l'organisme) au niveau du cerveau. Or, ces peptides interviennent dans la fabrication des anticorps et dans la mobilisation des cellules qui assurent la défense contre l'agresseur. Mais est-il besoin d'aller chercher si loin ? Chacun de nous dispose, dans son expérience personnelle, d'un moment où il a pu sentir la pertinence et la vérité d'une approche de ce type : je suis en pleine nuit en train de festoyer dans une boîte de nuit aux sports d'hiver ; pour une raison ou une autre, je sors pour aller chercher quelque chose dans ma voiture parquée à l'autre bout de la station ; je suis tellement gai et joyeux que je ne prends pas même la peine de mettre quoi que ce soit sur le dos ; il fait moins 25° et je ressens le froid vif et piquant ; mais je ne m'en préoccupe pas outre mesure, tant je me projette dans la suite de la soirée ; je rentre et je continue d'être en excellente santé. Imaginons la situation inverse : je viens d'avoir une altercation avec quelqu'un et, profondément contrarié, je décide de rentrer à mon hôtel ; je mets mon anorak, mes gants et jusqu'à mon écharpe ; je sors dans le même froid de la nuit et je le trouve d'emblée désagréable ; je ne suis pas plus tôt arrivé que je sens la gorge me picoter et je me réveille le lendemain matin avec de la fièvre et des ganglions plein le cou. Dans le premier cas de figure, j'étais dans un processus de vie euphorique et j'avais « décidé » que rien ne pouvait m'arriver : mes défenses étaient en éveil et me protégeaient. Dans le second cas, j'ai tourné ma fureur contre moi, je ne me suis pas senti à la hauteur de l'épreuve que je venais de subir, souhaitant vaguement que l'on me vînt en aide (« Allo, maman, bobo ! »). Régressant vers cette humeur de dépendance, je ne me situais pas dans mon processus actuel de vie. J'ai donné quartier libre à mes défenses, absorbé que j'étais par ma contrariété : la maladie a fondu sur moi et je ne lui ai pas résisté. L'étroite communication qui s'est produite entre mon humeur et mes défenses est strictement identique à celle qui se produit chez le tout-petit qui, dès le milieu du second trimestre, est devenu immunologiquement autonome. Et la suite des événements demeure superposable : chez lui comme chez moi, dès que l'agression a dépassé un seuil et que la maladie se manifeste, le système de défense se met néanmoins en branle. A ceci près que moi je produirai à peine une température à 38,5°, alors que lui fera un brillant 40°. C'est que lui, neuf lui-même, dispose d'une énergie si neuve qu'il peut la jeter intégralement dans la bataille à la moindre atteinte de son organisme. Moi, j'en sais un bout sur la maladie et je me suis depuis longtemps habitué à l'idée de la mort (j'ai un instinct bien entraîné, depuis le temps !), alors que lui, dans sa fraîcheur, tient à s'assurer, comme chaque fois qu'il est malade, qu'il fait bien ce qu'il faut pour ne pas mourir. On sait qu'à un âge diamétralement opposé de la vie, chez le vieillard, les maladies infectieuses, même graves, s'accompagnent d'une fièvre toujours discrète. Quand on n'avait pas encore réussi à comprendre la raison de ce fait et à y trouver une parade, on tentait d'y pallier par des injections intramusculaires de substances dites « pyrogènes » — parce qu'elles étaient capables de produire de la fièvre et que la fièvre participe aux processus de défense de l'organisme (cf. p. 635). Si on réfléchit à l'évolution de la réactivité en fonction de l'âge, on comprend un peu mieux les comportements face à la maladie en fonction de la position que chacun occupe sur une trajectoire existentielle qui le conduit de la naissance à la fin de sa vie.

Ce long détour n'est pas un simple passe-temps ou un exercice de style : il permet de comprendre au passage que **le premier devoir d'un parent face à son enfant malade est d'abord de le rassurer**. De lui signifier en quelque sorte, sans pour autant y faire littéralement référence, qu'il ne va pas mourir de la maladie dont il souffre. Ce qui est possible à la seule condition que le parent lui-même soit serein et tranquille. Or, il peut généralement l'être à peu de frais pour au moins deux raisons : la première, c'est la conscience qu'il peut prendre ou acquérir de l'admirable solidité et de la richesse des moyens dont dispose son bébé ; la seconde réside dans le bilan qu'il peut aisément faire des prodigieux progrès et de la puissance actuelle de la médecine d'enfant. Les pédiatres l'ont d'ailleurs parfaitement compris et ils savent que leur principale activité consiste à rassurer sans relâche les parents de leurs patients. Mais cela nécessite au préalable — on l'aura compris à la lumière de ce qui s'est dit à propos de l'instinct de mort — que la mère de l'enfant (parce que c'est par elle que passent les messages) ait accepté de renoncer à sa toute-puissance et à son illusoire et trompeur pouvoir sur toute chose.

Imaginons une mère qui soit dans une jonction telle avec son enfant, dans une sollicitude telle qu'elle ne puisse jamais — c'est heureusement, à cet extrême, relativement rare ! — permettre à cet enfant de faire l'expérience de sa disparition. Cet enfant ne pourra pas plus avoir accès à son instinct de mort qu'à la conscience du temps ou de l'environnement. La frontière entre la vie et la mort demeurera pour lui inexistante et il sera tellement envahi par sa mère qu'il n'aura pas d'autre ressource que de continuer à l'halluciner sans relâche, sans pouvoir mettre en place l'embryon de langage constitué par l'enrichissement de l'échange : ce processus qui caractérise certaines formes d'**autisme** explique aussi pourquoi on retrouve toujours dans la description des enfants qui en sont atteints le fait qu'ils ont été, depuis le plus petit âge, des enfants « sages », trop sages même, et qu'ils ont souffert et souffrent rarement de maladies du corps. Ces enfants, qui n'ont aucune intuition, aucune forme de savoir, de la différence entre la vie et la mort, ne se « sentent pas vivre ». C'est la raison pour laquelle les psychanalystes qui les ont en charge se réjouissent à juste titre quand ils les voient faire des maladies infectieuses bruyantes. C'est un progrès incontestable de la thérapie puisque la manifestation pathologique signe l'effleurement et l'exploration de cette frontière à côté de laquelle la relation à leur mère les a toujours fait passer sans la voir.

Tout cela ouvre évidemment la voie à un débat, difficile, sur la manière d'établir une bonne communication entre le bébé et ses parents. Ce qui est une préoccupation constante desdits parents confrontés à la difficulté d'interpréter les messages du bébé uniformément exprimés par le biais du cri poussé toutes les fois qu'un besoin ou qu'une menace se font ressentir. Or, la réponse que le bébé reçoit, au fil des jours, lui permet de repérer l'efficience et la fiabilité de son cri, qu'il se met imperceptiblement à nuancer et à moduler. Elle lui permet d'étalonner efficacement un véritable système de sécurité et d'établir à son entourage une relation empreinte d'une confiance justifiée.

On a vu pourtant que, quoi qu'on fasse, il faut bien que se produise, à un moment ou à un autre, un ratage salutaire dans la relation de la mère et de son enfant. On pourrait croire dès lors que certaines attitudes qui consistent à vouloir à tout prix ne pas se laisser asservir par les cris d'un bébé — sous prétexte de vouloir le « dresser » et de prétendre lui apprendre à maîtriser au plus tôt ses perceptions pour ne pas prendre de « mauvaises habitudes » — auraient quelques mérites. Le bébé serait en quelque sorte assuré ainsi de ne pas louper l'expérience formatrice du ratage ! Mais, à se situer dans un tel extrême, on commet certainement autant de dégâts qu'on voudrait en éviter. La juste mesure est, comme toujours, difficile à trouver, comme en témoigne le fait que le débat entre les tenants et les détracteurs de la méthode de « dressage précoce » est pratiquement ouvert dès la naissance. Il est vrai que les Sioux, par exemple, dressaient précocement leurs bébés au silence en les bâillonnant longuement du plat de la main pour étouffer leurs cris : ce faisant, ils visaient à les armer au plus tôt pour leur future existence de guerriers et de chasseurs ou bien pour celle de squaw silencieuses et soumises. Mais, en contrepartie, la sollicitude qu'ils marquaient à leur endroit était telle que les bébés n'avaient pratiquement jamais de raison ou d'occasion de crier pour appeler. Faut-il imaginer alors que les bébés sioux étaient menacés de ne pas vivre une expérience de ratage ou bien qu'ils couraient le risque de verser dans l'autisme ? Certainement pas ! Et pour la simple raison, comme on a déjà pu le voir, que l'expérience de ratage dépend autant de conditions contingentes que de dispositions inconscientes mater-

SUR LE VIF

Il y a un certain nombre d'années, je me rendais régulièrement à l'étranger pour des questions de travail et je me trouvais hébergé par des amis qui avaient plusieurs enfants dont un bébé en bas âge (6 mois environ). Ce bébé, qui était fort beau et en excellente santé, avait son lit dans un espace assez étroit aménagé sous un escalier. Tous les soirs, à 18 heures tapantes, il avait droit à un biberon de 200 grammes de lait cru et il était aussitôt mis au lit pour la nuit. Il n'avait certainement pas sommeil et je peux assurer, compte tenu de son poids et de sa taille, qu'il avait de plus sûrement faim. Si bien que, dès qu'il était mis au lit — sur le dos —, il se mettait à pousser des cris stridents. Sa mère se contentait froidement de refermer la porte de sa chambrette sur lui et de le laisser ainsi. Il m'est arrivé de l'entendre hurler des heures durant dans la totale indifférence de son entourage. Je suis allé le voir une fois en cachette. J'ai eu la vision d'un regard terrorisé, insupportable. J'ai vainement cherché à lui parler, à le calmer. J'ai été surpris par sa mère qui m'a prié de ne pas m'en occuper, parce qu'il lui fallait bien « prendre de bonnes habitudes ». Un jour, cependant, je n'y tins plus et je dis à sa mère ce que je pensais de son attitude. Elle m'a froidement répondu qu'elle avait vu le pédiatre local et qu'elle se conformait à ses indications, ajoutant, pour clore la conversation et m'inviter à me mêler de ce qui me regardait : « C'est comme ça qu'on fait chez nous. » On imagine aisément que j'aie fini par me trouver un autre hébergement. Il s'avère cependant que j'ai continué de voir, épisodiquement, des années durant, cette famille. Le bébé est devenu un superbe gaillard qui a socialement remarquablement réussi. La famille, en revanche, a connu bien des bouleversements.

L'organisation de la psyché fait heureusement place à une belle souplesse. Elle n'a pas pour autant une importance moindre que celle conférée aux soins du corps !

nelles. Or, les mères sioux, en agissant comme elles le faisaient, ne se situaient pas dans un désir de toute-puissance sur leur enfant. Elles se soumettaient, bien au contraire, au projet à long terme que leur commandait leur mode de vie et dans lequel elles inscrivaient leur enfant (ce qui est une autre manière encore d'impulser cet enfant dans le temps). C'est, hélas, une telle protection qui manque aux mamans de nos sociétés dépourvues de projets aussi étroits et univoques. Car l'absence d'un projet — et de la pression canalisante qu'il met en place — confère certes une plus grande liberté de choix mais implique en même temps l'interférence immaîtrisable d'une foule d'éléments de l'histoire parentale — et de l'histoire maternelle en particulier. Et là, comme en bien d'autres domaines, c'est le modèle qui dicte la conduite. Son absence laissant à chacun la responsabilité de son attitude.

Il n'y a en tout cas certainement rien de plus stupide — et de plus cruel — que de laisser délibérément un bébé petit crier ou appeler pendant des heures sans s'inquiéter de cet appel ou sans y répondre.

La fameuse question des « mauvaises habitudes » mérite qu'on s'y arrête.

Comment est-on en effet amené à juger des « habitudes » ?

Jamais autrement que par une expérience qu'on a déjà connue ! On allègue volontiers, par exemple, que tel enfant avait été traité ainsi par sa mère à tel âge et qu'elle n'est plus parvenue à changer par la suite sa manière de faire, et on conclut qu'elle lui avait donné des « mauvaises habitudes » ! On ne peut trouver de plus mauvais argument. Car, en réalité, la fixation d'un bébé à des comportements, tout comme son évolution, est, en raison de ce qu'a mis en place la relation biologique, toujours directement à mettre au compte de la mère, et à lui seul. Autrement dit, l'allure des échanges n'est jamais directement imputable à l'enfant. Et tout simplement parce qu'il se trouve, lui, dans une relation de dépendance telle à sa mère qu'il s'évertuera, par tous les moyens dont il dispose, à lui faire plaisir : il ne sait pas, par exemple, pourquoi il doit crier des heures durant *(cf. encadré p. 433)*, mais il sait « quelque part » que sa mère a besoin qu'il le fasse. Le plus extraordinaire c'est qu'il le fasse, sans rechigner ni marchander, en affrontant répétitivement sa propre frayeur, avec l'habituelle générosité qui le caractérise. Pour peu que sa mère n'ait plus besoin de le voir se conduire ainsi, il le sentira aussitôt et il changera immédiatement de comportement. Cette loi ne concerne pas, au demeurant, le seul registre des pleurs ; elle intéresse aussi bien les rejets ou les vomissements que les selles diarrhéiques ou tous les autres registres de la pathologie qui se répète.

SUR LE VIF

■ *Jeune pédiatre, je me battais depuis des semaines avec la diarrhée de Fabien, âgé de 18 mois. J'avais multiplié les examens biologiques, varié les régimes et essayé divers traitements, rien n'y faisait. Sa mère m'avait raconté qu'elle avait été elle-même très malade : elle avait eu depuis la plus tendre enfance une forme d'anémie rebelle à tous les traitements et si rétive aux classifications diagnostiques que son cas avait été publié dans la presse médicale ; or, cette maladie a guéri, de manière incompréhensible pour elle comme pour les médecins, dès les premières semaines d'une psychanalyse qu'elle avait entreprise pour diverses raisons et qui était encore en cours. A une de nos consultations, elle m'annonça que tout était enfin rentré dans l'ordre. Je me suis précipité sur ma fiche pour voir à quelle miraculeuse médication je devais ce succès. Elle arrêta mon mouvement en me déclarant : « Ne vous donnez pas cette peine, j'ai arrêté tous les médicaments et tous les régimes. Mais c'est bien vous qui avez guéri mon enfant, car, à la dernière consultation, quand vous êtes venu nous chercher, vous m'avez appelée "Madame Fabien". Je me suis dit que, si vous aviez pris le prénom de mon enfant pour notre nom de famille, c'est qu'il devait y avoir quelque chose qui clochait entre lui et moi. J'ai réfléchi à notre relation, je l'ai modifiée et Fabien a guéri. »*

Cette histoire m'a aussi bien appris la modestie qu'elle a aiguisé mon désir d'en savoir plus sur ce versant des relations mère/enfant.

■ *De nombreuses années plus tard, j'ai eu encore plus de difficultés avec Félix, qui s'est mis à vomir dès l'âge de 1 mois. Même escalade d'enquêtes radiologiques et biologiques, mêmes essais de régimes, de laits et de traitements. Aucun résultat : il vomissait tous ses repas et ne grossissait pas de manière convenable. Préoccupé par son état, irrité par mon échec, mais me croyant riche d'une expérience infiniment plus grande, je n'ai pas manqué d'explorer le versant du discours de la mère autour de ce symptôme : si Félix avait à dire des choses en lieu et place de la bouche de sa mère, il valait mieux qu'elle les dît elle-même. J'en fus pour mes frais. Non pas que cette maman ait été rétive à mon questionnement, auquel elle se prêtait avec une bonne volonté, mais parce que la situation illustrait parfaitement l'excellent aphorisme du psychanalyste Michael Balint : « Quand on pose des questions, on n'obtient que des réponses et rien de plus. » Je changeai de méthode, en me met-*

→

tant à l'affût du moindre signal, même non verbal. Je n'eus guère plus de succès. Et comme les mois passaient et que l'état de ce bébé me posait vraiment un problème, pour canaliser mon angoisse, je l'ai adressé à une consultation spécialisée où on a tout repris depuis le début. Sans guère plus de résultat. J'expliquai alors aux parents que la seule ressource qui nous restait serait, bien qu'elle parût plutôt incongrue chez un bébé d'environ 1 an et qui marchait déjà, une intervention chirurgicale minime sur le pylore (muscle qui ferme la sortie de l'estomac). Je proposai, dans la foulée de ma décision, de la faire pratiquer après les vacances que la famille allait incessamment prendre. Quand je revis Félix à la rentrée, il était méconnaissable : il avait pris 40 % de son poids en cinq semaines, il ne vomissait plus et il mangeait de tout, tout seul, avec un appétit extraordinaire : « Il faut voir les portions de pizza qu'il s'enfourne, plus grosses que celles de sa sœur, me dit sa mère, et ce dont il raffole le plus c'est les olives... » Je me suis demandé si c'était la menace de l'intervention qui avait produit cet effet, mais la mère se mit à me raconter comment, à l'occasion de ces vacances, les relations avec sa propre mère s'étaient soudainement altérées, non pas de son fait mais du fait de sa mère. Après quoi se mit à débouler tout un récit autour de la naissance de la sœur aînée de Félix, violemment rejetée, en tant que fille, par sa grand-mère paternelle. Si bien que je me mis à comprendre l'ensemble des événements auxquels j'avais assistés et qui s'expliquaient de manière confondante à la lumière de ce récit.

Il ne peut d'ailleurs pas en être autrement, tant les échanges mère/enfant évoluent dans l'intimité et dans l'étroitesse de la relation. Ils n'ont pas besoin de passer par des mots, ils transitent invariablement par les gestes, dont j'ai dit ailleurs qu'ils étaient l'« inconscient » maternel mis en acte. Mais cette notion d'« inconscient » à laquelle il a déjà été fait si souvent référence mérite peut-être ici d'être — même grossièrement — imagée.

Comme les animaux, au règne desquels il appartient, l'humain dispose de processus de comportement instinctuels qui sont inscrits dans son patrimoine génétique, tels que, par exemple, l'instinct de conservation de l'espèce qui le pousse à engendrer. Mais, à l'inverse des mêmes animaux, l'humain ne peut pas toujours mettre en œuvre son processus instinctuel humain sans rencontrer des obstacles avec lesquels il doit composer. S'il peut apaiser sa faim en mangeant un sandwich même dans la rue, il ne peut cependant pas, comme le ferait par exemple un chien, déféquer ou assouvir un désir sexuel dans cette même rue. Un certain nombre de règles issues de son expérience sociale lui sont imposées et le contraignent sans relâche. On sait, au demeurant, que de telles règles diffèrent fréquemment d'une culture à l'autre : roter bruyamment à la fin d'un repas signe sous nos climats la preuve de l'extrême goujaterie ; ne pas le faire au Pakistan ou au Soudan prend la même force de manque de savoir-vivre. Offrir sa femme à son invité passerait dans nos cultures pour un signe de perversion. Ne pas le faire quand on est eskimo, c'est faire preuve d'une goujaterie agressive. Pour intégrer ces comportements sociaux fort variés à ses impératifs instinctuels, l'humain a, sur les animaux, l'avantage d'une dimension surajoutée qui lui est propre : la parole articulée. Cette dimension affecte, module et masque le plus fréquemment le processus instinctuel, sans jamais toutefois l'annuler : faire la cour à une femme peut rentrer dans le cadre des bonnes manières de convivialité, rendre cette cour un peu plus appuyée ou plus insistante traduit un désir sexuel qu'on espère bien satisfaire mais qui peut rarement se passer d'un tel préalable. Grâce à l'existence et à l'usage de la parole, l'humain possède donc une pensée et une mémoire qu'il met au service d'une réflexion, même si une telle réflexion concerne des manifestations instinctuelles. Il ne se contente pas d'exécuter mécaniquement un programme, de survivre comme il le peut ou de s'adapter aux conditions qui lui sont faites sans demander son reste. Il essaie constamment de trouver — au besoin en le forgeant — un équilibre entre ce qu'il ressent en lui d'impérieux et les conditions dans lesquelles il vit et qu'il cherche à maîtriser. Or, l'expérience complexe qu'il accomplit sur-le-champ pour lui-même participe d'un exercice qui a pris naissance avec l'humanité et l'aube des échanges sociaux. Il en a accumulé sans relâche les résultats et il a cherché à les transmettre, de génération en génération, à sa descendance. Ainsi, se sont déposées en lui, au fil du temps — qui se chiffre en millions d'années —, des strates et des strates d'un savoir disparate fait de messages de toute nature, succincts, infimes, parfois tronqués, amputés ou déformés et évidemment toujours différents d'un sujet à l'autre. Ces strates, enfouies au fin fond de sa conscience, ces strates auxquelles il ne peut pas avoir le moindre accès et desquelles il ne peut pas se libérer, le commandent inexorablement, à son insu, quoi qu'il fasse. Elles interviennent dans la moindre de ses tentatives de communication et font de la communication verbale, réputée aisée, commode et fiable, une communication nécessairement obscure, logiquement parcellaire et forcément distordue. L'interférence de ces messages issus de l'« inconscient » avec les données conscientes d'une situation précise se traduira, qu'on le veuille ou pas et en conformité avec un nombre restreint de mécanismes, sous la forme de « malentendus ». Ainsi la mère de Félix *(cf. encadré p. 435)* ne demandait-elle assurément qu'une seule chose : que cessent les vomissements de son fils. Mais, en même temps, dans une partie d'elle-même qui lui était inaccessible, elle donnait ordre à Félix de vomir, histoire d'avoir à dire, en particulier à sa belle-mère, qu'un garçon ce n'est pas forcément si chouette que ça. Ce qui lui permettait de faire au passage et à peu de frais un beau pied de nez à cette belle-mère et de justifier l'amour et surtout l'attachement qu'elle continuait de vouer à sa propre mère.

Il est fondamental de garder toujours à l'esprit cette dimension des choses et de ne jamais la perdre de vue. C'est elle qui explique la quantité de controverses auxquelles donne lieu l'ensemble du sujet traité ici. Car si la communication verbale avait la fiabilité que chacun voudrait lui attribuer, il y a déjà longtemps qu'un consensus aurait été trouvé au moins sur les questions d'importance.

Le langage articulé n'a évidemment pas fait que générer le malaise, fort heureusement d'ailleurs. Il est la source de la diversité et le résultat le plus patent de la différenciation qui s'est produite entre l'humain et l'humanoïde qui était son ancêtre le plus immédiat.

Or, avoir en charge l'élevage et l'éducation d'un enfant est une aventure bouleversante, et passionnante, qui réveille tout ce qui est enfoui en chacun et le réimpulse dans la mouvance du processus de vie au sein duquel il avait peut-être cru pouvoir s'installer paresseusement.

Les cris d'un enfant viennent dire la vie et dénoncer la mort, mais ils expriment aussi l'amour dont ils exaltent alors autant l'étendue insoupçonnée que les pouvoirs sans limites.

Et c'est pourquoi cet enfant peut continuer de mordre dans l'existence et de glaner maintenant dans chacun de ses jours la conviction que le monde, au sens le plus étroit du terme, lui appartient. C'est ce que semble affirmer **Gaelle, 7 mois**, quand elle se maintient assise, en appui sur ses mains avec le tronc confortablement penché vers l'avant. Elle trône, amusante, avec ses lèvres gonflées et tendres, ses boucles aériennes et fournies tout autant que son regard bleu et étonné qui se pose, affamé, sur toute chose. On la croirait prête à prononcer une sentence ou à déclarer ouvert un débat sur l'importance de sa place et sur sa fonction.

Elle pourrait en effet se targuer de ses nouvelles et récentes performances pour déclarer qu'elles l'aident à prendre encore mieux la mesure de son espace environnant : elle reste en effet volontiers plus longtemps seule dans son lit le matin puisqu'elle peut, sans perdre l'équilibre, se dresser sur un seul de ses bras en utilisant l'autre pour saisir les objets qui l'entourent. Son contemporain **Gilles** fait plus encore : il ne se contente pas de retrouver les objets qui se trouvent à sa portée, il entreprend de tenter d'attraper ceux qui sont éloignés et qu'il convoite. Mais, comme il ne maîtrise pas encore le pouvoir qu'il sent lui venir dans les jambes, il rampe dans son lit… à reculons ! Ce qui lui permet de faire néanmoins une découverte supplémentaire : celle d'un espace soudain différemment perçu parce qu'il peut s'y déplacer de sa propre initiative. Mais ce qui ne suffit cependant pas à le consoler de sa déception. Aussi ne va-t-il pas hésiter à la manifester bruyamment. Sa mère, toujours aux aguets, l'entend et vole aussitôt à son secours, en tentant de réduire la distance qui les sépare par une forme d'écho sonore. Elle s'avance vers le berceau en répétant sur tous les tons : « Gilles, Gilles, Gilou, mon Gilou ! » Ce qui suffit à le calmer parce qu'il l'entend bien ! Et ce n'est pas seulement la voix familière annonciatrice de présence et de secours qu'il entend, mais cette voix qui s'adresse à n'en point douter à lui et à lui seul, puisqu'elle profère le **prénom** dont il sait désormais qu'il est le sien et auquel il sait déjà répondre en toute circonstance, tout comme il commence à saisir le sens de certains mots. Et voilà les retrouvailles du matin avec leur cortège de câlins, de contacts rassurants et d'effluves reconnus. C'est le temps béni de la faim calmée par la divine bouillie que distille ce curieux instrument pourtant si difficile à tenir qu'est le biberon. La préhension de Gilles demeure en effet encore insuffisante. Tout le monde n'est pas comme ce fameux Eric de 5 mois qui m'avait laissé confondu d'admiration ! Gilles ne peut pas, comme **Hadrien, 8 mois**, saisir le biberon à deux mains pour le maintenir en bouche ou commencer à utiliser un pouce devenu moins encombrant. Mais, quand il n'a pas à se battre pour son équilibre, quand il est bien calé sur sa chaise, il a pris suffisamment de confiance dans le pouvoir de ses mains pour ne pas laisser tomber un premier objet si on lui en tend un second. Il lui semblait en effet jusque-là devoir modérer son intérêt et le régir au plus près de ses capacités limitées. Mais il a appris la différence entre l'exploration tactile et la préhension proprement dite. Ce n'est pas un effet du hasard ou du seul développement neuromoteur. L'expérience cruciale qu'il a faite du « manque » et de l'absence de sa mère lui fait jalousement investir la possession de l'objet comme un moyen de réassurance contre la trace désagréable qu'a laissée en lui ladite expérience. Avoir un objet dans la main, le garder longuement pour se familiariser à lui, voire le passer d'une main à l'autre pour en explorer le relief sous un autre angle du regard, en humer l'odeur, le porter à la bouche, le circonscrire dans toutes ses caractéristiques puis finir par l'abandonner sans regret pour le suivant, tout cela s'inscrit de manière cohérente dans le strict processus d'apprentissage et d'exploration auquel il se livre, comme on l'a vu pour d'autres bébés depuis des mois déjà. Mais garder le premier objet tout en essayant de saisir le nouveau, c'est déjà plus complexe et requiert de véritables facultés d'invention soutenues par une motricité qui a progressé et qui est aussitôt mise au service d'une pensée et d'un but : ne pas avoir à vivre une douloureuse expérience de « perte » que réactiverait la séparation d'un objet passablement investi. C'est ce processus qui fait le lit de ce qui va se développer à grands pas dans les semaines suivantes. Quand **Hélène, 8 mois**, mettra des objets côte à côte pour les comparer, elle tentera de faire un choix pour se protéger dans l'avenir immédiat d'avoir à subir la perte d'un objet inutilement investi. Autrement dit, elle va expérimenter à tâtons ses facultés d'investissement autant que ses facultés de jugement. Le fameux « objet transitionnel », ce chiffon informe ou cette sordide peluche, aussi solidement élus l'un que l'autre, n'acquerront ce statut que pour avoir répétitivement apporté, par la permanence de leurs caractéristiques au cours d'expériences de ce type, la bonne dose de réassurance et de sécurité. C'est exactement dans le même ordre de faits que se situe la réactivité, déjà évoquée, de tous ces enfants aux gestes de l'examen médical. Les parents croient en effet que cela est à mettre au compte du désagrément des récentes vaccinations. Il n'en est rien, puisqu'on observe la même rétivité et les mêmes pleurs chez les enfants qu'on n'aura pas vaccinés pour une raison ou une autre, et qui n'auront donc vécu aucun geste agressif. En réalité, ce qui motive leurs réactions, répétons-le, c'est que, dans l'espace de la consultation, ils ne reconnaissent plus leurs parents, et en particulier leur mère, qui est différente et semble avoir disparu pour s'être mise en retrait derrière l'autorité du médecin.

Voici encore **Hervé, 8 mois**, capable de tenir assis plusieurs minutes sans soutien. Il est solidement campé sur des lombes qui ont appris à équilibrer le tronc par le jeu antagoniste de la ceinture abdominale — qui attire le corps vers l'avant — et celui des masses lombaires — qui arquent le corps en arrière. Le tout placé sous le contrôle rigoureux du cervelet et de l'oreille interne, qui ont appris à inscrire avec une méticuleuse précision la position du corps dans l'espace. Si on tente de déséquilibrer Hervé en le poussant dans l'une ou l'autre des directions de l'espace, il est capable de percevoir qu'il va tomber et pose instinctivement l'une de ses mains au bon endroit pour éviter la chute. C'est ce que l'on appelle le « signe du parachutiste », qui témoigne d'une maîtrise progressivement croissante de la perception de son corps dans l'espace. Lequel espace ne cesse pas d'apporter des messages à leur tour intégrés et créateurs de nouvelles perceptions. **Henri**, qui a le même âge, n'hésite pas à provoquer sa mère en se balançant d'avant en arrière et en émettant une série de sons évocateurs de l'émouvante et simple mélodie qu'il chantera encore maladroitement quelques mois plus tard : « aaaaaoo ! eeeeeo ! », ayant parfaitement réussi à associer les phonèmes « baaateau, ciiiseau » au mouvement et au jeu qui les accompagnent. Lequel jeu, comme tous les autres ultérieurs, ne fait que dériver du tout premier jeu, celui du « coucou », et comme lui tenter de parer à une angoisse un peu trop envahissante. On pourrait dire, à cet égard, que c'est par le jeu que le bébé, comme l'enfant plus tard, repère le « je » qui est en lui et qui évolue dans un milieu dense et compliqué, vaguement hostile et peuplé de fantômes menaçants parce qu'ils ne visent qu'à produire la rupture et renvoyer à une solitude honnie et toujours inacceptable. Aussi utilise-t-il tout ce qui lui tombe sous la main pour mêler jeu et exploration : quand il se trouve près d'un meuble ou, mieux encore, près d'une chaise ou d'un fauteuil, il sait s'y agripper pour se mettre debout et tenter maladroitement, sinon d'esquisser un ou deux pas, au moins de se mettre debout et recueillir de nouvelles sensations qui l'inscrivent un peu plus encore dans la vie qu'il traverse. Pour peu qu'autour de lui on manifeste quelque encouragement, voilà son sourire qui fuse, et comme il commence à comprendre certains mots, tout entier dans l'exploit, il parachève sa performance par l'émission de phonèmes imitatifs qui ont conduit les linguistes à croire, à un certain moment, que l'humain pénétrait dans le monde du langage tout comme le fait un perroquet.

Ce qu'on peut dire de cet âge qui ouvre la voie au dernier trimestre de la 1re année, c'est que bien des choses bougent. Certaines poursuivent un mouvement déjà passablement amorcé, qu'elles parachèvent en quelque sorte — la station assise ou la reptation deviennent plus sûres —, alors que d'autres mettent en branle des secteurs qui étaient en repos jusqu'alors, dans l'attente de la maturation d'un ensemble de fonctions qui participent à leur avènement : la relation au langage et à l'émission phonique en est un exemple.

Quand **Idrissa, 9 mois**, quitte comme une flèche l'entrejambe de sa mère, qui vient de le dévêtir debout, pour venir (comme le feraient 3 % des enfants qui marchent à 9 mois) jusqu'à moi en courant presque, il m'attendrit, m'étonne et m'enthousiasme. Mais il me surprend plus encore quand, parvenu à mes genoux, il dresse vers moi son visage de jais éclairé du sourire de ses grands yeux noirs, et me dit « Bmbm ». Nous avons, lui et moi, une relation déjà ancienne et qui a toujours été très forte. J'ai immédiatement été épris de lui quand je l'ai vu, à peine âgé de quelques jours, petite boule toute noire au regard immense et déjà vif, sous une chevelure fournie, soyeuse et bouclée. Pour quelle raison l'ai-je trouvé, petit, déjà remarquablement proportionné avec un corps étonnamment musclé ? Une typologie ethnique particulière et rare ? Il ressemblait comme deux gouttes d'eau à son père, présent à cette consultation, élancé, long et souple, qui contrastait avec son épouse au teint plus clair et aux formes plus arrondies. Un spectacle fleurant la grâce et s'imposant par une dimension esthétique à laquelle je sais être sensible. Idrissa a poussé à une vitesse stupéfiante : il tenait parfaitement assis à 6 mois et pouvait rester ainsi à s'amuser des minutes durant avec mon stéthoscope. Il n'a d'ailleurs jamais manifesté la moindre mauvaise humeur au cours de l'examen. Etait-il protégé par notre différence de couleur ou par une différence d'odeur, qui l'auraient rassuré en lui faisant percevoir de façon plus tranchée la présence constante de sa maman, noire, dans l'espace de la consultation ? Je ne saurais le dire. Il n'en reste pas moins qu'à la consultation précédente, comme il ne cessait pas de m'aguicher, à partir de son giron de base depuis l'autre côté du bureau, alors que je rédigeais mes ordonnances, j'ai craqué. Et pour répondre au charme qu'il déployait, je lui ai offert du bout des doigts un petit bonbon vert, en lui disant : « Tiens, Idrissa, c'est un bonbon, tu peux le mettre dans la bouche, c'est bon, tu vas voir ! » Il s'en est emparé en ouvrant largement la main, en la refermant sur mes trois doigts tendus jusqu'à ce que j'aie eu lâché ma prise ; puis, pendant que sa mère l'encourageait à manger, il a ouvert de nouveau sa main, il en a regardé le contenu, l'a passé dans l'autre main pour finir par le prendre entre les doigts et la paume et le mettre dans la bouche. Il a alors souri, tout d'abord avec les yeux et ensuite en découvrant ses quatre dents si blanches. Je lui ai alors répété : « Tu vois, c'est bon, c'est un bonbon. » Voilà que, des semaines après, il m'interpelle, appelant à la rescousse ce qu'il a retenu des phonèmes qui ont marqué cet instant de mutuel plaisir : « Bmbm ». On imagine aisément avec quel empressement je lui en ai redonné, des bonbons ! Et je me suis payé sur sa personne d'étreintes et de longs bisous qui semblaient lui plaire autant qu'à moi, m'offrant ainsi en spectacle à sa maman ravie de voir qu'elle n'était pas la seule à ressentir l'effet de piège que constituait cet enfant pétri de charme.

Indépendamment de la qualité de cet échange, il faut dire que la compétence phonologique d'Idrissa, sa capacité à imiter ou à émettre des sons, n'a rien à voir avec la précocité de sa marche. Elle n'a rien d'exceptionnel. **Iris**, **Isabelle** ou **Igor**, qui ont le même âge, savent émettre, eux aussi, des syllabes doubles. Ce sont les sonores « baba », « tata », « kaka » et autres « dada », qu'ils déclament aussitôt levés et qui, fréquemment, annoncent leur réveil à leurs parents. C'est d'ailleurs au milieu de ces syllabes redoublées que les appellations de « mama » et de « papa » viendront être investies par les parents qui se les approprient pour s'en faire désigner. Et comme la répétition de ces deux couples de syllabes est la plus répandue, on comprend qu'ils soient utilisés, dans pratiquement toutes les langues du monde, pour désigner respectivement les deux parents. Igor, aux dires de ses proches, pousse sa minutie jusqu'à utiliser deux registres de voix : l'un pour les sons qu'il émet en présence des objets auxquels il semble vouloir tenir un discours, l'autre un peu plus aigu et plus feutré quand il entre dans des échanges avec les personnes de son entourage. Comme s'il avait réussi à déjà repérer la différence entre l'objet inanimé, l'instrument en quelque sorte, et l'être de chair qui s'adresse à lui et qu'il commence à pouvoir classer dans un rapport toujours étalonné par celui qu'il entretient à sa mère. On sait d'ailleurs combien parfois son attitude peut venir, dans la foulée, mettre le doigt sur de délicats problèmes intrafamiliaux. Pour peu qu'il ait refusé d'aller dans les bras de sa grand-mère paternelle, la voilà à se formaliser, entraînant en retour la sourde révolte de sa belle-fille furieuse d'avoir été trahie ; ce qui n'est pas fait pour améliorer une atmosphère relationnelle tendue. Il est étrange à cet égard de devoir remarquer combien les êtres qui gravitent autour d'un enfant perçoivent, au travers même des relations que cet enfant entretient avec son entourage, la manière dont cet enfant est progressivement en train de s'inscrire dans son histoire !

Pour en finir avec le versant phonologique des compétences d'Igor, il est bon de relever que l'attrait pour la variabilité qui le caractérisait aux tout premiers temps de sa vie demeure pour lui d'une grande importance. J'avais parlé, le mois précédent, avec Idrissa comme je l'ai rapporté et il m'a restitué les phonèmes, importants pour lui, qu'il a pêchés dans ma tirade, comme s'il avait compris le processus de nomination auquel il vient d'accéder. Mais je crois que souvent la plus importante partie du message ne tient pas dans les mots eux-mêmes. Ce qui intervient tout d'abord, c'est le ton avec lequel les choses sont dites. Il m'arrive de m'adresser à des bébés en leur déclarant sur un ton interrogatif : « Chnédébougoutékamanavoritobé varaneumeu takabadaga pousougoufami ? » Ils me regardent, apparemment interloqués. Je recommence alors sur un autre ton en utilisant des **phonèmes** toujours aussi aléatoires. Le résultat que j'obtiens dans ce qui se noue n'est guère moins convaincant que celui que produisent les mots et les phrases de notre langage conventionnel. Ce n'est pas anodin. Ça permet de comprendre, tout au moins en partie, le rapport fondamental à la mélodie du phrasé qui permet aux enfants de **parents bilingues** de parvenir aisément à s'y retrouver dans les langues différentes qu'ils entendent autour d'eux, jusqu'à finir par réussir à les manier sans la moindre difficulté. Et on constate, quand ils s'y essaient, qu'ils sont capables de moduler leurs émissions vocales en parfaite adéquation avec la mélodie de la langue de celui à qui ils s'adressent. Si on ne fait qu'écouter sans le regarder **Isidore**, 9 mois, on peut deviner sans difficulté s'il est en train de converser avec son père catalan ou avec sa mère anglaise. La petite **Ingrid** a dû composer, elle, avec l'accent de son père et celui de sa mère suédoise, laquelle avait appris le français qu'elle parlait avec son époux kabyle qui s'exprimait de manière rudimentaire avec un accent à couper au couteau. Plus tard, je l'ai entendue parler le suédois avec sa mère sans pouvoir porter le moindre jugement sur ses performances, mais je l'ai aussi entendue parler français avec l'accent le plus étrange que j'aie jamais ouï : un mélange de gutturalisation et d'exagération de l'ouverture des voyelles, inspirées de l'accent de son père, mêlées à une dureté et à une sécheresse des consonnes empruntées à la langue de sa mère. Trois mois après être entrée à l'école, il ne restait plus rien de ces particularités et elle parlait le français parisien comme tout le monde, sans avoir perdu pour autant le maniement des langues originelles de ses deux parents. Cette aptitude précoce à communiquer par le ton et la mélodie anticipe la maîtrise du **langage** et constitue la matrice — longtemps très malléable — sur laquelle vont se greffer les futures acquisitions. Tous les bébés ne sont pas comme **Laurence, 1 an**, qui n'étonne même pas ses parents alors qu'elle dit déjà « papa », « maman », « donne », « chante », « assis », « veuxpas ». La mère trouve qu'elle n'a aucun mérite : « C'est son grand frère de 2 ans et demi qui la tracte et la dégourdit ! » Constat pertinent en effet, tant il est vrai que les aînés se comportent pour les plus jeunes en véritables locomotives. J'ai assisté une fois à une scène extraordinaire : un après-midi du mois d'août, je recevais dans mon cabinet un petit **Nicolas** âgé de 14 mois, quand soudainement le ciel s'est obscurci et un orage d'une violence inouïe a éclaté. En un rien de temps, ce fut presque la nuit noire, juste avant que les éclairs, le vent, la pluie et même la grêle ne s'abattent brutalement sur la place. Après quoi, à nouveau, le ciel s'est éclairci. Le tout avait à peine duré trois ou quatre minutes, mais nous avait arrachés à notre conversation. Nous nous sommes en effet laissé prendre par la surprise et nous avons silencieusement accompagné chaque changement de lumière et la survenue surprenante des coups de tonnerre. Nicolas, lui, s'était immédiatement glissé entre le rideau et la fenêtre, et, le nez collé à la vitre, il avait suivi le spectacle sans en perdre une miette. Quand tout fut fini, il écarta à nouveau le rideau, revint précipitamment vers nous et se lança d'une traite, sans évidemment utiliser le moindre mot intelligible, dans le récit confondant de justesse du détail des événements qu'il venait de vivre. Puis, après avoir intégralement déversé son émotion en nous racontant l'orage, il se détourna de nous pour s'intéresser à la brusquement passionnante chaise à bascule.

Ce petit monde qui rentre ainsi dans l'échange se prépare intelligemment à la conquête de notre univers et s'apprête à y pénétrer d'un pied vaillant. **Irène**, qui ne marche pas encore, a tout de même acquis une certaine autonomie : elle est capable de passer de toutes les positions couchées à la position assise. On la retrouve fréquemment le matin, ou au réveil de la sieste, agrippée aux barreaux de son lit, dont elle tente dans son impatience l'escalade. Pour lui permettre d'attendre que son père lui rapporte le biberon, sa mère la met à plat ventre sur le grand lit. Il faut croire qu'elle est pressée de conquérir l'espace car la voilà à ramper, le ventre à plat, en tirant laborieusement vers l'avant son corps avec les mains, comme si elle avait oublié qu'elle avait des jambes et des pieds. Dans son schéma d'évolution, elle ne va pas encore se mettre de sitôt à courir après Idrissa, eût-elle été conquise par son charme redoutable ! Elle ne décollera pas son ventre du plan horizontal, en utilisant enfin ses membres inférieurs, avant quatre bonnes semaines, et ce n'est qu'au début du 12e mois qu'elle commencera à marcher comme un ours, sur les mains et les pieds. Néanmoins, si on la met debout et qu'on la soutient, elle peut déjà demeurer ainsi de longues minutes sans marquer la moindre fatigue. Tenue sous les aisselles, elle est même presque capable d'esquisser un ou deux pas. **Joseph**, plus vieux qu'elle d'à peine 1 mois, est déjà capable d'avancer s'il est seulement tenu par les mains. Ses parents, plus disponibles que ceux de son cousin **Kevin**, âgé de 11 mois, n'ont pas jugé nécessaire d'investir dans un « **baby-trott** [1] », autrement appelé « **youpala** ». Et ils ont certainement eu raison. Cette phase dure si peu de temps qu'une telle dépense ne se trouve justifiée que si on a un projet de famille nombreuse. D'autant que l'usage de cet appareil, surtout destiné à éviter un portage fastidieux en donnant au bébé la possibilité de se déplacer seul, n'a jamais réussi à faire accéder plus vite à l'autonomie de la **marche**, laquelle est acquise le plus souvent entre 10 et 16 mois — ce n'est qu'au-delà de 20 à 22 mois, soit dit en passant, qu'on doit commencer à s'inquiéter de son retard. L'acquisition de la marche nécessite, en effet, l'acquisition de la notion visuelle de l'espace [2], la mise en place

1. C'est, au demeurant, un instrument fort ancien et même bien plus ancien qu'on ne serait porté à le croire, puisqu'on le trouve sur certains tableaux du Moyen Age représentant des intérieurs de maisons bourgeoises.

2. Ce qui ne veut pas dire que les **bébés aveugles** soient condamnés à ne pas marcher ou à marcher plus tardivement. Ceux que j'ai pu observer n'ont pas marqué de retard significatif par rapport aux performances moyennes de leur tranche d'âge. La raison en est que ces bébés suppléent leur handicap par le développement de perceptions plus riches venues des autres organes des sens. A cet égard, ils maturent eux-mêmes l'idée qu'ils se font de l'espace, tout comme s'ils y étaient inscrits par la vue.

d'une innervation achevée de tous les muscles qui la contrôlent, celle des relais — entre le cervelet et l'oreille interne — qui en assurent l'équilibre, autant que celle des mécanismes de rétroaction qui doivent en régler la minutieuse exécution. Ce qui prend un temps évidemment variable d'un individu à l'autre et qui s'inscrit toujours dans ce que l'on appelle un tempérament (autre manière de désigner ce que l'expérience des mois précédents a accumulé) : certains enfants sont plus audacieux ou plus pusillanimes que d'autres, et il n'y a pas de hiérarchie à instaurer sur ce chapitre (cf. p. 261). Il ne faut pas perdre de vue que la marche est une chute volontaire sans cesse volontairement évitée. On remarquera d'ailleurs que, lorsqu'elle survient, l'enfant, prudent et singulièrement conscient du risque qu'il prend, se lance toujours non loin d'un réceptacle qui lui assure de pouvoir se retenir en cas de chute impossible à contrôler : et quelle plus belle sécurité attractive que les bras ouverts de maman vers lesquels on ne peut se faire faute de se précipiter dans un élan de jubilation composite !

On ne perdra pas ici l'occasion d'aborder un souci fréquemment évoqué au cours des consultations de cette tranche d'âge : faut-il ou ne faut-il pas acheter des **chaussures** à un bébé qui s'essaie à la marche et, s'il le faut, lesquelles choisir ? Ma réponse est univoque, tranquille, simple et sans nuances : **il est inutile d'acheter des chaussures avant que cela ne soit réellement nécessaire, autrement dit avant qu'on ne sente l'enfant tout près de marcher**. Et si on veut ou qu'on doit en acheter, autant choisir les moins chères possible. Je sais que ma position peut surprendre ou heurter, et qu'elle ne suffira pas, ainsi énoncée, à décourager les multiples avis qui ne manquent pas de fleurir à ce sujet. Je m'en explique. Le processus de marche est une acquisition qui se fait grâce au concours et à l'intégration d'une importante quantité d'informations. Certaines d'entre elles, les plus importantes, proviennent de corpuscules — qui, tout comme les palpeurs de certains mécanismes, enregistrent des variations de pression — contenus dans les tendons des genoux et des chevilles, alors que d'autres informations proviennent de corpuscules situés dans la plante des pieds et destinés à analyser la nature du sol et à recueillir les impressions produites par la position d'une partie du pied ou de tout le pied posé sur son appui. Mettre une chaussure au moment où se fait le recueil de ces informations, c'est en priver partiellement le corps, parce qu'elles seront nécessairement atténuées ou filtrées par la semelle. Quiconque s'est une fois dans sa vie foulé une cheville est capable de comprendre cela, pour avoir eu le pied bien peu sûr pendant encore de longues semaines après l'incident. Les tendons étirés ont en effet été le siège d'un saignement et une déchirure s'est produite dans les relais informatifs. Il faudra le temps de la cicatrisation et une longue rééducation — spontanée ou assurée par un kinésithérapeute — pour recouvrer la sensibilité habituelle du sens tactile que nous développons au cours de la **marche**. Chez le petit enfant, les corpuscules sont bien là, mais ils sont neufs et ils ont besoin de recueillir le plus de renseignements possible pour étalonner valablement la zone de contrôle cérébrale du processus. Après tout, les petits Africains ou les petits Amérindiens ignorent l'usage de la chaussure. Ils ne marchent pourtant pas plus tard ou moins bien que les petits Occidentaux ! Le mieux serait de laisser nos enfants de cette tranche d'âge évoluer pieds nus. Il est vrai que cela nous est difficile parce que nous avons le souci de la **propreté** et que nous sommes uniformément pétris de sollicitude. Alors, il vaut mieux, tant qu'à faire, concéder une paire de socquettes : elles suffiront à protéger de la poussière de la moquette ou de la malencontreuse écharde du parquet — il en existe d'ailleurs dont le dessous est fait d'un tissu antidérapant. Elles seront éventuellement doublées en cas de sortie. Pour le reste, il vaut toujours mieux attendre.

Une bonne chaussure d'enfant ne doit répondre qu'à un critère et un seul : assurer un bon maintien de l'arrière-pied par un contrefort solide et ferme qui soutienne efficacement l'articulation sous-astragalienne, celle du talon avec la cheville *(cf. schéma)*. Elle ne doit pas avoir nécessairement une tige montante. Certaines chaussures de type « sport » sont remarquablement étudiées pour le pied des bébés et leur conviennent parfaitement, même si elles ne sont pas pourvues de la fameuse semelle interne qui serait censée « aider à former la **voûte plantaire** » et dont on se fiche éperdument. De fait, cette semelle n'est pas seulement inutile, elle est nuisible parce qu'elle ne réussit jamais qu'à écraser la partie interne de la plante. Il faut savoir que la plante du pied d'un bébé n'est naturellement pas

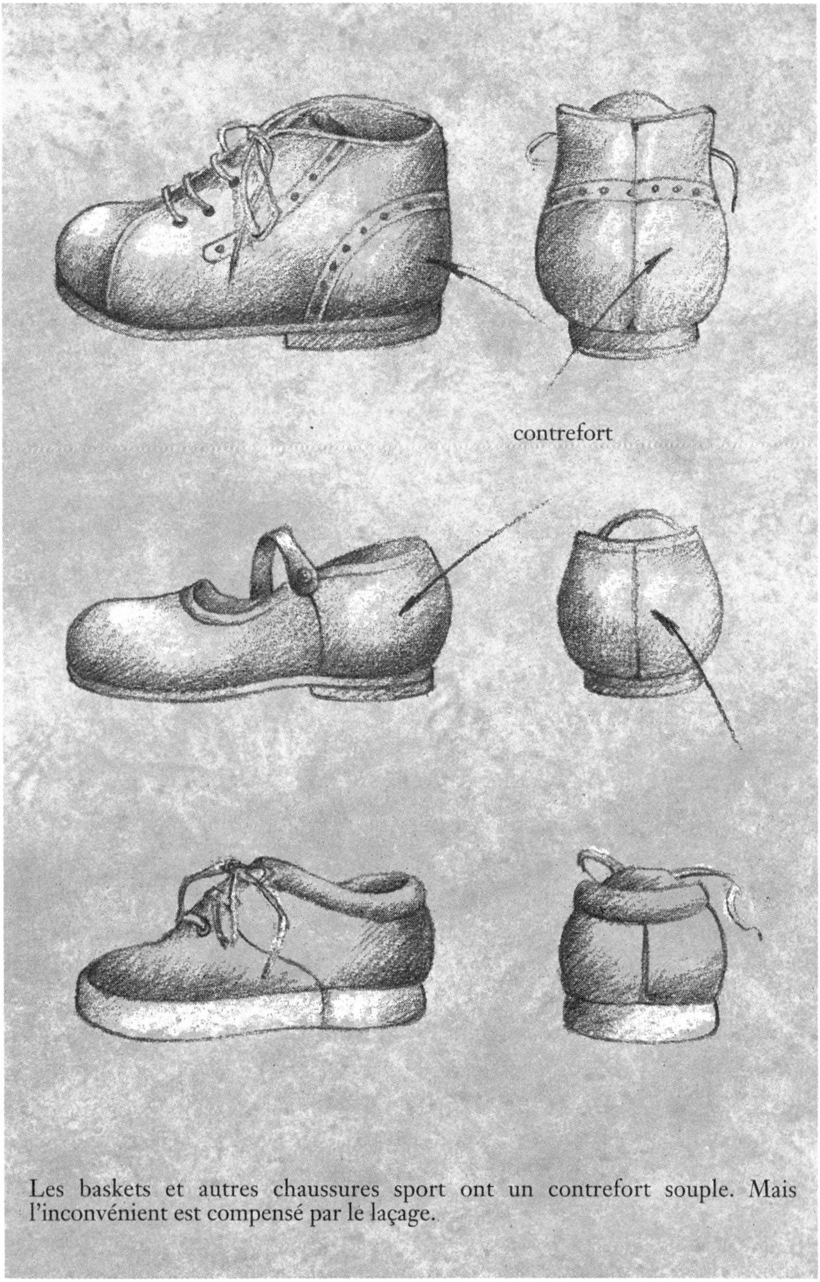

Les baskets et autres chaussures sport ont un contrefort souple. Mais l'inconvénient est compensé par le laçage.

creusée comme elle le sera plus tard. Et qu'on se débarrasse enfin de la crainte, combien souvent précoce et toujours injustifiée, des **pieds plats** ! Que l'on sache, une fois pour toutes, que la plupart des pieds plats sont génétiques, c'est-à-dire qu'ils ne sont pas le résultat d'une malformation ou d'une maladie mais la conséquence de caractéristiques héréditaires qui n'ont en aucun cas le statut d'anomalie ! On sait que les champions de course à pied, aussi bien en vitesse qu'en fond, sont le plus souvent des Africains qui ont les pieds parfaitement plats. La réputation péjorative qui demeure attachée à cette notion date, de fait, du siècle de Louis XIV et n'a pas de raison autre que sémantique : elle a été véhiculée au fil des générations par les mots eux-mêmes. Il a déjà été dit que le Roi-Soleil avait adopté, pour se grandir, la perruque et les chaussures à talons hauts. La noblesse l'a naturellement suivi en cela, se distinguant nettement de la piétaille qui fut précisément affublée de l'appellation « pieds plats », laquelle la désignait comme n'ayant pas accès à la nouvelle distinction nobiliaire conférée par les talons hauts. Le concept a persisté jusqu'à nous, traversant mystérieusement les siècles et les révolutions ! Tout cela n'a évidemment rien à voir avec le fait que la plante du pied d'un bébé est essentiellement grasse : elle se creusera naturellement et ultérieurement — ou elle ne se creusera pas ! — sous l'effet du jeu progressif de la musculature. Le fait continue d'être bien moins su ou admis qu'on ne pourrait le croire.

Je n'ai évidemment rien, comme on pourrait être tenté de le croire, contre le commerce de la chaussure d'enfants. Je regrette simplement qu'on s'obstine à utiliser pour sa promotion des arguments médicaux le plus souvent infondés. Je pense qu'on peut faire l'économie de cette supercherie. Après tout, pourquoi n'y aurait-il pas un phénomène de mode reconnu comme tel et ouvertement rattaché à ce secteur d'activité ? Je me surprends parfois à me laisser attendrir par l'intelligence, l'élégance ou le choix de la couleur d'une paire de chaussures de bébé. Je pense qu'à bien des égards la chaussure est investie pour des raisons structurelles qui ne nous sont probablement pas toujours aisément accessibles. Après tout, chausser les « va-nu-pieds » est une entreprise charitable qui tente de sortir lesdits « va-nu-pieds » de la précarité de leur condition. Et il nous suffit de revenir aux contes de notre enfance, pour retrouver le

SUR LE VIF

Victor, 22 mois, continuait de marcher avec la pointe des pieds encore très en dedans. Ce n'était pas plus préoccupant que cela. Il n'avait tout simplement pas fini de détordre son squelette jambier. Ce qui pouvait prendre encore quelques mois. Mais il était gêné par ce retard et, outre une certaine maladresse relativement disgracieuse, il lui arrivait de tomber fréquemment en s'emmêlant les pieds, qui se mettaient à « tricoter » sans avertir. Pour accélérer son évolution, je lui ai prescrit des coins pronateurs antérieurs, autrement dit des quarts de semelle à faire exécuter par le cordonnier et à coller sous les chaussures en avant et en dehors de chacune d'elles. Je l'ai revu quelques mois plus tard, dans le même état, avec des chaussures tout à fait banales. J'ai demandé à la mère ce qu'elle avait fait de ma prescription. Elle me dit avoir eu beaucoup de difficultés à la faire exécuter par le « bottier » (sic !) *auquel elle s'était adressée, qui en a récusé la pertinence et qui lui a proposé en contrepartie des semelles internes « sur mesure »* (resic !) *à 450 francs la paire et qu'il fallait changer toutes les quatre à six semaines !! Elle a cru à la compétence du « spécialiste » sans pouvoir se rendre compte jusqu'à quel point elle avait été grugée : les semelles en question, que j'ai vues, revêtues de la griffe du douteux fabricant, avaient une voûte interne épaisse qui devait martyriser le pauvre enfant ! Lequel, ai-je appris, avait acquis, depuis le début de cette mésaventure, un goût prononcé pour la station assise et le port dans les bras ! J'ai essayé de m'expliquer avec sa mère de cette méprise. Je n'ai trouvé que de la confusion et une impossibilité à accepter l'idée qu'un cordonnier pouvait suffire à arranger les affaires de son précieux bébé !*

Nous ne devons pas compter sur la clairvoyance ou l'honnêteté de nos semblables quand ils peuvent se brancher, en faisant autant de bénéfices, sur une denrée aussi investie qu'est devenue l'enfant ! Nous savons qu'il est désigné comme la cible privilégiée des publicitaires, et qu'aux dernières statistiques officielles il déciderait, à lui seul, de près de 50 % du volume des achats de la famille moyenne !

Chat « botté », les « bottes de sept lieues » du Petit Poucet et la « chaussure de vair » de Cendrillon, comme des objets centraux qui nous ont permis de croire au miracle opéré par le pied bien chaussé et à celui de nos chaussures pleines de jouets dans ces matins de Noël. Comme si l'attention que nous portions à ces extrémités de notre corps pouvait présentifier leur place cruciale dans notre devenir. Est-ce un hasard si la fameuse énigme posée par la Sphinge à Œdipe (dont le nom veut dire étymologiquement « pieds gonflés ») ait concerné l'humain, marqué par sa marche à quatre, deux puis trois pattes, aux différents âges de sa vie et à qui il est somme toute conseillé de « savoir où mettre les pieds » et d'avoir toujours les « pieds sur terre » pour ne pas s'en aller trop tôt « les pieds devant » ?

A cet égard, il est indubitable que la marche représente pour les parents une acquisition d'importance, tout comme elle représente pour l'enfant une révolution à dimension copernicienne ! Les jours ne vont plus jamais se dérouler de la même manière. L'exploration ne cessera plus et la conquête de l'espace va devenir l'objectif primordial d'une entreprise ouverte et apparemment inépuisable. Gain et progrès, diversification aussi par rapport à la perception que l'on a dans l'immobilité et au ras du sol. Il est vrai que les objets, à la hauteur desquels on se trouve parfois, peuvent soudainement revêtir un aspect absolument effrayant. Avez-vous vu de tout près un pied de table, une cordelette de rideau ou une serrure de porte de buffet ? C'est horrible, c'est gros, c'est tortueux, c'est parfois menaçant. Ce sont des images impressionnantes et il est naturel que le sentiment qu'ils laissent puisse parfois poursuivre jusque dans le sommeil, peupler les cauchemars et entraîner des nuits moins calmes. Heureusement qu'on peut toujours continuer, dans la journée, à exercer sa puissance sur maman et à la contraindre pour s'assurer sans relâche qu'elle ne vous abandonnera pas. Ce n'est pas parce qu'on a vaguement compris ce qui a pu se passer derrière la fameuse disparition, et qu'on a fini par en prendre son parti, que tout est pour autant devenu simple. La relation ne s'est pas encore clarifiée. On continue de se poser les mêmes questions, prélude et ouverture aux ultérieures interrogations métaphysiques : Qui suis-je ? Que suis-je ? Où suis-je ? Qui est-elle, elle ? Que suis-je pour elle ? Qu'est-elle pour moi ? Des questions qui ponctuent les événements au fil de leur contenu autant que de l'humeur du moment. Quand elle est là tout près et qu'elle investit le corps, les questions s'évacuent. Mais pour peu qu'elle s'éloigne ou qu'elle fasse autre chose, elles reviennent en force. On se met par exemple à jeter à terre tout ce qu'on trouve à portée de main pour la contraindre à le ramasser. On teste une certaine puissance, la mutualité de l'attachement. Jusqu'où ira sa patience ? Attention, il faut doser. Il ne faut pas courir le risque de lui déplaire, de l'entendre soupirer, faire la grosse voix ou, pire encore, les gros yeux. Ce serait mettre fin à l'enchantement. Voilà des semaines qu'on se gagne ses grâces et son attention : on a bien voulu lui montrer qu'on comprenait parfois ses intentions avant même qu'elle ne les ait formulées. C'est ainsi qu'on s'est mis à tendre un bras après l'autre pour l'aider à l'habillage, à présenter spontanément le pied à la jambe du pyjama ou à la fameuse chaussure. Et pour peu qu'elle entonne un de ces « bravo » qui transportent, on applaudit volontiers à tout rompre, pour lui rendre la politesse et pour lui montrer combien on a retenu ses patientes et aimantes leçons — on a si bien appris le sens des **mots courants** et qui reviennent sans cesse : main, pied, chaussure, sortir, manger, boire, biberon, etc. La voilà qui se prend à son tour au jeu et qui demande, attendrie, qu'on lui envoie un baiser. On fait ce que l'on peut en lui fourguant cette « petite poule » ou ces « marionnettes » qui viennent plus facilement sous les doigts. Elle n'est même pas déçue. Elle se contente d'insister. Elle nomme ce que l'on a fait. Pas dupe, donc ! Et elle insiste de cette voix qui fait fondre parce qu'il y passe tant et tant de tendresse : « Allez, nunuche, envoie-moi un baiser. » C'est quoi ce qu'elle demande ? On cherche un peu à l'aveuglette, on esquisse un retour à la « petite poule », auquel on renonce immédiatement au constat de la déception qui effleure son regard. On finit plus ou moins facilement par produire le geste qu'elle attend. Et voilà que ses bras se referment dans une étreinte sublime dont on voudrait pouvoir ne jamais sortir. Et ces baisers qui pleuvent, partout, partout, partout. Elle en mangerait presque de son bébé ! Etre mangé de baisers ? Etre mangé ? Est-ce possible ? Horreur ! Alors, on repousse et l'étreinte et la désagréable pensée qu'elle a fait surgir. On va faire autre chose : tiens, pointer l'index pour montrer un nouveau pôle d'intérêt, s'y faire conduire, prendre le fruit qu'on a désigné, en faire un jeu d'échange : « Je te donne, tu me redonnes », ponctué à chaque fois d'un « merci » esquissé en présentant de face la paume de la main dressée sur laquelle vont se replier les quatre doigts. **Ryesurlon**, petit Thaï de 18 mois, dit déjà merci en joignant ses deux paumes contre la poitrine et en penchant la tête. Combien lui a-t-il fallu de temps pour intégrer la gestuelle qui, dans sa culture d'origine, traduit cette marque de politesse ? Mais il le fait avec autant de plaisir que **Théodore**, 20 mois, qui, la première fois qu'il était venu à mon cabinet, avait voulu me traduire son enthousiasme, son bonheur et sa surprise au reçu du bonbon que je lui offrais en me gratifiant d'une voix haute et nette à peine gênée par un large sourire ravi : « dimerci » *(sic)*, confondant l'injonction et le mot en une délicieuse condensation.

Est-ce un hasard que ce **quatrième trimestre de la vie** soit aussi celui auquel débute laborieusement l'apprentissage crucial du **dedans** et du **dehors** et celui, guère moins important, du **contenant** et du **contenu** ?

On adore prendre les objets que l'on a sous la main pour les mettre, sans distinction, les uns après les autres dans des objets plus grands : et ça va des cubes aux bouts de gâteau, en passant par les épluchures d'orange, la salière ou le pot de yaourt vide qui seront enfournés dans le panier, la boîte ou le sac qui se trouve à proximité. Après quoi, on les ressortira un à un aussi méthodiquement et avec autant d'application. De fait, tout comme pour le jeu du « cache-cache » ou du « coucou », on tente de répondre aux questions que l'on s'est posées tout au long de ces semaines. On se lance une fois encore dans une indispensable entreprise de maîtrise. On sort du contenant les bouts qu'on y a mis et qui s'y trouvent contenus. On essaie de comprendre si on est un de ces bouts, hors du contenant voisin, ou toute cette série de bouts qui ne peuvent être confondus, unis dans un seul objet non morcelé. On a commencé à comprendre qu'on devait bien être quelque chose, ou quelqu'un, tout près de cette délicieuse maman qui sait vous serrer contre elle pour vous faire sentir par chacun de vos pores combien on est fait d'une seule pièce ! On s'est d'ailleurs vu dans le **miroir**, tout comme elle, conformé comme elle. Horreur ! Horreur à laquelle on s'habitue dans un deuil lent et laborieux. Mais comment a-t-on pu se méprendre à ce point ? Et si on n'était en réalité rien de plus qu'une tête ou un bras ? Et si ce que l'on croit voir tout d'une pièce est aussi illusoire que l'unité à laquelle on a cru si longtemps ? N'est-ce pas la raison pour laquelle on refuse de prêter trop grand crédit à ce que montre le miroir et qu'on essaie de comprendre le mécanisme incroyable de sa réflexion ? On y a vu son image, toute proche de celle de maman, on a même vu cette image persister et ne pas disparaître quand maman s'éloignait. Qu'est-ce donc ce qui semble avoir autant de réalité que chacun de ces autres au milieu desquels on commence à accepter d'évoluer et de se repérer ? Et s'il s'agissait, après tout, non pas de soi mais d'un « autre » pareil aux autres et simplement logé dans cette plaque froide et lisse [1] ? Il est alors naturel, quand le miroir est bien individualisé, d'essayer de voir comment cet autre a pu s'y introduire par-derrière et s'y cacher en demeurant indéfiniment à l'abri. On constate qu'il ne s'y trouve pas, derrière, et c'est bien décevant ! On revient alors face au miroir, et le voilà qui réapparaît ! Jouerait-il lui aussi à « cache-cache » ? On essaie de le piéger, de le découvrir, de le prendre en flagrant délit, jusqu'à constater qu'on n'y comprend rien et on abandonne, lassé par l'épaisseur de ce mystère ! Le scénario, repris par tous les clowns du monde, est toujours assuré de recueillir le plus vif succès en suscitant une jubilation à la mesure de l'angoisse qui a dû être ressentie à cet âge-là par chacun. Les hommes primitifs, aux dires des anthropologues, ont des réactions similaires devant la découverte de la photographie (comment peut-on réduire à ce point un individu ?) ou devant un poste de radio (comment un humain peut-il entrer dans une si petite boîte ?). C'est le temps, bref, où l'émerveillement

1. La compréhension de la notion d'image ouvre la voie à la notion d'altérité : l'autre sera « le même et le différent à la fois ». C'est la raison pour laquelle on insiste sur la nécessité de vêtir différemment les jumeaux : pour chacun d'eux, en effet, le jumeau est ce mystérieux autre soi, pareil et cependant étrange parce qu'imprévisible. Comment peut-on, en sa présence, se situer soi-même au milieu des autres ? Question cruciale et difficile. Rappelons l'exploitation qu'en a faite R. Mulligan dans son film *The Other*. Elle permet de saisir l'effrayante logique de certaines sociétés primitives qui tuaient les jumeaux à la naissance.

devant les faits de nature « technique » doit certainement participer à l'investissement durable de ce qui sera technique et qui est si répandu dans le monde environnant... En tout cas, il faudra bien encore six mois au moins pour que le mystère se résolve et que l'on soit capable de reconnaître soi aussi bien dans le miroir que sur une photographie.

A partir de là, la différence qui va être repérée entre soi et maman va entraîner du même coup la prise en compte des fonctions de l'objet. L'objet sera toujours associé à la fonction qu'on lui aura attribuée. C'est ainsi que le téléphone sera décroché et porté à l'oreille pour signifier qu'on en a compris la destination, qu'on aimera allumer et éteindre la lampe que l'on trouve à sa portée, que le peigne ou la brosse seront saisis et passés dans les cheveux, que l'on mettra sa tête en arrière pour la faire rincer de la mousse du shampooing. Un certain ordre des choses semble s'introduire au sein de l'univers ambiant. Un ordre rassurant. Un ordre nécessaire. Un ordre indispensable. C'est la raison pour laquelle un changement durable de lieu, tel qu'il peut se produire, par exemple, si la famille part en vacances, peut entraîner une certaine irritabilité ou des troubles du sommeil. C'est un peu comme si la géographie qu'on avait méticuleusement tracée se trouvait soudainement bouleversée. Il importe alors que les parents prennent en compte le fait et y remédient en racontant et en mettant en mots (l'enfant étant, comme toujours dans ce genre de circonstance, dans les bras de sa mère) les détails de l'aventure. Il faudra raconter où on était, ce qu'était la maison, la chambre, la cuisine, le lit, etc., mais aussi le voyage, les vacances, le changement dans les rythmes, le pourquoi de la présence constante, les nouveaux lieux, etc. C'est ainsi que l'on donne acte à l'enfant de la validité des étapes qu'il a franchies et qu'on lui permet de poursuivre son travail de repérage et la construction de son monde.

Le plateau en verre brun de mon bureau m'a fréquemment permis d'assister à l'évolution de l'intérêt porté aux lois de la transparence et à celles de la réflexion. A partir de la fin de la 1re année, le bébé qui découvre le reflet de mon pot de crayons tente de l'attraper en glissant la main sous le bord de la plaque. Ce qui est fascinant, c'est qu'il vise avec une grande précision et que son geste de préhension n'emprunte rien au hasard. Il ferme la main sur ce qu'il suppose être l'objet à la place même où il le voit, et il prend immédiatement une expression étonnée en constatant que sa main se referme sur du vide. Il la ramène alors à la surface et, sans s'intéresser au pot de crayons lui-même — qui est pourtant à sa portée et qui à un autre moment aurait fait son délice —, il tente en vain d'en agripper rageusement le reflet. Quelques semaines plus tard, il découvre soudainement l'existence du même pot de crayons en traînant sous la table, aux pieds de sa mère. Il va essayer de le saisir par en dessous et paraît ne pas comprendre pourquoi sa main rencontre le seul lissé de la vitre. Il se dresse alors, explore du regard la surface de la table et retourne en dessous pour tenter de repérer quelque autre objet préhensible : un stylo, le tampon ou l'ordonnancier l'attirent un court instant, jusqu'à ce qu'il finisse par renoncer à ses essais apparus comme inefficaces. Il se lance alors dans un autre ordre d'exploration en accrochant mon regard puis en tentant de s'y soustraire par l'entremise de l'écran de verre. Il constate que l'échange persiste et il va jouer autour de l'arête et du bord de la table, en me regardant tantôt par-dessus et tantôt par en dessous. C'est toujours moi qui me lasse le premier ! C'est regrettable, parce que cet émerveillement ne dure qu'un temps. A la consultation suivante, le charme n'opère déjà plus, l'illusion ne joue plus et le bureau a pris sa dimension toute bête et… dénuée d'intérêt.

LA SECONDE ANNÉE

Pendant la 2e année de sa vie, l'enfant va assurer une meilleure prise en main des outils sensitifs et moteurs qu'il a déjà acquis — ce qui lui permettra de mieux élaborer encore sa propre relation au monde. Le riche tissu d'échanges qu'il n'a pas cessé d'explorer tout au long de son développement va lui fournir, par ailleurs, la possibilité de mettre à l'épreuve les perceptions qu'il avait collectées sur les notions complexes de temps et d'espace et de prendre une conscience plus aiguë de la consistance et de l'importance des multiples personnages qui habitent son environnement immédiat et le monde élargi. C'est ainsi que s'affineront chez lui de manière progressive,

plus floue et moins tranchée, la conscience de l'autre, celle du dedans et du dehors, et toutes choses susceptibles de lui permettre de s'inscrire avec plus d'assurance dans la suite de son aventure d'humain.

L'exposé des différentes étapes du développement ne se fera plus cas par cas et mois par mois — les disparités individuelles d'évolution rendraient le procédé fastidieux. Il insistera plutôt sur les étapes marquantes d'un développement situé sur la bonne trajectoire.

Michel, 13 mois, semble avoir décidé de ne pas se laisser impressionner par les objets et de conquérir au travers d'eux son monde environnant. Le voilà, entreprenant, à déjà s'ingénier à empiler des cubes ou à mettre les choses qu'il ramasse les unes sur les autres. Allant les chercher de la manière la plus aléatoire, il les saisit au hasard en restant totalement indifférent à leur conformation. Il les pose les unes sur les autres d'une main ferme et décidée, puis il lâche sa prise sans marquer le moindre agacement ou la moindre surprise devant la chute. N'oublions pas qu'il est depuis toujours doué pour l'expérimentation. Il a manifestement tout compris des lois de la physique : ainsi, le mois d'avant, mettait-il ses deux bras en balancier, coudes pliés et loin du corps, quand il se levait pour s'offrir un petit tour d'exploration immédiate. Il avançait alors en levant bien haut les jambes, histoire de ne pas buter contre un obstacle inopportun. Pour ménager les fesses qui le reçoivent immanquablement à chacune de ses chutes, il écartait le plus possible ses pieds, s'offrant de la sorte une assise fiable et assurant une base solide à son corps défiant la pesanteur. Il accomplissait des pas inégaux qui partaient un peu dans toutes les directions. Il n'a cependant pas perdu son temps et il est parvenu à retirer de son tâtonnement une foule d'informations qui lui ont permis de corriger une gestuelle encore pataude mais qui se développe harmonieusement dans la direction attendue. Pas question néanmoins de taper dans la balle que papa, féru de foot, lui aura mis sur son trajet, histoire de le conditionner à son futur destin d'international ! Même **Oscar, 15 mois**, pourtant attiré par ce jeu, ne peut pas s'aventurer à taper ou à lancer une balle sans tomber de sa hauteur ! Ses acquisitions lui ont apporté suffisamment de confiance en lui et dans ses perceptions pour lui permettre d'accepter ou de refuser ce qu'on lui propose. Depuis des semaines, il sait montrer du doigt ce qui l'intéresse, mais il ajoute maintenant à cette capacité le maniement sûr des gestes de la tête — affirmatif avec un ballottement répété et insistant, négatif avec la rotation convenue de la tête de gauche à droite et inversement. Muni de ce code *a minima* parfois agrémenté de grognements expressifs, il peut espérer se faire comprendre et faire l'économie du piaffement ou de la colère à laquelle le contraindrait son absence de langage. Sa mère, le conduisant par exemple dans la direction du doigt qu'il a pointé, croit avoir deviné l'objet qu'il convoite et elle le lui offre. S'il n'en veut pas, il sait posément le faire comprendre — tout comme il le fait au demeurant depuis longtemps quand, repu, il détourne la tête du biberon proposé une fois de trop. Que veut-il ? Et sa mère de lui nommer patiemment, alors, ce qu'embrassent leurs regards en désignant du doigt les différents objets. Quand elle a réussi à montrer celui qu'il visait maladroitement mais précisément, le voilà à pouvoir signifier son approbation sans méprise aucune.

Et il en va ainsi, jour après jour.

Chaque cueillette de sensation nouvelle vient se mettre en place auprès des précédentes, s'intégrant à elles, s'associant à elles, échangeant avec elles son capital d'informations encore inexploité. Comme lorsqu'un puzzle se construit et que la mise en place d'une pièce vient préciser les contours d'un paysage que l'on découvre et dont on s'émerveille tout en sachant qu'il est à reconstruire.

La **démarche** devient, au fil des semaines, de plus en plus sûre et de plus en plus déliée. La tête se redresse à la verticale, les bras glissent progressivement pour se coller le long du corps, les pas se font plus réguliers et plus uniformément orientés, la fatigabilité diminue. La marche perd peu à peu son caractère maladroit, hésitant et purement exploratoire. Elle acquiert le statut d'une locomotion décidée qui permet d'aller d'un endroit à un autre en fonction de ce qu'on y cherche ou de ce que l'on espère y trouver. Elle permet d'intervenir sur l'environnement : un objet peut être pris et porté d'un point à un autre de cet espace qui a perdu de son mystère, dans lequel on sait désormais se mouvoir et dont on apprend ainsi à modifier l'ordonnancement. L'expérimentateur a élargi ses talents et, sûr de sa géographie, s'essaie maintenant à l'architecture.

Il en va de même des autres registres de la motricité et des capacités d'échange. C'est ainsi que se fabriquent les points d'appui d'une autonomisation progressivement croissante. A coup d'audace et d'invention ! On a montré, films vidéo à l'appui (Montagnier), combien souvent dans les crèches il existe une véritable émulation entre les bébés : elle leur permet de faire bien plus de choses qu'ils n'en font en présence de leur maman, comme s'ils avaient compris qu'ils avaient... à la ménager ! Hors de sa présence, on peut les voir s'adonner à l'imitation ou s'aider mutuellement, en s'indiquant les uns aux autres les parcours les plus commodes, les plus faciles ou les plus sûrs, avec une hiérarchie qui s'établit bien plus en fonction des performances et des capacités individuelles que de l'âge — l'embryon, en quelque sorte, de ce qu'il en sera plus tard au sein de bien des relations sociales !

On ne doit cependant pas se méprendre et inférer de ces observations l'existence d'une forme de générosité et de souci d'entraide mutuelle propre à cet âge innocent et appelée à disparaître plus tard sous les coups de boutoir d'une société décidément malsaine ! Cette vision rousseauiste de la vie ne résiste pas à l'observation. Et point n'est besoin de se leurrer ! C'est déjà la « jungle » et ça n'est même que cela ! C'est de surcroît, hélas, logique ! Parce qu'un bébé qui joue avec une peluche bleue ou une balle orange s'enferme hermétiquement dans l'univers qu'il s'est construit avec cette peluche ou cette balle, lesquelles absorbent l'intégralité de son intérêt et de son attention. Il ne s'en détachera de lui-même que lorsqu'il aura épuisé toutes les interrogations et les rêveries qu'impulsent peluche ou balle, ou qu'une sollicitation autre, plus forte et plus intéressante, sera inopinément venue le distraire de ce qui le captive à ce point. Comment peut-il, dans ces conditions, recevoir l'intrus qui, obéissant à son propre caprice, aura décidé de venir à son tour s'écraser dans l'exploration du même objet ? Il ne peut pas lui répondre autrement que par le rejet et la véhémence exprimés, l'une comme l'autre, par des cris dont la tonalité purement animale ne peut faire le moindre doute : c'est un hurlement bref et strident, ou une série de grognements dont toutes les caractéristiques phoniques visent à semer l'effroi et à provoquer le recul. La simple évocation d'un tel scénario, en quelques lignes, nous jette, à nos âges qui en ont pourtant vu d'autres, dans une certaine perplexité. Car si nous reconnaissons à la victime le droit à l'indignation, nous ne pouvons pas ne pas reconnaître à l'agresseur le strict droit d'explorer son environnement — ne serait-ce, par exemple, que parce que la peluche bleue ou la balle orange seront venues l'extraire de son encore récente fascination pour un camion rouge désormais vidé de son intérêt.

Comment peut-on, d'une place de parent, comprendre, régler ou gérer ce problème banal, courant, fréquent et pluriquotidien ?

Tout simplement en le laissant se dérouler jusqu'au bout et en intervenant le moins possible. Parce que l'expérience que font l'agresseur comme la victime est fondamentale et hautement formatrice : c'est celle de la prise en compte de la réalité, qui passe, pour chacun d'eux, par la confrontation à l'existence de **l'autre**.

N'oublions pas qu'il y a peu de temps encore, maman est apparue dans le miroir comme une « elle » dont on était coupé. « Elle » différente de soi et dont on était, hélas ! horreur ! différent. « Elle » avec qui on ne pouvait plus se confondre et qui vous a en quelque sorte exilé dans la position d'un « autre » qu'elle. « Elle » dont on est devenu l'« autre », comme elle est devenue l'« autre » de vous : la première et la plus importante, une « Autre » majuscule ! Les autres personnages que l'on avait rencontrés jusque-là, le papa, les grands-parents, les voisins, les familiers ou les gens dans la rue, n'existaient en réalité qu'au travers de maman, au travers de cette maman à laquelle on a été si longtemps soudé, à laquelle on ne l'est plus, ce qu'on a tant de difficultés à admettre ! Or, voilà que survient, dans l'univers où je me suis enfermé pour reprendre tout cela avec un objet, pour me faire une raison, pour prendre mon parti des choses, pour expérimenter, pour faire le point de ma manière de sentir ou de rêver, pour renoncer à mon désir de toute-puissance sur maman que je ne peux pas faire penser comme je le voudrais, voilà que survient un de ces autres ! Un autre qui se révélera pour moi, comme pour chacun, tout à la fois, le même et le différent. Il est le même pour moi en ce que, par son aspect, il témoigne de mon propre aspect, et il est cependant différent parce que ma pensée se heurte au fait, surprenant et difficile à admettre, que je ne peux en aucun cas le diriger comme je l'entends. Je ne peux pas, pas plus que je n'ai réussi à le faire avec maman, le faire penser comme je le voudrais ! J'aimerais bien pouvoir disposer de lui, pour en faire un double de moi, mon reflet dans le miroir, une sorte d'ombre docile et consentante, ou bien alors le mettre à mon strict service, comme l'était, en toute chose, ma si merveilleuse maman. Mais voilà bien le hic ! Car si je suis à son endroit dans de telles dispositions, il semble en avoir autant à mon service ! Du moins est-ce ce que je découvre dans son sans-gêne et dans le droit qu'il s'arroge de s'approprier mon objet ! Or, s'il y a une chose que je sais avec une grande certitude, c'est que je ne suis pas du tout prêt à consentir à sa demande ! Comment vais-je donc me débrouiller dans la vie pour disposer de lui — puisque je sais en avoir besoin — tout en ne me laissant pas soumettre à ses intentions ?

Nouveau dilemme. Qui ne se déroule pas, évidemment, dans le seul univers des crèches. Il suffit de s'arrêter à quelque banc de sable des jardins publics, ou bien de voir tout simplement comment les choses se passent au sein d'une famille entre frères et sœurs. C'est exactement le même schéma. Sauf qu'il est vite tempéré par l'intervention des mères respectives, lesquelles ont tôt fait d'interrompre le processus exploratoire, pour y introduire fréquemment les règles de propriété ou bien celles des bonnes manières ou de la bienséance (« C'est *son* jouet, tu ne peux pas le prendre… », disent-elles à l'agresseur, ou bien « Tu peux le lui prêter, il est gentil, il te le rendra… », disent-elles à la victime). Moyennant quoi, si elles calment un tant soit peu le jeu par leur intervention en tant que mamans, en tant que personnes hautement investies, elles amputent la confrontation de ses promesses de découverte. Or, ce que découvre le bébé à cette occasion, c'est, entre autres choses, l'existence de l'univers extramaternel dont les règles de fonctionnement sont situées strictement à l'opposé de la protection à laquelle cet univers originel l'a accoutumé.

J'imagine aisément les réserves, sinon les protestations, que peut susciter une telle prise de position sur un problème aussi courant et que nos habitudes de vie nous ont enseigné à résoudre de la manière que j'ai pourtant dénoncée. Comment une mère peut-elle, en effet, ne pas réagir aux pleurs de son enfant réclamant l'objet qui vient de lui être dérobé ? Qu'elle y réagisse, soit ! Mais qu'elle ne résolve pas pour autant le problème qui se pose en fonction de la seule solution à laquelle elle adhère et que semblent vouloir imposer les règles de notre vie sociale adulte. Au lieu de rendre seulement une vague et inaccessible justice avec des arguments qui passent largement au-dessus de la tête d'impétrants de cet âge, elle peut essayer de présenter les protagonistes l'un à l'autre : « Tiens, Michel, on dirait que Rodolphe a envie de te connaître, n'est-ce pas Rodolphe ? Tu vois, lui, c'est Michel, il jouait avec une peluche bleue. Et toi, Rodolphe, tu as quoi ? Oh, un camion rouge ? Il est bien beau, ton camion. » Après quoi, elle peut se retirer du débat qui va aussitôt s'instaurer entre les deux enfants, dont le regard qu'ils se portent va souvent changer du tout au tout. La médiation qu'elle a ainsi opérée a délivré au nouveau venu une estampille d'acceptabilité pour son enfant. « Ainsi est-ce Rodolphe ? Rodolphe que maman, elle-même, nomme comme tel. Il n'est certainement pas plus dangereux que ça, sans quoi elle m'en aurait certainement éloigné. Je peux donc nouer dialogue avec Rodolphe. » Quant au Rodolphe incriminé, il découvre dans cette présentation que ce négligeable-propriétaire-de-la-peluche-convoitée se nomme Michel, qu'il a somme toute une certaine consistance et qu'il jouit d'une protection qui lui en évoque une autre connue de lui et avec laquelle il vaut peut-être mieux composer. Quelquefois, bien sûr, ce n'est pas suffisant et la bagarre reprend de plus belle. La maman pourra toujours revenir à la charge avec la même stratégie qui, si elle ne marche pas cette fois là, marchera tôt ou tard, parce que les enfants n'ont pas d'autre choix ni d'autre horizon possible que la découverte de l'autre et l'acceptation de sa présence. L'important, en l'occurrence, ayant été de ne pas continuer à assurer indéfiniment à l'enfant le perpétuel recours à soi — même s'il est rassurant — et de l'impulser dans la logique de l'échange.

On observe, hélas, le plus fréquemment, des réactions qui n'ont rien à voir avec cette manière de faire et ce ton propice à l'édification de la personnalité de l'enfant. Les cas de figure, même les plus grotesques, existent — à tous les âges des enfants, au demeurant *(cf. encadré)*.

SUR LE VIF

Je venais d'examiner, dans la nurserie de la maternité, une adorable petite Blandine de quelques jours, blonde, rose et délicieuse à croquer. Je l'ai laissée avec quelques regrets aux soins de sa puéricultrice et de sa maman, pour examiner un petit Valentin qui m'attendait déjà nu, en présence de sa mère. Jetant un œil sur sa fiche, je constatai machinalement qu'il avait, à quelques minutes près, strictement le même âge que Blandine. Je m'adressai à lui en lui disant (pourquoi faut-il donc que les adultes se commettent aussi inconsidérément à la parole ?!!) : « Tu sais, Valentin, je crois que je t'ai trouvé une bien belle fiancée, elle s'appelle Blandine, elle a ton âge et elle est ravissante ! » Je n'avais pas fini de parler que la mère de Valentin, avec une voix étonnamment sèche, dit : « Oh, mais il ne prendra pas n'importe qui ! », ce qui lui valut aussitôt la repartie non moins violente de la mère de Blandine : « Et croyez-vous que ma fille acceptera le premier venu ? »

A partir de là, il nous fut impossible, aux puéricultrices et à moi-même, d'arrêter une altercation qui en vint… aux mains, dans une nurserie de maternité, autour de bébés de… 3 jours dont les mères ne s'étaient jamais rencontrées auparavant !

Comment ne pas accorder à cette question de la découverte et de l'acceptation de l'existence de l'autre une importance aussi grande, quand on sait qu'elle se rejouera au moment où un petit frère ou une petite sœur viendront agrandir la famille. Quand elle sera en jeu à chaque instant de la vie sociale et toute la vie durant ! C'est une question centrale dans la vie de chacun. Elle a mis pratiquement le temps de l'humanité à être simplement reconnue et elle n'a toujours pas réussi à trouver, à ce jour et au travers des multiples civilisations qui se sont forgées, de solution acceptable.

On sait par exemple que, sous toutes les latitudes, les cannibales ont mangé leurs semblables parce qu'ils les… aimaient et qu'ils espéraient parvenir par ce moyen à leur ressembler et à acquérir les qualités dont ils les créditaient. Ils pouvaient les garder des années en captivité avant de les consommer, en leur permettant de mener une vie identique à la leur jusques et y compris dans le domaine des relations sexuelles. Ils avaient même élaboré des règles strictes sur le sort à réserver aux éventuels descendants des unions ainsi contractées. On sait aussi que la pratique des sacrifices humains était fréquente dans les peuples antiques de notre sphère et qu'elle avait encore cours dans les civilisations amérindiennes au moment de la découverte du Nouveau Monde, il y a donc à peine cinq siècles ! Qu'est-ce que cinq siècles dans l'histoire de l'humanité ?

Notre entendement actuel a quelque difficulté à concevoir la violence des pulsions capables de conduire les hommes à de telles extrémités. Comment peut-on concevoir en effet la possibilité de manger son semblable ? Et comment peut-on s'autoriser à le tuer au nom d'une foi, d'une conviction ou d'une pensée ? La simple évocation de tels faits ne semble-t-elle pas relever de la fiction ou de la provocation ? Nous pourrions le croire. Et ce serait parce que nous pensons notre présent comme n'ayant jamais été autre, en oubliant, sans y prendre garde, qu'il est le résultat d'une longue, lente et laborieuse évolution depuis le temps d'une barbarie qui n'hésite pas à revenir à la surface au détour de tel ou tel autre événement. Encore qu'il ne nous faille pas minimiser les aberrations de comportement qui nous demeurent infiniment plus proches ! Parce que la pratique du génocide aura tout de même été l'estampille la plus marquante de notre XXe siècle !

En prenant de la distance face à un tel parcours, on s'aperçoit que l'humain est inscrit au sein d'une aventure qui se déroule et évolue très lentement — à l'échelle de générations et de millénaires — et qui l'extirpe peu à peu de sa trouille envahissante et de l'angoisse dans laquelle le mettait son semblable qui lui posait par sa présence la question de son origine et lui signifiait, on ne peut plus clairement, sa condition de sujet « coupé » de sa mère.

On ne voit pas comment le bébé, qui vient au monde pétri de crainte, travaillé par son insécurité, hanté par son devenir, viscéralement attaché à sa mère et devant faire un apprentissage difficile de son existence future, pourrait spontanément faire mieux que des générations d'individus qui se sont succédé tout au long de l'histoire. On imagine plus volontiers que son univers affectif est sans relâche parcouru par des perceptions d'une grande variété et d'une violence considérable. Or, c'est le processus d'élevage dont on l'entoure qui va canaliser son monde pulsionnel et ordonner son univers affectif. C'est en cela que toute aventure de parentalité est une incontestable aventure de progrès et que les mères qui en ont la charge quasi exclusive dans le petit âge sont les véritables civilisatrices d'un monde qui cherche et cherchera encore longtemps la solution à ses problèmes. Profitons de cette phase de bilan minimal pour évacuer un malaise qu'ont pu mettre en place ces considérations : l'insistance qui a été mise, qui l'est et qui continuera de l'être, sur le rôle et l'importance de la mère à chaque étape du développement est inévitable. Elle peut être, ou avoir déjà depuis longtemps été, perçue comme arbitraire et choquante, voire écrasante. C'est regrettable et surtout inutile parce qu'il ne peut malheureusement pas en être autrement. C'est la relation biologique de l'enfant à elle qui met en place une telle hiérarchie. Nous avons déjà dit, et nous le redirons au besoin, que si c'est la mère qui descend en quelque sorte « au charbon », elle ne le fait pas sur le mode autarcique mais en relation constante à son histoire et à celle qu'elle entretient au partenaire avec lequel elle a conçu son enfant. Chaque progrès qu'accomplira son enfant ne pourra se faire en effet que par le biais d'une de ses médiations. Parce que toute atteinte ou toute restriction portée, de l'extérieur, à l'étendue de l'univers maternel dans lequel il trempe ne peut spontanément lui apparaître, à lui, que comme menaçante pour sa simple existence. Il n'en sera pas de même si la mère entrouvre, elle, volontairement cet univers en y faisant circuler ce qui vient du reste du monde et en incitant l'enfant à aller s'aventurer hors des bornes de ce monde. L'univers maternel ainsi ouvert ne perd rien de son côté fortement sécurisant ; il se sera en quelque sorte étalé, agrandi jusqu'à finir par montrer que le maternage viscéral n'a jamais rien fait d'autre que préparer à l'acceptation d'un univers social qui peut se révéler encore plus amplement porteur.

Si un bébé est tenu à l'écart de l'expérience formatrice de l'existence de l'autre — telle qu'elle apparaît au travers de ces épisodes de prise ou d'échange d'objets —, il ne pourra que difficilement la concevoir ultérieurement dans sa réalité. Il ne pourra jamais se faire tout à fait à l'idée que l'autre peut être à la fois hostile et adjuvant mais qu'il peut le côtoyer sans pour autant risquer sa vie. On peut suivre à la trace le devenir d'une expérience ratée à cette occasion : cela pourra aller de la crainte de perdre, qui fabrique par exemple les menteurs, les simulateurs et les « mauvais joueurs », à la jalousie la plus féroce, en passant par des fixations incompréhensibles à des idées stupides ou infondées. L'ouverture des bras maternels à cette occasion est une opportunité sans pareille qui permettrait au petit d'accepter sainement et sans crainte excessive son semblable. C'est une nouvelle chance qui lui est ainsi offerte pour lui faire faire une expérience de perte dont on a vu qu'elle s'est déjà produite de différentes manières et à des âges différents. C'est une chance d'autant plus importante qu'elle peut, elle, s'étaler sur une longue durée et offrir des semaines durant des possibilités de reprise et de correction. Elle diffère en cela de l'occurrence précédente qui a mis des mois à être dépassée et qui a assimilé à la mort, au sein d'une angoisse envahissante, la disparition de la mère. Elle se joue dans un contexte où l'enfant a acquis une certaine confiance dans un entourage physiquement et spatialement mieux repéré et où il est devenu infiniment plus sensible aux effets de langage. Les conditions optimales se trouvent donc réunies pour que l'ébranlement du monde investi soit dépassé et que puisse s'ouvrir un rapport neuf et positif à l'univers environnant. Mais, tout comme cela s'est produit précédemment, c'est dans la résonance avec le vécu inconscient maternel que l'essentiel se joue. Une mère qui procéderait sur un mode dédramatisant en encourageant son enfant à ne pas craindre d'affronter une perte dont il sortira toujours grandi, lui ouvre le monde. Si, en revanche, elle lui renvoie les seuls relents timorés d'une problématique identique qu'elle n'a jamais elle-même résolue, la panique qu'il en concevra laissera chez lui une trace durable et qu'il aura à charge de résoudre à son tour, le moment venu, si elle ne resurgit pas à n'importe quelle occasion et à n'importe quel moment de sa vie, pour peu que la régression de certaines couches sociales ne ramène à la surface des réflexes primitifs dangereux tels qu'on peut malheureusement les voir à l'œuvre dans la montée des discours racistes et discriminatoires.

Peut-être cela paraît-il un peu trop abstrait et éloigné des préoccupations de parents désireux de ne pas se perdre dans des considérations à visée aussi générale et qui remontent aussi loin dans le temps. Peut-être est-il nécessaire d'assortir ce pan immense du devenir humain d'un avantage plus substantiel et plus évident qui inciterait à le prendre plus sérieusement en considération ?

Pourquoi pas ?

Il suffit de s'arrêter simplement à ce qu'il en sera de l'éclosion ultérieure du langage telle que l'attendent tous les parents, légitimement fiers des performances discursives de leurs enfants. On reviendra évidemment plus en détail sur tout cela. Contentons-nous pour l'instant de faire remarquer qu'il existe un facteur constant retrouvé dans les retards d'acquisition du langage chez les enfants : c'est l'existence d'un langage dit « sympractique ». L'enfant jargonne de manière strictement incompréhensible pour tout auditeur ; sa mère peut cependant traduire avec une précision confondante le moindre de ses mots massacrés. Comment y parvient-elle ? Et doit-on s'émerveiller de ce véritable don qu'elle aurait en la matière ? Elle y parvient parce que la présence de son enfant en elle est tellement forte qu'elle en arriverait à penser par sa pensée et qu'elle saurait par avance ce que son enfant pourrait vouloir ou dire. On pourrait s'émerveiller de telles compétences, sauf qu'on ne peut pas ne pas y reconnaître un enfermement de l'enfant dans l'univers de sa mère, tel qu'il n'a pratiquement pas même droit à une pensée autonome ! Il ne peut pas accéder à la moindre conscience de la notion d'altérité. Sa mère n'est pas devenue « autre » pour lui, pas plus qu'il ne le serait devenu pour elle. Leur disjonction ne s'est pas opérée. Rien ne sera venu redoubler le travail de mise à distance des corps séparés par la mise au monde. Un processus de poursuite fantasmatique indéfinie de la grossesse a envahi l'horizon et empêché toute évolution. A un tel degré, la compétence devient un abus et la sollicitude un poison hautement toxique. On sait, en revanche, le bienfait que l'on peut tirer, pour de tels enfants, à les mettre en présence de leurs semblables ou dans des structures extramaternelles. Ils ont tôt fait de se heurter à la réalité de l'autre et des autres, et de comprendre combien ce ou ces semblables peuvent constituer les garants de leur autonomie. On n'a jamais cessé de professer, à juste titre et à cet égard, les vertus thérapeutiques des groupes d'enfants pour les enfants en difficulté. On a toutes les raisons d'investir la plasticité de l'enfant, sa faculté de se réparer sans trop grand mal et la dimension du temps qu'il a devant lui et qui joue toujours en sa faveur. Il est simplement regrettable qu'au nom de ces vérités on soit cependant amené à persister dans les erreurs pour seulement satisfaire un désir de pouvoir, facile, sur un individu sans grande défense. Il n'est bien sûr pas question de prôner l'usage d'une sorte de guide qui déciderait suprêmement dans tous les domaines, cela tuerait à coup sûr la spontanéité des comportements et étoufferait l'amour qui est en œuvre dans cette inévitable pédagogie. La référence à des considérations plus générales et plus distanciées est seulement destinée à attirer une fois de plus l'attention sur le fait que toute aventure de parentalité est une aventure de reprise de l'histoire de l'humain confronté à sa condition et à inciter chacun à y réfléchir avec le sérieux nécessaire. La fraîcheur et le potentiel inentamé de l'enfant lui permettent de se poser et de poser à ses parents des questions qui les concernent au plus haut point, lui et eux en même temps. C'est en cela que la parentalité est une immense aventure de progrès au service de laquelle on ne mettra jamais assez d'énergie, surtout pour l'extraire de la propension à l'enfermement narcissique dans lequel elle risque de sombrer sous l'effet de l'insécurité croissante de nos sociétés.

Il est difficile de savoir lequel, de **Piéra** ou de son cousin **Robert**, est le plus âgé. Piéra est plus menue. Mais sa vivacité et ses initiatives sont telles qu'elle donne apparemment le tournis à son pauvre compagnon un peu béat. Lui, il est plus massif, plus costaud et semble mieux se débrouiller avec la petite chaise qu'il tient à déplacer. De fait, Piéra a **16 mois** et Robert en a **18**. Il en est toujours ainsi pour les enfants de la tranche d'âge 16/20 mois : ils semblent marquer un certain ralentissement dans des acquisitions qui se font sur un mode plus étale. Sans doute cela tient-il à ce qu'elles ne s'ajoutent plus les unes aux autres aussi brillamment qu'elles le faisaient dans les mois précédents, mais qu'elles se coordonnent entre elles et prennent le temps qu'il leur faut pour s'affiner de jour en jour.

Ce n'est pas, par exemple, si simple que cela pour Piéra, pour **Thérèse (20 mois)**, pour **Suzanne (19 mois)** ou pour **Richard (18 mois)** d'être parvenus à maîtriser la gestuelle alimentaire. Passer de la succion simple, facile et agréable du biberon à la préhension autonome d'une cuillère qu'il n'est pas évident de manier en faisant le moins de dégâts possible n'a pas été une mince affaire. Ce n'est pas que cela ait été difficile de prendre des aliments solides, même en morceaux, dans la bouche : voilà bien des mois qu'on y a été accoutumé ! Ça n'a pas été non plus très difficile de traîner une cuillère sur le fond d'une assiette dans un ample mouvement de balayage qui poussait parfois la purée par-dessus bord : ça a pu même passer pour un jeu passionnant ! Ce qui a été plus difficile, ça n'a pas tant été non plus de soulever ensuite la cuillère remplie, ça a été de la maintenir à la parfaite horizontale, puis de trouver le tour de main qui permettait de la porter à la bouche selon une trajectoire qu'il fallait parvenir à corriger à vue. Il nous suffirait, pour imaginer la performance à notre échelle adulte, de nous essayer à faire ce que font le terrassier ou le jardinier qui retournent une bande de terre. Et nous avons pourtant d'infiniment plus grandes facultés d'analyse et d'exécution que n'en possède le nourrisson face à la tâche qu'il entreprend d'accomplir. Que ferions-nous en l'occurrence ? Nous enfoncerions la pelle ou la bêche avec une difficulté qui nous étonnerait, parce que nous ne l'avions jamais imaginée à avoir vu faire le professionnel plein d'aisance. Mais cela fait, il nous faudrait ensuite arracher la plus grosse motte possible de terre pour la déposer adroitement sur le côté. Or, même si nous avions réussi à comprendre que nous devions appliquer à notre outil un mouvement de rotation dit de « supination » (celui qui permet de retourner de dedans en dehors), nous le ferions avec beaucoup de maladresse et nous ne pourrions pas faire autrement, malgré nos efforts et notre bonne volonté, que renverser une bonne part de la terre que nous aurons ramassée avant sa destination ultime. Nous nous empresserions, à certains égards, d'excuser notre échec en reconnaissant que nous manquons d'entraînement. C'est exact. Nous supposons, autrement dit, que, si nous prenions la peine de nous exercer plusieurs heures de suite pendant plusieurs jours, nous parviendrions sans doute à acquérir la même dextérité que le jardinier dont nous admirons l'économique perfection du geste. C'est encore exact. Mais ce que nous aurons fait en réalité pendant notre entraînement aura consisté à fournir à une très grande quantité de capteurs situés dans notre peau, dans nos muscles, dans nos tendons et dans nos articulations, une non moins grande quantité d'informations (résistance de la terre à la pression, degré de la force à appliquer à la rotation puis à l'arrachement de la motte de terre, poids de ladite motte, force à déployer et à maintenir constante pendant la phase de translation, etc.) destinées à fournir à notre geste les balises dont il a besoin. Cette nécessité et ce temps d'apprentissage sont exactement les mêmes pour le nourrisson qui puise dans son assiette de purée. C'est la raison pour laquelle il importe de le laisser faire, dès qu'on le pourra, en passant par-dessus les inévitables dégâts que cela produira sur le plancher ou le carrelage de la cuisine. On peut donc, dès la fin de la 1re année, en prenant les précautions nécessaires pour préserver le sol, lui mettre, à côté de l'assiette dans laquelle se trouve son repas, une petite assiette en plastique dans laquelle on aura disposé, dans un premier temps, des petits morceaux de fromage, de jambon, de poulet ou bien des miettes de pain ou de gâteaux salés. Cela lui permettra d'apprendre à porter intentionnellement, de lui-même, et à un moment défini, de la nourriture à sa bouche — car, pour ce qui est de simplement porter à sa bouche, il l'a pratiquement toujours su, puisque sa bouche a toujours été un de ses organes d'exploration privilégiés et qu'il y a depuis toujours porté pratiquement tout ce qui lui tombait sous la main. A partir de là, on guettera le moment où, de lui-même, il réclamera une cuillère : on lui en donnera une identique à celle avec laquelle on le nourrit. On n'hésitera pas à la lui donner et on le laissera faire. On le verra tout d'abord l'agiter dans tous les sens et en frapper toutes les surfaces qu'il rencontrera : c'est la manière qu'il a d'en jauger le poids et d'en apprécier le volume et l'encombrement. C'est seulement ensuite qu'il se risquera à une forme d'imitation maladroite, pataude et régulièrement vouée à l'échec — il ne faudra pas s'en désoler, se décourager ou se dire que ce n'est pas encore le moment. Il faudra bien au contraire encourager son initiative et, pour l'aider à repérer le parcours dans l'espace, il faudra prendre la peine de guider de temps en temps sa main pour lui faire accomplir passivement l'intégralité du geste. On s'apercevra alors qu'il en a parfaitement compris et intégré le principe et la finalité : il ne sera pas rare de constater, pendant cette phase d'apprentissage, qu'il essaie fréquemment, lui, de donner à manger à la personne qui le nourrit. Il ne faut surtout pas l'en dissuader ou le décourager : bien des mères, attendries à juste titre, sont capables alors d'ouvrir la bouche et d'accepter cette émouvante becquée. De fait, le bébé explore en miroir le mouvement, il le décompose et il s'essaie à la maîtrise de la partie la plus grossière et la plus aisée de la trajectoire. Ce premier temps, cette première partie de l'acquisition, sont en effet les plus faciles à intégrer. Il suffit de soulever et de porter d'un point à un autre, dans une trajectoire directe, la cuillère lestée de ce qui aura été ramassé. Ce qui va prendre infiniment plus de temps, c'est d'abord la maîtrise des mouvements de rotation, puis, ensuite, celle du mouvement de réflexion, autrement dit la partie de la trajectoire qui ramène à soi ce qui a été prélevé dans une assiette et qu'il est si facile d'offrir à l'autre. Or, ce circuit qui va de soi à soi est un circuit tout neuf. C'est un circuit encore inexploré. C'est un circuit qui tourne décidément le dos aux effets de miroir banals et habituels : quand j'offre le bout de la cuillère à la bouche de maman, je fais avec elle comme elle fait avec moi ; quand je porte la cuillère à ma bouche, j'invente un geste qu'elle n'a pas modélisé pour moi. Il est vrai qu'il lui arrive parfois automatiquement de porter la cuillère à sa bouche pour en ôter le surplus ou goûter ce qu'elle me donne, mais comme elle ne le fait pas à chaque fois et que cela ne semble pas rentrer dans sa préoccupation de nourrissage, je ne peux pas me dire que j'aie à l'imiter. Ce que je vais faire, moi, à chacun des gestes que j'accomplirai désormais seul, c'est, en gros, faire ce qu'elle ne fait pas. En cela, assurément, j'invente !... De plus, la conformation de la cuillère est telle qu'elle rend l'opération malaisée, originale et radicalement différente de la banale exploration sensorielle qui s'opère sur tout objet par la bouche : il ne s'agit pas de porter simplement et de n'importe quelle manière cette fichue cuillère à la bouche, il s'agit d'en porter le creux, lequel est lui-même porteur du manger. C'est pourquoi c'est si compliqué : au début, c'est le bord latéral de la cuillère qui est présenté, en un prudent geste de translation, aux lèvres. Et pendant longtemps ce sera ainsi. C'est seulement au bout d'un long temps d'entraînement que le mouvement de flexion interne de la main va guider la pointe de la cuillère et la restaurer dans son statut d'instrument à maîtriser. Car c'est bien la notion de l'instrument qui intervient. Mais elle est inscrite dans un circuit vierge qui consiste à devenir enfin soi-même l'agent de son propre nourrissage : la cuillère est alors investie comme destinée à désormais remplacer maman, laquelle était, elle, toujours au bout de la cuillère qu'elle présentait et avec laquelle elle était parfaitement confondue. Or, si l'acquisition de l'autonomie du nourrissage instrumenté devient possible, c'est parce qu'elle prend place sur fond d'une maturation neurologique qui recouvre elle-même le repérage psychique de la différence entre soi et l'autre dont on a vu un peu plus haut qu'elle intervient également en d'autres domaines.

Il est aisé de remarquer qu'on retrouve, là encore, la notion, maintes fois signalée, de perte : le bébé qui accède à la dextérité alimentaire fait un peu plus le deuil de la jonction étroite qu'il entretenait jusque-là à sa mère, mais il acquiert en contrepartie une plus grande autonomie. Il est aisé d'imaginer avec quelle facilité cette évolution peut être contrariée. Car, pour peu qu'on invoque un souci d'ordre et de propreté, celui d'un manque de temps ou de disponibilité, ou bien encore la crainte de voir un bébé livré de la sorte à lui-même ne pas assez manger, on réussira à freiner des quatre fers son évolution, alors qu'elle ne demande en principe qu'à se faire spontanément. On lui aura fait faire l'économie d'une perte, mais on l'aura surtout encore une fois empêché de grandir alors qu'il était prêt à le faire. C'est ainsi qu'il arrive parfois de découvrir au cours d'un entretien des plus banals qu'un garçon de 6 ans prend encore un biberon le matin ! Ou bien qu'une fille de 5 ans le prend le soir, avant d'aller au lit, pour s'endormir, lovée dans les bras de sa mère ! Or, ce n'est pas par hasard que l'on découvre ce genre de détails. C'est toujours en travaillant de manière informelle autour d'un symptôme insistant qui affecte le corps de l'enfant. Comme si l'enfant développait à l'endroit des agents qui l'agressent (microbes, virus, allergènes) une résistance inférieure aux capacités de son âge. Parce que le plaisir qu'il recueille — et qu'il dispense, ou du moins que son parent prélève sur lui — serait lui aussi d'un autre âge !

Le même processus qui a permis à **Nicole**, **Piéra**, **Philippe** et **Oscar** de maîtriser une gestuelle complexe enrichie du contrôle de la rotation volontaire de la main (mouvements de pronation et de supination) se déroule en bien d'autres points du corps. C'est ainsi que sont acquises la coordination fine des mouvements de la tête et du tronc, celle du maniement délicat des objets — ainsi devient-il possible, par exemple, de tourner les pages d'un livre, par deux ou par trois, certes, mais le mouvement est tout de même assimilé — et celle de la perception auditive ouvrant la voie à la possibilité de reconnaître avec une précision accrue la direction d'où vient un bruit. Tenir un crayon, d'abord comme un poignard, puis mieux ensuite, tracer des lignes, inscrire sa trace, tout cela devient désormais possible. C'est l'âge auquel on s'adonne avec un plaisir inépuisable au noircissement des murs et des meubles que l'on a à sa portée avec tout ce que l'on peut se mettre sous la main ou entre les doigts !

La démarche elle aussi change d'allure. Si la course n'est pas encore tout à fait possible — elle ne deviendra aisée qu'après la 2ᵉ année —, l'accélération du pas a été comprise, autant que la notion de l'amélioration du rendement d'un déplacement : ainsi, pour aller chercher un objet qu'il convoite en même temps que Piéra, Oscar n'hésite pas à se mettre à quatre pattes et à filer à la vitesse d'un lièvre vers son objectif, battant à plate couture sa concurrente apparemment plus soucieuse d'assumer la dignité de sa tranche d'âge. Mais, se retrouvant à égalité un peu plus loin au pied de **l'escalier**, ils le grimpent, l'un et l'autre, de côté en se tenant prudemment des deux mains à la rampe et en montant les marches une à une, mettant sur chacune d'elles un pied puis l'autre. Ce n'est que vers la fin de la 2ᵉ année, ou quelques mois plus tard, voire encore plus tard pour d'autres, que l'ascension d'un escalier sur le mode adulte — c'est-à-dire effectuée sans se tenir et en gravissant les marches l'une après l'autre — est acquise, en même temps d'ailleurs que sa descente, toujours plus difficile à contrôler, commence à se maîtriser. Le fait mérite d'être retenu, car il signe l'accomplissement d'un cycle de développement qui va ouvrir des perspectives nouvelles d'une importance insoupçonnée.

Si on fait un point succinct du parcours accompli par le bébé jusqu'à cette étape, on pourra dire l'avoir vu progressivement s'inscrire dans l'espace, le conquérir et en maîtriser la notion, avec une série de repérages successifs qui contribueront à accroître son assurance. Il y a eu, avec le phénomène élémentaire et ô combien répétitif de l'ingestion alimentaire, une première ébauche de conscience d'un dedans et d'un dehors. Puis, avec la maturation de la vue, il y a eu la perception d'un monde de formes, duquel a émergé la stature de la personne reconnaissable et investie entre toutes, cette mère dont la crainte de la disparition fera germer un jour la conscience de la différence entre la vie et la mort, tout comme elle fera naître la notion de l'existence d'un écoulement du temps. A partir de là, l'espace ne fera que se préciser de plus en plus et de jour en jour, jusqu'à permettre de se repérer soi-même comme différent de l'être cher et s'accoutumer sans angoisse insurmontable à ces personnages multiples et cependant toujours réductibles à l'autre qui se révèle être simplement un non-soi regrettable et indispensable à la fois. Se mouvoir alors, marcher dans cet espace ne fait qu'en accroître encore un investissement qui autorise à y prendre encore mieux la mesure de sa juste place. On commence à savoir qui on est et on accepte même de se nourrir en renonçant aux sortilèges fascinants de la relation en miroir. Et voilà justement que l'achèvement de la myélinisation des fibres nerveuses les plus longues du corps se trouve enfin tout à fait accompli. On peut non seulement encore mieux et plus aisément s'inscrire dans l'effort, mais on peut même prendre encore plus le risque de choir tant on se sent capable de pouvoir se retenir. La grande aventure commence : on peut grimper, conquérir, changer de niveau, se coltiner à la gravitation, se mesurer à l'autre avec des moyens accrus. On a acquis un module moteur nouveau, on a appris à pousser pour se hisser et hisser son corps et à retenir sa chute en dosant avec de plus en plus de succès le relâchement de la tension musculaire.

De fait, derrière ce résultat brut et global, ce que l'on a réellement appris — et est-ce un hasard ? —, c'est à finement doser l'« antagonisme ». Notre corps est en effet capable, par une série de systèmes de différente nature, de faire une chose et son contraire. Ainsi la respiration est-elle une activité cyclique faite d'une inspiration qui remplit les poumons d'air, à laquelle succède une expiration destinée à assurer l'évacuation de l'air inspiré. Ainsi l'activité cardiaque est-elle faite d'une succession de contractions entrecoupées de décontractions : pendant la contraction, les cavités cardiaques se vident de leur sang, pour se remplir à nouveau pendant la phase de relâchement qui précède une nouvelle contraction et ainsi de suite. Les muscles lisses de nos organes creux, comme l'intestin, le côlon ou l'estomac, sont soumis aux effets du système nerveux végétatif, lequel se décompose en système sympathique et système parasympathique, qui ont des effets contraires. Mais ces activités échappent, comme bien d'autres qui n'ont pas été décrites, au contrôle de la volonté. En revanche, les muscles insérés sur notre squelette vont fréquemment par couples dont les actions respectives s'opposent point par point. C'est la raison pour laquelle on parle de muscles « antagonistes ». Ainsi y a-t-il des muscles qui fléchissent les doigts, les fléchisseurs, dont l'action s'oppose à d'autres muscles qui étendent les doigts, les extenseurs (il faut savoir qu'il y en a plusieurs sortes de l'un comme de l'autre). Il en est de même au niveau des articulations, tout comme il y en a au niveau du tronc lui-même, puisque la station debout, par exemple, résulte d'un équilibre précis et méticuleux entre les muscles qui tirent le tronc en arrière et ceux qui le tirent en avant. Le bébé qui prend un objet dans sa main et qui le relâche ensuite contrôle ce mécanisme et exerce déjà ce pouvoir. Quand il entreprend de marcher, aussi bien à quatre pattes qu'à deux, il fait de même. Mais, tout comme on a vu que la maîtrise des mouvements de rotation de la main lui apporte un plus dans le parachèvement de sa dextérité et lui permet de pouvoir tourner la cuillère vers sa bouche, l'acquisition qu'il vient de faire du contrôle absolu de l'ensemble de ses muscles antagonistes va curieusement le conduire à assumer en tout point la dimension attachée au sens large de ce mot.

C'est la raison pour laquelle cette étape peut et doit servir de point de repère idéal pour l'apprentissage du **contrôle sphinctérien**.

Voilà un point qui a fait couler beaucoup d'encre et suscité les plus vives passions. Il est vrai qu'en vingt-cinq ans — et j'en témoigne — les mentalités ont tout de même un peu changé à cet égard. Je crois que cette évolution, relativement favorable, est redevable principalement aux progrès réalisés dans le domaine du change des bébés. On dira certainement un jour comment certaines avancées de nos civilisations auront pu être liées à celles de l'industrie des couches-culottes — si tant est cependant que l'on parvienne à admettre et à mesurer les effets à moyen et long terme de ce point crucial dans l'éducation d'un enfant ! Il y a vingt-cinq ans, quand je professais qu'il fallait attendre au moins la fin de la 2e année pour mettre un bébé sur le pot, je passais régulièrement pour un original, quand ce n'était pas pour un fou. Je ne m'en offusquais pas, sachant que mes interlocuteurs réagissaient ainsi parce qu'ils avaient été, pour leur part, rendus continents le plus souvent à quelques mois, voire dans le premier semestre de leur vie. Les générations coupables de ce genre d'exploit se sont, depuis, pas mal éclaircies et on ne rencontre heureusement plus la même résistance auprès des jeunes. Ma défiance, qui demeure cependant vivace, a fait que je continue néanmoins de donner à mes patients, à la fin de la consultation du 9e mois, une fiche explicative sur ce point et destinée à les mettre en garde contre une trop grande précipitation. Cela me vaut de recueillir un étonnement curieux et amusé dans une bonne proportion de cas, et, bien trop souvent à mon goût, de rencontrer encore des mères qui ont déjà pris en la matière des initiatives de dressage et d'autres qui sont heureuses de m'annoncer fièrement qu'elles sont presque parvenues au bout de leur peine ! Il est vrai que certaines pressions continuent d'être fortes et qu'il circule malheureusement sur ce point encore bien des inepties, même sous des plumes censées être informées et faire autorité.

Ces tentatives, précoces et programmées à contretemps, produisent incontestablement les méfaits de toute intervention inadaptée au niveau de maturation de la structure qu'elle sollicite. Il est vrai que l'on peut obtenir des résultats, et même des résultats brillants et rapides, en commençant ce dressage très tôt. Une mère particulièrement soucieuse de performances aura vite repéré que le fait de mettre à nu le siège de son bébé provoque une miction — nous en avons détaillé plus haut (cf. p. 325) le mécanisme. Elle en profitera pour le mettre sur un pot adapté à sa taille et destiné à recueillir les urines qui se répandent. Au bout d'un certain nombre de tentatives, le bébé, en ressentant simplement le contact du pot sur ses fesses, parviendra à s'exécuter. Pour peu que l'émission d'une selle aura quelquefois coïncidé avec l'émission d'urines, les couches pourront être parfaitement propres à longueur de journée au bout d'à peine quelques semaines d'exercices. On constate, une fois de plus, combien l'activisme maternel sur le bébé est étroitement lié avec la manière dont la mère a intégré, dans son existence, le point qui la sollicite. Tout comme cela a été décrit pour la manière de traiter la réaction du bébé à la disparition (cf. p. 427), ce seront les *a priori* de la mère qui viendront s'imposer à l'enfant et qui le modèleront immanquablement sur un moule qui n'est pas nécessairement fait pour lui. Il tombe sous le sens, et la chose peut même être vérifiée par un simple interrogatoire, qu'une telle conduite de la mère est généralement révélatrice d'un malaise certain autour de ses propres fonctions d'élimination. On ne sera pas étonné d'apprendre que cette mère est plus ou moins constipée, qu'elle ne peut pas assouvir un besoin dans un lieu négligé, qu'elle arrête de respirer par le nez dès qu'elle entre aux WC et qu'elle reçoit les selles de son enfant comme une chose particulièrement dégoûtante et qui lui soulève le cœur. Il va sans dire qu'on retrouvera chez elle la notion d'un dressage sphinctérien précoce opéré par sa propre mère et celle d'une éducation rigide qui l'aura conduite à exercer la plus grande méticulosité dans tous les registres de sa vie. Ce qui constitue le résultat le plus patent d'une étape du développement qui a été occultée, alors qu'elle doit être vécue et délivrer des leçons d'une importance considérable.

Ce qu'il est difficile de faire comprendre à une telle mère ou aux tenants obstinés de cette seule manière de faire, c'est que le bébé qui parvient, par de tels moyens, à ce genre de performance n'aura pas pour autant acquis la conscience de ce qu'il fait, pas plus qu'il ne sera parvenu à intérioriser ce qu'il a vécu et en tirer enseignement. Et ce n'est pas une mince nuance ! Sauf, évidemment, pour les adeptes têtus — et ils sont malheureusement encore majoritaires ! — , du rendement avant toute chose. Il est vrai que l'accroissement substantiel du nombre d'animaux domestiques que l'on enregistre ces dernières décennies dans notre pays (nous avons enfin dépassé et battu à plate couture la Grande-Bretagne qui détenait jusque-là le record en la matière !) peut conduire à imaginer que, ce qui intéresse principalement nos semblables, c'est plus le dressage que l'éducation, c'est plus le pouvoir, fût-il illusoire et futile, que l'échange ! On peut d'ailleurs, à propos de chiens, se reporter ici à l'aventure de l'un d'entre eux, devenu particulièrement célèbre pour avoir à jamais été associé au nom de son maître expérimentateur, le savant russe Pavlov, qui, en 1904, lui avait fait accomplir des prodiges strictement superposables à ceux qui viennent d'être décrits. Il a dû malheureusement payer sa gloire d'un certain charcutage, puisqu'on lui avait placé dans l'estomac, pour les besoins de la démonstration, un tuyau relié à un ballon de verre. En début d'expérience, on lui donnait un morceau de viande en même temps qu'on lui sifflait à l'oreille : on voyait alors couler par le tuyau le suc gastrique, témoin de la sécrétion d'un estomac se préparant à digérer une appétissante boulette. On renouvelait l'expérience plusieurs fois de suite et on constatait qu'elle donnait toujours lieu à l'observation du même phénomène. Une fois ce résultat établi, on se contentait de seulement siffler à l'oreille du chien sans lui offrir de boulette de viande : on observait la même survenue d'une sécrétion gastrique, alors que l'aliment à digérer était absent. Que s'est-il passé ? On avait simplement provoqué ce que l'on appelle un « conditionnement ». En associant deux *stimuli* (un *stimulus* — pluriel *stimuli* — c'est ce qui, au départ, provoque une réaction de l'organisme sollicité) pour obtenir un seul et même résultat, on a tellement bien conditionné l'animal à recevoir les deux *stimuli* conjoints qu'on est parvenu à les lui faire confondre et qu'on a ainsi pu faire l'économie de l'un des deux. Le chien de Pavlov est devenu célèbre, depuis ce temps-là, pour avoir définitivement fait comprendre le mécanisme du dressage et avoir contribué à asseoir la théorie dite des « réflexes conditionnés ». Or, de tels réflexes ne passent jamais par la prise de conscience des faits qu'ils mettent en branle. Ils empruntent la voie d'un circuit neurologique dit « médullaire » parce qu'il ne passe pas par le cerveau mais par des relais situés dans la seule moelle épinière. Le pire, dans tout cela, c'est l'importance que prennent les caractéristiques particulières du *stimulus* pour l'obtention du résultat recherché. En termes plus concrets, le bébé conditionné, depuis son plus jeune âge, à faire sur un pot en plastique de 25 centimètres de diamètre aura toutes les peines du monde à uriner ou faire sa selle dans un pot de 30 centimètres et *a fortiori*, plus tard, sur une lunette des WC... ce qui laisse rêveur sur l'atmosphère des voyages ou du moindre déplacement ! Il est vrai que les mères qui optent en conscience pour ce choix se laissent rarement arrêter par ce genre de détail, étant entendu que leur vie, habitée par l'étalage de leur dévouement et par celui de leur exemplarité, trouve un bénéfice incontestable dans l'exhibition méritoire de leur méticulosité : on les imagine ne pas oublier d'emporter partout le précieux et irremplaçable pot, devenu comme le sceptre d'un dérisoire pouvoir.

Bien au-delà de ces faits concrets et dont on pourrait croire qu'ils sont passagers, on peut continuer de faire le bilan de ce que cette manière de faire aura définitivement compromis dans l'édification de la personnalité de l'enfant. En intervenant aussi précocement, on aura procédé en effet à un dressage purement animal qui aura laissé totalement en blanc ce que l'enfant peut acquérir dans le contrôle conscient de la maîtrise de ses sphincters et dont on verra plus loin l'importance autant que la nature. On installe en quelque sorte, délibérément et pour le restant de ses jours, un individu neuf et innocent dans une forme inéluctable et particulière de pathologie.

Mais il arrive parfois qu'on ne tombe pas dans ce travers précoce et qu'on décide de procéder à l'éducation du contrôle sphinctérien à un âge un peu plus avancé mais cependant fixé d'une manière aussi arbitraire. On ne sait pas trop pourquoi, certaines mères — ou certaines puéricultrices dans les crèches — décident subitement qu'il est temps, parce que le bébé a 1 an, 14, 16 ou 18 mois, de le conduire à cette phase supposée noble de son développement ! L'inadéquation du moment choisi à la phase de développement neuromusculaire va produire, là encore, des méfaits qui, sans être superposables aux précédents, n'en seront pas moins graves pour autant. A de tels âges, il ne s'agit plus en effet d'un simple conditionnement. Le bébé, déjà introduit au langage et aux effets d'une certaine gestuelle, comprend et sent qu'on lui demande instamment quelque chose. Il n'a qu'une envie, naturellement : celle de parvenir à satisfaire la demande qui lui est adressée. Mais il sent en même temps qu'il n'en a malheureusement pas les moyens. Cela génère en lui un mélange de sentiments, difficiles à vivre et à assumer, au sein desquels domine immanquablement l'angoisse. Il ne viendrait en effet à personne l'idée saugrenue de laisser par exemple son enfant, son compagnon ou un ami, totalement inexpérimenté, seul, aux sports d'hiver, tout en haut des pistes, en estimant qu'il saura nécessairement se débrouiller puisqu'il a réussi à prendre la télécabine et à chausser des skis — tout comme le bébé n'a pas pu faire autrement que de se laisser dénuder les fesses et asseoir sur le pot. On imagine l'état de terreur que pourrait susciter une telle expérience. Les gens indifférents autour de vous s'en vont, glissant silencieusement, élégamment et le plus simplement du monde, en disparaissant rapidement les uns après les autres derrière le monticule de départ. Et pas un seul qui s'arrête, qui s'enquière de vous ou qui vous jette un regard, alors qu'on est là, les fesses gelées dans la neige molle, incapable même de se relever sur ces maudits engins qui glissent dans tous les sens dès qu'on cherche à y prendre appui ! Il faudra pourtant bien sortir de l'impasse ! Or, voilà le temps qui s'écoule, et voilà le jour qui tombe : le découragement et la paralysie gagnent peu à peu mais irrémédiablement ! Le pire de tout, c'est qu'on se demande pourquoi et comment on a pu se trouver là, pourquoi et comment une telle demande a pu vous être faite ! De deux choses l'une : ou bien la personne qui vous l'a adressée savait parfaitement ce qu'elle faisait et croit fermement dans vos capacités, ou bien elle s'est trompée du tout au tout. Dans le premier cas, c'est la confiance en soi qui se trouve singulièrement ébranlée, voire entamée : on se sent incapable, impuissant, méprisable et on imagine l'immense étendue de la déception que l'on va susciter chez cet être cher par-dessus tout. Dans le second cas, c'est la confiance dans cet être indispensable qui va être, elle, ébranlée et entamée, et ça, c'est encore plus dramatique, car, si on ne peut plus avoir la même indéfectible confiance dans cette personne qui médiatise pour vous le monde environnant, c'est le monde tout entier qui ne pourra plus être appréhendé de la même manière ! Il faut remarquer que, dans le cas de figure précis utilisé ici, angoisse et terreur peuvent toujours être maîtrisées du fait que la victime de ce genre de plaisanterie a toujours la faculté d'interpeller les gens qui passent, de leur parler, de requérir au besoin leur aide ou leur secours, ou bien encore de décider de se laisser choir pour déchausser les horribles planches qui le handicapent et reprendre, à pied et en sens inverse, la télécabine dans laquelle elle est venue jusque-là. Mais le bébé ne dispose pas, lui, des mêmes prérogatives. Dans la réalité de l'expérience qu'il subit, il ne peut pas même aller jusqu'au bout de la décision à laquelle il parvient. S'il lui prend l'envie de se lever du siège sur lequel on l'a installé et de contempler, pour au moins satisfaire sa curiosité, le fond de cet engin qu'on lui a collé sous les fesses, il sera happé de nouveau et remis de force dans la position que l'on croit propice à l'évacuation espérée. On ira même, évidemment, jusqu'à se plaindre auprès de son médecin de sa mauvaise volonté, alors que lui, le malheureux, ne cherche en réalité qu'à se sortir de l'effroyable mésaventure dans laquelle il se trouve entraîné. On peut, sans difficulté, imaginer la suite des différents scénarios possibles en fonction de la souplesse ou de la rigidité des échanges qui peuvent s'instaurer à ce moment-là entre les protagonistes. C'est une période difficile, dominée par la mauvaise humeur et l'irritabilité d'un bébé qui refuse de poursuivre une expérience pour laquelle il ne se sent aucune disposition. Mauvaise humeur et irritabilité entretenues par l'impatience d'une mère déçue et qui a le sentiment de n'avoir pas réussi à se faire entendre. Si on y ajoute les effets du matériel langagier qui accompagne ces tentatives, on ne peut que prendre la regrettable mesure des méfaits à long terme de cet ensemble d'erreurs. Les mères, dépitées de ne pas obtenir de réponse positive à leurs incitations, les redoublent d'un discours à visée normative non seulement complètement erroné, mais générateur, de surcroît, de troubles ultérieurs qui s'avéreront difficilement amendables. Il y sera question de « caca » et de « pipi », évidemment, mais aussi de considérations particulièrement sévères et tranchées sur les fallacieuses notions que l'on y accole de « propre » et de « sale ». Les urines, et plus particulièrement les selles, sont en effet le plus souvent présentées et qualifiées, pour justifier l'intérêt qu'on y porte, de regrettables, répugnantes, puantes, dégoûtantes et surtout « sales ». On n'aura jamais assez d'onomatopées expressives pour en dénoncer l'aspect ou l'odeur. Ce qui, bien sûr, est on ne peut plus arbitraire et faux en soi, mais qui l'est plus encore pour le bébé totalement étranger à des considérations qu'il reçoit dans l'étonnement et auxquelles il ne peut avoir aucun accès. L'effet de la répétition de telles considérations finit néanmoins par s'imposer peu à peu à lui et lui donner une vision du monde totalement distordue. Ainsi finira-t-il par accoler à la région qui est source de ces regrettables éliminations génératrices de non moins regrettables conflits, la notion de « saleté ». Toute la région périnéale sera ainsi considérée du coup comme sale, source de gêne ou de honte et, par voie de conséquence, prohibée. Et ce, dans l'intégralité des fonctions qui s'y déroulent : comment pouvoir en effet cliver ou distinguer, même ultérieurement, les fonctions d'élimination des fonctions génitales, alors qu'elles empruntent pour leur déroulement des organes au voisinage si étroit ? L'exercice et surtout le vécu de la sexualité seront nécessairement entachés des effets de la même censure et seront considérés comme sales et évidemment honteux. Ce n'est peut-être pas par hasard que l'anatomie a emprunté une notion de cet ordre pour nommer les différents réseaux de la région périnéale : il n'y est en effet question que de vaisseaux « honteux » (on a ainsi l'artère « honteuse », primitive qui se divise en artères honteuses interne et externe) tout comme de nerfs « honteux », etc.

Ce qui n'est pas sans renvoyer à la manière dont les humains ont considéré, au sein de leur histoire, les fonctions d'élimination dans leur accolement anatomique aux fonctions génitales. Etaient-elles indépendantes les unes des autres, ou indissolublement liées ? Quand et comment est intervenue cette liaison ?

Si on se reporte aux établissements de bains retrouvés intacts dans les ruines de Pompéi, ou d'autres villes antiques d'ailleurs, on y trouve des salles entières munies de sièges percés qui laissent penser qu'à cette époque-là les fonctions d'élimination étaient vécues d'une façon suffisamment détendue pour être satisfaites en commun. On sait, plus près de nous, qu'il existait au XVIIIe siècle des sièges doubles qui permettaient aux époux de satisfaire ensemble leurs besoins. Et qu'il y avait un certain honneur, pour les courtisans de Louis XIV, à assister à la grande ou à la petite « toilette » du roi, censées, l'une et l'autre, inclure la défécation. A cette époque, les mœurs n'avaient rien à voir en effet avec les nôtres : un laquais spécialement chargé de cette fonction présentait, sur leur demande, aux gentilshommes qui déambulaient par exemple dans la galerie des

Glaces de Versailles, un seau dans lequel ils assouvissaient, en public et sans la moindre pudeur, des besoins perçus comme simplement naturels. L'évolution du rapport à ce point de la physiologie semble avoir été étroitement liée à de nombreux paramètres difficiles à recenser et à ordonner ici. Si l'on en croit la manière dont ils interviennent au sein des modèles de civilisation sur lesquels on peut jeter un regard, on peut repérer que l'idéologie victorienne a amené notre monde occidental à une certaine rigueur, voire à une certaine rigidité. On peut même avancer qu'elle n'est probablement pas innocente de l'évolution que nous avons récemment connue et qui insiste tant sur les notions de « propre » et de « sale ». Il est intéressant de remarquer au passage que, dans les peuplades primitives, l'éducation sphinctérienne ne pose strictement aucun problème. Ce sont en général les grands enfants qui la prennent en charge en invitant les plus petits à les suivre derrière un fourré et à faire comme eux — simple effet de l'exemplarité et de l'imitation. De toutes les manières, sous toutes les latitudes et quoi qu'on fasse, fût-on des plus négligents à cet égard, la maîtrise des fonctions d'élimination est rigoureusement inscrite dans le développement naturel et normal de tout individu. Quoi qu'on fasse et quel que soit le modèle d'apprentissage que l'on applique — fût-il des plus laxistes —, un individu finit toujours par acquérir le contrôle de ses sphincters.

On peut cependant remarquer que les questions posées aux civilisations qui nous sont plus proches par les fonctions d'élimination semblent être en étroite relation avec d'autres facteurs qui se trouvent au principe de certaines règles de vie en société. On sait par exemple combien il est important, dans l'aire islamique, de maintenir méticuleusement propre la région anale, au point qu'on ne peut pas se contenter de simplement s'essuyer avec quelque papier que ce soit après une selle, mais qu'il est absolument nécessaire de pouvoir se laver au moins avec de l'eau. C'est la raison pour laquelle on constate, quand on voyage aujourd'hui en pays d'islam, que les hôtels bien équipés comportent dans la cuvette des WC une douchette et une robinetterie permettant de satisfaire commodément aux ablutions recommandées. Il va sans dire que, dans cette aire de civilisation, le rapport instauré entre mère et enfant pour conférer aux matières le statut qu'elles auront dans la vie ultérieure sera nécessairement commandé par la tentative de donner au plus tôt à l'enfant la possibilité de prendre en charge l'intégralité de ce contrôle. Il ne lui faudra pas seulement apprendre à faire ses besoins où il faut, il lui faudra aussi apprendre à se laver ensuite. Néanmoins, le commentaire qui accompagne cette éducation est d'une tout autre nature. Il est en particulier exempt de considérations sur la saleté et la propreté, ainsi que de toute idée de dégoût. Les matières ont un statut de déchet, entre autres déchets au demeurant, dont il importe de séparer totalement le corps, pour lui permettre en particulier d'honorer le créateur.

Il est évident que l'on peut suivre une telle piste pour relever, en fonction du statut conféré aux matières fécales, certaines lignes de clivage entre différents pays, parfois au sein d'une même sphère géographique.

On sait, par exemple, que la ville de Mexico est le seul lieu au monde où l'on peut contracter une amibiase par voie aérienne ! L'amibiase, maladie qui sévit dans la majorité des pays tropicaux, se transmet en général par voie digestive au contact de selles, ou de traces de selles, infestées par les parasites. La présence constante, à ciel ouvert, de plus de 5 000 tonnes de matières fécales dans les rues de Mexico met en suspens les parasites dans l'air que l'on respire et fait courir le risque de la contamination, exceptionnelle, par cette voie. Comment un tel phénomène est-il possible, alors que, par exemple, Houston ou Dallas, situées dans des zones climatiques guère plus tempérées, sont d'une impeccable tenue ? Est-ce une simple question de moyens ? On pourrait le croire, sauf à constater qu'on n'observe pas le même phénomène à Quito, Rio de Janeiro, Panama ou dans quelque autre mégapole des continents asiatique ou africain. Pourquoi, par ailleurs, dans une grande partie des pays d'Asie, malgré des conditions économiques souvent bien moins favorables, la propreté méticuleuse demeure-t-elle la règle ? L'aspect de Beyrouth, par exemple, avant sa destruction par la guerre, n'avait rien à voir avec celui du Caire, lequel, comme on le sait, a lui-même considérablement évolué dans les quelques décennies qui ont suivi la fin du protectorat anglais. Et il ne s'agit pas non plus d'un simple rapport à l'esthétique, puisqu'une ville comme Sanaa (Yémen), aux splendeurs redevables à une rare ingéniosité des architectes et qui ne sont plus à vanter, a un système d'évacuation d'égouts à ciel ouvert, ce qui, pendant les périodes de forte chaleur, n'est pas sans être olfactivement à tout le moins gênant. Il suffit, pour prendre un autre exemple de différences flagrantes et constater la prégnance d'un tel phénomène, d'évoquer des souvenirs de voyage par la route dans l'ex-Yougoslavie. On savait que l'on se trouvait en zone chrétienne quand on constatait le caractère particulièrement soigné d'un habitat inséré au milieu de champs et de jardins plus ou moins négligés. Dès que l'on passait en zone islamique, c'était, à la centaine de mètres près, une frontière tangible marquée par un contraste absolu : l'habitat devenait quelconque, voire parfois rudimentaire, alors que les champs et les jardins devenaient remarquables et on ne peut plus soignés.

Il semble qu'on peut repérer sans conteste, au travers de tels phénomènes, la rémanence d'une interrogation universelle et fondamentale — qui n'a pas reçu de réponse univoque — autour de la différence de statut entre le dedans et le dehors de soi. Interrogation sur laquelle se sont greffés les différents choix qui ont conduit aux modèles, non moins différents, des sociétés que l'on peut rencontrer et dont on a vu combien elles pouvaient différer dans la manière de gérer l'environnement en investissant l'espace privatif, le dedans, représenté par l'habitat, au détriment de l'espace commun, le dehors, ou bien au contraire en investissant le dehors et le commun au détriment de l'espace privatif. On retrouve, là encore et à une nouvelle occasion, les résultats de débats qui ne cessent pas de se tenir pour l'humain, sur sa condition et sur sa place dans le monde.

Chez le nourrisson, ce questionnement autour de la différence entre le dedans et le dehors — auguré des mois auparavant par le jeu à l'intérêt inépuisable de remplir et vider un contenant de divers objets — succède, reprend et s'entremêle avec celui guère moins problématique qui a été laissé en suspens entre soi et l'autre. On constate là encore que la réponse qui y est apportée prend une telle importance qu'elle participe à l'élaboration du modèle de vie et de société dans lequel sera amené à vivre l'individu, tout autant qu'elle s'inscrit avec une grande précision dans les lignes idéologiques du modèle de société. Si cette question est résolue sans émotion dans les peuplades primitives, c'est certainement parce que ces peuplades sont faiblement interrogées par un environnement naturel reçu comme tel, sur lequel elles savent avoir peu de prise et pour lequel elles ont peu d'ambition. Chez elles, le dedans serait bien moins sollicité dans son rapport au dehors qu'il ne l'est dans nos civilisations plus sophistiquées.

Parce que le bébé a, lui, dans ce registre, une expérience tout à fait singulière qui a une importance considérable et qui pourrait s'avérer source de progrès si elle était exploitée sans précipitation et sans regrettables et inutiles *a priori*. Il a eu depuis toujours un commerce des plus intimes — c'est le moins qu'on en puisse dire — avec ses matières. Non seulement il les a émises tout au long de ses mois de vie, mais il a trouvé à cette émission un incontestable plaisir : tout petit, il poussait, après avoir mangé, pour évacuer la désagréable tension abdominale qu'il ressentait. Il en retirait un soulagement certain. Par la suite, percevant de manière de plus en plus aiguë les sensations issues de toutes les parties de son corps, il a investi la région anale comme la source reconnue et identifiée de cette sorte précise de plaisir. Plaisir accru du fait que l'urine ou la selle émises dans la couche, par leur côté chaud et humide, prolongeaient et entretenaient la perception d'organes à la sensibilité particulièrement vive. Au fil du temps, de sa croissance et du développement de sa motricité, il va lui arriver de voir de ses yeux les matières que sa mère recueille pour les jeter. Il ne comprend pas toujours exactement ce qui se passe. Il ne peut rien faire d'autre que constater et enregistrer. La confiance qu'il a à l'endroit de sa mère lui permet d'évacuer — sans jeu de mots excessif et malvenu — la question qu'il pourrait se poser. Car, pour lui, la selle est une partie de son corps. Une partie qui s'en détache apparemment, mais une partie tout de même, voire une partie précieuse puisque sa mère la recueille. Si bien qu'il n'éprouve aucune gêne, s'il le peut, à s'y intéresser de près, à y mettre les mains, à l'étaler, voire parfois à la porter à sa bouche. C'est d'ailleurs ainsi qu'il prend peu à peu et lentement conscience que cette partie de lui-même va du dedans de lui pour aller au-dehors de lui et qu'elle accomplit le mouvement inverse opéré par la nourriture, qui va, elle, du dehors vers le dedans de son corps. Pour peu qu'on lui prête attention quand il est nu, gambadant sur une plage ou sur une pelouse, on peut le surprendre soudainement en arrêt, assistant, interloqué, à l'émission de son urine ou de sa selle. Il a alors, pour ce qui se passe, le même regard avide et curieux qu'il avait eu des mois auparavant quand il contemplait, sidéré, interrogateur et admiratif, ses doigts bouger au bout de sa main. Il tente désespérément de pénétrer ce mystère qui le fascine. Même quand il n'a pas le loisir exact d'une telle occasion, il n'agit pas autrement. Et il suffit pour s'en convaincre de le voir, au cours d'un change, regarder et tripoter en tous sens, parfois même violemment, sa verge ou sa vulve. Il explore — comme il sait depuis toujours si bien le faire — le rapport qu'il suppose entre ces organes et ce qu'ils ont émis. Exploration qu'il parachève en se livrant, comme il sait si bien le faire, à la vérification expérimentale du savoir qu'il vient d'acquérir : c'est ainsi qu'il se met à reprendre ses jeux associant contenant et contenu et qu'il s'évertue dans son bain à remplir et vider compulsivement les récipients qu'il trouve à sa portée. Ce faisant, il répète. Il vérifie. Ce qui lui permet de se rassurer, de constater qu'il peut vider un pot de son eau sans que le pot ne cesse d'exister et d'être le même, et, du coup, d'assumer ce qu'il est en train de vivre par étapes. Ainsi doit-il en être de lui-même : il peut éliminer des urines ou des selles, il demeure le même, identique, inchangé. C'est à peu près à ce moment-là que son développement neuromoteur, achevé ou en voie d'achèvement, lui permet de ressentir de manière encore plus aiguë ce qui se passe dans cette sphère et de se mettre à en prendre conscience. Ainsi est-ce à peu près à ce moment-là que sa mère pourra savoir qu'il est en train d'uriner ou d'émettre une selle en constatant qu'il a soudainement suspendu ses activités, qu'il s'est brutalement concentré et que son visage a pris une expression nouvelle. Comme si, à cette occasion, il avait le moyen de vérifier ce qu'il a progressivement compris de lui-même. Il a commencé à nettement percevoir la sollicitation de ses sphincters, ainsi que celle de son urètre et de son canal anal, devenus plus sensibles à la sollicitation des urines ou des selles. Ces sphincters obéissent en effet à une double commande. La première est contrôlée, comme le sont tous les viscères, de manière automatique et imperceptible, par le système végétatif (sympathique et parasympathique) et réagit aux seules variations de pression. La seconde est soumise à l'effet de la volonté, qui peut ou non décider du maintien de la fermeture. Quand la première, sous l'effet de la pression, sollicite l'ouverture, la seconde, qui perçoit le message, peut prendre ou ne pas prendre en compte la sollicitation. La maîtrise de ce processus ne devient réellement possible que lorsque les circuits nerveux de commande ont achevé leur myélinisation. Or, cela se produit en général aux alentours de la fin de la 2e année et concorde avec des acquisitions motrices qui ont été posées plus haut comme un point de repère idéal : pouvoir monter et descendre un escalier, debout, seul, sans l'aide de qui que ce soit et presque sans se tenir. Monter un escalier ne peut se faire, en effet, qu'à condition de pouvoir pousser volontairement et doser la force de la poussée que l'on exerce. Descendre un escalier nécessite également qu'on soit parvenu à retenir une chute, en dosant les efforts des muscles qui permettent de justement… se retenir de tomber. N'est-ce pas de cela qu'il est principalement question dans l'apprentissage du contrôle sphinctérien : « pousser » volontairement et « se retenir » non moins volontairement ? C'est la concordance de la maturation neuromusculaire des facultés et de la prise de conscience des phénomènes qui se déroulent dans les organes évacuateurs qui permet la mise en place d'une véritable éducation, laquelle se déroule toujours sans le moindre problème et se trouve couronnée de succès en quelques jours.

Si cette évolution, absolument nécessaire dans chacune de ses étapes, se trouve court-circuitée par la précipitation et la concession fébrile à un environnement dans lequel on veut obstinément s'inscrire en stricte conformité avec ce qu'il promeut, elle laissera un blanc, que le sujet tentera sa vie durant de remplir, vainement. On rencontrera ainsi des individus collectionneurs à tout crin qui espéreront trouver, dans l'étalage côte à côte des innombrables objets qu'ils auront collectés partout, la réponse qui leur a fait défaut au moment où ils étaient prêts à se poser la question de la signification de leurs bouts de matières. On en rencontrera d'autres qui, encore mus par les mots d'ordre oubliés de leur mère, afficheront un ordre parfait de surface, derrière lequel seront cachées une négligence et une saleté insoupçonnables, rémanence de l'état dans lequel se trouvait leur interrogation au moment où ils ont cédé aux injonctions normatives. D'autres encore s'adonneront en toute chose à une méticulosité compulsive qui fera le désespoir de leurs proches et qui témoigne de l'angoisse de bien faire qu'ils auront ressentie face aux vérifications dont leurs performances ont dû faire l'objet. C'est un peu comme si ces comportements tentaient sans relâche de reconstituer tout au long de leur vie l'étape cruciale de ce parcours qui a été occultée, dont ils ressentent à leur insu la privation, qui leur fait et qui continuera indéfiniment de leur faire cruellement défaut. On sait par ailleurs combien l'avarice et l'intérêt maladif pour l'argent trouvent leur source dans une problématique de cette phase de l'éducation. Quand on les oppose, comme on pourrait le faire, à la générosité, à la charité ou à l'intérêt porté à autrui, on se rend compte combien la relation à l'autre est intimement liée à cette même phase de l'éducation. Il suffit pour s'en convaincre de revenir aux simples mots que l'on utilise en la circonstance. On se rend compte alors que « pousser » et « se retenir » peuvent avoir d'autres sens que celui qu'ils ont quand ils s'appliquent à la mécanique défécatoire ou urinaire, sans pour autant s'éloigner de cette mécanique qui leur sert de relais dans le corps. On « pousse », tout comme on repousse, l'autre qu'on agresse. On peut même, pendant un temps de l'évolution, y trouver un plaisir irrécusable, dont les psychanalystes ont fait le centre de ce qu'ils appellent le stade « sadique anal ». Ce que nous retrouvons dans nos parlers instinctuels adultes quand nous disons d'un individu qui nous insupporte qu'il est « chiant ». Si face à ce « pousser » on peut sainement maîtriser un « se retenir », c'est un « se retenir de pousser » l'autre qui intervient. C'est toute la maîtrise de soi qui entre en jeu. Et c'est la place de l'autre qui se met sainement... en place. Ce stade, autrement dit, reprend et complète la phase d'interrogation qui a débuté autour de la fin de la 1re année et ouvre sainement le débat de la vie entière sur des bases mieux assurées.

Il le fait de manière encore plus radicale et plus porteuse d'avenir au travers de ce qu'il reprend de la relation à la mère, conjointe à la notion du dedans et du dehors qui demande à être résolue. Revenons au côté métaphysique qui n'a jamais cessé de colorer les interrogations sur la place de chacun dans le monde. Quelque chose sort donc de soi et on le constate. Pas tant ce jet liquide et à consistance négligeable, que cette matière dense que l'on peut parfois percevoir dans sa forme d'étron qui s'évacue. Quelque chose sort donc de soi. Quelque chose sort donc de soi vers le dehors. Mais si cette chose va de soi au dehors, cela implique que l'on a, soi, un dedans. On aurait donc un dedans à part le dehors dans lequel on se trouve. Et si on a un dedans et qu'il y a un dehors, tout un chacun a donc un dedans et un dehors. Tout un chacun, y compris évidemment maman. Mais s'il en est ainsi pour maman et qu'on a passé sa vie à vouloir être près d'elle, tout près d'elle, en elle, c'est peut-être parce qu'on a dû y être un jour, y être simplement. Comme cet étron a été en soi. Et évidemment, si on y a été et qu'on n'y est plus, c'est qu'on a dû en sortir. Comment ? Quelle question !! Sur le même mode, bien sûr, de la même manière ! Exactement ! Mais s'il en est ainsi, on peut être sûr maintenant, définitivement, qu'on est bien dehors, qu'on est à distance et qu'on ne rebroussera pas plus chemin que la selle définitivement éliminée !

« Eurêka ! » pourrait s'écrier notre petit chercheur, « Maman est donc à sa place et moi à la mienne. » Et pour se prouver une fois pour toutes qu'il est capable de maîtriser le processus dans lequel il a été passif, le voilà à adorer faire ses selles dans le pot, les examiner gravement en en tirant une satisfaction soulagée et les jeter sans regret dans les WC. Voilà pourquoi le fantasme de la parturition anale est universellement répandu et que les matières fécales et l'enfant occupent la même place dans l'inconscient [1].

Ce qui permet de vérifier une fois de plus la loi de l'évolution du développement : le sacrifice de la jonction rassurante qui a prévalu pendant des mois ouvre la voie à une plus grande saisie de sa propre autonomie. Mais cela permet aussi de comprendre que l'élision de cette étape par les mères, malgré les dégâts qu'elle produit chez leur enfant, leur apporte le bénéfice qu'elles attendent parfois : ne jamais cesser de garder une mainmise sur cet enfant. *Inter faeces et urinam nascimur* (nous naissons au milieu des urines et des matières fécales), rappelait saint Augustin à ses semblables pour les inciter à plus de

1. Avec l'argent, évidemment. Mais comme il n'a pas été question d'argent dans cet ouvrage, je n'ai pas cru reprendre en détail l'explication que j'ai donnée plus haut sur les collectionneurs et l'avarice.

modestie. Par le franchissement en toute conscience de cette importante étape de son parcours, l'enfant entreprend ni plus ni moins de s'éloigner de cette confusion cloacale.

Comment faire donc pour éviter des travers qui peuvent obérer à ce point la vie ultérieure ? On le peut en tirant l'enseignement de tout ce qui a été décrit sur le plan de l'évolution neuromotrice.

En pratique, l'éducation peut commencer quand la maman, en prenant appui sur les repères moteurs qui ont été mentionnés, a constaté le déroulement des différentes acquisitions qui ont été décrites. Elle verra son enfant suspendre ses activités pour émettre, comme elle a déjà pu s'en apercevoir un certain nombre de fois, une selle. Elle s'adressera alors **calmement** à lui et lui indiquera ce qu'elle attend de lui. Au cours du change et du nettoyage qui suivent cette selle, ou une autre, elle peut lui nommer sa selle, « caca » par exemple, puisque c'est le mot le plus courant, et lui expliquer qu'il est temps pour lui, maintenant, de ne plus faire dans ses couches : puisqu'il sent quand il est en train de faire, il doit sûrement sentir, un peu avant, que ça va venir ; il lui faut donc apprendre à repérer ce moment et en avertir sa maman pour qu'elle l'aide à se déshabiller et à se mettre sur le pot. Après cette explication, elle le conduira aux WC en lui disant la destination précise de cette pièce de l'habitation. Elle lui dira la fonction du siège, de l'abattant, de la lunette, voire de la chasse. Elle lui expliquera, si elle sent son étonnement, que les selles sont le résidu de la nourriture que le corps n'utilise pas et qu'il rejette, tout comme on le fait pour les épluchures, le sachet de thé ou le marc de café. Elle pourra même lui dire que celles qu'il émettra iront dorénavant là, elles aussi, qu'elles s'en iront dans les tuyaux d'égout qui les collectent et en font de l'engrais destiné à mieux nourrir les plantes. Elle pourra, si elle en ressent la nécessité, aller jusqu'à lui faire une démonstration vivante en s'asseyant elle-même sur le siège. Elle lui montrera alors le pot qui lui est personnellement destiné, en lui expliquant qu'il a été choisi ainsi parce qu'il convient mieux à sa petite taille, mais qu'il a la même fonction que le siège des WC sur lequel il ira plus tard quand il sera plus grand. Elle lui répétera une fois encore qu'il lui faut désormais l'avertir avant de faire dans la couche pour qu'elle l'aide à se déshabiller et à s'asseoir. Le pot demeurera évidemment dans les WC, où devra se dérouler, à l'abri des regards et porte repoussée, l'opération. Il ne doit pas en être autrement et **il n'est surtout pas question de balader le pot dans tout l'appartement**[1] : l'enfant ne comprendrait pas les raisons de cette discrimination dans un domaine qui l'introduit de manière aussi précise à un comportement plus autonome, plus responsable et plus conforme à celui des adultes. Tout doit se dérouler ainsi et on s'efforcera avant tout de n'y appliquer aucune émotion. Après tout, c'est un phénomène des plus naturels auquel on introduit l'enfant et on ne voit pas pourquoi on devrait en « faire un plat » ! Lui-même, au demeurant, ne le comprendrait pas et trouverait suspect que l'on se réjouisse de quelque chose dont il a appris, en y réfléchissant à sa manière, par exemple dans les exercices accomplis dans sa baignoire, qu'elle tombe sous le sens.

Le plus souvent, tout se passe parfaitement et l'enfant saisit tout à fait la demande qui lui est faite et à laquelle il peut répondre. Il arrive cependant que cela se passe un peu moins simplement. Le succès ou l'insuccès des premières tentatives ne devra pas donner lieu à un quelconque débordement émotionnel. Le succès vaudra seulement, à titre de commentaire, qu'on en donne acte d'une manière neutre : « Tu as bien compris, c'est ça, c'est bien », et on passe aussitôt à autre chose. Pas question d'offrir une récompense, d'aller clamer sa joie ou de promettre de le dire à papa quand il rentrera pour qu'il en soit content ! L'insuccès ne donnera pas lieu, lui non plus, à la moindre manifestation de dépit. On se contentera de le faire remarquer en disant simplement que ça va certainement venir et en indiquant ce qu'il aurait fallu faire. Il arrive, par exemple, que malgré une excellente volonté, un bébé vienne avertir d'une envie déjà satisfaite. On lui en fera la remarque en l'engageant simplement à avertir la fois suivante avant que ce ne soit venu. Là non plus, on n'ira pas plus menacer que faire référence au déplaisir éventuel de papa, et on passera aussitôt à autre chose.

L'enfant comprend en général relativement vite la différence entre « pipi » et « caca » qui lui ont été nommés comme tels et il commence d'abord par acquérir le contrôle du sphincter anal.

---

1. Ce problème ne se pose pas bien sûr si on utilise un réducteur de lunette de WC.

Une petite fille n'a aucune difficulté à comprendre d'elle-même qu'elle fait « pipi » et « caca », assise, à l'instar de sa mère : mue par l'exemple, elle n'a besoin ni d'explication ni de commentaire. Il n'en va pas de même pour un petit garçon, à qui il faudra expliquer, voire montrer, au moment où il aura pu faire la différence entre les urines et les matières, qu'il a la possibilité de faire pipi debout : ce qui ne va pas toujours sans peine, puisque l'exemplarité maternelle s'impose en général à lui aussi en premier lieu ; il faudra donc le convaincre d'y renoncer et l'engager à imiter l'exemple guère moins investi de son père. Cette étape est parfois, au sein d'une fratrie ou chez les faux jumeaux de sexe différent — comme il m'est arrivé de le constater —, l'occasion de questions pointues sur la différence anatomique des sexes. On devra y répondre. Mais on le fera toujours sommairement, en se cantonnant strictement à la description anatomique, sans plus — les petits garçons ont, comme les papas, une sorte de robinet que l'on appelle « zizi », « quiqui », « quéquette »... ou toute autre appellation en faveur dans le milieu familial ; les petites filles ont, comme les mamans, une fente que l'on appelle « zézette », « toutoune » ou « poupoune », etc. —, et en se gardant de saisir cette occasion pour y plaquer un discours d'un autre ordre ou d'une autre nature : il n'est pas question, par exemple, d'aller décrire à des enfants de cet âge-là la fonction génitale des organes qui suscitent leur attention[1] ou de leur raconter combien les petites filles peuvent parfois se sentir malheureuses de ne pas pouvoir faire pipi debout ! Des explications simples et claires leur suffisent et on peut compter sur eux pour les accommoder à leur propre sauce et en faire la base de leurs propres théories.

Après que l'enfant se sera familiarisé avec les WC, on pourra l'engager à actionner lui-même la chasse d'eau. Le bruit peut, selon son tempérament, l'amuser, vaguement l'inquiéter ou l'effrayer tout à fait : il faudra prendre le temps de démystifier la chose et en profi-

1. Pas plus qu'il n'est question de les détromper trop brutalement sur la parturition anale en les affranchissant sur la physiologie de l'accouchement. On brûlerait des étapes dont la découverte spontanée est nécessaire. On peut se contenter de leur laisser entendre que ça ne se passe pas exactement comme ils le croient, mais on n'ira pas plus loin pour ne pas désarmer leur curiosité.

ter pour lui faire comprendre le rôle de cette eau qui rince et maintient propre toute chose. On pourra parfaire cet enseignement en répétant avec lui les jeux d'eau dans le bain et en lui montrant comment l'eau jetée d'une plus grande hauteur fait plus de bruit que si elle est jetée de plus bas. On peut tenir un discours sur la propreté en bien d'autres occasions, depuis la lessive jusqu'à la vaisselle en passant par le bain et le nettoyage de la bouche ou des mains. On peut y inclure l'essuyage de la région anale ou de la vulve de la petite fille. Mais il faut s'efforcer de ne pas restreindre cette notion à la seule émission des matières et des urines. L'insistance que je mets à cet avertissement vient de ce qu'il est en général difficile de se défaire de manières de dire qui sont devenues de véritables réflexes.

A partir de là, en un rien de temps, bien des étapes vont être franchies : il est rare, mais cependant possible, que le contrôle nocturne accompagne l'acquisition du contrôle diurne. En général, il le suit de quelques jours, quelques semaines ou quelques mois et il se manifeste par le fait que les couches sont sèches plusieurs matins de suite. On peut alors, toujours avec la même discrétion émotionnelle, signifier à l'enfant qu'on ne lui fera plus prendre ce genre de précaution au coucher. Quelques accidents pourront encore parfois survenir, il ne faudra pas les laisser passer inaperçus : on les relèvera en les commentant **avec le plus d'humour possible** pour en éviter une dramatisation excessive. Bien des histoires d'énurésie (le fameux « pipi au lit ») sont à mettre sur le compte d'interventions maladroites et menaçantes dans le déroulement de ces acquisitions.

POUR RÉSUMER

On ne mettra le bébé sur le pot que lorsqu'il saura, *seul, debout et sans se tenir,* monter et descendre un escalier. C'est-à-dire, en fonction du développement individuel, **vers 22 à 26 mois.**

Cette manière de procéder, qui n'a au demeurant rien d'arbitraire, met en place une véritable éducation, alors que tout ce qu'on fait à des âges plus précoces ne relève que du dressage. Il est vrai que le dressage peut donner des résultats rapides, mais ce sera au prix d'effets le plus souvent néfastes à court, moyen et long terme ; parce que les acquisitions se seront faites de manière passive et sans la moindre participation de la conscience, tout comme cela se passe chez les animaux.

Quand un enfant sait monter un escalier, il a maîtrisé l'action de « pousser » volontairement. Quand il sait descendre un escalier, c'est qu'il a appris à « se retenir ». Evidemment, s'il fait cela avec l'aide d'une personne ou en se tenant, cela signifie qu'il est en cours d'acquisition de cette maîtrise et de ce savoir, mais qu'il n'en dispose pas encore de manière autonome. Il faut donc patienter et guetter, sans précipitation et sans angoisse, le bon moment.

Quand le moment sera venu, on dira à l'enfant qu'il est temps pour lui de se passer de couches et de faire ses besoins comme les adultes. On lui montrera les WC en lui en expliquant l'usage et en lui indiquant le pot qui lui est destiné tant que les WC seront trop grands pour lui. **Le pot restera toujours dans les WC**. Il n'est pas question qu'il soit baladé dans toutes les pièces de la maison, sinon l'enfant ne pourra pas comprendre qu'on lui indique quelque chose qu'il doit faire en ne le soumettant pas aux obligations qu'entraîne cette chose. Il ne trouvera pas de raison d'obéir à ces nécessités.

La réussite ou l'échec des tentatives ne doit pas faire l'objet de manifestations excessives, ni dans un sens ni dans l'autre.

Si on aborde les faits aussi simplement, les résultats obtenus sont rapides. L'enfant fera sans doute quelques fausses manœuvres comme de dire son envie après l'avoir satisfaite. On lui en fera la remarque sans excès d'humeur en lui disant qu'il faut avertir au préalable.

Le contrôle des matières précède toujours celui des urines.

Le contrôle nocturne vient ensuite, le plus souvent spontanément : un matin, les couches sont sèches. On attendra que cela se reproduise plusieurs fois de suite avant de supprimer les couches en en expliquant le but à l'enfant.

Il ne faut pas perdre de vue que l'acquisition du contrôle des matières et des urines est un exemple, le premier que l'enfant vivra, de désintéressement : il consent à sacrifier son confort et son plaisir, pour gagner une autre étape de développement et un peu plus l'amour de ses parents.

Ce cap, quand il aura été sainement franchi, prendra dans l'organisation ultérieure de la personnalité une place considérable. Car l'acceptation de la pédagogie maternelle intervenant au moment propice va se redoubler d'un apprentissage supplémentaire : le bébé va accepter de ne plus uriner ou déféquer dans le confort douillet de ses couches, en retirant de la satisfaction de son besoin un plaisir supplémentaire. S'astreignant à l'observance des règles qui lui ont été édictées, il accepte de se priver d'un plaisir mais il sait qu'il en obtient un autre en échange, celui de son inscription dans un univers social dont il pressent l'importance et qu'il se met du coup à investir encore plus. On pourrait dire, selon la loi du développement déjà évoquée, qu'il paie de la privation qu'il s'inflige l'obtention d'un amour plus grand encore de la part de sa mère. Mais je préfère, pour ma part, insister sur le changement de registre qui intervient en la matière : le bébé devient capable de passer du registre de sa réalité, illustré par un plaisir connu, tangible et vérifiable, au registre imaginaire, duquel il retire un plaisir d'une autre nature situé dans la dimension impalpable de l'échange. C'est dans ce saut que se met en place avec encore plus de netteté la dimension symbolique, génératrice, pour lui, d'une dynamique de sublimation dont l'importance est considérable pour le restant de la vie : il saura désormais encore mieux accepter une privation immédiate pour obtenir un résultat meilleur à plus long terme. Quand on pense qu'il devra passer le plus clair du temps de son enfance et de son adolescence à effectuer une gymnastique de cet ordre — à accepter, par exemple, de ne pas regarder la télévision pour faire son travail pour le lendemain ou à parcourir tout bonnement des années d'études compliquées pour accéder à une situation dont il n'a pas la moindre idée —, il vaut mieux, somme toute, qu'il ait été introduit convenablement et au moment propice à cette dimension des choses. D'autant que tout cela ne se fait pas dans le désordre mais au sein d'un développement harmonieux dont on a vu qu'il était rendu possible par la maîtrise achevée de l'antagonisme des muscles squelettiques (autrement appelés, heureux hasard, « volontaires » !). Cet antagonisme, qui permet la mise en place de mécanismes issus de l'évolution physiologique du corps, intervient, comme on a pu le voir pour bien d'autres, également au niveau de la psyché. Ce n'est pas par hasard non plus que surviennent à peu près à la même époque les comportements négativistes. Voilà cet enfant qui se met à dire « non » tout d'abord, puis « non » à tout ou à peu près — ce qui n'est pas sans désarçonner sa pauvre mère, laquelle se demande ce que peut signifier cette opposition obstinée et quelle maladresse elle a pu commettre pour être traitée avec autant d'ingratitude. Or, il ne s'agit pour lui que de mettre activement en jeu du « non » face au « oui », non pas tant pour refuser de faire ce qu'on lui demande, mais pour seulement essayer et expérimenter dans la relation un module nouveau qu'il veut apprendre à maîtriser. Il suffit, au demeurant, de ne pas s'en choquer et d'aller dans son sens pour lui permettre d'en acquérir rapidement le maniement et la compréhension. Si on l'invite à venir à table et qu'il refuse, il suffit de lui dire : « Ne viens pas à table » pour le voir s'y précipiter. S'il ne veut pas mettre ses chaussures on fera de même tout en les lui enfilant : « Je ne te mets pas tes chaussures », ou bien « Bon, tu ne veux pas mettre tes chaussures », etc. En procédant ainsi, sans renoncer à ce qu'on veut lui faire faire, on lui signifie que l'on a bien entendu ce qu'il exprime et qu'il a le droit de s'y exercer. C'est d'ailleurs la maîtrise de ce « non » qui lui permettra l'accès aux abstractions — tout comme l'invention du zéro a permis un jour aux mathématiciens d'effectuer des opérations complexes.

On peut donc prendre acte que l'antagonisme opère aussi dans une autre aire que celle du corps et qu'il participe à la mise en place des mécanismes dialectiques qui interviendront par la suite tout au long de l'existence. Chaque chose qui existe pourra dorénavant être interrogée par son contraire et inversement. Le processus logique en formation reçoit ainsi ses matrices fondamentales, à partir desquelles il ne lui restera plus qu'à s'accroître et se développer. Toutes choses qu'autorise le maniement d'un outil qui se développe à une vitesse étonnante : le bébé accroît en effet journellement ses facultés de communication au moyen d'un **langage** qu'il acquiert sans que son entourage ne s'en aperçoive tout à fait, selon un mécanisme qui n'a pas encore reçu d'explication univoque.

On a en effet longtemps cru que le mécanisme d'acquisition du langage était de nature « psitacique », le bébé imitant, à partir d'un certain moment de son évolution — à la manière d'un perroquet —, les sons qu'il entend. Pour ce qui est du moment où survient la possibilité d'articuler les phonèmes, il a été démontré qu'il était étroitement lié à l'allongement du cou de l'enfant et aux modifications que cet allongement entraîne dans l'anatomie de l'appareil laryngé. Après maintes tentatives infructueuses de faire parler toutes sortes de singes, on s'est aperçu que leur impossibilité était liée au fait que leur larynx était court et haut situé. L'allongement du cou de l'enfant, dès le milieu de la 2e année, lui donne la faculté d'articuler les sons. Faculté que n'avaient pas, au dire des paléontologues, les premiers humains. Pour ce qui concerne le mécanisme d'acquisition du langage, le mystère semble néanmoins demeurer entier. Les psycholinguistes qui résistaient au mode psitacique d'explication se sont proposé de le mettre à l'épreuve. Ne pouvant dénier que l'enfant vit, entre 22 et 30 mois, une véritable explosion linguistique qui lui permet d'acquérir dans un temps très bref l'usage d'environ 2 800 mots nouveaux, ils ont voulu voir ce que devenait cette explosion si l'enfant était mis à 22 mois dans un bain linguistique totalement différent sur le plan phonologique de celui qu'il avait toujours connu. L'enjeu était de taille : ou bien la théorie interrogée était juste et l'évolution de l'enfant ne pouvait que se trouver freinée par une expérience de ce type ; ou bien l'expérience ne changeait rien aux résultats de l'évolution des enfants et la théorie devrait alors être revue dans sa pertinence. Ils ont eu la chance de pouvoir sélectionner, dans les familles d'un contingent de soldats américains qui se rendaient au Japon, une population homogène de bébés de 22 mois qui n'avaient jamais entendu d'autres phonèmes que ceux de la langue anglaise de leurs parents. Ils les ont complètement insérés pendant huit mois dans un milieu exclusivement nipponophone. Au bout de cette période, ils ont dû enregistrer, chez eux, alors qu'ils n'avaient jamais entendu auparavant les phonèmes avec lesquels ils ont été mis en contact, l'acquisition de la quantité habituelle de mots nouveaux… en japonais ! La théorie psitacique avait vécu et on s'orienta alors vers d'autres modes explicatifs. Ce fut la période de la « grammaire générative » et le triomphe de l'école de Chomsky. On parlait beaucoup, dans les années 60, de la grammaire universelle du langage infantile avec ses « mots ponts » et ses « mots piliers », tels qu'on pouvait les retrouver dans n'importe quelle langue : tous les bébés du monde en passent par des constructions du type «Jojo mangé», «Jojo sortir» ou «papa parti», etc. On insistait sur le nécessaire passage par cette modalité universelle de communication, qui précédait, toujours et dans toutes les aires linguistiques, l'acquisition des concepts spécifiques de chaque langue [1]. On en vint enfin, avec le développement du courant cognitiviste, à des explorations plus fines et surtout plus précoces. C'est ainsi que l'on mit en relief l'inscription immédiate du nouveau-né dans le bain linguistique et l'importance que ce bain prenait pour lui. On découvrait l'importance de la manière dont les mères, sous toutes les latitudes, s'adressent à leurs bébés avec une voix haut perchée et une intonation exagérée. On mettait en relief l'organisation du recueil et de l'exploitation des informations, les rapports étroits entre les structures neurosensorielles et leur implication dans le recueil des informations d'ordre linguistique. Ainsi a-t-on découvert qu'à moins de 4 jours le nouveau-né entend mieux les mots avec l'oreille droite et mieux la musique avec l'oreille gauche, qu'à 4 mois il adore entendre parler et préfère nettement les paroles à tous les autres bruits et même au silence, qu'il entrera dans la phase active d'acquisition du langage grâce à l'appui qu'il trouvera dans le maniement et le repérage des syllabes. On s'intéressera aux mécanismes de l'apprentissage des langues étrangères, au langage gestuel des sourds-muets [2] et à leur acquisition de la parole articulée, au repérage des concepts par le langage des aveugles de naissance, on pas-

1. Ayant appris, auprès de ma clientèle chinoise, que le chinois est une langue syllabique, autrement dit que tous les mots qui y sont utilisés ne comportent jamais plus d'une syllabe, j'ai pensé que les bébés chinois devaient accéder plus vite au maniement de la langue que les bébés occidentaux. Je me disais que, n'ayant pas à accoler des syllabes différentes pour fabriquer des mots, ils pouvaient certainement manier mieux et plus vite celles qu'ils avaient enregistrées. J'ai été détrompé. Les acquisitions se font exactement au même âge, comme si la mémorisation des différents mots et la maîtrise des inflexions qui les distinguent les uns des autres prenaient autant de temps que l'articulation des différentes syllabes entre elles opérée par les petits Occidentaux.

2. Il n'existe pas de mutité congénitale. Les enfants qui sont muets ne le sont que parce qu'ils sont sourds. Il tombe dès lors sous le sens que l'intégrité de l'appareil auditif est nécessaire à l'acquisition du langage. Disons tout de suite que la survenue d'otites, même nombreuses, ne compromet que rarement l'audition d'un enfant au point d'interférer dans son acquisition du langage. Les surdités qui rendent muet sont des affections congénitales et génétiquement transmissibles.

sera par les tentatives de faire parler les singes — auxquels il a été fait allusion plus haut —, pour finir par confronter cet ensemble de résultats et en conclure que l'éclosion du langage est sous la dépendance d'une disposition native, d'un processus d'abord de nature génétique, complété par la suite par les performances du cerveau. On aura néanmoins repéré, avec une régularité confondante retrouvée dans toutes les aires linguistiques, que les processus d'apprentissage et de maîtrise de la langue ne progressent que parce que les sujets acceptent d'opérer une sélection dans leur équipement de départ et de sacrifier certaines dispositions sans utilité pour l'acquisition de performances accrues pour un but précis. Un bébé de 4 mois a la faculté d'émettre plusieurs centaines de phonèmes différents et dont la plupart ne sont pas audibles à son entourage, qui y est sourd. Il a en quelque sorte l'équipement nécessaire à l'apprentissage de toutes les langues du monde. Il y opère des coupes franches considérables et justifiées puisqu'il n'aura pas besoin de plus de 21 phonèmes pour parler le français parisien par exemple. On retrouve, là encore, une illustration supplémentaire d'un processus relevé en maints domaines, dont il a été souligné qu'il était au principe même de la traversée de l'enfance et qui devrait inciter toute pédagogie à prendre mieux en considération le statut de la perte. On sait que les Japonais ne font pas la distinction entre les sons /l/ et /r/ et que les Anglais ont le plus grand mal avec le son /u/, tout comme nous pouvons en avoir avec le son /th/ des mêmes Anglais. Il est néanmoins certain, et quantité d'expériences des plus courantes le prouvent, qu'un bébé japonais vivant en Occident n'aura aucun mal à garder distincts des sons que ses parents confondent, tout comme un bébé anglais vivant en France parviendra à conserver les phonèmes inaccessibles à sa mère ou à son père. Cela pose le problème du **multilinguisme**, devenu de plus en plus courant avec l'évolution de nos sociétés mouvantes. A l'encontre de tout ce qui peut se dire, un bébé qui entend plusieurs langues est parfaitement capable, du fait de son équipement initial, d'en acquérir le maniement sans la moindre gêne ou la moindre confusion. Ainsi ai-je vu dans ma clientèle une fillette de 3 ans, dont la mère était française, le père anglais et la nounou chinoise, parler couramment les trois langues, s'adresser à chaque interlocuteur dans la langue d'échange sans la moindre confusion voire changer de langue au milieu de la même phrase en fonction de la personne à qui elle s'adressait. Un autre garçon de 3 ans s'adresse en allemand à son père, en italien à sa mère et en français à moi, sans jamais se tromper. Quand il m'arrive parfois de lui dire quelques mots en italien, il me répond en français et, si je lui donne un ordre en allemand, il s'exécute non sans m'adresser un sourire mi-étonné mi-amusé. Je ne m'étendrai pas sur les enfants asiatiques vivant en France et qui manient aussi bien le français que leur langue maternelle, fût-elle le cambodgien, le vietnamien, le thaï, le persan ou l'hindi. Je suis étonné d'entendre parfois des orthophonistes insister sur l'usage de langues différentes dans certains milieux pour expliquer certaines difficultés scolaires. J'ai pu remarquer dans les tableaux de ce type qu'il s'agissait surtout de la manière dont était vécue la langue d'origine par les parents et en conséquence par l'enfant. Quand un petit Maghrébin a des difficultés avec le français, c'est toujours en raison du malaise ressenti par ses parents dans leur rapport à la société dans laquelle ils vivent : un enfant de manœuvre algérien ou celui d'un concierge portugais ressentiront leur langue d'origine comme trace et témoin vivants de la position inférieure de leurs parents migrants au sein d'une société qui les marginalise ou qu'ils refusent ; en revanche, un enfant d'industriel brésilien ou d'universitaire tunisien ne ressentira, lui, aucune gêne à passer du français à sa langue d'origine et inversement. J'ai pour habitude, quand on me demande mon avis en la matière, de conseiller, par prudence, de redoubler les repères spatiaux : je demande à la mère et au père de parler avec l'enfant leur langue propre, fût-elle commune ou différente, à la maison, et de parler le français avec l'enfant dehors, et entre eux aussi à la maison quand la chose est possible. J'ai fréquemment remarqué que le passage d'une langue à l'autre au cours d'une conversation en ma présence obéissait à des règles qui ne devaient rien au hasard : un petit garçon de 32 mois s'adressant en français à sa mère anglaise (était-ce par politesse parce que j'étais là ?) lui dit en lui montrant un interrupteur : « Allume celui-là et laisse-le dessus. » On sent, dans la traduction littérale qu'il effectue ainsi du *let it on*, un effort destiné à créer les meilleures conditions possibles pour se faire comprendre sans trahir la structure syntaxique de la langue dans laquelle la phrase a commencé. Ainsi ai-je vu, en d'autres occasions, de grands enfants, en présence de leurs parents sourds, commencer à mon adresse une phrase et la poursuivre en « coupant le son » dès lors que ce qu'ils disaient concernait plus particulièrement leurs parents, vers lesquels ils se tournaient en se mettant à les regarder de face.

L'acquisition d'une autonomie accrue dans le domaine de la motricité crée-t-elle les conditions pour l'explosion linguistique ou bien est-ce cette explosion linguistique qui rend encore plus efficiente la motricité par la levée de certaines inhibitions ? On ne peut pas trancher nettement dans un sens ou dans l'autre. S'il est vrai que d'un côté on a l'accomplissement inéluctable d'un processus biologique, la myélinisation des fibres nerveuses, qui a commencé à l'instant même de la naissance, d'un autre côté on a l'accroissement d'un processus de communication qui enrichit incontestablement l'équipement de l'enfant et qui peut interférer — comme on a pu le voir à de multiples occasions — de toutes sortes de manières dans l'évolution des processus biologiques. C'est probablement par la conjonction des deux sortes de phénomènes que se crée une harmonie de développement destinée à conduire le bébé humain vers l'acquisition de cette autonomie à laquelle ses parents veulent toujours en conscience le conduire.

Tout cela interfère bien évidemment avec la définition respective des rôles parentaux.

Nous avons vu tout au long de ce chapitre combien l'action de la mère revêt une importance cruciale. Répétons une fois de plus, pour encore mieux la rassurer, qu'elle n'a pas à se sentir écrasée par une tâche qui peut lui paraître parfois ingrate mais dont elle est en droit de retirer une légitime fierté. Elle n'y est, en réalité, jamais tout à fait seule, puisque son potentiel est toujours nuancé par la relation qu'elle a instaurée et qu'elle entretient au père de son enfant, lequel partage amplement sa responsabilité dans un parcours aussi complexe.

Ce père, il n'est pas neutre, loin s'en faut ! S'il en a été bien peu question, tout au long de ce développement, ce n'est pas parce que sa place ou sa présence sont négligeables. C'est surtout parce que son action, surtout dans le petit âge, est longtemps vécue comme se substituant simplement à celle de la mère. Des chercheurs, et non des moindres, qui se sont penchés sur la question, ont montré combien sa gestuelle, différant de celle de la mère, suscitait chez le bébé une forme de reconnaissance qui participait aux processus de maturation. Certes, mais pour emprunter une manière de raisonner dont on a vu à plusieurs reprises l'usage, on devrait prendre en compte le fait qu'on ne trouve pas concrètement, à court, moyen et long terme, de différence notable entre les individus ayant ou non bénéficié de la présence, voire de l'existence, d'un père dans leur élevage. On devra convenir, à partir de là, qu'il n'est donc pas nécessaire d'aller plus avant dans les considérations matérielles qu'entraîne la présence physique du père. Il est vrai que, vers la fin de la 1re ou au début de la 2e année, il commence à être investi par son enfant comme le compagnon de jeu et celui par lequel se fait un accès vers le dehors, l'extérieur, le « large ». On sait ce que sont ces tendres retrouvailles du soir qui mettent parfois les mères en furie : « Il suffit qu'il le voie et il n'y en a plus que pour lui ! », « Dès que son père rentre, je n'existe plus », « C'est rageant de se dire que tout ce qu'on a pu faire toute la journée ne compte plus quand papa est là ». De fait, l'enfant, comme nous l'avons vu faire depuis sa naissance, accueille avec enthousiasme tout ce qui fait rupture et revêt pour lui un caractère de nouveauté. C'est très prudemment et peu à peu qu'il se met à construire sa relation à ce « pas-mère », à cet individu totalement « étranger » à son corps puisqu'il n'y a pas laissé de trace — on a même vu (cf. p. 226) qu'il peut ne pas en avoir été le géniteur. Il ne le fera pas de manière brouillonne ou univoque. Bien au contraire ! Il procédera à cette construction en prenant garde à convenablement la structurer. Et pour cause ! Alors que le problème qu'il a avec sa mère est relativement simple, puisqu'il va devoir s'en éloigner alors qu'il lui est indéfectiblement lié, celui qu'il a avec son père se présente autrement : il doit trouver le moyen de l'intégrer à son économie affective, bien que la distance qui les sépare soit considérable. Il va donc glaner des indices de sa personne, qu'il rangera sous des rubriques complémentaires : il y a aura sa réalité physique telle qu'il l'appréhende et qu'elle s'impose à lui (il est grand, gros, maigre, chauve, petit, il a des lunettes, une moustache, un grand nez...) ; il y aura l'image qui se dégage de ses comportements (il jongle avec des boules, il lit le journal, il aime le fauteuil bleu, il rentre tard...) ; et enfin la manière dont il se le représente et l'intériorise, qu'il soit présent ou absent (« i veut pas que j'regarde la télé », « i m'dit mes bêtises », « i laisse pas maman conduire la voiture »...). De ces trois modes, qui sont indissolublement liés, le dernier, le plus important, est fonction du second, qui dépend entièrement, lui, de la relation que la mère entretient au père. Cela n'est pas difficile à comprendre : pour que l'enfant parvienne à intégrer une dimension telle que « i veut pas que j'regarde la télé », il doit l'ériger sous la forme d'une loi qui a une force d'autant plus grande que sa mère ne l'a pas dénoncée. Si, donc, la relation de la mère au père est fiable, le père, même absent, deviendra pour son enfant le garant de son accès au questionnement fécond et à l'autonomie. Il sera ce tiers sur lequel prendra appui toute l'ambivalence d'un mouvement condamné à perdre pour gagner et contraint d'avancer en faisant le deuil d'un recul. Ce n'est pas pour rien qu'il sera perçu, par sa fille aussi bien que par son fils, comme un empêcheur ou un gêneur qui focalisera longtemps l'agressivité [1] générée par la peur de grandir. Mais ce sera tout de même lui malgré tout qui permettra de repérer qu'une chose peut exister en même temps que son contraire, que l'histoire n'est pas une mais double — et, à partir de là, possiblement plurielle —, qu'il n'y a pas seulement l'amour d'un parent, mais celui de deux, qui se surajoutent et se complètent. On conçoit qu'à partir de là les détails puissent importer peu.

1. S'il est vrai que la tâche maternelle est ingrate par bien de ses côtés, elle n'a rien à envier à celle-là. Juste partage ? A moins que ce ne soit le prix à payer pour le progrès que chacun peut ainsi accomplir.

L'OUVERTURE

E L'ESPACE

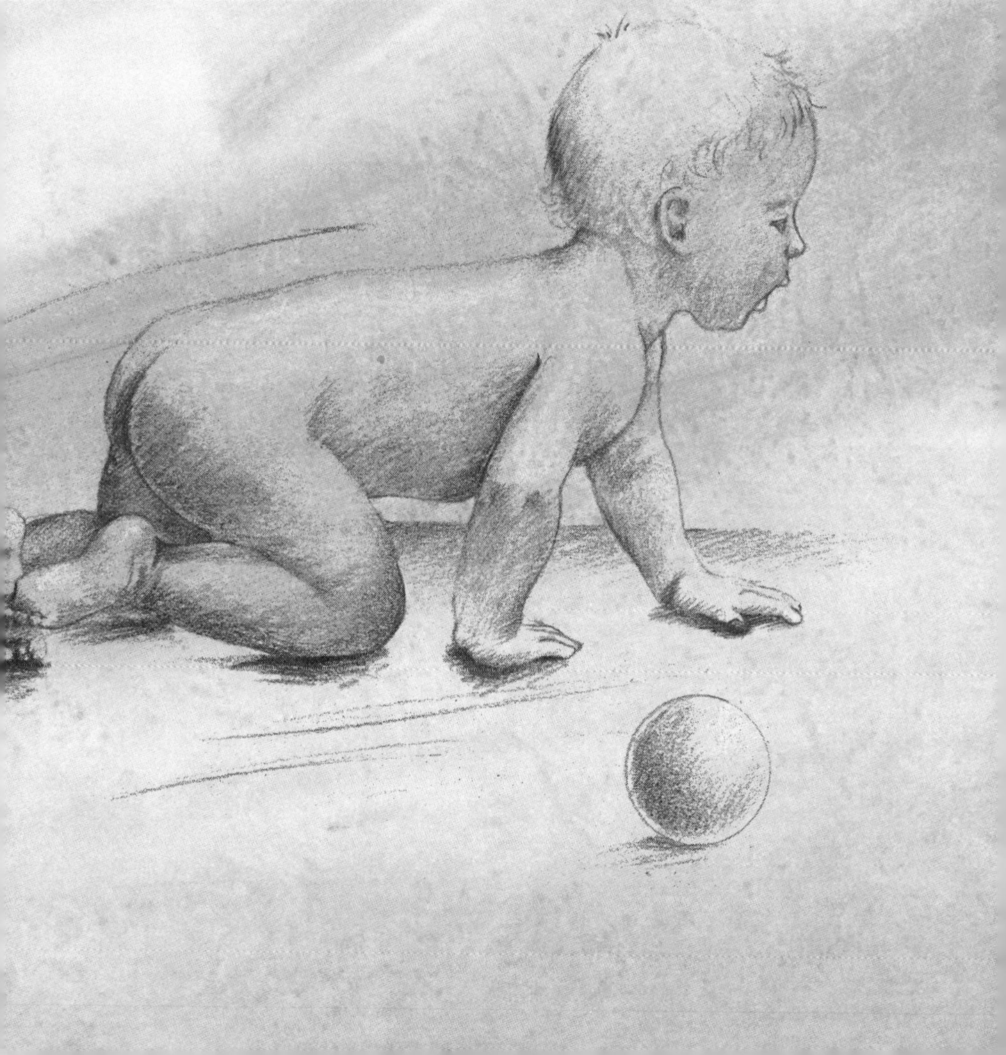

Pour parvenir à sainement percevoir le monde qui l'entoure et avoir à lui une relation de confiance, le petit enfant dispose en sa mère de la meilleure pédagogue qui soit — encore faut-il qu'elle passe par-dessus les obstacles que certaines craintes peuvent encore semer sur son parcours !

Soucieux de l'avenir de cette relation, le corps social semble avoir réussi, par le biais de la médecine préventive, à mettre en place des médiations qui interviennent opportunément pour aider le corps de l'enfant à accroître son autonomie et à se construire une santé à l'abri des fléaux auxquels il a été exposé tout au long de l'histoire.

Les supplémentations en vitamines et en divers médicaments, ainsi qu'une foule de détails sur les vaccinations, jalonnent ce chapitre enrichi de considérations sur le travail des femmes et sur les différents modes de garde des enfants.

En effleurant les phénomènes marquants de la maturation psychologique, motrice et affective du petit enfant, nous avons retrouvé — sans l'avoir voulu ni même l'avoir toujours relevé — la même nécessité du respect des modalités d'évolution que celle que nous avons constatée dans le registre des indispensables soins du corps : la mère doit attendre que l'appétit se modifie pour décider d'une adaptation cohérente du régime alimentaire tout comme elle doit constater le franchissement d'une étape de développement avant d'adopter une attitude nouvelle ouvrant la voie du stade suivant.

On peut dire que la structure des échanges qui s'établissent sur ce mode est une structure nettement hiérarchisée mise au service d'un ensemble de rapports qui s'avèrent au premier chef interactifs : dans quelque registre que l'on se place, **la décision de modifier des soins ou une attitude appartient donc toujours à la mère, mais elle ne peut pas la mettre en œuvre avant d'avoir recueilli, sur le corps ou dans les attitudes de son bébé, les informations susceptibles d'encourager son initiative**.

Cette structure n'est pas nouvelle et elle ne s'est pas instaurée par hasard.

Sa mise en place date très précisément du tout début de l'accouchement : il a fallu en effet, comme il a déjà été dit, que le corps de la mère enregistre un signal venu du corps de l'enfant pour mettre fin à la grossesse et déclencher les premières contractions utérines. La séparation des corps qui s'est ensuivie a mis en relief et en évidence la hiérarchie flagrante des rapports de ces deux corps, autant que l'étroite intrication dans laquelle ils ont toujours été inscrits. A cette nuance près que le processus de la gestation faisait appel à la logique d'une relation biologique qui mettait l'ensemble hors du champ de la conscience et de la volonté : le corps de la mère, qui enregistrait un besoin dans le corps fœtal, y répondait de façon adéquate sous l'effet d'un automatisme qui ne sollicitait à aucun instant le jugement de la mère, son affectivité ou sa volonté.

C'est en cela que la mise au monde intervient comme une rupture d'équilibre destinée à introduire un nouvel ordre d'échanges potentiellement plus performant.

Ce qui nous permet de vérifier la validité d'un certain nombre de propositions qui ont déjà été faites dans les chapitres précédents. Ainsi peut-on comprendre qu'assimiler les progrès d'un enfant à un incessant parachèvement de sa mise au monde ne constitue ni une pure vue de l'esprit ni un *a priori* idéologique. De même peut-on considérer que ce n'est ni injuste, ni exagéré, ni nécessairement culpabilisant d'impliquer la responsabilité de sa mère dans le succès ou l'échec des décisions qu'elle est amenée à prendre à l'endroit de son enfant.

Revenons encore un instant, en nous y arrêtant, à la bascule qu'introduit l'accouchement.

A partir de l'événement qu'il constitue, la mère, quelles que soient ses dispositions, prend une mesure plus ou moins exacte de la hiérarchie qui marquera désormais ses rapports à son enfant. Dans le meilleur des cas, elle s'y est déjà préparée si bien qu'elle l'accepte et l'assume en allant jusqu'à se projeter dans l'avenir. Il arrive parfois cependant qu'elle en conçoive de la crainte, sinon une peur paralysante, refusant la suite des événements et rechignant à avancer. On ne devra pas s'étonner outre mesure que son accouchement lui-même en soit affecté et qu'il se déroule selon un scénario toujours singulier. Si la perspective de son avenir de mère l'enthousiasme, son travail se déroulera sans anicroche et sans douleur excessive. Pour sa voisine, terrorisée à l'idée de son implication future, il se déroulera en revanche dans une atmosphère de drame. Pour une troisième, indécise et perfectionniste, ce sera la panne dynamique et la nécessité de la césarienne en urgence, etc. Il faudrait mener une recherche ethnologique sur le déroulement des accouchements, on y apprendrait certainement qu'en bien des lieux l'événement est perçu comme plus naturel qu'il ne l'est dans nos aires de civilisation, probablement parce que le corps social s'est toujours soucié d'inscrire les individus dans leur histoire, ce qui leur permet de mieux affronter l'événement. Les techniques de relaxation introduites par les tenants de « l'accouchement sans douleur » ont procédé, elles, autrement pour chasser les pensées génératrices d'angoisse excessive. Elles ont tout concentré sur le souffle et leur résultat est souvent probant.

Ce qui se dégage de ces considérations, c'est que l'économie de la « douleur » éventuellement ressentie par une parturiente plonge ses racines dans l'affectivité de cette parturiente et dans la manière dont elle vit l'événement sur fond de son histoire. Elle mérite certainement mieux, à cet égard, que son gommage systématique par la péridurale désormais proposée comme un gadget. Il faudrait concevoir que, si une future mère en est au point de devoir ressentir une souffrance, c'est peut-être qu'elle a besoin de cette souffrance pour parvenir à passer d'une logique de relation à son fœtus à la logique de relation à son enfant. La trace violente laissée dans son corps par le passage de l'enfant serait destinée à lui servir de balise pour la suite de leur relation commune. Combien de fois ne m'est-il pas arrivé d'entendre des mères d'enfants de 5, 7, 8, voire 10 ans, mis au monde par césarienne sous anesthésie générale, me dire qu'« enfin » elles étaient « parvenues à sentir » leur enfant « hors » d'elles. Je dois avouer que, la première fois que j'ai recueilli un tel propos, j'ai conçu quelque inquiétude sur la santé mentale de mon interlocutrice ; je ne comprenais pas comment elle pouvait à ce point dénier la réalité qu'elle avait devant elle et comment elle pouvait la percevoir autrement — ce qui prouve simplement combien je suis bien peu « mère ». Depuis, je reçois de telles confidences en me félicitant de la pratique des césariennes sous péridurale (c'est la seule circonstance qui me fait percevoir cette technique comme un réel progrès) : l'expérience de la parturition y est bien moins gommée et la mère peut, à défaut de « sentir », au moins « voir » et « entendre » que son enfant sort d'elle.

Ce n'est pas par hasard que les récits tenus autour des difficultés rencontrées avec un enfant en arrivent tôt ou tard à évoquer sa mise au monde. L'accouchement y est perçu par les mères comme ce moment crucial auquel elles ont toute raison de vouloir faire remonter leur parcours ultérieur : un moment privilégié, premier, exemplaire.

Cela revient-il à professer qu'une mère soit contrainte, dès la naissance de son enfant, de guetter, sans relâche et sans se permettre de commettre la moindre erreur, le moment précis de ses interventions ? S'il doit réellement en être ainsi, sa tâche ne peut en effet lui paraître qu'impossible, sinon redoutable. Elle l'est certainement, si on en juge par les enjeux, mais elle l'est encore plus si on considère sa situation sans prendre en compte les déterminants.

On peut dire en effet, pour rester dans le passage de la logique de la gestation à la logique de l'étape qui lui succède, que, dans les premiers mois de la vie, brûler les étapes de l'évolution physiologique c'est s'exposer à affronter les difficultés habituelles de la prématurité, et laisser passer le moment d'une intervention c'est exposer son enfant à la postmaturité, autrement dit à un risque sérieux d'asphyxie. S'obstiner, pour prendre un exemple grossier, à inculquer l'usage des « bonnes manières » à un enfant, en exigeant de lui qu'il ne mette pas les coudes sur la table, sous prétexte qu'il comprend ce qu'on lui dit et qu'il manie deux ou trois mots, est une erreur aussi préjudiciable que pourrait l'être son maintien à une alimentation lactée exclusive alors qu'il a la bouche pleine de dents et qu'il vole dès qu'il le peut les morceaux de pain qui traînent. Le choix du juste milieu et du bon moment ne peut donc jamais être éludé sans entraîner de conséquences.

Mais regarder les choses ainsi, à distance et en toute théorie, en assenant des conclusions aussi sévères et radicales, c'est méconnaître les miracles du banal et merveilleux quotidien. C'est passer à côté des effets introduits par la grande proximité des corps, c'est faire fi de ce qui sous-tend la relation d'une mère à son enfant, c'est faire peu cas de **l'amour** qui y est mobilisé et **qui donne à la mère des qualités d'intuition et une intelligence de cœur qui ne peuvent pas** plus **être mis en mots** qu'intervenir de manière directement saisissable dans l'analyse d'une situation. C'est, par-dessus tout, ignorer la remarquable école que constitue la hiérarchie de rapports dont il a été question : n'avons-nous pas vu le bébé parvenir au moyen de ses manifestations à se fabriquer à sa plus juste mesure la mère qui lui convient le mieux ?

L'action maternelle, avec à sa disposition de tels moyens, pourrait et devrait donc avoir en toute circonstance une certaine régularité. Elle répondrait alors parfaitement à la définition même de l'éducation (le mot vient du latin *ex*, en dehors, et *ducere*, conduire), elle parviendrait, autrement dit, à conduire l'enfant hors et loin du corps dans lequel il a séjourné. Elle se trouve, hélas, parfois en butte à des difficultés qui s'avèrent être doubles et symétriques, puisqu'elles existent, dans une curieuse complicité, aussi bien du côté de la mère que du côté de l'enfant.

La crainte de l'inconnu — qui lui vaut ces longs moments d'interrogation, pouce en bouche — et les confortables bénéfices tirés de la situation du moment entraînent parfois chez l'enfant une propension à demeurer fixé sur place, une certaine rétivité à avancer, ainsi qu'un retard à l'émission du signal en principe attendu par sa mère. On constate, à l'observation clinique, que, plus il grandit, plus les effets naturels de la croissance biologique qui le poussent au bord d'une étape nouvelle doivent recevoir, pour franchir le pas, une sorte de coup de pouce de sa mère, laquelle marque fréquemment quelque réticence à satisfaire cette nécessité. Il ne peut, autrement dit, accepter de bouger si la proposition qui lui est faite l'est sans grande conviction. C'est comme si, au bout de quelques mois, l'enthousiasme dynamisant du début de son aventure avait cédé le pas à une forme de paresse confortable, même si elle semble incompréhensible.

Nous avons vu, chemin faisant, combien la logique de l'évolution de l'enfant est soumise de bout en bout, en ce qui concerne ses résultats, à cette loi d'apparence paradoxale, au centre de laquelle la notion de « perte » revêt une importance primordiale — rappelons, une fois de plus, que **toute acquisition, dans quelque domaine que ce soit, se fait toujours au prix d'une « perte »**. Or, si les acquisitions initiales se font au prix de pertes minimes et dommageables, les acquisitions ultérieures se paient d'un prix qui peut paraître élevé, au point de faire renoncer à l'acquisition projetée. Une mère n'a pas très envie, en général, que son bébé demeure longtemps en position couchée. Elle a hâte qu'il s'asseye, tout comme elle avait eu hâte qu'il « fasse ses nuits ». Après quoi, elle a hâte qu'il marche, puis qu'il parle et qu'enfin il acquière la maîtrise de ses sphincters et sache utiliser le pot en se passant de ses couches. Néanmoins, au cours de son parcours, peut-elle marquer quelque lenteur ou quelque précipitation en fonction du prix à payer pour obtenir un résultat et du bénéfice retiré de ce même résultat. Elle peut tirer quelque fierté à pouvoir signaler que son bébé de 10 mois est déjà « propre de nuit comme de jour » en payant cette acquisition de la suppression pure et simple d'une étape fondamentale de sa maturation affective. Elle peut faire poursuivre, des mois et des années durant, la prise du biberon — ce n'est pas une chose qui se sait, qui se dit ou que l'on découvre, c'est l'exemple même du détail que l'on garde secret dans une double connivence — sous prétexte d'assurer la prise d'une bonne ration de lait, tout en reportant indéfiniment la nécessité de pousser son enfant à grandir... Elle fonctionne toujours dans ce registre comme si elle voulait demeurer à un stade de son accession à la maternité dans lequel sa responsabilité éducative (au sens qui a été mentionné plus haut) n'avait pas à être sollicitée. Une telle fixation, qui a des motivations complexes et composites, n'est pas étrangère à l'immixtion inconsciente de l'histoire de la mère dans les détails de l'aventure qu'elle mène.

Si l'enfant consent à retarder l'émission habituelle du signal qui vient de son corps, ou s'il consent à le taire face à la surdité de sa mère, c'est que, pour sa part, il garde naturellement de son séjour dans le ventre maternel une nostalgie telle qu'elle lui fait vivre sa naissance comme l'une de ces pertes, la première, la plus importante, qui le pousse parfois à rechigner et à refuser d'en vivre encore une de plus. C'est par ce biais qu'il entretient avec sa mère une forme de complicité et de connivence, dans la mesure où le vœu de cette mère consiste à vouloir absolument et en tout point le garder en elle et, à défaut, le garder contre elle, le « combler » de toutes sortes de manières, faire en sorte qu'il soit à l'abri de la « perte » et qu'en toute chose il puisse ne « manquer » de rien (cf. p. 225). Dans la mesure où chaque humain a vécu une expérience de cet ordre, cet état de fait est reçu sans révolte, chacun étant contraint de s'en débrouiller.

Face à ce que l'on nomme en langage logique une « aporie » (contradiction interne qui se fait jour au sein de la conduite d'un raisonnement), face à une difficulté dont la solution n'est pas sans évoquer la quadrature du cercle, les sociétés, pour édifier un milieu de vie dans l'ensemble moins dur à vivre pour chacun, ont simplement décidé (avec une certaine habileté, il faut le reconnaître) de retourner le problème. Elles ont pris acte de la nostalgie liée au début de toute aventure humaine, mais, au lieu d'en dénoncer délibérément le caractère trompeur ou illusoire, elles en ont fait un véritable moteur. Elles ont posé que l'univers édénique, dont chacun aurait ainsi une forme d'intuition individuelle, n'est pas situé dans un lieu inatteignable ou dans un passé révolu ; il serait devant soi et accessible en bout de course, si chacun faisait l'effort de le construire à sa propre échelle et en s'éloignant tout d'abord de ses fixations de départ : « Vous voulez le mieux possible, disent-elles, soit ! Faites donc ce que l'on vous dit et vous verrez que vous ne serez pas déçus. » Et elles enfourguent par ce moyen une foule de choses destinées à rompre un cercle vicieux et une connivence souvent difficile à dépasser.

Est-ce une fausse solution ? Est-ce un leurre forgé et porté par les systèmes religieux et par toutes les formes d'idéologie qui ont cours ? On peut toujours poser la question. Il n'en reste pas moins que la réflexion sur les ressorts de la maladie atteste, elle, qu'on ne peut pas, sous peine d'avoir à en payer le prix sur sa propre santé, méconnaître la nécessité des orientations que dégage l'évolution psycho-affective du bébé. Si des parents refusent de prendre en compte le caractère nécessaire de la phase d'opposition dans l'évolution du bébé et s'ils ne trouvent pas le moyen de lui en permettre la traversée, ils s'exposeront à avoir, pendant de nombreux mois, sinon de nombreuses années, de grandes difficultés de communication avec un enfant qui sera étiqueté comme caractériel. S'ils décident de procéder à une édification sphinctérienne précoce sans tenir compte du degré de maturation neurologique, ils fabriqueront un individu qui tentera sa vie durant de récupérer les phases qui étaient nécessaires à son expérience et qui convertira cette absence d'expérience en comportements plus ou moins étonnants. Comme si le « programme » d'évolution, quand il se trouve contrarié, engendrait des pannes récurrentes. Ce qui prouve bien l'existence de ce fameux « programme » et incite à prendre les mesures que nécessite son respect.

Tout cela peut choquer ou paraître étonnant, il n'en reste pas moins qu'on ne peut ignorer une telle lecture des faits.

Elle permet de s'apercevoir que le système de soins conçu par notre organisation de la santé prend lui-même appui sur cet ensemble d'éléments, visant, par son existence et par les règles qu'il met en place, à aider la mère et l'enfant à se détacher puis à s'éloigner sans grand drame l'un de l'autre. Il introduit, à cet effet, une série de médiations — qui redoublent de fait l'action du père de l'enfant (cf. p. 230) — destinées à faire prendre progressivement conscience à la mère de l'incontournable **autonomie** de son enfant et à ouvrir imperceptiblement à cet enfant un espace plus large, celui du monde environnant qui est prêt à l'accueillir.

Le travail de prévention médicale s'inscrit dans le droit fil de ces préoccupations. Il dérive, tel qu'il est conçu aujourd'hui, des mesures sociales prises après la Seconde Guerre mondiale et destinées, parce que centrées sur les seuls soins du corps, à faire en sorte que le pays soit uniformément repeuplé d'enfants en bonne santé. Il a en effet fallu, pendant quelques décennies, régler d'importants problèmes de santé physique et mettre en place des règles simples de prévention des maladies. Mais, une fois cet objectif atteint, il a fallu se rendre compte que la demande parentale avait changé de nature, au point de se situer maintenant à un tout autre niveau. Par-delà leurs compétences techniques, les médecins sont en effet de plus en plus sollicités comme des conseillers pour l'éducation d'enfants qui s'expriment à cet âge tendre sur un mode qu'il n'est pas toujours facile de décrypter. On peut regretter que cette évolution de la demande n'ait pas encore été prise en considération par les universités, qui ne dispensent un enseignement de cet ordre pas plus dans la formation des médecins que dans celle des pédiatres. Il semble cependant que ces praticiens sans formation spécifique ne s'en tirent pas trop mal, compte tenu de la complexité des problèmes qui leur sont soumis. Sans doute ont-ils dans leur ensemble beaucoup de bon sens et une relation de qualité à l'enfant avec lequel ils parviennent à entrer correctement en communication.

Il n'en reste pas moins que c'est au cours de rencontres régulières et principalement centrées sur les soins du corps de l'enfant que le dialogue se noue avec les familles. Et il serait cependant regrettable, sous prétexte d'en aborder les aspects relationnels, de négliger les mesures préventives élémentaires et indispensables à la bonne santé des enfants. Il en est ainsi de certaines supplémentations médicamenteuses aujourd'hui entrées dans les mœurs et dont l'enfant a besoin pour croître sainement et de manière harmonieuse.

Tout comme il en est de certaines explorations effectuées à titre systématique et dont nous allons examiner la pertinence autant que la justification.

Les supplémentations

LA VITAMINE D OU VITAMINE ANTIRACHITIQUE

Le seul cas de rachitisme recensé en France en 1989 a suffisamment fait figure d'événement pour avoir l'honneur d'une publication dans la presse médicale. Manière comme une autre de souligner les progrès réalisés dans l'éradication d'une affection préoccupante et encore fort répandue dans toutes les couches sociales de notre pays il y a seulement une trentaine d'années.

Le rachitisme est une maladie consécutive à un grave défaut de l'absorption intestinale du calcium, à un accroissement important de son élimination urinaire et à une diminution notable de sa fixation sur les os, qui demeurent mous et susceptibles de se déformer gravement ou de se fracturer facilement.

La mollesse affectant les côtes limite l'amplitude de leurs mouvements, ce qui entraîne une diminution des échanges respiratoires dont les conséquences sont une toux chronique et un ralentissement notable de la croissance. Au niveau des os du bassin, elle produit des déformations qui auront des conséquences obstétricales plus ou moins graves : l'irrégularité du détroit supérieur ou celle du détroit moyen de la fillette ne lui permettront pas d'avoir, plus tard, un accouchement normal. Les os des membres inférieurs, enfin, ont une tendance excessive à se fracturer à la moindre chute et plient sous le poids du corps au moment de la marche, entraînant une arcuature disgracieuse des jambes *(cf. schéma)*, dont on a vu (cf. p. 73) combien elle a été perçue comme préoccupante au fil de l'histoire de la puériculture.

On imagine volontiers que les muscles prenant appui sur des os aussi mous seront eux-mêmes affectés de cette même mollesse, si bien que l'individu dont la carence n'aura pas été corrigée sera « mou », fragile et fatigable. Empressons-nous de dire que tout cela n'a rien à voir avec le sens habituellement affecté au terme de « rachitique », qui désigne à tort dans l'entendement commun des enfants malingres, maigres et maladifs. Un bébé rendu joufflu et replet peut être rachitique au véritable sens du terme.

On passera sur quantité d'incidents encore plus graves de cette maladie qui n'a plus aujourd'hui aucune raison de survenir, puisque son traitement préventif réside dans la simple administration quotidienne, à partir de la naissance, de 1 000 à 2 500 unités internationales de vitamine D, selon la couleur de la peau.

Cette notion de couleur de peau est intéressante à plus d'un titre.

La vitamine D est en effet la seule vitamine à ne pas pouvoir être apportée en quantité suffisante par une alimentation naturelle et équilibrée : même le lait de mère n'en fournit que 30 à 100 unités par jour, considérées à ce titre comme négligeables, et il y en a de plus ou moins faibles quantités dans le lait de vache, en fonction de

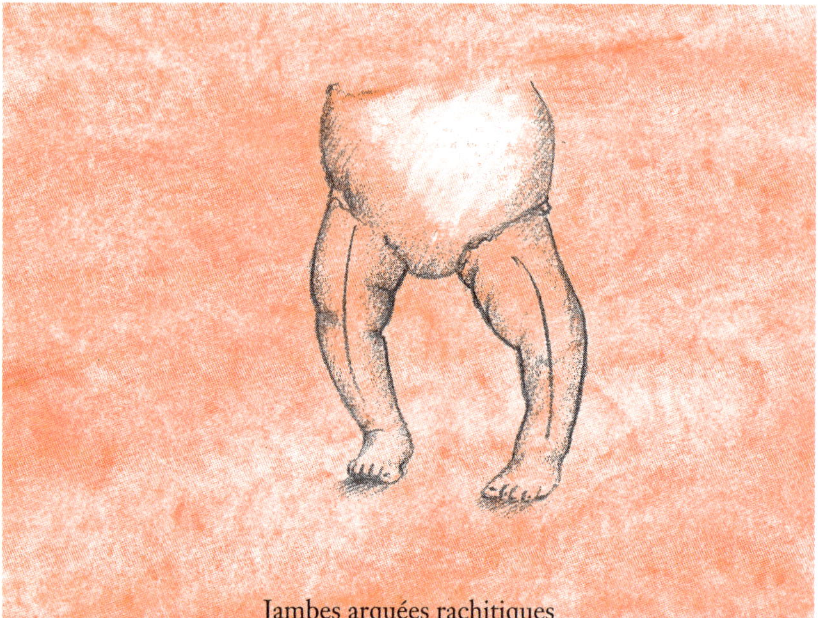

Jambes arquées rachitiques

l'ensoleillement des prés où les vaches ont brouté. La vitamine D provient en effet de la transformation, sous l'effet des rayons ultraviolets (UV) du soleil, d'une provitamine qui existe à l'état naturel sous la peau de la plupart des mammifères, l'humain y compris. On entend parfois de vieilles personnes raconter avoir été traitées dans leur enfance par des séances de rayons ultraviolets. C'était effectivement alors un des modes de traitement du rachitisme : on faisait fabriquer par le corps de grandes quantités de l'indispensable vitamine, dont l'usage était encore assez mal codifié et qui n'existait que sous la forme de la fameuse et repoussante huile de foie de morue.

La pénétration de la peau par les UV du soleil est en relation directe avec la couleur de la peau : les peaux blanches s'en laissent facilement pénétrer, les peaux noires, à l'inverse, y résistent. C'est la raison pour laquelle nous bronzons naturellement quand nous nous exposons au soleil dans ces longues séances de lézardage qui sont passées de mode depuis que leur dangerosité a enfin été clairement dénoncée. Notre organisme, en mobilisant la mélanine (le pigment noir) et en la répartissant au niveau des cellules cutanées, se défend contre une agression : il lutte contre un possible excès de fabrication de vitamine D. Car cet excès est aussi dangereux que la carence, puisqu'il entraînerait une intoxication caractérisée par une baisse de l'appétit, une soif importante, une constipation, l'émission d'urines fréquentes et abondantes, des nausées, des vomissements et un certain degré d'agitation, tous signes témoignant d'une insuffisance rénale plus ou moins grave et qui peut parfois être mortelle. Chez les sujets à peau rousse et à la mélanine immobilisable et impossible à répartir parce que figée dans les « grains de beauté » et les « taches de son », le soleil entraîne rapidement des brûlures, imposant en quelque sorte d'une autre façon la protection dévolue au bronzage.

Cela nous permet au passage de comprendre pourquoi les populations nordiques sont blondes et les populations africaines sont noires.

Dans les régions polaires, l'ensoleillement est faible du fait de la brièveté des journées et du ciel couvert. La quantité de rayons ultraviolets qui parviennent jusqu'au sol est dérisoire. Seuls les individus blonds à peau diaphane parviennent à en recueillir suffisamment pour satisfaire leurs besoins, alors que les individus à la peau sombre se trouvent naturellement condamnés par ces conditions à développer un rachitisme. On imagine comment la sélection a pu s'opérer au fil des millions d'années d'histoire. Les individus à peau sombre ont été progressivement éliminés : les hommes au cours des guerres, parce que leur mollesse en faisait les premières victimes des combats ; les femmes en couches, à cause de leurs bassins déformés qui ne leur permettaient pas de mettre leur enfant au monde. Les individus blonds sortis vainqueurs de cette sélection naturelle ont transmis à leur descendance leur couleur de peau et ont ainsi uniformément peuplé ces régions. Le phénomène strictement inverse s'est produit en zones équatoriales : les individus à peu claire ont été progressivement éliminés par les insuffisances rénales qui les ont affectés, alors que les populations à peau noire résistaient, et ce jusqu'à ce qu'une adaptation se fût produite, car les sujets à peau claire ne courent plus ce risque aujourd'hui.

Ces notions, peu connues il y a encore quelques années, ont d'ailleurs permis, grâce à la radiographie des squelettes retrouvés dans les cimetières nordiques et à la datation rendue possible par le carbone 14, de tracer une véritable histoire de ces populations qui avaient découvert l'Amérique quelque cinq à six siècles avant Christophe Colomb. On est parvenu à reconstituer le trajet de leurs migrations, à supputer la plus ou moins grande prospérité des comptoirs qu'ils avaient établis et à juger de la qualité de leur santé en fonction des échanges commerciaux qu'ils avaient noués : quand leurs partenaires étaient les seules villes hanséatiques situées au nord de l'Europe dans des régions faiblement ensoleillées, le lait des vaches qu'ils en recevaient était moins riche en vitamine D et le rachitisme faisait des ravages ; quand leurs partenaires étaient les Etats du pape, le lait des vaches qu'ils recevaient était plus riche en vitamine D et les protégeait convenablement de cette affection.

Ces faits, joints à une meilleure compréhension des nombreux points d'impact de la vitamine D dans le corps, ont d'ailleurs conduit, autour des années 1975, à reconsidérer son statut sur le plan conceptuel et à en faire non plus une vitamine mais une hormone. Ce qui, sur le plan pratique, empressons-nous de le dire, ne change rien à l'affaire puisque les règles d'administration en demeurent les mêmes.

Tout enfant, quel que soit son mode d'alimentation, doit en effet en recevoir sous nos climats, **à partir de la naissance (et non pas après le 15e ou le 30e jour, comme on le croit fréquemment) et jusqu'à la fin de la 2e année, 1 000 unités quotidiennes s'il a la peau claire, 1 500 s'il a une peau très brune, et 2 000 à 2 500 s'il a la peau noire**.

La vitamine D existe dans le commerce sous différentes présentations et appellations que manient bien les médecins.

Elle est prescrite le plus souvent sous forme de solutions buvables dosées à 300 ou 400 unités par goutte ; on en donnera donc de 3 à 8 par jour selon le produit et l'indication. On peut, pour certaines formes, mettre directement les gouttes dans la bouche. On peut aussi les mélanger dans du lait ; elles sont alors mieux absorbées puisqu'elles se dissolvent dans la graisse du lait. On peut donc les ajouter directement au biberon, à condition cependant que ce biberon ne contienne pas de farine, car certains composants des farines (les phytates) forment avec la vitamine D un complexe insoluble qui n'est pas absorbé par l'intestin. On peut aussi les donner au début d'un repas, ou en dehors d'un repas, toujours dans du lait. La pratique fréquente du mélange avec le jus de fruits est, en revanche, une véritable aberration : les gouttes ne s'y dissolvent pas et demeurent fréquemment collées aux parois du verre ou du biberon. De même est-il préférable de ne pas les mélanger au comprimé ou aux gouttes de fluor désormais entrés dans les mœurs, pour éviter une recombinaison qui annule l'action de l'un et l'autre des produits.

En Angleterre, dans la plupart des pays européens et dans certains pays nordiques, les laits infantiles ont été depuis longtemps directement supplémentés en vitamine D et on n'en prescrit pas sous forme de gouttes ou d'ampoules aux enfants. La France est toujours restée en retrait sur ce point. On y a préféré garder le contrôle de la dose quotidienne à administrer pour être sûr qu'elle est toujours donnée de la même manière en cas de maladie, de vomissements, de diarrhée ou de baisse d'appétit — tous facteurs qui diminuent la dose habituelle d'alimentation lactée et, par voie de conséquence, la dose absorbée de vitamines. Les normes européennes devant prévaloir également en ce point, cette attitude a dû être revue et les laits infantiles sont supplémentés depuis le 1er janvier 1993. La dose supplémentaire doit être fixée par le médecin en fonction de celle qui aura été apportée par la dose quotidienne de lait (en principe 430 à 450 unités par litre de lait reconstitué, selon les marques).

Certaines mamans, ayant compris l'interférence de l'ensoleillement dans ce problème, s'empressent dès le printemps de suspendre l'administration des gouttes de vitamine. Elles commettent une erreur. Tout d'abord parce que la masse des produits polluants au-dessus de nos villes forme une couche épaisse qui arrête la pénétration des rayons ultraviolets — on bronze mal à Paris et dans les grandes villes. En second lieu parce que la dose préventive adoptée sur le plan international a été fixée par les travaux d'une pédiatre du Middle West américain qui a étudié une population d'enfants vivant au milieu de ces plaines à blé que l'on sait en toute saison bien ensoleillées. Les doses convenues peuvent, autrement dit, être un peu dépassées dans les régions où règne particulièrement la grisaille. Donc, **pas d'interruption de l'administration, hiver comme été, en milieu urbain**.

On peut se demander pourquoi on administre cette dose quotidienne, perçue parfois comme fastidieuse, quand on peut administrer apparemment sans inconvénient notable une dose massive dite « de charge », comme cela se fait habituellement, de temps en temps ou tous les ans, à partir de la fin de la 2e année et jusqu'à la puberté, sous la forme d'ampoules (il en existe de 80 000, 100 000, 200 000, 300 000 ou 600 000 unités internationales).

Il faut savoir que la vitamine ainsi administrée est stockée par le foie, qui la délivre au corps au fil des besoins. Or, les modalités et la durée de ce stockage, en moyenne 3 mois, sont variables d'un individu à l'autre et en fonction de l'âge. On ne peut donc pas tabler avec une grande précision en la matière. On préfère donc ne pas laisser l'organisme en voie d'édification à la merci d'une quelconque carence, ni l'exposer à une brusque surcharge qui risque d'entraîner une plus grande élimination de calcium dans les urines. Il est vrai que, dans les cas extrêmes, on préfère consentir une administration massive plutôt que faire courir le risque d'une administration insuffisante. Quand les mères expriment un certain malaise sur ce point en invoquant la fréquence de leurs oublis involontaires, je leur conseille pour ma part de donner une dose hebdomadaire, à jour fixe pour ne pas l'oublier (par exemple 20 gouttes de Stérogyl ou de Zyma D_2 tous les samedis), ou bien de donner un jour la totalité des doses qui auraient dû être données depuis la dernière administration. J'ai d'ailleurs sur ce point une interprétation toute personnelle. J'ai en effet observé que les mères soulevant la question de la périodicité de l'administration répondaient à peu près toutes au même profil : elles ont une nostalgie de la « bonne nature » — dont on a vu en ce point au moins combien elle était imprévoyante ! — doublée d'une réticence à mettre dans le quotidien de leur enfant quelque chose qui soit étranger à leur seule action. C'est sur fond d'un tel constat que j'assimile ce geste quotidien à une médiation capable de faire ressentir à la mère que son enfant, désormais hors d'elle, a un destin propre dont elle doit convenir et prendre plus ou moins vite acte.

Notons au passage, pour être complet, que, compte tenu du risque de surdosage et d'intoxication, **l'administration des doses de vitamine D doit impérativement être toujours inscrite sur le carnet de santé**. Cela évitera qu'un médecin autre que celui qui suit habituellement l'enfant ne soit conduit à faire une prescription qui s'avérerait inutile et dangereuse.

On peut saisir l'occasion offerte par l'association d'idées pour signaler que **les autres vitamines** sont toutes apportées par l'alimentation en quantité suffisante pour que l'on n'ait pas à s'en préoccuper. Aucune supplémentation n'en est nécessaire (sauf pour la vitamine K, essentiellement fabriquée par la flore intestinale, parfois prescrite pendant les premières semaines au nourrisson allaité au sein) et il faut une fois pour toutes se débarrasser d'un leurre dont la vie dure n'a pas une autre raison que sémantique. Quand les carences vitaminiques ont été décrites, quand on a identifié par exemple le scorbut, la pellagre ou le béribéri, et que l'on a montré la relation de leur éclosion avec respectivement un manque de vitamine C, de vitamine P et de vitamine B_1, l'alimentation n'était pas aussi abondante et aussi équilibrée qu'elle l'est aujourd'hui — tout au moins dans nos pays. La guérison de maladies si graves avec de si faibles quantités de substance a sans doute justifié une appellation aussi ronflante : dans le mot « vitamine », il y a le son « vi », le son « vit », le son « vita » et enfin le son « mine ». Les vitamines seraient en quelque sorte entendues comme recelant une « mine de vie ». Rien d'étonnant, dès lors, que des générations de mères en aient réclamé pour leur enfant et qu'elles continuent de le faire en y croyant dur comme fer ! Rien d'étonnant non plus à ce que les médecins en aient si amplement prescrit toutes les fois qu'il leur fallait une médication « placebo », à la fois investie et inoffensive. Rien d'étonnant enfin que les écrans télévisés soient envahis par la publicité pour de tels cocktails proprement inefficaces. Les vitamines — répétons-le, au risque de décevoir et de susciter l'ire de certains — n'ont jamais eu le moindre effet « remontant ».

C'est la raison pour laquelle il n'est pas nécessaire de donner du jus d'orange ou du jus de fruits dans le but d'apporter de la vitamine C — l'alimentation actuelle de l'enfant lui en apporte plus qu'il n'en a besoin. On peut le donner pour le plaisir, mais autant le savoir et ne pas hésiter à en suspendre l'administration s'il donne ou favorise les régurgitations.

Reste à signaler, pour compléter l'information, que les vitamines se divisent en **vitamines hydrosolubles**, la plupart (solubles dans l'eau : on peut en avaler autant que l'on veut, on ne risque pas de surdosage, l'excès étant éliminé par les urines), et en **vitamines liposolubles**, A, D, E, K (insolubles dans l'eau, ne pouvant pas être éliminées dans les urines, s'accumulant dans la graisse du corps et pouvant atteindre des seuils hautement toxiques). Leur administration obéit de ce fait à des règles précises et on a dénoncé plus haut (cf. p. 334) l'usage des pommades à la vitamine A, dont on continue, encore beaucoup trop souvent, de tartiner les fesses des nourrissons.

Le fluor

En 1972, l'Organisation mondiale de la santé, s'appuyant sur des études importantes menées en divers pays du monde, a conclu qu'un apport régulier de fluor alimentaire diminuait de 50 % l'incidence de la carie dentaire chez les enfants : le fluor, s'incorporant au matériau des dents, les rend plus solides. On savait par ailleurs que, dans certaines régions où l'eau de boisson avait une forte teneur en fluor, la carie était inexistante. A partir de ces constats et de ces recommandations, l'administration de ce produit aux bébés est devenue une des règles courantes de la puériculture. On n'a pas cherché à tenir compte, en France, du degré de fluoration des eaux de boisson pour préconiser officiellement cette supplémentation, car la toxicité du produit, aux doses où il est utilisé, est faible. Une carte de la teneur en fluor existe néanmoins et, dans certaines régions, on ne le prescrit pas.

Je ne suis pas certain, pour ma part, que cette prophylaxie soit à promouvoir à ce point et cependant je la prescris systématiquement comme chacun, sans grande conviction et sous la seule pression, je l'avoue, de sa généralisation. D'autant que l'administration, là aussi, comme pour la vitamine D, est anodine et ne pose pas de bien grand problème. Je n'hésite cependant pas à la suspendre, parfois indéfiniment, si je constate la persistance, au-delà des délais habituels, de l'acné des tout-petits. Le fluor peut en effet, tout comme le brome et les autres halogènes, donner une toxidermie — une intolérance qui se traduit par des boutons au niveau de la peau —, quelle que soit la dose utilisée. Je garde par ailleurs certaines réserves, car je ne comprends pas pourquoi les gouvernants ne sont pas allés, devant un tel enjeu de santé publique, jusqu'à ajouter systématiquement, quand il le fallait, du fluor à l'eau de boisson. Je veux bien croire que cela doit poser des problèmes au niveau des canalisations, mais je ne crois pas de tels problèmes *a priori* insurmontables. En tout cas, si la supplémentation avait une si grande importance, elle serait ainsi aisément assurée : on sait par exemple que l'eau de Badoit — tout comme le thé, à signaler au passage — contient assez de fluor pour pouvoir être utilisée à titre prophylactique. De même existe-t-il du sel de cuisine fluoré, dont l'usage n'est pas encore entré, chez nous, dans les mœurs — il est par exemple encore interdit dans les cantines scolaires. Je ne crois pas non plus cette supplémentation absolument nécessaire quand les deux parents ont une denture de bonne qualité et je trouve abusive, sinon suspecte, la position de certains tenants de la prophylaxie à tout crin qui la débutent à partir de l'annonce de la grossesse à la mère et qui en préconisent indéfiniment la poursuite à un rythme quotidien jusqu'à l'âge de 15 ans et plus. Je ne crois pas, enfin, que la carie puisse être évitée par ce seul moyen. Une bonne hygiène, à débuter dès que la dentition est totalement achevée, et une certaine modération dans la consommation des sucres me semblent infiniment plus utiles, étant entendu que l'on peut raisonnablement attendre beaucoup de la mise au point d'un vaccin anti-carie, dont les études sont en bonne voie.

Doses habituelles de fluor : on n'a longtemps disposé que de comprimés (1 comprimé d'un quart de milligramme par jour jusqu'à 2 ans, 2 ensuite, puis 3 à partir de 3 ans — comprimés au goût agréable, qui fondent lentement, à mettre dans la bouche ou à donner dans une cuillerée à café d'eau). Il existe, depuis l'automne 1992, une présentation en gouttes (4 gouttes = un quart de milligramme), et une présentation en sirop est à l'étude.

En cas d'allaitement maternel, on peut prescrire à la maman 1 comprimé à 1 milligramme par jour.

Le fer

C'est l'un des produits les plus utiles et les plus fréquemment prescrits dans la petite enfance. Il a une importance considérable.

Le fer est indispensable à la fabrication de l'hémoglobine. Un faible taux de fer entraîne un faible taux de fabrication de l'hémoglobine. L'hémoglobine est le pigment qui, entre autres propriétés, confère leur couleur aux globules rouges du sang, par lesquels il est porté. Son rôle fondamental est d'assurer les transports gazeux au sein de l'organisme. Il se combine à l'oxygène qu'il prend au niveau des poumons pour le porter jusqu'aux tissus et aux cellules, dans lesquels il se recharge du gaz carbonique que ces mêmes tissus et ces mêmes cellules ont fabriqué au cours des réactions chimiques dont ils sont le siège — n'oublions pas que « la vie est une combustion ». Il portera ce gaz carbonique jusqu'aux poumons, qui l'élimineront dans l'atmosphère. On conçoit, à partir de là, qu'un globule rouge assurera un transport quantitativement proportionné à l'importance de sa charge en hémoglobine. Si la charge est importante, il portera à chaque voyage plus d'oxygène et rapportera plus de gaz carbonique. Si la charge est faible, ce sera le contraire. J'ai pour habitude d'imager la chose en prenant pour référence le système d'approvisionnement et de nettoyage des villes par des camions. Un camion aura des performances d'autant plus importantes que son moteur sera plus puissant. Même si sa contenance est grande, il ne pourra pas accomplir la même tâche avec un moteur de 50 ou de 500 chevaux-vapeur. On peut comprendre ce que sera le destin des villes en fonction de la puissance des moteurs des camions dont ils disposent. Il en est de même pour le corps d'un enfant.

Les parents s'étonnent fréquemment d'une prescription de fer chez leur enfant de 1, 2, 3 ou 4 mois qui va parfaitement bien et qui ne manifeste aucun signe de souffrance.

Cette prescription est fréquemment justifiée par le constat d'une certaine pâleur de l'enfant — pâleur des muqueuses, qui n'a rien à voir avec la coloration de la peau : elle se lit au niveau de la coloration des lèvres et de celle des conjonctives. Combien de fois n'entend-on pas les mères tenter de combattre une sourde culpabilité qu'elles ressentent devant l'annonce d'une telle décision : « Son père et moi, nous sommes tous les deux pâles ! », ou bien « Pourtant, je le sors tous les jours ! », quand ce n'est pas un « C'est une simple question de teint, et même au soleil, moi non plus je ne bronze pas ! » De fait, elles n'y sont pour rien, il importe qu'il leur en soit donné acte et qu'elles soient rassurées — il y a tant de domaines, par ailleurs, où leur sentiment de culpabilité sera à prendre en considération et à interroger ! Cette pâleur, due à un taux de fer insuffisant, peut avoir une foule d'explications. Il est possible que la mère en ait elle-même manqué pendant sa grossesse (suite d'une carence installée depuis longtemps et généralement due à des régimes qui, sous prétexte d'empêcher un engraissement, ont mis à l'écart les aliments courants riches en fer tels que, le **foie**, la **viande**, les **abats**, le **pain** et les **féculents**) : elle n'aura pu donner à son enfant que la faible quantité de fer dont elle disposait en guise de surplus. L'enfant est parfois né avant terme et, comme on sait qu'il accumule la plus grande partie de son fer dans les toutes dernières semaines de la grossesse, on peut comprendre qu'il en ait moins. Il peut être de petit poids à la naissance, et on sait, là aussi, le rapport étroit qui existe entre le poids de naissance et les réserves de fer. Il peut enfin y avoir eu, au cours de l'accouchement, ce que l'on appelle une transfusion fœto-maternelle : les contractions auront entraîné une effraction dans les secteurs placentaires et une partie du sang de l'enfant aura été déversée dans le courant sanguin maternel.

Il reste à savoir pourquoi on intervient en la matière alors qu'il n'existe aucun signe pathologique important et que l'enfant paraît en excellente santé.

C'est une mesure préventive parfaitement justifiée. Les réserves de fer du tout-petit, tout comme son fer circulant, sont amplement suffisantes dans l'état où elles se trouvent pour son poids et pour son âge. Il peut parfaitement « se débrouiller avec les camions dont il dispose » ! Mais il va grandir. Et les nouveaux immeubles qu'il va construire aussi bien au centre-ville qu'à la périphérie vont sensiblement accroître son agglomération. Les habitants qui vont peupler cette ville agrandie vont entraîner un accroissement de la consommation et la production d'une plus grande quantité de déchets. Les camions à faible moteur ne suffiront plus alors et, si on prend le parti d'en changer, il va falloir attendre le temps de fabrication ou d'importation de nouveaux camions. Alors, autant prévoir ces aménagements au plus tôt pour ne pas avoir à déplorer un certain désordre plus tard. De fait, quand on corrige précocement une carence en fer (cela se dit aussi « carence martiale »), c'est pour éviter la survenue ultérieure de troubles liés à cette carence. En France, on a coutume de se fier seulement aux constatations cliniques pour prendre une telle mesure. Aux Etats-Unis, la pratique de numérations sanguines à plusieurs reprises au cours de la 1re année de vie est devenue systématique. Et ce, pour éviter aussi bien de méconnaître une carence que de risquer une surcharge. Le fer ne peut pas en effet être éliminé autrement que par des saignements. Ils sont naturellement rares, heureusement, chez l'enfant et on préfère évidemment n'avoir pas à les pratiquer. Or, une surcharge en fer peut provoquer une baisse du pouvoir défensif du sang contre les infections et les multiplier au lieu d'en amoindrir l'incidence. Il semble que cela soit en relation avec des variations du taux de certaines protéines qui se trouvent sous cette commande. La pratique des numérations systématiques a été reprise depuis quelques années au cours des examens effectués à 10, 24 et 48 mois dans nos Centres de bilan de santé de l'enfant. En clinique courante, il semble qu'un appoint raisonnable soit suffisant et permette d'avoir un taux satisfaisant, surtout si on l'associe à un régime équilibré en fer : les aliments qui en apportent le plus, outre ceux déjà mentionnés, sont les **pêches**, les **lentilles** et autres légumineuses. Il existe dans le commerce des laits liquides enrichis en fer et vendus dans les supermarchés qui peuvent participer à une telle prévention quand elle est recherchée.

Il faut savoir de plus que le fer n'intervient pas au seul niveau des globules rouges. Il entre dans la fabrication des substances qui assurent la défense de l'organisme contre les agressions microbiennes. Lesquelles agressions en usent elles-mêmes. Si bien qu'il n'est pas étonnant de constater, à un examen sanguin effectué par exemple après une série d'infections répétées, une baisse importante de la réserve de fer. La supplémentation de fer rompt le cercle vicieux et agit alors infiniment mieux que les inutiles vitamines. A bien des égards, quand sa prescription est justifiée, le fer est, lui, un excellent « remontant ». Hippocrate et Pline, dans l'Antiquité, en conseillaient déjà l'usage sous la forme d'une eau dans laquelle on aura laissé tremper des clous toute une nuit. Cette prescription, qui a eu la vie dure puisqu'elle avait encore cours au début du siècle, s'avère n'être, hélas, d'aucune utilité, car le fer de la rouille ainsi dissoute dans l'eau est un fer trivalent (Fe_{+++}), qui ne peut pas être utilisé par l'organisme, lequel a besoin d'un fer bivalent (Fe_{++}) tel qu'il est apporté par les médications prescrites. Notons que le fer apporté par les **épinards** n'est pas plus assimilable que ne l'est celui de la rouille. Voilà qui règle, une fois pour toutes, le mythe du fameux *spinach* de Popeye et qui soulagera, espérons-le, la conscience de tant de mères navrées de voir leur enfant bouder un aliment dont la réputation est surfaite.

Il semble raisonnable, au terme de cet exposé, de se demander pourquoi la prescription de fer n'entre pas dans les mœurs courantes comme est entrée celle de la vitamine D ou celle du fluor.

Le problème est de fait plus complexe. Pour ce qui en est de la vitamine D, on sait que tous les sujets, sans exception, en ont besoin et, pour le fluor, la toxicité du produit est si légère qu'il n'y a aucun inconvénient à en prescrire aux doses préconisées même aux individus qui n'en auraient aucun besoin. Pour le fer, il en va autrement.

Car l'organisme n'a aucun moyen d'en éliminer le surplus et ce surplus peut être parfois hautement toxique. Il n'est donc pas question de faire n'importe quoi.

Cela dit, il ne faut pas croire que la correction d'une carence martiale se fasse aisément ou de n'importe quelle manière. Elle obéit à des règles de doses et de durées parfaitement définies. Et elle rencontre fréquemment des difficultés que l'on ne retrouve pas avec d'autres produits. Les diverses médications dont on dispose ne sont pas toujours facilement acceptées par le nourrisson, qui ne raffole pas du goût ferrugineux, si bien qu'on est souvent appelé à en changer pour les tester une à une jusqu'à trouver celle qui semble convenir — le fer médicamenteux convenable reste encore à trouver. Cet inconvénient est redoublé du fait qu'elles peuvent être à l'origine de troubles digestifs : les nausées et les vomissements sont parfois améliorés par une réduction de la dose prescrite (on en donnera moins tous les jours mais plus longtemps) ; la diarrhée, en revanche, pose plus de problèmes, car elle n'est pas due à un effet mécanique ou à une irritation, elle est due à une plus grande pullulation microbienne ; les microbes en général, et les germes intestinaux en particulier, adorent le fer [1], qui favorise leur croissance et leur multiplication, ils se reproduisent à une grande vitesse, si bien que l'intestin n'a pas d'autre ressource que de les éliminer comme il le fait. La diarrhée est certainement l'obstacle majeur à cette thérapeutique cependant nécessaire, d'autant qu'elle est mal tolérée par les parents rebutés malgré leur meilleure volonté par des selles qui sont noires, comme toutes les fois que du fer est absorbé et que son surcroît est éliminé sous la forme du métal qui confère cette coloration aux matières. Chez certains enfants, c'est une constipation parfois opiniâtre qui remplace la diarrhée. On n'a pas d'autre ressource, dans un cas comme dans l'autre, que de suspendre le traitement pendant

1. C'est la raison pour laquelle, au cours des infections importantes, le sang circulant s'appauvrit en fer (on est pâle quand on relève de maladie), lequel est transporté à l'intérieur des organes de réserve, comme en témoigne l'élévation de la protéine (ferritine) qui lui sert de véhicule pour une telle migration. Il serait en effet inconcevable pour l'organisme de laisser à disposition des assaillants un matériel qui servirait si bien leur stratégie.

un certain temps pour tenter de le reprendre quand les choses vont mieux, quitte à l'arrêter à nouveau en cas de récidive des inconvénients : la cure sera en quelque sorte tronçonnée en divers moments où elle pourra se faire.

Les gestes systématiques

L'EXAMEN DES HANCHES ET LEUR ÉVENTUELLE RADIOGRAPHIE

Voilà un sujet qui a fait couler beaucoup d'encre et suscité de vives passions.

Et c'est une longue histoire.

Au début de ce siècle, un chirurgien rennais, Le Damany, s'est intéressé à la **luxation des hanches**, particulièrement fréquente en Bretagne, surtout dans le sexe féminin — les romanciers ont souvent évoqué la « danse des coiffes » des femmes bretonnes qui dandinaient en marchant en canard. Il a montré qu'il s'agissait d'une affection congénitale et héréditaire dont il évaluait la fréquence à environ 5 cas pour 1 000 naissances. Il a décrit, le premier, le **signe du ressaut** qui en permettait le diagnostic dès la naissance chez le nourrisson et il a proposé un traitement préventif susceptible à lui seul d'en empêcher l'inéluctable évolution. Après lui, un auteur italien, Ortolani, a fait le même travail, qui, on ne sait pas très bien pourquoi, a connu un retentissement international plus important, au point que le signe du ressaut est désigné à peu près partout comme étant le signe d'Ortolani. Par la suite, un auteur anglais, Barlow, a décrit une manœuvre susceptible d'affiner encore plus le diagnostic. Passons sur les joutes qui ont pu naître de cette question d'antériorité de travaux et de paternité de signe. L'important étant qu'à partir de là on a disposé en principe d'un moyen fiable de diagnostiquer précocement une luxation de hanche, de la traiter en conséquence et d'éviter de la laisser évoluer selon sa propre et déplorable dynamique.

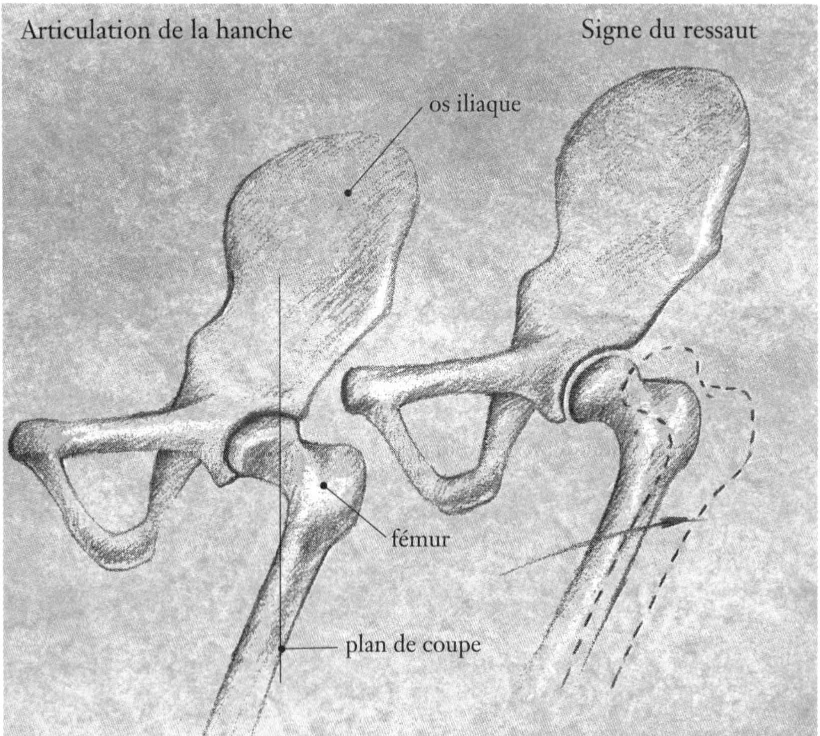

Sous l'effet de la pression exercée par l'examinateur, la tête fémorale quitte la cavité cotyloïde insuffisamment creusée et en franchit le bord osseux, ce qui donne une sensation de ressaut.
Le mouvement inverse qui fait réintégrer la cavité à la tête fémorale est le signe décrit par Barlow.

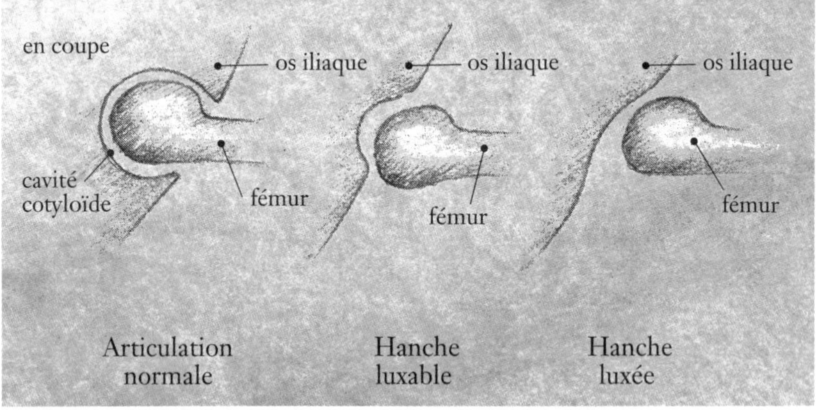

De quoi s'agit-il en fait ?

D'une atteinte de la dynamique du bassin qui retentit gravement non seulement sur la marche mais également sur la conformation du détroit supérieur, dont on sait l'importance pour un bon accouchement.

L'os de la cuisse, le fémur, a une tête dont la conformation semi-sphérique particulière s'articule avec l'os de la hanche, l'os iliaque, lequel est creusé d'une cavité à la très juste dimension de cette tête fémorale. Les deux os sont engrenés d'une manière telle que l'articulation peut supporter sans se déboîter et sans souffrir le poids de tout le haut du corps au cours de la marche *(cf. schémas)*. Dans la luxation de la hanche, la tête fémorale se trouve carrément en dehors de la cavité iliaque : il n'y a aucune articulation entre elles, si bien qu'au moment de l'appui sur la jambe, la tête fémorale fait ce qu'elle peut pour maintenir le corps dans la moins mauvaise position. On imagine les inconvénients, la gêne et les douleurs que peut engendrer une telle disposition anatomique.

Comment cette anomalie a-t-elle pu ou peut-elle se produire ?

C'est la pression de la tête fémorale qui modèle dans l'os iliaque, au cours du développement fœtal, la cavité (cavité cotyloïde) destinée à la recevoir et à la contenir. Elle le peut grâce au fait que les muscles qui réunissent la cuisse et le bassin sont tendus à un point tel que la résultante de leurs forces s'exerce dans une direction idoine. La luxation de la hanche survient toutes les fois qu'au cours de la grossesse le fémur et l'os iliaque ne se sont pas trouvés dans un alignement tel que la cavité destinée à recevoir la tête fémorale aurait pu suffisamment se creuser. On sait qu'il en est ainsi quand le fœtus est depuis longtemps en position de siège, ce qui donne un accouchement en siège décomplété (les membres inférieurs sont collés au reste du corps et les pieds se trouvent au niveau de la tête). Mais, pour ce qui concerne la luxation qui survient, en l'absence de présentation qui y dispose, dans certaines régions (Bretagne, Vendée, Massif central — Creuse, Auvergne — et plaine du Pô), elle semble liée à une trop grande laxité des ligaments et à certains facteurs hormonaux encore mal connus.

Le **signe du ressaut** que recherchent aujourd'hui, chez tous les nouveau-nés, les médecins qui les examinent, explore cette articulation. Si l'os de la hanche est mal creusé, la pression exercée au cours de la manœuvre va faire sortir la tête fémorale, ce qui se traduira par un « ressaut » de la berge de la cavité, ressaut perçu par la main qui effectue la manœuvre. Quand la tête fémorale est complètement luxée, ce signe n'est évidemment pas perceptible. On constate, en revanche, une limitation de la mobilité de la cuisse, qu'il est difficile d'écarter de l'axe du corps. C'est là que prend sa valeur la **manœuvre de Barlow** qui, s'effectuant d'arrière en avant et de dehors en dedans, remet la tête dans la cavité et constate qu'elle ne s'y maintient pas.

L'incidence de la **luxation vraie de hanche** est relativement rare, mais infiniment plus fréquente chez les filles que chez les garçons. On comprend qu'en règle générale elle se sera produite déjà dans la cavité utérine. Elle peut concerner une seule ou les deux hanches à la fois. Son traitement doit toujours être immédiat et confié, autant que possible, à des services spécialisés. Compte tenu de la nature des tensions musculaires, il faudra parfois exercer une certaine traction avant de mettre en place un traitement orthopédique qui impliquera pendant quelque temps un change à deux : pour changer le bébé, il faudra qu'il y ait toujours deux personnes, l'une qui maintiendra les cuisses correctement écartées, pendant que l'autre effectuera le change proprement dit.

Il s'avère cependant qu'à côté de ces tableaux massifs, francs, grossiers et somme toute suffisamment flagrants pour qu'on ne les ignore pas, il existe toute une pathologie moins bruyante mais dont le pronostic lointain n'est guère moins préoccupant. Ce sont ce que l'on appelle les **dysplasies de hanche** ou les **hanches luxables** *(cf. schémas)*.

De quoi s'agit-il ?

Ni plus ni moins que d'une hanche dont la cavité cotyloïde, pour des raisons qui ne sont pas toujours très claires, se sera mal creusée. La manœuvre de Le Damany (ou d'Ortolani, si on préfère) permettra de sentir un ressaut. La hanche n'est pas stable. L'incidence de cette affection est cotée, selon les auteurs et les régions, entre 6 à 20 cas pour 1 000 naissances. S'ils sont laissés à eux-mêmes, ces cas évolueront pour un tiers vers une guérison spontanée définitive et pour deux tiers vers une luxation qui peut ne se révéler que tardivement, à l'âge de l'appui ou à celui de la marche — âges auxquels le traitement est toujours plus délicat. La suspicion diagnostique peut s'aider de la recherche de signes d'accompagnement, signes indirects qui témoignent d'une position utérine qui a pu être source d'inconfort pour le fœtus et donc de déformation possible (première grossesse, ce qui signifie espace étroit dû à un utérus tonique entraînant diverses déformations des pieds — cf. p. 121 —, torticolis congénital).

Au terme de quoi on attend tout de même une confirmation avant d'entreprendre en bonne conscience un traitement qui prendra quelques semaines, sinon quelques mois.

Et c'est en ce point que se situent les débats passionnés qui ont eu lieu ces dernières décennies.

On a en effet visé, sur le modèle suédois (dont la France s'inspire fréquemment en plus d'un domaine) qui était parvenu à la réaliser, l'éradication complète de cette affection.

On a commencé par insister sur la clinique. Certains chefs d'école sont allés chercher aux Etats-Unis des mannequins fabriqués en vue de sensibiliser les mains des étudiants à la sensation du ressaut. D'autres ont rappelé la clinique élémentaire, attiré l'attention sur la valeur de l'asymétrie des plis des cuisses, insisté sur la valeur de la limitation de l'écartement des mêmes cuisses, décrit une tension d'un muscle particulier (le tenseur du fascia lata), défini un angle d'étirement appelé « angle de stretch », etc. L'ensemble étant bien évidemment destiné à parfaire le recueil et l'analyse de signes d'examen toujours d'appréciation difficile. Ces signes demeurent en effet soumis à l'évolution imprévisible du tonus musculaire des nouveau-nés — qui n'évolue jamais de manière identique de l'un à l'autre — et à l'interférence possible de signes d'une autre origine : un ligament rond trop long (le ligament qui rattache au fond de la cavité cotyloïde la tête du fémur à la hanche) sur lequel glisse la tête peut faire croire à l'existence d'un signe du ressaut ; un craquement au niveau de l'articulation du genou peut donner la même sensation. Le public peut difficilement imaginer les confrontations d'avis qui peuvent avoir lieu entre différents praticiens au chevet d'un même patient ! Les pédiatres parisiens ont vite fait de repérer en ce domaine les positions différentes et parfois opposées de leurs confrères de maternité : celui-là est réputé pour trouver des hanches suspectes à un enfant sur deux, cet autre ne pas savoir trouver de signe du ressaut, etc.

On a alors repris les choses par un autre bout. Et un service d'orthopédie infantile travaillant à côté d'une maternité a un jour décrété et publié que la meilleure façon de procéder était encore de langer systématiquement, dès la naissance et pour trois mois, tous les nouveau-nés en abduction, c'est-à-dire en leur maintenant les jambes écartées. Il suffisait pour cela de fabriquer une contention toute simple au moyen d'un lange renforcé par une feuille de carton (lange armé, *cf. schéma*). Pendant des mois et des années, à la suite de ce travail, tous les enfants de France et de Navarre furent logés à cette enseigne logique en principe et en théorie.

Le traitement de la hanche luxable repose, en effet, sur la faculté qu'a l'os du bassin de pouvoir à nouveau se creuser dès lors qu'il est soumis à une pression axiale correcte. En écartant les jambes d'un bébé, on étire l'ensemble des muscles qui relient la cuisse au bassin

Lange armé

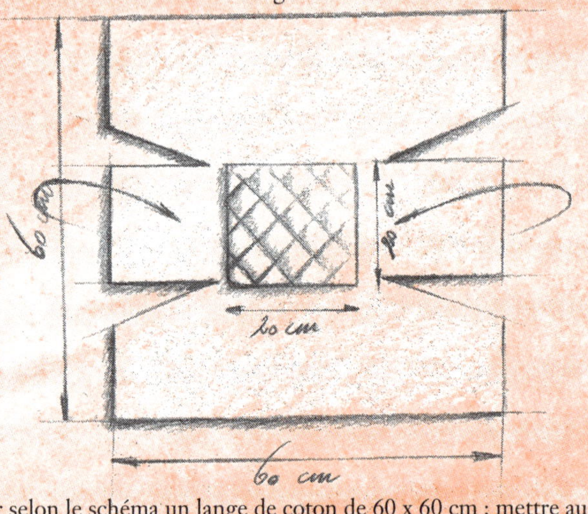

Découper selon le schéma un lange de coton de 60 x 60 cm ; mettre au milieu un carton souple de 20 x 20 cm ou deux couches pliées ; rabattre les deux bords centraux et les solidariser avec un sparadrap. Ce coussin se met par-dessus les vêtements et doit être maintenu par des bretelles ou des épingles de nourrice.

et on crée ainsi une force résultante qui appuie sans relâche la tête fémorale sur le fond de la cavité cotyloïde, creusant progressivement cette cavité et lui restituant les caractéristiques anatomiques que le développement fœtal n'avait pas réussi à lui conférer. Tout comme un doigt qui appuierait uniformément sur une plaquette de beurre serait capable d'y créer une cavité régulière à sa dimension. Il était bien évidemment entendu — ce qui est incontestablement vrai au niveau local ! — que si un bébé n'avait pas besoin d'un tel traitement, il n'en souffrirait pas le moins du monde pour autant.

On a ainsi cru avoir trouvé la solution. Cette pratique a pourtant été abandonnée. Non pas tant parce que sa généralisation au seul bénéfice d'une infime partie de la population a été jugée déraisonnable. Mais pour la raison — bien moins anodine — que ce traitement, prévu comme devant être absolument sans danger, a tout de même produit quelques dégâts. Car la contention opérée par le lange armé faisait en sorte, chez certains enfants, en fonction probable de dispositions anatomiques, que la partie rigide appuyait un peu trop sur l'artère fémorale courant à la face interne de la cuisse et en ralentissait le débit artériel, ce qui a parfois entraîné des troubles circulatoires et des nécroses (destructions) de la tête fémorale.

On se retrouvait de nouveau au point de départ. La clinique dans les premiers jours restait seule maîtresse du terrain. Mais son imprécision a conduit à se rabattre sur la pratique systématique de la radiographie des hanches au 4e mois. Jusqu'à présent d'ailleurs, tous les bébés qui naissent dans la maternité voisine du service d'orthopédie dont il a été question reçoivent à leur sortie une ordonnance de radiographie systématique des hanches au 4e mois.

Pourquoi cette date du 4e mois ?

Parce que les résultats donnés par des radiographies à un âge plus précoce ne sont pas fiables. Les radiographies ne peuvent en effet fournir d'information valable que si elles permettent de bien voir les rapports des structures osseuses explorées. Or, avant le 4e mois, les os sont encore à l'état de cartilage transparent aux rayons X. Au 4e mois, les structures osseuses sont suffisamment visibles et le traitement simple est encore possible. Si bien qu'une anomalie qui serait détectée à cet âge pourrait bénéficier d'un traitement des plus simples, alors que si on découvre une anomalie à un âge plus avancé son traitement est des plus complexes, nécessitant des interventions chirurgicales parfois multiples et une immobilisation plâtrée de plusieurs mois. Ce qui n'est pas une mince affaire chez un bébé de cet âge.

Les choses ont cependant changé récemment.

On est en effet parvenu depuis quelques années à obtenir des indices exploitables par **l'échographie**. Ce procédé, que l'on peut répéter sans danger, s'est avéré utilisable dès la naissance. En cas de doute clinique, il est facile de le mettre en œuvre à ce moment-là et les critères du suivi ultérieur sont désormais bien codifiés.

Il n'en reste pas moins que la pratique des échographies n'est pas applicable à l'ensemble de la population infantile — et on peut se féliciter d'une modération principalement redevable au coût des examens. Si bien que, sur le plan statistique, il n'est pas impossible que certains cas aient pu échapper à la détection. Il semble alors que, pour éviter d'avoir à faire subir un traitement lourd, il soit parfois raisonnable de continuer à faire pratiquer la radiographie systématique du 4ᵉ mois.

Pour ma part, je restreins cette prescription aux seules filles. A cause de la plus grande incidence reconnue de la malformation dans le sexe féminin et à cause de son mauvais pronostic sur le déroulement ultérieur des accouchements. Je la pratique néanmoins chez les enfants qui ont des antécédents familiaux, chez ceux qui ont des origines géographiques de régions reconnues comme étant à risque et chez tous ceux qui ont un problème de pieds. La multiplication des échographies durant le temps de la grossesse permet d'avoir une certaine souplesse avec les bébés nés par le siège. On n'a pas à les langer en abduction dès la naissance ou à vérifier leurs hanches par la radiographie si leur position en siège à la naissance est survenue tardivement au cours de leur vie intra-utérine. Si on a un doute clinique, on peut toujours évidemment pratiquer une échographie dès la naissance.

Un mot, pour en finir, sur le traitement de la dysplasie des hanches reconnue et confirmée par les moyens que nous avons à notre disposition. Il est simple et toujours efficace. Il fait appel aux différents moyens inventés pour maintenir les hanches écartées — ma préférence personnelle va à un appareil d'utilisation simple, le harnais de Pawlick, qui m'a toujours donné les plus grandes satisfactions. On en suit l'évolution en pratiquant des radiographies à intervalles de 6 à 8 semaines et destinées à repérer le moment où le « talus », ayant atteint un aspect convenable, permet de déduire que la cavité cotyloïde a été suffisamment creusée. Il est prudent, quand il y a eu un problème de cet ordre, de refaire une radiographie des hanches de face après la marche et vers l'âge de 7 ans.

Sur le vif

Je ne résiste pas au plaisir de rapporter à cette occasion une histoire où l'organicité la plus irrécusable a rencontré des éléments de discours impossibles à soupçonner.

J'ai reçu un jour, amenée par sa mère, une petite Claudine, métisse de quelques jours, qui portait un harnais de Pawlick. J'ai appris qu'on avait décelé chez elle à la naissance un signe du ressaut, qu'elle avait été montrée à l'orthopédiste de la maternité, lequel, ayant confirmé l'anomalie, avait mis en place cet appareil de traitement. La mère de l'enfant avait l'air particulièrement abattue et contrariée. Lui demandant les raisons de son état, je l'ai entendue me répondre que c'était à cause de cet appareil de contention. Je lui ai expliqué toute la maladie et la nécessité de cette mesure destinée à écarter les cuisses, en insistant sur la pertinence du traitement et sur son excellent pronostic. Bien qu'elle ait paru tout à fait suivre mon discours dans lequel j'avais mis beaucoup de chaleur, d'optimisme et de réassurance, je ne suis pas parvenu à la détendre. Je lui ai dit mon étonnement en lui demandant ce qui n'allait encore pas. Elle m'a répondu : « C'est cet appareil. — Pourquoi ? lui ai-je encore demandé. — Je ne sais pas, m'a-t-elle rétorqué, en ajoutant : « N'y a-t-il pas une autre manière de faire ? » Sans trop savoir pourquoi, j'ai voulu lui faire plaisir et je lui ai montré sur-le-champ comment procéder autrement. Elle a recouvré une humeur des plus normales et m'a quitté rassérénée.

Quand je l'ai revue, à la consultation suivante, elle était encore plus tendue que la fois précédente. Je lui ai demandé ce qui n'allait pas. Elle m'a raconté qu'étant allée à la consultation à laquelle l'avait convoquée l'orthopédiste, elle s'était fait proprement « jeter » parce qu'elle était

→

venue avec le lange d'abduction que je lui avais fait fabriquer. Elle m'a raconté que ce praticien lui avait dit qu'il ne voulait plus suivre sa fille si elle n'exécutait pas à la lettre ses prescriptions. Je me suis senti partiellement responsable de ce qui lui arrivait et j'ai immédiatement écrit une lettre de protestation au confrère en lui faisant remarquer son indélicatesse et surtout le caractère arbitraire de son comportement, n'hésitant pas à lui citer les bons auteurs et les différentes références qui m'avaient fait prendre la décision que j'avais prise. Il me répondit non moins longuement, si bien que nous nous sommes trouvés à échanger une correspondance fournie qui a fini par faire de nous de grands amis.

Je prenais intégralement en charge le suivi de Claudine et de sa maman.

Constatant vers 4 mois un certain degré de pâleur chez elle, je lui ai prescrit, à cause de ses caractéristiques raciales, un examen sanguin, qui a révélé une drépanocytose hétérozygote (anomalie de fabrication de l'hémoglobine, fréquente dans la race noire et transmise à la descendance, la forme homozygote étant la seule à donner de graves problèmes de santé). J'ai alors interrogé la mère de Claudine sur le père de son enfant. Elle m'a dit qu'il était africain, originaire de… et qu'il était porteur d'une drépanocytose homozygote dont sa fille avait donc partiellement hérité, au dépit net, compréhensif et exprimé de sa mère. Je lui ai fait remarquer que Claudine avait aussi peu de chances d'échapper à cette transmission qu'à la coloration de sa peau. Ce qui me valut un « C'est vrai qu'on ne sait pas toujours ce que l'on fait dans la vie ». Après quoi elle s'est lancée dans le récit de sa vie avec cet homme qui avait fini par regagner, malade, son pays natal. Elle m'a raconté la relation difficile et violente qu'elle avait à lui et qu'elle a rompue dès le début de la grossesse, alors que lui attendait avec impatience cette naissance inespérée. Il s'est ensuivi une diatribe dans laquelle elle a déversé sa haine profonde pour le géniteur de son enfant. Voulant en savoir plus, je lui ai demandé ce que faisait cet homme dans la vie quand il était en France. La réponse qu'elle m'a fournie et que je n'aurais jamais pu deviner m'a laissé pantois : « Il était palefrenier aux haras de Z… ! »

Le harnais, au cœur de cette aventure, prenait soudain une place bien singulière !

Les vaccinations

Elles sont si bien entrées dans les mœurs qu'on peut mesurer à la généralisation de leur pratique l'étendue des progrès accomplis dans le domaine de la prévention et de la santé publique.

On leur doit, en effet, un accroissement sensible de la longévité et la disparition presque complète de certaines maladies parmi les plus préoccupantes. Et il n'est pas jusqu'aux conditions de la pratique médicale courante qui n'en aient été modifiées au point d'être devenues infiniment plus confortables.

S'il m'arrive d'être appelé par exemple un matin auprès d'un enfant qui a de la fièvre et qui refuse de se lever parce qu'il a du mal à marcher, je vais aller lui rendre visite en restant détendu. Je me suis déjà fait une idée diagnostique, que mon examen devra simplement confirmer. Je m'attends à trouver chez lui des signes qui évoqueront certainement un « rhume de hanche » (une inflammation bénigne et passagère de nature le plus souvent virale qui touche l'articulation de la hanche, qui survient par petites épidémies et qui évolue le plus souvent vers la guérison sans complication en quelques jours avec des antalgiques et du repos). Je n'aurai certainement pas en tout cas à évoquer le spectre de ce que l'on appelait la « paralysie fébrile du matin » et qui constituait le début de la redoutable maladie de Heine-Médin, autrement dit la poliomyélite. Je sais que mon petit patient a été vacciné contre cette maladie et je n'ai pas le moindre souci de cet ordre à me faire pour lui.

Sur ma liste de visites, figure éventuellement un autre appel, celui de la mère d'une Virginie de 4 ans. Elle a de la fièvre, elle a eu un mal de gorge qui a débuté à la fin de la nuit, elle s'est mise à tousser sans arrêt, elle a des difficultés à respirer et sa voix semble voilée. Je sais sur ces indications que j'ai dans ma trousse de quoi soulager sur-le-champ la laryngite saisonnière que je devine déjà. Je ne pense pas un seul instant que je vais trouver les fameuses fausses membranes du « croup », autre appellation de la diphtérie qui a fait tant de ravages dans la population d'enfants du siècle dernier. J'ai vacciné Virginie contre cette maladie dans sa 1re année.

Ce notable progrès, dont la population tout entière tire les plus grands bénéfices et qui allège considérablement ma pratique comme celle de mes confrères, est le résultat d'un processus dont l'humanité a rêvé pendant des millénaires et qui s'est mis en place de manière effective depuis deux siècles seulement.

Quelques points d'histoire

Tout au long de son histoire, l'humanité s'est trouvée confrontée à l'effroyable péril infectieux contre lequel elle n'a pas cessé de lutter avec un acharnement jamais démenti. On sait que pendant des millénaires des populations entières ont été décimées à la surface de la planète par de terribles épidémies de peste, de choléra ou de variole (que l'on appelait « petite vérole » et dont est mort, pour mémoire, Louis XIV). Ces maladies, aujourd'hui, se sont éteintes, quand elles n'ont pas tout à fait disparu. Le péril qu'elles représentaient a été en tout cas définitivement écarté. Nous ne pouvons cependant pas nous considérer comme tout à fait à l'abri du risque infectieux, puisque nous avons aujourd'hui à relever, avec le sida, un défi nouveau aussi redoutable que les précédents. Mais nous pouvons être assurés que la solution de ce problème préoccupant prendra bien moins de temps que n'en a pris la solution de problèmes similaires dans le passé, puisque sa recherche bénéficie d'une voie dont les mécanismes et l'élaboration ont été amplement explorés, la voie de la vaccination, dont on sait qu'elle serait capable, comme en d'autres circonstances, de mettre chacun à l'abri.

Un crochet rapide par un rappel historique succinct permettra de mieux comprendre encore les enjeux du processus et les mécanismes qui le soutiennent.

C'est Pasteur (1822-1895) qui a mis, le premier, en évidence l'existence des microbes. Jusqu'à lui, on attribuait l'éclosion des maladies infectieuses à une hypothétique présence de « miasmes » (dont nul ne savait au demeurant ce qu'ils représentaient) dont la transmission était due au hasard ou à la Providence. Les règles de cette transmission et les précautions qui en découlaient étaient cependant parfois connues depuis longtemps : on trouve, par exemple, dans le Pentateuque, au chapitre Lévitique, une série impressionnante d'indications, les plus précises, sur les critères de diagnostic et d'isolement de maladies infectieuses allant des maladies éruptives jusqu'à la lèpre, la peste et même les écoulements génitaux ! De telles indications, même quand elles recoupaient celles données par Hippocrate et par Galien ou Avicenne, étaient tombées en désuétude sous la pression de certains discours scientifiques dont l'approche théorique ne pouvait se satisfaire de données jugées trop empiriques. Il en a été ainsi à partir de la Renaissance et il en était ainsi encore au beau milieu du XIXe siècle : on a signalé (cf. p. 127) le cas de Semmelweiss.

C'est dans la logique de ses découvertes, et de la véritable révolution qu'il a introduite dans la compréhension des maladies infectieuses, que Pasteur a été amené à naturellement s'intéresser aux vaccinations. Travaillant sur les microbes qu'il mettait en culture, il a noté l'affaiblissement de ces microbes sous l'effet d'un appauvrissement du milieu de culture et leur renforcement sous l'effet inverse.

Après avoir longuement travaillé sur les moutons et les poules, il vaccine en 1885 contre la rage le petit Alsacien Joseph Meister et il lui sauve la vie.

Pasteur n'était cependant pas le véritable inventeur de la vaccination.

La première vaccination reconnue comme telle a été l'œuvre d'un médecin anglais du nom d'Edward Jenner (1749-1823). Mais, là encore, il y a quelques réserves à faire pour le strict respect de l'antériorité : les médecins chinois, deux siècles avant Jésus-Christ, inoculaient déjà aux sujets sains de vieilles croûtes de variole pour les protéger contre la maladie ; il semble par ailleurs qu'en Angleterre et en France la voie qui sera largement ouverte par Jenner ait été sérieusement explorée une vingtaine d'années auparavant sans cependant avoir été exploitée.

Jenner avait remarqué que les garçons de ferme qui attrapaient fréquemment et sans en être incommodés une maladie du pis de la vache — appelée pour cette raison la « vaccine » (*cow-pox*, en anglais) — ne contractaient jamais la variole. Or, la variole, qui faisait de véritables ravages, était à juste titre redoutée. C'est une maladie qui tuait ou qui laissait les rares survivants qui en réchappaient définitivement défigurés. C'est une maladie qui était hautement contagieuse et tellement redoutable qu'elle explique historiquement, à elle seule, que Cortez ait pu, en 1521, conquérir le puissant Empire aztèque avec une troupe de seulement 200 soldats. On omet en effet de dire qu'il y avait au milieu d'eux un varioleux. En une semaine, la maladie, ainsi importée dans un continent où elle était jusque-là inconnue, a décimé la population locale, faisant plus de 2 millions de morts. Les Aztèques prirent cette catastrophe pour un signe de la colère de leurs dieux et se soumirent volontairement au conquistador, dont ils firent un envoyé divin.

La remarque que se fit Jenner l'incita, en 1796, à inoculer la vaccine à un enfant de 8 ans indemne de la variole. Deux mois plus tard, il lui inocula la variole proprement dite. Aucun des signes de la maladie n'apparut chez le jeune garçon. Il généralisa immédiatement la méthode à son entourage. Son entreprise fut couronnée de succès et emporta sa conviction. A partir de ce moment-là, la pratique de la « vaccination » (au sens étroit de conférer, dans un but préventif précis, une maladie nommée « vaccine ») se répandit comme un feu de poudre dans toute l'Europe. Un individu quelconque débarquait dans un port avec une pustule vaccinale au bras ; un officier de santé convoquait la population, il perçait la pustule, il en prélevait de la sérosité et il l'inoculait aux sujets volontaires. On appelait cette manière de faire, qui a duré des dizaines d'années, « la vaccination bras à bras ».

A notre époque, où nous savons, sida aidant, toutes sortes de choses sur les effets du contact de sangs étrangers l'un à l'autre, on imagine aisément les accidents qui ont pu découler d'une telle pratique. Il n'était pas rare qu'un individu reçoive ainsi et sans le savoir la syphilis en même temps que la vaccine. C'est probablement de tels accidents, comme d'autres au demeurant fort rares liés à d'autres vaccinations, qui ont suscité et entretenu l'ardeur des opposants à une pratique dont on ne dira jamais assez de bien. Le perfectionnement progressif de la préparation des vaccins et le haut niveau de purification auquel on a abouti doivent, de nos jours, définitivement écarter des réticences de cet ordre. Il est d'ailleurs à porter au crédit de l'efficacité de la vaccination antivariolique, malgré les péripéties qui ont entaché sa mise au point, la disparition totale de cette maladie de la surface du globe. Le dernier cas en a été recensé au

Zaïre en 1977, et il a été suivi de la suppression définitive de cette vaccination en 1979. Le virus de la variole n'a, en effet, jamais pu se reproduire que chez l'homme, et chez l'homme seulement. Il n'y a pas d'autre « réservoir du virus », comme on dit, que le réservoir humain. Si bien que, puisqu'il n'y a plus aujourd'hui d'humain atteint à la surface du globe — le virus n'existe plus actuellement que dans les éprouvettes de certains laboratoires qui l'utilisent aux fins de recherche —, la maladie peut être considérée comme éteinte et définitivement vaincue. C'est, pour l'instant, la seule dans ce cas. Mais le fait n'est-il pas déjà remarquable en soi ?

Cette insistance sur les vaccins est-elle justifiée ?

On peut en effet se demander pourquoi il existe de telles campagnes d'incitation à la vaccination. Pourquoi certaines communes ont-elles mis au point des programmes de surveillance de la bonne pratique des vaccins chez les enfants de leurs administrés ? Pourquoi les systèmes de santé scolaire sont-ils si vigilants sur ce point ? Pourquoi proposent-ils si facilement leurs services ? Pourquoi y a-t-il tant de centres de vaccination gratuite et pourquoi enfin ces campagnes publicitaires télévisées ? N'y a-t-il pas quelque chose de suspect dans cette insistance ? Qui en serait bénéficiaire ? Se trouverait-on soumis aux pressions de lobbies pharmaceutiques ?

Une seule et même réponse pourrait être apportée à cet ensemble de questions : toutes ces incitations participent à la résolution intelligente d'un problème de santé publique. Un individu vacciné, ne contractant pas la maladie contre laquelle on l'a protégé, coûtera moins cher à la société : un vaccin coûte de 8 à 12 francs à la collectivité, le traitement d'un cas de tuberculose coûte 40 000 francs, celui d'un cas de tétanos 50 000 francs et celui d'un cas de poliomyélite 250 000 francs, sans compter les morts et les séquelles définitives. On sait par ailleurs que, plus il y aura d'individus vaccinés contre une maladie, plus on sera sûr de parvenir à l'éradication de cette maladie au sein de la population. Le virus de la poliomyélite, par exemple, a bien d'autres réservoirs que l'homme et on n'escompte pas parvenir un jour, comme on l'a pu pour la variole, à la suppression totale de la vaccination. On espère simplement parvenir à une protection totale, définitive et prolongée contre cette affection. Je me souviens du dernier cas de poliomyélite que j'ai vu : c'était à l'hôpital, trois ans avant la fin de mes études, il y a environ trente ans de cela. Il y avait encore alors, un peu partout en France, des services entiers consacrés au traitement de cette redoutable maladie et des salles remplies de ces fameux poumons d'acier dont l'usage a aujourd'hui pratiquement disparu. Plus on vaccinera d'enfants contre la rubéole, plus on sera assuré que les femmes enceintes qui n'ont pas pu être protégées à temps contre cette maladie auront peu de chances de la contracter. En vaccinant ainsi les enfants, on ne fait pas que les protéger eux-mêmes, on protège leurs semblables et la génération suivante.

On peut remarquer de surcroît combien la pratique des vaccinations chez l'enfant intervient, indirectement, sur le plan symbolique pour l'inscrire au sein du corps social qui l'accueille et qui se préoccupe aussi de sa bonne santé.

Il reste enfin à savoir pourquoi on continue encore de vacciner à l'ère des antibiotiques, dont on sait le nombre, la puissance et l'irrécusable efficacité dans la lutte contre les maladies infectieuses. C'est vrai que, s'il se déclarait aujourd'hui une épidémie de peste, on parviendrait aisément et rapidement à la circonvenir au moyen de médicaments appropriés — la streptomycine, entre autres antibiotiques, est très active contre le bacille de Yersin, l'agent de la peste. Mais cela ne suffit pas à résoudre tous les problèmes, car les antibiotiques ne font rien d'autre que tuer les microbes — ce qui, soit dit en passant, est déjà hautement appréciable ! Or, la gravité particulière de maladies telles que le tétanos ou la coqueluche n'est pas liée tant à la présence de microbes dans le corps qu'au fait que ces microbes sécrètent des substances que l'on appelle « toxines » et qui sont, elles, directement responsables des symptômes les plus graves de la maladie. Quand ces microbes sont tués, comme ils pourraient l'être sous l'effet des antibiotiques, ils libèrent une dose massive de toxines qui va aggraver considérablement la maladie. La mort des microbes ne résout donc rien au problème qui se trouve posé en l'occurrence. On sait par ailleurs que les antibiotiques sont strictement inefficaces contre les virus. Or, ce sont des virus qui sont responsables de nombre de maladies contre lesquelles on vaccine : la poliomyélite, la rougeole, la rubéole, les oreillons, la fièvre jaune et la grippe.

C'est donc l'incontestable mérite des vaccins que de nous fournir une protection efficace contre des maladies sur lesquelles nous ne disposons d'aucun moyen d'action et de nous mettre ainsi à l'abri des impasses que les générations précédentes ont connues.

Quel est le mécanisme d'action des vaccins ?

Quel que soit leur type, les vaccins obéissent tous sans exception à un mode d'action qui s'apparente étroitement au constat initial que fit Jenner : **si on confère à un organisme sain une maladie bénigne contre laquelle il apprend à se défendre avec succès, il pourra toujours combattre, à peu de frais, la maladie grave qu'il risque de contracter**. C'est la raison pour laquelle on cherche des vaccins dans l'ensemble du domaine des maladies infectieuses : on essaie — sans grand succès pour l'instant — de vacciner contre les rhumes et les angines, contre les furoncles ou les orgelets, on vaccine efficacement contre la grippe. Mais on vaccine aussi bien les animaux que les humains, tout comme on vaccine les plantes. Sans parler des recherches qui mobilisent tous les pays du monde pour tenter de trouver des vaccins contre les grands fléaux que sont le paludisme et le sida.

Voyons concrètement comment les vaccins parviennent à produire leurs effets au sein de l'organisme.

En général tout se passe au niveau du sang. Quand l'agent vaccinal y est introduit — par quelque voie que ce soit —, une variété particulière de globules blancs du sang, appelés « macrophages » (ce sont comme autant de sentinelles qui accomplissent des rondes incessantes dans toutes les régions du corps), vont se saisir de l'intrus et le présenter à d'autres variétés de globules blancs, les « lymphocytes T » (ainsi nommés parce que leur prototype est fabriqué par le thymus [1], qui est une glande située dans la poitrine, de volume important chez le petit bébé et régressant beaucoup à mesure que se fait la croissance). Les lymphocytes T, ainsi sollicités, vont se mettre d'un coup à se reproduire plus rapidement en gar-

1. D'où le T, rappelant ce thymus.

dant soigneusement en mémoire le contact avec l'intrus qu'ils ont rencontré. Ils vont en même temps fournir un message qui va stimuler d'autres cellules appelées « lymphocytes B » (ainsi appelées parce que leur prototype a été pour la première fois reconnu dans la bourse [1] de Fabricius, qui est une glande de l'extrémité caudale du... poulet : elle en fabrique en grande quantité !). Ce sont ces lymphocytes B qui savent fabriquer des substances capables de réellement détruire l'intrus. Ces substances destructrices sont appelées des « anticorps ». Elles seront déversées dans la circulation sanguine conférant ce que l'on appelle une « immunité humorale ». L'ensemble de ce travail de mémorisation de l'agression et de mise en place d'une véritable chaîne de production des anticorps va conférer à l'organisme sa résistance contre une future agression par le même agent. C'est ce que l'on nomme une « immunité acquise », pour l'opposer à l'« immunité passive » conférée par exemple au bébé de 2 à 3 mois par les anticorps qu'il hérite de sa mère, ou encore celle qui est apportée par l'injection de sérum ou par celle de gamma-globulines.

Cette immunité active est importante mais elle n'est pas éternelle.

En cas d'agression proche de la vaccination, les anticorps présents dans la circulation font sans difficulté leur travail de destruction de l'agresseur.

En cas d'agression à distance de la vaccination, les anticorps sont devenus plus rares. Néanmoins, grâce à leur mémoire infaillible, les lymphocytes T reconnaissent l'agresseur et donnent immédiatement les consignes idoines aux lymphocytes B pour fabriquer sans retard la quantité nécessaire d'anticorps.

Mais, à très longue distance d'une vaccination, le comportement des lymphocytes T devient imprévisible. Il s'avère, de surcroît, que la mémoire desdits lymphocytes T n'est pas la même pour tous les vaccins. Pour des raisons qui nous échappent encore, elle varie avec la nature et le type des vaccins : une seule injection suffit à protéger

1. D'où B, comme bourse.

à vie contre la rougeole ou les oreillons, par exemple ; à l'inverse, la vaccination contre le choléra nécessite des injections tous les six mois et celle contre la fièvre jaune une injection tous les dix ans. C'est pour cette raison qu'on a instauré pour certains vaccins la pratique d'injections dites de « rappel ».

Ce mécanisme d'action, qui vaut pour tous les vaccins sans exception, ne vaut pas pour le BCG, qui est le vaccin contre la tuberculose. Il n'y a, en effet, dans le sang que peu de traces circulantes de cette vaccination. Elle semble ne solliciter que faiblement les lymphocytes B et ne faire fabriquer que peu d'anticorps. Son point d'impact intéresse principalement les lymphocytes T. Quand on inocule à un sujet des bacilles tuberculeux rendus totalement incapables de provoquer une maladie, il y a prolifération de lymphocytes T qui gardent le fait en mémoire et dont la présence protège efficacement contre la survenue de la tuberculose. C'est d'ailleurs ce mécanisme que l'on teste régulièrement par la pratique de réactions tuberculiniques (bagues, timbres, et les anciennes cuti-réactions et intradermo-réactions). Il s'agit d'une immunité dite « cellulaire », pour l'opposer à l'immunité humorale conférée par les autres vaccins.

Quand on a compris cet ensemble de faits, on saisit encore mieux, s'il en était besoin, que, parmi les activités de prévention et de santé publique, la plus efficace est encore celle qui consiste à vacciner l'ensemble de la population et plus particulièrement les enfants. On comprend également que des dispositions légales aient été prises pour rendre la pratique de ces vaccinations obligatoire. Encore faut-il savoir que, si de telles dispositions prévoient le remboursement ou la gratuité des vaccins, elles ne prévoient pas de sanction à l'endroit des contrevenants. On pourrait croire que la menace brandie par les agents administratifs de refuser d'inscrire à l'école un enfant qui n'a pas reçu ses vaccinations puisse être de quelque poids. En fait, cette menace entre en contradiction avec l'obligation de scolarisation à laquelle est légalement soumis chaque enfant. Les parents qui s'obstinent à refuser la vaccination de leurs enfants (ils ont fondé une ligue !) savent jouer de ces conflits internes des lois. C'est la raison pour laquelle, de nos jours encore, bien des enfants échappent aux vaccinations et que les maladies dont on vise l'éradication demeurent, hélas, encore actives.

En pratique

Les vaccinations de l'enfant ne se font pas sous nos climats dans n'importe quel ordre. Il existe ce que l'on appelle un « calendrier de vaccinations » qui obéit à une certaine logique.

On sait donc qu'avant l'âge de 3 mois l'enfant dispose d'une immunité passive importante : il a dans le sang les anticorps qu'il a hérités de sa mère pendant la grossesse et qui le protègent de façon suffisante. Lui injecter un vaccin destiné à lui faire fabriquer ses propres anticorps se heurte à la présence d'anticorps maternels circulants qui risquent de neutraliser immédiatement le vaccin [1]. La nature, comme on le constate si fréquemment, s'avère en cela remarquablement faite, car les cellules « immunocompétentes » que sont les lymphocytes T et surtout les lymphocytes B ne parviennent de fait à maturation que vers la fin du 2e mois de la vie.

La pratique du **BCG**, qui, comme on a pu le voir, ne reconnaît pas les mêmes mécanismes d'action que les autres vaccins, ne se heurte pas à cette difficulté : c'est la raison pour laquelle la vaccination par le BCG a longtemps été considérée comme souhaitable dès la naissance et qu'elle a été pratiquée dans les tout premiers jours ou au cours du 1er mois de la vie. Le temps où elle est la seule qui soit possible est ainsi mis à profit et l'enfant se trouve immédiatement prémuni pour son entrée à la crèche quelques semaines plus tard. Grâce au fait que l'incidence de la tuberculose a considérablement reculé, cette attitude a récemment perdu du terrain — légalement, aujourd'hui, en France, la vaccination BCG n'est obligatoire que pour l'entrée à la grande école — et se trouve réservée aux seuls enfants appelés à vivre en collectivité. Ce qui est, à mon sens, une ineptie, car c'est une vaccination admirablement tolérée et particulièrement efficace. Il est vrai qu'en la faisant précocement on s'expose à devoir parfois, selon nos critères, la refaire ultérieurement. En effet, le BCG, qui est un vaccin vivant, ne protège effica-

---

1. En Amérique du Nord, on débute ces vaccinations à l'âge de 2 mois. Un travail anglais récent rapporté par un numéro de 1992 de la revue *Lancet* fait la démonstration de la supériorité de la vaccination débutée à 3 mois sur celle que l'on pratique à 2 mois.

cement qu'à condition de rester vivant. Il lui arrive, hélas, d'attraper lui-même des maladies virales, comme celles que contracte l'enfant, et d'en mourir. On enseignait aux médecins des générations précédentes à vérifier méticuleusement chez tout enfant les réactions tuberculiniques après les différentes maladies infectieuses bruyantes (désignées comme « anergisantes » pour signaler leur effet sur les réactions tuberculiniques) qu'il lui arrivait de contracter comme la rougeole, la varicelle ou la scarlatine. On pratiquait alors des intradermo-réactions ou des cuti-réactions pour vérifier que le BCG était toujours vivant. S'il ne l'était pas, on revaccinait immédiatement.

Il semble qu'il faille en ce point s'arrêter sur des notions qui demeurent encore particulièrement floues et embrouillées dans l'esprit d'un public qui traîne souvent derrière lui des mots qui lui viennent de sa propre enfance et auxquels il ne comprend pas grand-chose, tels que ces « positif » et « négatif » au sens si vague.

Que valent, que sont, que signifient et que représentent les contrôles épisodiques du BCG sur lesquels on insiste tant ?

Le sigle BCG signifie « Bacille de Calmette et Guérin », du nom de ces deux élèves de Pasteur qui mirent au point la vaccination en 1924, obtenant, à partir d'un bacille tuberculeux bovin, par 293 passages successifs de la culture sur de la pomme de terre enduite de bile de bœuf[1], un bacille vivant mais tellement affaibli qu'il s'avère strictement incapable de rendre malade[2]. C'est toujours ce même bacille que l'on inocule aujourd'hui en pratiquant des punctures (le BCG buccal et le BCG par scarifications, qui ont été longtemps pratiqués, n'existent plus depuis quelques années) au moyen d'un appareillage ingénieux et commode fait de neuf minuscules pointes acérées en plastique qui effractent à peine la surface de la peau **(Monovax)**. Ces punctures se font à la face externe ou interne du

1. Le détail est fourni ici pour rendre compte de l'obstination d'une recherche qui ne reposait alors que sur des bases empiriques : la première culture fut mise en place en 1906, alors que la première vaccination n'intervint qu'en 1924, soit dix-huit ans après !

2. Pendant la guerre de 1939-1945, pour échapper aux réquisitions du Service de travail obligatoire, des réfractaires tentèrent de s'inoculer la tuberculose en s'injectant des doses massives de BCG par voie intraveineuse. Ils n'y parvinrent pas.

bras, chez le nourrisson — la vaccination intradermique, effectuée au même endroit, étant réservée aux enfants plus grands et aux adultes. Il faut savoir que l'une comme l'autre des pratiques donnent des réactions locales, sous forme de petits boutons plus ou moins suintants, qui apparaissent six semaines après l'inoculation et qui peuvent durer des semaines (et des mois pour le vaccin intradermique) sans nécessiter d'autre soin que la mise en place éventuelle d'une compresse sèche.

Le bacille demeure donc vivant dans l'organisme. Sa présence est attestée par le fait que, si on pose sur la peau, à l'aide d'un timbre, ou dans la peau, par cuti, puncture, **Monotest** ou intradermo-réaction [1], de la tuberculine (solution obtenue à partir de la culture du bacille et totalement dénuée de germes), il y a une réaction locale faite d'une rougeur plus ou moins étendue et que l'on peut coter. Ces réactions de nature allergique témoignent, comme on l'a vu, de l'action des lymphocytes B. Or, chez l'individu qui a contracté la tuberculose, on obtient les mêmes réactions. Si bien que, dans notre enfance, alors que le BCG n'était pas encore tout à fait entré dans la pratique, les sujets indemnes n'avaient aucune réaction, ils étaient dits « négatifs », et les autres, qui étaient déclarés « positifs », étaient soit pourvus d'un BCG qui les protégeait, soit atteints de tuberculose. Dans ce dernier cas, comme ils se portaient apparemment bien, on disait qu'ils faisaient une « primo-infection ». Car on peut entrer en contact avec le bacille tuberculeux sans déclarer de maladie grave comme une méningite tuberculeuse ou une tuberculose pulmonaire, osseuse, péritonéale ou génito-urinaire. Mais le bacille introduit dans le corps pouvait toujours, à l'occasion d'une baisse de défense de l'organisme, se réveiller et donner l'une ou l'autre de ces maladies. C'est la raison pour laquelle on se mit à traiter toutes les primo-infections.

Quand on a pratiqué un BCG, on vérifie donc qu'il a bien été introduit dans le corps et qu'il y est vivant, en pratiquant, 6 à

1. Le nécessaire à intradermo-réaction a été supprimé du commerce en juillet 1992. Il ne reste donc en lice que le timbre (Néotest) — peu fiable et utilisable seulement chez le nourrisson — et le Monotest.

8 semaines après, des réactions cutanées que l'on renouvelle environ tous les ans. On profite fréquemment de la pratique d'une vaccination d'un autre type ou d'un rendez-vous convenu pour un motif quelconque pour prescrire cette vérification. Il faut en effet généralement 48 heures de contact entre la peau et la tuberculine pour que se produise la réaction et on attend 48 heures encore pour lire cette réaction et éliminer les fausses positivités ; de même lit-on au bout de 4 jours la réaction d'un Monotest.

Ce nécessaire suivi de la vaccination BCG a fait couler beaucoup d'encre et a suscité bien des débats au sein même des milieux professionnels. Il se trouvait en effet des médecins pour faire remarquer l'absence de repères rigoureux dans une telle pratique. Ils arguaient des faits suivants : imaginons un sujet vacciné en janvier ; on constate en mars que son vaccin a bien pris ; en juin, sans que personne ne le sache, il attrape une maladie virale qui tue son BCG ; il n'est dès lors plus protégé ; en novembre, il contracte une primo-infection ; quand on vérifie ses réactions cutanées en janvier, février ou mars suivants, on les découvre positives. On mettra le fait au compte de la survie du BCG et on passera ainsi à côté du diagnostic d'une maladie possible. Comme on ne dispose pas d'autres moyens de surveillance, les tenants de cette analyse proposaient de renoncer à la vaccination et de se contenter de la surveillance épisodique des réactions cutanées. Bien que leur raisonnement ait été impeccable, ils ne furent pas suivis en la matière et la vaccination se poursuivit. La tuberculose a nettement régressé grâce à la généralisation de la vaccination mais, principalement, il faut le dire, grâce à l'amélioration des conditions générales de vie et à la meilleure surveillance vétérinaire du cheptel et des basses-cours, qui constituent un réservoir important du bacille. On en recense cependant encore 9 000 cas par an en France et son incidence a repris un coup de fouet avec la multiplication des cas de sida. Dans les années 70, cependant, un travail épidémiologique américain de grande envergure concluait à l'utilité de la vaccination en dispensant des contrôles épisodiques autres que le premier. Ce travail incitait donc à pratiquer la vaccination, à vérifier sa prise et à ne plus jamais s'en préoccuper. En France, ce travail a eu peu de retentissement et on reste accroché aux vérifications légalement préconisées tous les deux ans.

On aura épuisé le sujet quand on aura signalé que, si on pratique la vaccination trois fois de suite chez un sujet sans parvenir à obtenir de réactions cutanées positives, on considérera le sujet comme naturellement résistant à la tuberculose et on ne le vaccinera plus, tout comme on ne surveillera plus ses réactions. Il existe en effet, et il a existé de tout temps des individus réfractaires aux maladies, certainement pour des raisons génétiques. On ne comprendrait pas sans cela pourquoi les épidémies du Moyen Age et de l'Antiquité parvenaient à s'éteindre d'elles-mêmes. On sait que de tels mécanismes existent dans d'autres registres de la pathologie et on a réussi à en comprendre le sens. Dans le pourtour du bassin méditerranéen, il existe une anomalie très répandue de fabrication de l'hémoglobine : il s'agit de la thalassémie, qui se transmet héréditairement. En s'intéressant à l'histoire des maladies et à celle des populations, on s'est aperçu que cette tare rendait les individus qui la portaient plus résistants au paludisme. C'est ainsi que le paludisme, en touchant et en éliminant électivement les sujets non porteurs de cette maladie, aura indirectement sélectionné la descendance des sujets qui en étaient atteints.

Dès la fin du 3e mois, les autres vaccinations sont praticables.

En général, on procède — pour l'instant, car les choses sont appelées à changer sous peu — à la vaccination groupée par un **vaccin tétravalent** contre quatre maladies à la fois : la diphtérie, le tétanos, la coqueluche et la poliomyélite, réunies sous le sigle **DTCP** — devenu le nom commun du vaccin commercialisé par l'Institut Pasteur et dont le concurrent est le **Tétracoq** (dans la pratique, l'usage de tel vaccin plutôt que tel autre n'obéit pas à une logique particulière mais fait simplement appel aux habitudes du praticien vaccinateur).

Que contient ce vaccin tétravalent ?

■ Deux anatoxines : celle de la diphtérie et celle du tétanos, dont la mise au point, autour des années 20, est due à Ramon, un autre élève de Pasteur. Ce sont des substances qui, par leur composition et par leur structure, sont capables de faire fabriquer à l'organisme des anticorps spécifiquement dirigés contre les toxines de ces deux maladies.

La toxine diphtérique donne une maladie principalement caractérisée par la formation dans la gorge, le nez et les voies aériennes de « fausses membranes » — qui se reproduisent sans relâche dès qu'on les a ôtées et qui entraînent un étouffement — et par de graves paralysies. Les procédés actuels de réanimation peuvent s'accommoder de tels troubles mais ne peuvent rien contre les différentes paralysies principalement respiratoires qui demeurent encore souvent mortelles.

La toxine tétanique intervient au niveau de la plaque musculaire de tous les muscles du corps, dont elle empêche la décontraction, ce qui entraîne une paralysie par « trismus ». Quand la paralysie touche les muscles respiratoires, la mort survient par étouffement. Il existe là encore des techniques lourdes de réanimation qui parviennent à freiner l'évolution de la maladie sans parvenir toujours pour autant à la vaincre. C'est une maladie qui tue encore de nos jours une fois sur deux.

Le risque de tétanos est actuellement bien plus grand que celui de la diphtérie. Car le bacille du tétanos est un bacille tellurique qui peut vivre pendant des années dans le sol. Il est l'hôte normal de l'intestin du cheval. Le public, on ne sait pas trop pourquoi, associe le risque de contracter le tétanos aux seules blessures produites par des clous rouillés ! Cela est possible mais pas exclusif. De fait, ce ne sont pas les grandes blessures qui font la porte d'entrée de la maladie : celles-là sont généralement l'objet de soins immédiats et de désinfection. Ce sont en général les petites éraflures et les minuscules blessures que l'on peut se faire, en jardinant par exemple, qui sont responsables de la contamination.

■ Une suspension de virus tués de la poliomyélite (il y en a trois différents contre lesquels on doit être vacciné, la vaccination contre l'un d'entre eux ne suffisant pas à prémunir contre les autres ; de même qu'un sujet qui a contracté la poliomyélite doit être vacciné pour être protégé contre les deux autres souches qui ne l'ont pas atteint mais qui peuvent théoriquement l'atteindre). C'est ce vaccin tué injectable mis au point par Salk que l'on a fini par préférer au vaccin vivant atténué mis au point par Sabin, administré par la bouche et en principe plus intelligemment conçu par rapport à la logique de la maladie. Mais le vaccin Sabin buccal est d'un très mauvais goût. Il est souvent mal accepté par les enfants et revomi. Si bien qu'on ne peut pas compter sur sa fiabilité. Il peut de surcroît être éliminé avant d'avoir fait son effet par la survenue toujours imprévisible d'une diarrhée. Il reste réservé aux vaccinations de masse.

Il faut savoir que la poliomyélite est une maladie rançon de l'hygiène. Elle faisait des ravages en Suède, alors qu'elle était inconnue en Egypte. Les petits Egyptiens se vaccinaient naturellement en traînant dans le ruisseau. Les virus de la poliomyélite sont des virus entéraux : ils donnent d'abord une maladie intestinale avant de passer dans la circulation puis de se fixer et de détruire la substance grise de la moelle épinière, entraînant des paralysies gravissimes qui peuvent survenir à n'importe quel niveau du corps.

■ Une suspension de bacilles de la coqueluche en phase IV, c'est-à-dire à un niveau de développement tel, sur les cultures appropriées, qu'ils ne peuvent pas donner la maladie mais permettent la fabrication d'anticorps. Ces germes en suspension sont souvent mal tolérés et donnent parfois une forte fièvre dans les 12 à 36 heures qui suivent leur inoculation. Ils sont contre-indiqués chez les enfants ayant eu des convulsions dues ou non à la fièvre et on les a accusés de donner parfois des complications au niveau du cerveau. Cet ensemble de raisons, joint à un débat nourri qui n'a pas cessé depuis les années 1975 d'interroger l'efficacité et la pertinence du maintien de cette vaccination, a abouti à la mise au point de vaccins d'une autre nature (le vaccin acellulaire encore à l'essai au moment de la rédaction de cet ouvrage).

La vaccination contre la coqueluche, à l'inverse des trois autres, n'est pas obligatoire. Elle demeure cependant fortement conseillée chez les tout-petits en raison du caractère particulièrement pénible de la maladie chez eux. On a accusé cette vaccination d'être inefficace, ce qui lui a valu d'être totalement supprimée en Angleterre où il a fallu à peine quelques années pour assister au retour en force de la maladie. Bien que facultative, elle est cependant exigée chez les enfants fréquentant les crèches. La maladie, quand elle survient — je n'en ai plus rencontré de cas depuis plus de vingt ans —, est caractérisée par une toux en quintes étouffantes, particulièrement fréquentes et pénibles, qui donnent lieu à des vomissements et se terminent par ce que l'on appelle le « chant du coq » pour imager le bruit que fait l'enfant en bout de quinte quand il reprend, péniblement, sa respiration. Une quantité de complications peuvent survenir, qui, de l'otite à l'encéphalite en passant par la hernie, ont fait de cette maladie encore difficile à soigner aujourd'hui une maladie suffisamment préoccupante pour mériter le perfectionnement de son vaccin.

La vaccination tétravalente est effectuée en 3 injections espacées en moyenne de 1 mois, encore que cet intervalle entre les injections ne soit pas d'une fixité absolue. Chaque injection vaccinale est en effet précédée d'un examen médical pour vérifier la bonne santé de l'enfant — on ne vaccine pas un enfant malade ; on ne va pas distraire son système de défense de la tâche qu'il est en train d'accomplir et qui est hiérarchiquement plus importante. Si une maladie est donc découverte et que la vaccination doive être différée, le bénéfice de la précédente injection n'est pas perdu pour autant. On estime qu'il peut y avoir, sans inconvénient majeur, un intervalle de 2 à 3 mois entre la 1re et la 2e injection d'une série vaccinale ; et que cet intervalle peut aller jusqu'à 6 mois entre la 2e et la 3e injection. Pourquoi de telles précautions, accompagnées d'une telle souplesse ? Il ne s'agit pas de rigueur scientifique — on travaille sur le vivant et non sur la matière ! — mais de notions tirées, ici comme dans le domaine de la durée des traitements médicaux, de la statistique. On a noté que, si on pratiquait une seule injection vaccinale à 100 sujets et que l'on suivait l'évolution de leur taux d'anticorps au fil du temps, on en trouverait environ 30 à 40 qui seraient efficacement protégés. Si on faisait le même travail avec 2 injections, la proportion est portée à 70 à 80 % de succès. C'est seulement avec 3 injections qu'on parvient à une proportion, acceptable statistiquement, de 96 %. Notons au passage et à cette occasion qu'on autorise les bébés à être initiés à la natation à partir du moment où ils ont reçu 2 injections vaccinales.

Les injections doivent légalement être pratiquées par voie sous-cutanée dans le dos, dans une région appelée fosse sus-épineuse. Cette habitude, proprement française, est de fait une véritable aberration. Les injections en ce point du corps sont douloureuses et donnent lieu à de violentes réactions locales et générales. Il a pourtant été largement et parfaitement démontré que le point d'injection importe peu pour le succès de la vaccination. On peut vacciner au bras, dans la peau du ventre, à la cuisse ou dans la fesse. C'est la raison pour laquelle j'ai opté pour ma part, depuis des dizaines d'années déjà, pour la voie intramusculaire dans la fesse, qui est la région où la pratique de la vaccination est absolument indolore et ne donne lieu à aucune réaction locale en réduisant considérablement les réactions générales. En règle générale, je fais la 1re injection à l'enfant couché à plat ventre sur ma table d'examen. Ce qui permet à sa mère de s'apercevoir qu'il ne la ressent pratiquement pas, tant elle est rapide et indolore. Pour les suivantes, en revanche, je le lui fais prendre dans les bras, étant assuré qu'elle ne lui transmettra plus sa crainte et sa tension, et que lui, ainsi lové, ne s'apercevra pratiquement de rien, même si je l'avertis, comme toujours, que je vais le piquer avant de le faire.

Une année après la première série vaccinale sera effectuée l'injection de rappel, cette année pouvant être comptée à partir de la 1re ou de la dernière injection. Là encore, il existe une grande souplesse dans les délais : si le rappel n'a pas été fait depuis 20 ou 22 mois, on n'est pas obligé de reprendre l'intégralité de la vaccination. Même pour des délais plus importants, la pratique d'une injection de rappel de sécurité 1 mois après la 1re est capable de faire garder le bénéfice des premières injections. Il en va de même pour les rappels suivants, préconisés à intervalle de 5 ans.

A partir de la fin de la 1re année, on peut (mais ce n'est pas légalement obligatoire) vacciner un enfant contre trois autres maladies : la rougeole, les oreillons et la rubéole (le fameux **ROR** vanté par la publicité télévisée, ou son concurrent — marketing oblige ! — le **Trimovax** ; il faut savoir, et on peut le dire à cette occasion, qu'en France la fabrication des vaccins est un monopole détenu par l'Institut Mérieux, qui a racheté il y a quelques années le département « Vaccins » du seul concurrent qu'il avait encore sur le marché, l'Institut Pasteur).

Cette vaccination peut donc être faite avant l'injection de rappel de la vaccination tétravalente. Elle peut donner lieu, dans 10 % des cas, à une mini-rougeole qui dure 1 à 3 jours et qui survient de 4 à 12 jours après la vaccination. Dans une proportion moindre de cas, on peut avoir à constater un tableau bénin et mineur d'oreillons dans les 3 semaines qui suivent. On n'a pas, à ma connaissance, observé de rubéole clinique à la suite de cette vaccination, mais on évite de la pratiquer dans l'entourage d'une femme enceinte qui ne serait pas prémunie contre la maladie à cause de la diffusion possible du virus par voie aérienne.

Pour les enfants de crèche, le risque de rougeole est plus grand que pour les autres. Aussi a-t-on proposé de pratiquer chez eux, à titre de sécurité, une vaccination isolée contre la rougeole **(Rouvax)** au 9e mois. Mais, comme on n'est pas sûr que le bébé vacciné n'avait pas encore d'anticorps maternels qui annuleraient cette vaccination, on la redouble de l'injection de ROR dans les délais habituels.

Pourquoi pratiquer cette triple vaccination, alors qu'elle n'est pas obligatoire ?

Parce que la **rougeole** qui a la réputation d'une maladie bénigne, caractérisée par une fièvre élevée, un regard brillant, une toux particulière et une éruption qui débute derrière les oreilles, l'est bien moins qu'on ne le dit. Elle est par exemple particulièrement grave et meurtrière dans la race noire. Elle est, quoi qu'on en dise, une maladie pénible et qui peut avoir de graves complications, parfois des années après sa survenue. J'ai eu personnellement dans ma clientèle à déplorer le décès de deux enfants de 9 et 11 ans d'encéphalite de rougeole, respectivement cinq et sept ans après qu'ils eurent contracté la maladie. J'avoue qu'une telle expérience ne peut que me conduire à militer pour cette vaccination.

Les **oreillons** donnent une maladie fort bénigne caractérisée par une atteinte des glandes salivaires, principalement les parotides, qui donne au visage une conformation en forme de poire. Elle a peu de complications. Sauf chez l'adolescent et chez l'adulte où, **dans les deux sexes**, à l'encontre de ce que l'on croit, elle peut donner lieu à une atteinte des testicules ou des ovaires pouvant aboutir à une stérilité définitive. On ne doit donc pas hésiter à vacciner les grands enfants et les adultes. Et, dans la mesure où cette vaccination se trouve inscrite dans un programme de santé publique, pourquoi hésiter à la faire pratiquer chez les petits ?

Cet argument vaut de la même manière pour la vaccination contre la **rubéole** préconisée, il y a encore quelques années, chez les seules filles après la puberté pour leur permettre d'être valablement prémunies au moment de leur grossesse. Compte tenu de l'importance de l'enjeu — on sait que cette maladie éruptive, toujours bénigne et qui ne se complique jamais, est seulement gravement dangereuse pour le fœtus dont la mère contracte la maladie au cours de sa grossesse —, j'ai décidé pour ma part de la pratiquer dans le petit âge mais d'en faire aussi une injection de rappel (en théorie inutile) après la puberté.

Il faut savoir qu'on peut pratiquer une vaccination indépendante contre chacune des trois maladies et que, outre le Rouvax signalé plus haut, il existe des vaccins spécifiques contre les deux autres maladies **(Rudivax, Imovax Oreillons)**.

L'ensemble de ces indications peut être résumé sous la forme d'un calendrier, valant actuellement comme calendrier officiel.

CALENDRIER DES VACCINATIONS	
0 / 1 mois	BCG (principalement pour les enfants qui devront vivre en collectivité)
3 mois	Diphtérie, Tétanos, Coqueluche, Poliomyélite (1re injection)
4 mois	Diphtérie, Tétanos, Coqueluche, Poliomyélite (2e injection)
5 mois	Diphtérie, Tétanos, Coqueluche, Poliomyélite (3e injection)
9 mois	Injection de vaccin antirougeoleux pour les enfants vivant en collectivité
12 / 15 mois	Rougeole, Oreillons, Rubéole
15 / 18 mois	Diphtérie, Tétanos, Coqueluche, Poliomyélite (1er rappel)
Avant 6 ans	BCG (s'il n'a pas été fait auparavant ou si les réactions tuberculiniques sont redevenues négatives)
6 / 7 ans	Diphtérie, Tétanos, Poliomyélite (2e rappel)
11 / 12 ans	Diphtérie, Tétanos, Poliomyélite (3e rappel)
16 / 21 ans	Rubéole, pour les jeunes filles qui ne l'auraient pas reçu
Facultatifs	Hépatite B (3 injections à 1 mois d'intervalle avec rappel après 1 an puis tous les 5 ans) Haemophilus B (injections associées au vaccin tétravalent si faites à partir de 3 mois, avec 1 seul rappel ; 2 injections seulement si la 1re a lieu après 6 mois, avec 1 rappel 1 an après ; 1 seule injection, sans rappel, si le vaccin est fait après 1 an)

Signalons au passage qu'à l'âge adulte les injections de rappel devront être faites environ tous les 10 ans — les parents pouvant profiter de la vaccination de leurs enfants pour se faire faire leurs injections de rappel.

Insistons enfin sur le fait que tous les vaccins doivent être conservés au réfrigérateur entre 4 et 8° — le bac à légumes par exemple — et que le vaccin ROR, en particulier, risque d'être détruit par un séjour d'à peine quelques heures à température ambiante.

A propos de deux nouveautés récentes

On dispose depuis quelques années déjà d'un vaccin contre **l'hépatite B** (Hévac abandonné peu à peu au profit de **GenHévac B** et d'**Engérix B**, dont la fabrication par génie génétique a amoindri le prix et apporté une plus grande sécurité). Ce vaccin est utilisé depuis longtemps déjà chez les enfants exposés aux risques de cette maladie (quand ils sont atteints d'affections qui peuvent nécessiter des transfusions multiples : thalassémie, drépanocytose, insuffisance rénale terminale, hémophilie) ou chez ceux nés d'une mère [1] porteuse du virus et qui peut de ce fait la leur transmettre pendant la grossesse (dans ce cas, on pratique, selon des schémas bien codifiés, des gamma-globulines spécifiques dès la naissance en même temps que la 1re des 3 injections intramusculaires prévues à 1 mois d'intervalle, en prévoyant des rappels réguliers comme pour les autres vaccinations). Compte tenu de la propagation possible de cette maladie en raison des brassages de population qu'entraîne la multiplication des voyages, il est probable que le vaccin soit sous peu appelé à entrer dans les mœurs.

2 milliards d'individus dans le monde sont ou ont été infectés par le virus de l'hépatite B, qui peut des années durant demeurer présent dans le sang et être transmis par le sang, la salive et les sécrétions sexuelles (la maladie fait partie des maladies à transmission sexuelle). 1 individu sur 2 500 voyageurs revient avec la maladie et 1 sur 250 revient contaminé

---

1. Le dépistage de l'antigène HBs est obligatoire au 6e mois de la grossesse depuis le 14 février 1992.

(potentiellement contaminant à son tour). La vaccination, qui est déjà obligatoire chez le nouveau-né en Italie, est en passe de le devenir aux Etats-Unis, en Angleterre et en Espagne. Elle est, pour l'instant, en France, fortement conseillée aux sujets à risque, à tous les individus se rendant en zone de forte endémicité (Chine, Asie du Sud-Est, Afrique tropicale) et chez les adolescents.

Il en va de même du vaccin contre **l'Haemophilus influenzae** (**ActHIB** et **HIBest**) récemment mis sur le marché et déjà largement adopté par le corps médical. Ce vaccin est destiné à combattre un germe responsable, en France, d'environ 1 000 infections graves par an, principalement des méningites redoutables (650 par an), des otites graves, des pneumonies, des épiglottites et des septicémies. Il se pratique dès l'âge de 2 mois en association avec le vaccin tétravalent, à raison d'une injection par mois 3 fois de suite avec un rappel une année après. Le nombre des premières injections est ramené à 2 si la vaccination est débutée après 6 mois, avec une injection de rappel un an après, et à 1 seule sans rappel si on vaccine après 1 an. Chaque dose de vaccin coûte environ 160 francs non remboursables par la Sécurité sociale. Ce vaccin sera probablement associé dans un proche avenir au vaccin tétravalent : on aura ainsi un vaccin pentavalent, auquel on prévoit au demeurant d'associer le vaccin de l'hépatite B pour avoir un vaccin hexavalent. Le calendrier de vaccination établi plus haut sera alors complètement à revoir.

Quelques problèmes en vrac...

La question des vaccinations suscite curieusement encore beaucoup de passions. On en vante les mérites, on en attend beaucoup, dans le même temps qu'on en décrie la pratique ou qu'on en dénonce d'hypothétiques méfaits.

- Il est strictement inutile de faire rechercher de l'albumine dans les urines. Cette pratique, héritée des précautions que l'on prenait au début des vaccinations, a été longtemps maintenue en France, alors qu'elle était abandonnée partout ailleurs dans le monde.
- Il n'y a pas non plus de précaution alimentaire particulière à prendre. De telles précautions avaient parfois leur sens quand on pratiquait jadis, en association à la vaccination, si la chose s'avérait

nécessaire, une sérothérapie (injection de sérum de cheval immunisé contre la maladie, destinée à apporter passivement des anticorps à l'individu qui en était dépourvu), à laquelle plus personne n'a heureusement recours depuis la mise au point des gamma-globulines antitétaniques.

■ Il arrive parfois que le BCG donne lieu à une adénite (inflammation d'un ganglion dans le voisinage de la zone de vaccination). Cette complication relativement rare est bénigne, même si elle donne lieu à une suppuration. Elle est imprévisible et ne remet pas en cause la valeur de la vaccination ni la compétence du médecin qui l'a pratiquée. On a décrit des « BCGites » généralisées chez les enfants ayant un terrain immunologique particulièrement déficient ; c'est un problème extrêmement rare et d'une nature suffisamment particulière pour ne pas faire ombre à une vaccination de cette qualité.

■ Certains enfants réagissent à la vaccination tétravalente par une fièvre qui dure 36 heures environ : il suffit, dans ce cas de figure, de prévoir le fébrifuge dont on a l'habitude. Cet inconvénient devra en principe disparaître avec les nouvelles générations de vaccins en cours d'étude qui vont améliorer le vaccin anticoquelucheux, principal responsable de cet inconvénient.

■ On ne peut pas vacciner les enfants allergiques ou les enfants diabétiques comme on vaccine les autres enfants. On prend des précautions spéciales, que les médecins connaissent bien et qu'ils prennent généralement.

■ On doit insister sur les délais rigoureux qu'il faut observer entre les injections de gamma-globulines et celles des vaccins : on s'expose en effet soit à annuler l'action du vaccin qui donnerait alors une fausse sécurité, soit à susciter la formation de ce que l'on appelle des « complexes immuns » particulièrement toxiques pour les reins. On doit donc laisser s'écouler un délai d'au moins 2 semaines entre l'injection de vaccin et celle de gamma-globulines, ce délai étant porté à 6 semaines entre les gamma-globulines et un vaccin vivant atténué. On doit observer un délai de 2 semaines pour vacciner avec un vaccin inactivé et de 4 pour vacciner avec un vaccin vivant après un traitement par corticoïdes.

■ En revanche on peut, si la chose est nécessaire, associer ensemble certains vaccins : on peut en effet pratiquer une vaccination tétravalente en même temps qu'un BCG, qu'un Rouvax ou qu'un ROR. On peut y associer une vaccination contre l'hépatite, etc. Ce sont des cas d'espèce que le médecin a l'habitude de résoudre en fonction des nécessités qui se présentent. Pendant la guerre du Vietnam, les médecins vietnamiens, qui n'avaient pas toujours le loisir d'assurer le suivi des patients qu'ils voyaient au hasard des migrations entraînées par la guerre, leur faisaient toutes les vaccinations à la fois, à la même séance. Les études qu'ils ont faites par la suite en recoupant leurs informations même parcellaires ont montré que les résultats étaient identiques à ceux qui étaient obtenus par des vaccinations étagées.

De toutes ces questions, les médecins sont tout à fait avertis.

■ Il reste à aborder l'opposition aux vaccinations que marqueraient certains courants d'homéopathes. Je la crois moins rigide qu'elle n'est généralement perçue par les patients. Elle serait justifiée par le fait que les vaccinations viendraient profondément perturber l'équilibre du terrain qui est en principe toujours à préserver. Je veux bien, encore qu'il me faille faire un certain effort pour comprendre comment et pourquoi ce terrain serait plus perturbé par une vaccination destinée à lui faire fabriquer des anticorps, qu'il ne le serait par la survenue de la maladie infectieuse contre laquelle il protège et dont la logique parvient au même résultat. J'en ai discuté avec des collègues homéopathes, qui ont reconnu qu'il suffisait de donner après la vaccination une dose de Tuberculinum 15 CH pour le BCG, une dose de Thuya 15 CH ou un isopathique en 15 CH (préparation homéopathique du vaccin que l'on vient de faire) pour les autres vaccins, pour que les vertus du fameux terrain soient préservées.

... face à la richesse et aux perspectives en la matière !

La médecine a mis à la disposition du public quantité d'autres vaccins réservés à des cas particuliers :

■ Un vaccin antitypho-paratyphique : on ne le fait plus dans la fameuse série dont se souviennent tous les ex-conscrits, le fameux TAB, depuis qu'on a découvert, avec le chloramphénicol et, aujourd'hui, le triméthoprime, le traitement médicamenteux de la fièvre typhoïde et que les conditions d'hygiène se sont améliorées au point d'avoir réduit l'incidence de cette maladie jadis épidémique. Il reste néanmoins obligatoire pour certaines catégories professionnelles et pour les voyages dans certaines zones endémiques, et une nouvelle forme bien moins agressive que la précédente, le **Typhim**, se pratique en une seule injection intramusculaire.

- Un vaccin contre l'hépatite A **(Havrix)** qui assure une excellente protection et se pratique en 2 injections intramusculaires dans l'épaule, espacées de 15 à 30 jours, avec une injection de rappel un an après et tous les 10 ans. Chaque dose coûte 204 francs environ, non remboursables par la Sécurité sociale.
- Un vaccin anticholérique, également réservé aux voyages en zone d'endémie.
- Un vaccin contre le pneumocoque, mis à la disposition des enfants porteurs de malformations cardiaques graves, d'insuffisance respiratoire, ou de ceux dont on a dû ôter la rate et qui présentent pour cette raison une sensibilité particulière à ce germe.
- Un vaccin contre la fièvre jaune (c'est une grave méningo-encéphalite virale compliquée d'ictère) pour les personnes qui se rendent dans des zones où sévit cette maladie. Ce vaccin, qui ne peut pas être administré avant l'âge minimal de 6 mois, ne l'est en général pas avant l'âge de 1 an. Il n'est pratiqué, en raison de problèmes de conservation, que par des centres spécialisés répartis dans les grandes villes.
- Un vaccin contre la méningite A et C pour les enfants qui voyagent en pays d'endémicité de ces maladies qui sont rares sous nos latitudes, puisque le méningocoque qui sévit chez nous est le méningocoque B (contre lequel on ne dispose d'ailleurs pas encore de vaccin).
- Un vaccin contre la varicelle, qui existe au demeurant depuis 1973 au Japon. Il fait l'objet d'essais cliniques en vue de sa commercialisation parce qu'il pose encore quelques problèmes comme celui de la survenue possible d'un zona qui peut être résistant au traitement habituel.

Citons pour mémoire des vaccins moins couramment utilisés, comme ceux de la brucellose, de la rage, de la leptospirose, du charbon, de la lèpre, etc.

L'étude des associations vaccinales permettra certainement dans les prochaines années de vacciner en une seule injection contre une dizaine ou une douzaine de maladies. Sans compter qu'on s'intéresse de très près aux perspectives déployées dans toutes les directions de cette voie de traitement. On recherche activement un vaccin contre la carie dentaire et des vaccins contre le virus syncitial (VRS responsable des bronchiolites hivernales), l'herpès, le cytomégalovirus, le rotavirus (responsable de graves épidémies de diarrhées infantiles), la syphilis, la blennorragie, le paludisme, la bilharzie urinaire et la toxoplasmose. Les virus « lents » — comme on les appelle, parce que, contractés dans l'enfance, ils ne se manifestent que tard dans la vie, sous la forme de dégénérescences cérébrales, dont la maladie d'Alzheimer, sortie de l'ombre depuis le décès de la célèbre Rita Hayworth qui en est morte, est un des représentants —, font eux aussi l'objet de la mise au point de vaccins destinés à les combattre.

On ne peut pas, bien sûr, ne pas évoquer l'importance de la voie que constitue la recherche vaccinale pour le traitement des cancers et du sida.

Peut-être parviendra-t-on, chemin faisant, à mettre enfin au point une vaccination efficace contre le rhume !

Ce n'est pas sûr !

Et ce souhait n'est pourtant pas un luxe, car il permettrait de résoudre élégamment les problèmes ardus posés par les modes de garde des tout-petits.

Les différents modes de garde

Voilà une question difficile et rarement débattue sans passion. Les problèmes qu'elle soulève sont si nombreux qu'on en remet indéfiniment l'abord, au point souvent de ne parvenir à leur trouver une solution qu'au moment où ils s'imposent dans leur réalité concrète. Il est fréquent d'entendre la mère d'un bébé de 3 ou 4 semaines dire ne pas encore savoir si elle va le garder ou le faire garder, le comble de l'innocence étant atteint quand elle fait part de son intention d'aller prospecter les crèches du quartier !... Mais il est tout aussi fréquent de voir des enfants, pour lesquels avait été programmée une décision de garde bien précise, finir par connaître un destin totalement différent. On ne doit ni s'étonner ni déplorer que la décision prise alors puisse sembler parfois relever de l'improvisation : elle est redevable au profond travail accompli sur ses parents, et sur sa mère en particulier, par ce tout-petit qui dispose déjà de plus d'un tour dans son sac !

Il faut dire que toute réflexion en la matière ne peut se déployer que sur fond d'une contrainte encore bien difficile à écarter. La garde de l'enfant par sa mère a en effet été le modèle qui a prévalu pendant la plus grande période de notre histoire d'humains. Il n'y a donc rien d'étonnant à ce qu'elle continue de travailler l'inconscient et de servir de référence aux autres modes. Son inscription dans le droit fil de la fonction maternelle (cf. p. 221) ne fait de surcroît que complexifier le problème. Ce qui ne veut pas dire que son adoption se fasse pour autant sans malaise : il n'est pas rare de constater un sentiment paradoxal d'autodépréciation chez les mères qui, pour l'assumer, ont volontairement renoncé à leur travail. On découvre ainsi, derrière une question qui paraissait ne devoir être traitée que de manière factuelle, une dimension d'une tout autre importance : la place occupée par le travail[1] des femmes dans leur effort de prise de distance par rapport à ce que j'ai appelé plus haut un « modèle de base » (cf. p. 229). Comme cela n'est pas sans incidence non plus sur la relation qu'entretiennent ces mêmes femmes au père de leur enfant, j'ai cru devoir signaler (cf. p. 230) que ce dernier tente de déployer aujourd'hui sa fonction dans un monde où il ne dispose plus des mêmes repères qu'autrefois.

Essayons d'aller au-delà de la sécheresse de ce constat.

Dans ma pratique personnelle, où ne s'opère aucune sélection de recrutement, j'ai été frappé par un fait très anodin en apparence : la distribution statistique des modes de garde est grossièrement superposable à celle qui se rencontre dans les modes d'allaitement. Un quart environ des mères allaitent, alors que trois quarts optent pour un allaitement artificiel ; un quart environ des mères

1. Il s'agit bien évidemment, dans tout ce chapitre, du travail des femmes à l'extérieur, et non pas du travail, souvent considérable, nécessité par les tâches domestiques.

gardent leurs enfants, alors que trois quarts les confient à un mode de garde mercenaire. Que faut-il en penser ?

On se souvient de cette fameuse maxime d'Auguste Pinard : « Le lait de la mère appartient à son enfant » (cf. p. 132), et on a vu l'usage qui en a été fait. On peut imaginer, sans grande difficulté, qu'une idéologie reproduisant la même forme de clivage en abondant dans le sens de la fonction maternelle viscérale ne soit mise un jour en place, affirmant que, tout comme l'enfant aurait un droit inaliénable au lait que la nature met dans les seins de sa mère, il aurait un droit identique à sa présence et à son temps. On s'attendrait alors à ce que la superposition statistique relevée en soit une rémanence et qu'elle se vérifie jusque dans le détail et dans une rigoureuse correspondance terme à terme. Or, il n'en est rien. Les deux séries ne se recoupent pas du tout : il y a en effet des mères qui assurent la garde personnelle de leur enfant en ne l'allaitant pas, et il y en a qui continuent longtemps de l'allaiter partiellement tout en le confiant à une nourrice ou à une crèche. Cette distribution inattendue conduit à penser que les motivations des mères en ces différents domaines sont bien plus complexes qu'on ne le croit. On pourrait évidemment en prendre acte et décider d'en rester là en démontrant au besoin, comme cela a été fait pour l'allaitement artificiel, qu'il n'y a somme toute pas de différence notable sur la santé et l'équilibre des enfants entre les effets à moyen et à long terme des différents modes de garde — ce qui est certainement vrai. Mais croit-on pouvoir, par cette manière de clore le débat, extraire les mères de leurs interrogations ? Aura-t-on suffisamment pris en considération la pression conjoncturelle de l'environnement social — avec ses modes et ses mouvements de fond — sur des phénomènes malléables et délicats ? Le progrès industriel a mis au point des laits d'emploi facile et a incité les mères à abandonner l'allaitement naturel. Le même progrès a donné aux femmes la possibilité de travailler en confiant leur enfant à une garde. Elles l'ont fait. Elles continueront de le faire. Mais pourquoi refuser d'examiner les problèmes que cela soulève et ne pas envisager les perspectives ouvertes aux générations en devenir par une mutation encore récente à l'échelle de l'histoire ? Ne peut-on pas déjà constater la coloration nouvelle qu'un tel changement confère au paysage familial ?

Ce que l'on observe aujourd'hui est d'une si grande variété qu'on ne peut pas aisément y opérer une classification ou en tirer un enseignement notable. C'est là que revient en force le sentiment d'improvisation signalé plus haut. Il semble devoir conduire à la conclusion que **chaque mère fait ce qu'elle croit être le mieux et** qu'**elle a certainement pour cela des raisons dont la pertinence n'est pas à discuter**.

Prenons, pour mieux le comprendre, quelques exemples schématiques :

■ Mme Catherine, complet trois-pièces, cravate à gros nœud et chapeau feutre mou, amène à la consultation son petit Georges-Edmond, solide gaillard de 22 mois qui court dans tous les sens, parce qu'il se réveille fréquemment la nuit. Elle vient de très loin et elle a décidé de prendre cette fois-ci elle-même « le taureau par les cornes ». Elle a, en effet, fait conduire à plusieurs reprises pour ce motif Georges-Edmond par sa nurse de jour chez son pédiatre habituel. En vain. Le fait en soi ne l'inquiète pas plus qu'il ne la dérange réellement, comme elle le précise. Elle imagine que tout finira par se tasser tôt ou tard. Le problème majeur qui la préoccupe, c'est que la nurse de nuit menace de rendre son tablier et que ce n'est pas si simple de lui trouver une remplaçante. J'apprends ainsi que Mme Catherine est promoteur immobilier, qu'elle a eu Georges-Edmond avec un de ses collègues bien plus âgé qu'elle, qui n'en a pas voulu au départ mais qui a fini par accepter d'en assumer la paternité. Le couple s'est désagrégé depuis et a liquidé l'appartement commun, avant la naissance de l'enfant, pour trouver sur le même palier deux vastes appartements qui permettront ainsi à Georges-Edmond de passer plus tard de l'un à l'autre. Mme Catherine, très prise par son travail, a donc engagé le personnel qu'il lui fallait pour offrir à Georges-Edmond confort, chaleur et tout ce dont elle pense qu'il pourra avoir besoin.

■ Mme Germaine collectionne et accumule les qualités, les succès et les bénéfices. Elle est jeune, brillante et fort belle. Elle est mariée à un ingénieur guère moins brillant qu'elle-même. Elle est chef de service d'un gros département de recherche industrielle. Elle a eu un premier puis un second enfant. Elle leur a consacré à chaque fois le strict minimum de présence. Elle a travaillé jusqu'à la veille de son accouchement et avait hâte de regagner son poste dès la fin de son congé légal de maternité. Indépendamment de son activité professionnelle, elle a une vie mondaine trépidante. Elle a résolu son problème en ayant à demeure à son domicile une personne qui s'occupe tout à la fois de son intérieur et de ses enfants. Elle ne peut pas même concevoir que ses enfants puissent être parfois malades. Et si elle a à les accompagner à la consultation, elle ne comprend pas qu'elle puisse avoir à attendre, ne serait-ce qu'une dizaine de minutes, pas plus qu'elle ne peut accepter qu'une maladie puisse nécessiter des examens complémentaires ou durer quelques jours. Pas plus tôt rentrée, elle est déjà pressée de repartir parce que son agenda électronique lui a signalé des appels importants à son bureau : elle s'attarde alors quelques minutes au secrétariat pour passer des coups de fil urgents. Pour Mme Germaine, les enfants qu'elle a faits doivent être des objets sans faille et sans défaillance, tout comme elle se veut elle-même l'image de l'intégration achevée à la société qu'elle entreprend activement de construire. Il lui est impossible dans ces conditions d'envisager de consacrer à ses tâches maternelles plus de temps que ne lui laissent ses multiples occupations.

■ A l'inverse, Mme Irma, guère moins brillante et douée de qualités que Mme Germaine, s'interroge sans relâche sur l'impact que peut avoir son travail sur le devenir de ses enfants. Elle est chercheuse dans un organisme public, ses enfants sont élevés en crèche et elle veille de longues nuits pour achever un travail en cours, après s'être occupée du dîner, de la vaisselle, de la lessive et des cartables du lendemain. Elle n'a d'ailleurs pas les moyens pécuniaires de faire autrement. Son mari est professeur et leur double salaire leur suffit à peine à vivre comme ils vivent et à payer les traites du trois-pièces qu'ils ont acheté à crédit dans le quartier. Ce qui ne l'empêche pas d'avoir des ambitions pour ses enfants, pour lesquels elle voudrait de solides et brillantes études. Elle parle volontiers de ses origines et de celles de son mari. Elle dit combien son travail l'intéresse, mais combien il vient loin derrière le plaisir qu'elle retire de sa vie de famille. Elle fait circuler du récit et de la parole dans la vie de ses enfants et se livre volontiers à cet exercice devant chaque épreuve ou chaque maladie qu'elle ressent, qu'elle s'en défende ou pas, comme la conséquence de l'une de ses insuffisances. Mme Irma est la quatrième et dernière enfant de sa mère qui ne travaillait pas, alors que Mme Germaine est la première des deux enfants d'une professeur d'Université mariée à un haut fonctionnaire. Ces deux femmes, aussi brillantes l'une que l'autre, ont à leur travail un rapport très différencié : serait-ce abusif d'y voir les effets d'histoires personnelles fort différentes ?

■ Dans un tout autre registre, Mme Zoé a, elle aussi, fait un enfant. Un seul et « qui le restera » : un garçon, Renaud, à qui elle a donné son nom de jeune fille, son compagnon ne l'ayant pas plus reconnu qu'il n'a été incité à le reconnaître. Elle travaille comme vendeuse dans un grand magasin et s'occupe de son logement HLM avec beaucoup de soin. Elle pourrait ne pas travailler, comme le lui demande le père de son enfant, commerçant relativement aisé. Elle ne veut pas en entendre parler. Que ferait-elle de son temps et comment pourrait-elle surtout justifier le mode de garde qu'elle a choisi pour son fils ? Parce que, pour elle, Renaud a un statut défini sans la moindre ambiguïté, la moindre hypocrisie ou la moindre pudeur : il est le fils qu'elle a fait à ses parents retraités, dont elle est la quatrième fille et qui ont toujours déploré de n'avoir pas eu de garçon. Elle leur en a confié la garde. Et comme il peut être dangereux de le sortir le soir tombé et qu'elle n'a pas « à se gêner avec ses parents », elle le leur laisse nuit et jour. Elle occupe, sans en être incommodée, un statut qui ressemble à s'y méprendre à celui d'une mère porteuse qu'aurait effleurée un gros soupçon d'inceste.

■ Mme Julie n'arrête pas de pleurer depuis la naissance de sa fille et rien ne la console ou ne peut la distraire. La grossesse qu'elle a fini par consentir à son époux lui a déjà posé de bien sérieux problèmes et voilà des mois qu'elle est suivie par un psychiatre. Elle a évidemment interrompu depuis quelque temps son travail dans l'administration. Elle est pleine de doutes. Elle n'a qu'une seule certitude : celle de ne pas parvenir à donner à son enfant ce qu'elle-même n'a pas reçu. Abandonnée à la naissance par sa mère, elle a été en pouponnière plusieurs mois, avant d'être adoptée une première fois, puis abandonnée à nouveau, avant de trouver une famille d'accueil, qui disparaîtra une fois de plus, assez tôt, dans des circonstances tragiques. Mme Julie a des raisons de douter et de pleurer en des circonstances qui entrent en résonance avec des faits enfouis et douloureux de son histoire. Sa fille réagit à cette atmosphère par des vomissements importants et une anorexie tenace qui ne font qu'aggraver un déjà bien grand désarroi. En accord avec le psychiatre, je fais confier l'enfant à une assistante maternelle de qualité et j'incite Mme Julie à reprendre au plus vite son travail. Ce qu'elle fait et qui lui permet, par les zones de certitude qu'elle y développe, de reprendre une certaine assurance et de quitter peu à peu sa position d'autodévaluation. L'enfant s'arrête de vomir, mange mieux, grossit et redevient gaie et dynamique. Sa mère est patiemment enseignée à son rôle par l'admirable nourrice que je lui ai dégotée. Elle va rapidement mieux. Tant et si bien qu'au bout de quelques mois Mme Julie envisage avec une certaine sérénité une seconde grossesse.

■ Mme Marie est toujours remarquablement habillée. Elle a une allure décidée, tranquille et sympathique quand elle arrive au cabinet à l'heure de sortie des bureaux. En général, son mari est déjà depuis une dizaine de minutes dans la salle d'attente avec les enfants. Mme Marie a une belle situation de secrétaire de direction. Son époux ne travaille pas, il se destine à un métier d'art et, comme il attend de percer, c'est elle qui « fait bouillir la marmite » en travaillant au-dehors pendant que lui occupe la position d'« homme au foyer ». Il m'est arrivé de lui rendre visite à son domicile à l'occasion de maladies de ses enfants. Je le trouvais courant de la salle de bains où il étendait le linge à la cuisine où il avait mis le déjeuner à cuire. Situation attendrissante, incongrue et sympathique que celle de ce gros homme à la forte voix que je surprends en train de tancer au passage son avant-dernier : « Bruno, tu déconnes ! Suffit que je te laisse le cul nu trois minutes pour que tu me chies sur la moquette ! Ça va pas, non ! » Il poursuit à mon adresse : « Excusez-moi un instant, docteur, le temps de passer une éponge pour limiter les dégâts et je suis à vous. Sylvie est dans sa chambre, vous connaissez le chemin, je vous rejoins. » Il revient un moment après, alors que Sylvie manifeste quelque réticence à ouvrir la bouche : « Allez ma tototte, ma blondinette à moi, tu vas gentiment l'ouvrir cette bouche, c'est pas la peine de retarder le docteur ! Je sais que c'est désagréable, mais plus vite tu l'ouvres et plus vite tu seras débarrassée... » Sylvie finit par s'exécuter. La grosse voix a dit les mots qu'il fallait. Ce petit monde semble avoir parfaitement intégré le mode d'élevage qu'il a au demeurant toujours connu. A une consultation ultérieure survient un petit incident. Il sont là tous les cinq : Sylvie se balance dans le rocking-chair, papa a Bruno dans les bras et Mme Marie est occupée à déshabiller Véronique, la petite dernière. Défaisant les couches, elle se tourne brusquement vers son mari pour lui dire sur le ton du reproche : « Je t'avais bien dit de ne pas serrer autant les couches ! » Il a un air un peu surpris puis il hausse les épaules et rétorque : « Oh ! oh ! minute ! j'suis qu'un mec, moi. Hein, Bruno, on est qu'des mecs, nous ! » L'incident est clos. Mais il en dit long sur l'excellent repérage des rôles de chacun : il atteste que cette mère ressent une certaine sécurité quant à la place qu'elle occupe, même absente physiquement le plus clair du temps, dans la maisonnée, et que le père a une conscience aiguë du fait que la place qu'il occupe auprès de ses enfants se substitue simplement à celle de la mère en l'absence de celle-ci. On a dit d'ailleurs combien cette double reconnaissance est fondatrice de l'équilibre que réclame tout élevage.

■ Mme Brigitte est mère de quatre enfants étagés entre 9 et 2 ans. Elle est aussi médecin, mariée à un médecin hospitalier. Elle a choisi une spécialité pointue à l'abri de la crise qui frappe le corps médical. Elle travaille 25 heures par semaine. Elle pourrait travailler deux ou trois fois plus. Mais elle tient à vivre le plus possible sa vie de mère et de femme d'intérieur. Elle a organisé son emploi du temps avec une femme de ménage et des étudiantes pour faire la soudure. Elle ne travaille pas le mercredi. Elle se fait un point d'honneur d'assister aux cours de musique et de danse des deux grands et adore par-dessus tout recevoir des amis et faire la cuisine. Elle n'a jamais usé d'un quelconque passe-droit pour obtenir des rendez-vous prioritaires à ma consultation et quand je m'en suis étonné un jour, elle m'a répondu : « Mes enfants avant tout ! Quand je dois les amener chez vous et que je ne peux pas assurer ma consultation, je l'annule tout simplement. » Quand je lui demande pourquoi, dans ces conditions, elle continue de travailler, elle me répond : « Faut bien que je fasse quelque chose avec mon bac + 10, vous croyez pas ? Et puis ça m'aère, ça m'amuse ! Alors, tant que ça m'amuse, je le fais. Mais si un jour mon travail doit gêner ma vie de famille, je le plaquerai sans le moindre regret. »

■ Si je convoque, pour clore cette galerie de portraits, Mme Rosario, c'est par reconnaissance pour tout ce que sa rencontre m'a appris. Mme Rosario a 45 ans quand elle vient me présenter son premier-né, une fillette, Irina, qui est déjà inscrite à la crèche et à qui je dois faire un BCG. J'apprends rapidement qu'elle est pédiatre et qu'elle est en France depuis deux années environ pour parfaire une formation rare. J'en ouvre des yeux grands comme des soucoupes : « Un premier enfant à 45 ans, ça n'a pas été trop angoissant ? » ai-je demandé. On sait — et Mme Rosario aussi bien que moi — combien les risques de malformation s'accroissent avec l'âge maternel. « J'ai pris le risque, m'a-t-elle répondu. La ponction du trophoblaste m'a tranquillisée et j'ai supporté l'inquiétude des échographies ultérieures. » La suite de nos échanges va m'apprendre les conditions de conception d'Irina. Un incroyable conte de fées. Un scénario difficilement imaginable. Mme Rosario a littéralement « dragué » le futur père de son enfant par téléphone après l'avoir repéré et choisi pour procréer. « Je n'ai jamais eu le temps jusque-là, avec tout ce que j'avais à faire, de penser à fonder une famille. Mon travail m'absorbait tellement qu'il remplissait ma vie. Je n'éprouvais pas de besoins de ce type. Des enfants, j'en avais entre les mains à longueur de journée et le plaisir qu'ils me procuraient était si grand ! Au fond, j'étais comblée. Et puis un jour — sans doute l'échéance du temps a dû jouer ! — j'ai senti une envie de combler à mon tour. J'ai eu besoin de ce plaisir que rien, pas même celui procuré par le travail, ne peut donner. Je l'ai fortement ressenti. Il m'a obnubilée et il s'est mis à occuper tous mes instants. J'ai franchi le pas. J'ai pris des risques et je sais que j'en fais prendre à Irina, puisque son père ne sait pas même qu'il m'a mise enceinte. Je me suis sentie comme un animal en manque qui errait de tous côtés à la recherche de ce qui pourrait le satisfaire. J'ai fait ce que j'ai fait en toute conscience. Je m'en expliquerai un jour avec ma fille. J'espère que je parviendrai à lui faire comprendre qu'elle ne devra pas commettre la même erreur que moi. Il y a certainement pour une femme une place pour le travail dans sa vie. Il y en a une autre pour les enfants qu'elle doit faire. Et il ne faut pas bouleverser l'ordre des priorités comme je l'ai fait. Encore heureux que je m'en sois aperçue à temps. »

Les « Mme Rosario » deviennent légion dans nos consultations. Pourquoi ?

On se rend compte, au fil de ces exemples pris au hasard d'une journée de consultation, que le travail des femmes n'occupe pas toujours un statut univoque dans leur économie affective. Il peut tout envahir, être un simple prétexte, une source de plaisir, avoir statut d'appoint indispensable, revêtir celui d'une saine... distraction ou devenir tout bonnement toxique ! Il pose néanmoins, toujours et sans exception, derrière la difficile question de la place occupée par l'enfant, celle guère moins difficile de sa garde.

On découvre ainsi que la décision de faire garder un enfant, le choix de son mode de garde et la relation que la mère entretient à sa maternité ne sont pas des éléments indépendants les uns des autres. Il existe entre eux un nouage qui n'est certainement pas soumis au seul effet du hasard et qui invite à s'interroger, au moins succinctement, sur la place du travail dans le statut de la femme.

Les femmes et le travail

Nous ne pouvons pas ne pas rappeler, pour commencer, que notre monde occidental a longtemps vécu sous le signe d'une malédiction fameuse qui condamnait le seul mâle à gagner son pain « à la sueur de son front » — la femme, éclaboussée par une malédiction symétrique, ayant déjà été condamnée, elle, à ne pouvoir mettre au monde sa progéniture que « dans la douleur » (Genèse 3,16-19).

On peut se demander à partir de là pourquoi, sans se démettre ou s'alléger de la lourde mission impartie à son corps, la femme a un jour délibérément décidé de rejoindre son partenaire dans une épreuve dont elle était en principe préservée. Si on pose qu'elle n'échappe pas plus que son partenaire aux lois qui régissent l'économie affective de l'humain, on doit postuler, au principe de sa démarche, l'attrait indéniable d'un bénéfice dont il importe de cerner la nature, en s'interrogeant sur la manière dont il s'est accommodé de l'aventure de maternité.

Même s'il constitue une valeur majeure de notre époque actuelle, le travail féminin n'en est pas une invention. Il a toujours et partout existé : l'Indienne des plateaux andins, qui sarcle aujourd'hui le champ communal, loue sa force de travail, au même titre que le fait son compagnon dans la mine de cuivre voisine, mais tout comme le faisait, sous Philippe le Bel, Louis XIII ou Napoléon III, la lavandière du quartier des Halles quand elle allait porter son linge fraîchement lavé à l'officier de la garde ou au clerc de notaire.

Sans entrer dans le détail d'un historique qui mériterait un autre traitement, il nous faut remarquer que ce travail a longtemps gardé une certaine spécificité. Il n'a concerné que les femmes sans ressources ou les femmes qui n'avaient pas trouvé d'homme pour assurer leur subsistance [1] et celle de leurs enfants. Ses caractéristiques sont en outre longtemps demeurées en étroite relation avec la place potentielle ou avérée de l'enfant : les tâches et les postes étaient parfaitement définis et l'aménagement des lieux devait nécessairement permettre, entre autres choses, l'indispensable nourrissage. Il était, malgré cela, souvent subi à regret par une femme qui se définissait principalement par la maternité à laquelle elle espérait accéder un jour. Si bien que l'élevage mercenaire est longtemps resté une exception réservée aux enfants orphelins ou abandonnés et dans l'attente d'une adoption. C'est d'ailleurs pour les recueillir, les regrouper et les tirer du marasme que fut créée, dans les Vosges au milieu du XVIIIe siècle, sous l'impulsion d'un pasteur, la toute première crèche. L'idée eut quelque succès et, après avoir gagné l'Ecosse et l'Angleterre, elle est revenue en France, au milieu du

1. Ce qui permet d'entrevoir, au passage, un axe important de l'échange qui a longtemps prévalu entre les parents : l'homme payait de son travail les droits qu'il exerçait sur une progéniture mise au monde par une compagne démunie de ressources propres.

XIXe siècle, pour remplir le même office [1]. Il a fallu attendre le développement de l'ère industrielle, la généralisation progressive du travail féminin et surtout la seconde moitié du XXe siècle pour voir les femmes s'investir fortement dans leur activité.

Il semble que les paramètres qui sont intervenus en quantité dans l'évolution récente de nos sociétés (généralisation de l'instruction, plus grande rapidité des déplacements, circulation de l'information, guerres, bouleversements sociaux, etc.) ont contribué à des degrés divers à promouvoir le désir d'inscription des femmes dans l'histoire en les amenant à tenter de prendre quelque distance à l'endroit de la seule fonction maternelle qui les a longtemps définies. Les hommes auraient dû s'en féliciter. Mais comme ils restaient, pour leur part, empêtrés dans le statut d'incertitude qui a toujours caractérisé leur fonction paternelle, ils ont cru devoir freiner ce mouvement en l'ignorant, quand ils ne le combattaient pas ouvertement. Le film de Lakhdar Hamina, *Vent de sable*, met admirablement en scène une évolution de ce type dans l'Algérie pré- et post-coloniale dont on peut aisément imaginer qu'elle a parcouru en quelques décennies, longtemps après notre Occident, le chemin qu'il a lui-même tracé. On y voit un homme de basse extraction épouser une femme, en attendre des enfants et la battre après chaque accouchement parce qu'elle avait mis au monde une fille. A la fin du film, on voit le même homme assister, attendri et bouffi de fierté, à la rentrée de l'une de ses filles devenue… professeur !

Il est indéniable que le travail a également été pour les femmes un moyen inattendu et cependant opportun de s'extraire du statut de dépendance dans lequel elles avaient été si longtemps et si souvent tenues. Il a surtout été aussi pour elles un révélateur tout à fait imprévu. Elles découvraient qu'elles pouvaient développer des capacités en tout point équivalentes à celles des hommes. Elles en administraient la preuve en bousculant soudainement la hiérarchie des

---

1. La première crèche à Paris sera créée en 1844 dans un quartier qui, à l'époque, était l'un des plus défavorisés, celui de Chaillot. Quelques années plus tard, la devise de la « Société des crèches charitables » sera : « Secourir à peu de frais l'enfant, sa mère et sa famille par le travail, sans humiliation, et moraliser en secourant. »

sexes, fondée jusque-là sur la différence de force physique, en démontrant que, sur le plan intellectuel en particulier, elles n'avaient rien à envier à leurs partenaires. Elles élargissaient, d'une façon brutale, l'horizon de leur plaisir, principalement cantonné jusque-là, par la force des choses, à la relation à leur enfant. Cette relation se modifiait à son tour, relativisant considérablement le rapport à ce même plaisir, dont le seuil en général était sensiblement rehaussé. Une femme n'avait plus à attendre indéfiniment de s'adonner à celui, instinctuel et bouleversant, que lui procurait sa maternité. Elle en retirait suffisamment — voilà, vérifié, ce que nous supputions plus haut — de l'exploitation de ses potentialités pour patienter jusqu'à une étape, qu'elle continuait sans le moindre doute de souhaiter atteindre, mais en y mettant infiniment moins de hâte. Ce qui explique certainement en partie la récente augmentation de l'âge de la première grossesse observée dans nos pays.

Il semble dans cet ample mouvement que la logique de la société de production ait débouché sur un phénomène surprenant et dont les conséquences ne peuvent pas encore à ce jour faire l'objet d'une évaluation définitive.

Si on s'éloigne de la malédiction initiale qui a façonné pendant longtemps nos manières de voir et que l'on essaie de penser les choses en termes d'une création qui donne sens à une vie, on peut, sans exagération, évoquer le plaisir apporté par toute création à son auteur. On s'aperçoit alors que, dans le monde dans lequel nous vivons, le plaisir apporté à l'homme par son potentiel créatif demeure, comme il l'a toujours été, restreint à son seul travail, alors que la femme accroît celui qu'elle a toujours eu par sa possibilité d'être mère, de celui qu'elle s'est mise à développer de plus en plus grâce à son travail. On peut s'étonner de ces formules à l'emporte-pièce et faire remarquer qu'un homme devient père lui aussi. Certes ! Mais cela ne remet pas en cause le schéma. Car — et nous l'avons vu (cf. p. 229) — les fonctions des parents ne sont ni superposables ni symétriques : la mère seule fonctionne dans la certitude avec son enfant et peut, légitimement — et viscéralement — le vivre comme sa « création ». Le statut conféré par l'homme au travail grâce auquel il « façonne » son environnement est destiné à investir ce travail du même potentiel créatif. Cette séparation quasi étanche des registres a longtemps assuré une forme d'équilibre (précaire mais fonctionnel) entre les deux instances parentales. Aujourd'hui, un homme ne dispose plus de ce moyen qu'il a longtemps utilisé pour exercer un droit de regard, sinon de sérieuses pressions sur le devenir de sa progéniture. Cette monnaie d'échange n'a plus le même cours auprès d'une compagne qui peut s'y adonner aussi bien, sinon parfois mieux, que lui. C'est peut-être ce qui explique, d'ailleurs, que la société mâle ait mis tant de mauvaise volonté à admettre le nouveau statut de la femme et qu'elle se soit longtemps acharnée à lui octroyer, pour un travail identique, un salaire et des droits bien moindres.

Or, si une mère ne constitue plus la relation à son enfant comme la seule source de son plaisir — ce dont on serait en droit de se féliciter —, le sort de l'enfant ne peut en principe qu'en être modifié : son paysage environnant ne lui délivre plus les mêmes messages et il devra se construire avec les messages qui lui sont adressés de toute part. On sera passé d'un univers relativement restreint où la cellule familiale constituait la source de l'expérience et la protection contre les remous de l'environnement, à un univers bien plus élargi et bien moins cloisonné dont les remous affectent de la même manière chacun des membres de la cellule familiale. L'enfant n'ancre plus son sentiment de sécurité de manière exclusive et spatialement repérable dans son entourage immédiat.

Un tel mouvement ne s'est évidemment pas fait du jour au lendemain, pas plus qu'il ne s'est fait uniformément ou qu'il n'a abouti à des situations uniformisées. La preuve en est que la population féminine laborieuse est encore aujourd'hui partagée, comme on l'a vu, en différentes catégories : il y a des femmes pour qui le travail est une priorité absolue, d'autres pour lesquelles il continue de constituer un appoint appréciable et d'autres encore pour qui il est une servitude de laquelle elles ne demandent qu'à s'extraire. Il est incontestable qu'elles continuent cependant toutes de le vivre sur fond de leur capacité à mettre des enfants au monde. On ne sera pas étonné d'avoir à constater que ce sera autour de la relation à ce potentiel que se créent les lignes de partage entre les trois principales catégories recensées ici. On ne peut donc pas traiter du travail féminin en décidant qu'il est un pur phénomène en soi et l'analyser au seul moyen des critères sociologiques ou économiques. La toute simple évocation de son incidence au travers de l'histoire et dans les différentes couches sociales de la population suffirait à montrer que s'y est toujours déployée en filigrane l'éternelle lutte des sexes entretenue par une interrogation inachevée sur les places respectives des parents. Répétons encore une fois que, si le potentiel procréatif de la femme en a fait, de tout temps et avec la plus grande certitude qui soit, la mère de ses enfants, l'homme n'a jamais cessé de chercher les moyens de sortir du doute qui entache naturellement son accès à la paternité. La manière dont il a longtemps maintenu la mère de ses enfants dans une sujétion économique se révèle être, depuis l'avènement de l'ère industrielle, comme la marque la plus patente de son désir d'avoir le même statut qu'elle et de sa crainte de ne jamais y parvenir. Mais doit-il l'avoir, ce même statut ? Devrait-il l'avoir ? Sa recherche n'est-elle pas un leurre, qui lui permettrait de fuir les responsabilités attachées au flou même dans lequel évolue son personnage ? C'est peut-être de ces interrogations et principalement d'elles qu'il s'agit aujourd'hui. Elles se situent au cœur même des mutations de nos sociétés.

Comment réfléchir à tout cela pour prévoir des solutions susceptibles de satisfaire chacune de ces catégories, sans nuire aux autres ? C'est certainement la question la plus difficile à résoudre. Et on conçoit que les tentatives de réponse qui sont avancées demeurent encore brouillonnes et n'apportent pas la satisfaction que chacun est en droit d'espérer.

Les incidences du travail féminin

Ce qui apparaît d'essentiel dans la manière dont les femmes allient leur travail à leur potentialité procréative, c'est que l'enfant qu'elles mettent au monde dans ces conditions parachève, sans qu'elles le sachent toujours, leur insatiable propension à un dévouement qui continue de les définir au plus près de leur être : elles peuvent à la fois l'assumer encore mieux et le combler parfois encore plus. Il serait pourtant souhaitable qu'elles utilisent sainement le plaisir retiré de leur travail pour alléger leur enfant du poids d'une étouffante sollicitude. Or, combien de fois ne faut-il pas encore les inviter à plus de mesure en leur expliquant que le temps, compté, qu'elles passent auprès de leur enfant a pour lui bien plus de valeur que celui, étalé, qu'il a passé à la crèche ou chez sa nourrice, et qu'elles n'ont pas à tomber dans une regrettable surprotection compensatoire. A combien d'entre elles ne faut-il pas expliquer qu'il vaut mieux pour leur enfant rencontrer une heure par jour une mère équilibrée par son travail que toute une journée la même mère qui s'ennuie ! C'est à de telles occasions que l'on découvre combien cette question du travail et de la garde de l'enfant rejoint les éléments de l'histoire maternelle qui agissent toujours subrepticement comme on aurait pu s'y attendre. C'est encore la même histoire qui rend compte du cas de figure de ces mères qui, caressant le rêve d'une autarcie et d'une totale indépendance, prennent appui sur l'autonomie économique que leur procure leur travail pour franchir le pas et tomber dans le piège d'une procréation excluant un père pour l'enfant. On les retrouve quelque temps plus tard dans une solitude qui les étonne douloureusement et dont elles clament souvent qu'elles ne l'ont pas voulue.

Il semble que le changement brutal opéré par le facteur travail dans les mentalités des hommes ou des femmes d'aujourd'hui n'ait pas encore été tout à fait digéré et qu'il demandera encore un certain nombre de générations pour produire les conditions d'une entente plus simple et plus harmonieuse entre les sexes.

Entendons-nous, cependant, avant d'aller plus loin et pour éviter tout malentendu : nouer étroitement, comme je tiens à le faire, le travail féminin au potentiel procréatif de la femme ne signifie pas que l'on doive revenir à des pratiques discriminatoires obsolètes et cantonner les femmes à des activités subalternes ou les contraindre de choisir les seules carrières ou activités compatibles avec cette potentialité. Il faut que cela soit clair : je soutiens au contraire que rien ne doit obérer leur choix et ne doit non plus leur interdire de s'inscrire totalement si elles le veulent dans l'univers du travail — ce qu'elles ont su faire et ont fait malgré les résistances du contexte libéral dans lequel nous vivons et qui se refuse obstinément à prendre en compte en bien des points cette légitime revendication. Ce qui me semble indispensable par-dessus tout (bien fol idéal, peut-être, qui ne peut naître que dans l'esprit et sous la plume d'un pédiatre !), c'est que les femmes puissent, si elles en manifestent le désir, interrompre autant de temps qu'elles le voudraient leur travail pour se consacrer à leur maternité sans être lourdement pénalisées comme elles le sont encore[1]. Il est en effet regrettable que nos sociétés, qui adulent au plus haut point la fonction maternelle, n'aient encore rien fait pour lui rendre le véritable hommage qu'elle mérite. Pourquoi une femme, qui le souhaiterait, ne pourrait-elle pas avoir un congé de maternité bien plus long que celui dont elle bénéficie actuellement ? Pourquoi ne pourrait-on pas lui permettre d'en fixer la durée à la carte, en fonction de son humeur ou de ses besoins, quitte à y introduire une modulation financière ou à créer une forme de salaire maternel, tout comme on a créé, en fonction de certaines conjonctures, les postes les plus divers au sein des allocations familiales ? Pourquoi une femme devenue mère ne pourrait-elle pas, si elle décide de rester même longtemps chez elle, retrouver **légalement** son emploi, alors qu'elle aura consacré les plus belles années de sa vie à donner le meilleur d'elle-même à une société qu'elle aura enrichie d'enfants sains et bien « élevés » ? Elle sera pourtant pourvue d'une maturité et d'un équilibre appréciables que lui aura apportés son incomparable expérience. On peut bien sûr avancer qu'alourdie d'enfants, elle risque d'avoir à s'absenter plus qu'une autre : cette crainte ne me semble pas avoir grande consistance si on prend en compte le fait que des enfants longuement élevés par leur mère ont eu, plus que les autres, le temps d'accumuler de la sécurité, de fabriquer de solides défenses et de mieux résister aux maladies contagieuses. Sans compter que la sérénité conférée à une mère par une perspective de ce type contribuerait considérablement à diminuer la morbidité chez son enfant. Je ne sais pas si l'on a fait sur ce point des études comparatives chiffrées, c'est néanmoins mon impression de clinicien. On pourra radicaliser la critique de ce type de solution en affirmant qu'une femme, si longtemps coupée de

1. Le congé d'éducation prévoit le fait pour 3 ans, avec en principe conservation des avantages liés au poste de travail. Dans la réalité, c'est d'une mise en œuvre moins simple qu'on ne pourrait le croire.

son emploi, n'aura pas pu en suivre l'inévitable évolution et en freinerait en conséquence la dynamique. Cela aussi me semble être un faux argument : à l'heure où l'ANPE s'évertue à reclasser les chômeurs à coups de stages de reconversion, il n'est pas plus difficile d'envisager dans cette occurrence un recyclage identique des impétrantes pendant quelques semaines ou quelques mois. Il est vrai qu'une solution de cet ordre n'est possible dans nos modèles sociaux ni pour les hommes ni pour les femmes. Mais est-ce un argument suffisant pour la rejeter ? Je persiste à croire qu'elle est théoriquement possible et je crois qu'elle mériterait d'être prise en considération : il suffit pour s'en convaincre de mettre côte à côte le problème des allocations chômage et les quelque 205 millions de francs d'antibiotiques (sans compter les autres médicaments) que coûte à notre société le traitement des seules otites du nourrisson, dont on sait que les enfants fréquentant les crèches en sont de loin les principales victimes.

Je sais combien la question que j'aborde ici est une question difficile. Je sais que je m'y commets avec bien peu de moyens. Je sais aussi qu'elle ne se résout pas par quelques remarques ou suggestions auxquelles ont probablement pensé nos décideurs. Je sais néanmoins que les approches qui en ont été tentées se sont révélées boiteuses et se sont toujours trouvées en butte à une critique aussi fielleuse que démagogique. Je crois cependant qu'elle relève d'un état d'esprit et du prix que chacun est prêt à payer. C'est pourquoi je crois nécessaire de la reposer, même si je n'élabore pas le moindre soupçon de solution concrète.

Je crois surtout qu'elle constitue le pivot de toute évolution de nos sociétés et qu'elle importe bien plus qu'on ne l'imagine dans le destin de l'enfant et dans celui des générations futures.

Il n'en reste pas moins, dans ces conditions encore en gestation, que la profonde mutation introduite par le travail féminin semble avoir mis au second plan les problèmes qu'elle soulève et les conséquences qu'elle peut avoir.

Comment le travail maternel est-il perçu et vécu par l'enfant ?

Comment l'insertion dans un milieu nourricier ou dans une crèche intervient-elle sur sa manière de vivre son quotidien ou de s'inscrire plus tard dans la vie ?

Comment sa santé en est-elle affectée ?

Quelles différences introduisent les différents modes de garde dans son acquisition et dans son intégration des apprentissages ?

Peut-on procéder à une évaluation objective des avantages et des inconvénients des solutions qui sont proposées ?

Envisager ces questions pour parvenir à faire choisir à chaque mère sa propre solution en connaissance de cause implique nécessairement que l'on traite les différentes solutions de manière comparative. Ce qui ne va pas sans poser quelques problèmes. Car les solutions qui seront confrontées les unes aux autres le seront, qu'on le veuille ou pas, sur fond d'une réalité biologique incontournable : la relation spécifique et privilégiée, qui existe depuis la naissance et qui se poursuit tout au long de la vie, entre le corps de l'enfant et celui de sa mère.

Il est vrai que même ce type d'évidence a récemment été remis en question. L'immaturité du petit humain, qui le rend longtemps dépendant d'une assistance, doit-elle nécessairement le condamner à celle des seules mères ? Les jeunes pères, si l'on en croit la publicité faite aux témoignages qu'ils ne rechignent pas à donner, ne proposent-ils pas généreusement la leur en clamant le plaisir qu'ils prennent aux soins dispensés à leurs petits ? Ne semblent-ils pas concevoir le partage des tâches réclamé ou consenti par leurs compagnes comme naturel ? Ils s'y adonnent en tout cas, à les entendre, dans un mouvement qu'ils perçoivent comme un progrès par rapport à l'attitude de leurs pères face aux mères qu'ils ont connues et qui souvent pourtant travaillaient déjà. Ce qui permet de relever une fois de plus, s'il en était besoin, que les faits, même quand ils concernent le statut des travailleurs, ne se jouent pas seulement dans l'actuel de la situation mais dans l'enchaînement des générations. Ce qui n'a rien d'étonnant — puisque ces faits interfèrent avec les problèmes économiques en constante évolution — et qui explique combien il est encore plus difficile qu'on ne l'imagine d'en traiter sereinement.

Or, il ne s'agit pas seulement de cela. Il ne s'agit pas de remettre en question, dans le réexamen des modes de garde, les conquêtes authentiques et nécessaires des femmes au sein de nos corps sociaux. Il s'agit simplement de ne pas tomber d'un terrorisme dans l'autre ! Qu'il y ait encore des femmes pour n'avoir pas d'autre rêve que celui d'élever des enfants, pourquoi pas après tout ? Et il n'y a pas de raison de les culpabiliser ou de les marginaliser en affirmant, comme on le fait si fréquemment — et en s'inspirant malheureusement parfois des références les plus autorisées ! —, qu'elles privent leurs bébés du plus grand éveil qu'un élevage mercenaire serait réputé lui assurer. On peut vérifier tous les jours, par l'observation clinique, que les soins donnés par une mère à son enfant sont les meilleurs qu'il puisse recevoir. Stigmatiser l'attitude d'une mère qui opterait pour un tel choix en l'avertissant du danger qu'elle aurait à s'amputer de son propre accomplissement relève du même abus que l'attitude contraire. Il est vrai qu'on ne doit pas attendre de notre société actuelle autre chose qu'un laminage radical et une uniformisation des manières de faire. C'est en cela que le rapport établi un peu plus haut sur la proportion identique des mères allaitantes et des mères au foyer présente quelque intérêt. Il serait regrettable que disparaissent, sous l'effet de pressions qui ne sont ni neutres ni désintéressées, ces dernières traces du rapport de l'humain à sa nature.

N'hésitons donc pas à remettre les pendules à l'heure et à reprendre la réflexion autour des différents modes de garde, à ses différents niveaux et d'une manière qui se voudrait — mais est-ce possible ? — un peu moins partisane.

L'ENFANT ÉLEVÉ PAR SA MÈRE

Un enfant gardé par sa mère [1] vit en général, dans le petit âge, une relation fiable, uniforme et à l'abri des ruptures. On n'a pas de souci à se faire pour son éveil ou pour l'acquisition de ses apprentissages. Ils se feront comme et quand ils doivent se faire. C'est même affligeant d'avoir à le réaffirmer !

Un tel enfant dispose à plein temps d'une mère qu'il a toujours connue et il évolue avec elle au sein d'un milieu dans lequel il est né

1. En 1989, cela concernait 26 % des mères de 1 enfant, 37 % des mères de 2 enfants et 73 % des mères de 3 enfants, sur une population de 2 394 000 enfants de moins de 3 ans.

et dans lequel il a toujours vécu. Elle constitue pour lui la meilleure recrue qui soit pour lui permettre d'enrichir une expérience qui reste sa principale préoccupation. Il n'est pas soumis à des bouleversements quotidiens d'horaire et d'environnement, pas plus qu'il n'est soumis aux éventuels stress des tensions qui surviennent dès que se déclare la moindre conjonctivite, la moindre diarrhée ou la moindre fièvre. La constance de l'atmosphère dans laquelle il vit lui fait prendre un train relativement facile dans son évolution neuro-motrice et affective. Des habitudes s'installent dans le repérage des lieux et dans celui des moments. Et ces habitudes vont créer de solides points d'ancrage et de sécurité. L'investissement du lieu sera presque à hauteur de l'investissement des personnes. Un équilibre devra intervenir — et il interviendra fréquemment — entre la perception du dedans et du dehors. Indépendamment de l'effet produit par les sorties régulières, on a vu au chapitre du développement psychomoteur les maintes occasions qui s'offrent pour en assurer l'acquisition.

On imagine que certains inconvénients peuvent découler de cette unité spatiale et du nombre plus restreint des personnages croisés. On prétend que l'enfant pourrait développer une forme de fixation au lieu et aux personnages qui se traduirait par une certaine timidité, un brin de pusillanimité et un rapport plus laborieux à l'autre. Ces inconvénients se rencontrent en réalité dans toutes les formes d'élevage, pour la simple raison qu'ils relèvent de la réussite ou de l'échec du franchissement de certaines étapes du développement. Quant au risque entraîné par sa socialisation moindre et plus tardive, on ne peut pas s'en laisser arrêter quand on pense aux effets ultérieurs de l'institution scolaire.

On passera de la même façon sur le risque qu'il y aurait de voir la mère dans son tête-à-tête avec l'enfant se projeter violemment en lui, lui transmettre sans atténuation les effets de sa seule histoire, en faire sa chose privilégiée et le situer ainsi à l'écart de l'action de son père ou de tout ce qui serait étranger à elle. Ce risque lui aussi n'a rien à voir avec le mode de garde, il en est strictement indépendant et il peut se constater dans tous les cas de figure sans exception. Il est plus en relation avec le caractère, la structure et l'histoire personnelle de chacun des parents qu'avec tout autre facteur.

Un véritable problème peut en revanche parfois se rencontrer dans le cas où la mère aurait à partir pour quelques jours et voudrait confier son enfant à des proches. La séparation, à laquelle le bébé n'est habitué ni préparé d'aucune manière, peut en effet créer chez lui un effet de rupture aux conséquences imprévisibles. Cet effet sera pourtant aisément pallié par une précaution toute simple et qui mérite d'être appliquée à chaque séparation, et quel que soit d'ailleurs le mode de garde de l'enfant : lui expliquer minutieusement, quel que soit son âge, la situation, l'en **informer** tout simplement, sans **jamais chercher en aucune sorte à se justifier**, puis lui donner un linge appartenant à sa mère et porteur de son odeur, en lui disant qu'elle le lui laisse pour le temps qu'elle s'absente et qu'il devra le lui rendre à son retour. Cette conversation pourra être tenue par l'un ou l'autre des deux parents, mais à la condition impérative — on ne le répétera jamais assez — que le bébé soit dans les bras de sa mère. L'explication sera reprise, dans les mêmes conditions, au retour de voyage : on racontera la genèse de l'absence, ce qui permettra de faire remarquer qu'on est de retour, la mère n'oubliant pas alors de récupérer le linge qu'elle a confié. **Il ne faut jamais en tout cas s'en aller en laissant le bébé endormi ou vouloir profiter de son sommeil pour s'éclipser** : on l'expose par cette tricherie à vivre le départ comme une disparition doublée d'une trahison, qu'il aura du mal, faute du moindre moyen, à digérer ou à maîtriser. Le genre de précaution qu'on est invité à prendre lui permet au contraire de savoir que le départ n'est pas une disparition et qu'il va retrouver celle qui lui aura laissé un objet — nécessairement précieux, puisque pour lui tous les objets le sont. Il tombe sous le sens que ce comportement, tel qu'il est décrit, est valable dès le plus petit âge (de la naissance à 15/18 mois) mais cesse de l'être, dans son formalisme tout au moins, pour les bébés plus grands capables de comprendre la succession des jours et des nuits. A ceux-là on parlera du voyage qu'on va faire et de son retour ensuite. Si on ressent la moindre difficulté, il vaudra mieux commencer par s'interroger soi-même sur sa propre attitude vis-à-vis de cette séparation ressentie comme un abandon et qui n'en est pas un en réalité. Après quoi, on peut s'aider, si c'est le cas, de la référence au père de l'enfant : « Je pars avec ton père... », ou bien « Ton père veut que j'aille... », etc. Invocation d'un tiers, celui-là mieux qu'un autre, que l'on peut revêtir de toutes sortes d'intentions en quelque sorte et qui s'interpose ainsi entre ce que l'on a soi-même de la difficulté à vivre et ce qui est à vivre par l'enfant. Pour les enfants encore plus grands (après 2 ans) et qui ont appris les relations entre les différentes personnes de leur environnement, la précaution pourra s'accompagner de considérations sur la durée de l'absence, sur le nombre de dodos, sur la succession des nuits et des jours, etc. Il n'est pas utile, et **il est** même **déconseillé, de promettre un cadeau pour le retour**. Cette manière de s'acheter à bon prix une bonne conscience est une tricherie dont il vaut mieux préserver l'enfant, d'autant qu'au demeurant il s'en fiche éperdument.

Sur le plan de son adaptation physique aux conditions qui lui sont faites, un bébé élevé par sa mère est accoutumé, dès son plus jeune âge, à la population microbienne, à l'écologie microbienne de son milieu. Il reçoit en abondance les germes saprophytes de ses deux parents et il accueille sans en être dérangé outre mesure ceux qui lui sont apportés en petit nombre par les visites extérieures : il apprend à y résister progressivement et sans grand effort, de la même façon qu'il apprend à se battre contre les germes qu'il croise et qu'il rencontre régulièrement au cours de ses sorties. C'est comme s'il prenait le temps de lentement et sûrement se vacciner en faisant usage de tout ce qu'il rencontre. On prétend souvent que son maintien dans un milieu ainsi protégé l'exposera plus, ultérieurement, aux infections véhiculées par les groupes d'enfants et qu'il commencera à être malade de façon désespérément répétée dès sa rentrée en maternelle, alors que ses copains élevés en crèche auront assez étalonné leur système immunitaire pour résister mieux qu'il ne pourrait le faire. Je m'inscris clairement en faux contre une telle affirmation. Je m'élève contre elle et je l'accuse de n'être qu'au service d'une idéologie destinée à vanter les mérites des élevages mercenaires. Ce tableau ne correspond pas du tout à la réalité : un bébé élevé par sa mère est dans le premier âge statistiquement 4 à 7 fois moins malade qu'un bébé élevé en crèche et cela n'est pas sans conséquence. Car les infections répétées génèrent des lésions qui évoluent pour elles-mêmes et qui font le lit de complications qui leur sont propres. Les infections rhinopharyngées répétées, par exemple, vont altérer la structure tissulaire des végétations : elles deviendront chroniquement infectées et se transformeront en un repère inexpugnable de germes qui n'attendent que la moindre occasion pour repartir à l'assaut. On sera parfois amené à devoir en passer par une intervention pour rompre un cercle vicieux infernal. D'autant que la trompe d'Eustache, qui débouche dans le voisinage, court le risque dans cette aventure de perdre peu à peu l'élasticité de son orifice et de ne plus remplir son office d'aérateur de l'oreille : on verra alors éclore les otites séromuqueuses, avec la baisse de l'acuité auditive qu'elles entraînent. On peut en dire autant pour les bronches et les intestins, même si ces organes sont de nos jours moins exposés qu'ils ne l'étaient jadis aux infections des collectivités. Le bébé élevé par sa mère, bien moins souvent infecté, fera en général l'économie de ces complications. Cela reviendrait-il à dire que les enfants élevés par leur mère ne sont jamais malades ? Certainement pas ! Et il en est même qui sont infiniment plus malades que des « créchons ». La proportion en demeure cependant relativement négligeable et signe toujours l'existence d'un problème relationnel mère/père/enfant qu'il est presque plus facile de prendre en considération. Dans le cas des créchons, ce sont des conditions objectives qui sont principalement à la base des maladies contractées, et la symptomatologie désespérément récidivante envahit tellement le tableau qu'elle ne permet pas de déceler les conflits souterrains qui évoluent à bas bruit pour leur propre compte — chaque parent se demandant pourquoi son enfant est toujours malade finit par être soulagé d'apprendre que tous les autres le sont également et répugne dès lors à entamer le questionnement libérateur.

Dans un tout autre registre, une forme de ronron peut parfois s'installer dans une vie inscrite à l'écart d'un monde de plus en plus trépidant. Une mère, surtout dans nos grandes villes, peut souffrir de sa solitude. Elle peut en avoir assez de ses tâches répétitives, même si elle les remplit avec joie, amour et chaleur. Elle peut avoir envie d'avoir quelques heures à elle dans sa journée. Elle en a aujourd'hui la possibilité dans la mesure où se sont enfin multipliées, en guise de solution élégante à ce problème, ces haltes-garderies[1] qui prennent en charge le bébé pour quelques heures et permettent à sa mère de vaquer à d'autres occupations. Ces établissements ont comblé un vide laissé par la modification des mœurs qui a inventé la famille nucléaire et l'a isolée dans son propre milieu de vie : il est difficile, sinon impensable aujourd'hui, en milieu urbain, de se risquer à demander à une voisine de palier que l'on connaît pourtant depuis des années de garder son enfant pour une heure ou deux. Depuis que sévit la sacro-sainte affirmation *Time is money* (le temps, c'est de l'argent), on assimilerait une telle demande à une forme de honteuse exploitation de son semblable. D'autant que se sont récemment inscrits dans ce créneau des travailleurs plus ou moins occasionnels qui, pour une rémunération raisonnable, s'engagent à assurer un tel service. La garde d'enfants (le « baby-sitting ») importée d'Amérique par les films hollywoodiens et les séries télévisées a intéressé les étudiants, avant d'être devenue une activité courue par les adolescents et, plus récemment, par des officines qui semblent pouvoir en retirer de substantiels revenus.

La fréquentation des haltes-garderies permet au bébé de parfaire une expérience de socialisation dont il a pu plus ou moins mesurer la réalité dans les échanges qu'il a vécus au milieu du bac à sable des jardins publics. Néanmoins, sa mère était jusqu'alors toujours présente, à portée de voix, sinon de regard. Dans cette expérience nouvelle, il devra se passer d'elle et apprendre à supporter son absence. On conçoit que ce ne soit pas pour lui une expérience aisée et qu'elle doive faire l'objet d'une adaptation progressive que la souplesse des milieux d'accueil régit toujours de manière adéquate et intelligente.

On ne peut pas clore ce chapitre sans signaler l'heureuse multiplication des maisons vertes et autres ateliers de même inspiration qui permettent aux mères d'échanger leurs idées avec d'autres mères ainsi qu'avec des accueillants formés à permettre la circulation de leur parole.

1. Encore nettement insuffisantes, hélas, avec une regrettable absence de souplesse dans les horaires.

L'ENFANT ÉLEVÉ EN CRÈCHE

C'est un élevage qui présente à bien des égards infiniment d'avantages.

■ **En crèches collectives,** il est très recherché, il est très apprécié, il est très couru. Et il y a de quoi ! Puisqu'il est conçu comme un mode de garde à l'exacte mesure du tout-petit confié à un personnel compétent et hautement qualifié, qui va du médecin (qui passe deux fois par semaine) au psychologue (qui se penche sur les comportements difficiles) en passant par l'indispensable kinésithérapeute (qu'on est heureux de savoir là pendant les épidémies de bronchite hivernale). A ces inappréciables avantages s'ajoutent un mobilier adéquat, une architecture dans l'ensemble bien pensée, un matériel pédagogique ingénieux et admirablement adapté, un cloisonnement en sections réunissant les enfants par tranches d'âge, des fêtes périodiques et attendrissantes, une initiation à foule d'activités, des rituels divers, etc. Le tout préfigurant la « maternelle » ultérieure, dont chacun garde au fond de lui-même une image nimbée de nostalgie et laissant croire à la possibilité d'une prise en charge parfaite et soulageante que la société opérerait en ce domaine comme elle l'a fait si brillamment avec l'école dans le domaine de l'instruction. Il ne concerne cependant, à l'encontre de ce que l'on pourrait croire, qu'une infime partie de la population infantile : 4,5 % des enfants de moins de 3 ans fréquentent une crèche collective (à peine 76 700 pour toute la France, dont 43 % pour la seule Ile-de-France qui ne compte pourtant que 19 % de la population française totale [1]; compte tenu de ces chiffres, il paraît prudent, si on veut lui trouver une place, d'inscrire son enfant en crèche avant même de le concevoir !).

Ce mode d'élevage, apprécié à juste titre quoique bien chichement réparti, pose de sérieux problèmes en particulier au niveau de

1. Source : Commission du 15 juin 1992 du Commissariat général au Plan.

l'économie de la santé. Je m'étonne d'ailleurs que les pouvoirs publics, toujours à l'affût de la moindre source d'économie, ne s'en soient pas encore émus. J'imagine volontiers que leur discrétion est motivée par la popularité de ces établissements et qu'ils ne veulent pas soulever ces problèmes pour ne pas essuyer trop de critiques sur le retard qu'ils ont pris dans leur programme de construction. Je n'ai pas fait de statistiques précises mais je dirais volontiers que, dans ma clientèle, les enfants élevés en crèche collective absorbent 25 à 35 % de mon activité soignante : les fins de journée d'hiver sont parfois, pour moi comme pour nombre de mes confrères, de véritables cauchemars.

Voyons comment tout cela s'explique et profitons de la proximité des considérations tenues sur les vaccins pour comprendre l'inéluctabilité de la pathologie rencontrée.

La crèche est une collectivité dans laquelle les petits enfants sont en étroit contact les uns avec les autres, échangent leurs jouets et sont l'objet de soins de la part des mêmes personnes — 1 employée pour 5 enfants qui ne marchent pas et 1 pour 8 enfants qui marchent. Ces différents modes de contact créent un environnement où la circulation microbienne, par le biais des échanges concrets mais surtout par le truchement de l'air ambiant, se fait sur un mode intensif et sans rencontrer le moindre obstacle.

On a vu que, quand un microbe[1] passe d'un milieu nutritionnel pauvre à un milieu nutritionnel encore plus pauvre, il s'affaiblit lentement : on a même vu que, pour parvenir à fabriquer le BCG, il a fallu réaliser artificiellement 293 de ces passages successifs ! Mais, quand ce même microbe passe d'un milieu riche à un milieu plus riche encore, il se régale, il se renforce et devient rapidement plus virulent (la virulence d'un germe se définit par sa vitesse de multiplication ; elle caractérise son potentiel agressif et traduit sa vitalité et son pouvoir à conquérir de nouveaux territoires). Sa virulence s'accroît toujours dans des proportions phénoménales : si on cultive un microbe sur du liquide amniotique et qu'on le repique sur le

1. Les mêmes lois valent pour les virus et on ne fera pas, ici, de distinction.

même liquide amniotique auquel aura été ajouté seulement 1 pour mille de méconium, on multipliera, par un facteur allant de 1 000 à 10 000 selon le germe, la vitesse de croissance de la culture !

On sait par ailleurs que, quand un microbe envahit un terrain, il s'y développe d'autant plus aisément qu'il s'y trouve seul, sans concurrent et que ce terrain n'est pas hérissé de défenses. Ce qui tombe sous le sens si on pense aux simples lois de la guerre et à celles de la lutte pour la survie.

Or, un tout-petit n'est pas totalement dépourvu de moyens. Dans le premier âge, il dispose des armes « avec serveurs » que sa mère lui a transmises en attendant qu'il développe son propre système immunologique, avec lequel il sera capable de fabriquer des armes efficaces contre les éventuels agresseurs : on a vu par exemple comment les lymphocytes T et les lymphocytes B remplissaient cet office. Même aussi richement pourvu, il ne peut pas faire l'économie du temps nécessaire à analyser les données de l'agression et de celui qu'il faut pour y réagir. S'il rencontre un germe peu virulent et qui ne se multiplie pas trop vite, il pourra parvenir à temps à fourbir des armes efficaces contre lui. Il ne déclarera pas de maladie, l'ennemi ayant été défait avant d'avoir provoqué le plus petit dégât. Mais, s'il rencontre un germe virulent, ce germe l'aura envahi et aura commencé à s'en régaler avant même qu'il n'ait pu ameuter le moindre de ses lymphocytes : ce sera la maladie déclarée ; le corps de l'enfant ne se contentera plus de travailler dans la discrétion du seul usage des anticorps, il appellera la fièvre à la rescousse, mobilisera l'intégralité des forces de réserve de son corps et donnera à sa réaction une allure bruyante, véhémente et outragée destinée à effrayer l'ennemi. On devine la suite : les parents, le médecin, les médicaments et, en bout de course, la défaite escomptée de l'ennemi.

On comprend mieux, à partir de là, que la maladie développée par un enfant au sein d'une crèche collective soit fonction, **dans sa nature et dans sa gravité, du rang qu'il occupe par le plus grand hasard dans la chaîne d'infection**. S'il a attrapé son rhume au-dehors, en recevant le toussotement d'un passant qui vient lui-même de s'enrhumer, il développera lentement un simple rhume, qu'il transmettra à son voisin sain à l'occasion par exemple de l'échange d'un cube de plastique dégoulinant de salive. Le voisin fera, lui, plus rapidement un rhume plus sérieux (le germe se sera déjà renforcé sur ce terrain neuf), qu'il transmettra à son tour à un copain encore sain, qui fera une maladie encore plus grave (le germe ayant encore une fois multiplié ses forces). La transmission se fera ainsi pendant un certain temps sur un mode direct et quelque peu discret jusqu'à ce que le microbe ait envahi l'air, pris des forces par quelques incursions et atteint un niveau de virulence tel que, fondant sur sa proie suivante, il la conquerra à une vitesse fulgurante, déclenchant une laryngite, une otite aiguë ou un foyer pulmonaire dans l'heure qui suit la contamination.

C'est avec ces éléments et autour de ces séquences qu'il faut réfléchir.

En y ajoutant un détail qui n'est pas anodin : quand le corps fabrique des armes contre un germe, ces armes peuvent lui servir contre d'autres sortes de germes (on appelle cela une « résistance croisée »). Disons qu'à chaque infection le corps a la possibilité d'apprendre à se défendre contre, en moyenne, une demi-douzaine à une dizaine d'infections d'une autre nature. On pourrait croire que le problème est toujours appelé à trouver une solution dans la mesure où les infections sont en nombre fini. C'est vrai. Mais on a malheureusement recensé plusieurs milliers de germes capables de donner de telles infections — ce qui permet de comprendre pourquoi la fabrication d'un vaccin contre le rhume reste encore difficile. Si bien que, sans entrer dans des considérations de virulence, on s'aperçoit que la bataille risque d'être longue et dure. On a parlé, à propos de ce passage obligé de l'enfant au travers de l'expérience de l'infection, d'une maladie inévitable et naturelle qui a été nommée « maladie de l'adaptation ». Chaque nouveau-né y serait condamné et parviendrait, après l'avoir traversée, à étalonner son système immunitaire d'une manière telle qu'il sera capable de résister plus tard à toutes les infections : un enfant qui aura été copieusement malade pendant sa vie en crèche ne sera plus appelé à l'être quand il fréquentera l'école, alors que son copain couvé à la maison restera exposé à tout ce qui passe à sa portée.

J'ai dit plus haut ce que je pensais de cette affirmation.

Elle me paraît cependant avoir l'incontestable mérite de consoler et de déculpabiliser les parents des créchons. A cet égard, la part de vérité qu'elle recèle a une précieuse utilité : il est vrai que les enfants de crèche atteindront à un moment ou un autre un bon niveau de résistance et je ne vois pas par ailleurs pourquoi des personnes qui, pour des raisons économiques et pratiques [1], n'ont pas d'autre choix que celui qu'ils ont fait devraient avoir à douloureusement s'en repentir. Je crois néanmoins cette affirmation suspecte dans la mesure où, encensant le système contaminateur de la crèche, elle sert indirectement mais efficacement la consommation médicale et elle se met au service d'une idéologie de masse portée par le discours favorable aux crèches. Car l'une des possibilités qu'offre l'élevage en crèche, c'est d'inscrire au plus tôt l'enfant qui y a été élevé dans une relation telle à son milieu d'origine qu'elle fera de lui, ultérieurement, un individu aisément mobilisable sur le marché du travail. Quand on met cela en rapport avec l'évolution et le devenir possible de nos sociétés, on se rend compte que le discours idéologique qui encense les bienfaits des crèches est bien moins neutre qu'il n'y paraît.

Je regrette pour ma part que cet aspect des choses ait été à ce point négligé. Qu'on veuille orienter une société dans tel ou tel autre sens, après tout, pourquoi pas ? Mais qu'on procède à cette orientation de façon aussi hypocrite, aussi brutale, aussi brouillonne et aussi négligée, c'est pour le moins regrettable. C'est regrettable pour les bébés qui s'y trouvent passivement insérés. C'est aussi regrettable pour les finances publiques, qui pourraient faire de sérieuses économies en mettant à l'œuvre assez de moyens destinés à amenuiser la propagation des infections de crèche, comme ils l'ont fait pour éradiquer le problème des infections nosocomiales (ainsi nomme-t-on celles qui se propagent en milieu hospitalier). Une mère me signalait par exemple que, dans la crèche fréquentée par son enfant, on ne demandait pas aux parents de se déchausser avant de gagner l'espace où les bébés se déplacent par terre. Une autre me racontait trouver régulièrement les fenêtres ouvertes et les pièces

1. Encore qu'il faille sur ce point faire quelques réserves : la plupart des travaux démontrent que les crèches, qui devraient être réservées aux milieux défavorisés, sont loin de l'être.

glaciales : on profitait de ce que les bébés dormaient dans leur berceau et réclamaient moins de soins pour aérer la pièce, mais on ne prenait pas pour autant la moindre précaution. Une autre encore regrettait l'atmosphère surchauffée et particulièrement sèche, alors que la suivante avait remarqué que les puéricultrices ne se lavaient pas les mains en passant d'un bébé à l'autre quand elles les changeaient. Etc. Je ne suis pas médecin de crèche et j'avoue ne m'y rendre qu'à de rares occasions. Je n'ai donc pas l'intention, en rapportant ces détails, de faire le moindre procès de négligence au personnel certainement compétent et dévoué de ces établissements. Je prétends seulement qu'il faudrait mettre en place de sérieuses études pour recenser les facteurs adjuvants de la propagation des infections et y porter remède. Des travaux au-dessus de tout soupçon ont fait la preuve du haut degré de pollution de l'air des crèches. Si on cote de 1 à 10 le degré de pollution de l'air, les chiffres sont à eux seuls parlants : l'air des habitats anciens insalubres atteint un score de 9 et celui des crèches un score de 8. A titre de comparaison, il faut savoir que celui d'une salle de classe en fin de journée atteint un score de 5, celui de la même salle de classe vide 3, celui d'un bureau climatisé 1 — la valeur de l'air extérieur de référence étant elle-même de 1. Quand on pense aux soins apportés dans la filtration d'air des animaleries de laboratoire ou des charcuteries industrielles, on reste rêveur et on se demande pourquoi on traite de la sorte des bébés, alors qu'on a les moyens, par la simple filtration qui améliorerait le renouvellement de l'air et par quelques astuces architecturales [1], de faire baisser nettement les risques de contamination. Je crois que le jeu en vaut la chandelle, non seulement pour diminuer l'incidence des maladies, mais par simple souci d'économie sociale. Si on s'en réfère au chiffre de 205 millions de francs que j'ai indiqué plus haut pour les otites aiguës [2], on s'aperçoit que le coût de négligences parfois évitables est pour le moins substantiel. Encore faudrait-il y

---

1. Tout angle aigu ou toute aspérité offre aux microbes une niche propice à leur développement.

2. C'est tout de même le chiffre le plus important, car les maladies de crèche se distribuent en 80 % d'infections ORL et respiratoires, 10 % de problèmes intestinaux et 10 % d'affections éruptives.

ajouter le coût non négligeable des journées de travail perdues. Car une mère dont l'enfant est malade ne pourra pas faire autrement — heureusement d'ailleurs ! — que de rester à garder son enfant un ou deux jours au moins. Ce qui ouvre la voie à un véritable casse-tête ! Car, quand on remet en crèche au bout de 48 heures un enfant malade même traité, on peut être assuré qu'il n'est pas guéri et qu'il garde encore un fort potentiel contaminant. Mais on ne peut pas par ailleurs décider délibérément de prescrire une éviction de 8 à 10 jours. Si on le fait, on se heurte à plusieurs ordres de difficultés : les femmes disposent en général dans leurs entreprises d'une tolérance qui va, selon les termes des conventions collectives, de 3 à 15 jours par an d'absence pour motif d'enfant malade. Si elles dépassent ce quota, elles sont pénalisées de diverses manières : soit elles devront prendre ces jours sur la durée de leur congé annuel, soit elles les prendront au titre de congé sans solde, quand elles ne verront pas plus ou moins ouvertement menacé le maintien de leur emploi. Il existe là aussi un vide préoccupant dans le traitement social de ce point particulier : en imaginant qu'une mère ne puisse pas arrêter son travail pour des raisons financières — les jours qu'elle prend pour garder son enfant ne lui étant pas payés par son employeur —, le médecin devra hospitaliser cet enfant. Les assurances sociales ne feront aucune difficulté pour prendre en charge alors cette hospitalisation, qui se chiffrera pourtant en milliers de francs par jour. Elles refuseront, en revanche, de prendre en charge les indemnités journalières maternelles 15 à 25 fois moins onéreuses, sous prétexte qu'elles ne sont prévues que pour les budgets modestes et après une enquête rigoureuse ! Si bien que, pour les situations intermédiaires, les mères finissent par s'en ouvrir à leur médecin, lequel, jugeant du cas particulier, pourra être amené à prescrire, dans un geste compréhensif et adapté à la situation, un arrêt de travail à la mère, se mettant lui-même en porte à faux et prenant le risque de tomber sous le reproche de complaisance, puisque les assurances sociales tiennent un compte jaloux et rigoureux des jours d'arrêt de travail qu'il prescrit. On se trouve face à un cercle vicieux dont nul ne peut dire comment sortir.

Si on met de côté — ce n'est, je le concède, pas facile — cet aspect des choses, l'insertion d'un bébé en crèche n'est pas une

SUR LE VIF

J'ai accueilli avec infiniment de plaisir les confidences de Charles, 11 ans, me racontant avec un enthousiasme touchant ses impressions de rentrée au collège :

« C'qu'y a d'marrant, me dit-il, c'est qu'on r'trouve des têtes qu'on a pas vues depuis longtemps.

— Des copains des petites classes ? demandai-je.

— Plus qu'ça !

— Ah, des copains de maternelle !

— Encore plus loin ! J'ai rencontré un copain de crèche ! On a toujours été dans la même section. Ça a commencé quand on avait 1 an et ça a duré jusqu'à 3 ans, quand j'suis rentré à une maternelle qu'était pas celle où il était. C'qu'y a d'marrant c'est qu'il a pas changé. J'li ai dit. I m'a dit que moi non plus !... »

Je découvrais un concept nouveau qui me semblait pouvoir parfaitement convenir au titre de sigle de nos nouvelles sociétés urbaines : le « copain de crèche » à mettre à côté du « copain de l'armée », du « copain de fac », du « copain de pension » ou du « copain de lycée » ! En plus attendrissant, s'entend !

chose difficile et les résultats qu'elle produit sur son évolution ultérieure sont tout à fait appréciables.

Il existe même des situations, relativement rares, dans lesquelles une telle insertion est souhaitable et médicalement indiquée : quand une mère est débordée par l'angoisse et en inonde son enfant, ou bien quand elle est sérieusement déprimée et qu'elle se sent dépassée, voire écrasée, par les tâches quotidiennes répétitives. Dans ces cas-là, le placement en crèche a une nette supériorité sur le placement en nourrice : il ne substitue jamais pour l'enfant le modèle maternel nourricier à la mère ; les puéricultrices, du fait qu'elles sont interchangeables, ne sont pas autant investies que peut l'être ou que l'est parfois une assistante maternelle, et il n'y a pas lieu pour la mère d'en craindre une quelconque concurrence. Il est vrai que ce même argument intervient fréquemment dans la préférence marquée de certaines mères : nombre d'entre elles disent ouvertement combien elles craindraient de voir s'installer un attachement de cet ordre qui questionnerait douloureusement le choix qu'elles ont fait de poursuivre leur travail. La crèche leur permet en quelque sorte d'additionner le plaisir qu'elles retirent de leur travail à celui non entamé que leur apporte la relation à leurs enfants qui les ont attendues toute la journée.

On ne peut pas dire que les bébés élevés en crèche soient foncièrement différents des autres. Pas plus qu'on ne dispose du moindre critère pour pouvoir les différencier par le niveau de leur développement ou par la nature des relations qu'ils instaurent à leur entourage *(cf. encadré p. 597)*.

Je ne m'associerai pas cependant sans réserve à l'enthousiasme que suscite une vie de groupe dont on imagine qu'elle favorise on ne peut mieux l'éveil et la stimulation. Je concède que l'adaptation à l'âge est intelligemment pensée. J'ai cependant dit plus haut ce que je pensais d'un côté « légende » attaché à tout cela. D'autant que j'ai souvent remarqué combien les mères demeuraient volontiers à l'affût des commentaires que les puéricultrices peuvent leur faire sur l'humeur, les performances ou le caractère de leur enfant. Elles semblent vouloir tirer profit de tous les avis et de toutes les compétences, tant elles craignent sans doute que leur absence ne soit préjudiciable à l'équilibre de leur enfant. Sans doute espèrent-elles s'entendre dire, pour lever le remords qui les tenaille, que leur bébé est le plus formidable et le plus chouette qui soit. Un avis comme celui-là, adossé à la surveillance pédiatrique et psychologique dont font l'objet les enfants de crèche, aurait, on le comprend, de quoi être investi. Attente vaine et appelée à logiquement le demeurer, puisque les critères d'appréciation de ce personnel obéissent, à son insu, à un objectif d'uniformisation et se fondent sur une globalité et un modèle moyen dont il vaut mieux pour l'enfant qu'il ne s'écarte pas trop *(cf. encadré ci-contre)*.

Il est certain que l'univers de la crèche est fortement investi et que le bébé sait assez rapidement y trouver et repérer sa place. Il n'y a rien d'étonnant à cela, car, après tout, l'enfant de 3 ans qui intègre l'école maternelle n'est guère mieux pourvu que le tout-petit pour accepter la séparation avec sa mère. Il l'acceptera plus volontiers à partir du moment où il sentira cette mère demeurer sereine devant ce que l'on imagine être toujours, vue du dehors, une insoutenable épreuve. C'est la raison pour laquelle je ne m'associe pas à la pré-

SUR LE VIF

J'ai reçu un jour un coup de téléphone d'une psychologue de crèche à propos d'un enfant de 13 mois dont elle a vu, grâce au carnet de santé, qu'il m'arrivait de le recevoir en consultation. Elle était inquiète à son sujet, les puéricultrices ayant observé qu'il restait le plus souvent dans son coin, sans jouer avec les autres et sans venir s'accrocher à elles comme le faisaient ses petits copains. Elle me dit que, de leur avis, cet enfant, qu'elles ressentaient comme triste, devait être un enfant battu. Elle me demandait si j'avais noté quelque chose d'anormal à son sujet et si la mère m'avait fait part de quelque difficulté. Je donnai mon sentiment, à savoir que j'ai toujours perçu entre cet enfant et sa mère une relation chaleureuse et d'excellente qualité certainement incompatible avec la suspicion dont cette mère faisait l'objet. En disant cela, il m'est soudain venu à l'esprit que la crèche que fréquentait cet enfant était celle d'un hôtel maternel recueillant les mères seules et se débattant fréquemment avec des difficultés sans nombre. J'ai imaginé que les bébés pouvaient être souvent en manque d'affection de la part de mères handicapées par la foule de problèmes qu'elles devaient rencontrer — impression que ne me donnait pas du tout la maman de mon petit patient. Je m'ouvris de mon hypothèse à la psychologue en lui disant que le retrait apparent de cet enfant était peut-être la traduction du fait qu'il demeurait simplement toute la journée dans l'attente des retrouvailles avec sa mère. Et que, de ce fait, la stimulation des puéricultrices, adaptée aux autres enfants qui étaient en manque chronique de leur maman, était proprement inadaptée à son cas. Elle convint de cette possibilité et se proposa de faire son enquête puis de me recontacter.

Ma curiosité piquée au vif, je me proposais pour ma part d'essayer aussi d'en savoir plus. A ma rencontre suivante avec cet enfant, je me mis à questionner délicatement sa mère sur son histoire. J'appris ainsi qu'elle était étudiante en troisième cycle dans une matière pointue. Alors qu'elle travaillait en province avec un vieux patron, elle conçut pour cet homme une admiration qui se mua en amour et elle devint sa maîtresse. Le jour où elle découvrit qu'elle était enceinte, elle décida de ne rien lui en dire pour ne pas lui compliquer la vie et l'assaillir de problèmes qui ne devaient pas lui incomber. Elle décida de revenir à Paris.

→

Elle fit certaines démarches auprès de différents services sociaux, qui lui proposèrent cet hôtel maternel dont la population habituelle était en règle générale plutôt une population marginale. Elle a accepté cette solution, en attendant de trouver mieux.

Rien dans cette histoire ne pouvait faire imaginer qu'elle avait la moindre raison de battre son enfant.

L'enquête de la psychologue parvint aux mêmes résultats et cet enfant ne fut plus l'objet de la suspicion des puéricultrices, qui surent au demeurant s'adapter intelligemment à son absence de demande et entrer avec lui dans une communication différente et plus profitable.

caution qui voudrait que l'on ne mette pas un enfant en crèche entre 8 et 12 ou 13 mois, sous prétexte qu'il se trouve à la phase maximale de l'angoisse de séparation et qu'il risque de pâtir de la coupure qu'entraîne cette insertion. Je crois que la tranquille détermination des parents joue dans ce registre un bien plus grand rôle que l'âge ou l'étape théorique de développement de l'enfant. Ce qui ne veut pas dire que cet enfant n'aura pas du tout de réaction. Loin s'en faut. Il en aura, quoi que l'on fasse, et toujours à hauteur de ses possibilités expressives. L'erreur consistant à croire que, parce qu'on ne décrypte pas son message, il n'en émet pas. Quand il est par exemple en phase d'adaptation à l'âge de 3 mois, il ne peut ni hurler ni manifester son chagrin. Il n'a pas encore appris à moduler ces modes d'expression. Ce n'est pas une raison pour le croire indifférent et penser qu'il n'exprime rien. Il le fera tout simplement en se laissant aller et on le retrouvera à la consultation dans les 48 heures suivantes, avec ce que j'ai appelé une « créchite [1]». Cette créchite

1. Terme que j'ai forgé, de manière totalement inadéquate et volontairement humoristique, sur les règles d'appellation des maladies en médecine : le suffixe « ite » désignant une affection aiguë délimitée dans le temps s'oppose au suffixe « ose » désignant, lui, une affection chronique et prolongée. Une « arthrite » désigne l'inflammation aiguë d'une articulation, alors qu'une « arthrose » désigne son inflammation chronique. Il va sans dire que, la crèche n'étant pas un organe du corps, ce terme est proprement inapproprié et constitue un barbarisme.

peut aller du simple rhume à la bronchite en passant par toutes les variétés d'otites aiguës. Quand il a 8, 10 ou 15 mois, le bébé s'exprime différemment et c'est par son comportement qu'il traduit son mécontentement de toutes les manières dont il dispose : il peut pleurer, regimber, être de mauvaise humeur ; il peut faire lui aussi une créchite ou bien refuser de manger ou se mettre à se réveiller en pleine nuit. Ce qui importe par-dessus tout devant ces différentes expressions, c'est de s'efforcer de parler les situations. Avec la sempiternelle technique du contact des corps, on expliquera sans relâche à cet enfant — toujours sans se justifier — ce qu'il vit et pourquoi il le vit. On le réassurera sur la permanence de la relation en la lui présentant comme mise simplement entre parenthèses pendant le temps passé à la crèche. C'est d'ailleurs quelque chose qu'il est bon de refaire de temps à autre, même si l'insertion est définitivement acceptée et qu'elle ne pose plus de problème. Cela permet au bébé de reprendre du poil de la bête et de mieux affronter la « créchose » à laquelle il est immanquablement exposé. Il en va là comme dans la vie de couple : se dire de temps à autre que l'on s'aime, ou se manifester quelque délicate attention, constitue une excellente façon de dépoussiérer la monotonie et de revigorer des liens que le quotidien entame toujours sérieusement.

On ne peut passer sous silence, enfin, l'avantage pécuniaire que constitue la solution de la crèche puisque le prix de journée est directement fonction du revenu familial. La participation de la collectivité à ce mode de garde est encore plus importante que celle des autres solutions, lesquelles font également l'objet de dégrèvement fiscal. Des mesures ont été récemment prises pour encourager l'embauche de gardes à domicile. Malgré leur caractère certainement encore insuffisant, on ne peut que s'en féliciter, dans la mesure où elles permettent toutes aux femmes qui travaillent d'être moins tiraillées qu'elles ne le seraient si de telles solutions n'existaient pas.

Regrettons enfin que le nombre de crèches collectives soit nettement insuffisant. La rareté des places est en effet telle que, pour être sûre d'en avoir une, il vaut encore mieux aller s'inscrire sur une liste d'attente puis faire son enfant ensuite en tenant compte de la date qui aura été retenue !

C'est probablement la raison pour laquelle se sont développés d'autres modes de garde de même inspiration : les crèches familiales et les crèches parentales.

■ **Les crèches familiales** accueillaient, en 1990, environ 58 500 enfants. Elles sont administrativement régies de la même manière que les crèches collectives et elles se trouvent sous la même responsabilité. Elles ont pris une extension rapide depuis les années 70 en raison du faible coût d'investissement qu'elles nécessitent pour les collectivités qui en assurent la gestion : pas de construction ni d'entretien de locaux. Les assistantes maternelles qui en dépendent reçoivent à leur domicile — après un agrément que leur octroie l'enquête effectuée sur leur santé, sur celle de leur famille et sur leurs conditions de logement — un nombre restreint d'enfants (pas plus de trois) de 2 mois à 3 ans. Elles font l'objet, comme les enfants qu'elles ont en garde, d'une surveillance médicale régulière et elles se trouvent sous la juridiction d'une directrice qui est nécessairement puéricultrice et qui peut travailler seule ou être aidée en fonction du nombre d'enfants que compte la crèche ainsi constituée. Elles sont directement payées par leur organisme de tutelle ; les parents réglant les frais selon les mêmes principes que ceux qui s'appliquent aux crèches collectives. Ils sont cependant tenus de fournir les changes, le linge et la nourriture, alors qu'une simple participation sur ces différents points leur est réclamée dans les crèches collectives. L'avantage appréciable qu'offre ce système par rapport aux crèches collectives, c'est que les maladies s'y répandent moins et qu'en cas de maladie d'un enfant, son éviction n'est pas plus obligatoire que nécessaire, dans la mesure où l'assistante maternelle peut procéder à un isolement suffisant tout en continuant d'assurer les soins. Rien n'empêchant l'enfant de passer dans ce cas une ou plusieurs nuits chez sa gardienne, si la solution convient aux parties, qui, d'ailleurs, sur le plan des horaires, s'entendent toujours directement (alors que les crèches collectives sont ouvertes entre 7 et 19 heures).

■ **Les crèches parentales,** autrement appelées crèches « sauvages », concernent près de 5 600 enfants. Elles se développent et sont heureusement appelées à se développer de plus en plus en

France. Des parents d'enfants se regroupent par affinité ou par petites annonces et montent eux-mêmes une crèche dans un grand appartement. Ils participent à tour de rôle à la garde des enfants, une puéricultrice ou une jardinière d'enfants diplômée employée à temps plein assurant l'administration et le fonctionnement de l'ensemble. Ces crèches peuvent, si elles répondent à certains critères, recevoir une aide de l'Etat. On se retrouve somme toute dans le modèle de fonctionnement de la crèche collective, à ceci près que le personnel y est remplacé par les parents. Ce qui n'est pas sans intérêt. Car les mères, outre le contact qu'elles peuvent établir avec leur enfant quand elles assurent la garde, se trouvent au contact d'autres enfants et peuvent sans aucun doute en tirer de précieux enseignements. Tout comme elles en tirent de leur expérience avec les autres mères au moment où elles viennent chercher leur enfant. Je me souviens de l'une de mes patientes, un peu « coincée » et méticuleuse jusqu'à la phobie, changeant les couches de son bébé en détournant le regard et sans pouvoir se défendre d'une moue de dégoût. Elle me fit un jour la narration bouleversée et horrifiée d'une scène à laquelle elle avait assisté et qui avait revêtu manifestement pour elle un authentique caractère traumatique : elle avait vu une des mères de la crèche parentale que fréquentait son enfant ne se contentant pas d'essuyer le nez des bébés enrhumés mais aller jusqu'à aspirer directement la morve avec sa bouche quand elle jugeait la chose nécessaire. Choquée par cette pratique, elle lui demanda comment elle pouvait faire une chose pareille. « Ben quoi, je la recrache, la morve ! Et après tout, c'est pas pire que d'embrasser un mec, tu crois pas ? » lui répondit-elle. Dès les mois suivants, j'ai observé chez cette mère de profondes modifications de son attitude à bien des égards et en particulier dans ses rapports au corps de son enfant.

Si on y regarde d'un peu plus près, on se rend compte que ce mode de garde n'est pas sans rappeler les modes de garde plus traditionnels et certaines idées forces des maisons vertes. Cette manière de regroupement, qui ne met que chichement en place le savoir issu des diplômes, permet une bonne circulation de la parole et une confrontation enrichissante des manières de faire propres à chaque cellule familiale. C'est ce qui fait toute sa valeur.

L'ENFANT ÉLEVÉ EN NOURRICE

Le recours à une assistante maternelle[1] est une solution extrêmement utilisée par les familles, puisqu'elle concerne 230 000 enfants de moins de 3 ans. La profession de nourrice était déjà organisée en France au XIIe siècle. On désignait alors ces femmes sous le terme de « nourrices à emporter », pour rappeler qu'elles emmenaient les enfants des villes à la campagne. En 1350, un édit royal fixe leur salaire. La situation reste dans le même flou jusqu'à ce qu'en 1874 une loi charge les préfets de contrôler les « nourrices à emporter » laissant de côté les « nourrices sur lieu » — celles qui gardaient les enfants au domicile des parents. Aujourd'hui, les adresses sont le plus souvent fournies aux parents par les services sociaux des mairies et des préfectures ou par les services de la Protection maternelle et infantile (PMI), auprès desquels s'inscrivent les candidates à la profession. Mais, parfois, c'est le bouche à oreille et les petites annonces sauvages qui donnent les meilleurs résultats — je connais certaines personnes qui fonctionnent avec un système de liste d'attente, tant elles sont demandées et appréciées. Une nourrice peut être agréée ou pas. Quand elle est agréée, cela veut dire qu'elle s'est soumise à un examen médical qui l'a déclarée indemne — comme son mari et ses enfants — de toute maladie contagieuse et en particulier de tuberculose, qu'elle a reçu la visite d'une assistante sociale qui a mené une enquête approfondie de moralité et a certifié son logement décent, répondant à certaines normes de sécurité et permettant l'accueil d'un certain nombre d'enfants (pas plus de cinq). Ce

1. Le terme de « nourrice » n'a en principe plus du tout cours depuis la loi du 17 mai 1977 qui régit la profession des « assistantes maternelles ». J'avoue, une fois de plus, y rester attaché. Il y a dans la froide désignation qui le remplace quelque chose de fonctionnel, d'administratif, de neutre, de distant, qui n'a rien à voir avec l'énorme quantité de tendresse qui pousse fréquemment ces femmes à décider de se consacrer à l'élevage des enfants d'autres femmes. J'en ai connu de remarquables, à qui je rends volontiers hommage : elles m'ont beaucoup appris et elles ont rendu à certains de mes petits patients ainsi qu'à leurs parents d'inestimables services.

qui l'oblige, au passage, du fait de son inscription sur des listes officielles, à déclarer ses revenus au fisc, alors qu'une nourrice non agréée peut, elle, travailler au noir. On estime que 150 000 personnes environ préfèrent éviter, pour diverses raisons, de tels contrôles et de tels tracas administratifs. Leurs tarifs sont en général inférieurs à ceux des assistantes maternelles agréées.

Dans la mesure où la relation, qui sera entretenue des mois et des années durant, entre parents et milieu nourricier est une relation entre personnes, il faut que ces personnes se sentent bien ensemble pour éviter tensions et frictions. Il est important que la famille se sente bien avec la personne à laquelle elle va confier son enfant, tout comme il est important que la nourrice se sente quelque sympathie pour la famille de l'enfant qu'elle va prendre en charge. C'est la raison pour laquelle les services sociaux, quand ils sont sollicités, fournissent fréquemment une liste dans laquelle se fera nécessairement un choix.

A partir de là un contrat est établi entre la nourrice et la famille. Ce contrat prévoit le tarif du service : en général deux fois le SMIC horaire par enfant et par jour pour une durée de garde égale ou supérieure à 8 heures, majorée d'une indemnité de nourriture ou d'entretien. Il n'y a évidemment pas de modulation prévue en fonction des revenus[1]. C'est un système privé et non pas un service social comme l'est la crèche collective. Il est prévu en cas d'absence d'un enfant (sauf pour maladie) une compensation financière égale à la moitié de la rémunération normale. Cette clause est rarement appliquée, puisque l'avantage qu'apporte l'élevage en nourrice en cas de maladie de l'enfant, c'est précisément de permettre aux parents de ne pas interrompre leur travail et de le confier comme les autres jours en étant assurés qu'il bénéficiera des mêmes soins que ceux qu'ils lui auraient prodigués eux-mêmes. Des indemnités de congés payés sont prévues, de même que les avantages habituels de tout travail salarié (assurances maladie, chômage, retraite, etc.). Les

1. Des dispositions fiscales récentes, entrant dans le cadre des travaux de « proximité », rendent ces solutions moins difficiles à gérer.

cotisations sont versées tous les trimestres par la famille, qui établit une fiche de paie mensuelle et s'astreint à remplir un certain nombre de formulaires de déclaration destinées à l'URSSAF et aux Caisses d'allocations familiales qui remboursent lesdites cotisations. La famille devient employeur de la nourrice pour l'enfant ou les enfants qu'elle lui confie en garde. Pour toutes sortes d'éléments qui peuvent sortir du cadre de ce contrat type (gardes de nuit, aménagement des horaires, vacances de la famille en dehors des périodes légales, etc.), l'entente se fait de gré à gré.

Dans les trois premiers mois de l'engagement, le contrat peut être rompu par l'une ou l'autre des parties du jour au lendemain et sans préavis. Après ce délai, il est prévu de part et d'autre un préavis de 15 jours.

Ce système offre une très grande quantité d'avantages. Sur le plan de l'écologie microbienne, il équivaut exactement à celui de l'élevage de l'enfant par sa mère. Les maladies y sont infiniment moins fréquentes que dans le système de la crèche collective. L'atmosphère, enfin, de cet élevage est une atmosphère familiale : les enfants de la maisonnée sont présents, le père de famille également, l'enfant étant ainsi élevé comme il le serait dans une famille nombreuse, entrant dans des relations privilégiées avec certains et en conflit plus ou moins ouvert avec d'autres, etc. Il se noue fréquemment entre la famille d'accueil et les parents des relations très fortes. J'en ai connu qui finissaient par se fréquenter, se recevoir, aller en vacances ensemble. C'est cet aspect des choses, comme il a été dit, qui pousse certaines mères à la défiance : elles craignent que l'atmosphère du milieu nourricier ne marque par trop leur enfant et ne l'éloigne inconsidérément de son propre milieu d'origine. Ce n'est qu'un fantasme. Car l'enfant, quel que soit son âge, est parfaitement à même de faire la différence, et aucun charme ne peut le tromper ou le distraire de la relation qu'il entretient à ses parents. Tout ce qui est dit plus tard à ce sujet est le plus souvent une reconstruction, la mémoire fonctionnant alors comme un écran entre la réalité et ce qu'on aura voulu y mettre. L'enfant tire, quoi qu'il en soit, un bénéfice certain de la forte relation affective dont il est le réceptacle. Ce qui n'est pas sans importance pour son éveil et ses acquisitions.

Les autres modes de garde

On ne peut pas ne pas dire un mot au moins des **gardes à domicile**. La personne engagée s'occupe alors de la maisonnée et des enfants. Ce moyen est assimilable dans ses effets à la garde par une nourrice, avec en plus la permanence rassurante pour l'enfant du cadre dans lequel il vit. Le personnel acceptant ce type de travail se fait néanmoins de plus en plus rare et cette solution est nettement plus onéreuse que toutes les autres, puisqu'il s'agit d'un salaire plein avec heures supplémentaires à décompter et charges sociales en plus. Il est donc, en principe, réservé aux familles pourvues de moyens.

Il faut aussi signaler le système des **filles au pair** qui, contre le logement, la nourriture et un salaire généralement modique, peuvent assurer quelques heures de présence auprès de l'enfant. C'est une solution qui peut servir d'appoint ou bien dans des situations où le nombre d'heures prévu est compatible avec l'activité maternelle.

En guise de bilan

Quand il m'est demandé mon avis sur le meilleur système de garde d'un tout-petit, je sombre toujours dans l'hésitation. Je ne veux pas plaquer, sur des décisions qu'il ne m'appartient pas de prendre, un avis qui me serait personnel et intervenir inconsidérément dans une réflexion qui, pour être hésitante, est généralement déjà passablement orientée. Je réponds tout de même sans pour autant me conduire en Normand. Je dis invariablement ce que je crois à la lumière de mon expérience : **la meilleure des crèches ne peut pas apporter ce qu'apporte une bonne nourrice, mais la pire des crèches ne peut pas faire les dégâts que peut faire une mauvaise nourrice**.

Je crois néanmoins pouvoir répéter que je mettrai au premier rang et pratiquement sur le même plan (sauf en ce qui concerne le coût, qui n'est pas toujours anodin) les crèches familiales, les crèches parentales et les nourrices, laissant — **tant que les choses n'auront pas changé**, et elles le peuvent à peu de frais ! — les crèches collectives au dernier rang.

E PASSAGE OBLIGÉ

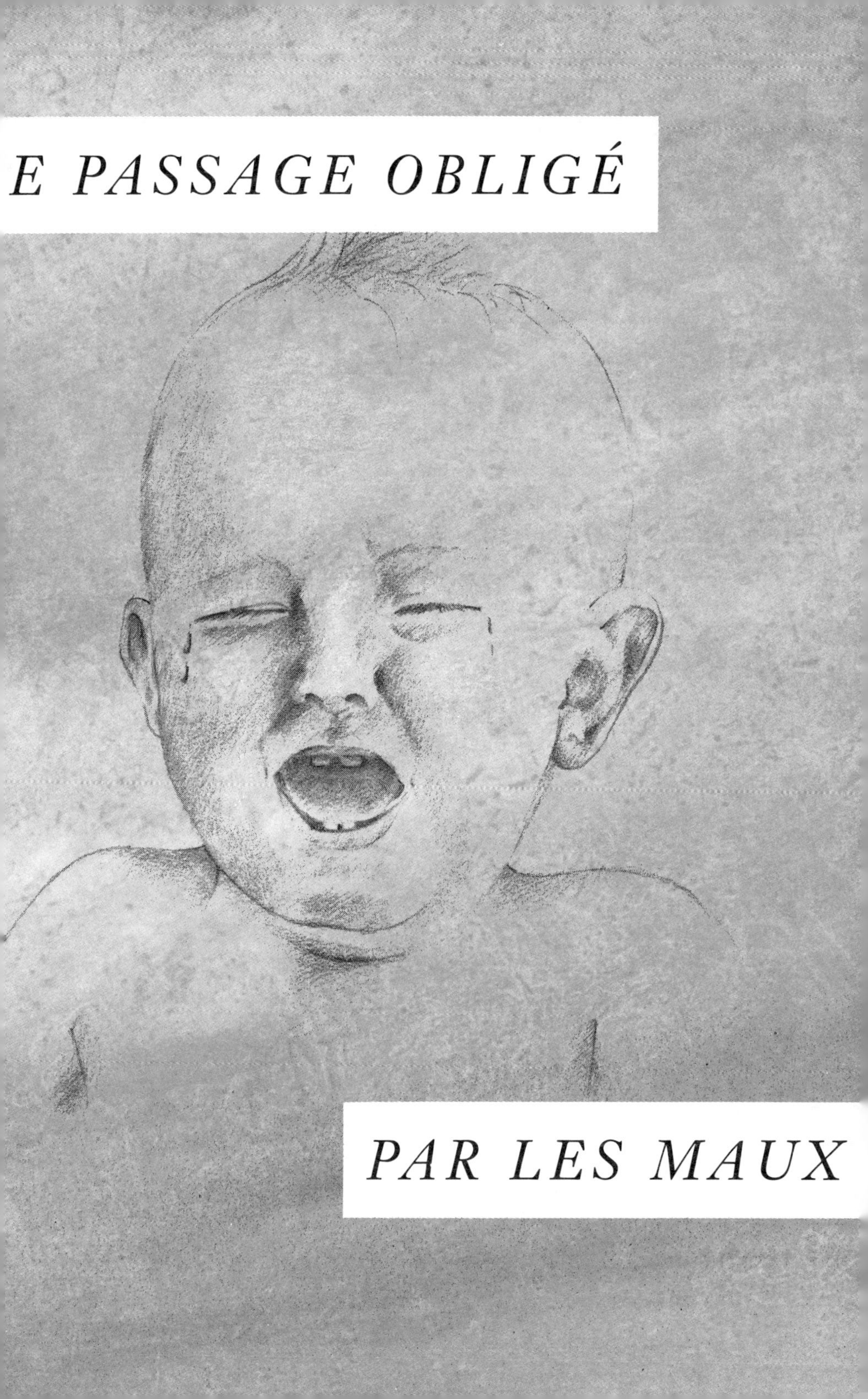

PAR LES MAUX

Protéger du mieux possible, en multipliant au besoin les précautions, ne met pas forcément l'enfant à l'abri de ces inévitables maladies qui jalonnent son enfance.

C'est comme s'il lui appartenait d'en faire l'expérience pour mieux découvrir sa place dans l'histoire qui lui échoit.

On s'aperçoit alors que, loin d'être un simple effet de hasard, la maladie revêt parfois le statut d'une ponctuation dans un discours dont elle module le sens.

Pour lui préserver cette fonction, on s'attardera sur les signes communs par lesquels elle s'exprime, en privilégiant leur logique et leur signification au sein de la vie qui habite le corps.

Ah ! ces inévitables petits soucis...

Partons d'un constat des plus banals : il n'y a jamais eu de parents à qui un enfant n'ait pas coûté quelque souci ou quelque peine. Si ça n'arrive pas dans le premier âge — cas de figure exceptionnel —, ça arrive, quoi qu'on fasse, tôt ou tard. C'est dans l'ordre des choses et cela devrait suffire à ne pas s'en émouvoir outre mesure. Mais ce n'est pas non plus une raison pour y voir une forme d'occurrence ou de distribution livrée aux seuls effets du hasard.

Jérémy, par exemple, déclare sa première angine à 26 mois. A l'inverse, Frédéric, son petit frère, dont il n'est séparé que par dix-sept mois, est hospitalisé à l'âge de 8 jours pour une infection urinaire préoccupante.

Claudine démarre à 6 semaines un rhume qui se complique d'otites répétées, alors que Delphine, sa jumelle homozygote, en principe pourvue des mêmes moyens de défense, ne sera pas malade avant le début de la 3e année.

Chloé va traîner toute son enfance une série de troubles qui s'enchaîneront désespérément. Opérée de l'arrière-nez à la 48e heure, elle vomira pendant trois mois puis fera une série d'otites qui lui vaudront une intervention à l'âge de 4 ans et demi. Elle sera de nouveau opérée une fois encore à 5 ans pour corriger un strabisme apparu dès l'âge de 5 mois. Son frère Henri, de deux ans plus jeune qu'elle, sera trouvé porteur dès la naissance d'une malformation cardiaque impressionnante mais bénigne, alors que son frère suivant, Clément, venu trente mois après Henri, ne sera pratiquement jamais malade.

On ne doit cependant pas conclure hâtivement que le rang d'un enfant dans sa fratrie l'expose plus particulièrement à la maladie. Une telle règle n'existe pas. On dit certes, bien souvent, que les

« aînés essuient les plâtres », mais cela intervient dans un registre plus subtil. Et quand les parents de Chloé, par exemple, mettent sur le compte de l'expérience qu'ils ont acquise le fait que la santé de Clément soit si solide, ils ne font en réalité qu'énoncer leur vérité, la manière dont ils vivent et résument ce qu'ils ont pour leur part traversé. S'il en était vraiment ainsi en toute circonstance, on ne comprendrait pas pourquoi Frédéric, qui vient en second, écope si tôt de troubles graves, alors que son aîné a été si solide, pas plus qu'on ne comprendrait la distribution de la maladie chez des jumelles homozygotes, sans compter le casse-tête que constituerait le si fréquent enfant unique, à propos duquel on ne saurait évidemment rien dire.

La seule chose qui soit solidement établie sur le plan statistique, c'est que les maladies du petit âge touchent dans 70 % des cas les garçons et dans seulement 30 % des cas les filles. C'en est vrai au point que, dans l'évaluation pronostique des maladies graves, le sexe du patient est toujours pris en considération. On imagine, pour l'expliquer, que la nature aura privilégié le chromosome X et que, comme les filles ont l'avantage de disposer de deux de ces chromosomes, elles seraient plus solides. Je veux bien. Mais je ne suis pas sûr que ce soit la seule explication, d'autant qu'elle ne permet pas de comprendre en toute logique comment se débrouillent, avec un même chromosome Y, les garçons qui se révèlent résistants et comment font donc certaines filles, pourvues cependant de deux chromosomes X, pour collecter les maladies. Je serais enclin, pour ma part, à mettre ces faits sur le compte de problèmes de communication sur lesquels je ne m'attarderai pas et qui tournent autour de l'attente [1] que l'on a du sexe de l'enfant à venir. Il semblerait que les mères soient, dans une proportion fournie par la statistique, plus à l'aise avec le corps de leur fille qu'avec le corps de leur garçon.

Cela mis à part, on peut continuer de se demander pourquoi les choses en sont ainsi.

---

1. On sait que la période de la grossesse est d'une grande richesse fantasmatique. On peut imaginer, à partir de là, les effets du diagnostic du sexe délivré un peu trop légèrement, à mon sens, par les échographistes — j'ai entendu un jour un collègue bordelais en parler comme d'une IVF, c'est-à-dire une « interruption volontaire de fantasmes », la mettant ainsi en parallèle avec l'IVG.

Le seul élément dont nous disposions de fait pour axer notre réflexion, sans trop grand risque d'erreur, se présente à nous sous l'aspect d'une rencontre : celle de la maladie — maladie toujours particulière — avec un enfant — qui, lui aussi, est un enfant toujours singulier. Nous ne pouvons donc pas faire autrement, pour aller plus loin, que nous pencher sur chacun des termes de cette rencontre, en sachant qu'il nous faudra les examiner sans *a priori*, les interroger du mieux possible, tenter, par-delà les idées reçues, de définir leurs caractéristiques respectives, pour enfin cerner quelque chose que nous pourrions désigner comme leur statut. C'est alors seulement que, muni de ces éléments, il nous sera peut-être possible de parvenir à mieux comprendre les déterminants de ce qui continue de ressembler pour l'instant à un hasard immaîtrisable et parfois bien commode.

LE STATUT DE L'ENFANT

Je conçois volontiers cependant qu'à une première approche le problème posé de cette manière puisse avoir quelque chose de dérangeant, voire de choquant.

Quel intérêt peut-il y avoir à évoquer un supposé statut de l'enfant ?

Un enfant n'est-il pas simplement le fruit d'une attente impatiente, celui d'un désir enfin parvenu à maturation et tout naturellement satisfait ? Doit-on aller chercher plus loin, quand la joie que procure sa venue est reconnue comme légitime, intense et proprement indescriptible ? En quoi le fait qu'il soit investi comme il l'est peut-il s'offrir à une lecture suspicieuse et peut-être arbitraire ? Pourquoi aller chercher plus loin et prétendre lire dans les réactions de ses parents au malheur plus ou moins grave qui le frappe autre chose que la manifestation de leur sollicitude et celle de leur amour ? N'est-ce pas une manière stérile de se torturer et de torturer inutilement ? Tout cela n'est-il pas dans l'ordre des choses ?

Je veux bien. Et je n'aurais après tout aucune difficulté à me ranger moi-même à une lecture si répandue, et surtout **si vraie**, de l'aventure de parentalité. J'aurais mauvaise grâce à dénier le moindre de ces arguments. Je ne le ferai d'ailleurs pas. A ceci près qu'il m'est arrivé depuis déjà longtemps de constater que cette lecture est parfois cruellement insuffisante et qu'elle ne permet pas, en particulier, d'apporter une solution aux problèmes répétitifs qui peuvent altérer la santé de l'enfant et affecter profondément la relation de ses parents à lui. Il s'avère alors que, si, impulsé par cet enseignement, on va chercher plus loin, on ne découvre pas seulement parfois de quoi il s'agit derrière la maladie de l'enfant, mais on procède à une lecture plus fructueuse des événements qui l'ont produite et du message qui tente de se faire entendre par son entremise.

Je reprendrai volontiers, à titre d'illustration, une observation qui me paraît convaincante, que j'ai publiée pour cette raison, et dont j'ai même fait l'ossature de l'un de mes ouvrages [1].

J'avais ouvert mon cabinet depuis à peine quelques semaines — le détail a son importance : j'étais bien jeune, inexpérimenté et dans l'attente du client ; j'avais, autrement dit, une grande disponibilité et un désir non moins grand de bien faire.

Un matin, j'ai été appelé en visite pour un garçon de 3 mois qui souffrait de diarrhée depuis la veille.

Je me suis aussitôt rendu à son chevet, je l'ai examiné, j'ai constaté son bon état, je l'ai dit à ses parents, j'ai délivré ma prescription, j'ai perçu mes honoraires et je suis reparti en pensant ne pas le revoir avant des semaines.

Or, l'après-midi même, son père me rappelait en urgence à son chevet.

Je m'y suis rendu sans retard et, par précaution, j'ai ajouté une médication au simple régime que j'avais prescrit quelques heures auparavant.

Le lendemain, j'ai encore dû y retourner à deux reprises.

Je ne comprenais pas, d'une fois sur l'autre, pourquoi on m'appelait : le bébé allait tout à fait bien et je ne percevais pas d'inquiétude flagrante dans son entourage. Je repartais à chaque fois avec le sentiment d'avoir été efficace et cependant on me faisait revenir ! J'ai fini, par pudeur et peut-être par paresse, par refuser de me rendre au troisième appel de la journée que le père m'adressait vers 10 heures du soir : j'ai conseillé de conduire cet enfant à l'hôpital, en ajoutant qu'on le perfuserait certainement pour mettre son tube digestif au repos. Le père n'a rien trouvé à redire à ma proposition. Il a suivi mon conseil et, le jour suivant, vers 13 heures, il

1. *L'Enfant porté*, Seuil, 1982.

m'appelait pour me dire que l'hôpital lui demandait de venir chercher son enfant qui n'avait pas eu la moindre selle depuis la veille au soir et qui avait été alimenté par la bouche. Je lui ai dit poliment mon plaisir de cette guérison — dont je me félicitais en mon for intérieur, sans y avoir toutefois rien compris.

Les choses auraient pu en rester là si le père ne m'avait rappelé à 16 heures pour me dire que la diarrhée recommençait !

Je ne pouvais pas décemment ne pas y retourner.

J'ai retrouvé le même décor, la même atmosphère, les mêmes personnages et le même enfant, toujours dans le même excellent état. Mais probablement parce que j'avais épuisé tous mes moyens et que je ne pouvais rien faire de plus que ce que j'avais fait, je me suis mis à être sensible à des éléments en principe strictement étrangers à la maladie. J'ai remarqué le confort modeste de la pièce et la rareté des meubles, au milieu desquels trônait un superbe lit blanc à barreaux. La maman, au crâne surmonté d'un chignon en galette, était agenouillée devant le lit, faisant face à sa propre mère, penchée de l'autre côté et porteuse elle aussi d'un chignon identique. Le père, quant à lui, faisait les cent pas, parcourant la pièce de long en large.

Je revivais pour la cinquième fois exactement la même scène, qui se rejouait pratiquement sans la moindre nuance, dans le même décor et, je dois ajouter, avec les mêmes dialogues ! Pour la cinquième fois, en effet, j'entendais la grand-mère, souriant de tous ses yeux derrière ses épaisses lunettes de myope, me répéter la même phrase toute simple, futile et anodine : « C'est normal, docteur, c'est leur premier, c'est un garçon, il a 3 mois, il a de la diarrhée ! » Je n'y avais encore jamais réagi, me contentant de conférer à cette tautologie un sens des plus convenus. Je l'entendais comme une vague et inutile phrase d'excuse, un de ces commentaires faits pour remplir le silence ou destinés à détendre l'atmosphère en impliquant l'auditeur dans une forme de connivence. Cette grand-mère semblait vouloir me dire, avec une certaine économie : « Excusez-les, docteur, c'est normal qu'ils fassent appel à vous si souvent ; ils sont inquiets parce que c'est leur premier enfant et qu'ils sont inexpérimentés ; c'est un garçon et ils voulaient tant un garçon ; il a 3 mois, ce n'est pas très vieux, c'est même assez fragile ; il a de la diarrhée et on sait que la diarrhée a tué par le passé tant de bébés... »

Or, cette fois-ci, au lieu de me taire devant l'énoncé, j'ai pratiquement agressé la grand-mère en lui lançant sèchement un claquant « Et alors ? ». S'arrachant à la position dans laquelle je l'avais toujours vue, elle s'est soudain propulsée vers moi avec de grands gestes, jubilant littéralement, pour me déclarer : « Eh bien, docteur, vous me voyez, moi ? Je suis la seconde enfant de ma mère. Avant moi, elle a eu un garçon. A 3 mois, il a eu de la diarrhée et il est mort. Ma fille que vous voyez là, c'est ma seconde enfant. Avant elle, j'ai eu un garçon. A 3 mois, il eu de la diarrhée et il est mort. Alors vous comprenez ? C'est normal, c'est leur premier, c'est un garçon, il a 3 mois, il a de la diarrhée, il va mourir ! »

Il y a dans ce récit succinct, et pourtant parfaitement fidèle aux faits qui se sont déroulés, quelque chose de choquant, quelque chose d'indécent. On assiste à une forme de sourd combat entre un médecin, pénétré de la vérité de sa position et de ses appréciations cliniques de la maladie qui affecte son petit patient, et une grand-mère dont le discours qui s'étale à la dernière consultation semble vouloir faire, sinon n'avoir jamais cessé de faire, loi. Le médecin possède un savoir sur la maladie, mais il ne parvient cependant pas à y mettre fin : elle continue d'affecter le corps de l'enfant et d'inquiéter suffisamment les parents pour qu'ils en réclament à plusieurs reprises une solution. Or, cette solution ne peut pas être apportée — elle n'a d'ailleurs pas été apportée — tant que la grand-mère de l'enfant n'a pas dit ce qu'elle croit, elle, ce qu'elle pense, elle, ce qu'elle sait, elle, de ce genre de maladie.

Mais, dans tout ce remue-ménage, dans ces allées et venues, dans ces demandes, ces réponses et ces échanges, dans tout cela, où est donc l'enfant ? Qui est-il ? Qu'est-il donc, ce petit garçon de 3 mois ?

Il est, en toute première définition et à n'en point douter, un corps vivant. Un corps vivant, même s'il est reconnu souffrant parce qu'affecté d'une affection passagère. C'est un corps vivant nécessairement né de la jonction de deux autres corps qui l'ont conçu. Ce qui m'a fait le définir, il y a déjà longtemps et comme je l'ai dit plus haut (cf. p. 233), comme « un sous-produit de l'activité sexuelle » — manière de dire combien il résume et condense en lui les innombrables désirs inconscients de ses deux parents, désirs on ne peut mieux véhiculés par l'activité sexuelle.

Même s'il en est ainsi, même si ce corps vivant n'est rien de plus que le résultat de la jonction de deux autres corps, il existe cependant en tant que tel et il devrait être au tout premier plan. Il devrait être le centre objectif de tous les discours qui s'appliquent à lui et qui devraient ne pouvoir le faire que dans le respect de ses particularités. Or, il n'en est rien.

On constate que le médecin, tout d'abord, le traite comme un objet sans aucune spécificité : il réfléchit seulement aux moyens de guérir la maladie « diarrhée » qui l'interpelle et qui est la seule chose qui présente pour lui un certain intérêt. Il faut dire qu'on ne lui enseigne pas à soigner un malade, on lui enseigne à traiter des maladies. Sur la diarrhée, il est capable d'avoir des opinions et de tenir des discours très savants et très efficaces. Il en sait les différentes espèces, les modes de déclenchement, les éléments de gravité, les évolutions possibles et bien évidemment les divers traitements. Non seulement il sait, mais il fait de ce savoir l'essence de son activité, la définition de sa fonction et jusqu'à sa raison d'être. Il ne peut rien dire et il n'a en principe rien à dire du corps singulier qu'affecte le mal. Ce corps, cette personne à laquelle appartient ce corps, il n'en sait rien et surtout, surtout, il n'a pas en principe besoin d'en savoir quoi que ce soit.

On constate ensuite que la répétition des visites est due au fait que cet enfant avec son corps n'est pas plus accepté dans ses caractéristiques propres par son entourage. On ne dit pas de lui qu'il est gros, grand, blond, vif ou colérique. Ce n'est pas pour rien que le récit ne le décrit pas plus qu'il ne lui donne un nom. A bien des égards, il n'existe pas ! Les parents eux-mêmes sont d'ailleurs fascinés par la maladie qui survient, au point de ne pas faire attention à ce que cette maladie a produit sur le comportement général de l'enfant. On ne sait pas s'il a modifié sa façon de boire, de sourire, de pleurer, de réclamer, etc. Pour eux aussi, ce corps en tant que tel n'existe pas, il est pris, comme dans un filet, par le discours de la grand-mère qui augure de son avenir et le désigne comme un objet inéluctablement inscrit dans un destin qui le dépasse.

De fait, ce petit garçon de 3 mois qui a bien un corps à lui, un corps vivant et souffrant, n'est pas plus perçu comme tel par le médecin que par ses parents crédules et inquiets ou par sa grand-mère muée en pythonisse. Ils en font tous, de fait, ni plus ni moins qu'un **lieu**.

Un lieu sur lequel le médecin va naturellement lire les signes de la maladie pour laquelle il est appelé.

Un lieu sur lequel va se projeter pour ses deux parents, à son insu et à leur insu, une double histoire, celle que chacun d'eux va conduire jusqu'à lui.

On n'apprend rien, ici, de l'histoire du père. Mais, par le biais du discours grand-maternel, on apprend quelque chose d'important de celle de la mère : elle a eu un frère avant elle, mort de diarrhée à 3 mois, tout comme est mort, au même âge et de la même maladie, un oncle maternel. Ce ne sont pas de minces détails ! Il y est question au moins de deux morts ! Autrement dit, de deux deuils qui n'ont pas dû être si simples à faire, si tant est qu'ils aient été faits.

« Quelque chose » de l'histoire de la mère échoit donc au corps de l'enfant qui s'en fait tout à la fois... le réceptacle et le révélateur ! Ce « quelque chose », il est parfois possible de le découvrir, sinon de le constater, tout comme il est parfois possible de l'apprécier, le reconnaître, voire le dénoncer et le traiter. On peut cependant être assuré que, aussi impressionnant ait-il été, le bout d'histoire qui a été recueilli ici n'est certainement qu'une infime parcelle de l'ensemble de l'histoire. Il représente sa partie visible au moment précis où se déroulent les événements, un peu comme la partie flottante d'un iceberg au volume insoupçonné et difficile, sinon impossible, à évaluer. Et, tout comme cela se passe habituellement pour un iceberg, nous savons que si jamais on parvient à en démolir le volume flottant, on n'en a pas fini pour autant avec la masse. Un autre volume émergera tôt ou tard à son tour, et ainsi de suite, indéfiniment.

A bien y regarder, une vie n'est faite au fond que de cela : une continuelle et infinie succession d'émergences.

Si on s'en tient à celle que nous avons sous la main, nous pouvons nous dire que la grand-mère du bébé, qui a probablement su depuis toujours le décès de son frère, n'a pourtant pas renoncé à faire des enfants, prenant, comme elle l'a fait, le risque que ce fût un garçon visé par un destin connu. Avec la mort de son premier enfant, elle estimera certainement avoir payé le prix de sa tentative. Son essai suivant lui fera mettre au monde une fille : ce qui la rassurera, puisque cette fille pourra vivre comme elle-même a survécu. Il lui semblera alors naturel que cette fille doive mettre ses pas dans la trace de ceux qu'elle a elle-même suivis — les chignons identiques nous en fournissent un indice. Une légende s'instaure à partir de là, comme cela arrive souvent, mettant en place une forme de règle dans la transmission des générations et dans la distribution des sexes. Elle l'énoncera on ne peut plus clairement : « Un garçon premier-né doit décéder de diarrhée à 3 mois. » Sa soumission à cette fatalité signe à coup sûr son renoncement à la question essentielle et centrale qui traverse ce drame : « Pourquoi ? Pourquoi doit-il en être ainsi ? » Il s'avère que la médecine est parvenue à mettre un point d'arrêt à la reproduction fidèle de ce type de destins. Nous pourrions nous en féliciter, sauf à constater que la médecine n'a pas répondu pour autant à la question angoissante qui a fait ces destins aussi… nécessaires !

Tout comme la grand-mère, au courant de ce qui est arrivé à son frère aîné, n'a pas évité les grossesses, la mère a pris elle aussi le risque de mettre au monde un garçon en premier. Il semble, à cet égard, que l'une comme l'autre aient été suffisamment fascinées par le contenu de l'histoire de leurs mères respectives pour chercher, vainement au demeurant, à en pénétrer le sens.

De fait, ces histoires, celle-là ou d'autres, ont toujours les mêmes caractéristiques : elles sont riches, denses, surprenantes, fortes. On croit pouvoir les pister, y trouver un sens, en cerner les questions, en percevoir les solutions possibles. Mais, quand elles déboulent sur un individu, ce n'est pas depuis la génération précédente ou celle d'avant qu'elles le font, c'est inévitablement depuis la nuit des temps. Elles ont en conséquence pour particularité d'être informes, désordonnées, parcellaires, trouées, inachevées et surtout de devoir demeurer ainsi, quoi qu'on fasse.

Ce n'est ni désespérant ni décourageant.

C'est ainsi.

C'est ainsi et il ne peut pas en être autrement, tout simplement parce qu'on ne dispose que de données partielles de ces histoires et qu'on ne peut pas les maîtriser alors même que certains morceaux du puzzle qu'elles constituent ont littéralement disparu de la mémoire. Chacun ne peut donc résoudre à son échelle que ce dont il dispose, le bout émergé de l'iceberg, en y ajoutant quelque chose qu'il augure lui-même, à sa génération et en fonction des circonstances dans lesquelles il se trouve. L'histoire de la diarrhée meurtrière à 3 mois disparaîtra probablement du bagage de l'enfant qui y a survécu. Je peux même ajouter qu'elle a été arrêtée et évacuée par cette survie, puisque la mère de cet enfant aura par la suite non pas une fille, comme cela s'était passé dans les deux générations précédentes, mais un garçon, pour lequel tout se passera d'ailleurs fort bien : second garçon à qui a été en quelque sorte dévolue la mission de signifier à sa mère qu'elle est tout à fait sortie de la menace constituée pour elle par la stricte répétition de l'histoire de sa mère. On reste évidemment sur sa faim puisqu'on n'a pas répondu à la fameuse question : « Pourquoi ? » mais, en se laissant guider par la logique de ces transmissions, on peut faire confiance à l'enchaînement ultérieur des histoires pour reprendre cette question sous une autre forme, dans un autre contexte et avec un autre matériau.

On peut comprendre, à partir de cet exemple, la raison pour laquelle les histoires transmises à un enfant le sont toujours en leur état d'inachèvement : il lui appartient de les reprendre, à son propre compte et avec ses moyens, pour les conduire au point où elles doivent en principe parvenir. Il est d'ailleurs là pour ça : réceptacle et révélateur, véritable réparateur branché, génération après génération, pour remplir cet office, sur une histoire toujours douloureuse et toujours pénible parce que, comme toutes les autres, elle a connu un regrettable dérapage ! C'est pour cela qu'on le fait, qu'on l'élève, qu'on le choie, qu'on le chérit, qu'on le soigne, qu'on le préserve, qu'on l'investit. Il ne parviendra évidemment pas à remplir cette mission impossible. Il n'y parviendra pas, parce que la tâche qui lui est impartie est bien trop lourde pour lui et surtout bien trop lourde pour une seule vie ! Qu'à cela ne tienne ! Il fera ce qu'il pourra, jusqu'à finir par se trouver à son tour un ou une partenaire avec lequel ou avec laquelle il aura suffisamment de points communs pour faire un enfant à qui transmettre, etc. Or, ce mécanisme n'est pas du gâchis ou un bricolage désespérant : il est celui-là même qui régit le processus générationnel. Il est la vie.

Si on parvenait, en effet, à mettre un ordre parfait dans une histoire, on pourrait être assuré que la reproduction de l'espèce s'arrêterait définitivement. A une dame qui lui demandait comment bien élever des enfants, Freud répondait avec la pertinence qui habitait ses propos : « Comme vous le voulez, de toutes les façons ce sera mal ! » Et il avait parfaitement raison. Chacun de nous porte heureusement en lui la mémoire enfouie d'un moment de sa vie où il a eu conscience d'avoir été victime d'une erreur commise dans son élevage par ses parents. Il a réussi ou non à la surmonter. Il la garde toujours comme une secrète blessure. Quand il devient parent à son tour, il focalise toute son attention sur cette erreur pour éviter de la commettre sur son enfant. Mais, ce faisant, il mettra tellement d'énergie à ne pas tomber dans le piège, qu'il ne prendra pas assez garde à quelque chose d'autre qui constituera pour son enfant l'erreur qu'à son tour il gardera enfouie et qu'il s'efforcera de ne pas commettre à la génération suivante. Et ainsi de suite... On se trouve là au cœur d'un de ces paradoxes qui forment la trame de la vie : on se promet, on désire et on s'efforce de faire pour le mieux ; mais, si on parvenait à effectuer avec son enfant un parcours sans faute, cet enfant ne pourrait plus avoir envie de reprendre l'aventure à son propre compte. Il existe bien une expression courante qui prévoit de « reprendre une revanche sur la vie ». Il semble que ce soit toujours par le biais de ce processus de nature agressive que les choses se conduisent le mieux et le plus loin. C'est une bonne occasion qui s'offre ici pour relativiser les événements et rappeler que les erreurs que l'on commet avec ses enfants n'ont pas nécessairement l'importance et la gravité que leur confère notre indécrottable, immense et naturel désir de bien faire.

Ce qui ne veut pas dire qu'on doive pour autant s'installer dans la passivité et renoncer à toute tentative de faire progresser l'aventure. Le voudrait-on d'ailleurs qu'on ne le pourrait certainement pas. Parce que ce qui se noue entre parents et enfants a une force considérable et un pouvoir de mobilisation et d'invention strictement surprenant. Cela a aussi un nom : l'amour. Et c'est cet amour qui véhicule une histoire insoupçonnée et qui fait bouger tous les protagonistes en leur faisant se poser les questions d'importance que recèle leur histoire.

Revenons encore une fois à notre cas.

Imaginons cette mère mettant au monde son petit garçon. Elle sait, pour en avoir certainement été informée par sa mère, le sort de son oncle maternel et celui de son frère aîné. Elle se trouve sous l'effet d'une malédiction qui n'est pas sans rappeler celle que nous contaient les légendes grecques. Si elle n'était pas envahie soudainement par l'amour qu'elle conçoit pour son fils, elle serait conduite à le désinvestir complètement à partir de sa naissance en se disant que tout est définitivement joué et déjà foutu. Elle l'abandonnerait ou bien elle transiterait vers lui tant de messages négatifs qu'elle le « rendrait » gravement malade avant même l'échéance des 3 mois. Or, l'amour qu'elle ressent pour cet enfant n'est pas isolé. Il se redouble et se renforce de l'amour qu'elle a conçu pour l'homme avec lequel elle l'a fait et dont elle attend qu'il les protège, elle et son fils, de la répétition menaçante. On remarque du coup combien cet homme a soudainement été propulsé dans cette histoire. Non pas tant qu'il ait parlé ou qu'il ait agi directement sur le déroulement de l'aventure. Mais c'est toujours lui qui a appelé, c'est lui qui a conduit l'enfant à l'hôpital et c'est lui qui m'en a donné des nouvelles sans relâche. C'est lui qui, par son insistance, a fait de moi, médecin, l'instrument nécessaire à la fracture du destin qui échoit à son enfant. Il est intervenu, activement en quelque sorte et comme il l'a pu, au moment où l'échéance d'une date a donné rendez-vous à un corps destiné en principe à en pâtir. Il faut que le scénario se joue. Il ne peut pas en être autrement. Il se jouera donc. Et les protagonistes anxieux devront en attendre et en accepter la conclusion.

Que s'est-il passé en réalité ?

Il y a certes eu une selle liquide. Une selle qui n'aurait probablement pas inquiété une autre mère, ni celle-là non plus, d'ailleurs, si seulement elle était survenue à une autre date ! Mais voilà que le terme « diarrhée », conçu pour qualifier la caractéristique de cette selle, rencontre le terme « 3 mois » chez ce garçon premier-né inscrit dans une chaîne historique dans laquelle interviennent ces deux termes [1]. Il n'en faut pas plus pour que le roman familial revienne en force au premier plan avec la malédiction qui y est accolée et le potentiel terrifiant qu'il recèle. On ne va pas rester les bras croisés. On ne peut pas rester les bras croisés. On appelle un médecin. Or, je l'ai dit, l'état de cet enfant ne m'a jamais objectivement paru inquié-

1. Ce n'est pas la première fois que nous rencontrons le langage avec son importance première et ses effets surprenants. Notons jusqu'à quel point le symptôme qui donne naissance au mot qui le désigne est lui-même ni plus ni moins qu'un élément de langage.

tant. Cela n'exclut pas que j'aie fonctionné dans le strict déroulement du scénario que mon diagnostic médical, avalisant l'existence de la diarrhée, a cautionné (j'ai bien dit que c'était une diarrhée et que pouvais-je faire d'autre, d'ailleurs ?). A partir de là, la mère est demeurée aux aguets, bourrelée d'angoisse, à l'affût du moindre effort défécatoire de son enfant. Dès qu'elle le voyait pousser, elle se précipitait sur la couche, elle la défaisait, elle recueillait un bout de selle en même temps qu'elle interrompait automatiquement l'effort défécatoire, lequel reprenait un moment après. Si bien qu'au bout du compte ce devait être une seule et même selle qui se trouvait parcellisée au point d'en constituer plusieurs successives et de créditer l'étiquette convenue, laquelle implique dans sa définition aussi bien la consistance que le nombre.

C'est là-dessus que s'est organisée la suite. Jusqu'à ce que, démuni de tout moyen de sortir cette situation de l'impasse, j'aie fini par poser la seule question d'importance et que j'aie permis de vider de sa substance le prétendu destin de cet enfant. La violente réaction que j'ai eue et la manière dont j'ai usé de mon savoir et de mon autorité médicale sont parvenues à faire barrage au discours grand-maternel. La malédiction a été dénoncée et désignée comme rien de plus qu'un dire inconvenant et sans réelle conséquence. Le médecin et la médecine, par le père de cet enfant, se sont interposés efficacement entre la mère et son histoire.

La particularité de cette observation rare, c'est d'être simple, claire, criante de vérité et directement accessible à chacun.

Il n'en va pas toujours ainsi.

Sauf qu'à un moment ou un autre, l'enfant, fidèle à la mission qui lui est impartie, se débrouille toujours pour offrir son corps aux effets de l'histoire de ses parents, dont il est, peu ou prou et plus ou moins clairement, l'admirable réparateur que l'on a repéré. Qu'on puisse, comme dans le cas exposé ici, procéder à une lecture claire de sa tentative, présente un avantage : celui de créditer ce qui se passe parfois sur un mode infiniment moins clair, mais qui se passe toujours et quoi qu'il advienne. Imaginons que je ne me sois pas mêlé du discours de la grand-mère. Cet enfant ne serait certainement pas mort pour autant. Il aurait guéri et, le temps passant, il aurait annulé la fameuse échéance de 3 mois. La menace aurait été levée et le discours de la grand-mère en aurait pris au passage un coup dans l'aile. A partir de là, on aurait pu avoir différentes directions qui, de l'insistance effrayée de la grand-mère (« Ça n'a pas été pour cette fois, mais ça ne veut pas dire que ça ne surviendra pas ! ») à son sincère soulagement (« Ouf ! il semble que la malédiction ait été levée ! »), auraient ouvert la porte à bien d'autres figures de destin. Dans la plupart des cas que nous rencontrons, le mystère demeure toujours bien plus opaque. Mais jamais l'atteinte du corps de l'enfant ne laisse pour autant les parents indifférents. Elle les atteint toujours plus ou moins fort et elle les conduit à se poser, malgré eux, des questions qu'ils ne croyaient jamais devoir aborder.

L'enfant, revêtu en la circonstance de sa panoplie de réparateur, s'avère être, par sa seule existence, pour chacun de ses deux parents et à leur insu, le plus prodigieux instrument de progrès dont ils pouvaient rêver. C'est la raison pour laquelle, en plaidant pour la réinsertion des mères dans l'univers du travail (cf. p. 581), je n'ai pas hésité à faire état du plus grand équilibre que leur expérience leur aura conféré. L'univers tout entier est redevable aux enfants du progrès qu'a accompli le genre humain. Par l'amour dont il est l'objet et par l'énergie qu'il parvient à mobiliser, il constitue le levier le plus sûr que l'on puisse imaginer pour lutter contre ce qui est perçu comme le poids d'un insupportable destin. C'est lui, l'enfant, qui est parvenu, par de minimes retouches de perception et de parcours comme celles que l'on a vues, à faire passer l'humain du stade de la nature brute et animale à celui de la culture la plus raffinée. Avec son énergie toute neuve, sa réactivité et sa loyauté, il est le plus puissant, le plus parfait et le plus fiable instrument de progrès. Généreux réceptacle de tout ce qui vient se plaquer sur lui, il transmet fidèlement les messages que sa place le destine à promouvoir. C'est peut-être ce qui le fait si cher à chacun de ses deux parents qui, de nos jours, de plus en plus souvent hélas, se disputent ses grâces, son usage et ses bienfaits exclusifs, dans de sourdes rivalités au sein du couple ou en d'interminables procès sur sa garde et sur ses soins en cas de séparation.

LE STATUT DE LA MALADIE

Essayons d'être clair et méfions-nous de la confusion : il s'agit bien de comprendre le statut de la maladie et non pas de comprendre le mécanisme par lequel elle survient. Celui-là commence à être connu. Nous avons vu en différents points des chapitres précédents qu'une maladie peut emprunter toutes sortes de voies pour éclore : elle peut être due à la transmission d'un agent extérieur, elle peut être la conséquence de la transmission d'une tare génétique ou bien survenir par le truchement de différentes circonstances favorisantes. Il y a la réalité qu'elle constitue et que résume en général le diagnostic médical censé rendre compte aussi bien de sa nature que dire sa gravité ou sa bénignité. Une varicelle, par exemple, est une maladie éruptive, d'origine virale, généralement bénigne, très contagieuse et qui guérit en 2 à 3 semaines. Nous sommes là devant quelque chose de clair, net, précis, scientifique. Mais cette définition et cette approche de la maladie, aussi parfaite soit-elle, ne nous dit jamais pourquoi elle affecte certains individus et pas d'autres. En imaginant que l'on puisse trouver matière à répondre de façon satisfaisante à ce genre de question, on se rendra rapidement compte que les mécanismes invoqués sont toujours des mécanismes intermédiaires qui demeurent parfaitement muets sur ce qui les a déclenchés. Si on veut à tout prix savoir pourquoi dans une collectivité d'enfants certains attraperont la varicelle du copain qui l'arbore alors que d'autres y résisteront, on pourra toujours invoquer différents facteurs objectifs intervenant dans la résistance des réfractaires à la maladie. Il faut bien qu'il y en ait et il y en a eu de tout temps — rappelons que les épidémies qui ravageaient le monde au Moyen Age s'éteignaient spontanément. Cela ne nous avance cependant guère. Nous avons mentionné l'intervention de certains peptides cérébraux qui se trouvent sous la stricte dépendance du registre émotionnel et qui interviennent dans la plus ou moins grande fragilité des sujets à l'infection. Cette piste en est encore au stade du balbutiement. On ne peut cependant pas méconnaître son intérêt, dans la mesure où elle laisse enfin entendre qu'il n'est pas possible de séparer artificiellement — comme l'a toujours fait la médecine — le corps affecté par la maladie de tout ce qui entoure ce corps et le fait vivant, être parlant et désirant, dans un monde de langage et d'émotions.

De rester accroché à la seule acception proprement médicale des faits semble cependant avoir une incontestable utilité. Puisque cette attitude, avec les moyens qu'elle met à notre disposition, nous permet de venir à bout de la plupart des menaces. Mais il s'avère que cela ne suffit pas toujours. Dans l'exemple qui a été donné, on a vu ce qu'a produit et ce qu'aurait pu produire une attitude strictement inspirée par cette seule manière de faire. On a vu, en parallèle, ce que cela pouvait donner à partir du moment où l'on ne se contentait pas de rester arrimé au seul registre des contingences et où l'on acceptait d'élargir le champ des significations. On s'étonne de nos jours de la consommation médicale et on s'inquiète du devenir de l'assurance maladie. On fait des calculs savants pour montrer que le chômage est à la base du déficit en raison de la quantité de cotisations qu'il supprime. Mais on ne s'interroge pas pour savoir pourquoi nos concitoyens vont autant chez le médecin et pourquoi notre pays se trouve être le premier consommateur mondial de médications anxiolytiques (celles qui luttent contre l'angoisse).

Qu'a-t-il pu se passer, que s'est-il passé, pour que nous nous sentions si mal et que nous cherchions à ce point dans les médicaments un soulagement à notre mal-être ? En quoi sont intervenus dans nos existences les phénomènes complexes sans nombre qui ont affecté et affectent notre société en profond remaniement ? Aurions-nous à ce point perdu de vue que nous avançons, dans nos histoires, toujours lestés de celles dont nous héritons et dont le poids risque de nous écraser si nous ne parvenons pas en faire quelque chose ? Qu'en faisons-nous, d'ailleurs, en général ? Nous les ignorons parce qu'elles nous agacent, nous les méprisons parce que nous n'y retrouvons pas notre désir apparent, nous les évacuons parce qu'elles nous gênent, nous les rejetons parce qu'elles nous poursuivent et nous cherchons obstinément à les chasser parce qu'elles nous encombrent comme de regrettables parasites. Ce qui nous arrive est surprenant parce que l'attitude que nous choisissons d'avoir est pour nous un phénomène très récent. Nos sociétés dérivent de celles qui, il y a à peine une, deux ou trois générations, étaient celles de la dispersion urbaine, du bon voisinage, de la convivialité et de la circulation de la parole. Par un de ces phénomènes de mode incompréhensibles, nous y avons greffé le fameux *It's your problem* et nous nous sommes enfermés dans un mutisme fasciné par le fantasme d'une tranquillité factice et d'une vie sans nuages que nous avons cru pouvoir trouver dans l'univers des mégapoles. En Extrême-Orient, en Chine et en Insulinde principalement, des populations entières éduquent leurs enfants à maîtriser leurs émotions dès le plus petit âge : « C'est plus intime que l'intimité », me disait du registre des émotions un confrère chinois, rencontré à la Réunion, pour m'expliquer la nature du message que sa culture lui a transmis en la matière. Mais on n'improvise pas sur quelques générations des comportements installés depuis des millénaires et qui ont forgé aussi bien des langues que des civilisations. Nous restons et nous resterons encore longtemps redevables des manières de sentir et de vivre dont nous sommes, que nous le voulions ou pas, les héritiers. Or, si nous nous sentons affectés, sans parvenir à résoudre par la pensée ou la parole ce qui nous affecte, nous le ferons passer par notre corps qui développera une... affection (autre appellation, heureuse et parlante, de la maladie dans notre langue !). Rien n'a préparé ou ne prépare, hélas, les médecins dans leur parcours de formation à entendre les faits sur ce mode. En ce domaine encore, nous restons soumis aux seuls critères d'une efficience à laquelle je suis au demeurant moi-même attaché, que je ne critique pas en l'occurrence, mais dont je déplore qu'elle résulte d'un faux calcul et qu'elle envahisse notre paysage à ce point.

On conçoit, dans un mouvement de cet ordre, que la maladie puisse n'être pas envisagée comme étant du seul ressort du hasard. Elle s'inscrit toujours en réalité dans un registre précis, incluant et dépassant largement le corps, même si les déterminants de ce registre ne sont pas toujours identifiables.

Je rappellerai l'approche que j'en ai ébauchée (cf. p. 369) au moment où j'abordais les faits qui suivent la naissance. Pour y être contrainte par les effets d'une histoire que, dans son aventure de maternité, elle ne peut jamais rejeter, ignorer ou maîtriser, nulle mère ne choisit en effet délibérément de s'accrocher à l'image qu'elle s'était forgée de son enfant avant qu'il ne fût venu au monde.

Mais nul enfant ne peut, sauf à devoir le payer d'un prix infiniment lourd, faire indéfiniment l'économie du meurtre de cette image. Dans ce débat nécessaire et inévitable, la maladie peut, par exemple, se lire comme le recours utilisé par le corps de l'enfant pour résister au sort auquel le convoque une histoire qu'il ne peut accepter sans rechigner. A un autre âge, il en sera encore de même : le malaise entraîné par une histoire qui ne renonce pas à s'imposer produit les mêmes effets. La maladie se révèle donc être une partie intégrante du registre du langage. C'est une forme de langage. Et même une forme très élaborée et très performante. C'est une ponctuation sensée et pertinente du texte muet de chacun des partenaires qu'elle interpelle. Une diarrhée prend, par exemple, à 3 mois, la signification qu'elle a prise dans le cas que nous avons vu. Sa survenue n'est pas gratuite ou sans conséquence puisqu'elle donne sens, comme on l'a relevé, à l'aventure de parentalité de la mère de l'enfant. Sans nécessairement emprunter à une quelconque vision idéologique, on peut comprendre à partir de là aussi bien le fait que la maladie ait été inéluctable que le fait qu'elle ait eu finalité : elle a permis autant à la mère de mieux prendre en compte la réalité de son petit, qu'à celui-ci de comprendre la nature du message maladroit et cependant rempli d'amour qui l'a conduit à ce point. Le progrès accompli par chacun des deux a pris un temps que l'on pourrait croire perdu mais qui ne l'est jamais cependant tout à fait puisqu'il rejoint la vérité à laquelle nous invite le poète : « C'est le temps que tu as perdu pour ta rose qui fait ta rose si chère ! »

La rencontre de l'enfant avec la maladie prend dès lors, à partir de l'éclairage des deux instances, le caractère d'une étape obligée dans le parcours de négociation auquel cet enfant procède pour accéder à son statut.

Notre société prévoyante, qui a mis au point les vaccinations, les antibiotiques et les stratégies préventives, a réussi à ne pas le laisser aller trop loin dans un monde où les moyens agressifs sont légion. Nous rêvons tous pour lui d'une étape ultérieure qui lui permettrait de faire une totale économie de ce type de recours. Mais c'est un rêve irréalisable. Car il faudrait que cette même étape puisse ou bien lui fournir les moyens de parvenir à son but sans avoir à mettre l'expressivité de son corps au service du débat, ou bien changer radicalement les mentalités — conditions qui sont évidemment, l'une comme l'autre, de l'ordre de l'utopie.

Félicitons-nous d'en être aujourd'hui rendus à ne rencontrer, dans l'écrasante majorité des cas, que des maladies bénignes et gardons-nous de leur donner plus d'importance qu'elles n'en ont en réalité.

C'est la raison pour laquelle il ne sera pas fait mention ici de toutes les maladies connues de l'enfant — cet ouvrage n'a pas plus la prétention d'élaborer un dictionnaire médical exhaustif que de remplacer l'avis du médecin habituel, qui reste toujours le meilleur juge du cas auquel il a affaire. Il ne sera traité que des maladies courantes — celles auxquelles tous les parents peuvent un jour ou l'autre être confrontés — et de certaines maladies qui alimentent inutilement nombre de craintes et de fantasmes alors même qu'elles sont caractérisées par leur rareté. Elles seront expliquées le plus clairement possible pour que ne s'y greffent pas inutilement des pensées susceptibles de freiner le mouvement de progrès qu'elles tentent de promouvoir.

L'ATMOSPHÈRE DE LA MALADIE

On aura évidemment compris que la première règle à observer devant une maladie de son enfant, quelle qu'en soit la nature et quel que soit l'âge de l'enfant, c'est de **rester calme** pour parvenir à être **rassurant**. Je sais bien que je l'ai déjà dit et que je me répète. Mais je crois que, s'il le fallait, je me répéterai encore et encore, tant cela me paraît important.

Je sais bien que c'est le genre de chose qu'on ne peut pas toujours contrôler. Je suis même logé à la meilleure enseigne pour le savoir et l'admettre, même s'il m'arrive de le déplorer. Mais je crois qu'on peut tout de même essayer de maîtriser son impulsion, comprendre comment les choses se passent et tenter de gérer raisonnablement la manière dont on se sent affecté par les événements qui surviennent. D'autant que nos délicieux enfants ont cette extraordinaire propension à tomber malades au moment même où nous avons besoin qu'ils ne le soient pas. Il suffit que nous soyons en train de préparer des vacances, une réception inhabituelle ou la communion de l'aîné pour les voir déclencher des troubles dont nous nous serions bien volontiers passés. J'ai par exemple observé la singulière fréquence des fièvres du vendredi soir chez les créchons. Je me suis longtemps demandé par quel phénomène elles se produisaient. Voilà des enfants qui passent leur semaine à côtoyer des miasmes et à y résister, et qui y cèdent juste au moment où la confrontation prend fin. On les soigne pendant le week-end et, le lundi matin, ils « retournent au charbon » comme s'il ne s'était rien passé ! Les faits, examinés sous cet angle, ont le mérite d'en dire plus que le recours à des explications prenant en compte des phénomènes d'incubation et de dynamique de la réplication virale ou microbienne (explications au demeurant exactes mais qui n'ont pas le caractère précis et immuable qu'on leur suppose). Il m'est souvent arrivé de dire, à des parents étonnés du fait, que leurs enfants étaient somme toute assez « sympas » : ils se retenaient tout le temps qu'ils les savaient dans l'impossibilité de se consacrer à eux et ils se laissaient aller, ils s'affalaient, ils se « répandaient » dès qu'ils pensaient pouvoir le faire sans leur poser des problèmes trop insurmontables. Sans compter que le genre de problème qu'ils posent est pratiquement toujours de nature assez bénigne et destiné à trouver assez rapidement sa solution.

Parce que voilà la dimension nouvelle de la médecine d'enfants : elle a réussi, depuis quelque temps déjà, à vraiment débarrasser la pathologie courante du risque de survenue de certaines maladies effroyables. Cela ne veut pas dire qu'elle ait réussi à mettre totalement l'enfant à l'abri — heureusement, d'ailleurs. Dans ces conditions, il n'y a donc vraiment pas de raison objective de s'affoler ! Et **la sérénité** que l'on développe en l'occurrence **constitue** alors à elle seule **la moitié, voire les trois quarts du traitement**. Parce que l'état dans lequel on se met est perçu de manière particulièrement aiguë par l'enfant, spontanément et naturellement inquiet de ce qui lui arrive. Il intervient directement, autrement dit, sur son système de sécurité. Si on s'affole ou qu'on développe une trop grande inquiétude, on lui délivre un message qui renforce la sienne propre. Ce qui reviendrait à implicitement lui signifier qu'il a en quelque sorte raison de craindre de mourir. Si, à l'inverse, on garde son calme, on lui permet de se débarrasser de cette crainte, on l'encourage et on l'autorise à aller puiser dans ses réserves de quoi affronter l'épreuve qu'il traverse. C'est là toute la raison de ce long plaidoyer. La réalité de notre paysage d'efficience thérapeutique nous autorise à adopter une conduite de quiétude même s'il nous arrive d'avoir à lutter nous-mêmes contre les démons qui nous visitent en de telles occasions.

D'autant que l'observation qu'on peut faire soi-même revêt une certaine importance dans l'appréciation que l'on aura à faire des signes généraux d'appel de la maladie.

Les signes généraux des maladies

Comment peut-on savoir qu'un enfant est malade ?

Il importe autant, en effet, de ne pas passer à côté d'une maladie déjà déclarée ou en train d'éclore que de ne pas s'inquiéter pour une simple broutille. Il va sans dire que cette question est plus fréquemment celle des parents de tout-petits, l'enfant plus grand étant capable de dire, lui, s'il se sent bien ou non, encore qu'il faille parfois relativiser sa plainte et, sans pour autant s'en défier, essayer de comprendre si elle ne recèle pas un message d'une autre nature.

Aussi étonnant que cela puisse être, la réponse à cette question est toute simple. Elle tombe sous le sens et elle est tirée d'une expérience quotidienne jamais prise en défaut : **si un enfant est malade, il sait, quel que soit son âge, le dire avec beaucoup de précision à ses parents qui seront toujours les premiers à s'en apercevoir**.

Il n'en reste pas moins que l'impression que l'on peut ressentir mérite d'être confirmée ou infirmée par un certain nombre de petits signes dont les médecins tiennent le plus grand compte et qu'ils recherchent par le moyen des questions qu'ils posent au cours de leur consultation. Nous laisserons de côté, bien évidemment, les tableaux criants dont les caractéristiques sont flagrantes : un bébé ou un enfant qui cesse de jouer, qui s'allonge, qui a le visage soudainement écarlate et qui geint n'a pas besoin de donner de plus amples preuves de son état de malade. Un autre qui se réveille la nuit et qui se tient l'oreille en hurlant exprime on ne peut plus clairement la nature de ce qui l'atteint. Le repérage que l'on met en place ici n'est destiné qu'à permettre la reconnaissance des maladies moins parlantes.

Le **regard** de l'enfant est un témoin d'une extraordinaire fiabilité. Le regard d'un enfant est naturellement vif, brillant, plein de gaieté et de joie de vivre. Toute altération de l'état général se traduit plus ou moins rapidement par une altération proportionnelle des caractéristiques du regard. Un regard « sérieux » par moments traduit la perception d'une douleur non encore entièrement enregistrée et sur laquelle se concentre l'attention. Un regard triste et éteint et ayant perdu son brillant, sa mobilité et sa vivacité habituels, traduit une atteinte déjà bien en place. Il s'accompagne habituellement d'un **abattement** et d'une **tristesse** qui auront remplacé l'habituel dynamisme propre au petit âge.

On pourrait en faire toute une série de tableaux en introduisant différentes nuances. Ce n'est pas très utile. Parce que ces notions, bien exploitées par les pédiatres, sont des notions qui leur sont spontanément et habituellement signalées par toutes les mamans, qui savent affirmer avec certitude la guérison de leur enfant parce qu'elles ont retrouvé son regard de tous les jours.

Les **cris** sont, quel que soit l'âge, le signe exprimant une douleur que le tout-petit ne sait pas forcément localiser. Quand il est âgé de quelques mois, un nourrisson peut porter la main à son oreille et désigner déjà le point d'impact du mal. Mais même bien plus grand, un enfant qui a mal à la poitrine, à la tête ou au ventre ne donne pas beaucoup d'autres indications. On a longtemps cru et on croit encore trop fréquemment le tout-petit insensible à la douleur. C'est un tort. Il y est sensible exactement comme chacun. Ce n'est pas parce qu'il peut ne pas crier et qu'il sombre facilement dans un sommeil réparateur, qu'il ne souffre pas pour autant. Sa souffrance altère des mécanismes plus profonds et moins directement expressifs. Les chirurgiens de nouveau-nés, préoccupés de leurs résultats opératoires, ont récemment eu la bonne idée d'administrer à leurs opérés de la morphine pour supprimer la douleur de leurs suites opératoires après les interventions lourdes. Ils en ont recueilli immédiatement les bénéfices en constatant une brillante amélioration des survies.

Des douleurs plus sourdes et plus persistantes peuvent ne pas entraîner de cris ou de plainte. Elles altèrent cependant **l'humeur**. Le **sourire** ou le **rire** se font plus rares, voire disparaissent parfois. Je me souviens d'un grand patron, fin clinicien, qui, proposant une hospitalisation aux parents d'enfants suspectés de maladie cœliaque (maladie chronique de l'intestin consécutive à une intolérance au gluten), leur disait : « Laissez-le-nous quelques jours. Si nous parvenons à le faire rire, nous en resterons là et nous pourrons récuser le diagnostic. » A cette époque, où l'on ne disposait pas des techniques de biopsie (prélèvement d'un fragment) de l'intestin, cette observation de l'humeur avait une valeur jugée considérable, car on savait que la douleur chronique et sourde de la « tripe » souffrante pouvait couper toute envie de rire ou de sourire.

Qu'en est-il de **l'appétit** ?

On sait que c'est une caractéristique de comportement de l'enfant qui fait courir (souvent à tort) les mères. Son altération mérite d'être relativisée : si un enfant chipote habituellement et qu'il ne dévore pas, la baisse de son appétit ne peut pas être retenue comme un signe valable. Mais si un « goulu » ou un « vorace », qui hurle habituellement pour avoir son biberon, se met d'un coup à en laisser régulièrement, ça devient tout autre chose.

Le **sommeil** est, lui aussi, un très bon indicateur. Tant il est vrai que le sommeil de l'enfant est en règle générale un sommeil d'excellente qualité qui peut survenir même au milieu d'une foule bruyante. Qu'un enfant se mette à avoir du mal à s'endormir, ou bien qu'il se réveille et crie, on ne peut pas laisser passer un tel indice, surtout si aucune raison évidente (un bras coincé par un faux mouvement, une soif déclenchée par la remise en route du chauffage qui a asséché l'atmosphère, une selle incommodante dans la couche, par exemple) ne vient l'expliquer.

L'activité ludique, la relation au **jeu**, fournit des renseignements aussi importants que les précédents indices : un enfant qui ne joue plus, qui ne se laisse plus distraire, qui reste prostré ou qui consent de manière fugace à l'évidence à s'intéresser au jeu ou à sa sollicitation, a certainement quelque chose qui ne va pas. Si on se réfère à ce tout premier jeu du « coucou » (cf. p. 419), dont dérivent tous les autres sans exception et dont on a vu combien la signification est toujours accrochée à l'entraînement de l'instinct de mort, on comprend que la suspension de l'activité ludique puisse avoir quelque chose de préoccupant. Elle signe le repli et une forme de résignation de l'enfant qui augure défavorablement de sa détermination à vaincre le mal. On peut comprendre à partir de là des phénomènes auxquels on assiste fréquemment et qui relèvent sinon de réflexes, du moins d'une forme bienvenue d'intuition. La personne qui rend visite à un enfant malade lui apporte fréquemment un **jouet** (un de plus !), comme si elle l'invitait, en éveillant sa curiosité pour cet objet nouveau pour lui, à reprendre le fameux et salutaire entraînement auquel il semble avoir renoncé depuis quelque temps. De la même manière, on a récemment vu les chirurgiens d'enfants, en principe peu perméables à cette dimension des choses, expliquer à leurs petits patients, au moyen de nounours ou de poupées, l'intervention qu'ils allaient pratiquer sur eux. Ils permettent certainement à l'enfant, par cette manière de faire, de projeter hors de lui l'angoisse qu'il peut ressentir, mais ils le réimpulsent également à leur insu dans l'univers du jeu qui lui ouvre la voie de la sécurité.

Il n'est pas certain qu'on doive pour autant souscrire à l'attitude largement répandue dans les familles actuelles d'inonder un enfant de jouets. Je reste toujours rêveur, au cours de mes visites, quand je constate dans la chambre d'un enfant ce monceau de jouets au milieu duquel il faut littéralement naviguer pour atteindre le lit. Lui, le plus souvent, il y est indifférent et il ne sait même pas la nature de tout ce dont en principe il dispose. Je l'imagine volontiers en train de prendre le premier objet qui lui tombera sous la main, cette pièce de Lego anonyme ou cette voiture cassée sur laquelle il déploiera avec tendresse son imagination sans bornes. Peu lui importera qu'il y ait tout là-haut un tracteur flambant neuf, un superbe jeu de construction ou une formule 1 téléguidée. Cet amas de richesses, qui satisfont à l'avance des désirs qu'il n'a pas même exprimés, ne sont pas seulement un signe parmi d'autres de notre société de consommation. Ils sont le signe d'une incompréhension profonde de l'univers enfantin. Comment un enfant dont le désir est à ce point saturé peut-il seulement en éprouver l'existence ? Sans compter que, si le jeu est pour lui intimement lié à la crainte de la mort, on imagine le message que lui apporte cette profusion d'objets : c'est comme s'il lui était signifié que la mort est tellement présente qu'elle justifie une collection aussi riche et impressionnante. Reportons cela à notre univers d'adultes : nous sommes malades, la nouvelle s'est répandue comme une traînée de poudre ; nous nous réjouissons des visites que nous recevons et qui nous font chaud au cœur ; même Un tel s'est dérangé pour nous apporter un peu de réconfort ; voilà de quoi nous sentir aimé et nous permettre de réinvestir la vie. Mais imaginons seulement notre vie remplie, tous les jours sans exception, des multiples coups de fil et visites de l'ensemble de nos connaissances. Nous étoufferions rapidement sous la pression et nous rêverions probablement sans arrêt d'un coin éloigné, discret, tranquille et sans téléphone. Nul, adulte ou enfant, ne peut vivre et gérer sa vie sans pouvoir trouver des moments de repli pour faire, seul, le point sur son parcours. C'est ce que l'on évoque parfois en termes de « jardin secret ». A quoi servirait un tel jardin dans lequel chacun se sentirait le droit de pénétrer et de déposer ce dont il a envie ?

Même si de telles considérations peuvent paraître hors de propos, ce sont elles seules qui permettent de comprendre l'importance du jeu dans le quotidien de l'enfant.

Quelques petits maux courants et comment y réagir

A côté de ces manifestations, dont on ne peut apprécier l'intensité que par soi-même, d'autres, plus objectives, physiquement repérables, viennent souvent compléter le tableau.

LA FIÈVRE

Sa présence va immédiatement inquiéter et parfois préoccuper. C'est on ne peut plus naturel ! C'est pourquoi, toujours dans la même perspective d'une chasse à l'inquiétude inutile, il importe d'en comprendre le mécanisme et surtout l'intérêt.

La fièvre est une **parfaite et fidèle sonnette d'alarme** : elle indique que le corps est le siège d'un conflit dans lequel il se sent soudainement dépassé ou bien qu'il est victime d'une brutale agression extérieure. Chez l'enfant, elle a un caractère marqué, c'est une sonnette particulièrement sonore, brillante et efficace.

Elle ne préjuge cependant pas, comme chez un adulte, de la nature de l'agression et elle ne varie pas en fonction de la gravité ou du risque que constitue l'agresseur. Dans des circonstances où nous développons à peine un 37,9°, un enfant montera sa température à 40° et plus. Une trop grande quantité de soleil, qui réclame en général pour tout traitement un simple bain frais, donnera chez lui autant de fièvre que l'injection de certains vaccins — quand le corps, hors de tout risque, va se mettre à apprendre à réagir à une maladie dont on vient de lui administrer un modèle inoffensif — ou qu'une atteinte sérieuse et grave par un agent extérieur menaçant. L'explication tient au fait que l'enfant réagit de manière maximaliste à tout ce qui le dérange, traduisant de la sorte la crainte uniforme qu'il éprouve devant ce qui l'assaille. Tout comme il pleure parce qu'il prend un coup, alors que nous ne le faisons pas ou plus, il n'a pas la faculté d'établir une sorte de hiérarchie dans les affections qui l'atteignent. Il y réagit toujours violemment pour être en quelque sorte sûr de s'en sortir. Fort heureusement, il peut le faire sans grand risque parce qu'il est un être neuf et riche qui a de telles capacités de défense qu'il peut se permettre le luxe de les jeter toutes en bloc dans le combat. Il pourra de toute façon les reconstituer sans difficulté dès que les choses iront mieux. Là où un adulte, relativement chiche ou prévoyant, fonctionne dans la plus stricte économie, un enfant traite de manière dispendieuse les moyens dont il dispose et qu'il recouvre heureusement à profusion.

On a donc parfaitement raison de prendre la fièvre en considération et d'y réagir en général comme on le fait. Encore qu'il faille savoir qu'elle est, aussi, un moyen de défense naturel, le premier et le plus efficace, dont dispose l'organisme pour combattre ce qui l'agresse. Devant toute agression extérieure qui nécessite sa mise en place, le corps sécrète des substances dites « pyrogènes » et qui mettent à contribution une série de molécules élémentaires de la chaîne de l'inflammation, dont les plus récemment isolées sont les « prostaglandines ». A partir de là, un véritable cycle d'action/réaction se met en place. Parce que le thermostat central qui exige que la température se maintienne à 37° va déployer les moyens d'y parvenir, lesquels moyens participent eux-mêmes au but poursuivi par l'installation de la fièvre. Ainsi la présence de ladite fièvre entraîne-t-elle une série de mécanismes secondaires en cascade directement commandés par le thermostat ; le sang circule plus vite en raison d'une accélération du rythme cardiaque ; le rythme respiratoire lui aussi s'accélère automatiquement ; il y a plus d'oxygène qui est amené au corps, ce qui permet une plus grande quantité de réactions chimiques ; le degré d'acidité sanguine se modifie discrètement mais suffisamment et il se crée dans le flot circulatoire diverses conditions destinées à porter jusqu'au foyer de l'agression les cellules spécialisées appelées à la rescousse et qui vont entrer dans la bataille. En cas d'atteintes virales, contre lesquelles nous ne disposons pas de médications efficaces, la fièvre constitue par les adaptations qu'elle entraîne la meilleure arme qui soit, puisque les virus sont généralement tués par une température d'environ 40°. Vouloir dans de tels cas ramener obstinément la température à 37° est une véritable aberration, puisque la défervescence obtenue artificiellement permet aux virus de continuer de se développer et de poursuivre leur agression. Aussi est-il nécessaire de **ne pas chercher à la faire baisser inconsidérément ou à la supprimer artificiellement**. Il vaut mieux, au contraire, tenter de s'en servir en la laissant accomplir son office. Autrement dit, le plus souvent, dans un premier temps, il vaut mieux — et **il faut — la respecter**. C'est exactement ce que préconisent par exemple les homéopathes, qui la combattent généralement par l'administration toutes les heures de 3 granules d'Aconit (réservés à son tout début : les dix premières minutes), de Belladona (quand elle est forte et qu'elle s'accompagne d'une rougeur du visage), de Ferum phosphoricum (quand elle est plus étale et moins élevée) ou d'Apis (quand elle s'accompagne de différentes rougeurs plus ou moins fugaces et d'un discret gonflement de la face), de Mercurius solubilis indiqué sur une langue blanche, etc. — ces médications étant toujours données à la dilution de 4, 5 ou 7 CH. L'option homéopathique consiste en principe, en la matière, à intervenir sur le mécanisme qui aura généré ladite fièvre plutôt que sur son degré ou son existence.

Il s'avère cependant qu'on ne peut pas toujours observer une telle passivité et rester les bras croisés. Car les modifications de la circulation sanguine que crée la fièvre peuvent à elles seules, quand elles débordent le but qui leur a été imparti, être génératrices de troubles plus préoccupants. L'accélération du rythme cardiaque et celle du rythme respiratoire vont entraîner la fabrication, principalement par le cœur, d'acide lactique, lequel va diffuser par le sang qui le véhicule, s'accumuler au niveau des muscles et donner une pénible sensation d'engourdissement et de fatigue. C'est la porte ouverte à **l'abattement**, qu'il vaut mieux ne pas laisser longtemps évoluer sans intervenir parce qu'il entraîne et traduit un certain abaissement des mécanismes de défense.

Que faire ?

■ Découvrir l'enfant, tout d'abord. Aussi curieux que cela puisse encore paraître, c'est très important.

On a toujours fait le contraire, et des générations d'enfants ont étouffé sous la masse de couvertures qu'on leur mettait dessus. La médecine encourageait à craindre le froid, mal toléré par chacun et réputé affaiblisseur des défenses. Elle recommandait de beaucoup couvrir [1] de manière à obtenir une bonne transpiration réputée curative. Or, qu'est-ce que la transpiration ? C'est une réaction de l'organisme qui mobilise des mécanismes de lutte contre une chaleur excessive et qui le menace (on transpire en été) : la peau humectée de l'eau qu'elle sécrète va être rafraîchie par l'évaporation de cette eau, qui absorbera des calories et refroidira ainsi la peau et le corps. Cette recommandation, par l'excès auquel elle aboutit, démontre on ne peut plus clairement son caractère erroné.

La question n'est pas pour autant résolue : le froid est-il dangereux ? Oui et non. Oui, dans la mesure où la chose a été expérimentalement démontrée par Pasteur : la poule est naturellement réfractaire au « charbon », qui est une maladie du mouton ; mais si on lui maintient les pattes dans de l'eau froide, elle attrape cette maladie. L'explication du phénomène tient en deux points concourants : la résistance au froid absorbe une partie

1. L'effet indirect était de faire monter la température à son plus haut degré possible : compte tenu des effets de cette température, c'était les obtenir dans le temps le plus bref. Mais la transpiration indique bien, elle, que les limites de la tolérance du corps sont atteintes ! Le procédé est à double tranchant ; notons cependant que, dans la grippe commune, il est souverain.

de l'énergie détournée du lieu de l'agression; le froid abaisse de quelques dixièmes de degré la température centrale de la poule et permet le développement du germe, qui aurait été inhibé en d'autres circonstances. Des mécanismes identiques peuvent parfaitement se voir chez l'humain mais avec des variantes non négligeables. Et c'est là que je place mes réserves. Car on peut être trempé jusqu'aux os et grelotter sous une tempête de neige quand on descend pour la énième fois sa piste favorite au ski sans pour autant se sentir incommodé. Et on nous montre régulièrement à la télévision des personnes qui se baignent dans l'océan à Noël, pour peu qu'il y ait sur la plage un brin de soleil, alors que la température de l'eau tourne à peine autour de 10°. Pourquoi ces personnes n'attrapent-elles pas froid, si le froid était à ce point nocif? Parce qu'elles sont dans des conditions qui permettent à leur organisme de résister sans dommage. Il est vrai que, si elles restaient des heures en mer, elles finiraient par périr, le froid finissant par absorber toutes leurs réserves énergétiques et épuiser leurs mécanismes de défense. Lesquels sont importants puisque, lorsqu'on les prend en compte, on peut faire baisser sans dommage la température centrale de plusieurs degrés: c'est ce que l'on fait au cours des interventions cardiaques quand on fait descendre la température des opérés autour de 24° pour obtenir un ralentissement notable des mouvements du cœur que l'on opère. Il ne faut donc pas tout mélanger, car si on met le froid à toutes les sauces, on n'y comprend plus rien. Il s'avère au demeurant que cette préoccupation est souvent centrale dans le discours des mères. On connaît la fameuse phrase : « J'ai froid, mets un pull. » Elle est éclairante à bien des égards. Elle traduit une sollicitude qui, pour être attendrissante, n'en est pas moins excessive. Si la crainte du froid, soutenue par le discours médical d'antan, a facilement été récupérée par les mères, c'est certainement parce que l'exposition au froid leur rappelle douloureusement qu'elles ont mis leur enfant au sein d'un monde hostile. Tant qu'il était en elles, il était à 37°, à l'abri de toute variation de température et de tout inconfort. Il est sorti un jour et la température externe a été son premier agresseur: les vêtements chauds et les nombreuses couvertures, même quand la fièvre est survenue, sont autant d'articles et d'enveloppes susceptibles de remplir l'office de la traître enveloppe utérine qui a consenti un jour à s'ouvrir. Je me demande comment elles parviennent, de nos jours, à intégrer le fait que leurs enfants en crèche, qui sont correctement vêtus et qui vivent dans des atmosphères parfois surchauffées, attrapent leurs maladies sans le secours de cet agent tant craint.

Il faut donc découvrir un enfant qui a de la fièvre, parce que cela ralentit l'éclosion de l'abattement dans la mesure où on laisse la peau irradier la température générée par le corps. Une telle attitude est toujours payante et on le constate.

Je me suis demandé comment elle pouvait trouver une explication causale, en dehors des phénomènes physiques que l'on peut vérifier mais qui sont autant d'éléments intermédiaires. Je pense que les mécanismes qui se sont mis en place au fil de notre adaptation d'humain à notre monde environnant l'ont toujours fait dans une visée d'efficacité en tenant un compte jaloux des réalités. Si on se reporte à ce que l'on observe dans le monde des mammifères, on s'aperçoit que les nouveau-nés sont toujours dépourvus de pilosité. Il a dû depuis toujours en être ainsi pour les humains. Le bébé et l'enfant de la préhistoire ne devaient guère différer de ceux d'aujourd'hui, alors que les adultes que nous sommes ont beaucoup perdu de leur pilosité, de leur barbe et de leur chevelure. En cas de fièvre, nous supportons, nous, parfois, de nous couvrir, puisque notre corps est désormais dépourvu de ces poils qui lui permettaient, par le jeu du muscle qui maîtrise chacun d'eux, de se fabriquer à la demande un vêtement étanche ou aéré. Il nous arrive d'ailleurs de nous couvrir et, un moment après, de nous découvrir, palliant de la sorte le défaut du revêtement que nous avons perdu et nous arrangeant avec la température chiche que nous fabriquons. Le bébé, n'ayant pas, lui, une telle fourrure à disposition, continue de fonctionner comme il l'a toujours fait : nu comme un ver, il fabrique beaucoup de fièvre de manière à ce que l'énergie qu'il déploie, luttant contre les déperditions occasionnées par la peau nue, établisse une température résultante suffisant à traiter son état. Le mettre le plus découvert possible, aujourd'hui, lui restaure ses propriétés de toujours auxquelles demeure attaché le bon fonctionnement de son organisme.

■ On peut aller plus loin dans cette voie si cela s'avère nécessaire, si, par exemple, l'abattement et la fatigue demeurent importants. On peut rafraîchir par un **bain** qui devra être préparé à une température de **2° au-dessous de la température de l'enfant**. Pourquoi ? Parce que, s'il n'y a pas cette différence, on n'obtiendra pas d'effet suffisant et si le bain est trop froid on s'expose à une brusque variation de température qui génère les effets que l'on a mentionnés plus haut pour la poule. Une fois qu'on a mis l'enfant dans la baignoire, on l'y laisse le temps que le bain se refroidisse. Quand la température extérieure n'est pas très élevée, le bain peut être efficace en 10 à 20 minutes. En été, par les fortes chaleurs, on devra, pour obtenir le même résultat, laisser couler un filet d'eau froide pour accélérer le refroidissement spontané.

■ Dans le même ordre d'idées, on peut aussi mettre sur la tête de l'enfant, sur les racines de ses cuisses ou sous ses aisselles (là où passent presque à la surface de la peau de gros vaisseaux), une **vessie de glace** ou des linges trempés dans de l'eau froide vinaigrée, légèrement alcoolisée ou citronnée (l'adjonction de ces produits étant destinée à empêcher l'eau de se réchauffer trop vite). Il arrive que l'on hésite à mettre en route de tels gestes parce que l'on constate que l'enfant a **les mains et les pieds froids** : la signification de ce phénomène tient au fait que les vaisseaux des extrémités sont le siège d'une vasoconstriction (ils réduisent leur calibre) pour envoyer le plus de sang possible vers le foyer de l'agression.

■ On peut aussi, toujours en poursuivant le même but, donner à l'enfant des médicaments. Ils fonctionnent toujours en intervenant sur la chaîne des réactions de l'inflammation qu'ils bloquent. Les plus courants sont l'acide acétyl-salicylique (dénomination scientifique de **l'aspirine** que chacun connaît bien) et le **paracétamol**, qui existent sous différentes dénominations commerciales et sous différents dosages adaptés au poids de l'enfant. Ils peuvent être donnés seuls ou en alternance (leur effet se surajoute sans pourtant que leur toxicité ne s'additionne) en évitant impérativement de dépasser les doses nécessaires (pour mémoire : les doses à ne pas dépasser, sauf sur avis médical, sont de 0,03 à 0,05 gramme par kilo de poids corporel et par 24 heures ; en sachant que la dose est à répartir en 4 ou 5 fois par 24 heures : pour fixer les idées, un comprimé d'aspirine ordinaire dosé à 0,50 gramme pourra être donné en 4 fois à un bébé de 10 kilos). Ces produits existent sous différentes formes et peuvent être administrés par voie orale ou par voie rectale. Le choix de la voie tiendra compte de la manière dont l'enfant accepte ou n'accepte pas les médications par la bouche. Il est évident que, s'il vomit facilement, il vaut mieux utiliser des suppositoires. En revanche, s'il a de la diarrhée, il vaut mieux lui donner les médications par la bouche.

Ces précautions, qui peuvent être utilisées dans l'ordre que l'on voudra, n'ont pas seulement une vertu curative rapide sur les effets de la fièvre, elles aident passablement au diagnostic : en règle générale, **une température qui baisse** rapidement avec un ou plusieurs de ces moyens est la traduction d'une **agression relativement bénigne**. Je déplore fréquemment d'avoir à examiner en urgence des enfants qui ont de la température et dont les parents ont été appelés à leur travail par les puéricultrices de la crèche refusant la responsabilité de les garder quelques heures de plus, sous prétexte que leur fièvre signifie qu'ils démarrent une maladie. Je les vois alors avec ce symptôme isolé et je ne peux pas me faire une opinion. Je suis conduit à devoir les faire revenir pour établir un diagnostic plus consistant, en me contentant de leur prescrire des fébrifuges. Il est regrettable que des établissements qui acceptent des enfants malades et contagieux avec des rhinites purulentes ou des toux productives chassent aussitôt comme des galeux des enfants qui, à l'évidence, mettent en route un système de défense qui peut être à lui seul efficace. Il est vrai qu'il y a des règlements à observer… Courteline ne semble pas près de passer de mode !

■ Il faut signaler deux précautions élémentaires et d'importance à prendre chez un enfant fébrile : on doit lui **donner à boire** autant qu'il accepte ou réclame et on doit lui **fournir du sucre**. Il faut lui donner à boire parce que sa respiration rapide évapore pas mal d'eau, que sa peau en élimine une certaine quantité et que les quantités éliminées doivent être remplacées pour permettre à l'organisme de continuer de se défendre. Si on ne le fait pas, il le fera lui-même comme il le pourra, cet organisme, en évitant d'éliminer par exemple trop d'eau par les urines : elles seront rares et concentrées. Mais autant corriger les déperditions par les apports, cela évitera un travail supplémentaire au rein. On pourra donner de l'eau (du robinet ou minérale) ou toutes sortes de liquides, des jus de fruits qui apportent du sucre en même temps ou du thé s'il aime ça, en les lui donnant **frais**, voire **glacés**, s'il les accepte ainsi : cela permettra d'absorber une certaine quantité des calories produites par la fièvre. Fournir du sucre permet au cerveau, qui en consomme une très grande quantité en cas de fièvre, parce qu'il est à ce moment-là en général à 1° au-dessus de la température du reste du corps, d'en trouver à sa disposition directe et de pouvoir se servir à sa guise. La précaution est d'autant plus utile que l'enfant malade rechigne fréquemment à manger et que son organisme devra aller chercher le sucre qui lui est nécessaire dans les réserves, ce qui donne un travail dont on peut faire l'économie et qui distrait une quantité d'énergie des systèmes occupés à défendre le corps. Le sucre pourra être apporté sous la forme qu'on voudra ou qui sera acceptée : bonbons, confiture, pâte de fruits, chocolat, etc.

On ne peut pas passer sous silence les **convulsions** générées par la fièvre et dont la crainte est très répandue. Elles existent. Mais leur survenue est rare et il n'est pas nécessaire, *a priori*, de s'en préoccuper ici. On en parlera plus loin (cf. p. 730). Il suffit seulement de savoir pour le moment — et c'est important ! — que ces convulsions sont impressionnantes mais bénignes. Et que, pour les enfants chez qui ce genre de phénomène s'est produit, la manière d'aborder la fièvre sera tout autre et pourra en particulier faire appel au Valium, dont le médecin de l'enfant dira comment il doit être utilisé. On s'étonne parfois qu'un enfant qui se met à avoir de la fièvre puisse se voir prescrire du Valium par un médecin venu en urgence ou qu'il le reçoive immédiatement s'il est à la crèche. Cela n'a pas en soi une bien grande importance : avant que l'on ait opté pour une manière cohérente d'agir, dans le désir de bien faire et pour éviter le moindre souci, il avait été décidé d'associer systématiquement les antithermiques au Valium. Il se trouve qu'un certain nombre de confrères n'ont pas encore révisé leur position, tout comme des conseils administratifs obsolètes continuent d'imposer cette manière de faire pour les enfants vivant en collectivité.

Un dernier détail, enfin, a son importance : **il vaut mieux éviter de prendre la température rectale**, surtout si on a à le faire fréquemment. Outre les inconvénients que cela peut occasionner (blessures et fissures anales), les enfants, quel que soit leur âge, apprécient fort peu cette contrainte qui est une pratique typiquement et uniquement française. Dans les pays anglo-saxons et dans les pays nordiques, la température est prise dans la bouche. En Italie et en Espagne, elle est prise sous l'aisselle ou dans l'aine (contre les grosses artères que sont l'artère axillaire et l'artère fémorale). On peut se ranger à ce dernier genre d'attitude. D'autant que cette appréciation ne nécessite pas une rigueur scientifique, laquelle n'est d'ailleurs pas encore parvenue à fixer ses critères. Il suffit d'ajouter, au chiffre trouvé au bout d'une minute ou deux, un demi-degré, et on a l'équivalent de la température rectale. Notons que les **thermomètres frontaux** et autres **thermomètres électroniques** sont de plus en plus répandus et de plus en plus précieux. A vrai dire, on n'a pas tellement besoin, le plus souvent, de mesurer précisément la température, on peut l'apprécier au seul toucher du front et c'est amplement suffisant pour le genre de maladies qui affectent un enfant. On a besoin de le faire pour des maladies plus graves, dont il ne sera pratiquement pas question ici, et pour pouvoir donner des bains dans de bonnes conditions. La fièvre ne constitue plus aujourd'hui ce signe précieux sur lequel ont disserté depuis la plus haute Antiquité des générations et des écoles de médecins. On n'en est plus à décortiquer son allure ou ses variations pour y lire un signe adjuvant éventuel. La panoplie des moyens d'investigation modernes l'a remisée à la juste place qu'elle doit occuper et qui a été désignée d'emblée comme telle dès l'introduction de ce chapitre : une sonnette d'alarme précieuse, utile et efficace.

Il reste, de manière paradoxale, à envisager la signification des basses températures **(hypothermies)** que l'on peut parfois découvrir par hasard chez un enfant. Elles affolent presque autant que la fièvre elle-même — encore le fantasme du froid ! — alors qu'elles n'ont en général[1] pas de signification péjorative, sauf chez le tout-petit et le prématuré qui ont parfois un système de régulation thermique non encore mature : ils ont besoin alors d'être réchauffés parce que bien des réactions de l'organisme nécessitent une température normale ; l'humain est un animal à sang chaud ! Il arrive néanmoins chez les prématurés que l'installation d'une hypothermie, après que la courbe de température a évolué normalement, ait la même signification de sonnette d'alarme que la fièvre. De toutes les façons il est plus facile de réchauffer que de faire baisser la température. La première visée consistant à apporter de la chaleur à un corps qui peut la recevoir et l'accumuler, alors que la seconde intervient sur une chaîne de réactions chimiques qui a sa raison d'être.

Il arrive parfois que le médecin ait à prescrire, en dehors de tout contexte fébrile, de l'aspirine dans un but anti-inflammatoire ou du paracétamol pour calmer des douleurs. Il ne faut pas craindre alors que la médication produise une hypothermie. Le système de régulation fonctionne parfaitement dans ce sens.

La diarrhée

La diarrhée est une maladie fréquente chez l'enfant et plus encore chez le nourrisson. Elle est banale et le plus souvent bénigne. Elle n'en garde pas moins une fâcheuse réputation car elle a tué des populations entières d'enfants avant qu'on n'en ait compris le mécanisme exact et qu'on n'ait appris à la soigner correctement.

La diarrhée, tout comme la fièvre, est une réaction de défense naturelle du corps contre une agression bactérienne, virale ou toxique. Le corps expulse, comme il le peut, et souvent violemment, l'agent agresseur.

Les choses pourraient en rester là et ce moyen de défense parvenir sans difficulté à ses fins. A ceci près cependant que le corps,

1. On a une hypothermie dans certains tableaux gravissimes de septicémie. Mais il y a bien d'autres signes inquiétants que celui-là seul.

contraint à de tels extrêmes, paie d'un certain prix la réaction qu'il met en route — ce prix pouvant être parfois fort élevé. Car, pour chasser l'intrus, l'intestin doit excréter de grandes quantités d'eau. Il se vide ainsi de toutes les matières qu'il contient avant même que le côlon n'ait fait sur ces matières le travail qui lui restait à faire (le corps, qui manie à merveille la stratégie économique, est en effet capable de tirer encore un bénéfice substantiel du résidu des aliments en principe digérés). C'est ainsi que se forment les selles diarrhéiques : elle sont de moins en moins fermes, de plus en plus molles, pour finir par devenir parfois totalement afécales (c'est-à-dire ne contenant plus du tout de matière fécale). Elles peuvent parfois avoir une couleur **verte**, fréquemment associée, parce qu'elle l'a été pendant des générations, à un pronostic fâcheux. Cela n'a en réalité aucune espèce de signification péjorative. C'est la simple traduction de l'accélération du transit des aliments dans l'intestin : la biliverdine, sécrétée par la bile pour favoriser la digestion des graisses dans l'intestin grêle et qui est naturellement verte, n'a pas eu le temps de se transformer, comme elle le fait habituellement dans le côlon, en stercobilinogène, qui donne aux selles leur couleur habituelle.

Les cellules intestinales, pour accomplir leur travail de chasse, savent puiser l'eau dans la circulation sanguine. Mais elles restent prisonnières de leur mécanisme d'action : elles ne peuvent pas extraire cette eau comme une eau pure, elles sont obligées de la capter avec les sels minéraux qui y sont dilués et dont la présence est d'ailleurs nécessaire à son passage. Le corps perd donc de l'eau, c'est la **déshydratation**, mais il perd aussi des sels minéraux, dont le déficit est bien moins flagrant.

Tous les problèmes rencontrés autour de cette maladie, au fil des siècles et encore aujourd'hui dans les pays du tiers monde, tournent autour de la résolution de ce mécanisme qui évolue de manière précise, rigoureuse et inéluctable. De fait, si on accompagne l'intestin dans son travail et qu'on lui fournit de quoi accomplir correctement ce travail, il finira toujours par gagner la partie. Même dans les cas de figure extrêmes, comme le choléra par exemple, il n'est pas nécessaire de procéder autrement. Sur fond de ce mécanisme précis, l'historique du traitement de la diarrhée a un côté passionnant et illustre admirablement la manière dont la médecine, comme elle le fait toujours, ne parvient à avancer que par une succession de balbutiements et d'approximations, plus ou moins rentables, branchés sur l'intuition de quelque praticien.

Or, ce qui a toujours été — et qui reste toujours — au premier plan, dans toute diarrhée, c'est la perte d'eau.

On a commencé par se dire, sans parvenir à prendre la mesure de la monstruosité de l'ineptie, que, puisque l'eau était prise dans les liquides du corps, le plus simple pour en tarir la perte était encore d'en tarir la source. On pensait qu'il suffisait d'empêcher le malade de boire pour ralentir par voie de conséquence le flux intestinal. L'idée paraît aujourd'hui complètement folle. Mais elle a eu longtemps ses défenseurs. Interne à l'hôpital Bretonneau dans les années 1965, il m'est arrivé de recevoir des enfants tout près de mourir de déshydratation (la fameuse **toxicose**) auxquels le médecin traitant avait prescrit sur ordonnance : « Jeûne absolu pendant 48 heures. » Il faut tout de même dire qu'une telle option était renforcée par le constat, au demeurant exact, que si on apportait de l'eau à volonté à ces enfants, leur diarrhée ne tarissait pas, elle s'aggravait même, pour finir par conduire à la mort, dans un tableau certes différent de celui de la toxicose mais guère plus brillant.

Il a fallu attendre le dernier tiers du XIXe siècle pour assister à une véritable révolution dans ce domaine de la pathologie : le pédiatre espagnol Moro — le même qui a décrit le signe qui porte son nom (cf. p. 89) — préconisait l'usage de la **carotte** comme base diététique du traitement de la diarrhée. Le succès de la méthode sera brillant et on assistera à une chute notable du chiffre des hécatombes. Tout candidat pédiatre, jusqu'à ces dernières décennies, se devait absolument de savoir prescrire la soupe de carottes dont la recette était au demeurant fort précise et de réalisation relativement aisée. Les traités destinés au grand public ont largement et heureusement contribué à en étendre l'usage. Cette soupe de carottes, tombée aujourd'hui en désuétude sous la poussée des moyens de traitement modernes et des nombreux *ready-made* que sont les petits pots de carottes et les différentes poudres prêtes à l'usage, a tout de même sauvé, avant d'être décriée, quantité de vies humaines. Dans la foulée de la compréhension de ses effets, on s'est rendu compte que le **tanin** apporté par la pelure de la carotte (il était bien précisé dans la recette que les carottes devaient être lavées et non épluchées) avait des vertus astringentes que pouvaient avoir d'autres aliments — on dit aussi que ça « resserre » pour traduire la dimension de la perte en eau. On s'est mis à user peu à peu de tout ce dont on disposait qui avait ce genre de propriété et qui était préconisé d'ailleurs en la matière par nombre de médecins anciens depuis la plus haute Antiquité : le **riz**, la **pomme**, le **coing**, les **myrtilles**, la graine de **caroube**, le **thé**, le **tilleul**, **l'écorce de grenade** en décoction, la **gomme agar** (Gélopectose) et plus récemment le **chocolat** (quand on eut compris que les incidents digestifs qui ont altéré sa réputation n'étaient pas dus à de prétendues difficultés du foie à le digérer, mais à une allergie de l'intestin au tanin qu'il renferme en quantité appréciable).

Il était apparu depuis longtemps que l'absorption de lait aggravait passablement le tableau et on avait appris à suspendre son administration. Il semblait qu'un double mécanisme intervenait dans cette intolérance passagère : une difficulté rencontrée par les cellules intestinales occupées à éliminer assez d'eau pour noyer l'agresseur, pour fournir l'effort nécessaire au passage dans l'autre sens des molécules protidiques du lait ; et un déficit transitoire d'un enzyme, la lactase, dont la présence est indispensable pour couper en deux sucres élémentaires le sucre complexe du lait qu'est le lactose. Ce lactose demeuré sur place et non absorbé servait de nourriture à l'agresseur qui s'en régalait et en profitait sans vergogne pour mieux s'accrocher à ses positions.

Proscrire tout lait et tout laitage était donc devenu une attitude classique qui permettait de surcroît d'apporter en quantité appréciable les aliments destinés à améliorer le tableau en mettant l'intestin au repos.

C'est ce concept majeur qui opérera un autre tournant dans le traitement et la compréhension d'un mécanisme qui demeurait encore insaisissable dans son intimité.

C'est autour des années 1940-1945 que l'on prit l'initiative d'apporter le plus directement possible aux enfants déshydratés l'eau qui leur manquait : on s'est mis à leur injecter sous la peau de grosses quantités de sérum physiologique et, je ne sais pas trop pourquoi, de l'eau de mer traitée et stérilisée (le fameux sérum de Quinton, et bien des personnes racontant ce genre de drame diront qu'on faisait des « piqûres d'eau de mer »). Le problème posé par ce genre d'initiative se heurtait à deux ordres de difficultés : il était parfois difficile d'injecter, même en plusieurs fois, un demi-litre de sérum sous la peau d'un bébé de 4 kilos qui avait perdu 400 ou 500 grammes ; on constatait fréquemment par ailleurs que le sérum injecté sous la peau y demeurait et ne gagnait pas, comme on l'aurait voulu, la circulation sanguine : cela provenait du fait que les veines et les artères, qui s'étaient rétrécies sous l'effet de la déshydratation, n'étaient plus perméables aux produits qui étaient dans leur voisinage. On se dit alors que le mieux serait de porter directement le liquide manquant dans la circulation sanguine. Les premières tentatives de perfusion, rendues possibles par l'invention du matériel idoine, étaient pratiquées à l'aveugle et se sont heurtées à des échecs. Il en fut ainsi jusqu'à ce que la connaissance chimique accrue du milieu intérieur qu'est le sang ait permis d'affiner les ajustements des apports aux carences constatées. On s'est mis à doser les sels minéraux et à calculer précisément leur apport en fonction des résultats recherchés. La mise au point de l'ionogramme sanguin a été une révolution discrète mais absolument considérable. C'est vraiment à partir d'elle que les traitements modernes ont pu voir le jour et que la compréhension du mécanisme des diarrhées a fait ses plus importants progrès.

Parce que même en usant des antibiotiques à visée intestinale (l'immense et tellement utilisé Ganidan, aujourd'hui tombé dans l'oubli !), des pansements entériques que furent longtemps le charbon végétal, la chaux, le bismuth et le kaolin, rien n'était vraiment codifié et on restait toujours dans une forme de bricolage : on faisait ceci, puis cela si ça ne marchait pas, puis on cherchait dans telle ou telle autre direction, en gardant toujours en réserve le recours possible à la souveraine mise en perfusion (il suffit de se reporter à l'observation rapportée un peu plus haut pour me voir, moi-même dans mon jeune âge, œuvrer de cette façon).

Pendant ce temps, l'étude de la physiologie de la cellule intestinale progressait lentement mais sûrement.

On se rendit compte que l'entérocyte (c'est le nom de cette cellule) travaille comme une pompe finement programmée. Il concentre l'eau qu'il déverse dans l'intestin pour obéir à l'ordre qui lui a été donné de chasser l'agresseur. Mais pour ce faire, il est obligé, comme on le savait déjà, de lester cette eau de sels minéraux. Du coup, le milieu intérieur se trouve déficitaire dans ces mêmes sels minéraux qui sont indispensables à sa relation à l'ensemble du corps. Il délivre ce type de message, poussant de hauts cris et appelant au secours. Le rein l'entend et modifie, comme il le peut, sa manière de faire : il élimine le moins possible d'eau et retient comme il le peut les sels minéraux, mais il est dans l'incapacité de rétablir à lui seul l'équilibre. Le milieu intérieur répercute cette nouvelle information à l'entérocyte en lui disant : « J'ai perdu mes sels, du coup j'ai trop d'eau pour la quantité dont je dispose ; tu veux bien, s'il te plaît, soit me fournir en sels, soit m'éliminer un peu d'eau ? » L'entérocyte obéit, mais comme il ne sait pas retenir les sels et les séparer de l'eau qu'il veut bien éliminer, il ne fait qu'entretenir le malentendu. Un cercle vicieux s'installe du coup. Parce que même s'il y a trop d'eau dans le sang par rapport aux sels, l'ensemble du corps souffre d'un manque global d'eau : la soif s'installe, le corps réclame de l'eau, on la lui apporte, généralement pure comme on l'a si longtemps fait, ce qui aggrave le déficit et la diarrhée. Si le cercle vicieux n'est pas rompu, on comprend qu'il conduira aux tableaux dramatiques qui ont toujours été connus.

A partir de là s'éclairent aussi bien ces tableaux que les théories de traitement qui ont été prônées à tort.

Donner de l'eau, et de l'eau seulement, aux enfants assoiffés aggravait donc le déficit et conduisait à la même impasse, confortant les tenants obstinés du jeûne absolu.

Donner de la soupe de carottes devenait bénéfique mais certainement pas pour les raisons que l'on croyait. De fait, cette soupe, par la recette préconisée, apportait environ 15 pour mille de son poids en sel de cuisine, fournissant du chlore et du sodium en quantité appréciable, la pulpe de carotte, comme la pomme et le chocolat, apportant une quantité faible mais non négligeable de potassium — autre sel indispensable. Le traitement par la soupe de carottes avait néanmoins l'inconvénient de masquer une partie du trouble car l'eau éliminée était intimement mêlée à la pulpe et donnait, par la consistance du résultat, une fausse sécurité. Ce que font d'ailleurs d'une autre manière les substances frénatrices modernes censées ralentir la diarrhée, en paralysant partiellement le plus souvent les processus de défense : leur usage garde néanmoins parfois un intérêt auprès de parents impatients d'obtenir des résultats et dont l'angoisse n'arrange pas les choses.

A partir de là, il suffisait de franchir le pas.

Ce fut fait, il y a à peine quelque trois lustres en théorie et moins de dix ans en pratique : le traitement le plus intelligent de la diarrhée consiste à fournir au corps de quoi permettre à l'entérocyte de faire son travail sans être incommodé par les incessants et perturbants appels au secours du milieu intérieur. On peut suspendre pendant 24 heures toute alimentation à condition d'apporter le minimum réclamé par le corps. La composition de la solution dite OMS, parce que préconisée par l'Organisation mondiale de la santé pour soigner les enfants du tiers monde, répond à cette exigence. Elle associe à une quantité de sucre minimale pour assurer les besoins énergétiques immédiats, la quantité suffisante des différents sels minéraux qui seront absorbés dans la première portion de l'intestin, encore indemne du processus qui atteint le reste. On dispose aujourd'hui de quantité de préparations capables de fournir des solutions de ce type dont l'utilisation permet de donner un sérieux coup de frein à toute diarrhée.

Au bout de 24 heures, on a la faculté de réintroduire une alimentation peu agressive pour l'intestin sous la forme des aliments astringents répertoriés ou bien sous la forme de laits modifiés mis au point pour ce genre de circonstance. On continuera d'enrichir l'alimentation de manière progressive, par étapes, en fonction de l'état des selles. Il va sans dire que, si une alimentation plus proche de l'alimentation habituelle provoquait une reprise de la diarrhée, on a toujours la faculté de revenir à l'étape précédente et à y rester un ou deux jours de plus en fonction des résultats obtenus.

EN PRATIQUE

Il suffit donc de donner à l'enfant, déclarant une diarrhée, autant qu'il accepte de **boire** d'une solution préparée par unité de l'un de ces sachets de **solution de réhydratation** vendus en pharmacie sous différentes marques **(Adiaril, Gallialite, GES 45, Lytren...)** dans 200 millilitres d'eau.

Au cas où l'on ne dispose pas immédiatement de ce genre de produit, on peut donner, en attendant de se les procurer, du **Coca-Cola** par exemple (il est riche en tanin, en sels minéraux et dépourvu de l'activité laxative du jus d'orange), du jus de pomme, du jus de pamplemousse ou simplement de **l'eau sucrée salée**, préparée à raison de 1 cuillerée à café rase de sel fin et 2 cuillerées à soupe de sucre pour 1 litre d'eau (une étude tunisienne, pratiquée en 1989 en double aveugle, de ce mode de réhydratation comparé aux solutions médicamenteuses, ne montrait pas de différence dans les résultats obtenus).

En même temps et en fonction de l'âge et des goûts de l'enfant, on pourra toujours sans inconvénient enrichir le régime d'aliments astringents qui continuent de garder un certain intérêt : **riz** (cuit pour les grands, sous forme de bouillie de farine de riz instantanée pour les petits), **carottes, pommes, coings, myrtilles, chocolat**, ainsi que certains aliments aisément digérés et qui fournissent un apport calorique intéressant **(pâtes, semoule, bananes mûres ou pochées)**. Il est à noter qu'un bon nombre de ces aliments peuvent se trouver dans les petits pots du commerce.

En fonction de l'importance de la diarrhée (caractère plus ou moins liquide et fréquence des selles), on pourra être amené par prudence à suspendre le lait et les laitages (sauf les yaourts qui restent autorisés). Chez les grands, c'est une chose aisée et sans conséquence. Chez les plus petits, ce n'est pas si simple. Il existe à cet égard des laits de régime adaptés à cette situation **(Al 110, Diargal, HN25)** et dont les molécules protidiques ont été finement cassées, réclamant moins de travail de l'entérocyte, ou bien d'autres qui n'apportent pas du tout de protéines de ce type (ce sont les laits à base de soja : **Prégomine, Prosobee, Végébaby ou Végélact**). Leur mode d'emploi est toujours indiqué sur la boîte et convient pour la plupart des cas. Des travaux récents, qui demandent à être confirmés, tendent à prouver que la proscription du lait et des laitages dans la diarrhée n'a pas toujours l'importance qu'on lui a accordée. Après tout, la réalimentation des sujets atteints de typhoïde, au cours des épidémies aujourd'hui révolues, faisait une large part aux laitages.

Pour les enfants plus grands, on se fiera à leurs goûts, mais on peut ajouter aux aliments traditionnels du jambon, du poulet, de la viande de veau, des jaunes d'œuf et surtout des yaourts et autres fromages fermentés.

Si la diarrhée se trouve associée à des vomissements, on devra veiller à ne faire boire les liquides que frais, par petites quantités à la fois et souvent. Si cette précaution ne donne pas de résultat, c'est que l'enfant a besoin d'être examiné au plus tôt et d'être aidé par des médications.

La reprise de l'alimentation normale se fera, comme il a été dit, par étapes, en en surveillant le résultat sur l'état des selles et en n'hésitant pas à en ralentir l'évolution, si cela s'imposait.

Les vomissements

Les vomissements sont, en règle générale, mal supportés par l'enfant comme par son entourage.

C'est une manifestation dont il faut bien convenir qu'elle est, pour chacun, plutôt impressionnante. Pour l'enfant tout d'abord, qui ne peut pas comprendre que les aliments puissent emprunter à rebours leur chemin habituel. Pour les parents ensuite, qui vivent le symptôme dans sa dimension brutale et littérale de « rejet » de ce qui a été donné avec amour et que le corps, pour une raison mystérieuse, refuse véhémentement ! Comme la sensation qui l'accompagne est particulièrement désagréable, l'enfant en est de surcroît fréquemment effrayé. Il a la gorge qui lui pique sous l'effet de l'acidité gastrique et toute la colonne œsophagienne qui lui fait mal puisque les contractions qui ont produit le vomissement se sont effectuées dans le sens contraire de celui dans lequel elles se font habituellement. La paroi œsophagienne musculaire en reste nouée un long moment. L'odeur étrange, forte et désagréable des matières rejetées, repoussantes parce que glaireuses, filantes et collantes, n'est pas faite pour arranger les choses. Pour nombre d'adultes, c'est d'ailleurs un symptôme difficilement supportable et capable de leur donner la nausée. Le langage s'est emparé du phénomène, lui empruntant sa violence et sa signification : « C'est à faire vomir », dit-on pour exprimer son désagrément devant une chose, un événement ou un comportement que l'on réprouve violemment. « Je le vomis », dit-on de quelqu'un pour exprimer combien violemment et viscéralement on le rejette.

Or, c'est le symptôme pour lequel la réassurance prend le plus de valeur et s'avère souveraine. Il faut absolument tranquilliser l'enfant et lui dire, quel que soit son âge au demeurant, que son corps marche très bien puisqu'il rejette ce dont il ne veut pas, et que ça va vite aller mieux. Ce qui est d'ailleurs l'exacte vérité. Le vomissement est lui aussi un merveilleux mécanisme de défense : pour une raison ou une autre, l'estomac n'accepte plus de faire transiter des aliments qu'il estime dangereux pour l'organisme. Ces aliments peuvent être porteurs de germes infestants ou bien de substances toxiques ou nuisibles. Même dans les cas où le symptôme s'inscrit dans le cadre d'une maladie plus générale (appendicite, infection généralisée grave, etc.), il relève toujours de ce souci de défense du corps qui doit concentrer son énergie à lutter contre le mal qui l'atteint et ne pas la distraire à des travaux de digestion. C'est pourquoi il évacue par en haut les aliments sous l'effet de ces contractions violentes et brutales commandées par un centre cérébral dévolu à cet effet, le « centre du vomissement ».

Les vomissements constituent un signe précieux et toujours important pour l'élaboration du diagnostic médical. Ils font en effet partie du tableau de nombre de maladies graves. Mais le plus souvent ils sont la manifestation de troubles plus bénins. Associés à de la diarrhée, ils rendent compte de l'intensité de l'atteinte du tube digestif et de l'urgence qu'éprouve le corps à expulser les agents infestants. Associés à de la fièvre, ils ont impérativement besoin de recevoir leur explication par le médecin. Mais ils peuvent aussi être isolés chez un enfant conservant en tout point un bon état général. Il est bon, dans ce genre de circonstance, d'avoir à l'esprit deux notions :

- La première, on l'a évoquée plus haut, c'est que les liquides du corps ne sont pas de l'eau simple. Ils contiennent ce que l'on appelle des **électrolytes**, c'est-à-dire des parcelles de sels minéraux dont la concentration est toujours précise. La baisse de concentration de ces électrolytes — et du potassium, en particulier, qui est le premier électrolyte affecté par les vomissements — entraîne un abattement et une fatigue intenses. Il faudra y penser quand on réalimentera l'enfant.

■ La seconde, c'est qu'un vomissement chez l'enfant en entraîne fréquemment d'autres. Cela est dû au fait que le mécanisme habituel par lequel le corps va puiser du sucre dans ses réserves est paralysé. Or, comme le sucre est absolument et constamment nécessaire aux cellules vivantes, le corps va aller le puiser dans d'autres réserves auxquelles il a plus facilement accès : les graisses. Le problème se situe là : parce que la transformation de graisse en sucre entraîne la formation d'une sorte de déchet, **l'acétone**, lequel diffuse très facilement partout et va exciter le centre cérébral du vomissement en provoquant à lui seul d'autres vomissements qui sidèrent un peu plus la dégradation des réserves de sucre, etc. On se trouve dans un cercle vicieux dont il importe de sortir d'urgence. D'où cette règle de comportement qu'on peut écrire : **devant tout vomissement, donner immédiatement du sucre (sucre en morceaux, bonbons, confiture, fruits, pâte de fruits...)**.

EN PRATIQUE

■ Faire rincer la bouche tout d'abord, puis faire boire une petite quantité de liquide pour supprimer la sensation de picotement, rafraîchir et détendre l'œsophage.

■ Donner des **produits sucrés** pour briser le cercle vicieux.

■ Donner des produits riches en sels minéraux et surtout en potassium pour compenser la perte des électrolytes **(bananes, carottes, chocolat, Coca-Cola ou autres sodas)**, **glacés** autant que possible.

On remarquera de toutes les façons que **l'enfant**, qui **sent admirablement ce dont son corps a besoin**, acceptera volontiers certaines choses et en refusera aussi d'autres. **Il faut faire confiance** en la circonstance à ce qui ressemble de sa part à des caprices. On lui propose les aliments cités et lui en dispose comme il le sent.

Quelques autres signes

L'analyse succincte des troubles décrits trouve donc, immédiatement et le plus souvent, par l'effet de quelques petits gestes, une solution commode et simple. Il arrive, bien plus fréquemment qu'on ne pourrait l'imaginer, que les choses n'aillent pas plus loin et que tout rentre dans l'ordre sans que l'on assiste à d'autres incidents. Faut-il s'en inquiéter ? Certainement pas ! Les pédiatres disent volontiers qu'**en médecine d'enfant, le travail consiste le plus souvent à savoir ce que les choses ne sont pas, tant il est difficile de savoir ce qu'elles sont**. Autrement dit, cette labilité de troubles passagers n'est pas faite pour les étonner. C'est un peu comme si elle témoignait d'une réalité : le corps de l'enfant, en de telles circonstances, explore les possibilités de son fonctionnement. Quand les parents « assistent » ce corps et font les gestes simples qu'il faut et qui soulagent l'enfant, ils accomplissent un peu plus encore leur travail de parent en donnant à l'enfant plus de confiance en lui-même. Ils n'auraient pas pu obtenir ce résultat s'ils avaient immédiatement fait appel au médecin.

Il va sans dire que si les petits gestes préconisés n'entraînent pas d'amélioration, l'appel au médecin devient impératif dans les heures qui suivent, et plus rapidement encore si la situation se met à se dégrader et qu'en particulier l'enfant est abattu, que son regard perd sa vivacité habituelle ou que s'installent des signes qui sortent du cadre décrit.

D'autres signes extrêmement fréquents chez l'enfant méritent d'être notés.

Le nez qui coule, on peut pratiquement en dire qu'il est l'emblème de l'enfance !

Le nez est un filtre à air branché à l'extrémité supérieure de l'appareil respiratoire. Il est remarquablement conçu. Il a une surface très grande que ne laisse pas soupçonner la petitesse de la pyramide nasale elle-même. Cette surface est une muqueuse à la forme torturée maintenue en permanence humide pour empêcher l'air de parvenir aux poumons en étant trop sec et de risquer ainsi d'irriter la surface des bronches et celle des alvéoles pulmonaires (les minuscules sacs au sein desquels se passent les échanges gazeux entre le sang et l'air). Elle est pourvue de cils fins animés d'incessants mouvements vibratoires destinés à rejeter au-dehors les particules étrangères et la poussière. C'est ainsi que ces cils arrêtent la plupart des germes avant que ceux-ci ne descendent produire leurs dégâts un peu plus bas. La muqueuse nasale sécrète des substances destinées à tuer les germes. Ces substances, quand elles sont sécrétées en grande quantité en cas d'infection importante, s'accumulent au point de devoir être évacuées — soit vers l'extérieur comme quand nous nous mouchons, soit vers l'estomac à l'occasion d'une inspiration violente. S'évertuer à supprimer absolument ce mécanisme de défense n'est pas un service à rendre à l'enfant. On est cependant obligé parfois d'intervenir parce que l'enfant — surtout le tout-petit qui ne sait pas encore avant 5 ou 6 mois respirer naturellement par la bouche quand c'est nécessaire — ne supporte pas d'avoir le nez bouché : il est contraint de respirer par la bouche, ce qu'il ne sait pas encore faire automatiquement comme nous le faisons, si bien qu'il lui arrive de ressentir, de manière violente, une sensation d'étouffement particulièrement pénible et effrayante pour lui ; ses bronches, par ailleurs plus sensibles qu'elles ne le seront plus tard, sont irritées par l'air sec, ce qui entraîne de la toux et les fragilise au point de faire courir le risque d'une surinfection. Il est évidemment légitime dans ce cas de nettoyer le nez, surtout avant la nuit. Ce qu'on pourra faire au moyen de quelques gouttes d'une solution physiologique que l'on peut éventuellement utiliser avec un **mouche-bébé** dont il existe divers modèles d'une inégale efficacité. On pourra compléter cette première mesure en administrant judicieusement un de ces nombreux sirops destinés à déboucher le nez et **en humidifiant l'air** de la chambre. Il n'est pas nécessaire pour cela de disposer d'un humidificateur ou d'en faire la dépense ; le plus simple encore consiste à utiliser le banal et si répandu **autocuiseur** : on y mettra de l'eau (additionnée de quelques gouttes de citron pour éviter le dépôt de calcium sur les parois) que l'on fera bouillir ; quand la soupape sifflera, on emportera la cocotte dans la chambre et on ouvrira la soupape ; la vapeur d'eau fusera dans la chambre et en humidifiera l'air. Hormis ces petits gestes, aucun autre geste ne vaut la peine d'être entrepris dans les quelques jours qui suivent l'installation du rhume. Si de la fièvre s'associe à un tel tableau, il ne faut pas pour autant s'en inquiéter plus : l'enfant déploie ses armes pour combattre les virus qui l'agressent et on peut sans danger patienter encore un, deux ou trois jours.

Les éternuements et la toux. Ils accompagnent fréquemment le tableau précédent. Les premiers, qui sont déclenchés de manière réflexe, sont destinés à provoquer l'expulsion brutale des substances qui se sont accumulées et qui ont commencé à défaire les germes infestants. La toux, elle, est destinée à balayer la surface des muqueuses respiratoires et à libérer la surface des cils qui les tapissent de ce qui y colle et qui renferme les germes intrus en partie déjà neutralisés. C'est comme quand on passe vigoureusement la main sur une brosse qui a ramassé des poussières pour la nettoyer.

J'ai remarqué, comme la plupart de mes confrères, que la toux est un motif de consultation des plus fréquents mais aussi des moins bien supportés par les parents. La toux génère de l'angoisse. Pourquoi ? Est-ce à dire qu'il s'agit, comme pour le vomissement, d'un processus qui va à l'encontre d'un processus normal ? L'expiration est en effet habituellement un processus passif, seule l'inspiration est un processus actif. Or, la toux est une expiration forcée. Cela pourrait être une bonne raison. On invoque parfois la gêne sonore qu'elle constitue. Mais on ne réagit pas pareillement au reniflement permanent d'un enfant. Je serais porté à croire que, si la toux met les parents dans cet état, c'est parce qu'elle touche le souffle, affecté inconsciemment de sa caractéristique « vital ». Il ne faut pas oublier combien la toux a été, jusqu'à une date encore proche, suspecte de révéler une… tuberculose. On oublie de façon consciente ce genre de détail, mais nos peurs lointaines et immotivées ne nous lâchent pas si facilement.

Même si elle est fréquente et pénible, **il importe de ne pas bloquer ou supprimer inconsidérément la toux** : ce serait comme si, sous prétexte de ne pas user d'eau, on fermait le robinet d'une lance d'incendie en train d'arroser un foyer. A la toux dite **sèche** parce qu'elle ne s'accompagne pas de tentative d'évacuation de glaires, succédera rapidement la toux dite grasse parce qu'elle entraîne un mouvement (bruyant et reconnaissable) de glaires dans l'arbre respiratoire. Il est classique, en médecine, de dire que, **lorsque la toux devient grasse, la guérison n'est plus très loin**. Le corps poursuit en effet son travail d'expulsion, les glaires agglutinent les germes, les neutralisent et rincent en profondeur la surface des muqueuses respiratoires.

Il existe cependant trois exceptions à ce tableau :

- C'est le cas de l'enfant petit (moins d'un an en général) qui ne sait pas très bien expulser ses glaires et qui peut être gêné par leur accumulation : il est vite geignard, respire bruyamment et surtout rapidement, avec les muscles du ventre et les muscles intercostaux, ce qui entraîne à chaque inspiration la formation, le long de la ligne des côtes, d'un creux entre le thorax et l'abdomen (tirage). Il a besoin d'être aidé. Le kinésithérapeute accoutumé à traiter la pathologie respiratoire lui fera expulser l'intégralité de ses glaires en quelques séances qui peuvent parfois paraître impressionnantes et que le tout-petit n'apprécie évidemment pas.
- Les crises d'asthme : elles sont aisément reconnaissables; la toux exprime la gêne que l'enfant ressent à ne pas pouvoir rejeter les glaires qui l'encombrent parfois mais surtout l'air que ses poumons ne peuvent pas expulser parce que ses bronches ont vu leur diamètre se rétrécir sous l'effet du mal. Ces crises requièrent un traitement médicamenteux urgent et approprié.
- Quand la toux est rauque, quel que soit l'âge de l'enfant, qu'elle ressemble à un aboiement de chien, qu'elle est impérieuse et fréquente et que, dans l'intervalle de ses accès, l'enfant respire bruyamment et douloureusement, il s'agit alors d'une laryngite : c'est une véritable URGENCE. C'est peut-être la seule urgence en pathologie infantile. Tout en gardant son **calme**, il faut **agir VITE**. D'abord appeler immédiatement le médecin en lui décrivant les symptômes; puis, en attendant son arrivée, mettre à l'enfant autour du cou un **linge humide et chaud** (un gant de toilette par exemple) qu'on renouvellera fréquemment et lui faire **respirer de la vapeur d'eau**. Ces gestes permettront d'attendre en sécurité l'arrivée du médecin qui jugera s'il doit ou non administrer à l'enfant une substance corticoïde à visée anti-inflammatoire. C'est donc le seul cas où le recours au médecin s'impose dans les plus brefs délais. La filière laryngée est en effet un tube étroit et souple enfermé dans une gaine cartilagineuse rigide. Sous l'effet de son atteinte par un virus ou un microbe, la paroi interne gonfle et risque d'empêcher la circulation de l'air. C'est pour cela qu'on doit agir sans perte de temps, mais SANS agitation cependant, car l'émotion qui « noue la gorge », comme on dit, se surajouterait par ses effets au processus de la maladie.

Le mal à l'oreille. On aura parfois, averti par les **cris** ponctués de gestes expressifs, à constater que l'enfant a mal à une oreille ou aux deux oreilles. Cette douleur est à prendre en considération et on essaiera de la calmer en attendant que le médecin dise comment la soigner. Quelle que soit leur nature — et il en est de nombreuses variétés —, les otites sont toujours très douloureuses. Si on en dispose, on peut administrer un suppositoire d'un produit anti-inflammatoire ; autrement, on peut donner de l'aspirine ou du paracétamol aux doses indiquées pour la fièvre. S'il n'y a pas d'écoulement, on peut mettre dans l'oreille quelques gouttes d'un produit anesthésiant (Otipax ou Otalgol).

L'érythème fessier (cf. p. 730) désigne ces rougeurs qui peuvent venir aux fesses d'un enfant et qui n'ont pas de rapport avec une faille quelconque dans la sollicitude maternelle ou dans les règles d'hygiène. Elles sont la conséquence d'une macération, due le plus souvent à une caractéristique particulière et momentanée d'une selle, associée à une plus grande intensité de frottement des couches. Cela peut survenir aussi à l'occasion de troubles digestifs mineurs et transitoires qui peuvent être isolés (diarrhée à virus, à *Candida* ou à germes banals) ou accompagner un rhume (les glaires avalées qui transitent par le tube digestif ont de remarquables propriétés laxatives).

Le traitement le plus simple consiste à laisser les fesses à l'air ou bien à les sécher soigneusement, à chaque change, avec un séchoir à cheveux — à chaleur faible, pour ne pas brûler. L'usage de savons antiseptiques, en veillant à bien masser avec la mousse et à rincer abondamment puis à sécher soigneusement, et celui des solutions colorantes (éosine aqueuse à 2 %, fluorescéine aqueuse à 2 ‰ ou soluté de Millian [1] à l'eau) sont d'un bon appoint. Il ne faut en tout cas jamais mettre de pommade grasse sur un érythème fessier.

1. Le soluté de Millian a été accusé, parfois à juste titre, d'aggraver les lésions, voire d'en provoquer. Cela ne devrait pas le disqualifier pour autant, car de tels accidents sont rares et les services qu'il a rendus et continue de rendre sont inappréciables.

Quelques conseils... encore !

Qu'il ait été montré ou non à un médecin, que sa maladie ait été ou non étiquetée, un enfant qui est malade et qui va rester quelques jours à la maison ne devra pas — et souvent il ne le pourra pas — rester au fond de son lit. S'il y reste, ce doit être de son fait, mais il ne faut pas l'y contraindre, c'est inutile. De même n'est-il pas nécessaire de le cloîtrer : on peut l'emmener avec soi pour faire une course, tout comme **on peut le sortir pour le conduire chez le médecin même si sa température est élevée** (la France est un des rares pays occidentaux dans lesquels les médecins font encore des visites à domicile).

Il arrive que l'on se heurte à lui au moment où on doit lui administrer ses médicaments. Il pleure, il se débat et les refuse sous les prétextes les plus divers. Dans ce cas, on ne doit pas transiger. On a à lui signifier de manière ferme et nette que les médicaments qu'on doit lui faire prendre ne sont pas des friandises ni des instruments de torture et qu'il doit absolument les ingérer quel que soit le déplaisir qu'il doive en ressentir. On peut en profiter, si on le désire, pour lui expliquer les avantages de la bonne santé en lui faisant comprendre que son désagrément n'est pas une punition pour autant. Là encore, la parole et les attitudes doivent lui permettre de procéder à une approche formatrice de la réalité : il vaut mieux avoir à lui faire affronter les désagréments d'un petit conflit que de démissionner en réclamant pour lui des suppositoires ou des piqûres plus faciles à administrer. On pourrait s'étonner du souci de ce genre de détail s'il ne relevait pas d'une expérience quotidienne et du dialogue heureusement ouvert qui s'instaure entre les parents de l'enfant et le médecin qu'ils lui ont choisi.

Le bon usage des médicaments

Le médicament garde encore, pour la plupart des usagers qui le consomment, un côté magique. *A fortiori* pour l'enfant. L'industrie pharmaceutique, qui a un intérêt compréhensible à promouvoir ses produits, a fait de réels et louables efforts pour lui en rendre la prise agréable. Les sirops rivalisent aujourd'hui en goûts délicieux et nous sommes définitivement éloignés de la fameuse « huile de foie de morue » dont le désagrément a marqué tant de générations — elle existe toujours, mais son goût est devenu neutre et parfois même agréable.

Tout cela n'est pas aussi anodin qu'on pourrait le croire. Il devient certainement moins difficile de traiter un enfant, mais je ne suis pas sûr que cela ne le mette pas, sans qu'on le veuille, dans un certain état de complaisance vis-à-vis de la maladie, laquelle verrait ainsi court-circuité le statut de « moyen de communication » qui est en principe le sien et qui a été évoqué plus haut. Le désagrément qui aurait résulté de sa survenue se trouverait vite compensé par le bénéfice direct du traitement. Les mécanismes de défense personnelle qui, sollicités, auraient été amenés à se mobiliser pour la défense de l'individu et pour l'acquisition d'une plus grande résistance, cèdent le pas à la régression affective et à des satisfactions sensuelles. On recueille au bout du compte les retombées des techniques pointues du marketing : en rendant la consommation de médicaments moins désagréable et la maladie moins pénible dans son vécu, on interfère avec la consommation médicale dont se plaignent nos édiles. Serais-je, disant cela, en train de prôner un inadmissible retour à des pratiques révolues ? Certainement pas. En ce point comme en d'autres, je ne fais qu'enregistrer l'avers et l'envers de certains progrès pour permettre à chacun d'appliquer moins de naïveté à l'appréciation de la situation.

Les doses de médicament conseillées chez un enfant ne sont souvent pas en rapport avec celles qui sont préconisées chez l'adulte. L'enfant n'est pas, comme on a voulu longtemps le croire, un adulte en miniature. Son organisme, bien moins mature, traite de façon singulière les produits qu'on lui administre : il s'en sert (il les métabolise, comme on dit) différemment et ne les élimine pas à la même vitesse. Les doses sont donc, chez lui, cherchées à tâtons et fixées officiellement en fonction de sa surface corporelle. Elle sont ensuite, pour plus de commodité, rapportées à son poids et à son âge. Il existe, en fonction de ces données, des limites d'âge pour l'utilisation de certains produits. Les patients disposent à cet égard d'une double sécurité, celle de la connaissance de ces faits par le médecin et celle du contrôle jaloux qu'exerce le pharmacien sur toute prescription.

Les médicaments ne sont pas identiques, à bien des égards, les uns aux autres. Leur voie d'administration est conditionnée par leur devenir dans l'organisme et par leur mode d'action.

■ **Les médicaments par la bouche,** ou médicaments par voie orale, ou médicaments oraux, sont déversés dans le flux digestif. Ceux qui sont destinés à soigner une quelconque partie du corps sont absorbés par l'intestin, en divers points et parfois sur toute la longueur. On dit qu'ils passent la « barrière intestinale » pour dire qu'ils sont absorbés par les cellules de la muqueuse intestinale et qu'ils se déversent dans le flot sanguin des vaisseaux qui les transportera jusqu'à leur point d'impact. Ainsi, l'antibiotique absorbé par la bouche sera porté jusqu'au cuir chevelu, au poumon ou à l'oreille qu'il doit soigner. Il soignera également un bouton éventuel qu'on aura remarqué sur la main ou le mal de gorge associé au mal d'oreille, puisque le sang arrose également ces organes. Il ne faut pas croire que les choses sont toujours aussi simples, car on a parfois besoin d'une concentration maximale et préférentielle du produit dans l'organe à traiter. C'est en ce point qu'interviennent les caractéristiques du médicament, qui n'est jamais utilisé par hasard : tel antibiotique destiné à soigner des bronchites sera inefficace dans le traitement des otites et vice versa ; tel autre antibiotique d'une remarquable efficacité sur les maladies pulmonaires sera sans aucune action sur une méningite, etc. Certains médicaments éliminés par le rein ne seront d'aucune efficacité sur un autre organe, et ceux qui visent le traitement du côlon sont sans action sur d'autres régions du corps, etc. L'avantage des médicaments oraux est leur maniabilité extrême et leur facilité d'administration. Leur inconvénient majeur est qu'on ne sait pas quelle quantité précise en est réellement absorbée, compte tenu de l'interférence du contenu du tube digestif et de la variabilité de sa motricité.

■ **Les suppositoires** sont le plus souvent utilisés principalement pour leur rapidité d'action et pour la plus grande précision que l'on peut observer dans les quantités de produit actif absorbées. La muqueuse rectale est riche d'un lacis de gros vaisseaux directement présents sous la muqueuse et auxquels les médications parviennent aisément. C'est une voie d'administration commode chez le tout-petit mais assez mal acceptée chez les enfants plus grands. Aussi doit-on en être économe à partir de la fin de la 2e année. Tous les médicaments ne se prêtent cependant pas également à ce type de présentation. J'ai remarqué combien fréquemment des suppositoires sont réclamés pour soigner la toux, de préférence à tous les autres médicaments ; je crois que cette demande est en relation avec les modes de faire que les parents d'aujourd'hui ont eux-mêmes connus dans leur enfance. Qu'on le sache bien : les sirops, les poudres ou les comprimés antitussifs sont aussi efficaces que les suppositoires !

■ **Les piqûres** sont de plus en plus rarement utilisées chez l'enfant. En ville, leur usage se résume aux piqûres sous-cutanées et surtout intramusculaires. Elles ne sont utilisées que lorsqu'on a besoin de mettre un produit directement en contact avec le sang parce qu'on le sait incapable de franchir la barrière intestinale ou bien quand on veut administrer une quantité très précise de ce produit. Les vaccins, par exemple, ne peuvent pas, à l'exception du vaccin polio oral, être administrés autrement que par piqûre. La voie intraveineuse, chez l'enfant, est généralement réservée à l'usage hospitalier : les médications sont injectées lentement ou plus rapidement par le truchement de la perfusion qui aura été mise en place.

■ **Les médicaments locaux** (collyres, pommades, gouttes nasales et gouttes auriculaires) sont destinés à amener directement en contact le médicament avec l'organe à traiter. Le produit est amené à la bonne dose et il n'intervient pas dans un autre territoire que celui auquel il est destiné. D'autant que, parfois, comme pour l'œil par exemple, les médications apportées par voie générale ne sont pas toujours efficaces : on peut donner des antibiotiques puissants et à bonne dose dans une otite accompagnée de conjonctivite, on ne guérira pas cette dernière si on ne prend pas la précaution de mettre des gouttes de collyre dans l'œil. Là aussi la forme du médicament intervient : si on met des gouttes de collyre, il faut les renouveler fréquemment — presque toutes les heures ou toutes les deux heures — parce que le flux lacrymal incessant qui humidifie la conjonctive la lave de ce contact ; en revanche, si on met une pommade ou un gel, on n'aura à le faire que deux fois parce que sa composition le rend résistant au lavage des larmes.

Par-delà ces considérations d'ensemble, il me semble intéressant d'apporter quelques informations succinctes sur les **principales catégories de médicaments utilisés** de manière courante chez le petit enfant.

■ **Les antithermiques,** principalement l'aspirine et le paracétamol, sont destinés, comme il a été dit plus haut, à faire baisser la température du corps. Tous les parents en ont à portée de main et c'est une bonne chose puisque leur présence est rassurante et que leur usage est rendu encore plus fréquent par le fait qu'ils conjoignent à leur propriété majeure celle d'être d'excellents médicaments contre la douleur **(antalgiques)**. Ils sont souvent prescrits de manière couplée parce que leurs effets s'additionnent sans que s'additionnent leurs toxicités — à noter que celle de l'aspirine est grande et assez redoutable. Leurs indications, sans restriction, aux bonnes doses (cf. p. 641) sont résumées par leurs propriétés. Il faut néanmoins savoir que l'aspirine a de bonnes propriétés antidiarrhéiques et qu'on lui préfère, depuis quelques années, le paracétamol dans le traitement de la fièvre au cours de la varicelle (on la suppose responsable d'une complication majeure, et évitable, dans ce contexte).

■ **Les antitussifs** proprement dits (médication faisant cesser la toux) ne sont pas utilisés chez le tout-petit. Ils sont avantageusement remplacés par des **fluidifiants**. A cet âge, on ne veut pas en effet freiner la toux mais plutôt la rendre grasse, c'est-à-dire en conduire l'évolution jusqu'à la fabrication de glaires suffisamment filantes pour être aisément éliminées par les efforts de toux.

■ **Les antibiotiques** ont changé radicalement la face de la médecine. L'histoire de la médecine se divise en deux périodes : l'une immensément longue et qui a duré depuis la nuit des temps, la période d'avant les antibiotiques; l'autre récente (depuis 1945 environ) et encore très courte, la période d'après les antibiotiques. La réduction de la mortalité infantile et l'allongement de la moyenne de vie leur sont principalement redevables. On a décrié leur usage excessif, d'autant que ce sont des produits coûteux qui ruinent les caisses d'assurances sociales, mais c'est leur usage *larga manu* dans les angines ou les affections respiratoires qui a raréfié la survenue des néphrites et pratiquement fait disparaître la syphilis et le rhumatisme articulaire aigu avec son cortège de complications qui mettaient la vie en danger. Ce sont eux qui raccourcissent la durée des maladies aiguës des enfants et qui permettent aux parents de retourner rapidement à leur travail. L'avantage ainsi apporté à la productivité doit certainement, partiellement sinon largement, compenser le coût de leur usage. Il est regrettable de constater que la confiance marquée par les médecins à l'endroit de leur efficience se heurte à la lassitude et à la réticence de parents qui — pour des raisons souvent obscures et difficilement recevables — en dénigrent le recours et leur préfèrent d'obscures recettes sorties d'on ne sait où. On dit fréquemment que les antibiotiques fatiguent. C'est faux : la fatigue que les sujets ressentent dans certains tableaux est la conséquence directe de la maladie dont ils ont souffert. On n'en veut pas parce qu'ils ne seraient pas des produits naturels et qu'on répugne à « trafiquer » ainsi le corps sans trop savoir ce que l'on y produit à long terme. Cela aussi est faux : les globules blancs polynucléaires neutrophiles, qui sont fabriqués à raison de 100 milliards par jour par la moelle osseuse, comportent des granulations dont ils arrosent les germes qu'ils attaquent; on a récemment découvert que ces granulations ont de remarquables et authentiques vertus antibiotiques ; leur étude a ouvert la voie à la mise au point de molécules antibiotiques, on ne peut plus naturelles, qu'on a nommées **« défensines »**. On invoque toujours la crainte de l'accroissement de la résistance des germes aux antibiotiques. C'est un fait certain dont on a parfaitement raison de se préoccuper : les antibiotiques qui tuent certaines souches de germes en sélectionnent d'autres qui y demeurent indifférentes ; par ailleurs, les germes qu'ils attaquent, et qui sont des organismes vivants et capables d'évoluer, apprennent progressivement à s'en défendre ; il suffisait de 100 000 unités de pénicilline pour soigner dans les années 1945 une septicémie à staphylocoques ; aujourd'hui, ce germe y est insensible et il faut 50 millions d'unités par jour pour traiter une maladie de gravité identique, telle la maladie d'Osler. Mais le processus qui intéresse l'univers microbien dans son ensemble ne concerne que de loin le cas particulier de l'enfant qui a besoin d'un traitement à un moment donné. D'autant que l'industrie pharmaceutique, qui a fait de ce problème un de ses principaux moteurs, parvient à des résultats appréciables : il se crée sans cesse de nouveaux antibiotiques, tous plus intelligents et plus efficaces les uns que les autres.

■ **Les anti-inflammatoires non stéroïdiens,** comme on les appelle pour les opposer aux substances corticoïdes, sont des médicaments puissants mais à l'usage limité, chez le nourrisson, à certaines formes d'otites particulièrement douloureuses.

■ **Les corticoïdes** sont des substances dérivées de la cortisone, qui est une hormone naturelle fabriquée par les glandes surrénales. La cortisone a une quantité considérable d'effets et régit une quantité non moins grande de mécanismes importants pour le fonctionnement du corps. Les corticoïdes, dont il existe différentes catégories et différentes formes d'administration, sont prescrits par voie générale pour leurs propriétés anti-inflammatoires (ce sont les plus puissants) et anti-allergiques (ils sont là aussi indétrônables). Ils ne peuvent cependant pas être prescrits longtemps à dose importante dans la mesure où leur usage prolongé peut donner un diabète (augmentation permanente du taux du sucre dans le sang), altérer la calcification osseuse, être responsable de déficits importants en certains minéraux, produire une hypertension artérielle et retentir enfin sur la croissance qu'ils freinent passablement. Mais que l'on n'ait cependant aucune crainte : les cures courtes habituellement prescrites ne produisent aucun de ces regrettables effets et sauvent de la catastrophe certaines situations autrefois très préoccupantes. Leur usage sous forme de crèmes, de lotions ou de pommades, dans certaines formes de maladie de peau, en a littéralement bouleversé l'évolution et le pronostic. Il faut savoir qu'ils agissent quasi immédiatement quand ils sont injectés par voie sous-cutanée, intramusculaire ou intraveineuse mais que leur action met environ 4 heures pour se manifester s'ils sont donnés par la bouche.

■ **Les préparations magistrales** ne sont plus aussi courantes qu'elles l'étaient autrefois. Elles sont tombées en discrédit depuis l'abus qu'en ont fait certains praticiens dans le traitement de leur clientèle souffrant d'obésité en y masquant des médications dangereuses qui ont entraîné la mort de certains sujets. Les pharmaciens en principe n'ont plus le droit de réaliser une préparation magistrale à partir de produits prêts à l'emploi (le déconditionnement des médicaments est interdit). Depuis peu, celles qui restent permises (en particulier en dermatologie) ne sont pratiquement plus remboursées par les assurances sociales. Cette politique sévère est regrettable dans la mesure où la prescription des préparations vise à obtenir une médication aux propriétés plus nuancées et telle qu'elle n'existe pas dans le commerce.

■ **Les fortifiants** si souvent réclamés par les mères n'existent que dans leur désir. Ceux qui ont cette réputation l'ont, le plus souvent, littéralement usurpée.

■ **Les médications homéopathiques,** qui sont de plus en plus utilisées, comme d'autres médecines douces (acupuncture, ostéopathie, phytothérapie, etc.) obéissent à une logique qui leur est propre. Hahnemann (1755-1843), le créateur de la médecine homéopathique, était médecin et s'occupait de traduire du français en allemand des textes médicaux, quand il fit sur lui-même une découverte : après qu'il eut absorbé une trop grande quantité de quinquina qui l'avait incommodé, il en prit une très faible dose et se trouva bien mieux. Il venait de remettre en pratique un principe déjà subodoré par Hippocrate au IVe siècle avant J.-C. et repris par Paracelse au XVIe siècle, à savoir que « le semblable guérit le semblable ». Il expérimenta autour de lui différentes substances et mit au point l'ensemble de sa démarche dont les fondements n'ont pas changé à ce jour.

Les remèdes homéopathiques utilisent plusieurs milliers de substances du règne végétal, animal et minéral diluées à différentes dilutions. Ils peuvent utiliser des « isopathiques » (préparation de médication à partir de médications allopathiques mais aussi des sécrétions du sujet lui-même, telles que urines, pus, selles, etc.). On part d'une teinture mère (c'est le macérat de la substance dans un diluant approprié, pendant un temps défini). On en dilue 1 goutte dans 99 gouttes de solvant inerte (en général de l'eau), on secoue fortement et on a ainsi obtenu une dilution au 1/100 que l'on écrit 1 CH, pour désigner « centésimale hanhemannienne ». Si on dilue 1 goutte de cette solution dans 99 gouttes d'eau, on aura 2 CH et, en procédant toujours ainsi, on obtient des dilutions de plus en plus grandes. En France, les dilutions supérieures à 30 CH étaient interdites jusqu'au 1er janvier 1993. Ailleurs, en Europe, en Asie ou en Amérique, on a toujours poussé les dilutions jusqu'à 2 000 CH. On estime à juste titre, en fonction de la loi d'Avogadro, qu'à partir de la dilution 12 CH il n'y a plus de trace physique du produit initial dans le solvant. On a émis l'hypothèse ces dernières années que ce n'est pas tant le produit qui en l'occurrence est efficace que la trace qu'en aura laissée la succussion (le fait qu'on secoue la solution pour obtenir le mélange) dans le solvant. La presse de l'été 1990 s'est fait l'écho d'une vive controverse non encore éteinte autour du travail d'un chercheur de l'INSERM (J. Benveniste) sur ce qu'il appela « la mémoire de l'eau » dont il disait apporter une preuve expérimentale qui devait bouleverser jusqu'aux fondements mêmes de la physique.

Que penser de tout cela ?

Je suis mal placé pour juger en scientifique de tel ou tel fondement. Ma formation première de médecin allopathique me rend un tantinet sceptique et j'avoue que, malgré un enseignement de qualité, un enthousiasme certain et des efforts louables d'application de la méthode, je n'ai pas obtenu de résultats probants. Je reconnais que cet aveu peut faire l'objet d'une critique de la part des convaincus de l'action de l'homéopathie : il est si facile de dire que je n'ai probablement pas prescrit le produit idoine, ni assez finement analysé mon sujet. Mais, bien que doué d'une nature prête à accepter les critiques, je resterai cependant sur mes positions tout en étant tenté de trouver à l'homéopathie d'autres mérites et surtout un autre mode possible d'action. Cette médecine (cette forme de médecine, devrais-je dire, car si elle est réservée aux médecins en France, elle peut être exercée sans diplôme de médecin en Allemagne et dans d'autres pays) a eu l'honnêteté de fixer ses limites en n'ayant jamais prétendu pouvoir traiter les méningites, septicémies et autres affections graves. Elle a surtout excellé par l'extraordinaire finesse de ses facultés d'observation en ayant intégré depuis longtemps les modalités de réaction psychique de l'individu au comportement de son corps. C'est un fait qui a été déjà souligné (cf. p. 254). L'homéopathe pose donc son malade comme un être unique et la maladie comme le résultat d'une perturbation survenue dans le fonctionnement d'un corps, unique lui aussi. Je dois dire, à cet égard, que les nombreux livres d'homéopathie que j'ai lus me sont apparus comme les livres de médecine les plus intelligents que j'aie pu avoir entre les mains. Or, en médecine, il se noue toujours une relation de sujet à sujet, même si, comme il a été dit, le médecin apprend plus à soigner les maladies que les malades. Le travail de l'homéopathe dans l'établissement de la typologie de son patient est un véritable et surprenant travail de fourmi. C'est en effet un long et laborieux interrogatoire qui consiste à repérer chez le patient les plus petits détails de comportement et les plus petits signes qui l'affectent jusque dans son intimité : il sera question des peurs, des sueurs, des frissons, des aversions, des réactions au chaud et au froid, à la nuit, à la pluie, au brouillard, au sucré, au salé, au grand air ou à la claustration, etc. Il n'est pas jusqu'à la manière de déféquer, d'uriner, de transpirer, voire d'avoir des rapports sexuels, qui ne sera abordée. Nos semblables rencontrent peu d'occasions dans leur vie d'être « fouillés » de cette manière par un praticien qu'ils ont choisi et auquel ils ont déjà accordé un grand pan de leur confiance. On ne peut pas dire qu'il s'opère un « transfert » dans le sens que ce mot a pris en psychanalyse, mais il se produit une radicalisation considérable et inhabituelle de la confiance qui a été placée au départ. Le patient se sent objet d'intérêt, il suffit que sa structure personnelle se prête à ce genre de rapport pour qu'il trouve dans le praticien et dans la médication un point de levier susceptible de le dresser sur le versant de son désir de vie que la maladie est venue un moment altérer. Il trouvera en lui suffisamment de ressources pour aller de mieux en mieux. Il ne s'agit pas de psychanalyse, comme j'ai pu l'entendre dire par certains homéopathes, ni de psychothérapie, comme je l'ai entendu dire par d'autres. Ce n'est pas non plus une action de type chamanique, dont Claude Lévy-Strauss a si brillamment démontré les rapports de similitude avec le travail psychanalytique. Il s'agit d'une action qui est propre à cet univers et à lui seul, et qui tient à la technique elle-même autant qu'à la personnalité du patient qui y adhère dans un préalable et qui y éprouve une forme de rencontre étonnée et rassurante avec lui-même. La médication homéopathique sert alors de support pour la poursuite de cette relation singulière.

Et qu'on ne vienne pas arguer de certains résultats cliniques que l'on a pu vérifier ! Je les ai constatés moi-même : j'ai vu des nez se déboucher rapidement et des toux s'arrêter en un rien de temps. Mais rien ne me dit que cette évolution ne se serait pas faite spontanément. Il m'est arrivé plus d'une fois de la voir survenir sans aucun traitement. Et pas seulement sous l'effet d'une rencontre. Tout simplement peut-être parce que le vivant ne s'enferme pas si aisément dans des frontières rigides. Il m'est arrivé de voir à plusieurs reprises des parents qui avaient consulté un homéopathe dont ils me chantaient les louanges et me contaient les véritables miracles qu'il avait accomplis. Mû par la curiosité et désireux d'en apprendre plus sur mes petits patients, j'ai demandé à voir la prescription qui avait été faite. J'ai été surpris de voir, sur une dizaine d'enfants différents, toujours la même ordonnance revenir : Pulsatilla 4 CH, 3 granules tous les matins. Le confrère, qui ne devait rien connaître à l'homéopathie mais qui avait trouvé un bon filon, ne s'était pas cassé la tête et avait obéi à la recette de Sacha Guitry qui se demandait pourquoi faire l'effort de choisir des cartes postales différentes à envoyer de son lieu de vacances alors qu'elles sont destinées à des personnes qui ne se connaissent pas. Je ne mets pas le moins du monde en doute la foi des patients qui avaient renoncé à ce praticien… « trop cher ». Je ne mets non plus en doute les qualités de ce praticien. Je pense seulement qu'il s'agit d'une rencontre féconde et importante et que c'est cette rencontre qui a fait la plus grande partie du travail. On peut me

SUR LE VIF

Il y a plusieurs années, j'ai eu à m'occuper de l'enfant tardif d'un professeur de médecine âgé et de sa secrétaire plus toute jeune. Cet enfant unique était un lien tellement fort à l'intérieur du couple qu'il en assurait la cohérence et la survie au point de refuser de dormir dans sa chambre ou seul dans un lit. Il s'est mis très vite, partageant le lit parental, à souffrir de maux de gorge, d'oreilles et de nez à un point qui défiait toutes les thérapeutiques. Perçu comme fragile parce que « né de vieux », il ne récupérait pour toute monnaie de ses symptômes qu'une sollicitude encore plus grande et plus étouffante. J'eus beau me gendarmer et tenter par tous les moyens de rompre le cercle vicieux, je ne parvenais à aucun résultat. Sans doute mon inefficacité était-elle une nécessité et une garantie pour cette cellule familiale singulière, puisque le professeur, bien placé, consultait régulièrement ses pairs pédiatres qui me téléphonaient avec force courtoisie pour me dire ce qu'ils avaient conseillé et ne pas avoir à s'en occuper plus longtemps.

J'eus un jour l'idée de suggérer une consultation homéopathique, alors que je n'y connaissais rien. « Pourquoi pas ? ai-je dit, après tout, ça produit des effets. » J'ai suggéré cela comme j'aurais suggéré un voyage à Lourdes à des gens friands de miracles. A ceci près que la fonction du père de l'enfant me laissait supposer de sa part sinon de la résistance, du moins une réaction ironique ou hostile. La consultation eut quand même lieu. La mère me montra la caisse de médicaments qu'elle devait donner à son enfant et le calendrier auquel elle se trouvait astreinte. J'attendais la suite. Elle vint en quelques semaines. Les rhumes et otites ne varièrent pas tout d'abord, mais on mit l'enfant dans un lit à part, puis dans sa chambre. Puis, petit à petit, les rhumes s'estompèrent, pour disparaître tout à fait. Je me félicitais de l'effet du traitement mais la mère eut à cœur de me détromper en me montrant la caisse de médicaments quasi intacte et inentamée. Elle me dit avoir essayé et avoir abandonné au bout de quelques jours : la contrainte que créait l'administration des grains et des doses lui avait paru si insupportable qu'elle s'était demandé pourquoi elle « devait être esclave à ce point ». Quelle réponse se fournit-elle ? Je ne le sais pas. Mais est-il besoin de le savoir quand on sait que le plus souvent la réponse vient d'elle-même dès lors que la bonne question se trouve enfin posée ?

dire que mes explications, si elles valent pour les adultes qui se soumettent à un tel traitement, ne peuvent pas valoir pour des enfants que seule l'homéopathie a réussi à tirer de l'enfer des otites récidivantes. Je ne crois pas que ce genre d'argument puisse tenir l'examen. Car, je crois l'avoir suffisamment montré, la relation d'un enfant avec sa mère a une intensité telle et véhicule tant de choses qu'il peut s'en induire une foule de changements. La foi développée par la mère dans la thérapeutique qu'elle entreprend est suffisante à briser un cercle vicieux et à rendre le symptôme inutile à la relation *(cf. encadré)*.

Ce qui m'a amusé dans l'approche que j'ai effectuée de cette pratique, c'est tout ce qui se dit à propos des médications homéopathiques proprement dites : il ne faut pas les toucher avec les doigts, il ne faut pas les mélanger aux aliments, il faut les laisser fondre dans la bouche, il ne faut pas les mélanger avec de la menthe, etc. Je sais gré à mes enseignants en la matière d'avoir eu l'honnêteté de critiquer ces artifices dont la technique n'a pas besoin. Je les ai entendus me dire en particulier qu'en ce qui concernait la menthe, c'était une sacrée supercherie : Hahnemann, qui était médecin et, comme tout médecin de son époque, un peu directeur de conscience, préconisait que pour guérir plus vite il fallait un certain repos et la mise à l'écart de conditions néfastes à l'évolution de la maladie ; ainsi disait-il qu'un patient qui se soumettait à son traitement devait s'astreindre à « ne pas fréquenter les femmes de petite vertu, jouer aux cartes ou boire de la menthe ». La menthe était stigmatisée comme un excitant au même titre que le jeu de cartes. On ne prescrit plus cette dernière réserve parce qu'elle ne permet pas, elle, de fabriquer et de vendre, sur un marché du coup rendu porteur, des dentifrices à la verveine et autres parfums rafraîchissants de l'haleine !

On aura fait le tour de la question quand on aura signalé que les médications homéopathiques ont un nom latin qui fait qu'on les trouve partout dans le monde sous la même dénomination, alors que les médications allopathiques sont vendues sous des dénominations commerciales déposées par les fabricants. Elles se présentent en petits tubes, sous forme de granules au goût sucré (le support en est le lactose) à prendre par deux ou par trois, ou bien sous forme de doses à avaler telles quelles. A noter qu'en général 10 granules équivalent à une dose. On peut les faire fondre, quoiqu'elles fondent lentement. On peut les mélanger. On peut les donner avec les repas, les mettre dans les biberons ou bien directement dans la bouche. Chez le tout-petit, on les fait fondre, en général, dans un biberon de 100 grammes d'eau dont on donne à boire quelques gorgées entre les repas habituels.

■ **L'acupuncture** est peu utilisée chez le petit bébé. Il faut cependant signaler qu'elle repose sur des bases scientifiquement vérifiables : les aiguilles implantées sur des « méridiens » entraînent la fabrication — dosable — d'endorphines (cf. p. 380) et probablement d'autres médiateurs. Il faut savoir, pour l'intérêt de l'anecdote, que la mise au point de cette médecine s'est faite, tout au long de l'histoire chinoise, par des médecins qui travaillaient sur… des suppliciés.

LES MALADIES: DES PLUS COURANTES À... QUELQUES-UNES PLUS RARES!

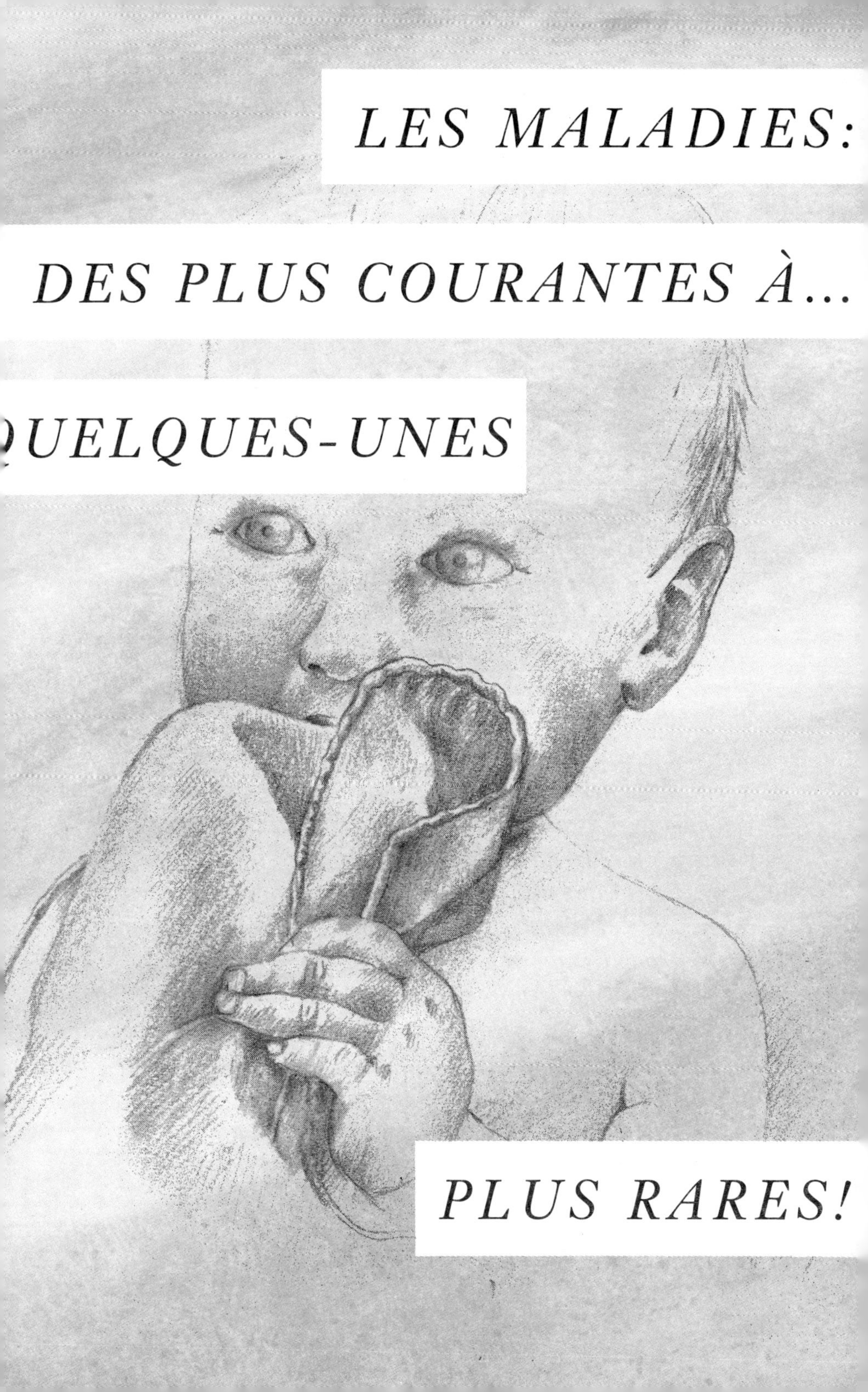

La classification pour laquelle j'ai opté, dans la rédaction de ce chapitre, est un pur artifice. Elle n'a rien à voir avec la classification des ouvrages médicaux et encore moins avec une classification alphabétique. Je l'ai voulue telle en raison d'un argument de fréquence que j'ai tenu à mettre au premier plan pour traduire une réalité : celle des motifs courants qui conduisent des parents à consulter.

On ne se trouvera donc pas ici en présence d'un dictionnaire.

J'ai fait en sorte que les explications que j'apporte soient le plus souvent imagées et fournies : elles doivent aider à comprendre ce qui se passe et à démystifier les maladies courantes qui peuvent affecter le nouveau-né et le nourrisson pour permettre à ses proches de les lui faire traverser sur un mode plus serein. Les informations plus techniques sont, elles, en revanche, volontairement succinctes car elles n'ont pas la prétention de se substituer à celles du médecin.

Je dois néanmoins ajouter que, par un souci minimum de cohérence, j'ai réuni les maladies mentionnées par appareil ou par système. Ce qui m'a contraint parfois d'adjoindre aux plus fréquentes quelques-unes plus rares dont l'évocation contrevient à la logique de ma classification de départ. On fera cependant la distinction sans peine à la manière dont cela se traduit dans l'écriture et dans le volume des commentaires.

La sphère ORL

La sphère ORL est un appareil complexe, fragile, à l'anatomie tourmentée autant que précise et dont le mauvais fonctionnement ouvre la voie chez l'enfant à des problèmes pathologiques sans nombre.

C'est principalement et avant tout un **filtre à air**. On sait l'importance de cet organe dans la bonne marche d'une voiture, par exemple. Si l'air n'est pas suffisamment épuré, des particules peuvent obstruer les gicleurs et gêner, sinon empêcher, le travail du carburateur. L'appareil ORL filtre l'air de la même façon pour empêcher les impuretés de toute nature qui s'y trouvent en suspens d'altérer les bronches et les poumons, mais tout aussi bien le pharynx, le larynx ou l'oreille. Il ne faut pas oublier qu'en bout de course l'air va entrer en contact étroit avec le sang et qu'il importe qu'il soit le plus pur possible. Le sang, qui est le milieu intérieur commun à tous les organes, risque d'avoir à incorporer des substances nuisibles. On sait que le chanteur Michael Jackson a une véritable phobie de ce risque et qu'il le combat par toutes sortes de moyens préventifs que la grande presse rapporte non sans complaisance. La surface de la muqueuse nasale n'est pas seule pour assurer cette épuration, elle est aidée par un dispositif très efficace nommé « anneau de Waldeyer » qui groupe les formations lymphoïdes que sont les amygdales [1] proprement dites (celles que l'on voit au fond de la gorge), les deux

1. Le mot « amygdale » vient d'un mot grec qui signifie « amande ». Ces organes, qui ont la structure anatomique des autres ganglions, ont grossièrement la forme du fruit dont elles empruntent le nom.

amygdales linguales masquées à la base de la langue et, dans l'arrière-nez, l'amygdale pharyngée encore moins accessible au regard et qui est plus connue sous le nom qu'elle prend quand elle est hypertrophiée et qu'on la nomme « végétations » ou « végétations adénoïdes ». On comprend déjà mieux, à partir de là, l'incidence de la pollution et l'importance que le discours écologique commence enfin à prendre dans les considérations politiques sur la préservation de l'environnement. Et on trouve une certaine pertinence au désir de « prendre l'air » ou de « changer d'air » : les escapades à la montagne, à la campagne ou à la mer n'ont pas eu d'autre portée réelle que de permettre aux différents filtres de prendre quelque repos et de se régénérer.

J'ai cru pouvoir observer qu'en ce domaine, comme en bien d'autres, le célèbre aphorisme de Freud : « L'anatomie c'est le destin », prend toute sa signification.

J'ai en effet constaté, au cours de mes visites dans les musées, que, jusqu'à la fin du XIXe siècle environ, les enfants représentés par les peintres de toutes les écoles et de toutes les périodes le sont toujours, quel que soit leur âge (nourrissons ou plus grands enfants), avec un nez d'un volume assez considérable. Je me suis demandé la raison de cette particularité et la question m'a poursuivi des années durant. J'ai interrogé des peintres, des sociologues et des historiens de l'art, sans obtenir de réponse satisfaisante. Ma question les amusait, mais ils m'avouaient n'avoir pas porté la même attention que moi à un tel détail qui, au demeurant, ne les angoissait guère — il est vrai qu'ils n'étaient pas travaillés par les arrière-pensées qui me poursuivaient. J'ai résolu mon problème, tout seul, le jour où je me suis trouvé face à une « nativité » de Philippe de Champaigne. Le nouveau-né qui y était représenté avait un tout petit nez. J'ai vérifié qu'il en était ainsi dans d'autres « nativités » du même peintre. J'en ai tiré la conclusion que la distribution statistique du volume des nez à la naissance n'a certainement jamais dû être différente de celle que nous connaissons. On ne voit d'ailleurs pas pourquoi ni de quelle manière le volume de l'appendice nasal aurait pu, à ces époques-là plus qu'à d'autres, augmenter avec l'âge ! De tout temps, donc, les nez devaient être de volume différent selon les individus. Mais pourquoi n'en voyait-on que des gros chez la plupart des nourrissons et des enfants représentés dans ces tableaux ? La question demeurait entière, sauf à imaginer que, si on n'en avait pas fait figurer des plus petits, c'est qu'il ne devait plus y en avoir à l'âge auquel on choisissait les modèles. Les plus petits avaient tout simplement disparu. Les bébés des nativités de Philippe de Champaigne étaient bien des nouveau-nés, alors que les enfants représentés sur les autres tableaux étaient plus grands. Il ne restait plus qu'à tirer le mot de la fin : la disparition des petits nez sur les tableaux témoignait de la mort statistiquement plus importante des bébés à petits nez. A ces époques, seuls devaient survivre les enfants porteurs des nez les plus volumineux et c'est pourquoi ils étaient plus représentés. Cette conclusion est-elle valable ? Pour le savoir, il suffit de se reporter à l'incidence de la mortalité infantile et au péril infectieux de ces moments de l'histoire. On peut imaginer sans mal un cycle de rhinite, otite, mastoïdite, méningite ou phlébite du sinus caverneux, responsable des morts sans nombre. Il est possible alors de penser que les populations d'enfants à petit nez en constituaient la majeure partie, alors que celles qui étaient pourvues d'un appendice nasal plus volumineux survivaient parce que cet appendice pouvait à lui seul assurer la survie par le drainage salvateur des sécrétions. Dès la fin du XIXe siècle, le développement de la chirurgie ORL a fait barrage à un tel cycle évolutif de la pathologie et a permis la survie des individus à petit nez — lequel, soit dit en passant, a toujours été investi pour sa rareté comme un canon de beauté.

Cette conclusion se vérifie d'ailleurs de nos jours : le cycle naturel des infections et des complications n'a pas fondamentalement changé et la distribution de la pathologie obéit aux mêmes critères anatomiques. J'en veux pour preuve qu'on n'observe pratiquement jamais d'otite chez les enfants asiatiques ou noirs dont l'épatement et la largeur des fosses nasales assurent une excellente circulation aérienne et de bonnes performances de l'effet filtre. Il n'est pas impossible que ce phénomène ait participé au fait que le continent asiatique, et jusqu'à récemment le continent africain, aient connu une telle densité de population : le cycle dévastateur qui a affecté les populations européennes au cours de l'histoire n'y a pas eu la même importance.

J'ai pour habitude de comparer l'ensemble des phénomènes sur lesquels j'ai concentré mon attention à ce qui se passe dans une cave mal aérée : ses parois suintent et s'effritent de toutes parts en favorisant la greffe de moisissures qui aggravent les dégâts. Les petits nez ne sont rien de plus que des caves insuffisamment aérées.

Reprenons donc ce fameux cycle et voyons comment il s'agence. On comprendra certainement mieux certaines décisions thérapeutiques qui peuvent parfois paraître incompréhensibles ou arbitraires.

Les rhinopharyngites

Le vocable est entré dans le langage courant, et chacun l'utilise, alors qu'il remplace à peine ce que nous désignons habituellement sous l'appellation « rhume ». En 1991, cette affection a représenté en France 5,5 millions de diagnostics chez l'enfant de moins de 7 ans. La rhinopharyngite associe une **rhinite** (inflammation de la seule muqueuse nasale, le nez qui coule, en quelque sorte), qui donne une obstruction nasale et une voix nasonnée, à une **pharyngite** (inflammation du pharynx, c'est-à-dire de la paroi postérieure de la gorge), qui donne un mal de gorge de type gorge qui pique et une voix un peu plus voilée. Une agression microbienne ou virale violente (dans le **rhume des foins**, c'est un « allergène », un produit que le corps ne supporte pas, qui est l'agresseur) déborde les défenses de la muqueuse. Les produits défensifs que sont certaines cellules et les produits neutralisants que sont les immunoglobulines de surface (les IgA) ne sont pas disponibles ou performants avant un certain âge (18 mois environ). C'est la raison pour laquelle d'ailleurs un bébé de 6 mois a six fois plus de risques de faire un épisode infectieux de ce type qu'un bébé de 2 ans. Il peut se faire également que les armes dont dispose la muqueuse nasale ne parviennent plus à remplir leur rôle dissuasif — pour imager, on pourrait dire que tous les obus disponibles ont été tirés et qu'il n'en reste plus pour poursuivre le combat. Un signal de détresse est lancé. Les vaisseaux de la muqueuse se dilatent pour permettre un afflux de sang capable d'apporter les éléments réclamés par le système de défense (des canons, des obus et leurs servants). La muqueuse se gonfle tout d'abord et on se sent le nez bouché : c'est la phase de rhume sec. Puis les produits de défense se déversent en abondance, charriant avec eux un liquide plus ou moins visqueux capable de prendre les germes comme dans un filet pour les entraîner au-dehors : c'est la phase humide du rhume et l'écoulement peut être clair ; mais, s'il s'accompagne ou se complique d'une infection importante, il devient jaune ou verdâtre, c'est la **morve**. Si les sécrétions ne sont pas évacuées, elles se dessèchent et forment des croûtes qui obstruent encore plus le nez et vont favoriser l'infection en empêchant le mécanisme de défense de continuer son travail : c'est pour éviter cette impasse qu'on insiste sur le mouchage [1] et le lavage au sérum du nez des tout-petits (c'est-à-dire l'instillation de plusieurs gouttes de sérum physiologique ou, mieux encore, l'utilisation de ces solutions en bombe (Physiomer, Stérimar) qui sont mieux supportées par l'enfant parce qu'on peut les pratiquer alors qu'il est assis). A partir de là, le combat se passe comme en un champ clos. Si les fosses nasales sont larges, le processus peut se dérouler avec une certaine facilité : le rinçage abondant et non contrarié permettra l'éradication des colonies d'agresseurs ; si, en revanche, les fosses nasales sont étroites, le déroulement des opérations sera chaotique et les germes augmenteront leur adhésion à la muqueuse, se multiplieront allègrement et trouveront d'autres territoires à conquérir : le corps fera alors appel à d'autres mécanismes de défense, restés jusque-là en réserve, en déclenchant en particulier la fièvre destinée à les mobiliser. On aura compris que l'intégrité de ces mécanismes, évoqués à propos du fer et des infections de crèche (cf. p. 526 et p. 593), entre en ligne de compte. Et s'il est vrai qu'en bout de course le corps aura forgé des armes contre l'agresseur, il aura cependant perdu quelques réserves qu'il lui faudra le temps de reconstituer. Si les rhumes s'enchaînent les uns aux autres, il finira par épuiser tout à fait lesdites réserves et on ne pourra l'aider que par un apport extérieur, ce que l'on fait par exemple par le truchement de ces fameuses injections de gamma-globulines [2] que l'on peut assimiler à des livraisons massives d'obus et d'armes défensives.

On peut être amené, de la même façon et dans le même esprit, pour éviter de trop puiser dans les réserves, à décider d'un traitement antibiotique qui tuera les germes agresseurs ou ceux qui auront profité d'une agression virale pour se livrer à un honteux pillage. C'est en ce point que se situent la plupart des débats. Les chercheurs et les enseignants en médecine insistent sur la nature virale des agents agresseurs et dénoncent l'usage excessif des antibiotiques. L'expérience clinique de cabinet ne peut pas leur emboîter le pas, pour la simple raison qu'il n'existe pas de test qui permette de faire la différence et que le clinicien, soumis à la pression des contingences (il faut que le petit puisse regagner la crèche au plus tôt), ne peut que prendre le maximum de sécurité. Le caractère purulent des sécrétions, l'intensité de la fièvre, la toux d'accompagnement et l'état douteux des tympans sont des critères qui emportent sans remords la décision de l'anti-

1. Il existe différents types de mouche-bébés qui ne sont pas aussi pratiques les uns que les autres : je conseille pour ma part le modèle Chicco, dont l'embout est bien conçu et dont la poire permet une aspiration à la fois douce et énergique.

2. Les gamma-globulines, qui sont des produits sanguins chauffés, ne transmettent pas le sida.

Infections ORL à répétition

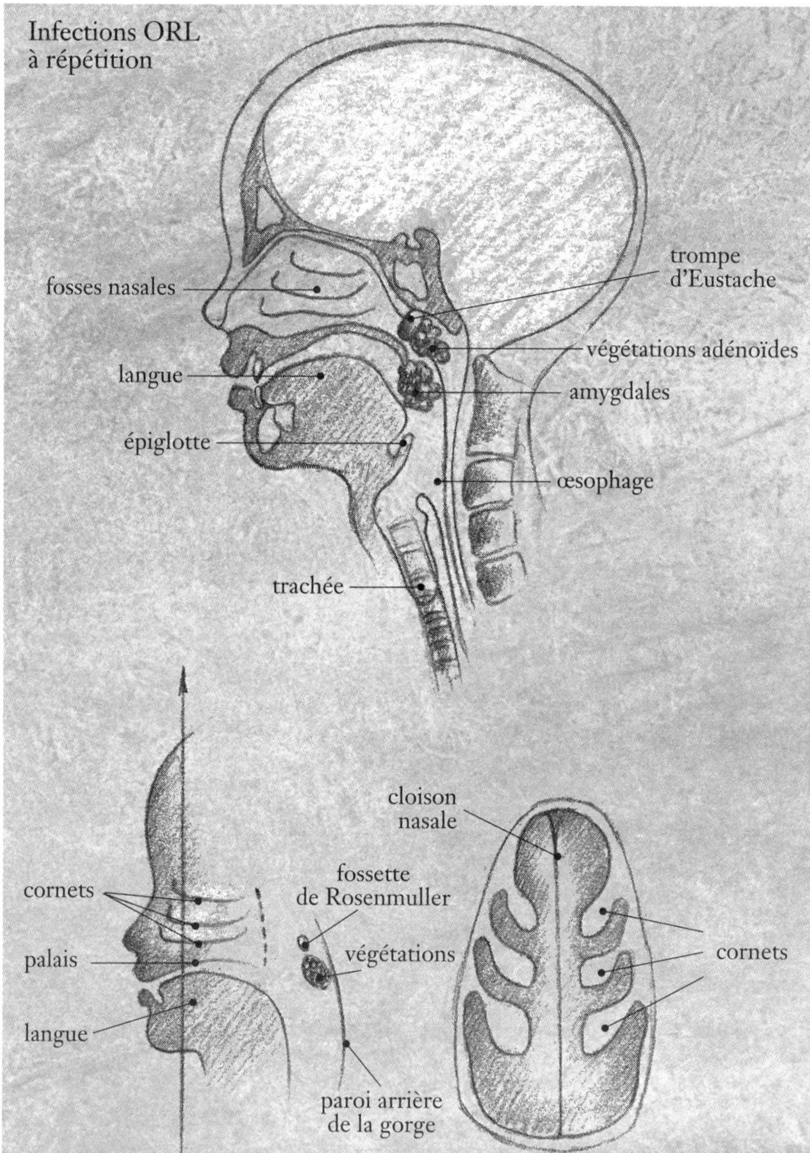

De profil, on voit comment se fait la communication entre le nez et l'arrière-gorge.

Dans cette coupe de face, on voit les trois cornets qui, comme le font les lames d'un radiateur, donnent la plus grande surface de muqueuse pour l'humidification sous le plus petit volume.

biothérapie. Cette attitude s'est avérée payante ces dernières années à en juger par la modification du tableau évolutif de ces rhumes : les otites sont devenues relativement plus rares, le recours aux paracentèses est devenu exceptionnel, les amygdales sont de plus en plus respectées et les végétations sont opérées plus rarement. Car, comme on va le voir par la suite, tout cela est étroitement lié.

Les otites

On estime qu'en France près de 100 000 diagnostics d'otite sont portés chaque semaine en médecine libérale. Le coût de leur traitement par antibiotiques a représenté, comme il a déjà été dit, la somme de 205 millions de francs en 1990.

Elles sont, au départ, une complication des rhinopharyngites, après quoi il arrive quelles évoluent pour elles-mêmes.

Les sécrétions des fosses nasales tombent, par l'effet de la pesanteur, en avant, formant ces chandelles qui sont l'emblème de la petite enfance, et en arrière en des coulées qui progressent lentement, étroitement collées à la paroi. Chemin faisant *(cf. schéma)*, elles rencontrent les fossettes de Rosenmuller situées de part et d'autre de l'amygdale pharyngée qui fait office de superfiltre et **dont l'infection chronique aboutit à la formation des végétations**. Ce territoire neuf auquel elles parviennent a sa raison d'être et son propre mode de fonctionnement. Avant que ne se soit produit le moindre phénomène infectieux, les fossettes de Rosenmuller s'étalent comme une embouchure de trompette largement ouverte à l'extrémité de la trompe d'Eustache qui puise dans le pharynx l'air nécessaire à établir de part et d'autre du tympan la même pression (si cette condition n'est pas réalisée, on a mal aux oreilles, ce qui se produit par exemple quand un avion décolle et qu'on se met à déglutir pour ouvrir un peu plus sa trompe d'Eustache ; **c'est la raison pour laquelle on doit donner un biberon au nourrisson au moment du décollage et de l'atterrissage**). Cet air, déjà humidifié par le suintement constant de la muqueuse nasale et débarrassé de ses poussières, est filtré une fois de plus par l'amygdale pharyngée qui va en éliminer les germes résiduels. Cette amygdale est une formation lymphoïde, ce qui signifie qu'elle a la même structure et la même fonction qu'un de ces milliers de ganglions répartis en divers points du corps : c'est une sorte de fortin, placé comme toujours à un carrefour important, dans lequel veillent quelques soldats kamikazes entraînés à leur tâche et quelques officiers de transmission doublés de sous-officiers d'intendance (de telles fonctions sont en effet réellement occupées par certaines cellules et la métaphore utilisée ici n'est pas une exagération du processus). Si une attaque survient et que l'air inhalé est par trop chargé de germes agressants, les soldats placés en première ligne se jettent dans la bataille pendant que les officiers de transmission lancent l'alerte pour obtenir du renfort et que les sous-officiers commis à l'intendance organisent hâtivement le campement destiné à loger les renforts attendus — ce qui, tout comme cela se passe pour un ganglion [1], augmente le volume du territoire amygdalien, qui se gonfle. En un sens, tout cela est bien. Mais, dans un autre sens, cette augmentation de volume bloque la circulation d'air (le nez est ressenti comme encore plus bouché, la respiration buccale s'installe, supprimant l'indispensable filtration) et freine sensiblement la progression de la coulée glaireuse. Les germes qui poursuivent leur objectif de conquête en profitent pour attaquer la fossette de Rosenmuller, envahir la trompe d'Eustache — elle-même parsemée de petites formations lymphoïdes — et remonter jusque dans l'oreille. C'est **l'otite aiguë** ou **otite moyenne aiguë** [2] qui se déclare. On conçoit que ces phénomènes puissent être plus fréquents chez les individus à filière nasale étroite que sont les enfants de nos climats et bien plus rares chez les enfants dont le massif nasal est plus large et le nez plus épaté, comme le sont donc les Noirs et les Asiatiques.

Pour résumer grossièrement ce qui se passe, on peut dire, sans abus de langage, que l'otite est consécutive au fait que l'individu « se mouche dans son oreille ».

Ce qui rappelle et souligne l'importance des lavages du nez, fussent-ils désagréablement ressentis par l'enfant.

Mais ce qui explique aussi les différentes variétés que l'on peut rencontrer :

Si de grosses gouttes de pus (mélange des germes et de globules blancs vivants ou morts) gagnent la caisse du tympan, on aura une **otite suppurée** : le tympan sera bombant, tendu et douloureux parce qu'il aura été soulevé par le pus. Il pourra y avoir non seulement une fièvre élevée

---

1. L'image utilisée ici pour les végétations vaut pour **tous les ganglions du corps**, quelle que soit la raison de leur augmentation de volume.

2. Dans la mesure où c'est l'oreille moyenne qui est atteinte. L'oreille est en effet divisée en oreille externe (de l'extérieur jusqu'au tympan, autrement dit le conduit auditif; son atteinte porte le nom d'« otite externe »), en oreille moyenne (la caisse du tympan, autrement dit la cavité qui contient les chaînes de transmission acoustique) et enfin l'oreille interne, qui contient le labyrinthe et la cochlée, qui sont des organes destinés à enregistrer les sons mais aussi et surtout à apprécier les positions du corps et à gérer l'équilibre.

mais parfois de la toux et des vomissements, voire une diarrhée importante car les muqueuses de cette région sont richement innervées : leur agression provoque des phénomènes réflexes en des territoires parfois fort éloignés. C'est une indication de paracentèse, laquelle fera rentrer rapidement dans l'ordre l'ensemble des symptômes : le praticien, au moyen d'une lancette, percera une zone du tympan parfaitement repérable dans laquelle il n'existe aucun filet nerveux, si bien que l'intervention est en réalité indolore et provoque bien plus de peur que de mal. Le pus étant évacué, la douleur provoquée par la tension disparaît aussitôt et l'otite peut être considérée comme pratiquement guérie. Le traitement antibiotique qui est prescrit est destiné à donner un coup de main aux servants de notre fortin d'où est partie l'agression pour mettre fin à la bataille. L'écoulement de pus va durer quelque 3 ou 4 jours et on se contentera de nettoyer l'oreille avec de l'eau oxygénée tiédie au préalable qui ramène le pus à la surface et en permet l'évacuation. **On ne met plus du tout de gouttes dans les oreilles**, quelle que soit la variété d'otite à laquelle on a affaire. On a en effet remarqué que la plupart des antibiotiques locaux qui étaient utilisés sont toxiques pour l'oreille interne et peuvent entraîner, en cas d'abus, des surdités irréversibles ainsi que des troubles d'équilibre.

On peut avoir à faire pratiquer plusieurs paracentèses successives au cours de l'enfance. Et, outre la crainte de la douleur pour leur enfant, bien des parents expriment leur souci de voir ces orifices pratiqués dans le tympan demeurer définitivement ouverts. Ils doivent se détromper. Parce que le pouvoir de cicatrisation du corps de l'enfant est tout à fait considérable et l'une des difficultés rencontrées par les ORL, c'est la fermeture trop précoce, avant que tout le pus ne se fût évacué, de l'orifice qu'ils ont pratiqué et sur lequel ils sont contraints de réintervenir. Dans le même ordre d'idées, il arrive que des parents s'étonnent de la pratique éventuelle d'une paracentèse sur un tympan qui s'est ouvert spontanément (otorrhée spontanée) : elle aura été de fait commandée par le constat de l'étroitesse de la perforation naturelle qui ne permet pas une bonne vidange ou bien de sa position sur le tympan à un endroit où la cicatrisation risque de poser quelques problèmes.

Si la douleur de l'enfant reste supportable et que son état général n'est pas trop atteint, on peut essayer d'éviter la paracentèse par un processus plus lent en vidant l'oreille différemment, c'est-à-dire en dégageant suffisamment les abords de la fossette de Rosenmuller pour faire parcourir au pus le chemin en sens inverse : c'est la raison pour laquelle on adjoint une désinfection nasale rigoureuse au traitement antibiotique que l'on entreprend alors.

Il arrive que la migration soit moins rapide et que les germes — qui évoluent au demeurant par petites épidémies saisonnières — gagnent l'oreille en ayant partiellement échappé aux effets du combat : on verra éclore une otite catarrhale traduite par la rougeur lilacée du tympan aux vaisseaux dilatés et qui tente de se défendre comme il le peut. La douleur, encore que forte, sera moins intense que précédemment. En fonction du type de germe, on pourra avoir des variantes comme l'otite phlycténulaire (des micro-bulles pleines de sérosité tapissent la surface du tympan, quand ce n'est pas une unique grosse bulle tendue qui le déforme) ou la myringite (inflammation de la surface du tympan dans son ensemble donnant une douleur de type brûlure). Le diagnostic de ces variétés est évidemment fait par l'examen à l'otoscope.

Il importe en cas de récidive de tenter d'en préciser les causes profondes. La région pharyngée, dont on a dit combien elle est richement innervée, peut en effet parfois être sensible à des facteurs intercurrents qui favorisent ou aggravent l'agression microbienne : un reflux gastro-œsophagien (cf. p. 722) peut ainsi être suspecté, tout comme peuvent l'être une anémie, un facteur allergique surajouté ou une déficience passagère des processus de défense. Toutes choses dont il importera de faire le bilan le plus précis pour tenter d'y apporter au plus tôt une solution adéquate. Car, quand se produisent les récidives, on peut assister à l'installation de phénomènes parfois irréversibles et qui, même s'ils traduisent la bonne adaptation du sujet, n'en signent pas moins l'existence d'éléments qui risquent d'aggraver le tableau.

Il en est ainsi des fameuses végétations que l'on est parfois contraint d'enlever. De quoi s'agit-il ? L'amygdale pharyngée (dont il faut rappeler que l'hypertrophie donne le tableau pathologique de « végétations »), qui a fait face, seule, à la première agression, s'est installée dans une véritable psychose de guerre. Elle a cru bon de ne pas renvoyer trop tôt les renforts qu'elle a appelés à la rescousse. Le campement qu'elle a installé demeure de volume important. Si les agressions cessent et qu'aucun autre conflit d'importance ne survient, elle pourra se permettre de renvoyer, par petits contingents, ses recrues à leur foyer et revenir à des proportions plus raisonnables. Mais, pour peu qu'elle ait à livrer une nouvelle bataille, elle aura la faculté d'utiliser les troupes qu'elle a gardées sur place. Les batailles se succédant, il arrivera que des agresseurs plus malins que d'autres tuent un certain nombre de guerriers et prennent leur place dans les tentes que l'intendance avait installées. Le camp fortifié deviendra un nid de fripouilles mal intentionnées qui ne chercheront qu'une occasion pour se lancer à la conquête de nouveaux territoires, à commencer par l'amygdale elle-même : ce sera la poussée d'adénoïdite — équivalant exactement à une amygdalite (cf. p. 689) — survenant en dehors de tout rhume et déclenchant immédiatement une forte fièvre pour donner l'alerte et obtenir l'aide la plus efficace. A un degré au-dessus, un cercle vicieux s'installe :

le volume excessif de l'amygdale pharyngée entraîne une obstruction chronique sur le trajet de l'air et des glaires ; les germes qui restent sur place gagnent de nouveaux territoires et font de fréquentes incursions dans la trompe d'Eustache, dont ils colonisent les formations lymphoïdes comme ils l'ont fait pour l'amygdale pharyngée elle-même. Ce sera un tableau bien connu : le nez demeure bouché tout le temps, la respiration buccale devient prévalente, aussi bien la nuit que le jour, entraînant un retard de croissance de la mâchoire inférieure, qui chute toujours en arrière au cours d'un sommeil agité et parasité par des ronflements. L'enfant commencera à avoir une physionomie particulière caractérisée par le profil dit « adénoïdien » : visage étroit et long avec nez en avant, bouche ouverte et mâchoire inférieure petite et rétractée en arrière. Le tout évoluant sur fond d'otites à répétition : un traitement antibiotique est à peine fini qu'une nouvelle otite se déclare. Le traitement radical et raisonnable consiste alors à ôter chirurgicalement l'amygdale pharyngée. C'est **l'opération des végétations que l'on peut pratiquer, à l'encontre de nombreuses idées reçues**[1], **à n'importe quel âge et à n'importe quelle saison**. Le mot « opération » est en l'occurrence un bien grand mot qui fait surgir toutes sortes de fantasmes, alors que pendant de nombreuses décennies l'adénoïdectomie (c'est l'autre nom de cette « opération ») s'est pratiquée sans la moindre anesthésie — quel procédé barbare ! — au cabinet de l'ORL, l'enfant étant tout simplement maintenu immobilisé, sur les genoux de son parent, enveloppé dans de grosses serviettes qui le serraient étroitement. Comment les choses se passent-elles aujourd'hui ? L'enfant est d'abord examiné, quelques jours avant l'intervention, par l'anesthésiste qui juge des résultats des examens sanguins qui ont été pratiqués pour étudier la coagulation sanguine. Il est amené, prémédiqué (c'est-à-dire ayant reçu un suppositoire calmant et anti-douleur) et à jeun, un matin à la clinique, on le confie à l'infirmière qui le conduit en salle d'opération. Là, on le fait souffler dans un ballon. Quand il reprend sa respiration, il reçoit un anesthésique qui l'endort immédiatement. Le ballon est enlevé et le chirurgien lui glisse dans la bouche un « ouvre-bouche » qui est ni plus ni moins qu'un abaisse-langue en métal articulé, puis, d'un geste précis et avec un instrument adéquat, il atteint l'amygdale pharyngée malade (les végétations) sur laquelle il plaque son instrument tranchant et qu'il arrache d'un seul coup net. Il ôte l'ouvre-bouche. L'intervention est terminée. Elle a duré à peine une minute ou

1. Une autre idée reçue laisse croire que les végétations repoussent quand elles sont enlevées chez un bébé trop jeune. C'est faux. S'il arrive cependant que des enfants doivent être opérés une seconde fois, c'est seulement parce que la première intervention n'a pas enlevé tout ce qu'elle devait enlever.

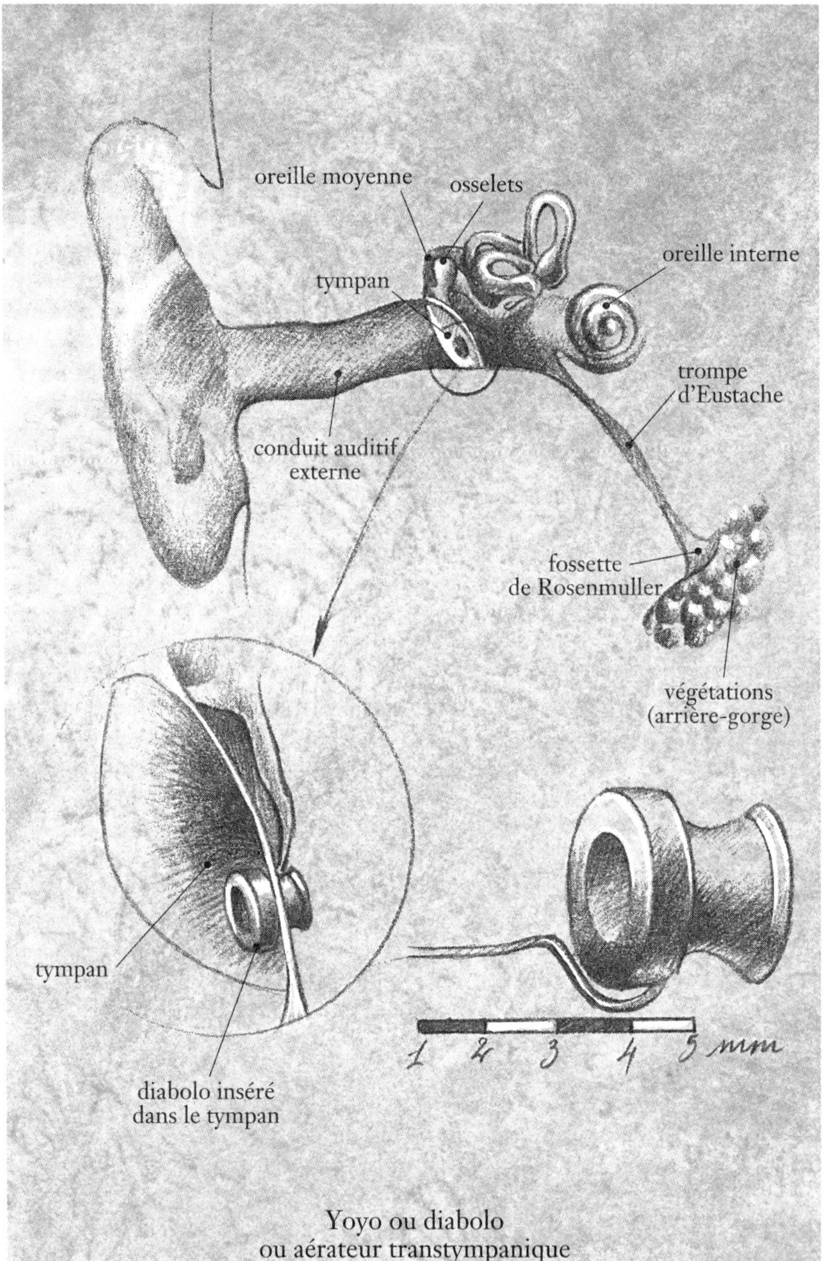

Yoyo ou diabolo
ou aérateur transtympanique

deux. L'enfant est rendu à son parent et demeure sous la surveillance de l'anesthésiste une paire d'heures. Il pleure un peu à son réveil, il crache du sang — ce qui l'impressionne. Mais, pour peu qu'on l'ait averti de ce qui allait se passer et qu'on le lui rappelle à nouveau, les choses se passent sans encombre.

Que peut-il se passer si on refuse cette intervention ?

Sur le plan organique, rien de très grave, de nos jours. On sera conduit à multiplier des années durant les traitements antibiotiques. Mais, vers l'âge de 6/7 ans [1], on verra souvent les choses rentrer spontanément dans l'ordre parce que l'amygdale pharyngée se desséchera spontanément et les végétations disparaîtront avec elle. C'est la conséquence de l'évolution anatomique locale et de l'évolution du système immunitaire. Mais on peut imaginer sur le plan psychologique et comportemental ce que peut donner un sommeil troublé pendant toute sa durée par une pénible et effroyable sensation d'étouffement. Sans compter que l'oxygénation du corps s'en trouve altérée et qu'un sommeil perturbé si longtemps peut altérer l'harmonie de la croissance.

On ne pourra pas cependant, même sur le plan organique, toujours faire l'économie de la complication importante de cet état de chose que constitue **l'otite séromuqueuse (OSM)**. On a vu l'importance de la fossette de Rosenmuller qui doit toujours rester largement ouverte pour permettre l'aération de la caisse du tympan. Les infections répétées en altèrent la structure. Ses bords, qui doivent être turgescents en permanence, deviennent mous et tombent l'un sur l'autre comme s'ils s'étaient fanés. L'air parvient mal à la caisse du tympan, soumettant ce dernier à des variations génératrices de troubles auditifs et surtout de sourdes douleurs. La muqueuse de la caisse, par l'effet d'un mécanisme de défense, réagit à cet état de chose en sécrétant un produit épais et dense qui ressemble à de la **glu** (les Anglo-Saxons dénomment cette affection *glue-ear*). Ce liquide supprime les inconvénients qui l'ont produit mais il gêne en même temps le mouvement des osselets chargés de transmettre les sons, ce qui entraîne une perte d'audition dans certaines fréquences : l'enfant entend comme nous entendons si nous rabattons notre tragus (c'est la petite pointe de

1. Cet âge de 7 ans était fréquemment évoqué comme un âge charnière par les médecins d'antan. L'âge auquel un certain nombre de soucis devaient prendre fin… l'« âge de raison », autrement dit. Il est intéressant de constater, sans entrer dans les détails, la concordance de ces modifications anatomiques et physiologiques avec un changement profond dans les processus de communication. C'est la fin de la période dite « œdipienne ». L'enfant s'installe dans la phase dite de « latence » et semble n'avoir plus besoin d'utiliser autant son corps pour s'exprimer.

chair qui se trouve en avant du trou de l'oreille) sur notre conduit auditif et que nous appuyons fortement. Indépendamment de l'inconfort que cela entraîne, il suffit de penser à l'importance de l'intégrité de l'audition dans l'acquisition du langage pour comprendre les conséquences possibles d'un tel tableau. Le traitement médical de l'otite séromuqueuse est le plus souvent décevant. Il consiste à tenter sur quelques semaines, par la prescription de produits soufrés et d'anti-inflammatoires, de faire recouvrer à la fossette de Rosenmuller et à la trompe d'Eustache leur fonctionnement normal. Il faut noter qu'un séjour en climat sec d'une même durée parvient à d'excellents résultats. On peut être néanmoins conduit à devoir se rabattre sur la solution chirurgicale. Elle consiste à rétablir les conditions physiologiques : en fonction de l'importance des troubles, on peut soit ôter les végétations et profiter de l'intervention pour pratiquer une aspiration de la glu par paracentèse, soit mettre en place, en plus, des **aérateurs transtympaniques**, les **yoyos** ou **diabolos** *(cf. schéma p. 686)*, qui, aérant la caisse, restituent à sa muqueuse son fonctionnement habituel. Ces yoyos (dont l'idée, on ne le sait pas assez, remonte à 1884[1] !) rétablissent immédiatement la qualité de l'audition et tombent le plus souvent d'eux-mêmes quand l'oreille n'en a plus besoin. Leur seul inconvénient réside dans le fait que certains ORL interdisent à l'enfant de mettre la tête sous l'eau — ce qu'il est bon de savoir avant un départ en vacances — et lui prescrivent pour le shampooing et la douche la mise en place de bouchons en caoutchouc et de bonnet de bain. Une étude récente qui n'a pas encore été suffisamment diffusée vient de faire la démonstration de l'inanité de ces précautions.

On ne peut pas quitter ce chapitre sans dire un mot des **mastoïdites**, dont la plus grande rareté aujourd'hui est due au meilleur traitement des otites. On est conduit à y penser devant le fait qu'une otite ne guérit pas dans les délais prévus, que la fièvre persiste, que l'état général s'altère sérieusement avec vomissements et diarrhée ou que certains signes d'appel apparaissent à l'examen du tympan, si ce n'est une rougeur et un gonflement de la mastoïde (l'os derrière l'oreille) de bien fâcheux augure. Ce sont des complications graves, préoccupantes, de diagnostic délicat et à côté desquelles il vaut mieux ne pas passer. De fait, le pus qui aura continué d'augmenter dans la cavité de l'oreille interne aura fini par attaquer l'os contigu. Les microbes qui adorent le tissu osseux s'en régalent et se multiplient. Le traitement en est chirurgical : l'ORL va vider le pus et gratter le tissu osseux infecté.

1. J'ai dit plus haut les progrès accomplis par la chirurgie ORL dès la fin du XIXe siècle.

Les maux de gorge

Ils sont habituellement résumés par les termes d'angine ou d'amygdalite. La seconde différant de la première par la localisation plus précise de l'infection aux seules amygdales, le voile, les piliers et le pharynx demeurant indemnes. Ils sont généralement rares dans le petit âge du fait que la respiration est essentiellement nasale et que la salive, suffisamment riche en lysozyme et en interféron, a un bon pouvoir bactéricide sur les germes susceptibles de créer de tels troubles. On pense, souvent à tort, que ces affections sont nécessairement douloureuses. Elles ne le sont que lorsqu'elles proviennent de certains germes dont l'agression produit une importante réaction inflammatoire responsable de la douleur. C'est bien moins souvent le cas des **angines** dites **blanches** (à cause de l'enduit dont elles s'accompagnent) que de celles qualifiées de **rouges** (parce que justement la réaction inflammatoire a rendu la muqueuse vultueuse). On prétend, là aussi, que les agents viraux sont responsables de la plupart de ces affections. On retrouve tout le problème de la statistique et de son application à un sujet. Un abord rigoureux du traitement devrait le faire précéder d'une étude bactériologique du prélèvement de gorge avec une étude de la sensibilité microbienne aux antibiotiques. On perdrait un temps précieux dont on a vu qu'il constitue toujours un facteur important pour les parents. Il est possible qu'on prescrive un antibiotique inutilement : la persistance de la fièvre prouvera que l'on a affaire à des virus (toujours insensibles aux antibiotiques), les microbes responsables de ce genre de maladie étant en effet sensibles aux antibiotiques usuels. Il est évident qu'on a trop donné d'antibiotiques dans ce genre d'affection : une revue destinée à l'édification des consommateurs avait pris ce schéma pour dénoncer la variabilité — et l'incohérence ? — des décisions médicales. Cette attitude n'a pas été cependant sans entraîner des bénéfices puisqu'on a assisté à la raréfaction, sinon à la disparition, des néphrites post-infectieuses (maladies graves affectant le fonctionnement du rein) qui compliquaient jadis ces tableaux par l'effet de phénomènes réflexes dits « phénomènes de Reilly », du nom du médecin qui en a mis en évidence le mécanisme dans l'après-guerre. Ce sont ces mêmes phénomènes qui peuvent provoquer au décours des angines des douleurs au ventre si violentes qu'elles peuvent faire croire à l'existence d'une appendicite : l'explication tient au fait que des ganglions se développent à cette occasion, au sein du péritoine près de l'appendice, comme s'ils constituaient des camps d'entraînement pour des cellules qui se préparent activement au combat en s'apprêtant à gagner depuis cette base le lointain champ de bataille (il ne faut pas oublier que toutes ces cellules et ces ganglions communiquent entre eux par le biais du système lymphatique, qui a ses vaisseaux et ses canaux indépendants des artères et des veines). Cette affection non rare s'appelle une **adénolymphite mésentérique aiguë**. On peut observer la survenue des mêmes phénomènes au cours des infections pulmonaires en foyer (pneumonies), d'où la précaution que prennent tous les médecins d'examiner attentivement la gorge et les poumons avant de décider d'opérer un enfant de l'appendicite.

Les atteintes du larynx

Le larynx est ce défilé tubulaire cartilagineux qui débute l'arbre respiratoire proprement dit à partir du bas de l'arrière-gorge. Sa partie proéminente est directement perceptible sous la peau du cou et nous la désignons communément sous l'appellation de « pomme d'Adam ». Ce tube est tapissé d'une muqueuse et contient à son étage moyen les cordes vocales. C'est donc un instrument acoustique d'une grande précision et l'on conçoit qu'il puisse être complexe et comporter muscles et replis destinés à moduler la voix et les intonations. C'est la variation des rapports anatomiques et des volumes respectifs des organes qui donnera sa texture singulière à la voix (la voix, dont on peut recueillir le spectre physique au moyen d'instruments adéquats, est encore plus fidèle que les empreintes digitales pour identifier un individu) et qui la modifiera au cours de la croissance, en particulier pendant la puberté (mue).

Il existe parfois à la naissance (1 cas sur 3 000) des phénomènes vocaux qui peuvent inquiéter. On les réunit sous l'appellation de **stridor congénital**. Ils reconnaissent diverses causes que seul parvient à déterminer avec précision l'examen ORL par fibroscopie, mais dont le plus fréquent reste la relative mollesse du cartilage qui forme l'enveloppe du larynx, mollesse qui évolue avec l'âge pour finir par régresser complètement.

Ces phénomènes vocaux ne sont jamais absents des atteintes aiguës qui peuvent survenir (avec une plus grande fréquence entre 18 mois et 3 ans) sous l'effet de phénomènes mécaniques ou infectieux au décours des **laryngites**. La voix est voilée, rauque, un peu aboyante et la toux de même tonalité qui accompagne par salves pénibles cette émission semble destinée à tenter de lever l'obstacle responsable de cette modification. La respiration est pénible, bruyante et parasitée de sons de même tonalité. L'enfant étouffe et lutte contre son étouffement. Le tableau général de cette urgence a été traité plus haut (cf. p. 658).

C'est sur place que le médecin pourra faire le diagnostic de variété et adapter le traitement.

Il pourra s'agir d'une **laryngite striduleuse** consécutive à un simple spasme des muscles laryngés sans fièvre ni œdème d'accompagnement. Le suivi des conseils donnés par téléphone aura suffi à faire diminuer les phénomènes. La respiration est rapidement devenue plus facile et il ne reste plus, au bout d'une demi-heure ou d'une heure, que la toux rauque pour attester de l'atteinte. La prescription d'un sirop antispasmodique est largement suffisante. C'est la répétition de tels phénomènes qui peut amener à précipiter une décision opératoire chez un enfant porteur de volumineuses végétations ou à faire déclencher une enquête approfondie à la recherche de phénomènes allergiques ou d'un reflux gastro-œsophagien.

La **laryngite sous-glottique** est due, elle, à un œdème post-infectieux qui envahit toute la muqueuse et paralyse le fonctionnement des cordes vocales. Elle est le plus souvent d'origine virale et elle survient dans un contexte grippal. Elle s'accompagne de fièvre et elle s'inscrit dans un tableau de rhinopharyngite débutante. Ses signes sont plus importants que dans le tableau précédent et, si le suivi des conseils est parvenu à faire en sorte que le tableau ne se soit pas aggravé, il demeure encore impressionnant, surtout par les signes respiratoires traduisant la lutte pénible contre l'étouffement. Ce tableau nécessite l'injection de corticoïdes et l'observation minutieuse de l'état de l'enfant, qui doit s'améliorer en quelques quarts d'heure, sous peine d'imposer une hospitalisation de prudence.

Avec un tableau encore plus impressionnant et pénible (fièvre très élevée et de survenue brutale, sensation d'étouffement encore plus grande d'un enfant qui ne peut que rester assis, salive qui coule parce qu'elle ne peut pas être avalée), c'est la rare mais gravissime **épiglottite**, qui nécessite une **hospitalisation immédiate**, si possible dans un **service de réanimation**. C'est une atteinte de l'épiglotte qui est gonflée d'œdème et forme clapet sur le fond de la gorge. Comme elle est sensible et peut se gonfler encore plus sous l'effet de la plus petite manœuvre, il ne faut pas même tenter de la voir en usant d'un abaisse-langue. L'agent responsable de cette atteinte est l'*Haemophilus influenzae*, contre lequel un vaccin vient d'être mis au point (cf. p. 562).

Il ne sera pas fait mention ici d'autres causes encore plus rares telles que la coqueluche ou la rougeole, sauf pour signaler que toute laryngite au cours de la rougeole impose une hospitalisation.

Les sinusites

Ces maladies dont souffrent de nombreux adultes sont rarissimes chez le nourrisson, pour la simple et bonne raison qu'il n'existe pas encore de sinus à cet âge — en tout cas pas encore ceux qui sont plus tard le siège de ces maladies. Les sinus sont des cavités creusées dans la boîte crânienne pour la rendre à la fois plus légère et plus solide (un corps creux est toujours plus solide qu'un corps plein). Ils sont tapissés d'une muqueuse qui peut d'autant plus s'infecter qu'elle prolonge celle des fosses nasales. Les cellules ethmoïdales (l'ethmoïde est cet os, perpendiculaire à la racine du nez, qui sépare le cerveau des fosses nasales) sont les seuls sinus présents dès la naissance, les sinus maxillaires se développant entre 2 et 5 ans, alors que les sinus frontaux se développent entre 3 et 7 ans. Les sinusites du nourrisson seront donc essentiellement des **ethmoïdites**. Elles peuvent être ou non extériorisées, c'est-à-dire que l'infection peut ou peut ne pas envahir les tissus périphériques et s'écouler abondamment dans les fosses nasales. Les deux tableaux se ressemblent beaucoup par le fait que la fièvre y est très élevée, qu'il existe un mouchage purulent, une altération de l'état général et un gonflement plus ou moins important des paupières et de la racine du nez. Ce gonflement peut aller, dans l'ethmoïdite extériorisée, jusqu'à empêcher l'ouverture de l'un ou des deux yeux. Il importe de traiter vigoureusement, par antibiotiques et parfois par corticoïdes, de tels tableaux pour éviter l'apparition de complications qui peuvent aller jusqu'à l'abcès de l'orbite et l'atteinte grave de l'œil.

QUELQUES SOUCIS PLUS MINEURS

Il en existe. A commencer par ces **bouchons de cérumen** qui posent tant de problèmes quand on doit examiner les tympans. Les parents sont souvent confus et se sentent coupables de négligence devant ce constat. Ils n'y sont pour rien. Le cérumen est une sécrétion physiologique de la peau du conduit auditif. On constate que certains sujets en fabriquent beaucoup et d'autres infiniment moins. Chez les Asiatiques, il n'y en a pratiquement pas ; leur conduit auditif est en revanche rempli de fines squames superposées et qu'il est encore plus difficile d'enlever. C'est pourquoi je crois que de telles sécrétions sont probablement destinées à moduler la perception sonore et régies par une commande non encore découverte mais certainement située dans l'appareil auditif. Le cérumen est en principe chassé vers l'extérieur par le mouvement des cils du conduit auditif. Il s'accumule et se dessèche parfois, entraînant la formation de ces bouchons dont on ne sait pas en réalité s'ils gênent ou non l'enfant qui vit son quotidien à cet égard sans trop se poser de questions. C'est l'impression qui m'a été donnée par les plus grands enfants qui reconnaissaient mieux entendre quand je les débarrassais au prix de manœuvres désagréables de cet inconvénient, mais qui n'avaient pas eu l'idée de s'en plaindre jusque-là.

Il arrive que l'on constate parfois un écoulement sur l'oreiller le matin. S'il est brun, c'est tout simple, il s'agit bien d'un écoulement de cérumen. Mais il existe aussi des cérumens jaunâtres ou clairs. Comment faire la différence avec l'écoulement purulent d'une otite qui se serait évacuée spontanément ? C'est simple : il suffit de mettre quelques gouttes d'eau oxygénée ordinaire dans le conduit auditif; si on constate des bulles, c'est qu'il s'agit de pus et donc d'une otite, sinon il s'agit de cérumen. Cette évacuation, dans un contexte fébrile, peut cependant être parfois le signe d'une otite catarrhale débutante : le cérumen, qui est une sorte de cire, fond à une température suffisamment basse que le tympan enflammé atteint toujours.

Les bouchons de cire peuvent être évacués par le médecin ou par l'ORL. Mais on peut le faire soi-même en utilisant différents produits ramollissants (Cérulyse, Otolysine...) qui doivent être mis plusieurs fois par jour dans l'oreille pendant plusieurs jours pour permettre ensuite un bain évacuateur pratiqué avec une poire à oreilles.

L'usage des cotons-tiges, rappelons-le, n'est destiné qu'au pavillon de l'oreille et doit éviter de tasser dans le conduit le cérumen qui tente d'en sortir.

Il arrive que l'on ait parfois la surprise de constater, au cours d'un examen, la présence de **corps étrangers** dans l'oreille, mais aussi dans le nez. Ce sont de petits objets que l'enfant s'introduit, par jeu pourrait-on dire, le plus souvent pour parachever son appropriation d'un orifice qu'il découvre et dont il tente une exploration... plus approfondie. Il s'agit de petites perles, de petits bouts de papier ou de carton, de petits bouts de mousse ou de peluche. Dans l'oreille, ces objets donnent peu de signes.

Les corps étrangers mis dans les narines donnent souvent lieu à un mouchage abondant, épais, verdâtre et surtout nauséabond. C'est le caractère unilatéral de cette infection traînante qui attire en général l'attention. L'enfant se met rarement des objets dans les deux narines et c'est le plus souvent la droite qu'il choisit. L'examen au spéculum permet de retrouver l'objet et de le retirer à la pince.

Une **arête de poisson** peut parfois se piquer sur la paroi de la gorge. Le bébé tousse sans arrêt. Il vaut mieux ne rien tenter soi-même. C'est le médecin ou l'ORL qui pourront prudemment la repérer d'abord et la retirer ensuite.

Le **saignement du nez** ou **épistaxis** peut se voir à tout âge, encore qu'il soit rare chez le nourrisson. Il connaît des causes multiples et diverses mais la plus fréquente et la seule qui mérite d'être mentionnée ici est une fragilité de la « tache vasculaire » : c'est une zone de la muqueuse, située en bas et en avant, où se rejoignent les deux réseaux artériels qui irriguent le nez (le réseau carotide externe et le réseau carotide interne). Cette zone peut être le siège d'une sorte de varice qui peut se rompre sous l'effet d'infections répétées. L'ORL la soignera en la cautérisant au moyen d'un tampon d'acide ou par d'autres méthodes. En attendant, il faut surtout éviter de mettre la tête en arrière (le sang s'en va dans l'arrière-gorge et le saignement se poursuit). Il faut **pincer les narines** en faisant **pencher la tête en avant**. Le sang s'accumule et cette accumulation en permet la coagulation, qui arrête le saignement.

On signalera, pour être complet, qu'il n'est pas nécessaire de consulter un ORL pour faire pratiquer des **trous** dans les lobes d'oreille des petites filles à qui on veut faire porter des **boucles d'oreille**. Le bijoutier dispose d'un appareil qui fait cela très bien et il met les boucles immédiatement en place. L'or, en principe, permet la cicatrisation rapide de l'orifice pratiqué sans risque de surinfection. Si cela se passe autrement, ce n'est pas grave, il suffit d'enduire, une fois par jour pendant quelques jours, la région d'une pommade antibiotique (auréomycine, terramycine, etc.) en retirant et en remettant immédiatement les boucles de manière à les enduire elles aussi.

L'appareil broncho-pulmonaire

Il est naturel qu'on en traite à cette place, ne serait-ce que par l'effet de l'association d'idées et par celui du voisinage des organes. Les affections dont il vient d'être question entraînent fréquemment la survenue d'une fièvre (sonnette d'alarme) et d'une toux (bonne tentative de défense), dont l'instrument est en toute circonstance le poumon. Or, toutes les atteintes de l'appareil broncho-pulmonaire entraînent pratiquement les mêmes symptômes. Comment faire la différence et importe-t-il de faire la différence ?

La réponse à cette dernière question est évidemment affirmative, parce qu'on ne peut pas assister les bras croisés à la récidive d'infections pulmonaires dont la survenue pose parfois de sérieuses et difficiles questions. Et on doit garder à l'esprit une certaine rigueur, sinon une certaine vigilance, pour éviter d'avoir à déplorer de fâcheuses complications. Fort heureusement, les **récidives** des maladies broncho-pulmonaires sont infiniment **plus rares** que celles des affections ORL.

La différence entre les deux groupes de maladies au plan du diagnostic est relativement aisée. S'il s'agit d'atteinte ORL (ce que l'on appelle les infections respiratoires hautes), on ne percevra rien à l'auscultation de l'étage pulmonaire. On peut avoir une toux pénible, fréquente, sèche ou grasse, on n'entendra rien de particulier au stéthoscope, sinon le bruit fin du plissement et du déplissement des alvéoles pulmonaires à chaque respiration (ce que l'on appelle en langage savant du très joli nom de « murmure vésiculaire »). Il arrive que des parents soient impressionnés par un ronron ou un grondement sourd qu'ils perçoivent en mettant la main sur la poitrine de leur bébé. Ce ronron n'a pas en soi une bien grande signification parce qu'il ne fait que traduire la transmission du bruit que produit une glaire coincée dans l'arrière-gorge et qui tremblote sous l'effet du flux respiratoire. C'est comme si on pinçait une corde de guitare tout en haut du manche : on entendrait inévitablement le bruit amplifié produit par la caisse de la guitare; or, les poumons sont une parfaite caisse de résonance et produisent un effet identique.

C'est donc l'auscultation qui permet le diagnostic de variété dans l'atteinte.

Les bronchites

Le terme de « bronchite » désigne l'atteinte infectieuse de la paroi des bronches, lesquelles se défendent, tout comme la muqueuse ORL, en sécrétant des produits glaireux capables de neutraliser l'agresseur et de se mettre en travers du flux aérien pour être évacués vers l'extérieur. La sensation désagréable que donnent ces produits par leur présence est transmise au centre cérébral de la toux, qui donne l'ordre au diaphragme (ce puissant muscle qui sépare le thorax de l'abdomen et dont les mouvements automatiques assurent la respiration) de se contracter brutalement et de pousser violemment l'air vers l'extérieur. Les glaires remontent ainsi et, parvenues dans l'arrière-gorge, passent quasi automatiquement dans l'œsophage. On en retrouvera fréquemment dans les selles.

Si l'atteinte infectieuse est limitée à la seule trachée, on parlera de **trachéite**.

Si elle intéresse les petites bronches (bronchioles), on parlera de **bronchiolite**.

Si elle intéresse les petites bronches et les alvéoles pulmonaires, on parlera de **broncho-alvéolite**.

Ces différentes maladies évoluent par petites épidémies saisonnières dont les agents sont soit des microbes, soit des virus — l'enquête paraclinique peut avoir quelque intérêt à le déterminer au moyen de radiographies et d'examens de sang, voire de crachats. Leur diagnostic précis importe principalement pour la stratégie du traitement, qui peut faire appel à différentes médications (antibiotiques, fluidifiants, corticoïdes, antispasmodiques) et parfois à la kinésithérapie respiratoire, fort heureusement passée dans la pratique courante depuis quelques années. Le principe consistera là encore à favoriser les mouvements de défense spontanée de l'organisme et à freiner, sinon à corriger, ses débordements. Une hypersécrétion est par exemple l'indice d'une bonne défense, mais les glaires brassées par la toux peuvent produire des bulles et se constituer en une mousse qui se met au travers de la bronche et qui, occupant un volume important, gênera sensiblement, si elle ne la bloque pas tout à fait, la circulation de l'air : les aérosols antimoussants, avec les produits adaptés que l'on a de nos jours, sont en ce genre de circonstance d'un excellent effet. Je me souviens du temps où, à l'hôpital, démunis de ces médications efficientes, nous allions chercher la

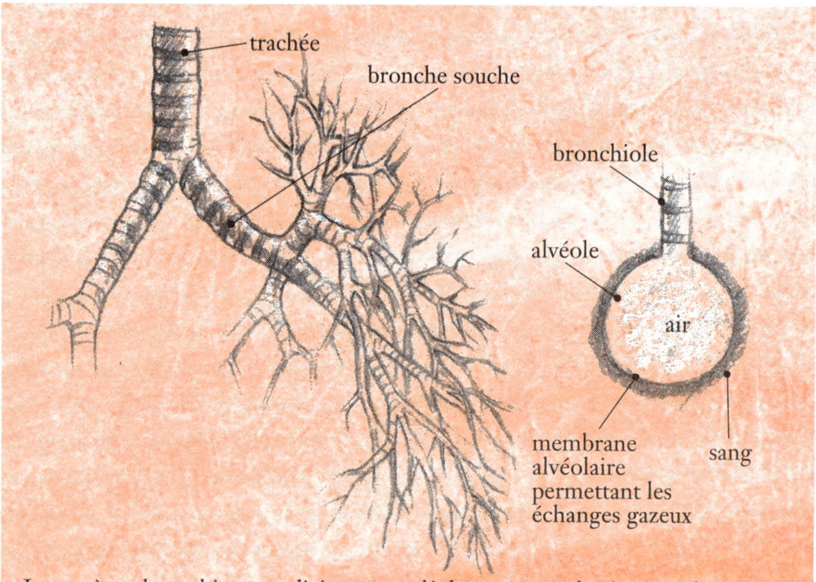

Le système bronchique se divise sans relâche en une arborisation aboutissant aux bronches les plus petites (bronchioles) qui alimentent chacune une alvéole.

bouteille de cognac dans la salle de garde pour en mettre quelques gouttes sous la langue de nos tout-petits qui étouffaient. Ils faisaient la grimace, mais l'alcool diffusait rapidement et agissait tout aussi vite, parce qu'il était éliminé par la voie pulmonaire et qu'il remplissait son office de remarquable antimoussant. Les produits terpéniques (eucalyptus, thym, etc.) et les différentes essences de pin et d'autres conifères qui sont à la base de nombreuses médications antitussives n'agissent pas différemment, et pour cause puisqu'ils ne sont ni plus ni moins que des alcools.

On aura compris que les précautions ainsi prises s'évertuent à restituer à l'appareil pulmonaire sa fonction de fournisseur en oxygène au sang, qu'il épure de son gaz carbonique. L'organisation anatomique de l'arbre bronchique *(cf. schéma)* peut se résumer à une succession de tuyaux dévolus à cette fonction puisqu'ils conduisent l'air à ces millions de sacs alvéolaires au niveau desquels se produisent les échanges. On peut avoir une idée de l'importance et de la dynamique du processus en sachant que, si on met à plat et côte à côte ces sacs microscopiques, leur surface occuperait celle d'un département français.

Les bronchites asthmatiformes

Elles méritent une place particulière. Cette appellation est en effet relativement floue et désigne des tableaux assez hétéroclites. On invoque assez facilement ce diagnostic devant des difficultés respiratoires accompagnées de la perception de râles sifflants à l'auscultation — ces râles étant la conséquence du rétrécissement du diamètre des bronches. Ce rétrécissement peut lui-même avoir plusieurs causes : il peut être dû à la quantité importante de sécrétions collées aux parois ou bien à la contraction du muscle qui entoure la bronche (muscle péribronchique). La première de ces causes peut survenir au cours de certaines infections, la seconde existe bien dans l'asthme mais peut survenir dans d'autres circonstances et avec d'autres facteurs favorisants. L'allure de la bronchite est bien « asthmatiforme », mais je crains toujours pour ma part que ce terme, dont je n'use jamais, ne vienne faire croire — à qui le veut bien, évidemment — à la possible installation ultérieure d'un asthme authentique dont le traitement au long cours n'est pas sans poser quelques problèmes. Quand on sait combien cette maladie nourrit et se nourrit d'une relation mère/enfant plutôt singulière, dans laquelle prévaut une sollicitude étouffante, il me semble préférable ne pas provoquer les démons. Les médications bêta-bloquantes utilisées depuis quelques lustres dans ces tableaux en ont radicalement bouleversé le traitement. Leur efficacité est incontestable et leur usage chez le tout-petit est devenu relativement courant.

L'ASTHME

Relativement rare dans le petit âge, l'asthme vrai reconnaît une origine fréquemment allergique. Il nécessite la pratique d'un bilan, précis et souvent difficile à cet âge dans ce domaine, ainsi que la mise en route de traitements qui peuvent durer parfois des années. Il peut avoir d'autres causes, en particulier un reflux gastro-œsophagien (cf. p. 722) qui implique une tout autre stratégie de traitement.

Une de ces formes singulières est constituée par ce que l'on appelle un **syndrome dermo-respiratoire** : on a affaire chez le même nourrisson à un eczéma (cf. p. 732) et à des épisodes d'asthme qui alternent fréquemment. Quand la peau va mieux, c'est l'appareil respiratoire qui se manifeste, et inversement.

LES PNEUMOPATHIES OU FOYERS PULMONAIRES

A côté des affections qui intéressent les bronches, on peut être amené à découvrir, par le biais de l'auscultation, une atteinte du parenchyme pulmonaire (le tissu pulmonaire, c'est-à-dire les alvéoles et tout ce qui remplit les espaces entre ces alvéoles). Ces **pneumopathies** ou ces **foyers pulmonaires** ont toujours une origine infectieuse. Ils peuvent être dus à un microbe (pneumocoque, streptocoque, staphylocoque, klebsielle, *Haemophilus influenzae*, mais aussi d'autres germes, dont le mycoplasme) ou à un virus (virus respiratoire syncitial, virus grippal, adénovirus types 3 et 7, voire virus de la rougeole ou de la varicelle). Le diagnostic de variété en est suspecté sur le mode d'installation plus ou moins brutal de la maladie, sur la fièvre plus ou moins élevée qui accompagne, sur l'altération plus ou moins importante de l'état général et sur la notion d'épidémie ou de contamination. Il est confirmé par l'examen clinique, qui peut repérer des signes d'auscultation particuliers, et sur les examens complémentaires, au sein desquels l'étude radiographique a une place prépondérante : c'est elle qui fixera solidement la nature de l'atteinte et qui permettra de prévoir les modalités et la durée du traitement, les critères de guérison ou l'existence de certains indices susceptibles de faire pousser l'enquête plus loin.

Les poumons sont en effet divisés en différents lobes qui portent des noms différents. La trachée, quand elle se divise en deux bronches-souches, ne le fait pas n'importe comment, mais selon une pente plus aiguë à droite

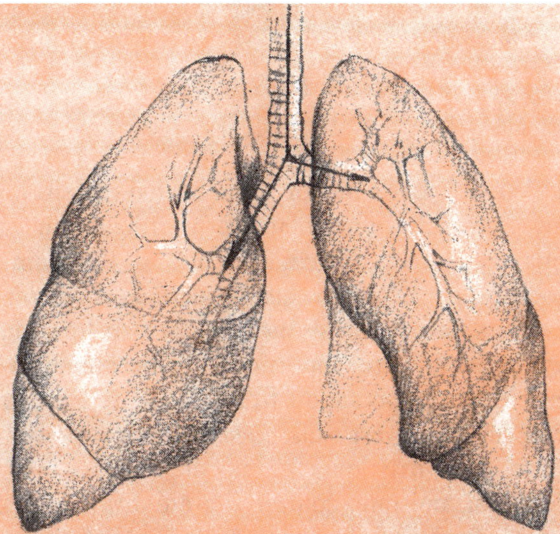

En raison de la place plus importante occupée à gauche qu'à droite par le cœur, l'angle que fait la bronche droite avec la trachée est bien plus ouvert que celui que fait la bronche gauche. Les régurgitations et autres corps étrangers ont une propension naturelle à aller dans le poumon droit.

qu'à gauche *(cf. schéma)*. Des régurgitations ou une fausse route, quand ce n'est pas un corps étranger, auront tendance à migrer dans le poumon droit et à donner des foyers du lobe moyen ou du lobe inférieur. On en gardera toujours l'arrière-pensée devant de telles localisations et on sera prêt à faire pratiquer une fibroscopie si le foyer ne guérit pas assez vite et que les signes radiographiques persistent au-delà du délai habituel d'une douzaine ou d'une quinzaine de jours. Bien que le fait soit rare (700 cas par an en France), on s'en méfiera et on pensera toujours à un **corps étranger** (la cacahuète, la pistache ou le grain de maïs) qui sera allé se fourrer là où il ne devait pas. C'est également un indice qui milite en faveur de l'existence d'un **reflux gastro-œsophagien**.

J'ai remarqué que l'évocation du diagnostic de foyer pulmonaire est fréquemment source d'une angoisse importante. C'est regrettable, car c'est largement à la portée de nos thérapeutiques, mais cela se comprend à cause des récits que les parents ont pu entendre dans leur enfance, là encore, les vieilles terreurs… qui faisaient état de ces diagnostics comme de véritables catastrophes : c'était d'ailleurs le cas puisqu'on ne disposait pas alors des antibiotiques qui, même pour les variétés les plus graves, en ont complètement changé la physionomie.

La bouche

En voilà bien une partie du corps qui est hautement investie. Elle occupe dans la psyché une place primordiale, au même titre d'ailleurs que les autres orifices, comme si l'humain était sans relâche préoccupé par ces trous qui bordent le corps où se tient sa vie. Chez l'enfant, la bouche se modifie tout au long du petit âge. Elle est déjà prête à faire son travail avant même la naissance, puisqu'il semble que le pouce du fœtus sache déjà la trouver et s'y nicher. Par la suite, elle est sans cesse sollicitée, pour boire, pour crier, plus tard pour mastiquer et mordre et plus tard seulement pour respirer aussi, puisque, comme il a été dit, jusqu'à 5 à 6 mois les bébés ne savent pas respirer autrement que par le nez et que les rhumes prennent chez eux des proportions étonnantes !

La bouche peut avoir à souffrir, et rapidement, d'un certain nombre d'affections banales, courantes et sans gravité qui méritent cependant d'être correctement traitées puisqu'elles ont pratiquement toutes pour résultat d'affecter plus ou moins sérieusement la succion, plus tard la mastication et, parfois, la déglutition.

LE MUGUET

C'est une maladie extrêmement fréquente. Elle est due à la colonisation plus ou moins intense de la muqueuse par une levure microscopique, le *Candida albicans*, qui est un hôte habituel et discret du tube digestif et qui se reproduit rapidement s'il rencontre des conditions qui lui sont favorables et dont la toute première est l'acidité du milieu. Or, la bouche d'un bébé devient aisément acide dès lors qu'il a quelques régurgitations. Il ne faut pas oublier que le milieu gastrique a une acidité qui approche un pH de 1 (pour fixer les idées, le pH neutre est de 7, le pH basique maximum est de 14, le pH acide maximum est de 0 et celui des solutions acides avec lesquelles on décape les baignoires tourne autour de 3 !). Il n'en faut pas plus pour que notre *Candida* s'en donne à cœur joie, d'autant plus d'ailleurs qu'il ne rencontre pas de concurrent pour lui enlever sa nourriture — ce qui se passe, parfois, en cas d'administration d'antibiotiques qui tuent les microbes saprophytes de la bouche.

Le diagnostic en est fait rapidement par les mamans elles-mêmes qui signalent la présence de petites plaques blanches disséminées sur l'intérieur des joues — c'est cet aspect qui a d'ailleurs valu à la maladie son nom poétique. Ces plaques ont pour particularité d'être très adhérentes et on ne peut pas les décoller de la muqueuse, avec un manche de cuillère ou un abaisse-langue, sans faire saigner — ce qui n'arrive pas s'il s'agit d'un dépôt de poudre de lait mal dissous. Ces plaques peuvent être plus ou moins régulières et plus ou moins étendues : elles peuvent parfois tapisser tout l'intérieur de la bouche et courir même sur les côtés de la langue, ou bien n'intéresser que l'intérieur des joues ou l'intérieur des lèvres. Quelle que soit leur extension, elles sont toujours douloureuses : c'est une brûlure sourde comme celle que produirait du poivre ou du piment piquant. Je peux l'attester et en témoigner d'autant plus facilement que j'en ai eu moi-même ! On imagine les résultats sur l'humeur et le comportement alimentaire d'un tout-petit.

Livré à lui-même, le muguet envahit tout le tube digestif et gagne même, véhiculé par les selles, dont le rythme et la composition sont sérieusement affectés, la peau du siège, où il donne lieu à une irritation anale importante et à un érythème papulo-érosif (ce sont des lésions rondes, creusées comme à l'emporte-pièce, avec une périphérie rouge vif et qui résistent au traitement habituel ou récidivent aussitôt guéries). D'où s'explique la règle générale qui impose, **devant tout érythème fessier**, d'**examiner la bouche**.

Ces raisons sont suffisantes pour motiver un traitement sérieux. Elles se redoublent du fait que le *Candida* peut sensibiliser l'organisme et donner lieu plus tard à l'éclosion de phénomènes allergiques.

Comment conduire ce traitement ?

Logiquement tout d'abord, en luttant contre l'acidité du milieu par la correction des rejets et régurgitations, et par une alcalinisation : on peut faire boire de l'eau de Vichy, que l'on peut agrémenter, si elle est mal acceptée, par du sirop de fraise par exemple, ou bien procéder à des imprégnations directes avec des compresses trempées dans de l'eau bicarbonatée. C'est bien, mais ces mesures, quoique adjuvantes, ne sont pas toujours suffisantes ; elles ont besoin d'être complétées par un traitement médical qui fera appel à la nystatine, à l'amphotéricine B ou au miconazole par voie générale. L'action de ces différents produits, qui traversent le tube digestif sans être absorbés et sans passer dans la circulation générale, nécessite un contact direct avec les lésions. Deux d'entre eux (amphotéricine B et miconazole), adhérant bien à la muqueuse grâce à la composition de leur support, se révèlent très efficaces. Pour ce qui concerne la nystatine, la solution aqueuse qui en est proposée agit bien sur le tube digestif dans son ensemble mais assez mal sur la muqueuse buccale, à laquelle elle n'adhère pas du tout. J'ai pour habitude d'en faire faire une préparation particulière par le pharmacien en lui demandant de procéder lui-même à la dilution de la poudre dans un mélange fait de parties égales d'eau et de glycérine. La glycérine, avide d'eau, se colle aux muqueuses buccales et permet un contact prolongé du médicament avec les lésions.

S'il y a déjà une atteinte du siège, on procédera à un traitement local de la peau avec le **même produit** qu'on aura utilisé par voie orale, car les actions respectives des différentes médications appliquées en la circonstance ne se renforcent pas mais s'annulent les unes les autres.

En cas d'alimentation artificielle, il sera bon de laisser tremper les tétines dans un bain bicarbonaté fait d'un demi-litre d'eau dans laquelle on aura fait dissoudre 2 cuillerées à café de bicarbonate de soude — sans oublier de faire subir le même traitement aux différentes sucettes. En cas d'allaitement au sein, il faudra traiter le mamelon après la tétée par un rinçage à l'eau bicarbonatée et par l'application du même produit qui aura été prescrit pour la bouche de l'enfant.

Le traitement devra être poursuivi — même si les résultats en paraissent rapidement favorables — pendant environ deux semaines pour éradiquer correctement le foyer et éviter les récidives. Il arrive qu'on n'obtienne pas d'effet rapide, ce qui fait craindre de ne pas parvenir à obtenir un résultat. Dans ce cas, le plus simple encore consiste à faire pratiquer par le laboratoire un prélèvement avec mise en culture et étude de la sensibilité du *Candida* aux divers antimycotiques.

Les aphtes

C'est une maladie particulièrement douloureuse et gênante qui peut survenir à n'importe quel âge à partir de 6 mois. Elle est aisément reconnaissable. Si on regarde dans la bouche d'un tout-petit qui pleure beaucoup ou d'un plus grand qui se plaint nettement, on remarquera, en différents points et plus particulièrement dans le sillon séparant les gencives des lèvres, des lésions tout à fait typiques : la muqueuse semble avoir été déchirée et il existe des petites lésions arrondies ou ovalaires à fond jaunâtre et à bordure plus ou moins rouge et plus ou moins épaissie. La particularité de ces lésions, c'est qu'elles sont extrêmement douloureuses au moindre contact. Elles sont par ailleurs désespérément récidivantes et pratiquement insensibles aux traitements courants.

Les aphtes sont dus à un virus herpès de type 1 (qui n'a rien à voir, faut-il s'empresser de le dire, avec le virus de l'herpès génital ou celui de l'herpès cutané commun). Pour des raisons que l'on ignore encore, il s'avère que l'organisme humain ne développe que chichement des anticorps contre cette catégorie de virus, appelés d'ailleurs « virus de sortie », pour illustrer le fait qu'ils se manifestent fréquemment lorsque l'organisme est fatigué ou qu'il baisse la garde, ou bien encore en cas de stress psychologique.

La toute première atteinte par le virus responsable des aphtes est particulièrement bruyante. Elle donne lieu à une **gingivo-stomatite** extrêmement douloureuse accompagnée d'une fièvre intense (40, 41°) et de gros ganglions dans le cou. La bouche est douloureuse dans son ensemble et, en plus des lésions qui ont été décrites, les gencives sont rouges, tuméfiées et saignent facilement. Cette « primo-infection herpétique » — c'est le nom que l'on donne à ce tableau — dure environ une semaine puis s'éteint d'elle-même, quoi qu'on fasse, pour laisser aux aphtes isolés ou groupés la possibilité de sortir à nouveau à d'autres occasions, la vie durant, sans que l'on sache très bien ce qui les provoque. Certains sujets ont remarqué en ce qui les concernait que les **noix**, le **gruyère**, la **tomate**, le **radis**, les **pêches** ou **l'ananas** pouvaient provoquer chez eux une poussée, mais on n'a jamais réussi à trouver à ces divers aliments un facteur commun qui puisse aider à comprendre la survenue de la maladie.

Qu'il s'agisse d'une première « poussée » ou de suivantes, le premier geste à faire est évidemment de calmer la douleur. On pourra mettre dans la bouche un anesthésique local (quelques gouttes de Nestosyl ou une noisette de Xylocaïne visqueuse avant les principaux repas pour permettre une alimentation minimale).

L'inconvénient de tels produits, c'est qu'en même temps qu'ils suppriment la douleur, ils abolissent toute sensation de goût et toute impression de faim. On n'insistera donc pas pour faire manger l'enfant plus qu'il n'accepte et on veillera à lui donner, pour éviter d'exacerber la douleur, une nourriture tiède et semi-liquide (yaourt, entremets ou compote mixée, à température ambiante ; semouline, bouillie semi-épaisse, purée relativement liquide et onctueuse dans laquelle on pourra casser un œuf cru). On pourra s'aider d'antalgiques (aspirine ou paracétamol en suppositoire) et mieux encore d'anti-inflammatoires non stéroïdiens (Nifluril, Voltarène), dont l'efficacité est remarquable aussi bien sur la douleur que sur la fièvre. Il n'y a en principe pas d'autre traitement de fond : le Borostyrol, le Piralvex, le Betneval buccal ou le Nifluril en gel buccal ne m'ont jamais apporté de grande satisfaction.

En revanche, j'ai toujours obtenu des succès francs et rapides avec une préparation que j'ai mise au point par hasard et que j'utilise avec succès depuis de nombreuses années :

Fungizone suspension	40 ml
Lyso 6 en comprimés pulvérisés	20 comprimés
Sirop de sucre	20 ml
Glycérine officinale	30 ml
Eau distillée	30 ml

On agite avant usage et on en donne 1 cuillerée à café après chacun des repas. Le traitement étant à poursuivre pendant encore 48 heures après la disparition des lésions. Il importe peu que la solution soit avalée ou rejetée, l'essentiel étant qu'elle pénètre dans la bouche : la présence de glycérine collant immédiatement le produit actif aux lésions.

Je n'ai jamais vu des aphtes — en récidive ou en primo-infection — résister plus de 48 heures à cette médication et cela revient bien moins cher que l'usage du Zovirax, réservé aux poussées qui traînent chez des enfants fragiles.

Les accidents dentaires

Il ne sera évidemment pas question ici de parler des prétendus problèmes de l'éruption dentaire. J'ai dit ce que j'en pensais (cf. p. 413) : ils n'existent pas. Je voudrais simplement signaler les vrais accidents, c'est-à-dire les problèmes traumatiques qui peuvent parfois se rencontrer.

Au cours d'un choc, de quelque ordre qu'il soit, le bébé peut se recevoir sur les dents et en souffrir.

On remarquera parfois un petit saignement suintant entre la gencive et les dents. On tentera d'apprécier, en remuant doucement les dents saisies entre deux doigts, l'importance du traumatisme. Le plus souvent, les dents tiennent fermement — elles sont bien enracinées — et ne remuent pas plus que leurs voisines. On en restera là et on consolera le bébé sans plus, ce qui n'est déjà pas si mal.

Si **la mobilité est importante** ou que **la dent paraît noircir**, on devra consulter un dentiste, sans précipitation mais aussi sans retard. Un bilan radiographique sera effectué pour apprécier l'état de la racine et de son logement osseux. Une dent qui noircit est en général une dent mortifiée nécessitant peut-être une dévitalisation (ablation du nerf et obturation du canal). Cette dévitalisation vaut mieux qu'une extraction pure et simple, car la dent qui reste ainsi en place garde justement la place de la dent qui lui succédera et évitera des problèmes orthodontiques ultérieurs. Il faudra garder cet incident en mémoire, car il arrive parfois que, des années plus tard, il se forme à l'extrémité de la racine un **kyste** qui peut se surinfecter et nécessiter une intervention. Or, ce type d'accident se révèle par des douleurs diffuses que l'enfant ne parvient pas toujours à décrire avec suffisamment de précision pour mettre le dentiste sur la voie du diagnostic. L'évocation du traumatisme ancien sera alors la bienvenue.

Il arrive au cours d'un traumatisme qu'**une dent tombe** et qu'elle soit arrachée en quelque sorte. Il ne faut pas s'en désespérer. Non pas parce qu'on peut se dire qu'il y aura une dentition ultérieure pour la remplacer mais parce qu'on peut la réimplanter immédiatement dans son alvéole. Si elle n'a pas traîné trop longtemps par terre, on peut le faire soi-même en prenant la simple précaution de la laver à l'eau du robinet ou mieux encore au sérum physiologique si on en a sous la main. Sinon — et c'est souvent préférable —, il vaut mieux la mettre dans une compresse stérile ou un linge propre et avertir d'urgence le dentiste, qui procédera au maximum dans les 12 heures à sa réimplantation et à la mise en place temporaire d'un fil de solidarisation avec les dents voisines.

Il arrive que rien de tout cela ne se produise et qu'**une dent se casse** transversalement ou en pointe. On ne peut pas faire grand-chose du morceau restant. On prendra cependant l'avis du chirurgien dentiste pour savoir s'il est nécessaire ou non de procéder à une dévitalisation ou à un meulage destiné à éviter de possibles blessures de la langue.

Les plaies de la langue ou de la face interne des lèvres

Elles ne nécessitent en principe aucun soin. On ne les recoud pas, même si elles saignent abondamment, ou bien on ne le fait que de façon exceptionnelle. Les points de suture tiennent mal sur ces tissus qui ont — heureusement ! — un excellent pouvoir de cicatrisation et, grâce à la composition de la salive, d'excellents moyens de défense contre l'infection. Il ne faut donc pas s'en inquiéter outre mesure. Même si un bout de langue a été coupé, ce n'est pas dramatique : la langue est un organe riche et dont on peut couper une partie sans grand inconvénient — il arrive d'ailleurs qu'on ait besoin de le faire pour certains traitements orthodontiques. C'est aussi un organe très irrigué, il saigne donc beaucoup. Mais le milieu buccal a des facultés d'hémostase et de cicatrisation exceptionnelles et surprenantes. Il faut savoir par ailleurs, pour ne pas s'en inquiéter inutilement, qu'une plaie de la lèvre ou de la langue se cicatrise en donnant parfois naissance à un bourrelet disgracieux. Même s'il dure quelques semaines ou quelques mois, ce bourrelet finit toujours par disparaître.

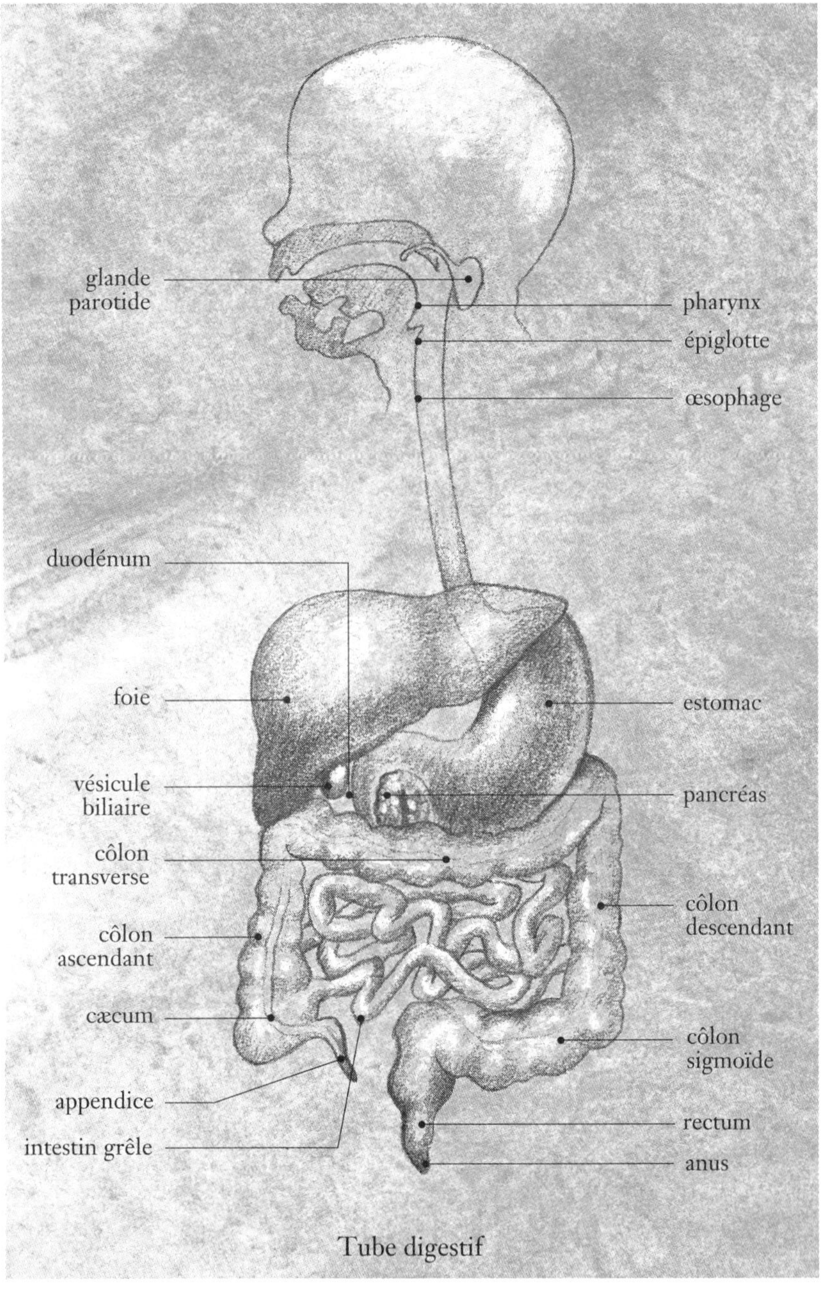

Tube digestif

Le tube digestif

Voilà un ensemble d'organes mis bout à bout dont on ne peut pas méconnaître l'importance. N'a-t-on pas voulu longtemps y réduire, au moins sur le plan sémantique, le nouveau-né, sous prétexte qu'en dehors de dormir il ne fait rien d'autre que manger et déféquer ?

Le tube digestif est en effet un long tube *(cf. schéma)*.

La bouche en constitue l'ouverture : elle commence aux lèvres et se termine au pharynx. Chez le tout-petit, elle absorbe le lait et, plus tard, elle mâchera les aliments avant de les déglutir.

L'œsophage y fait suite : il commence à l'arrière-gorge, juste après le pharynx, et il se prolonge jusqu'à l'estomac. L'œsophage a réellement une conformation de tube par lequel transite tout ce qui est absorbé. Mais il n'est pas inerte, il est le siège de contractions musculaires qui propulsent l'aliment dans le bon sens : on peut déglutir la tête en bas, l'œsophage se chargera de mener à bon port ce qu'on lui aura confié.

L'estomac, qui fait suite à l'œsophage, est en revanche, lui, une sorte de sac dont les parois sont munies de muscles puissants destinés à malaxer et dont les deux ouvertures sont en principe fermées.

L'ouverture supérieure de l'estomac, le **cardia**, est fermée différemment de l'ouverture inférieure, le **pylore**. Cela est dû à une disposition anatomique. La jonction entre l'œsophage et l'estomac se situant dans un orifice du diaphragme (ce muscle puissant qui sépare le thorax de l'abdomen), il semble que la nature ait opté pour l'élégance architecturale en suspendant l'ouverture gastrique à la coupole diaphragmatique et en usant de l'avantage de la pesanteur pour faire l'économie d'une fermeture nettement définie. Le **sphincter** (tous les muscles qui sont destinés à fermer un tube sont ainsi nommés) **supérieur de l'estomac** est accolé au **sphincter inférieur de l'œsophage** situé en amont et guère plus tonique que lui. Bien que son action soit renforcée par la présence d'un repli anatomique de la muqueuse appelé **« angle de His »**, il n'a cependant pas la force qu'il devrait avoir — ce qui pose certains problèmes puisqu'il arrivera que les aliments fortement brassés par les muscles gastriques remontent dans l'œsophage. Il ne faut pas croire pour autant que ces dispositifs prévus par la nature soient nécessairement générateurs de catastrophes. C'est dans le premier âge qu'ils posent des problèmes. Et peut-être seulement aux nourrissons suralimentés et alimentés artificiellement de nos hémisphères — qui sait ? aucune enquête n'a jamais été faite dans ce sens. Ce que l'on sait, c'est que ces dispositifs ne sont pas encore totalement fonctionnels dans le petit âge en raison d'un défaut de myélinisation (cf. p. 87).

En revanche, la fermeture de l'estomac en aval du courant est assurée par un muscle puissant, le pylore, qui s'ouvre chichement toutes les 10 à 20 secondes environ, en cours de digestion, pour laisser passer un peu de nourriture profondément remaniée appelée « **chyme** ».

L'estomac sécrète une série de substances **(enzymes)** indispensables à la digestion des aliments, des **hormones** qui régulent son fonctionnement, et surtout de **l'acide chlorhydrique**. Dans la mesure où les enzymes et l'acide sont destinés à attaquer toutes sortes d'aliments, on peut s'étonner que l'estomac n'en soit pas lui-même victime. Il doit le maintien de son intégrité au fait que sa paroi interne est munie de cellules qui fabriquent un épais **mucus** au pouvoir protecteur. Il arrive parfois tout de même — chez le grand enfant et surtout chez l'adulte — que le système de protection défaille. On se trouvera alors en présence d'un « ulcère d'estomac », dont on sait qu'il peut se situer en différents points de la surface gastrique.

La digestion gastrique est un temps fondamental puisque de son produit final dépend la suite des opérations qui vont se dérouler.

Les aliments digérés vont en effet passer dans **l'intestin grêle** (divisé, pour mémoire, en duodénum, jéjunum et iléon), qui les décomposera encore plus et qui, par le moyen de millions de petites unités microscopiques, les **villosités**, y pompera les nutriments pour les confier aux vaisseaux sanguins qui les charrieront jusqu'au **foie**. Dans la première portion de l'intestin (le duodénum) se déverseront la **bile** (fabriquée par le foie, emmagasinée dans la **vésicule biliaire** et destinée à favoriser la digestion des graisses) et les enzymes fabriqués par le **pancréas** et destinés à compléter le travail de la digestion gastrique.

Au terme d'un long parcours, les résidus de la digestion gagneront enfin le **côlon**, où d'ultimes opérations seront effectuées pour qu'aucun gaspillage ne puisse se produire. A la fin de leur progression, ils s'amasseront dans **l'ampoule rectale** fermée par le **sphincter anal**, lequel s'ouvrira sous l'effet d'une pression parfaitement définie.

Le tube digestif est innervé de plusieurs manières aux différents étages.

On n'entrera pas dans les détails, il suffit de savoir que le nerf **pneumogastrique**, dans lequel cheminent les messages de commande automatique, lui fournit des fibres tout au long de son parcours et que ce nerf échange beaucoup avec les systèmes qui commandent l'humeur. Il n'est donc pas étonnant que le bébé, comme nous-mêmes, puisse avoir « la tripe » sensible à ce qui peut l'affecter plus ou moins violemment.

Ce succinct rappel anatomo-physiologique n'est pas de trop pour comprendre les maladies qui peuvent affecter cet ensemble d'organes.

LES RÉGURGITATIONS

Elles sont une des manifestations les plus fréquentes du premier âge : un peu de lait est recraché par la bouche, juste après ou à distance des repas. Cela s'est produit de tout temps chez tous les bébés et on en a vu plus haut la raison anatomique. Les mères en font en général peu de cas et elles ont bien raison. Elles ont compris qu'il pouvait s'agir seulement d'une bulle d'air remontant de l'estomac et entraînant avec elle une petite quantité de lait : il est en effet fréquent que le rejet accompagne l'émission d'un rot. D'autres fois, ce sera le « trop-plein » qui sera ainsi évacué lorsque le bébé aura bu trop goulûment et qu'entraîné par son plaisir, il aura eu « les yeux plus gros que le ventre ». Quand ces rejets se produisent juste après le repas, ils n'ont pas une bien grande importance, puisque la digestion commence à peine et que le contenu gastrique n'est pas encore trop acide. En revanche, quand ils sont plus tardifs, réguliers et par trop répétés, on est toujours prêt à imaginer leurs méfaits sur l'œsophage et on préfère éviter leur survenue. Dans ce cas, on fait appel aux épaississants que sont la pectine (Gélopectose, qui a un pouvoir constipant), ou l'agar (Gumilk, qui a un pouvoir laxatif), ou bien encore l'arrow-root (fécule d'une racine exotique, le maranta) qui est une farine à cuisson rapide un peu plus complexe à utiliser. On a en effet moins de chance de renverser la confiture d'orange d'un pot que l'on remue que l'eau d'une bouteille à laquelle on fait subir le même sort. On utilisera donc l'un ou l'autre de ces produits (qui développent tous, comme cela est bien indiqué sur les différents prospectus, leur pouvoir épaississant à la chaleur, ce qui nécessite de les préparer séparément parce qu'on doit les porter à 50 à 70°) à raison de 1 à 4 cuillerées à café pour 100 grammes de biberon, en cherchant à tâtons ce qui convient le mieux au bébé et en les alternant au besoin si leur effet sur les selles est trop marqué. On veillera cependant à revoir dans tous les cas la manière dont on donne le biberon (cf. p. 154) en s'efforçant de faire boire l'enfant le plus lentement possible. Dans le cas où ces rejets se produisent au cours d'un allaitement maternel, on peut donner, pendant ou à la fin de la tétée, un de ces mêmes produits simplement délayé dans de l'eau, à raison de 1 à 4 cuillerées à café pour 50 grammes : cela permettra d'épaissir le contenu gastrique.

Ces précautions ne sont en réalité destinées le plus souvent qu'à rassurer autant, sinon plus encore, les médecins que les mères. Car il semble que la nature ait tout de même élaboré une excellente prévention des complications que l'on craint. **La salive continuellement déglutie permet en effet un excellent lavage du bas œsophage :** elle a des vertus neutralisantes, adoucissantes et cicatrisantes et son débit se trouve fréquemment augmenté de manière réflexe par les rejets eux-mêmes. C'est d'ailleurs probablement la nécessité d'une telle parade qui amène l'hypersalivation génétiquement préparée que l'on constate à partir du 3e mois et qui fait croire à tort à la future éruption des dents (cf. p. 408). L'alimentation, quand elle varie, rend la digestion un peu moins aisée et entraîne quelques rejets consécutifs à l'inévitable adaptation de l'estomac. Le stock salivaire est alors bienvenu pour parer à ces inconvénients mineurs.

LES GAZ

Ils sont inévitables au cours de toute alimentation liquidienne. Le bol alimentaire, quand il est chassé en arrière par les mouvements de la langue du bébé, renferme de l'air qui est dégluti en même temps. La présence de cet air n'est pas néfaste. Elle s'avère même utile. Qu'on se reporte au *schéma* de l'estomac (p. 706), on comprendra que l'air flottant au-dessus des liquides gonflera la partie supérieure de l'estomac, rabattra le clapet constitué par l'angle de His et contribuera à la fermeture de cet angle de manière plus ou moins étanche, permettant un brassage mieux protégé des aliments. A l'étape suivante, quand l'estomac commencera à se vider, l'angle de His s'ouvrira par instants, laissant remonter le surplus d'air sans que l'on s'en aperçoive. Les mouvements de brassage des aliments, qui s'opèrent aussi bien dans l'estomac que dans les intestins, incorporent par ailleurs cet air et l'utilisent pour produire une sorte de mousse qui améliore le contact des aliments avec les enzymes digestifs et tous les facteurs qui interviennent au niveau de la digestion.

Tous les problèmes que l'on rencontre sur ce plan viennent en réalité du fait que l'optimisation du mécanisme est difficile. On doit signaler qu'ils sont en principe moins importants au sein qu'au biberon. A cause précisément du fait que le bébé gère par lui-même le débit du sein au moyen des messages que sa bouche transmet au mamelon. Ce qui ne lui est guère possible avec le biberon. C'est la raison pour laquelle on se trouve encore à la recherche de la tétine idéale — que l'on n'est pas près de trouver, bien entendu ! — et que, faute de l'avoir trouvée, il importe d'interrompre la succion toutes les deux à trois goulées. Voilà pourquoi il importe aussi de ne pas mettre tous les diagnostics à la même sauce. Si l'on peut évoquer le diagnostic d'**aérophagie** en présence d'un bébé qui reçoit un allaitement artificiel, il vaut mieux s'en défendre avec un bébé au sein et chercher plutôt à savoir de quelle nature se trouve être l'inconfort qu'il manifeste par ce symptôme. Ce sera une bonne manière d'ouvrir la communication et d'essayer de comprendre un peu mieux ce qui se passe entre ce bébé et sa mère.

L'aérophagie est en effet affirmée sur le constat d'un abdomen distendu et sonore à la percussion légère. Ce qui est logique, les gaz migrant avec les aliments tout le long du tube digestif pour finir par s'évacuer en pets plus ou moins sonores. S'il arrive qu'ils produisent un inconfort et entraînent des cris, on pourra donner de la poudre de Polysilane (c'est un produit qui adsorbe, c'est-à-dire qu'il « avale » par contact chimique, les gaz comme peut le faire le charbon, d'un maniement assez malaisé chez les bébés) ou bien de la tisane de badiane ou de céleri, voire de thym ou de cumin [1] — tous produits végétaux améliorant la sécrétion biliaire, entraînant une accélération du transit, une meilleure digestion ainsi qu'une moindre réactivité neurologique (ce sont des antispasmodiques mineurs).

---

1. J'ai eu à constater, dans ces indications, les excellents effets d'une médication anodine d'appellation anglaise, « Gripwater », que l'on trouvait encore récemment à Paris… dans les boutiques indiennes et qui est un simple mélange d'essences de ces produits.

Les coliques

Les douleurs entraînées parfois par une accumulation de gaz sont monnaie courante, si bien que toute personne qui rencontre un bébé pleurant aura immédiatement à la bouche le diagnostic de colique. En l'occurrence, il s'agit d'un abus de langage. Car le bébé qui a réellement une « colique » y réagit de façon tout à fait particulière : il ramène les genoux vers le ventre ; de cette façon, il détend ses muscles psoas et ses muscles abdominaux, ce qui lui permet d'élargir sa cavité abdominale, de laisser ses intestins bouger comme ils l'entendent et de lutter ainsi contre les spasmes qui l'étreignent.

Quand de telles douleurs s'accompagnent, chez un bébé nourri au sein, de l'émission fréquente et violente de selles liquides et mousseuses, on peut mettre en cause un certain degré d'intolérance à une plus grande acidité passagère du lait maternel et y pallier en administrant 1 à 6 cuillerées à café par jour de la potion de Marfan :

Carbonate de chaux	5 g
Sirop de Julep simple	150 g

ou bien encore différentes médications à base de chaux.

Une place spéciale doit néanmoins être faite, dans ce panorama des plus courants, à un tableau singulier et pénible que l'on appelle **coliques idiopathiques du premier trimestre**, pour dire que ce sont des douleurs qui, à l'inverse des précédentes, ne surviennent pas épisodiquement, qui persistent pendant la durée des trois premiers mois de la vie, quoi qu'on fasse ou qu'on ne fasse pas, et dont on ignore généralement la cause.

Ces coliques résistent en effet à tous les moyens qui viennent d'être énumérés et même aux plus puissants des antispasmodiques que l'on puisse se permettre de donner à cet âge (Débridat, phénobarbital, Primpéran, Viscéralgine, Vogalène, etc.). Les bébés crient en effet à longueur de journée en ramenant leurs genoux vers leur ventre — ce qui signe la douleur — et ne se calment que pendant le sommeil, auquel ils finissent, épuisés, par céder. On a cependant remarqué, depuis longtemps, qu'ils cessaient de pleurer quand ils étaient dans des bras autres que ceux de leur mère. Mais on n'a pas pu en dire plus, sauf conclure qu'il y a à l'évidence, dans un tel contexte, une certaine difficulté de communication entre le nouveau-né et sa mère. Ce qui renforce, soit dit en passant, l'hypothèse que j'ai émise à plusieurs reprises sur le statut et la finalité de la maladie. Le Dr Jean-Claude Risse, pédiatre à Sens, a mené une enquête prolongée et sans préalable sur plusieurs centaines de nourrissons qu'il a suivis depuis la naissance. Il m'a signalé avoir retrouvé, chez les mères de bébés souffrant de ce type de colique, dans une proportion d'environ 60 %, une fausse couche spontanée ou une interruption volontaire de grossesse (IVG) précédant de plus ou moins loin la grossesse qui a donné naissance à l'enfant. Nous avons émis ensemble l'hypothèse que le bébé semblait en quelque sorte « pleurer » cette grossesse interrompue comme pour en parachever le deuil que sa mère semblait n'avoir pas toujours fait. Cette idée nous a paru séduisante à bien des égards, la naissance du bébé venant réactiver chez la mère des processus psychiques inconscients qu'elle transmet, malgré elle et sans le savoir, à son enfant, qui les lui renvoie comme il le peut. Les coliques et les cris auraient ainsi un sens et une finalité précise dans la relation. Cela n'explique pas clairement pourquoi ils durent trois mois. Mais on est, bien sûr, loin de tout savoir sur ces repères d'âge que l'on constate sans jamais pouvoir en saisir tout à fait l'impact. Il n'en reste pas moins que, depuis ce temps-là, devant de tels cas, j'ai artificiellement axé mon écoute sur une telle éventualité en posant directement la question et en faisant parler la mère de cet épisode, souvent profondément enfoui. J'ai assisté à des améliorations spectaculaires dont je sais gré à mon confrère. Il m'est arrivé également de ne rien trouver de cet ordre et de recueillir d'autres types d'histoires : elles faisaient cependant toujours intervenir des deuils non achevés (décès d'un père, d'une mère, d'un grand-père, d'une grand-mère ou d'un être cher). C'est comme si le bébé cherchait en quelque sorte à conduire sa mère à laver par toutes ses larmes — fussent-elles celles qu'elle verse parce qu'elle finit par être excédée — la trace de mort dont sa vie neuve ne supporte pas le parasitage. Les médecins organicistes à tout prix ont récemment pensé pouvoir mettre de tels troubles sur des intolérances transitoires à un sucre quelconque ou aux protéines du lait de vache — en cas d'allaitement au sein, ce serait celui qui serait bu par la mère ! Ils se sont mis en tête d'en apporter la preuve physique. Je ne pense pas, pour ma part, que les explications soient exclusives l'une de l'autre. Qu'il y ait un témoignage organique d'un processus d'un autre ordre n'est pas fait pour m'étonner, il me rassure et me satisfait, bien au contraire, en témoignant de l'admirable unité de l'humain.

La constipation

Un de mes vieux maîtres en disait que ce n'était « pas une maladie mais un état d'âme ». Ce faisant, il émettait certainement une appréciation des plus justes, encore qu'elle concernait seulement l'adulte. On ne peut évidemment pas appliquer cette formule telle quelle au bébé — lui, en général, ne se plaint de rien. Elle peut être, en revanche, renvoyée à la mère ou aux deux parents qui centreraient par trop leur préoccupation sur ce symptôme.

Il ne sera pas question ici d'évoquer la constipation qui accompagne une sténose du pylore, une hypothyroïdie ou une maladie de Hirschprung, qui seront traitées un peu plus loin. On ne traitera que de celle qui est alléguée et qui concerne le bébé en bonne santé.

La fréquence des selles d'un bébé ne devrait jamais constituer un souci. Elle est si variable d'un bébé à l'autre et d'un jour à l'autre que l'on ne peut pas en tenir un compte sérieux. Elle varie évidemment avec le mode d'alimentation et, à l'intérieur de ce mode d'alimentation, avec le régime de la mère qui allaite ou avec le lait qui est utilisé. On sait par exemple que la fréquence des selles d'un bébé allaité au sein peut varier physiologiquement entre une selle à chaque repas et une selle tous les 8 jours ! Le lait de vache entier ou demi-écrémé, liquide ou reconstitué, donne des selles pâteuses, fermes, épaisses, solides et relativement rares. Ce qui n'a pas été sans assurer une partie de son succès, au détriment de l'allaitement naturel, au moment où les mères étaient contraintes de laver les couches : les économies de lessive étaient substantielles. Les laits maternisés donnent en revanche des selles similaires aux selles du bébé allaité au sein, encore que plus fréquentes. Les laits adaptés donnent des selles qui se situent entre les deux définitions précédentes. L'introduction des légumes et celle des aliments carnés vont, quant à elles, raffermir les selles et leur conférer une odeur qu'elles n'avaient pas jusque-là.

Des mères se plaignent cependant parfois que leur bébé fasse de violents efforts défécatoires, qu'il pousse, qu'il en ait le visage tout rouge et qu'il semble souffrir. Il n'est pas certain que leur analyse des séquences témoigne toujours d'une souffrance réelle : les efforts expulsifs auxquels elles assistent ne sont pas inutiles dans la prise de conscience que le bébé opère des mécanismes à l'œuvre dans son corps. Il s'avère néanmoins que c'est une chose difficile à faire comprendre et c'est dans ce genre de circonstance que l'on peut appliquer la formule à laquelle il a été fait référence un peu plus haut.

Comme il est difficile de laisser les mères qui se plaignent sans une réponse qui calmerait leur angoisse, en attendant de la leur faire élaborer sur un autre mode — les circonstances ne manqueront pas pour la voir émerger de nouveau —, on dispose d'une série de petits moyens parfaitement efficaces :

— préparer les biberons à l'eau de Contrexéville ou de Vittel Hépar ; ces eaux riches en magnésium produisent une petite chasse biliaire dont on sait qu'elle accélère le transit intestinal ;

— si on ajoute de la farine à un ou plusieurs biberons, on la remplacera par de la crème d'orge (à cuisson rapide) ou de la farine orge-pomme (instantanée), l'orge ayant un pouvoir laxatif ;

— la même eau peut être donnée à un bébé allaité au sein en dehors des tétées. On peut l'agrémenter et en augmenter l'action par adjonction de jus d'orange et de miel, qui ont tous deux un pouvoir laxatif certain. On donnera par exemple, en une ou plusieurs fois, 50 grammes d'eau additionnés à 50 grammes de jus d'orange dans lesquels on délaiera 1 cuillerée à soupe de miel.

A côté de ces soucis mineurs, la **constipation vraie** avec son cortège de douleurs et de saignement pendant la selle est rarissime, d'un diagnostic facile et d'un traitement simple.

Comment s'est-elle produite ? En général, quelque aliment plus astringent que d'autres (le riz, la carotte, de la pâte de coing, du chocolat en particulier) aura été mangé en plus grande quantité que d'habitude. Une selle dure se sera formée. Sous l'effet de la pression qui commande son expulsion, elle aura fini par forcer le sphincter et aura érodé la muqueuse en y créant une **fissure anale**. Cette fissure réclamera l'immobilité pour se cicatriser en réagissant par une sensibilité douloureuse à tout ce qui viendrait la solliciter. Elle commandera alors au sphincter de ne pas s'ouvrir quand il sera sollicité pour la selle suivante. Les matières prêtes à s'évacuer stagneront du coup dans l'ampoule rectale, elles verront leur eau automatiquement absorbée par la muqueuse et elles se dessécheront. Quand elles finiront par être expulsées sous l'effet d'une pression plus violente due à l'accumulation de matières en amont, elles rouvriront la plaie, qu'elles maintiendront ainsi à vif, entraînant la mise en place d'un cercle vicieux difficile à rompre. La défécation sera à chaque fois pénible et douloureuse, provoquant l'émission de selles entourées d'un filet de sang rouge. Le diagnostic, confirmé par le médecin, dictera le traitement qui associe des lubrifiants sous forme d'huile de paraffine (Lansoyl, Laxamalt) à des cicatrisants locaux (pommade à la vitamine A ou divers suppositoires à même visée).

Un tel tableau est suffisamment expressif pour être différencié des difficultés mineures qui suscitent la sollicitude maternelle. Sans vouloir abondamment disserter sur ce qui motive ladite sollicitude, il est bon de souligner que les matières fécales occupent dans la psyché la même place que l'argent et l'enfant. Elles répondent en effet à une définition identique, celle d'objets précieux. Le côté précieux de l'argent est évident, tout comme il l'est pour l'enfant, qui concrétise les souhaits de ses deux parents. Mais, pour les matières fécales, comment peut-il en être ainsi ? Elles le sont parce qu'elles sont vécues par l'enfant comme un véritable morceau de son corps dont la perte lui est pénible. Au moment de l'acquisition du contrôle sphinctérien, il assumera cette perte pour gagner l'amour de la mère qui semble s'y intéresser de près au point de les lui faire entrevoir comme une « monnaie d'échange » grâce à laquelle il pourra gagner son amour. Notons combien fréquemment survient une constipation quand l'éducation sphinctérienne est un peu trop précoce. Le bébé se retient comme on le lui a demandé. Parfois un peu trop, et à tort et à travers. Il faudra revoir tout cela avec lui et reporter peut-être à plus tard les tentatives d'acquisition du contrôle sphinctérien. Il n'est pas rare non plus de constater chez un petit enfant une rétention volontaire de selle quand sa maman est enceinte ou qu'elle vient de mettre au monde un bébé. Pour lui, malgré toutes les explications qu'on lui aura données, tout cela est très mystérieux. Il perçoit vaguement que quelque chose se passe dans le ventre de sa mère. Quand il ramène cela à sa personne, ça lui évoque ses matières. Il assimile aisément ce qui sort de lui à ce que sa mère attend ou a eu. Nous avons rencontré (cf. p. 492) le fantasme de la parturition anale comme faisant partie de l'expérience initiale de l'humain — qu'il soit fille ou garçon — quand il commence à s'interroger sur la sexualité et sur le phénomène de la naissance.

Les gastro-entérites

Elles viennent là par association d'idées, à cause de la proximité des sujets, mais aussi à cause de l'argument de fréquence qui a fait choisir l'ordre dans lequel les affections ont été traitées. On en a dit déjà l'essentiel au chapitre des diarrhées qui les définissent (cf. p. 644). On ajoutera, ici, qu'elles accompagnent quelquefois les otites (**toute diarrhée impose** en effet **un examen systématique des tympans**), qu'elles peuvent intéresser une partie ou tout le tube digestif, qu'elles peuvent s'accompagner de vomissements ou de fièvre selon l'intensité de l'atteinte et selon le germe en cause.

■ **Les diarrhées infectieuses :** celles à **rotavirus** ou à **adénovirus** sont les plus impressionnantes. Les unes comme les autres sont très contagieuses et évoluent par petites épidémies qui peuvent s'étendre rapidement, par exemple, à toute une population de crèche.

La manière d'aborder le diagnostic et le traitement des gastro-entérites a beaucoup évolué ces dernières années. On est bien moins enclin à pratiquer des coprocultures (analyse de selles à la recherche du microbe ou du virus en cause) et à prescrire des antibiotiques. On sait combien différents germes **(colibacilles entéropathogènes, staphylocoque pathogène, protéus, salmonelles, klebsielles, shigelles, campylobacter...)** peuvent être en cause. Mais on s'est aussi rendu compte que, lorsqu'on procédait comme on l'a fait jusqu'à ces dix dernières années, on assistait à la prise de relais de certains microbes par d'autres, comme si le germe, avant de mourir, transmettait ses armes et son instinct agressif à ses voisins (c'est la réalité, et cela se passe par le biais de ce que l'on appelle un « ARN-messager »). Il arrive cependant que l'on soit parfois contraint de recourir aux antibiotiques. On utilise le plus souvent des antibiotiques à visée générale plutôt que des antiseptiques intestinaux, car les germes ne nichent pas seulement dans la lumière intestinale (le centre du tuyau) mais aussi dans la paroi, dont ils altèrent plus ou moins gravement le fonctionnement et dont ils ne peuvent être délogés que si les antibiotiques sont apportés sur place par la circulation sanguine.

Le **Candida albicans,** agent du muguet, peut suffisamment coloniser le tube digestif pour générer une gastro-entérite. Elle s'accompagnera fréquemment de lésions évocatrices au niveau de la bouche et du siège. Elle devra être traitée par les antimycotiques et **le régime proscrira tout usage de la carotte, nuisible** pour une fois **dans ce genre de circonstance** parce qu'elle constitue un excellent milieu de culture pour le *Candida*.

Les diarrhées d'origine infectieuse même récidivantes sont nécessairement entrecoupées d'épisodes plus ou moins longs pendant lesquels les selles sont normales.

Il n'en va pas de même dans certains tableaux où la répétition des épisodes est si grande que l'on assiste à la mise en place d'un phénomène de **chronicité** rapidement préoccupant. Diverses explications peuvent être retrouvées à l'origine de tels tableaux. Elles ne seront pas passées en revue dans leur ensemble et il n'en sera retenu que quelques-unes traitées ici par ordre de fréquence.

■ **La diarrhée par insuffisance gastrique** (achylie gastrique) se reconnaît chez le nourrisson de plus d'un an par le fait que les selles sont déchiquetées et qu'on y retrouve les aliments ingérés quasi intacts. La digestion gastrique est tellement importante que, si elle est incomplète ou insuffisante, le reste de la digestion est proprement impossible et donne lieu à ce type de tableau. Cette insuffisance gastrique peut s'installer si le régime est un peu monotone et trop riche en lacto-farineux ; ou bien au cours des épisodes rhinopharyngés ou bronchitiques, quand la toux ramène des glaires que le bébé ne recrache pas mais qu'il déglutit (on les retrouve par paquets dans les selles molles ou liquides) ; ces glaires se surajoutent au mucus protecteur de la paroi gastrique et empêchent plus ou moins la digestion dévolue à l'acide chlorhydrique et aux enzymes. Le traitement de ce type de diarrhée est fort simple : il consiste à exciter la sécrétion d'acide et d'enzymes. Il ne sera pas utile de recourir à des médicaments, il suffira de faire prendre des **cornichons**, des **olives**, de la **vinaigrette**, du **jus de citron**, du **pâté**, des **condiments** ou de la **moutarde douce** pour tout faire rentrer dans l'ordre. A bien des égards et fort injustement, les mères craignent en général de donner à leurs enfants des mets relevés. C'est un tort. Les épices ont une importance considérable pour le confort digestif de l'humain. Et à y réfléchir, on ne peut pas comprendre autrement des pans entiers de l'histoire de l'humanité. Car la motivation de Marco Polo et d'autres découvreurs du monde a été mue entre autres choses par le désir d'améliorer le commerce des épices, rares et fort prisées à l'époque. Les seigneurs du Moyen Age n'avaient pas d'autre occupation que de manger sans relâche. Leur source de plaisir s'est accrue sensiblement dès lors que les épices ont été introduites dans l'alimentation. Il semble bien que la suite des événements ait pu découler de là...

■ **L'intolérance aux protéines de lait de vache** est une maladie de plus en plus fréquemment évoquée. Elle serait liée à une sensibilisation de nature allergique de la muqueuse intestinale à certaines protéines du lait de vache, dont la bêta-lactoglobuline. Elle peut se traduire par une diarrhée chronique qui résiste aux traitements habituels bien conduits et qui ne trouve aucune explication aux examens exploratoires courants. La courbe de poids en subit les conséquences et il est remarquable de constater que cette courbe reprend une allure rassurante dès la suppression du lait de vache, pour dégringoler aussitôt après sa réintroduction. Il arrive parfois que la maladie se révèle très tôt par une anémie importante et qui s'aggrave malgré un traitement par le fer aux bonnes doses. D'autres fois, les manifestations seront dominées par des vomissements répétés, qui retardent le diagnostic en lançant sur d'autres pistes — ou par des saignements digestifs récidivants. D'autres fois encore, la maladie s'installera sur un mode discret, juste après le sevrage : la prise de poids devient médiocre, l'activité du bébé s'amoindrit et des vomissements ou de simples rejets qui n'existaient pas jusque-là font leur apparition. C'est en examinant et en réexaminant l'enfant que l'on parvient le mieux à se faire une opinion, car on ne dispose malheureusement pas encore de test de laboratoire fiable qui permette un diagnostic à coup sûr. Le régime d'exclusion du lait, qui peut même aller jusqu'à l'exclusion des protéines de soja — avec lequel il existe parfois des allergies croisées —, fournit vite une confirmation de l'hypothèse diagnostique. Ce régime, une fois établi, devra être poursuivi plusieurs mois. Il utilise chez les tout-petits les hydrolysats de caséine (Galliagène, Nutramigen, Pepti-Junior, Prégestimil). Chez les nourrissons plus âgés, il exclura tout apport de lait de vache, directement pris ou incorporé dans des pâtisseries ou des yaourts, ainsi que la viande de bœuf ; les autres viandes animales seront en revanche permises, ainsi que les laits et fromages de chèvre ou de brebis. La réintroduction du lait de vache, dans cette allergie toujours transitoire, pourra être tentée au bout de quelques mois, un an ou plus, à domicile ou à l'hôpital, selon l'importance de l'atteinte initiale et l'angoisse que l'on peut ressentir, dans la mesure où il peut y avoir — rarement bien sûr — un choc violent de nature allergique (anaphylactique) nécessitant des moyens de réanimation urgente.

■ **Le syndrome du côlon irritable** a une cause qui demeure inconnue — on suppose une intolérance mineure au lait de vache, au lactose ou à d'autres composants alimentaires — et probablement une composante psychosomatique, comme on dit, parce qu'il semble que l'enfant manie ce symptôme comme un message adressé à sa mère, puisqu'il se débrouille en quelque sorte pour conserver malgré tout un bon état général et un bon développement. Il ne sera pas question d'entrer ici dans le détail de la signification du symptôme, qui n'est pas univoque. On peut essayer de le comprendre, tout en le traitant par un régime sans fibres et appauvri en lactose, limité en matière grasse et accompagné d'une prescription de charbon et d'antispasmodiques. La guérison de cette maladie bénigne est pratiquement toujours obtenue vers la 3e année.

■ **La maladie cœliaque,** individualisée depuis 1938, a reçu son explication par des auteurs hollandais en 1957. C'est une intolérance à une protéine du blé, le **gluten**, et plus particulièrement à une de ses composantes, la **gliadine**. On ne sait pas si cette intolérance est de type allergique ou immunologique — ce qui ici est d'ailleurs de peu d'importance. On sait cependant qu'elle s'installe chez certains bébés quand l'intestin a été en contact avec cette protéine dans les premiers mois de la vie. C'est la raison pour laquelle on insiste tant, aujourd'hui, pour que les farines utilisées avant l'âge de 5 mois soient exemptes de toute trace de gluten. Cette mesure à elle seule parviendra certainement dans les années qui viennent à faire définitivement disparaître cette maladie au demeurant relativement rare.

De quoi s'agit-il ? Essentiellement d'une diarrhée chronique grave, avec un ballonnement abdominal important et des vomissements fréquents, entraînant une malnutrition marquée. Deux signes attirent l'attention : la tristesse, probablement liée à la douleur abdominale chronique et sourde, et l'absence de teint carotte qui signe la malabsorption chez un bébé qui en mange cependant beaucoup — on lui en donne en effet pour tenter de diminuer l'impact de la diarrhée.

La certitude de la maladie est fournie par la biopsie intestinale. Par un moyen judicieux, simple et indolore, on prélève un morceau de la muqueuse intestinale que l'on examine au microscope : on en trouvera les villosités atrophiées, ce qui signe le diagnostic de la manière la plus précise.

Le traitement consiste à mettre en place un régime très précis qui sera poursuivi au moins trois années durant. Au bout de ce temps-là, on tentera la réintroduction du gluten, qui est généralement bien supportée.

Les maladies digestives traduites par des vomissements

Avec elles, on entre de plain-pied dans la pathologie vraie. Car si, à certaines et rares exceptions près, les petits troubles décrits jusque-là ne nécessitent jamais de traitements prolongés ou compliqués, qu'ils viennent et disparaissent parfois comme ils sont venus, formant de véritables ponctuations dans le quotidien du couple mère-enfant et du dialogue qu'ils poursuivent, les affections entraînant des vomissements méritent plus d'attention. Elles exigent un diagnostic précis de leur cause, sous peine de les voir persister et risquer de provoquer des troubles plus importants qu'on aurait pu éviter.

Les maladies digestives entraînant des vomissements sont de surcroît fréquemment mal vécues.

On sait la place occupée par la relation alimentaire dans le dialogue de la mère avec son enfant. Une mère, quand elle nourrit son enfant, se donne en pâture à lui — que ce soit par le biais de son sein ou par celui du biberon ou de la soupe. Devant les vomissements répétés, elle se sent confusément elle-même rejetée. Elle se pose des questions auxquelles elle ne parvient pas à répondre. Elle se culpabilise et elle sombre progressivement dans un état de tension qui gêne l'instauration d'un rapport harmonieux. C'est l'escalade du symptôme et de son retentissement qui est toujours net sur la courbe de poids, puisqu'une partie de la nourriture rejetée au-dehors se trouve soustraite à l'apport alimentaire. Il est probable que c'est en étant intervenue comme elle l'a fait dans ce registre que la médecine d'enfant a remporté ses plus brillants succès. Elle est parvenue à isoler nettement certaines pathologies et leur a apporté des solutions radicales, élégantes et efficaces.

La sténose du pylore

Son incidence est de 2 cas pour 1 000 naissances. C'est une maladie tout à fait reconnaissable. J'en ai diagnostiqué une, un après-midi, dès le premier vomissement qui s'est produit à ma consultation. L'enfant était opéré deux heures plus tard. Les vomissements de la sténose du pylore sont en

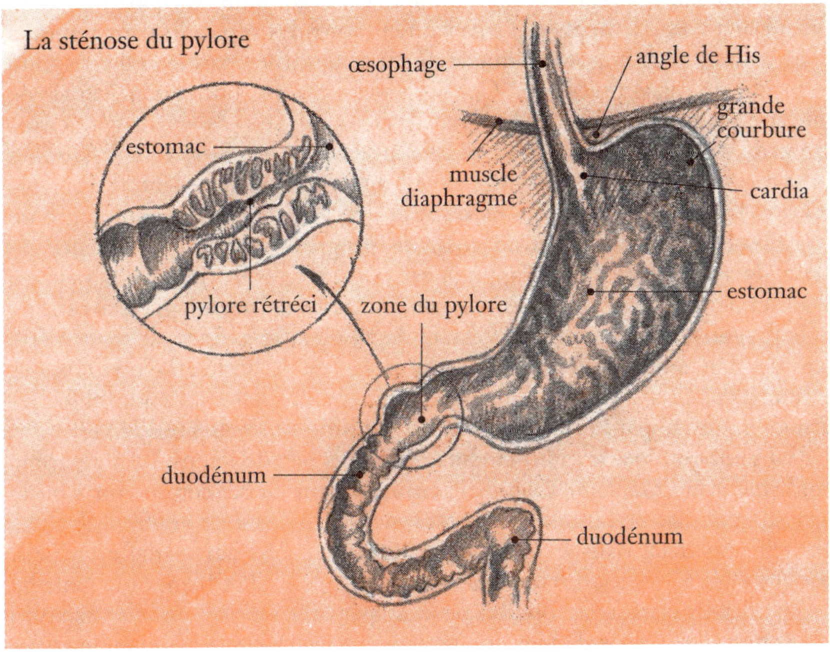

effet impossibles à confondre avec les autres. Ils sont inopinés, brutaux et particulièrement violents : le vomi est projeté très loin. A la consultation que je rapporte, j'en ai eu sur mon bureau alors que le bébé était sur la table d'examen à environ 1,50 mètre de là. C'était un garçon et un premier garçon, même s'il était le second enfant. Car là aussi c'est une curiosité, probablement liée à des facteurs génétiques : il se trouve entre 5 à 10 garçons atteints pour 1 fille, et ce sont toujours ou presque des aînés. Mon patient avait 3 semaines exactement ; or, c'est l'âge statistique du début des troubles. Il y a toujours là encore un « intervalle libre » entre la naissance et le début des troubles (sans le moindre rejet ou vomissement) tout à fait caractéristique, car la sténose se constitue progressivement. Ce qui expliquait d'ailleurs que ce bébé allait bien et qu'il avait conservé un appétit excellent.

La maladie provient d'un pylore hypertrophié (le muscle est trop fort et trop tonique) qui rétrécit la lumière du conduit qu'il commande *(cf. schéma)*. Comme il s'oppose, de ce fait, aux tentatives de vidange de l'estomac, ce dernier accroît son effort, qui finit par produire l'évacuation des aliments… mais vers le haut, puisque l'ouverture supérieure de l'estomac n'a pas, comme on l'a vu, une bien grande étanchéité. Les autres signes associés s'expliquent sans la moindre difficulté. La vidange gastrique se faisant mal, on peut avoir des vomissements même **le matin à jeun**. Quant aux vomissements qui surviennent après les repas, ils sont toujours d'un volume plus important que la quantité absorbée parce qu'il s'y ajoute le résidu du repas précédent. Ces vomissements ne contiennent jamais de bile, ce qui les différencie de ceux de la **sténose duodénale** (rétrécissement du duodénum), plus rare et plus préoccupante. Si le remplissage du tube digestif en aval de l'estomac se fait mal ou insuffisamment, il est naturel que les selles se fassent plus rares et que s'installe un certain degré de constipation. Tout comme on constate progressivement une absence de prise de poids, alors que l'appétit est conservé, voire féroce. Il peut se rajouter à ce cortège de signes une jaunisse à mécanisme en général réflexe. Si le diagnostic est retardé, un certain degré de fatigue finit par se manifester : il est dû à une déshydratation accompagnée de perte en électrolytes et à une alcalose (les vomissements entraînent au-dehors l'acide chlorhydrique, fabriqué par l'estomac, dont l'organisme a toujours besoin).

La radiographie, le radio-cinéma et, depuis peu de temps, l'échographie confirment aisément un diagnostic cliniquement facile, comme on a pu le dire. La rapidité de l'intervention est fonction de l'état de l'enfant. Si elle a eu lieu sans délai dans le cas que j'ai rapporté, c'est parce que mon petit patient était à son tout début des troubles et qu'il allait bien. Si la maladie évolue depuis quelque temps, on procède par précaution à un bilan sanguin et on prend le temps d'amender, pour que tout se passe bien, les troubles biologiques qu'on aura repérés et qui sont témoins d'un certain degré de déshydratation. L'intervention en elle-même est brève. Le pylore se trouve juste sous la paroi abdominale. Le chirurgien le repère et le fend dans le sens de la longueur d'un simple coup de bistouri. La reprise alimentaire se fait prudemment par petites quantités fréquentes dès le soir même de l'intervention.

Le reflux gastro-œsophagien

Si on se réfère au schéma et aux explications qui ont été fournies plus haut sur la mécanique de la digestion normale, on comprendra que cette appellation recouvre tous les phénomènes dans lesquels le contenu gastrique emprunte la voie régressive et remonte plus ou moins haut dans l'œsophage. On comprendra que le reflux aura une plus ou moins grande incidence, une plus ou moins grande importance et de plus ou moins grandes conséquences en fonction du volume qu'il peut mobiliser et des anomalies qui peuvent en expliquer la survenue.

Un certain type de reflux existe à l'état physiologique chez tout un chacun et *a fortiori* chez le tout-petit, dont l'alimentation strictement liquidienne entraîne immanquablement la déglutition d'une grande quantité d'air. On a vu ce qu'il en était à propos des régurgitations. Quand la musculature gastrique commence son travail de brassage, il arrive que la violence de ses mouvements entrouvre l'angle de His pour permettre l'élimination d'air sous la forme d'un rot plus ou moins important. L'air qui s'évacue de la sorte peut entraîner avec lui une petite quantité de liquide gastrique. Le fait est sans conséquence, puisque ce liquide redescendra de lui-même dans l'estomac. Il aura néanmoins provoqué en même temps, comme on l'a signalé également, une cascade de contractions de l'œsophage, qui entraînent une hypersalivation. La salive déglutie viendra naturellement laver la portion d'œsophage qui aurait pu, sans cela, se trouver irritée.

A un degré de plus, l'angle de His peut être en permanence franchement et largement ouvert. Dès lors, toute augmentation de la pression à l'intérieur de l'estomac entraînera immanquablement un reflux des aliments vers le haut. On se trouve alors de plain-pied dans une pathologie dont le diagnostic n'est pas toujours facile à faire dans un premier abord. On a en effet vu que les rejets et les vomissements sont des choses banales. Et pour peu que l'on soit en présence d'un bébé goulu qui avale son repas avec force déglutition d'air et qui prend de grosses quantités d'aliments, la courbe de poids sera toujours ascendante et on ne suspectera pas du tout l'anomalie. On aura compris que les cas où le diagnostic sera le plus facile à établir sont ceux dans lesquels on aura immédiatement un retentissement sur la prise de poids. Ce ne sont pas les plus fréquents et on peut donc comprendre les hésitations d'un médecin.

On peut s'assurer du diagnostic ou le récuser au moyen d'examens que l'on ne fait pas faire à tout bout de champ pour la simple raison qu'ils ne sont pas simples et qu'ils sont… coûteux !

La **radiographie** est le plus ancien de ces examens.

On fait avaler au bébé maintenu à jeun un repas fait d'une substance opaque aux rayons X. Ce qui permet déjà de voir sur écran comment se produit la déglutition. Comme on ne peut pas se permettre d'attendre indéfiniment les mouvements de brassage gastrique, on crée artificiellement les conditions du reflux en appuyant sur le ventre, en mettant le bébé tête en bas, ou en combinant les deux manœuvres. On voit alors le produit opaque remonter dans l'œsophage et on mesure la hauteur de son ascension avant que ne se produisent les contractions musculaires œsophagiennes destinées à lui faire regagner l'estomac.

La radiographie ne peut malheureusement déceler que 70 % environ des reflux ; les 30 % restants ne donneront aucun signe radiographique, tout simplement parce qu'on n'aura pas trouvé le bon mouvement susceptible de les provoquer, que les conditions de leur survenue peuvent ne pas être réunies et que l'examen ne peut pas durer indéfiniment à cause du danger des rayons X.

Plus récemment a été introduite la **pHmétrie**

Comme son nom l'indique, le procédé consiste à mesurer un pH (reflet du taux d'acidité). A quel endroit ? Pas dans l'estomac, cela n'a aucun intérêt, mais dans l'œsophage, évidemment, dont le pH non acide le devient quand du liquide gastrique remonte. On peut pratiquer cet examen sur 24 heures, mais sur 3 heures il est en général amplement suffisant. On met en place, par le biais d'une sonde souple introduite par le nez, une électrode reliée à un ordinateur et on... patiente ! La pHmétrie est un procédé fiable et qui donne de bien meilleurs résultats que la radiographie.

Il est cependant surpassé par la **scintigraphie** qui consiste à faire avaler au bébé un produit radioactif anodin et à filmer les mouvements avec une gamma-caméra. Cette technique remarquable est rarement mise en œuvre parce qu'elle est disponible dans seulement quelques centres spécialisés et que l'on n'a pas en général besoin d'aller jusque-là. D'autant qu'on peut associer à une pHmétrie une **fibroscopie**[1], c'est-à-dire un examen direct du cardia et du bas œsophage par un dispositif souple comportant un système optique et une lumière froide, le tout étant couplé à une caméra et un écran de télévision. Cet examen présente l'avantage de permettre de voir directement l'état local et de fournir des renseignements sur l'aspect de la muqueuse et sur d'éventuels dégâts déjà opérés par le reflux.

La fibroscopie peut par ailleurs montrer — et ce n'est pas son moindre intérêt — qu'une partie de l'estomac (dans 10 % des cas) fait hernie au-dessus du diaphragme. Cette **malposition cardio-tubérositaire**, pour dire que le cardia et la grosse tubérosité de l'estomac ne sont pas à leur bonne place, peut être plus ou moins importante et entraîner des symptômes plus ou moins parlants, comme des vomissements sanglants ou d'autres survenant en plein milieu du repas. On aura compris qu'en fonction de l'importance de cette **hernie hiatale** (l'autre nom de l'anomalie), la solution sera médicale ou bien (rarement) chirurgicale pour remettre les organes en bonne place.

Cela dit, le sujet n'est pas épuisé, loin s'en faut. Car, comme le diagnostic de reflux gastro-œsophagien n'est pas toujours très aisé, il arrive que l'on ait à le suspecter — son incidence est tout de même actuellement évaluée à 1 cas pour 300 à 500 naissances, ce qui est fréquent ! — non pas devant un tableau typique fait de vomissements avec une baisse de la prise

1. Le procédé permet de surcroît la pratique de biopsies dont certains fragments sont mis en culture pour rechercher la présence d'un germe, l'*Heliobacter pylori*, capable à lui seul de faire échec aux traitements habituels et qui nécessite un traitement antibiotique prolongé ainsi que le recours aux substances bloquant la sécrétion d'acide chlorhydrique. La présence possible de ce germe a été découverte en 1982. Jusqu'à cette date, on pensait qu'aucun microbe ne pouvait pousser dans le milieu gastrique.

SUR LE VIF

La psychologue de la crèche que fréquentait la petite Emma, 1 an, me l'a adressée parce qu'elle se réveillait toutes les nuits depuis l'âge de 5 mois. Sa mère culpabilisait et ne savait à quel saint se vouer d'autant que les calmants et autres somnifères prescrits par son médecin étaient inefficaces. Elle avait beaucoup lu et cru comprendre que les troubles du sommeil relevaient en général de la perturbation du lien mère-enfant. La description des réveils et de leur caractère m'a immédiatement fait poser une indication de fibroscopie, laquelle a été pratiquée sur-le-champ et a révélé l'existence d'une œsophagite importante et étendue. Emma a reçu son traitement et a dormi d'une traite le soir même. Il m'était d'autant plus facile de procéder ainsi que j'ai pu rassurer la mère sur la relation à son enfant. Les perturbations du type qu'elle redoutait n'entraînent de troubles, selon mon expérience, qu'après l'âge de 12 à 18 mois. Un trouble du sommeil du type qui était décrit ne pouvait donc pas les évoquer.

de poids, mais devant un tableau des conséquences d'un reflux plus silencieux qui ne laisse pas les aliments aller jusqu'à la bouche.

C'est ainsi qu'en suivant simplement l'ascension du liquide gastrique qui reflue, on pourra avoir :

— une **œsophagite peptique**, que diagnostiquera avec certitude la fibroscopie. Le bas œsophage est irrité dans son ensemble et chaque reflux entraîne une brûlure. Le signe évocateur est fréquemment réduit à des **réveils nocturnes** fréquents et brefs calmés par un petit biberon de lait ou d'eau.

A un stade plus avancé, on aura affaire à :

— un **ulcère peptique** entraînant des troubles nocturnes identiques à ceux décrits pour l'œsophagite, auxquels s'ajoutent des cris inopinés dans la journée, des manifestations douloureuses typiques avec compression du creux de l'estomac et parfois un ou deux vomissements teintés de sang.

De tels tableaux sont relativement clairs, mais bien d'autres peuvent être trompeurs :

— des **bronchites à répétition** avec ou sans un sifflement évocateur d'asthme,

— des **foyers pulmonaires** (surtout à la base pulmonaire droite),

— des **otites à répétition**,

— des **laryngites à répétition**...

... peuvent être la conséquence d'un reflux. Pour ce qui concerne les atteintes pulmonaires, la chose peut aisément se comprendre : le liquide gastrique reflue jusqu'à la jonction de l'œsophage et de la trachée ; les mouvements de l'œsophage se déclenchent mais quelques particules alimentaires seront tombées auparavant dans la trachée, irritant les bronches et faisant le lit de l'infection, ou, prenant le chemin de la bronche-souche droite en pente plus aiguë que la gauche, donnent un foyer d'infection pulmonaire constitué autour de l'obstruction bronchique plus ou moins complète. Pour ce qui concerne les otites et les laryngites, c'est plus subtil, parce que le processus entraînerait une irritation de l'arrière-gorge qui se communiquerait à l'ensemble du pharynx, qu'elle fragiliserait.

Quand on sait combien le diagnostic des causes des infections ORL et des bronchites est délicat, on conçoit que l'on puisse se trouver dans une véritable bouteille à encre ! Mais la chose se complique encore plus quand on prend la mesure des conséquences de la toux que provoquent toutes ces affections. La toux est en effet destinée à provoquer une véritable chasse d'air. Elle est possible grâce à une violente contraction de la musculature abdominale et du diaphragme. Cette contraction entraîne automatiquement une augmentation de la pression intra-abdominale, laquelle se répercute sur l'estomac et peut à elle seule donner un reflux !

Ce qui m'a frappé dans mon exercice, qui dure depuis si longtemps, c'est la manière dont cette pathologie relativement nouvelle — on insiste sur cette affection depuis moins d'une douzaine d'années, et on le fait de plus en plus — a envahi le champ de la pédiatrie. Je me suis demandé si on ne posait pas à l'excès ce type de diagnostic, infiniment moins fréquent il y a une trentaine d'années.

J'en suis arrivé à la conclusion que la clinique s'était certainement affinée d'une part et que les médecins devaient traiter par les antispasmodiques qu'ils avaient à leur disposition des reflux authentiques sans les avoir pour autant reconnus. Mais j'ai tout de même le sentiment que la pathologie a évolué et qu'on se trouve en présence de plus de bébés vomisseurs qu'auparavant. A quoi cela tiendrait-il ? Aux laits nouveaux ? Je ne le crois pas. Parce qu'on retrouve la même proportion d'enfants concernés allaités par les laits qui existaient il y a trente ans. On pourrait dire que les bébés sont aujourd'hui plus stimulés qu'ils ne l'étaient jadis et que la pathologie que l'on voit serait la conséquence d'une surstimulation. On se trouverait devant les méfaits d'une sollicitation qui surviendrait précocement par rapport à la maturation physique du bébé. Je demeure cependant frappé par ce que peut signifier un tel trouble. Parce qu'au fond le corps (l'estomac, la « tripe » en l'occurrence) se révulserait contre ce trop-plein alimentaire comme pour le « rejeter » non pas au sens littéral, mais au sens métaphorique. Ce serait sa manière de dire qu'il y a trop de contingence, trop de concret dans tout cela ! Or, si l'on associe la nourriture — certaine, concrète — à la réalité du corps porteur de la mère — lui aussi certain, vérifiable, concret, traçant —, il y aurait là une forme d'appel à une dimension autre. Et pour avoir été amené à traiter nombre de ces cas de toutes les sortes de manières, je serais enclin à penser que cette pathologie singulière reviendrait à dénoncer un « trop de mère » que l'enfant ressentirait ainsi. D'autant plus aisément que cette pathologie, comme toutes les autres récidivantes ou chroniques, entraîne une sollicitude accrue et fabrique elle aussi un véritable cercle vicieux.

Tout se complique encore plus quand on sait que le traitement de cette pathologie est contraignant et long. Il met en œuvre des prescriptions de posture pour favoriser le travail de la gravitation : on couche le bébé à 30° par un dispositif dont l'industrie s'est emparée évidemment en fabriquant des coussins idoines. On y ajoute des médications destinées à renforcer le tonus du sphincter inférieur de l'œsophage (SIO) et améliorer l'étanchéité de l'angle de His (bien des antispasmodiques font de l'effet, mais les plus prescrits et les plus efficaces demeurent le Prépulsid et le Bétanechol). On y ajoute des protecteurs de l'œsophage (Polysilane en gel ou Phosphalugel, voire Gaviscon qui surnage et remonte en cas de reflux pour tapisser les parois de l'œsophage). On essaie parfois de stimuler la vidange gastrique par l'utilisation de faibles doses d'érythromycine, qui a des vertus identiques à une hormone gastrique (la motiline). Ces traitements médicaux particulièrement efficaces ont rendu infiniment plus rares les interventions chirurgicales destinées à créer, par un procédé de bride, une meilleure étanchéité du cardia (intervention de Nyssen). Au total et à bien y réfléchir, les intérêts ne manquent pas pour affiner les moyens diagnostiques et tirer parti d'un cercle vicieux difficile à mettre en évidence avec les moyens scientifiques.

J'aurai épuisé le sujet quand, pour être un peu plus complet, j'aurai fait état d'une entité singulière, **le reflux gastro-œsophagien avec réactivité vagale**. La physiologie est la même que précédemment, à ceci près que s'y surajoute une réactivité parasympathique (autour de l'estomac, il y a un paquet de nœuds nerveux que l'on appelle le « plexus solaire » et dont le fonctionnement peut être chatouillé par de tels phénomènes) qui est source de malaises à type d'évanouissements brefs et ralentissements cardiaques importants décelables par un enregistrement rythmique sur 24 heures (Holter). Le traitement ajoute aux précautions précédentes des drogues qui bloquent le parasympathique (Prantal). Ce type de pathologie a été incriminé dans la survenue de mort subite du nourrisson. On imagine dès lors quelle attention on peut y prêter !

La plicature gastrique

C'est une affection rare et transitoire que l'on découvre parfois à l'examen radiographique pratiqué en raison de vomissements. Elle est consécutive à une aérophagie importante qui plie l'estomac sur lui-même. Elle réagit bien au simple traitement postural qui consiste à coucher le bébé

sur le ventre, ce qui a pour conséquence de déplisser l'estomac et de rétablir sa motricité physiologique. Les mères savent cela d'instinct, puisqu'il leur arrive fréquemment, quand elles ne parviennent pas à calmer les cris de leur petit, de le mettre à plat ventre.

Les hépatites

Elles désignent l'atteinte des cellules hépatiques par des virus. Elles sont rares chez le nourrisson, qui y demeure évidemment exposé. Tout d'abord par la transmission transplacentaire possible du virus de **l'hépatite B** contracté par la mère, même fort longtemps avant qu'elle n'ait été enceinte. Dans ce cas de figure, les tests sérologiques pratiqués pendant la grossesse permettent de prendre des mesures dès la venue au monde de l'enfant (cf. p. 561).

Mais il peut y avoir à tout âge une transmission de **l'hépatite A** (un vaccin contre cette maladie vient d'être commercialisé, cf. p. 565) ou de **l'hépatite C** par une personne contaminée et vivant au foyer. A l'inverse des hépatites B, ces hépatites ne se transmettent pas en effet par voie sanguine ou sexuelle mais par des mains souillées du virus présent dans les selles. Ce qui impose que l'on prenne pendant quelques semaines un certain nombre de précautions (vaisselle personnelle, lavage des mains, désinfection des toilettes, etc.).

Toutes les hépatites du premier âge sont des maladies sérieuses. Un vieil aphorisme médical disait pour illustrer le fait que « l'hépatite n'est jamais grave entre 2 et 15 ans ». Elles se traduisent toujours par les mêmes symptômes : fièvre élevée accompagnée d'abattement, d'absence d'appétit, de vomissements et de diarrhée. L'ictère (la jaunisse) peut apparaître ou ne pas apparaître par la suite (formes dites « anictériques »). Il s'accompagne alors de **selles très claires** et d'**urines foncées**, et dure environ 4 semaines.

Le traitement de l'hépatite se résume à l'injection de gamma-globulines.

Les maladies de la peau

Il a déjà été abondamment question de la peau (cf. p. 324). On a dit sa constitution et sa solidité. On n'en a pas dit l'attrait esthétique. Une peau de bébé, c'est ce qu'il y a de plus fin, de plus net, de plus doux. Sa texture et son odeur sont un véritable régal. Tout ce qui vient y porter atteinte est en conséquence assez mal supporté.

Ainsi en est-il de **l'acné du nouveau-né** (cf. p. 103) due à des mécanismes hormonaux ou bien, plus rarement, à une intolérance au fluor, dont l'administration régulière est entrée dans les mœurs.

Les croûtes de lait

Elles font partie du même tableau de séborrhée. La peau grasse élimine un enduit épais qui forme des croûtes disgracieuses sur le cuir chevelu et parfois sur les sourcils. Les produits les plus classiques destinés à éliminer ces croûtes sont la vaseline salicylée à 1 % ou l'onguent de La Roche-Posay à 2 %. On les applique le soir au coucher en couche épaisse et on fait le matin un shampooing doux en brossant pour éliminer les croûtes que la vaseline ou l'onguent auront décollées. On peut évidemment mettre l'onguent le matin et faire le shampooing le soir. On peut utiliser également un produit récent, le kéluamid (Kélual émulsion), qui a l'avantage de procurer le même effet en prévenant les récidives.

Les taches de différents types

Il va sans dire que l'œil jaloux qui se régale du petit corps tout rose ne laissera pas passer le moindre **angiome** ou la plus petite **tache brune**. Les taches brunes ne disparaissent en général pas. Ce seront les « marques » de naissance, dont on ne sait pas bien à quoi elles sont dues, sauf qu'on les retrouve parfois chez le père ou chez la mère ; elles ne retiendront l'attention que si elles sont en grand nombre. Les angiomes se divisent en plusieurs catégories. Les **angiomes plans** bénéficieront d'un traitement au laser dans le courant de la 2e ou de la 3e année. Les **angiomes tubéreux** ou **angiomes immatures**, encore appelés « fraises » (parce que le sens populaire les attribue à une envie rentrée de fraises chez la mère), régressent spontanément avant l'âge de 3 ans, quels que soient leur siège, leur nombre ou leur diamètre. Il arrive parfois qu'on les écorche ou qu'une infection vienne altérer une surface. On en a peur, car on craint la survenue de saignements abondants. En général, un traitement par les antiseptiques locaux et une pâte cicatrisante (le baume du Pérou y fait merveille) en vient à bout. On les retrouve alors nettement diminués de volume. C'est une voie possible de leur guérison. Ceux qui persistent au-delà de la 3e année seront traités facilement par la chirurgie. Les **angiomes des paupières et du cou** ont été traités ailleurs (cf. p. 90).

L'ÉRYTHÈME DU SIÈGE

C'est l'atteinte cutanée la plus fréquente du petit âge et il en a déjà été fait mention (cf. p. 659). Il suffit de rappeler ici les vertus de la mise des fesses à l'air ou du séchage soigneux à l'aide d'un séchoir à cheveux à chaleur douce, les mérites des bains avec des savons antiseptiques, l'efficacité des colorants (soluté de Millian ou éosine aqueuse à 2 %) et l'inutilité, sinon la dangerosité, des pommades à base de vitamine A. J'insisterai pour ma part sur la remarquable efficacité d'une préparation que j'ai adaptée d'une formule classique et que j'utilise depuis toujours avec un succès jamais démenti :

Ichtyol	5 g
Oxyde de zinc	22 g
Lanoline	20 g
Vaseline	30 g

Il ne faudra pas oublier que le muguet buccal entraîne fréquemment un érythème du siège qui nécessite, comme il a été dit plus haut, l'usage d'antifongiques locaux, sans oublier la précaution qui consiste à toujours utiliser le même produit par la bouche et localement.

Pendant le traitement d'un érythème du siège, il n'est pas utile d'utiliser, comme je le vois souvent faire, des couches en coton : elles ne sont pas d'un bien grand intérêt, elles peluchent fréquemment et leurs fibres se collent à la peau à vif. Il est bon, en revanche, d'utiliser les changes hyper-absorbants qui ont récemment été introduits dans le commerce (Super-Pampers).

LA MALADIE DE LEINER ET MOUSSOUS

Elle a été décrite simultanément en 1908 par deux médecins, l'un viennois et l'autre bordelais, qui l'ont baptisée « érythrodermie desquamative », parce qu'elle commence par donner une couleur rouge vif à la peau, qui ensuite se détache peu à peu en minuscules croûtes. Cette maladie survient vers la fin du 1er mois et guérit en général spontanément dans le courant du 4e mois. On pourrait donc se contenter d'attendre, puisqu'on ne connaît ni le mécanisme ni la cause de l'affection, mais en règle générale on ne le fait pas. Et c'est compréhensible. Des soins bien conduits peuvent en effet donner de brillants résultats en 10 à 12 jours environ. Ce sont des soins astreignants, mais ils valent la peine d'être entrepris pour éviter une rapide aggravation qui associe d'épaisses croûtes sur tout le cuir chevelu et les sourcils à une irritation de toute la peau du corps, en particulier au niveau des plis et des fesses. Le traitement que je propose comporte 2 bains quotidiens, l'un avec un savon antiseptique, l'autre avec un savon surgras. Pendant ces bains, en faisant très attention à ne pas laisser le bébé glisser dans l'eau, on lui masse longuement la peau sur toute la surface, en insistant particulièrement sur les plis et les zones les plus irritées. Je pense que ces massages sont souverains et qu'ils constituent certainement la partie la plus efficace du traitement. Après un rinçage soigneux et un séchage méticuleux qui peut s'aider de la chaleur douce du séchoir à cheveux en insistant en particulier sur les plis, il faudra enduire les zones suintantes d'un produit antiseptique asséchant. On peut certes utiliser les colorants classiques (éosine aqueuse à 2 %, fluorescéine aqueuse à 2 pour mille ou le soluté de Millian). Mais je ne crois pas que ce soit une bien grande consolation de teindre son bébé en rouge, en jaune ou en violet, alors qu'on a ressenti tant de peine à voir sa peau enflammée. On est tout aussi efficace avec de l'hexamidine ou de la chlorexidine, qui ont les mêmes vertus et qui existent en solution aqueuse (Diaseptyl, Hexomédine sachets) et sont incolores. Les zones croûteuses sont traitées à la vaseline salicylée ou à l'onguent de La Roche-Posay. Je n'hésite jamais, quand cela me semble nécessaire, à utiliser des préparations corticoïdes faiblement dosées, dont l'effet est rapide et qui permettent une amélioration spectaculaire — ce qui n'est pas sans importance dans la relation qui s'instaure à cet âge. Dans certains cas où la surinfection est importante, il m'arrive de conseiller des préparations antibiotiques ou antifongiques, localement et par voie générale. On peut penser que cela fait beaucoup de nuances et de tracas pour une maladie somme toute bénigne et univoque. Il en est toujours ainsi quand on est contraint de traiter des symptômes et non pas leur cause, puisqu'en cette occurrence particulière ladite cause est inconnue. Mais les résultats valent l'investissement de temps et de soins et permettent à la mère de poser un regard heureux et satisfait sur son enfant. Il ne faut pas oublier que c'est l'âge où se met en place le narcissisme d'étayage (cf. p. 398).

L'ECZÉMA DU NOURRISSON

On l'appelait « eczéma constitutionnel » et on l'appelle de plus en plus « dermatite atopique » pour dire qu'il peut venir en n'importe quelle région du corps. Il est très fréquent, puisqu'il intéresse 3 à 5 % de la population d'enfants. Il n'a rien à voir avec la maladie de Leiner et Moussous, avec laquelle il arrive qu'on le confonde. Le critère de différenciation le plus simple réside dans la date de début : l'eczéma commence en principe toujours après l'âge de 3 mois, débutant par une atteinte des joues et des parties arrondies et saillantes du corps, alors que l'érythrodermie desquamative commence, à un âge bien plus précoce, toujours par une atteinte des plis. Les lésions aussi sont différentes : ce ne sont pas des atteintes érosives d'une peau qui se dessèche et se détache, c'est tout le contraire. On assiste à l'éruption de placards en relief, parsemés de petites vésicules grenues brillantes, suintantes et surtout très prurigineuses (la démangeaison est un critère d'importance). Alors que la maladie de Leiner et Moussous est une simple atteinte de l'épiderme (couche superficielle de la peau), l'eczéma intéresse et altère également le derme (couche profonde). Il doit cependant être différencié de placards du même type et de même topographie qui n'en sont pas tout à fait et qui reçoivent, faute de mieux, l'appellation d'**eczématides** pour désigner que cela y ressemble sans en être vraiment. Ces eczématides, toujours bénignes et transitoires, sont souvent le résultat d'une agression de la peau délicate du bébé par le calcaire de l'eau ou par un produit savonneux qui la décape excessivement en supprimant pratiquement la fine couche grasse superficielle qui en assure l'étanchéité. Ces lésions régressent rapidement quand on les traite par une association de produits graissants dans le bain (Aveno, huile de bain, Oléatum, savon surgras, etc.) et l'application de l'un de ces produits hydratants comme il y en a de plus en plus sur le marché florissant de la cosmétologie infantile (Atoderm, Hydranorme, Hydrasept, Xeroderm, etc.). La guérison rapide des lésions avec ces moyens simples écarte donc un diagnostic en général peu sympathique parce qu'il laisse entrevoir une évolution vers une chronicité parfois désespérante, non pas tant qu'on ne parvienne pas à bout des lésions, mais qu'on se trouve exposé, à intervalles variables, à de fréquentes rechutes. Rapidement alors, la nature allergique de la maladie sera mise au premier plan : on retrouvera sans grande difficulté des antécédents allergiques familiaux (rhume des foins, asthme, eczéma ou urticaire récidivant) et on sera conduit à déclencher une enquête allergologique difficile, souvent décevante à cet âge, et à laquelle, pour ma part, je répugne. Il me semble en effet que cette enquête fige le problème en lui trouvant une raison extérieure bien définie et ne fait qu'aggraver les choses dans la mesure où elle interdit toute incursion du côté de la relation mère-enfant. Il semble fréquent en effet que les manifestations cutanées de ce type soient une traduction sur le corps de l'enfant d'une angoisse maternelle composite et difficilement exprimable. Quand, sur fond de silence, on parvient à aborder les faits sur ce versant, on découvre souvent chez la mère une forme de sourde culpabilité rattachée à la conception et à la naissance de cet enfant littéralement et quasi définitivement coincé dans l'image que l'on a élaborée de lui bien avant sa naissance.

Les traitements à la petite semaine sont toujours couronnés de succès et on arrive à bien gérer la maladie dans son ensemble sans grand effort. Outre les soins de graissage et d'hydratation qui ont été mentionnés ci-dessus, on ne doit pas craindre d'user des crèmes corticoïdes, qui ont un effet souverain, surtout si elles sont combinées à un traitement local antistaphylococcique qui a fait la démonstration de son caractère indispensable. On commence toujours par prescrire un produit d'activité anti-inflammatoire modeste (non fluoré : Hydrocortisone à 1 %, ou fluoré : Dexalta). Si cela ne suffit pas ou que la rechute semble commander une action plus forte, on passe à un produit d'activité anti-inflammatoire moyenne (non fluoré : Locapred, Tridesonit, ou fluoré : Cutinolone, Kenacort, Synalar), voire forte (non fluoré : Locoïd, ou fluoré : Betneval, Celestoderm, Diprosone, Halog, Nérysone, Penticort, Topsyne). Il faut savoir à cet égard qu'il vaut mieux ne pas utiliser de produit fluoré sur le visage à cause des plus grands risques d'atrophie cutanée et d'un certain degré de blanchiment de la peau particulièrement chez les sujets à peau brune ou noire. Les traitements corticoïdes doivent obéir à trois impératifs : ne pas être prescrits seuls dans un cas d'infection associée, mais toujours accompagnés d'un traitement antiseptique ou antibiotique par voie locale ou générale (les corticoïdes aggravent les infections) ; être prescrits sur de courtes durées appréciées par des examens comparatifs à distance ; et, surtout, ne jamais être arrêtés brutalement mais diminués progressivement pour permettre à la peau de s'en désaccoutumer.

On pourra toujours associer à ces traitements des antiprurigineux par voie générale (Polaramine, Primalan, Teldane, Tinset, etc.).

Ces indications ne résument évidemment pas le traitement de l'eczéma, qui, sur son long temps d'évolution, peut être amené à être abordé de diverses autres façons, par d'autres médications, voire par d'autres formes de médecine (homéopathie, phytothérapie, acupuncture, etc.).

L'INTERTRIGO

Il désigne toute atteinte infectieuse ou inflammatoire qui intéresse les plis (plis des oreilles, des aisselles, des aines, des coudes ou des creux poplités). Il fait partie de la maladie de Leiner et Moussous, aussi bien que de l'eczéma, mais il peut survenir seul, en particulier chez le tout-petit quand on a mal asséché ses plis ou que l'on a cru bon de le talquer d'abondance :

le talc (c'est un abrasif puissant), mêlé à la sueur, finit par entamer la peau et produire l'effet contraire de celui auquel on le destinait. Son traitement fait appel aux antiseptiques locaux (hexamidine, chlorexidine), aux colorants qui luttent convenablement contre le suintement (éosine, Millian, nitrate d'argent à 1 %) et, en cas de résistance, aux corticoïdes en crème en cures brèves.

L'IMPÉTIGO

Il désigne une atteinte cutanée d'origine infectieuse, plus fréquente chez le grand enfant, due au streptocoque et/ou au staphylocoque. Elle est très contagieuse d'un enfant à l'autre et gagne rapidement de nouveaux territoires chez le même enfant. Au départ, elle est constituée de boutons qui deviennent des pustules parfois croûteuses et qui démangent beaucoup. L'enfant se gratte, prélève des germes sur ses ongles et les dépose ailleurs, infestant une nouvelle partie de peau saine.

Chez le nouveau-né et dans les premiers mois, l'impétigo prend l'aspect d'un **pemphigus staphylococcique**. Ce sont des bulles disséminées, plus fréquemment retrouvées sur la peau du siège, remplies d'un liquide parfois translucide leur donnant l'aspect d'une brûlure. Cet aspect commande un prélèvement aux fins d'étude de la sensibilité du germe et un traitement antibiotique urgent et puissant par la bouche. Car le staphylocoque peut gagner la circulation générale et donner aussi bien une ostéo-arthrite qu'une staphylococcie pleuro-pulmonaire autrement plus préoccupantes.

Le traitement de l'impétigo, quel que soit l'âge, fait toujours appel aux antibiotiques antistaphylococciques par voie générale et par voie locale (sous forme de pansements séparés pour chaque élément et à renouveler toutes les 24 heures).

LE PRURIGO

Le **prurigo strophulus** est une affection saisonnière de nature allergique qui donne des papules extrêmement prurigineuses. Elle est consécutive à des piqûres d'insectes (moustiques, punaises, moucherons ou autres insectes microscopiques). Les papules rosées ou saumon sont de petite taille et dures : on peut en effet non seulement les voir mais les repérer partout au toucher. Elles sont centrées par un petit point noir (trace du point de piqûre) et elles ont parfois une micro-vésicule liquidienne à leur sommet. Les formes bulleuses pures, où tous les boutons ont l'aspect de grosses bulles, sont d'un diagnostic plus délicat. Il n'y a jamais d'atteinte du cuir chevelu ni des muqueuses. Le grattage peut entraîner une surinfection et on parlera alors de **prurigo impétiginisé**, qui devra être traité comme un impétigo. En dehors de ce cas, le traitement associe un sirop anti-allergique à des applications d'une crème au crotamiton (Eurax), très efficace sur le prurit.

L'urticaire

Son nom très évocateur rappelle bien la lésion provoquée par la piqûre d'ortie. Il est lui aussi d'origine allergique, encore que l'agent qui le provoque puisse être externe (par contact) autant qu'interne (un produit absorbé et mal toléré).

Il se manifeste par une éruption disséminée faite de placards typiques aux contours bien délimités, rouges et épais, qui peuvent avoir toutes les formes. Le centre du placard est, lui, toujours plus pâle. Ces placards démangent énormément et se constituent fréquemment sous l'effet du grattage qui précède leur éruption. Il faut savoir que, comme pour toutes les démangeaisons et les éruptions, le mécanisme de ces phénomènes est dû à la présence en plus grand nombre, dans les zones intéressées de la peau, de cellules chargées d'histamine — laquelle majore la démangeaison — en même temps que d'anticorps. Toutes les rougeurs de quelque ordre qu'elles soient traduisent, d'ailleurs, le conflit local entre les antigènes — les substances que l'organisme refuse — et les anticorps, destinés à neutraliser ces substances. Il est le plus souvent très difficile de trouver la cause déclenchante et on se contente de traiter le phénomène par des sirops antihistaminiques, en réservant aux rechutes la rigueur et la complexité d'une enquête toujours longue et astreignante. Les seuls cas où l'on a recours aux corticoïdes, dont l'action anti-allergique est plus puissante que les sirops habituels, sont les tableaux importants dans lesquels on craint la survenue d'un **œdème de Quincke** (gonflement du pharynx et du larynx qui risque de provoquer un étouffement).

Les mollusca contagiosa

Ce sont des petites surélévations blanchâtres et nacrées qui peuvent se situer sur le tronc ou sur les membres et qui ont pour principale propriété de se multiplier sans relâche par un processus d'autocontagion favorisé par le contact. Il arrive qu'il y en ait sur la face interne d'un bras et sur la partie de la poitrine en regard de cette région du bras. Ce sont, comme les verrues au demeurant, des affections virales. On les traite de la même manière, soit en les enlevant à la curette, soit en les brûlant à l'azote liquide.

Les poux

Ils atteignent rarement les bébés. Mais ils peuvent cependant leur être amenés par un grand frère ou une grande sœur, eux-mêmes victimes des épidémies qui touchent depuis un certain nombre d'années toutes les écoles de France et qui désespèrent autant les autorités sanitaires que les enseignants. Les pharmaciens savent en général quel est le produit actif du moment, car les poux développent des résistances variables en fonction du temps et il existe de nombreuses préparations destinées à les combattre. Il faut savoir qu'un poux vit en moyenne 6 semaines, que la femelle pond alors entre 100 et 300 œufs qu'elle dépose dans des sacs attachés aux cheveux (les lentes) et que l'œuf éclôt en **6 jours**. On devine à partir de là combien il est important de renouveler le traitement au bout de 6 à 8 jours pour être sûr de tuer aussi bien les poux éclos entre-temps que ceux qui vont éclore. On le renouvellera tant qu'on trouvera des lentes situées à moins de 2 centimètres du cuir chevelu, qui ont de grandes chances d'être encore vivantes. Il faut observer rigoureusement les conseils de la notice du produit utilisé (Hégor, Itax, Item, Lentinol, Para-poux, Pyreflor, etc.) en y ajoutant une précaution qui s'avère fort utile : quand on fait le shampooing, il faut faire mousser et peigner les cheveux au travers de la mousse avec un peigne fin trempé dans du vinaigre. C'est le meilleur moyen de décoller les lentes qui adhèrent aux cheveux par une colle soluble seulement dans l'acide acétique que contient le vinaigre. Après quoi, on rince abondamment. S'il reste des lentes, on vérifiera si elles sont vivantes (elles éclatent à la pression entre deux ongles) ou mortes et on renouvellera le shampooing si nécessaire. On ne doit pas se contenter des seuls soins locaux, il faut aussi traiter les vêtements et la literie (les poux ne sautent pas, ils passent d'un endroit à un autre et ils aiment la chaleur et l'humidité). Signalons la mise au point récente, par les laboratoires Item, d'un aérosol répulsif qui préviendrait l'infestation en empêchant les poux de venir sur la tête. Ce médicament n'est pas autorisé chez le nourrisson. Appliqué néanmoins à sa fratrie, il pourra toujours servir indirectement de moyen de protection.

La gale

C'est une maladie rare chez le tout-petit, encore que non exceptionnelle. Elle est due à l'infestation de la peau par un parasite, le sarcopte, qui entraîne les démangeaisons les plus féroces qui soient. Les lésions provoquées par les démangeaisons sont retrouvées sur la face antérieure des poignets, sur les espaces entre les doigts et sur la plante des pieds. A côté de cette distribution classique des lésions, la gale peut atteindre n'importe quel territoire chez le nourrisson. Le traitement actuel en est simple et utilise de préférence Sprégal en aérosol pour le corps et A-par pour la désinfection du linge et de la literie.

Les maladies des yeux

Il ne sera question ici que des affections banales, courantes et bénignes. Les maladies plus préoccupantes, qui peuvent aller du glaucome au rétinoblastome (cancer de l'œil), ne seront pas mentionnées, autant à cause de leur rareté qu'à cause des notions ultraspécialisées auxquelles leur exposé devrait faire appel.

La conjonctivite

Elle vient au tout premier plan des soucis concernant les yeux. Elle est évidente et on la constate aux sécrétions le plus fréquemment jaunâtres qui ne cessent de se reproduire dès qu'on les a ôtées.

La conjonctivite, qui peut survenir à n'importe quel âge, est une infection de la conjonctive, laquelle est une membrane de recouvrement de l'ensemble de la partie apparente du globe oculaire, à l'exception de la cornée, ainsi que de la face interne des paupières. La conjonctive a d'excellentes défenses naturelles redoublées par le rinçage continuel qu'assurent les larmes riches en anticorps.

Les larmes sont produites par des glandes situées en haut et en dehors de l'orbite *(cf. schéma)*. Elles lavent l'ensemble du globe oculaire et s'écoulent par le canal lacrymal, dont l'orifice minuscule est situé sur les bords de paupière, à l'angle interne de l'œil. En cas d'infection, cet orifice est rapidement obstrué et les larmes ne peuvent pas gagner les fosses nasales, qui sont leur destination ultime.

Dans les jours ou les semaines qui suivent la naissance, une conjonctivite uni- ou bilatérale peut survenir. Elle est en général consécutive à une insuffisance de soins préventifs. Les instillations de collyre ont été faites avec un collyre auquel les germes présents étaient résistants ou bien elles ont été arrêtées trop tôt. L'écoulement oculaire purulent dure ainsi des jours et des jours et résiste au simple lavage par du sérum physiologique.

Le traitement de tels épisodes nécessite :

— le lavage fréquent au sérum physiologique isotonique aux larmes (de 1 pour mille plus salé que le sérum physiologique habituel) pour éliminer au maximum les sécrétions ;

— le massage de l'angle interne de l'œil avec la pulpe du petit doigt pour solliciter et accroître la perméabilité du canal et produire un effet pompe ;

— l'instillation d'un collyre antibiotique puissant.

Ces soins doivent être dispensés fréquemment (toutes les heures si possible, ou à chaque change au moins) pour éviter l'annulation du traitement que produit le lavage par les larmes. Il est difficile de mettre des gouttes dans les yeux d'un bébé : il ne faut pas avoir peur de lui tirer sur la paupière inférieure et de lui déposer les gouttes dans l'angle interne, elles se distribueront d'elles-mêmes grâce à leur composition. Pour éviter les instillations répétées, on peut utiliser une pommade (il en existe de diverses marques : Stérimycine, Terramycine, Auréomycine, Rifamycine, Néomycine) ou un gel ophtalmique (Fucithalmic) dont la composition est telle qu'il colle toute la journée à la conjonctive en résistant parfaitement au flux lacrymal, le gel ayant sur la pommade l'avantage de ne brouiller la vue à aucun moment. **Ce traitement devra être poursuivi 10 jours durant, même si l'amélioration obtenue est rapide**.

En cas de récidive, on aura deux solutions possibles. Soit on fait pratiquer un prélèvement oculaire avec étude de la sensibilité du microbe aux antibiotiques pour envisager un traitement plus adéquat. Soit on s'en remet à l'ophtalmologiste, qui procédera peut-être à un **lavage des voies lacrymales** de manière à déboucher un canal éventuellement obstrué par les sécrétions ou à sonder, pour le reperméabiliser, un canal qui serait demeuré imperforé. L'imperforation ou l'obstruction dudit canal pouvant elle-même être suspectée sur le fait qu'en dehors de tout épisode infectieux les larmes s'écoulent par le côté de l'œil, ce qui donne l'impression d'un larmoiement important à un âge où le bébé n'a en principe pas de larmes, même quand il pleure. **L'usage des corticoïdes, en cas d'infection, ne doit jamais**

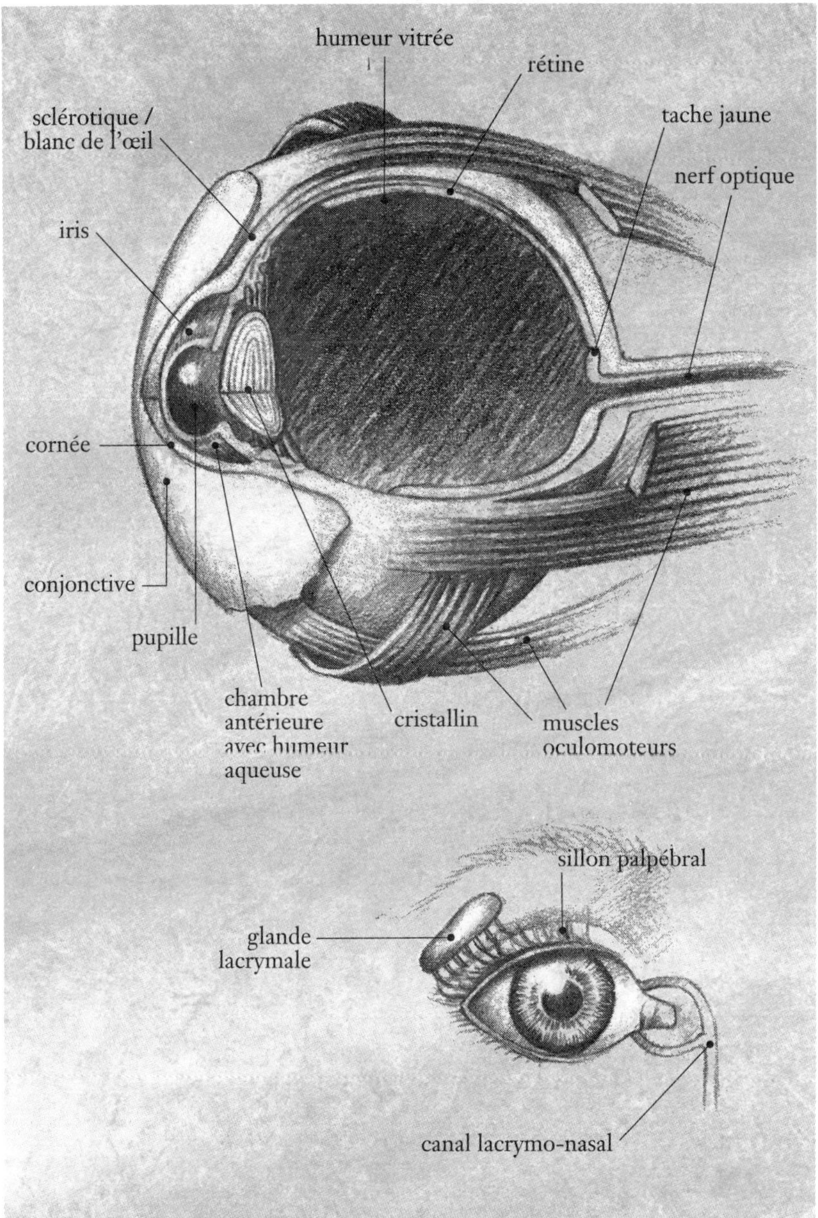

Schéma de l'œil

Regard normal

En raison du simple plus grand écart entre les yeux, on a une impression de loucherie (faux strabisme).

Encore plus accentué dans le regard latéral puisque, pour l'œil gauche, on ne voit qu'une fois du blanc, alors qu'on en voit deux fois pour l'œil droit.

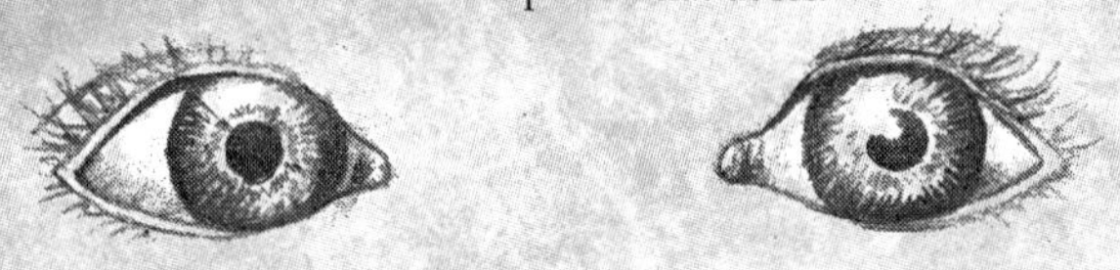

Dans le strabisme vrai, il y a une asymétrie du reflet pupillaire.

Épicanthus

être prescrit sans qu'ait été pris au préalable l'avis d'un ophtalmologiste, seul habilité à le proposer. Chez le nourrisson plus âgé, une conjonctivite accompagne parfois une rhinopharyngite. Elle commande impérativement alors l'examen des oreilles. Ce qui est logique, car si l'œil a été infecté par des germes issus de la fosse nasale et qui auront remonté au long des canaux lacrymaux, on peut supposer que ces germes auront également remonté la trompe d'Eustache et envahi la caisse du tympan. Le traitement local de la conjonctivite accompagnera alors le traitement général de l'affection ORL.

Les strabismes

Il n'est plus rare de nos jours de croiser dans la rue des petits bébés porteurs de lunettes. Cela surprend parce qu'on se demande en général comment on est parvenu à déceler la nécessité de cette prothèse pour un si petit enfant. La réponse est simple : cet enfant a eu un strabisme qui a persisté au-delà du 4e mois. Avant cette date, le strabisme n'a pas en effet à être pris en considération, car il traduit simplement le fait que l'appareil oculaire, immature surtout au niveau rétinien, tente de faire coïncider en une seule les images différentes que perçoit par moments chacun de ses deux yeux. Ce strabisme-là n'est d'ailleurs pas constant; il survient de temps en temps, puis disparaît, pour ne plus revenir du tout quand la macula (la région la plus performante de la rétine) a atteint son développement maximal.

Le strabisme qui commande le port des lunettes est, lui, un strabisme vrai, stable et permanent.

Il n'a rien à voir avec les faux strabismes *(cf. schéma)* dus à un hypertélorisme, c'est-à-dire à un écart important entre les deux yeux, ou à un épicanthus (repli semi-lunaire formé par la peau au niveau interne de l'œil). Ce faux strabisme est surtout perceptible dans le regard latéral, car l'écart oculaire fait alors que l'on voit du blanc de chaque côté de l'iris dans l'un des deux yeux et d'un seul côté de l'iris dans l'autre. Les tests positifs de strabisme qui en permettent le diagnostic à coup sûr ne sont d'ailleurs pas retrouvés dans ce cas. Le reflet pupillaire est bien symétrique : quand on regarde les deux pupilles, on voit sur chacune d'elles, par exemple, le reflet de la lampe éclairante. Ce reflet occupe exactement la même place sur chacune des deux pupilles, alors qu'il occupe des places différentes en cas de strabisme vrai.

Le test de l'écran complète ce constat : on met alternativement un cache devant chaque œil ; si l'œil non caché se déplace, c'est qu'il y a strabisme.

Ces examens de débroussaillage seront renouvelés au demeurant par l'ophtalmologiste au moment où le bilan sera fait et le traitement mis en place.

Le **strabisme convergent** (c'est-à-dire les yeux en dedans) est infiniment plus fréquent que le **strabisme divergent** (les yeux en dehors). C'est une affection fréquente puisqu'il touche 3 % de la population, c'est-à-dire 1,5 million de personnes en France, avec une proportion de 65 % de cas familiaux. S'en préoccuper, c'est tenter dès le plus jeune âge de parvenir à le corriger. Il importe pour cela de faire le diagnostic précis de sa cause qui conditionnera tout le traitement ultérieur.

L'amblyopie vient au tout premier plan de la cause des strabismes, dans 50 % des cas.

Que recouvre ce mot ?

Il définit le fait que l'œil voit mal mais pas pour des causes mettant en jeu sa réfraction et ses milieux optiques, comme c'est le cas dans la myopie, l'hypermétropie ou l'astigmatisme. C'est l'œil qui voit mal, alors que l'ensemble de ses constituants est sain, si bien qu'aucun appareillage ne peut améliorer cette vision. Cette amblyopie, dite, en l'absence de lésions précises, « fonctionnelle », peut être soignée ; l'œil peut récupérer une vision normale ou subnormale d'autant mieux qu'elle est diagnostiquée et traitée précocement. Il importe de la rechercher systématiquement chez tout enfant dont le parent aura souffert d'un tel défaut. Son diagnostic est relativement aisé : il suffit d'obturer alternativement et pendant quelques minutes chacun des deux yeux de l'enfant avec lequel on joue. Si l'un des deux yeux est amblyope, son obturation sera tout à fait bien supportée et ne produira pas de réaction. Alors qu'on aura une nette réaction d'agacement en cas d'obturation du bon œil, l'enfant cherchant rageusement à ôter le cache.

Les différents traitements proposés par les ophtalmologistes, qu'ils fassent appel aux lunettes, à l'atropine ou à un de ses dérivés, auront pratiquement toujours pour but de pénaliser l'œil sain pour inciter l'œil amblyope à travailler et à améliorer ses performances. Ce traitement sera assorti d'une surveillance minutieuse pour éviter que l'œil sain, faute d'exercice, ne devienne à son tour amblyope.

Les défauts de réfraction (amétropie), qu'ils soient dus à la **myopie** (bien plus rare) ou à **l'hypermétropie**, sont le plus souvent facilement corrigés par l'appareillage optique qui fait disparaître à lui seul le strabisme mais qui peut aussi servir à corriger certaines déviations par la mise en place de secteurs antistrabogènes : l'ophtalmologiste colle sur une zone qu'il définit parfaitement par son examen un papier opaque destiné à empêcher l'œil d'aller dans cette direction. Ce n'en est ni plus ni moins qu'un processus — même s'il est particulier — de rééducation musculaire.

Les différents traitements du strabisme devront être poursuivis des années durant. Insistons sur ce fait. Car c'est la lassitude et le laxisme parentaux qui font que les strabismes persistent ultérieurement chez certains enfants. Le but du traitement n'est pas esthétique, il est avant tout fonctionnel. L'important n'est pas en effet d'obtenir un beau regard bien droit, il faut obtenir une vision de qualité. C'est la raison pour laquelle les interventions qui consistent à raccourcir certains muscles du globe oculaire ne se font pas avant l'âge de 5 ans. Elles peuvent attendre jusque-là car elles n'ont pas de bien grand intérêt si elles sont effectuées dans la seule visée esthétique.

Les maladies allergiques

Leur mise en évidence par Richet, en 1905, lui a valu un prix Nobel. La plupart d'entre elles ont été traitées en détail dans l'abord des maladies affectant les différents appareils qu'elles peuvent intéresser. Les rhinites allergiques, la maladie cœliaque, l'asthme, l'urticaire ou l'eczéma en sont autant d'expressions parmi d'autres. On en sait le mécanisme général. Le corps refuse une substance qu'il reconnaît comme lui étant étrangère et y réagit, au niveau de l'appareil dans lequel la substance aura pénétré, par une réaction excessive qui sera accompagnée des manifestations de cet excès. Une faible quantité d'antigène, reconnue comme nocive pour avoir été perçue comme telle par l'organisme une première fois, produit à la rencontre suivante une énorme quantité d'anticorps, lesquels iront quelque part agresser un organe qui y est plus particulièrement sensible. Les techniques de traitement allergologiques visent toujours dans leur ensemble à diminuer cette production d'anticorps. Elles y parviennent sur le mode aigu par l'usage de corticoïdes ou de substances **anti-histaminiques** (il y en a beaucoup). Quand on met en œuvre un traitement au long cours, soit on fait appel à des anti-histaminiques adaptés à cet usage (Hismanal, Zaditen), soit on procède par **désensibilisation spécifique**. La première option est justifiée en cas de polysensibilisation (un enfant est allergique à la poussière, aux acariens, aux poils de chat et au blanc d'œuf, par exemple). La

Sur le vif

■ *Le petit Akido a débuté un asthme sévère à 20 mois. Les explorations entreprises au cours de la 3e année ont montré une sensibilisation importante aux poils de chat. Le jour où je devais le recevoir pour commenter les résultats, j'ai vu sa mère arriver avec une bouteille de whisky à mon intention. Etonné de cette gentillesse, j'en ai demandé la raison, après les remerciements d'usage. J'ai eu la surprise d'apprendre que ce cadeau qu'elle m'offrait était destiné à acheter ma complaisance et à éviter que je ne décrète trop précipitamment l'éviction du chat siamois qui vivait au foyer et auquel elle était très attachée. Qu'on se rassure, la maman de cet enfant n'était pas siamoise mais coréenne !*

■ *J'ai eu à poser une indication similaire pour une petite Vanessa de 2 ans et demi. « Vous n'y pensez pas ! » m'a hurlé sa mère. « C'est quoi un chat pour vous ? » lui ai-je demandé. « C'est énorme, m'a-t-elle répondu, c'est quelque chose de vivifiant. Dès que je me réveille, je le caresse et j'emmagasine du tonus pour la journée… J'ai toujours eu un chat, dès mon plus jeune âge. Mes parents me disaient que c'était mon frère… Pour eux d'ailleurs, il remplaçait mon frère mort… » Quelque temps après, cette maman m'apprend qu'elle a enfin trouvé une solution. Elle a confié son chat à ses parents : « Mais ça pose des problèmes parce qu'ils doivent venir chez moi pour voir ma fille, qui ne peut plus aller chez eux. Et puis il y a autre chose. Mon chat et le leur ne s'entendent pas. Et comme ils dorment avec les chats dans le lit, mes parents se sont mis à faire chambre à part. »*

De fil en aiguille et après quelques rencontres de ce type où a soigneusement été explorée la signification des phénomènes, Vanessa a supporté de mieux en mieux les chats !

On est, dans ce registre, plus que partout ailleurs, dans l'intrication du corps et des mots.

seconde option est utilisée quand on a affaire à une sensibilisation plus spécifique : on isole au moyen de tests sérologiques et cutanés la substance agressante (qui peut être la poussière, les graminées, les acariens, les poils d'animaux, etc.) ; on en réalise alors une très grande dilution (1/100 000, 1/10 000, etc.) qu'on injectera par voie sous-cutanée à des doses précises des années durant. Ce que l'on fait en l'occurrence, c'est injecter une quantité d'allergènes suffisante pour déclencher une nouvelle production d'anticorps à un taux minime, tout en en neutralisant une partie de manière à faire régresser progressivement le mécanisme de production exagérée qui caractérise ce mode de réaction. Les traitements anti-allergiques de quelque ordre qu'ils soient ne dispensent pas de mesures d'éviction des allergènes reconnus : la chasse à la poussière nécessitera de choisir des sols lisses (parquets, linos) plutôt que de la moquette, de se débarrasser des peluches et autres nids à poussière, sans compter la nécessité de passer fréquemment l'aspirateur. L'allergie aux acariens nécessite un soin particulier porté à la literie, avec des pulvérisations de produits acaricides (Acardust, Paragerme AK). La mise au point de peintures acaricides a apporté un très réel progrès. Les problèmes d'allergie aux poils animaux sont plus délicats.

Des travaux fort sérieux ont récemment été publiés sur le traitement spécifique de certaines allergies par l'homéopathie. Cela n'a rien d'étonnant, car l'administration des antigènes sous forme diluée semble parfaitement pouvoir cadrer avec ce type de traitement.

Une mention particulière doit être faite ici de l'allergie aux piqûres de guêpes ou d'abeilles. Le nourrisson n'est en principe pas concerné. Il faut cependant savoir que l'allergie aux insectes piqueurs nécessite une désensibilisation sérieuse et particulièrement longue.

Les maladies infectieuses et parasitaires

Cette appellation recouvre, entre autres maladies, celles que l'on entend habituellement par « maladies infantiles », terme forgé pour désigner ce groupe de maladies que les enfants, dans leur immense majorité, étaient tous destinés à contracter plus ou moins tôt dans leur existence et que les vaccinations nouvelles ont heureusement raréfiées, sinon fait disparaître. Ces maladies évoluent le plus souvent par petites épidémies saisonnières. Et on peut se féliciter qu'elles surviennent dans l'enfance, lorsque le système immunitaire est à son plus haut niveau d'adaptation et que l'organisme se défend efficacement. Car lorsqu'elles surviennent à l'âge adulte, elles s'avèrent particulièrement pénibles.

Elles ne seront pas traitées ici par leur ordre d'importance ou d'incidence, mais dans un ordre qui tient compte de leur fréquence, en allant de la moindre à la plus grande. Les trois premières par exemple, rubéole, rougeole et oreillons, sont appelées à disparaître sous l'effet de la vaccination de masse. La coqueluche est, quant à elle, pratiquement inexistante. On n'en fera donc qu'un banal rappel.

La rougeole

C'est une maladie virale qui survient en fin d'hiver et au début du printemps. Elle est caractérisée par la survenue brutale d'une forte fièvre accompagnée d'une toux à tonalité particulière (toux ferrine) et d'un regard brillant, bien avant que ne survienne l'éruption, elle-même précédée 24 à 48 heures auparavant par un signe dit de Köplick (à l'intérieur des joues, on découvre un minuscule semis de taches blanches ressemblant à du sucre sur des fraises). L'éruption est composée de taches rouges plus ou moins confluentes. Elle débute derrière les oreilles, s'étend au visage puis descend progressivement vers les jambes, qu'elle atteint quand elle a tout à fait disparu du visage. C'est quand elle s'est ainsi généralisée que la fièvre disparaît — c'est la raison pour laquelle, dans certaines civilisations, on mettait des vêtements rouges à l'enfant, en pensant l'aider, par on ne sait quel mimétisme, à sortir au plus tôt son éruption et en mettant sur le compte d'une éruption « mal sortie » la survenue des complications. C'est une maladie qui en donne effectivement. On les maîtrise bien aujourd'hui (même la classique et gravissime laryngite). Elle garde cependant une gravité redoutable dans les populations noires (c'est l'une des causes importantes de mortalité infantile en Afrique). Sa dernière particularité réside enfin dans le fait que l'organisme peut garder le virus vivant des années durant, exposant à la survenue d'encéphalites mortelles à n'importe quel âge.

La rubéole

C'est une maladie virale évoluant par petites épidémies. Elle peut ou non s'accompagner de fièvre. Elle est caractérisée par une éruption, qui ressemble par endroits à celle de la rougeole et par d'autres à celle de la scarlatine, accompagnée de l'augmentation de volume de nombreux ganglions, surtout dans la région occipitale. Elle est bénigne pour l'enfant. Elle est dangereuse pour les femmes enceintes dans la mesure où elle entraîne des malformations fœtales. Notons que les tests pratiqués en début de grossesse permettent toujours à une future mère de savoir si elle a eu ou non la rubéole dans sa vie. Ce contrôle est en principe systématiquement prévu avant la survenue de toute grossesse, puisqu'il est prescrit dans le bilan prénuptial permettant à la future mère de se faire vacciner (sous contraceptif pendant trois mois) au cas où elle n'aurait pas contracté la maladie. Mais compte tenu de la désaffection actuelle pour le mariage, il arrive que ce résultat ne soit effectivement connu que lors de la déclaration de grossesse, entraînant l'angoisse d'une infection qui aurait pu raisonnablement être évitée. La pratique désormais généralisée de la vaccination va permettre sous peu de vider de leur contenu de telles préoccupations.

Les oreillons

C'est une maladie virale qui peut atteindre toutes les glandes à sécrétion externe, à commencer par les glandes salivaires. Ce qui donne le plus souvent, par l'atteinte des glandes parotides, un gonflement bilatéral autour des oreilles, conférant à la tête une forme de poire. Mais cette atteinte peut être absente et remplacée par une atteinte des glandes sous-maxillaires ou des glandes sublinguales, étant entendu qu'on peut avoir également une atteinte généralisée de l'ensemble des glandes salivaires. Un vieil et célèbre aphorisme médical prétend, depuis le milieu du XIXe siècle, que « les oreillons n'ont pas de singulier » ; il s'est révélé faux depuis que l'on a mieux su diagnostiquer cette maladie par des tests sérologiques. Il existe même des formes dites « à bascule » parce que les atteintes se succèdent dans le temps et passent d'un côté à l'autre. Le pancréas et les glandes génitales (testicules aussi bien qu'ovaires) peuvent être touchés, ce qui nécessite un repos et un traitement adéquat, chez les adolescents et les adultes (filles comme garçons, hommes comme femmes, à l'encontre d'une idée fausse très répandue), pour éviter les rares stérilités qui peuvent s'ensuivre.

La coqueluche

C'est une maladie devenue très rare grâce à la vaccination. Elle est due au bacille de Bordet-Gengou *(Bordetella pertussis)*, que l'on peut cultiver et isoler dans les gouttes de salive au moment de la toux. C'est une maladie grave chez le tout-petit dans la mesure où les quintes qu'elle entraîne peuvent être asphyxiantes et que le vomissement qui les suit toujours peut provoquer une dénutrition considérable. Son diagnostic n'est pas toujours aisé dans la mesure où le caractère spasmodique de la toux est quasi constant dans toutes les toux du petit nourrisson. La numération garde une grande valeur de suspicion du diagnostic en permettant de repérer que le sang contient plus de 12 000 lymphocytes par millimètre cube. La confirmation sera aisée par un test sérologique fiable et rapide. On se défie à juste titre de son évolution autant que de ses complications. D'autant que son traitement demeure délicat et encore approximatif. Il réside dans l'usage de gamma-globulines spécifiques à utiliser seulement en début de maladie — ensuite, ces gamma-globulines aggravent la toux — et dans l'usage de faibles doses d'antibiotiques (Bactrim, Rovamycine) pour ne pas tuer trop massivement les germes, qui libèrent leur toxine en mourant et aggravent de ce fait les quintes. Les traitements homéopathiques ont acquis dans cette maladie, pour laquelle on avait tout essayé — y compris les voyages en avion ! —, leurs lettres de noblesse. On a vu fleurir, autour des années 70, nombre de publications qui plaidaient pour la suppression de la vaccination, jugée de mauvaise qualité, inefficace et même dangereuse (elle donne de la fièvre et a été accusée de provoquer parfois des encéphalites). Elles sont parvenues à convaincre les Anglais, qui ont dû faire marche arrière quelques années plus tard, pour avoir eu à affronter d'importantes et regrettables épidémies. Les médecins français, restés mystérieusement sourds à cette argumentation, ont continué de vacciner, ce qui a permis que cette maladie soit devenue rare, sinon exceptionnelle. Signalons que le vaccin acellulaire, dénué de tout inconvénient et qui mettra définitivement fin aux controverses, est tout près d'être mis sur le marché.

LA ROSÉOLE OU EXANTHÈME SUBIT

La roséole est dite encore **sixième maladie**, en raison du fait que, dans l'ordre de la description des maladies éruptives, elle est venue après les quatre premières (rougeole, varicelle, rubéole, scarlatine) et après la cinquième (le rare mégalérythème épidémique, constitué de grands placards rouges aux jolis contours).

C'est une affection singulière et particulièrement piégeante. Elle touche essentiellement les bébés dans une tranche d'âge qui se situe entre 6 et 18 mois, encore que l'on ait vu des cas à 3 mois et moins, et d'autres à 3 ans et plus, âge après lequel elle devient en principe exceptionnelle. Elle débute par une fièvre élevée que rien ne semble pouvoir faire baisser, accompagnée de cris — dus au fait que le bébé a souvent mal à la tête à cause d'une hypertension intracrânienne qui peut entraîner un véritable syndrome méningé avec un bombement nettement perceptible de la fontanelle. L'état général est toujours remarquablement conservé et il n'y a aucun autre signe à l'examen. Cette fièvre dure environ 3 jours et tombe brutalement, en même temps que sort une éruption parfois fugace (elle peut durer de 1 heure à 48 heures) qui signe la guérison de la maladie en même temps que le diagnostic. Cette éruption peut siéger n'importe où, sur la face ou le plus souvent sur le tronc ; elle est faite de petites taches rouges qui disparaissent si on les presse, comme dans les autres maladies éruptives (rougeole, rubéole).

Cette maladie, due à un virus echo 16 ou à un adénovirus, voire à d'autres virus, est intéressante à diagnostiquer parce qu'elle ne survient en principe qu'une fois, si bien qu'on ne sera plus enclin à l'évoquer une autre fois devant un tableau débutant du même type. Elle peut être également due à un virus herpès 6 qui ne donne pas lieu, lui, à l'éruption caractéristique : la fièvre élevée qu'il provoque peut donner des convulsions, qu'il importe alors de remettre dans le contexte pour en affirmer la bénignité.

La varicelle

Elle reste une maladie fréquente. Elle le restera jusqu'à l'adoption du vaccin qui ne saurait tarder. Elle évolue par épidémies printanières et elle est très contagieuse. Elle est due à un virus qui peut donner aussi le zona — en général chez les individus peu résistants (vieillards, malades chroniques) ou bien chez ceux qui ont contracté des varicelles de faible intensité dans leur enfance.

Elle se caractérise par une éruption typique faite de papules et surtout de vésicules de taille variable qui peuvent siéger n'importe où, y compris sur le cuir chevelu, la plante des pieds et la paume des mains : la varicelle est la seule maladie cutanée qui ne respecte aucun territoire — ce qui permet de la différencier par exemple du prurigo strophulus ou du prurigo bulleux, qui lui ressemblent. Ces vésicules sont pleines d'un liquide clair et elles sont finement rougeâtres à leur base (on parle d'une « goutte de rosée en peau saine »). L'éruption évolue en 3 à 4 poussées espacées de 2 à 4 jours, si bien qu'on peut avoir des éléments qui ont commencé à se dessécher et à former une croûte, alors que d'autres sortent comme au début de la maladie. Comme aucun territoire cutané n'est indemne de l'atteinte, on peut avoir des boutons dans la bouche, les oreilles, sur les tympans, les organes génitaux ou au bord des paupières. Il ne faut pas s'en émouvoir plus que cela. L'important, dans cette maladie, est de ne pas perdre de vue que tous les boutons vont évoluer en formant des croûtes. La maladie est contagieuse tant que la dessiccation des vésicules n'est pas totale.

Les croûtes doivent absolument tomber d'elles-mêmes, sous peine de laisser des cicatrices qui ne s'effaceront plus jamais. Comme les boutons, à leur début mais même ensuite, démangent terriblement, on imagine les dégâts qui peuvent se produire si on ne fait rien.

Le traitement de la maladie consiste donc principalement à éviter les surinfections et à empêcher l'arrachage des croûtes. Pour cela :

— on coupera les ongles à ras et on veillera à les maintenir courts, en les limant, parce que si on peut s'opposer au grattage diurne par la fermeté et la dissuasion, on ne peut évidemment pas éviter le grattage nocturne ;

— on baignera en utilisant un savon antiseptique (savon Bébia antiseptique, Dermacide, Plurexid, Septivon ou Solubacter) étalé du plat de la main et non pas avec un gant de toilette qui risque d'arracher les croûtes ;

— dans la journée, on talquera autant de fois que ce sera nécessaire à l'aide d'un talc antiseptique (Cutisan, Nisapulvol ou Parkipan) et on administrera un sirop antiprurigineux (Atarax, Polaramine, Primalan, Tinset) en fonction de l'âge et du poids.

En cas de fièvre, on évitera de donner de l'aspirine : elle a été accusée de donner dans ce contexte des syndromes de Reye (vomissements incoercibles, convulsions, atteinte hépatique constituant un syndrome gravissime pouvant entraîner la mort). On donnera donc du paracétamol.

La varicelle peut se compliquer — rarement — d'une surinfection pulmonaire, qui entraîne de la fièvre et de la toux et qui doit être traitée par voie générale, par un antibiotique de la famille des macrolides (Erythromycine, Josacine, Rovamycine, etc.).

Reste l'attitude des crèches (et des écoles, chez les enfants plus grands) par rapport à cette maladie. Il en a été question plus haut. Il faut savoir que les dispositions administratives ont en principe levé l'éradication de la fréquentation des crèches par les enfants atteints de varicelle. Il ne s'agit cependant que d'une convention dans la mesure où les textes en vigueur, datant du siècle dernier, n'ont toujours pas été modifiés. On a en effet intérêt à ce que le plus grand nombre d'enfants contractent cette maladie, tant sa survenue chez un enfant immunodéprimé (par un traitement corticoïde au long cours ou sous traitement de cancer par exemple) est redoutable, encore que l'on dispose heureusement, depuis peu il est vrai, de traitements efficaces (aracytine et Zovirax entre autres).

Un cas particulier est posé par l'attitude à adopter pour prévenir la **varicelle chez un bébé de moins de 3 mois**. A cet âge, la maladie est en effet préoccupante : on sait par exemple qu'elle peut tuer un nouveau-né qui la contracterait dès sa venue au monde parce que sa mère l'aura contractée en fin de grossesse. Cette maladie confère une immunité solide et définitive que la mère transmet à son nouveau-né et qui le protège en principe pendant les trois premiers mois, et plus, de la vie. Mais, comme on n'a aucune certitude sur la date précise de la levée de cette immunité, on s'accorde à prévenir la survenue de la maladie dans le premier trimestre de la vie par l'injection systématique de gamma-globulines spécifiques.

Le syndrome pieds-mains-bouche

C'est une maladie qui ressemble à la varicelle mais qui n'en est pas, parce qu'elle est restreinte à ces seules trois régions. Elle est due à un virus coxsakie A16. Elle ne donne pas de fièvre et dure moins d'une semaine.

La scarlatine

C'est une maladie en principe rare au-dessous de 2 ans, encore qu'elle puisse se voir. Elle évolue par petites épidémies sans prédominance saisonnière. Elle est due à un microbe : le streptocoque bêta-hémolytique du groupe A de Lancefield. A l'encontre des autres maladies que l'on n'attrape qu'une fois seulement et qui confèrent une solide immunité, la scarlatine peut survenir jusqu'à 40 fois au cours d'une existence. On rapporte qu'une surveillante de l'hôpital Claude-Bernard, spécialisé dans le traitement des maladies infectieuses, a égalé ce triste record en décédant lors de sa dernière atteinte.

Cela se passait avant l'ère des antibiotiques, qui ont rendu cette maladie bénigne. Les atteintes répétées sont dues au fait qu'il n'y a pas d'immunité croisée, c'est-à-dire qu'en cas d'atteinte par l'un des streptocoques, les anticorps fabriqués contre lui par l'organisme sont strictement inefficaces contre les 39 autres. Une autre particularité de ces streptocoques, c'est qu'ils sont eux-mêmes malades : ils sont infectés par des virus qui sont responsables de la sécrétion d'une toxine appelée « érythrogène » parce qu'elle donne la rougeur diffuse qui entoure l'éruption proprement dite, laquelle surviendra soit immédiatement, soit quelques jours (1 à 3) après le début de la maladie. Avant l'ère du laboratoire et celle des antibiotiques, on se repérait cliniquement pour poser le diagnostic sur une foule de signes cliniques et sur l'injection-test de toxine érythrogène.

De nos jours, la scarlatine est suspectée sur une angine évocatrice donnant au fond de la gorge une couleur rouge intense accompagnée d'une forte fièvre. Il peut ou il peut ne pas y avoir de gros ganglions dans le cou, de l'abattement, une altération de l'état général et une langue dépapillée, lisse et elle-même rouge vif. Le tout survenant en climat épidémique. Devant l'un de ces tableaux, on fait systématiquement procéder à un prélèvement de gorge et à une numération sanguine, et on fait démarrer le traitement antibiotique, par pénicilline orale ou par érythromycine, juste après le prélèvement et sans en attendre le résultat. C'est pour cette raison que l'on voit rarement de nos jours l'éruption de la scarlatine que les anciens traités de médecine décrivaient avec un luxe de détails. Il arrive cependant qu'on la rencontre parce que l'évolution de la maladie a pris de court des parents qui ont décidé d'attendre de voir ce que deviendrait la fièvre bien supportée par leur enfant. C'est une éruption en placards lisses ou grenus qui peut siéger partout sauf sur le menton, classiquement décrite comme évocatrice d'une « peau de chagrin » — expression que des générations d'étudiants ont été contraints de retenir sans prendre garde au fait que sa référence balzacienne était un peu irréaliste dans la mesure où la « peau de chagrin » en question est tout à fait mythique ! De toute façon, répétons-le, la scarlatine est rare chez le nourrisson de moins de 2 ans, moins exposé que des enfants plus grands à une contamination directe mais qui peut être contaminé par un frère ou une sœur plus âgés ! En tout état de cause, si le prélèvement confirme le diagnostic en révélant à la numération un nombre de globules blancs polynucléaires neutrophiles très élevé — la scarlatine est, avec la pneumonie à pneumocoques, la maladie qui donne les chiffres les plus élevés de globules blancs — et la présence de streptocoques au prélèvement de gorge, on poursuivra le traitement de pénicilline pendant 15 jours et on mettra l'entourage de l'enfant à un traitement préventif par la pénicilline orale. Il arrive que l'on ait une suspicion sur la numération et pas de streptocoque dans la gorge ; on fera tout de même le traitement parce qu'il est anodin et qu'il est possible que le prélèvement ait été mal fait. Il arrive que l'on trouve du streptocoque avec une numération non évocatrice. Là, encore plus que dans le cas précédent, on poursuivra le traitement. Il arrive aussi que le traitement bien conduit n'amène pas la guérison dans les délais prévus et n'empêche pas l'évolution de la maladie. La raison tient au fait que des staphylocoques, même bénins, dans le fond de la gorge peuvent sécréter une pénicillinase qui détruit la pénicilline et l'empêche de tuer le streptocoque. Devant cette véritable association de malfaiteurs, il n'y a pas d'autre stratégie que de changer d'antibiotique, en vérifiant, en fin de traitement, que l'on est parvenu au nettoyage convenable de la gorge.

Si le prélèvement est négatif et le nombre de globules blancs normal, le traitement qui a été débuté est évidemment immédiatement arrêté.

L'éviction de la crèche est de 15 jours.

TABLEAU SYNOPTIQUE DE CERTAINES NOTIONS CONCERNANT LES MALADIES INFANTILES

	Durée de l'incubation	*Durée de la maladie*	*Durée de la contagion*	*Durée de l'éviction*	*Vaccin*
Coqueluche	6 à 12 j.	6 à 8 semaines	21 à 28 j. après le début des quintes	30 j. environ	oui
Oreillons	21 j.	5 à 15 j.	de – 1 à + 3 j. après le début	pas très utile	oui
Pieds-mains-bouche	4 à 6 j.	6 à 8 j.	de – 1 à + 2 j. après le début	inutile	non
Roséole	10 j.	3 à 4 j.	de – 1 à + 2 j. après le début	3 à 4 j.	non
Rougeole	4 à 12 j.	10 à 20 j.	de – 5 à + 6 j. après le début de l'éruption	durée de la maladie	oui
Rubéole	15 j.	6 à 8 j.	de – 5 à + 8 j. après le début de l'éruption	8 j. environ	oui
Scarlatine	4 j.	Traitée : 2 j.	15 j. après le début	15 j. si traitée	non
Varicelle	14 j.	10 à 14 j.	de – 1 à + 7 j. après l'apparition des vésicules	inutile	non

NB : Ce que l'on appelle la « période d'incubation » des maladies infectieuses est une période qui peut être riche en symptômes non spécifiques (fièvre, fatigue, toux, etc.) ou bien relativement silencieuse : le virus ou le microbe organise sa tentative de conquête du corps. Cette phase précède la période où la maladie va se déclarer brutalement avec ses symptômes propres qui caractérisent la « phase d'invasion ». **On aura remarqué que certaines de ces maladies sont contagieuses pendant leur phase d'incubation, alors que d'autres le sont seulement quand la maladie est ouvertement déclarée. Il existe cependant pour toutes une constante : leur contagiosité est toujours directe. On ne peut pas les attraper autrement qu'au contact direct du malade et on ne peut jamais servir de vecteur de la maladie sans être malade soi-même. Ainsi une mère dont l'enfant a la varicelle, les oreillons ou la rubéole, par exemple, ne risque pas de les transmettre à l'enfant d'une amie qu'elle a le projet de visiter.**

On peut se demander pourquoi on prend tant de précautions pour une maladie si facile à guérir et qui répond si bien au traitement.

C'est parce que le streptocoque, quand il se développe sans contrôle, peut donner lieu à des phénomènes immunitaires sérieux qui peuvent entraîner une atteinte rénale (néphrite hématurique) ou articulaire (rhumatisme scarlatin).

Il faut savoir qu'avant l'ère des antibiotiques, ces complications se voyaient fréquemment, même s'il arrivait souvent que l'on guérît sans le moindre problème de cette maladie. Les sujets atteints voyaient alors la peau de leurs paumes des mains, de leurs doigts, de leurs plantes des pieds et de leurs orteils se détacher en grands lambeaux. Il arrive parfois encore aujourd'hui qu'un diagnostic rétrospectif soit porté sur ce signe-là, tant il est typique et spécifique.

La toxoplasmose

C'est une maladie qui passe fréquemment inaperçue parce qu'elle ne donne le plus souvent qu'un vague syndrome grippal bien supporté. Elle peut être diagnostiquée sur la présence de gros ganglions ou d'une grosse rate avec ou sans angine, accompagnée ou non d'une éruption faite de quelques taches rosées. On parlera alors de toxoplasmose-maladie qui sera confirmée par des tests sérologiques et traitée par la Rovamycine ou le Bactrim. Cette maladie, comme la rubéole, est bénigne chez l'enfant. Elle est surtout dangereuse pour la femme enceinte non immunisée à cause des malformations qu'elle peut donner au fœtus.

Elle est due à un parasite unicellulaire (le toxoplasme) connu depuis le début du siècle mais dont le cycle de reproduction n'a vraiment été éclairé que vers 1970.

Le toxoplasme est bien supporté sous forme de kystes par les souris et les oiseaux qu'il infecte et qui peuvent en contenir jusqu'à 3 000 par individu. Quand un chat mange un de ces animaux, les kystes se développent dans les cellules de son intestin. Il éliminera 10 millions de parasites mûrs par jour pendant 15 jours. Les déjections du chat vont être mangées par les animaux à sang chaud qui paissent l'herbe. En France, 72 % des moutons, 28 % des porcs et 4 % des bovins sont infectés. L'humain peut donc contracter la maladie soit en se souillant les mains avec les déjections du chat (quand il nettoie le plateau de ce chat qui mange de la viande crue), soit, pour les enfants, en jouant dans des bacs à sable salis par des déjections de chat, soit surtout en mangeant de la viande insuffisamment cuite, et particulièrement de la viande de mouton.

Il n'existe pas encore de vaccin contre cette maladie.

La mononucléose infectieuse

La mononucléose infectieuse, appelée aussi « maladie des fiancés » ou « maladie du baiser », est essentiellement une maladie du jeune adolescent, rare chez le nourrisson — maladie bénigne mais entraînant une grande fatigue. Elle se transmet par la salive (d'où ses surnoms) et elle est due au virus d'Epstein-Barr. Elle se traduit par une angine rouge avec un enduit blanchâtre, avec ou sans gros ganglions un peu partout. Il arrive parfois que le tableau soit complété par une éruption qui peut s'accompagner de purpura (petites taches rouge sang qui ne disparaissent pas quand on appuie dessus) et d'une rate augmentée de volume. Il arrive aussi qu'elle se résume à une baisse de l'appétit, avec une fatigue traduite par la somnolence et de gros ganglions partout. Il peut y avoir ou ne pas y avoir de fièvre. Il arrive enfin qu'on soit amené à l'évoquer sur la seule présence d'un ganglion isolé et d'un volume particulièrement important. Cette énumération de symptômes n'épuise pas les tableaux nombreux que l'on peut rencontrer et qui vont jusqu'à la jaunisse et à la méningite, en passant par les atteintes neurologiques et testiculaires. Le diagnostic est confirmé par la numération sanguine (qui montre une augmentation plus ou moins grande du nombre de globules blancs, avec une prédominance nette de lymphocytes, dont certains sont dits « hyper-basophiles ») et par un test sérologique. La maladie dure de 1 à 3 semaines, laissant un certain degré de fatigue qui peut durer encore plus longtemps. En fonction de l'importance des atteintes, un antibiotique peut être prescrit (jamais d'ampicilline ou d'amoxicilline, qui donnent d'énormes éruptions dans ce contexte, mais toujours de la Rovamycine), de même que des corticoïdes en cures courtes pourront l'être dans les formes importantes.

La maladie des griffures du chat

La maladie des griffures du chat, ou « lymphoréticulose bénigne d'innoculation », est due à un gros virus de la famille des myagawanellas (parent de celui par lequel les perroquets peuvent conférer une maladie appelée psittacose, et les pigeons une maladie appelée ornithose), que le chat transmet sans être lui-même malade, mais qui peut être également transmis par des ronces, des rosiers, des acacias, voire des piqûres d'insectes. Elle survient entre 10 à 30 jours après le contact infectant et se traduit par un gros ganglion entouré d'autres plus petits et qui peut à la longue se fistuliser et se vider. Il peut ou non y avoir une petite fièvre à 38°. Les complications à type de conjonctivite et d'autres atteintes neurologiques sont rares. Le diagnostic évoqué sur l'enquête est confirmé par une intradermo-réaction pratiquée dans quelques laboratoires. Le meilleur traitement en est l'érythromycine.

Le syndrome de Grisell

Le syndrome de Grisell, ou « torticolis naso-pharyngien », est essentiellement l'association d'un torticolis pénible et très douloureux à une fièvre qui peut être élevée et à une angine ou une pharyngite. Le tout est impressionnant et survient toujours brutalement. Les examens sanguins témoignent d'un important processus inflammatoire avec élévation de la vitesse de sédimentation. La radiographie montre un épaississement des tissus mous qui peut entraîner une discrète luxation des premières vertèbres responsable de la contracture des muscles du cou, encore que le volume des ganglions profonds que l'infection aura touchés peut expliquer lui aussi une telle attitude antalgique : le torticolis apparaît alors comme un processus de défense de l'organisme pour éviter la douleur intense que le jeu musculaire peut provoquer en mobilisant ces ganglions particulièrement douloureux. L'infection de départ peut être due à n'importe quel germe, pour peu qu'il ait donné lieu à une violente inflammation, laquelle a gagné les tissus profonds. Le caractère impressionnant de l'atteinte ne l'empêche pas d'être toujours bénigne et de guérir rapidement sous antibiotiques et corticoïdes.

La grippe

C'est une maladie saisonnière due à un virus grippal dont il existe différentes variétés. On donne, facilement et par paresse, ce nom à d'autres maladies virales dont les symptômes sont identiques : fièvre élevée, fatigue, cris dus aux courbatures et aux maux de tête. Cette maladie hivernale, qui évolue par épidémies, touche également les nourrissons, que l'on ne vaccine généralement pas, parce qu'en raison des mutations du virus, il faudrait le faire tous les ans et que la vaccination est chez eux mal supportée. Elle peut ou non s'accompagner d'une toux sèche. La fièvre, qui dure 2 ou 3 jours, tombe brutalement, pour remonter encore une fois pendant 24 heures, dessinant ce que l'on appelle dans le jargon médical le V grippal pour traduire ce que l'on voit sur la courbe de température. Le traitement en est symptomatique : on soulage la toux mais on essaie d'intervenir le moins possible sur la fièvre (sauf en cas d'abattement) pour permettre une guérison plus rapide puisque la fièvre tue le virus. Il existe depuis plusieurs années un médicament spécifique de la grippe que l'on réserve, en raison de possibles effets secondaires, aux cas graves (la rimantidine ou Roflual).

Les vers intestinaux

■ **Les oxyures** sont les vers que le nourrisson peut contracter le plus facilement et le plus souvent. Ils lui sont le plus fréquemment apportés par ses parents ou par ses frères et sœurs infestés à leur insu.

Le cycle de l'oxyure permet à lui seul de comprendre comment se déroulent les choses. Il y a 20 000 œufs d'oxyure par mètre carré de surface scolaire (bâtiments et mobiliers inclus). C'est dire avec quelle facilité un enfant peut s'en coller sur les doigts. Il porte ses mains à la bouche, avale l'œuf, lequel se développe dans le tube digestif et, parvenu au stade adulte, va migrer, toujours à la nouvelle lune, vers la marge de l'anus pour y pondre ses œufs, ce qui provoque de violentes démangeaisons. L'enfant se gratte, récolte ainsi les œufs sans le savoir et va les déposer partout où il mettra les mains… y compris dans sa propre bouche, en se réinfestant en quelque sorte ; ainsi le cycle recommence avec lui ou avec d'autres !

Chez le nourrisson, c'est la découverte par la mère d'un oxyure (ver blanc, rond, de 8 à 15 millimètres de long) sortant de l'anus qui met sur la voie du diagnostic. La présence d'oxyures dans les intestins peut donner un certain nervosisme, un malaise digestif et des douleurs abdominales de type appendiculaire (chez les grands enfants, il existe d'authentiques appendicites vermineuses). Chez les petites filles, le ver peut passer de l'anus au vagin, portant sur son dos les germes intestinaux, et donner des pertes blanches. Il peut également passer dans le méat urétral et produire des infections urinaires ascendantes. D'où la règle de traiter systématiquement l'oxyurose chez les fillettes présentant de tels tableaux.

Le traitement de l'oxyurose s'applique systématiquement à toute la famille et se fait à 2 reprises espacées de 3 semaines, tenant ainsi compte du cycle de reproduction du ver. Il fait appel à différents produits, tous actifs en prise unique (Combantrin, Fluvermal, Povanyl). Sa facilité d'administration et la fréquence statistique de l'infestation inclinent à le prescrire devant la découverte inopinée de toute augmentation du nombre de globules blancs éosinophiles dans la formule sanguine — qui accompagne toutes les infestations par parasites — pour éviter de le chercher absolument par un examen parasitologique des selles.

■ **L'ascaris** est un ver long, rond, effilé à ses deux extrémités, de 15 à 35 centimètres de longueur. Ses œufs proviennent essentiellement des déjections humaines (la femelle en pond 200 000 par 24 heures). C'est dire qu'un enfant peut être contaminé quand il joue dans de la terre souillée par des matières fécales humaines.

Aux différents stades de développement du parasite, on peut avoir différents tableaux pathologiques. Au stade larvaire, ce sera une maladie pulmonaire, le syndrome de Loeffler, qui est une forme de bronchite avec une éosinophilie qui peut aller de 30 à 60 % des globules blancs. Au stade adulte, ce seront parfois de violentes douleurs abdominales, éventuellement accompagnées de diarrhée et de vomissements, voire d'une éruption que l'éosinophilie importante (10 à 20 %) rapportera à ce diagnostic, qui sera ensuite confirmé par la découverte d'œufs dans les selles. Le traitement est efficace et on utilise Combantrin, Fluvermal ou Solaskyl.

■ **Les giardias,** ou « lamblias », sont des parasites intestinaux qui peuvent donner des diarrhées chroniques avec amaigrissement ou absence de prise de poids, et des douleurs abdominales qui ont la particularité de survenir au milieu des repas. On les retrouve à l'examen parasitologique des selles si on pense à en demander la recherche. On les traite par le Flagyl.

■ **Les ténias** sont exceptionnels chez le nourrisson.

LES TIQUES

Elles peuvent, par leur piqûre, donner un certain nombre de maladies fébriles (dont la maladie de Lyme), parfois longues, de diagnostic généralement malaisé et de traitement délicat. Pour éviter l'éclosion de ces maladies de survenue cependant rare, il faut veiller à ne pas laisser en place plus de 24 heures le rostre de l'insecte quand il a piqué et qu'il reste collé à la peau (NB : quand l'insecte a piqué le cuir chevelu, on ne le voit pas toujours). Il est important pour cela de le tuer tout à fait : ses muscles se détendent alors et ne s'agrippent plus aussi fort à la peau qu'ils ont pénétrée. On le fait au moyen d'un gros tampon imbibé d'éther qu'on lui applique dessus pendant 2 à 5 minutes. Après quoi on peut essayer de tirer sur l'insecte doucement à la main ou à la pince. On ne doit rencontrer aucune résistance. Si on en rencontre une, il ne faut pas insister ; il vaut mieux recommencer l'opération.

LES AUTRES INSECTES PIQUEURS

Ils sont fort nombreux et se manifestent de différentes façons. Chacun peut reconnaître la piqûre de l'abeille ou de la guêpe, avec la douleur intense et l'importante réaction locale qu'elle entraîne. Les piqûres de moustiques disséminées sur la surface du corps donnent des papules plus ou moins grosses. D'autres papules plus petites et tout aussi disséminées peuvent être dues aux moucherons, aux acariens, voire aux punaises. Le traitement de ces incidents est uniforme : il consiste à administrer un sirop anti-histaminique (Primalan, Teldane, etc.) et à appliquer une crème calmante (Eurax, par exemple). Le traitement préventif se résume à mettre par prudence un voile sur le berceau ou la nacelle des tout-petits quand on leur fait faire la sieste en plein air. Une mention spéciale doit être réservée aux piqûres d'aoûtats et à la dermite des prés : elles donnent des réactions particulièrement intenses avec des démangeaisons féroces qui nécessitent parfois le recours à la corticothérapie locale ou générale.

Les maladies chirurgicales

Avant d'entrer dans le vif du sujet, j'insisterai volontiers sur les extraordinaires progrès réalisés par la chirurgie et l'anesthésie pédiatriques au cours de ces vingt dernières années. Le mouvement n'est pas près d'être freiné, si on en juge par les avantages qu'apporte l'anesthésie caudale[1] et la voie prometteuse que constitue, dans diverses interventions, la cœlio-chirurgie[2] : on n'ouvre plus, on

1. C'est un procédé apparenté à la péridurale et qui permet d'écourter la surveillance nécessitée par une anesthésie générale : une intervention pour hernie ne requiert qu'une matinée d'hospitalisation au lieu de plusieurs jours.

2. Sous anesthésie générale, on introduit par une ouverture sous l'ombilic une sorte de grosse aiguille reliée à un appareil qui envoie un gaz inerte servant à distendre l'abdomen pour donner un meilleur accès aux organes. En un autre point, on introduit le cœlioscope, relié à un appareillage optique pour contrôler ce que l'on fait et un dispositif qui permet de travailler, à distance et sous le contrôle de la vue, sur les organes à traiter.

SUR LE VIF

■ *J'ai vu une de mes petites patientes, à sa naissance, avec les yeux carrément sur les tempes. Elle est née conformée comme le sont les chevaux, les volailles et d'autres animaux. Cela n'est pas même exceptionnel, puisque cela porte un nom et s'appelle un syndrome de Graig. On préfère cependant ne pas imaginer quelle vie aurait été la sienne il y a seulement quelques décennies. Or, quand elle a été scolarisée, elle avait eu les yeux remis en place et elle n'avait pratiquement pas de marque sur le visage. Qu'on prenne la mesure de l'exploit ! Parce que, pour parvenir à un tel résultat, il n'a pas seulement fallu travailler sur les orbites, mais modifier toute la structure du crâne qu'il a fallu remodeler de tous côtés, sans jamais rien compromettre de la distribution des circuits nerveux du cerveau contenu dans la boîte crânienne. Cela fut fait en plusieurs temps opératoires successifs, de quelque 10 heures chacun, espacés de plusieurs mois. Il a fallu la coordination des équipes de plasticiens, de neurochirurgiens, d'ophtalmologistes, d'anesthésistes et de rééducateurs divers.*

■ *J'ai fait, en 1978, le diagnostic d'une malformation cardiaque complexe chez un petit garçon de 4 mois. Il s'agissait d'une maladie de Fallot. Ce garçon était le premier d'un couple âgé particulièrement anxieux. Cette malformation ne se corrigeait jusqu'alors qu'aux alentours de la dizaine d'années et l'évolution de la maladie était régulièrement émaillée d'épisodes de complications proprement cauchemardesques dont on peut aisément imaginer comment ils auraient été vécus par les parents et l'enfant. Or, j'ai trouvé une équipe chirurgicale qui s'était lancée dans la réparation complète précoce de cette malformation. Mon patient a été opéré vers l'âge de 1 an. Quand je vois le beau garçon qu'il est devenu, je ne peux que me féliciter de cet inappréciable succès que l'on doit aux pionniers qui ont mis au point la technique.*

■ *J'ai eu à suivre une fillette née avec une atrésie de l'œsophage, une malposition des organes intra-abdominaux, un bec-de-lièvre, une malformation pulmonaire et une cataracte congénitale. Sa toute petite enfance et son enfance ont été émaillées de la quantité impressionnante d'interventions qu'on imagine. Quand il m'arrive de recevoir avec ses enfants la superbe jeune femme qu'elle est devenue, j'en éprouve, à chaque fois, un choc ému.*

Je pourrais faire tout un livre sur la quantité de succès auxquels j'ai assisté…

intervient par une petite boutonnière, les suites opératoires sont bien plus simples. Les médias n'ont jamais cessé d'en parler, mais leurs informations peuvent être moins crédibles que le témoignage d'un professionnel. Ces progrès ont transformé le devenir de cas qui seraient restés préoccupants leur vie durant. Il n'y a plus un seul organe qui ne puisse être abordé par la chirurgie. Et j'ai vu au cours de ma carrière des interventions audacieuses restituer aux enfants en danger une existence normale : cerveau, cœur, vaisseaux ou autres organes peuvent être désormais réparés de manière économe, intelligente et toujours conservatrice *(cf. encadré)*.

Cela n'empêche évidemment jamais le fait que l'épreuve soit toujours vécue dans une atmosphère de tension. Même si le comportement des chirurgiens n'est plus ce qu'il était et qu'ils se sont efforcés de ne pas laisser les familles à l'écart mais de les faire participer à la dynamique positive de la solution, il persiste toujours un malaise des plus certains. Je ne crois pas que cela tienne seulement à la crainte de la complication ou à celle que l'enfant ne se réveille pas de son anesthésie : on sait que les progrès de la réanimation ont réduit considérablement ce risque. Cela semble procéder de la douleur suscitée par l'intervention elle-même, toujours plus ou moins vécue comme une atteinte patente, objective, vérifiable, à l'intégrité du corps de l'enfant. S'agirait-il d'une section supplémentaire du « cordon » ? Ou bien du sentiment d'une réalité indépassable : le corps de l'enfant se révélant à cette occasion avoir ses caractéristiques et son comportement propres ? A moins que ce ne fût le regret de n'être pas parvenu à suffisamment protéger ou parfaire cet enfant auquel on veut tant de bien !... Ce sont toujours, bien entendu, des cas d'espèce.

Les affections envisagées dans ce chapitre ne sont en tout cas que des affections courantes et banales, pour lesquelles il n'est pas question d'exposer des problèmes de techniques acrobatiques. Ce sont des affections pour lesquelles l'abord chirurgical fournit une solution radicale et le plus souvent définitive. Aussi ne s'agira-t-il que d'y apporter les explications minimales destinées à en permettre la compréhension pour les faire vivre de la manière la plus sereine.

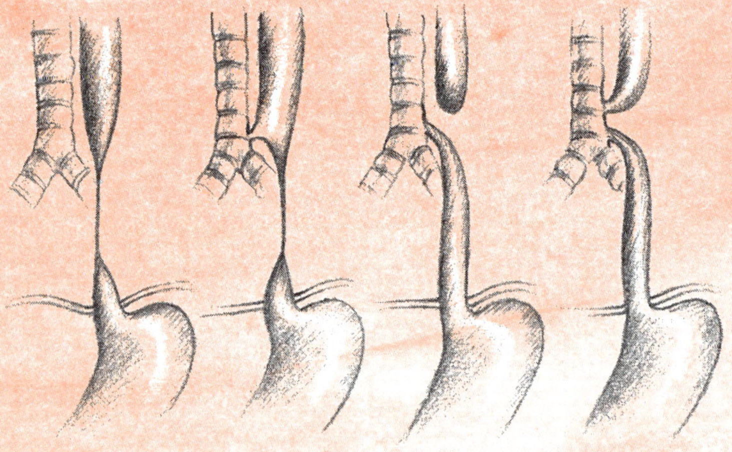

Atrésie de l'œsophage

L'ATRÉSIE DE L'ŒSOPHAGE

C'est une malformation fréquente qui survient, selon les statistiques, dans 1 cas sur 800 à 2 000 naissances. Elle aboutit à une absence de continuité de l'œsophage, dont le développement se sera fait selon l'une des quatre formes indiquées sur le schéma. Le diagnostic est soupçonné quand, à la naissance, on ne parvient pas à faire passer la sonde souple depuis la bouche jusqu'à l'estomac ou bien quand les quelques gouttes d'eau que l'on fait ingérer donnent lieu à des accès de toux, ou bien encore quand on se trouve face à une salivation abondante. La fin de la grossesse aura d'ailleurs souvent été marquée par un hydramnios (trop de liquide amniotique), signe qui impose la recherche de la malformation.

Le traitement chirurgical est organisé aussitôt. Il n'est pas toujours simple. Il donne lieu à un suivi particulièrement long.

Il est bon de savoir deux petites choses en apparence anodines mais qui prennent dans le vécu parental une assez grande importance :

- Lorsque le rétablissement de la continuité de l'œsophage doit attendre un certain temps et que le bébé est nourri pendant des mois par sonde gastrique, il importe d'entretenir sa faculté de sucer et de déglutir, sous peine de le voir la désapprendre totalement et éprouver les pires difficultés à s'alimenter une fois que l'intervention aura fait rentrer les choses dans l'ordre. Il est bon à cet égard non seulement de lui faire sucer une sucette, mais d'imbiber cette sucette des goûts les plus divers pour lui permettre de stocker des informations qui pourraient plus tard lui faire défaut.

■ Lorsqu'on a eu à refermer assez tôt la trachée (formes 2, 3 et 4, *cf. schéma*), il persiste longtemps un bruit respiratoire impressionnant pour lequel on risque de chercher sans succès une solution. Ce bruit est seulement dû à une turbulence de l'air au contact de la cicatrice trachéale qui met plusieurs mois à se régulariser.

Les hernies

On groupe sous cette désignation toutes les affections qui font qu'un viscère, normalement en place dans une cavité bien délimitée et fermée, trouve un orifice dans cette cavité, par lequel, sous l'effet de la pression, il tente de sortir.

■ **La hernie ombilicale** ne mérite aucun traitement et fait rarement l'objet d'une intervention chirurgicale. La tension des muscles abdominaux au cours de la croissance suffira amplement à elle seule à fermer l'orifice et à restaurer à l'ombilic un aspect satisfaisant. Les rapports anatomiques des organes sont tels que l'on n'a jamais aucun risque d'étranglement, lequel conditionne les attitudes chirurgicales des autres hernies. Il est inutile, voire **nocif**, répétons-le, d'utiliser la moindre contention sous forme de bande ou de ceinture élastique vendue dans le commerce. Pour des raisons génétiques, il arrive que des petits enfants noirs gardent indéfiniment cette hernie : l'intervention peut se justifier chez eux pour des raisons esthétiques, si les parents en font la demande.

■ **La hernie inguinale** mérite en revanche, elle, une solution chirurgicale — plus urgente chez la fille que chez le garçon *(cf. schéma p. 764)*.

De quoi s'agit-il ? La disposition de l'anneau inguinal, qui est situé en haut et en dehors de la symphyse pubienne, fait qu'il peut y passer des viscères contenus dans la cavité abdominale : une anse intestinale chez le garçon, une anse intestinale mais surtout l'ovaire chez la fille. Cliniquement, les deux tableaux sont assez différents.

Chez le garçon, on verra essentiellement une bourse très volumineuse ou qui le deviendra en fonction des efforts de toux ou des cris, lesquels augmentent toujours la pression intra-abdominale. Si on appuie doucement sur la bourse en en remontant le contenu vers le haut, on peut faire

Hernie inguinale chez le garçon

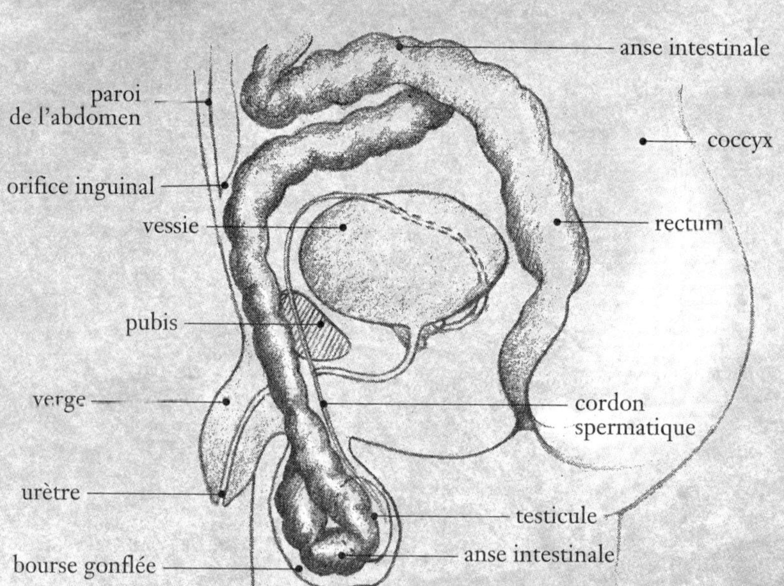

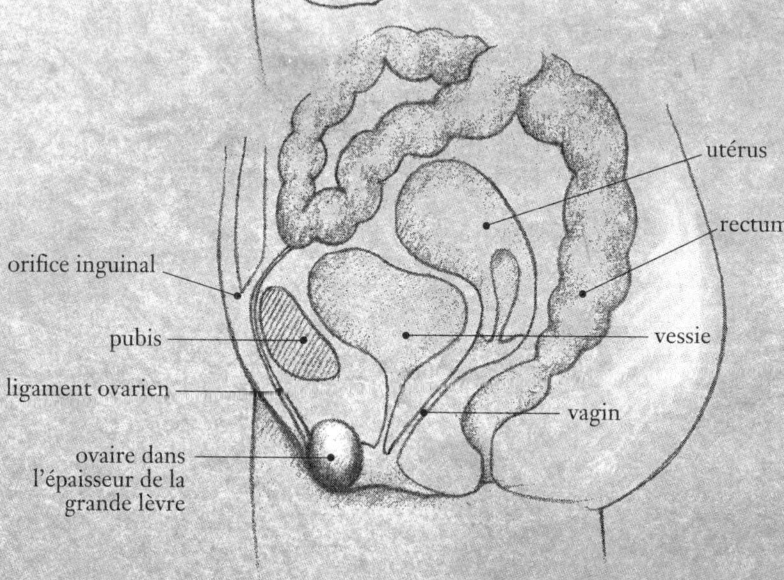

Hernie inguinale chez la fille

réintégrer l'intestin dans la cavité abdominale. On appelle cela une **réduction par taxis**. La hernie n'est pas guérie pour autant puisque au moindre effort elle réapparaîtra. Elle ne le sera que lorsque le chirurgien aura définitivement refermé l'orifice. Ce qui pourra être fait dès qu'on le voudra. Il existe bien des cas de régression spontanée, mais on préfère cependant le plus souvent intervenir. D'autant que l'on évitera ainsi à avoir à intervenir d'urgence si l'intestin hernié s'est étranglé. Un étranglement survient quand, sous l'effet d'une pression très forte, une grande quantité d'intestin sera sortie et se trouvera serrée au niveau de l'anneau inguinal lui-même. Cette striction gêne alors la circulation sanguine et l'intestin peut souffrir, voire se perforer.

Chez la fillette, on constatera surtout le gonflement d'une grande lèvre de la vulve, le plus souvent par l'ovaire qui y aura migré. Pour peu que de l'intestin se soit également engagé, le risque d'étranglement devient grand et ce n'est pas seulement l'intestin qui se trouve menacé mais l'ovaire lui-même. D'où l'urgence de l'intervention à pratiquer sans retard.

Le chirurgien, grâce à l'échographie et à l'exploration radiographique, parviendra à savoir si un seul ou les deux côtés sont atteints. Il pourra ainsi procéder à une réparation complète.

Il faut savoir qu'une nouvelle technique d'anesthésie, l'anesthésie caudale (cf. p. 759), permet que l'intervention se déroule sans nécessiter la longue surveillance post-anesthésique habituelle : l'enfant est opérée le matin et sort en fin de matinée.

■ **Les hernies hiatales** intéressent principalement l'estomac dont une petite partie de la grande courbure passe dans le thorax. Elles ne sont que très rarement opérées. Il en existe en revanche une forme majeure, la **hernie diaphragmatique**, qui survient pendant la vie intra-utérine, entraînant un grave défaut du développement pulmonaire, et qui est opérée d'urgence dès la naissance. Les chirurgiens sont parvenus depuis peu, dans de telles indications, à intervenir sur le fœtus pendant la grossesse pour éviter la constitution de la grave hypoplasie pulmonaire qui s'ensuit quand les choses sont laissées à elles-mêmes.

L'APPENDICITE

Elle n'est mentionnée ici que pour débarrasser chacun de sa hantise. Chez le nourrisson, elle est rarissime. Elle peut certes survenir, même dans les premiers jours, et le tableau en est considérablement trompeur. Mais elle reste exceptionnelle. J'en ai diagnostiqué un cas en 1970, chez une fillette de 18 mois, et on s'est aperçu à cette occasion, à l'hôpital des Enfants-Malades à Paris, que c'était le 10e cas recensé depuis le début du siècle !

Il faut savoir qu'on enlève systématiquement l'appendice aux bébés que l'on peut être amené à opérer pour toute autre raison nécessitant l'ouverture de l'abdomen (invagination intestinale, par exemple).

L'INVAGINATION INTESTINALE AIGUË

C'est une urgence grave qui met la vie en danger. Sur une partie quelconque de son trajet, l'intestin (le côlon plus souvent que l'intestin grêle) s'invagine, c'est-à-dire qu'il se retourne sur son prolongement en doigt de gant, ce qui bloque le transit intestinal et surtout la circulation sanguine, faisant courir le risque d'une destruction de la portion invaginée.

Quel que soit l'âge auquel elle survient (le plus fréquemment entre 5 et 9 mois), cette maladie se traduit par de violentes douleurs spasmodiques abdominales avec des cris stridents, des accès de pâleur, une sudation importante et une position des jambes repliées sur le ventre. Rien ne semble pouvoir calmer ces douleurs qui surviennent brusquement et s'arrêtent parfois pour recommencer presque aussitôt. Si, dans un tel tableau, on relève une constipation inhabituelle dans les heures précédentes ou que l'on a la notion d'une selle sanglante, on sera conduit à évoquer le diagnostic et à agir vite, la présence de sang dans les selles signant la souffrance aiguë de l'intestin. Néanmoins, pour peu que l'invagination se soit produite sur une portion de l'intestin grêle, on peut se trouver face à une diarrhée trompeuse.

On peut donc rencontrer les tableaux les plus divers, auxquels peuvent d'ailleurs s'associer aussi bien des vomissements que de la fièvre. Si bien que ce sera l'examen médical qui devra faire le tri et ne pas se laisser abuser par la présence d'une otite, d'une angine ou d'une rhinopharyngite, lesquelles peuvent parfaitement coexister sans pour autant éliminer le diagnostic (un célèbre aphorisme médical dit que l'« on peut avoir en même temps la syphilis et… un bureau de tabac » !).

Le lavement effectué en salle d'opération avec un produit opaque aux rayons X (baryte) parvient le plus souvent à lui seul à remettre l'intestin en place, mais il ne dispense cependant pas, le plus souvent, de l'intervention (que l'on commence à effectuer sous cœlioscopie), destinée à vérifier l'état de l'intestin, à rechercher la cause éventuelle de l'invagination et à faire ce qu'on peut et ce qu'il faut pour éviter des récidives qui restent possibles.

Le mécanisme de cette affection n'est pas très bien connu. On met

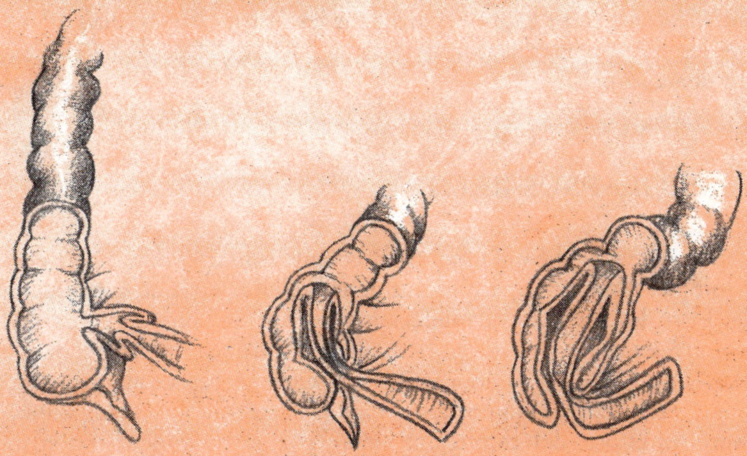

Différentes variétés
d'invagination intestinale aiguë

volontiers en cause la grande mobilité de l'intestin du nourrisson et la présence de gros ganglions au niveau du mésentère (le feuillet qui entoure l'intestin). Ganglions qui sont souvent des réactions réflexes lointaines à un foyer pharyngé, comme cela se voit chez l'enfant plus grand dans un tableau qui simule l'appendicite et que l'on nomme **adénolymphite mésentérique aiguë**.

L'IMPERFORATION ANALE

Evidente dès la naissance, elle est due au fait que le côlon n'est pas parvenu dans son développement jusqu'à un orifice naturel en l'occurrence absent. Il peut demeurer tout simplement là, comme en attente de l'ouverture de l'orifice, ce qui est le cas le plus favorable, mais il peut aussi avoir migré vers la vessie ou le vagin — ce qui permet d'imaginer les symptômes que l'on pourra observer. Le traitement chirurgical de l'imperforation anale doit être immédiat et il diffère selon que la malformation est haute (loin de l'anus) ou basse (tout près de l'anus). Le pronostic est moins terrible qu'on ne s'y attendrait. L'anus ainsi fabriqué permet l'acquisition d'un contrôle défécatoire en 2 ou 3 ans dans les formes basses, mais 10 à 15 ans dans les formes hautes, dont il faut signaler qu'elles sont heureusement bien plus rares.

LE PROLAPSUS RECTAL

C'est une maladie qui touche des enfants constipés de 1 à 2 ans et qui se traduit par le retournement vers le dehors d'une partie de la muqueuse rectale. Lors des difficultés de défécation ou des cris, on voit sortir de l'anus un bourrelet brillant rouge violacé, plissé, centré par un orifice, qui peut ou non rentrer à nouveau spontanément. Cela se reproduit évidemment à chaque selle. D'où l'importance de lutter contre la constipation, pour rendre les efforts défécatoires minimes, par un traitement systématique à l'huile de paraffine. La vitamine B_1 donne de bons résultats. La guérison spontanée survient vers 3 ans. Dans quelques rares cas, on doit cependant procéder à des injections sclérosantes.

LA MALADIE DE HIRSCHPRUNG OU MÉGACÔLON CONGÉNITAL

C'est une maladie congénitale relativement rare (moins de 1 cas — 0,9 exactement — pour 10 000 naissances) qui se traduit rapidement par une constipation opiniâtre que rien ne peut vaincre et qui dure parfois 10 à 15 jours, pour finir par une débâcle qui expulsera une énorme quantité de matières : 500 à 800 grammes de matières, voire plus, pour un bébé d'à peine 4 kilos ! Cette maladie est due à une rupture du système de conduction de l'influx nerveux dans la paroi du côlon. Les mouvements péristaltiques qui font avancer les matières butent sur une zone dans laquelle, sur quelques centimètres ou plus, il n'y a plus de relais, donc plus de transmission des mouvements péristaltiques, donc paralysie. Comme la lésion est ancienne et que les mouvements péristaltiques butent sur la zone de rupture depuis la vie intra-utérine, le côlon a eu le temps de se distendre, de grandir en longueur, voire en volume, et de devenir « méga » (grand), ce qui donne son nom à la maladie. La débâcle qui suit le long épisode de constipation s'explique par le fait que la pression en amont atteint un point tel qu'elle finit par forcer le barrage. Il en existe différentes formes en fonction de l'étendue de la zone dépourvue de relais.

L'intervention chirurgicale consiste à rétablir le mouvement physiologique en enlevant la partie défectueuse et en abouchant la partie inférieure soit au rectum s'il est indemne, soit directement au canal anal.

Les malformations de l'appareil urinaire

On y prête une grande attention et on s'évertue à en faire un diagnostic précoce, car elles peuvent évoluer pour leur propre compte à bas bruit et léser le tissu rénal sans que l'on s'en aperçoive.

■ **Le syndrome de la jonction pyélo-urétérale** est fréquemment diagnostiqué de nos jours dès la fin de la grossesse, à l'échographie.

De quoi s'agit-il ? Le développement de l'embryon se fait selon une dynamique telle qu'une partie des conduits urinaires (uretères et bas bassinet) se développe à partir de la vessie et remonte à la rencontre d'une autre partie de ces mêmes conduits (haut bassinet) qui se développe à partir du rein lui-même. La jonction des deux parties doit se faire sans défaut pour que les plexus nerveux puissent parfaitement se rejoindre. Pour peu que cette jonction se fasse hors norme, on aura un trouble de la vidange urinaire avec une stase des urines qui dilatera progressivement le bassinet en le déformant et en faisant courir un risque de lésion du tissu rénal lui-même et, par suite, de la fonction rénale. Les clichés d'urographie intraveineuse donnent une assez bonne idée des dangers encourus. Si la dilatation est peu importante, on ne fait rien et le sujet peut vivre ainsi toute sa vie — à noter que de tels phénomènes ont été connus depuis toujours et parfois diagnostiqués chez des vieillards. Dans d'autres cas, on pourra avoir à intervenir, dans la même logique que celle qui aura présidé au traitement du mégacôlon congénital, pour rétablir la continuité et restaurer une bonne dynamique à l'appareil urinaire.

■ **La maladie des valves urétrales** est une entité elle aussi diagnosticable dès la vie inta-utérine, par échographie. C'est une maladie qui ne touche que les garçons et qui est due à la persistance, dans l'urètre, de valves qui auraient dû disparaître. Ces valves persistantes gênent l'élimination de l'urine, si bien qu'il se constitue en amont de cet obstacle une vessie dite « de lutte » parce qu'à force de tenter de forcer l'obstacle, elle s'hypertrophie au point de finir d'ailleurs, quand elle se contracte, par renvoyer les urines aussi en amont, ce qui dilate les uretères puis le bassinet et lèse à long terme le tissu rénal.

Le traitement en est chirurgical. Il doit être instauré au plus tôt pour supprimer les obstacles et ramener l'appareil urinaire à un fonctionnement normal.

■ **Le reflux vésico-urétéral** est une maladie que l'on découvre au cours du bilan d'infections urinaires souvent répétées chez le garçon comme chez la fille. Le système antireflux naturel ne fonctionne pas et, lors de la contraction de la vessie, une certaine quantité d'urine remonte dans les uretères qui se dilatent, mettant en danger les bassinets et créant des turbulences qui font le lit d'infections nouvelles. Le diagnostic repose sur l'échographie et sur la cystographie rétrograde qui peut montrer les épisodes de reflux. Le traitement consistait, il y a encore quelques années, à réimplanter les uretères dans le tissu vésical par voie chirurgicale pour restaurer leur fonction. Depuis peu, on se contente d'injecter par voie endoscopique sous échographie du **teflon** dans l'épaisseur du muscle vésical de manière à reconstituer un système antireflux.

Il est important de s'attarder ici sur ce que l'on peut prendre pour une sorte de manie des médecins à demander si facilement, devant toute fièvre inexpliquée, un **examen cyto-bactériologique des urines** (le fameux **ECBU**), que n'a pas encore supplanté l'usage des bandelettes-diagnostic **(Multistix, Nephur Test)** qui détectent la présence de leucocytes et de nitrites. On ne doit pas s'irriter ou s'étonner de ce réflexe mais plutôt s'en féliciter. Ce genre de précaution a permis d'éviter à bien des individus l'atteinte grave ou la destruction de leurs reins, dont on sait qu'ils sont des organes de première importance.

Une des fonctions du rein, en effet, est d'éliminer les microbes qui peuvent s'être aventurés dans la circulation sanguine. Ces microbes sont charriés par le flux urinaire. Pour peu que sur le trajet de ce flux il y ait une zone qui provoque un tourbillon, le microbe s'y accrochera et s'y développera aisément, recueillant même ses congénères de passage. Cela se passe comme on peut le voir dans un ruisselet : si on jette un caillou dans le courant, on crée une zone de turbulence ; on verra alors les brins d'herbe et les grains de sable venir se coller à l'obstacle, accroître la turbulence et attirer à eux tout ce qui peut passer d'éléments flottants. Dans les voies urinaires, le microbe qui a réussi à s'accrocher va coloniser les territoires adjacents. Le corps réagira au phénomène par une fièvre, souvent élevée, sans aucun autre signe permettant de la rattacher à un appareil quelconque. Si l'adulte et déjà le grand enfant sont capables, dans de pareilles circonstances, de se plaindre de signes urinaires comme les brûlures ou la trop fréquente envie d'uriner (pollakiurie), le nourrisson n'exprime rien de tel, pas même par des cris. On doit donc toujours avoir à l'esprit cette dimension de la pathologie. L'enjeu est trop important pour qu'on ne s'en préoccupe pas de cette façon. C'est pour la même raison qu'on sera amené à faire pratiquer parfois des examens sanguins (VS > 30 ou CRP > 20) qui seuls permettront de savoir s'il y a eu une atteinte du tissu rénal, qui nécessiterait, surtout chez le nourrisson de moins d'un an, une extension et un renforcement du traitement antibiotique. Il s'avère de surcroît que statistiquement 25 % des infections urinaires sont révélatrices de malformations qui doivent être corrigées par la chirurgie.

Il n'est pas inutile de savoir à cet égard que la médecine est un peu... sexiste : elle ne considère pas de la même manière les infections urinaires de la fille et celles du garçon puisque la distribution de leur survenue est, selon les statistiques, de 2 à 5 filles pour 1 garçon. Cela tient à l'anatomie, dont on n'a pas cessé de dire, à la suite de Freud, qu'« elle est le destin ». Une fillette a un urètre de moins de 2 centimètres : chez elle, les infections sont souvent ascendantes — les femmes le savent bien, qui contractent facilement des infections urinaires pour avoir eu des rapports sexuels dans certaines positions qui irritent le méat urinaire. Chez le garçon, l'urètre est long de 6 à 10, voire 12 centimètres selon l'âge : de quoi décourager le germe le plus doué pour l'alpinisme ! Il en va ainsi au point que, devant toute infection urinaire chez un garçon, l'exploration poussée est entreprise dans la foulée du traitement, alors que chez la fille on attend au moins une récidive.

Dernière précision (et redite !) : l'appareil urinaire et l'appareil génital étant de même origine embryologique, on est fondé à penser qu'une malformation évidente de celui que l'on a à disposition de sa vue (l'appareil génital) impose de suspecter systématiquement une possible malformation urinaire et de pratiquer des ECBU plus facilement que chez un enfant indemne de toute atteinte.

Cela pose le problème de la **fiabilité de l'ECBU**.

Ce n'est pas une mince affaire.

Le prélèvement, tout d'abord, n'est pas toujours simple à effectuer et fait courir le risque de certaines erreurs : il exige une toilette minutieuse préalable pour chasser tous les germes qui peuvent provenir de la peau et fausser les résultats ; il se fait au moyen de sacs stériles (Urinocol), qui ne sont pas toujours faciles à poser de façon étanche — surtout chez la fille. Le compte des germes dans l'échantillon analysé permet de contourner les erreurs commises pendant le prélèvement puisqu'on exigera un nombre de germes supérieur à 100 000 par millimètre cube avec un nombre élevé de globules blancs (leucocytes) pour parler d'infection, en considérant que les chiffres inférieurs témoignent d'une souillure.

Une erreur diagnostique assez fréquente tient aux caractéristiques du développement microbien : si, après avoir fait le prélèvement même de manière irréprochable, on laisse le sac de recueil quelques heures à température ambiante, il y a toutes les chances pour que le laboratoire y découvre des millions et des dizaines de millions de germes, alors qu'il y en avait au départ fort peu : l'urine est un excellent milieu de culture pour les microbes. On peut toujours confronter un tel résultat au nombre de leucocytes par millilitre (ils témoignent en principe du degré de l'infection) et au type de germe en présence. Il arrive cependant que les résultats soient difficiles à interpréter, même si on se livre à une enquête minutieuse sur les conditions du prélèvement. Or, il s'agit toujours de savoir, à partir de tels indices, si on doit ou non traiter et entreprendre une enquête plus approfondie. L'enjeu n'est donc pas négligeable. C'est la raison pour laquelle il semble important que **le prélèvement pour un ECBU** soit effectué **au laboratoire**, par le laborantin lui-même, pour être **examiné et mis en culture sans retard**. Si, pour une raison quelconque, on ne peut pas obtenir cette absence de délai, il faudra veiller à garder les urines au réfrigérateur (sur une clayette près du bac à légumes).

LES AFFECTIONS CHIRURGICALES CONCERNANT L'APPAREIL GÉNITAL

Rappelons que, de quelque nature qu'elles soient, elles imposent toujours un bilan au moins échographique de l'appareil urinaire à la recherche de malformations associées.

■ **L'hypospadias** est une malformation qui affecte l'orifice pénien, lequel n'est pas à sa place en bout de verge mais peut se trouver situé en toutes sortes de positions sur la face ventrale de celle-ci, de la racine à la partie inférieure du gland. L'hypospadias s'accompagne d'une malformation plus ou moins importante du prépuce, ouvert sur sa face ventrale. Sa correction chirurgicale, comme celle des autres malformations de la verge, se fait dans le courant de la 2e année, en un ou plusieurs temps selon que l'on doive ou non fabriquer un nouvel urètre. L'intérêt en est, on l'imagine, aussi bien fonctionnel qu'esthétique.

On peut rapprocher de cette malformation les **coudures de la verge**, qui se traitent par remodelage de la peau de la face ventrale.

Quant aux **insuffisances de volume de la verge**, elles n'ont aucune réalité et renvoient le plus souvent à la fantasmatique de parents anxieux. Il ne faut pas oublier que la verge est fermement attachée à l'os pubien et que le bas-ventre du bébé est un bon repaire pour la graisse de réserve qui s'y accumule au point qu'elle enfouit parfois la verge tout entière. Si on déprime cette région avec les doigts en écrasant le matelas graisseux, on peut constater que l'organe suspect ne l'est pas et s'interroger alors sur la nature de la crainte qu'on a pu concevoir.

■ **L'hydrocèle de la vaginale** donne un tableau de l'une ou des deux bourses gonflées de manière parfois monstrueuse. Ce gonflement ne se

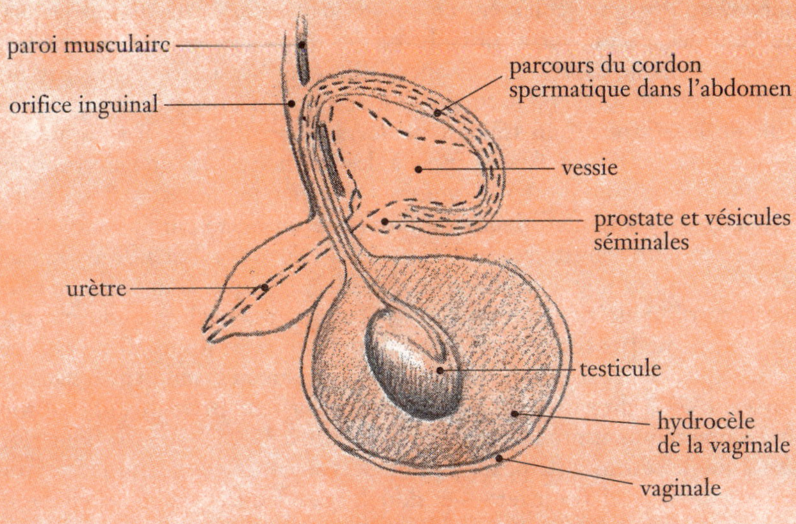

Schéma de l'hydrocèle de la vaginale
(c'est une des sept enveloppes du testicule)

poursuit cependant pas dans l'aine, ce qui le différencie du tableau de la hernie inguinale. Il s'agit en fait de la présence dans la vaginale (cinquième enveloppe du testicule) d'un liquide qui aurait dû être résorbé pendant la vie intra-utérine et qui ne l'a pas été *(cf. schéma)*. On se rend compte que c'est du liquide en mettant une lampe derrière la bourse (transillumination) : les rayons lumineux traversent aisément le milieu aqueux. C'est une affection bénigne qui régresse spontanément sans jamais faire courir de risque au testicule. Elle peut se voir dès la naissance ou plus tard. Il s'agit cependant toujours du même processus : le canal péritonéo-vaginal, qui court le long du cordon spermatique, est long et le liquide peut être soit concentré en un point du trajet, soit réparti sur toute la longueur ; il peut même parfois passer d'un point à un autre, voire augmenter de volume sous l'effet d'une fièvre. S'il y a eu résorption partielle et que le canal s'est soudé sur une partie de son parcours, on aura affaire à un **kyste du cordon** d'aussi bon pronostic et sur lequel il est inutile d'intervenir *(cf. schéma)*.

■ **L'ectopie testiculaire** se recherche, elle, systématiquement dès la naissance. Elle peut être uni- ou bilatérale. Elle fait l'objet d'une surveillance attentive.

Le testicule se forme chez l'embryon à partir du rein et descend vers les bourses, qu'il gagne seulement en fin de grossesse. Cette migration peut être retardée et on verra alors le ou les testicules gagner les bourses quelques semaines après la naissance. Elle peut aussi être gênée par une hernie inguinale totale ou partielle. Si le testicule n'a pas atteint sa bourse à la fin de la 2e année, un traitement devra être entrepris. Il sera médical dans un premier temps, faisant appel à des hormones : les gonadotrophines humaines, à raison de 1 500 unités par semaine pendant 3 semaines. L'échec de ce traitement (lequel, il faut le savoir, augmente passablement, mais de manière transitoire, le volume de la verge) conduit à l'intervention réalisée par un urologue d'enfant rompu à la technique. Il importe en effet, pour la fertilité ultérieure et pour éviter l'apparition tardive d'un cancer du testicule, de ne pas retarder ce geste au-delà de cette limite. Il ne faut pas oublier que ce n'est pas un hasard si les testicules sont ainsi dans les bourses, c'est-à-dire hors du corps. C'est pour leur permettre d'être toujours à une température légèrement inférieure à 37°. C'est aussi pour cette raison que le scrotum (la peau des bourses) se contracte quand il fait froid — il s'épaissit pour protéger — et mincit quand il fait chaud ou en cas de fièvre — pour permettre un refroidissement.

■ **La torsion testiculaire,** ou plus exactement « torsion du cordon spermatique » (c'est le terme consacré), est un accident sérieux qui peut survenir à n'importe quel âge. Chez le nourrisson, elle se traduit par des cris stridents à cause de la violente douleur qui l'accompagne. Une fois le diagnostic fait par le médecin, **l'intervention s'impose dans les deux à quatre heures suivantes**, sous peine de voir survenir une nécrose avec destruction définitive du testicule. Le chirurgien détord le cordon qui se sera enroulé sur lui-même, bloquant la circulation sanguine, et fixera le testicule par un point à la paroi de la bourse pour éviter les récidives.

■ **Les malformations congénitales de l'appareil génital de la fillette** sont infiniment moins fréquentes. La seule anomalie que l'on ait à relever — en dehors des hermaphrodismes, dont la complexité et la rareté les exclut de ce type d'étude — est la **coalescence des petites lèvres** qui régresse le plus souvent spontanément. **L'imperforation de l'hymen**, quant à elle, nécessite par prudence la pratique d'une échographie pelvienne pour vérifier la présence d'un utérus et d'ovaires ; elle se traitera de manière chirurgicale vers la dizaine d'années pour permettre l'écoulement du sang des règles. Je signalerai encore un cas de figure : celui des pertes vaginales purulentes, récidivantes et fébriles. Elles sont parfois dues à l'abouchement dans le vagin d'un uretère en position anormale et sensible de ce fait aux infections. D'où la nécessité, comme chez le garçon, de procéder chez la fille à une exploration de l'appareil urinaire en cas d'atteinte de l'appareil génital.

Les affections orthopédiques

Il a été longuement question ailleurs de la **luxation des hanches** (cf. p. 531) et des **problèmes de pieds** (cf. p. 121). On ne traitera ici que de quelques autres affections courantes sans entrer cependant dans les détails techniques. Car l'orthopédie est un univers à part, et l'orthopédie infantile, un autre monde dans cet univers. Il ne sera donc pas question d'exposer le détail du traitement de certaines fractures complexes ou celui du traitement du pied bot ou d'autres affections plus rares.

Les fractures

Il suffit de savoir, à leur sujet, qu'elles sont souvent, dans le petit âge, de diagnostic difficile, dans la mesure où elles ont pour caractéristique d'être en « bois vert ». La consistance de l'os de l'enfant fait qu'il ne se brise pas franchement mais qu'il se casse en restant accroché par toutes ses fibres, au point de sembler à première vue non cassé — ce qui explique l'image. On ne voit donc que rarement le trait de fracture à la première radio ; on doit la renouveler au bout de quelques jours pour déceler enfin le début de formation d'un cal de consolidation qui permet le diagnostic.

Une mention particulière doit être faite de la **fracture du coude**, toujours complexe et délicate, ainsi que des **fractures intra-articulaires**, qui posent d'autres problèmes, de même qu'en posent les **fractures épiphysaires**, parce qu'elles peuvent toucher les cartilages de croissance de l'os.

Les fractures restent cependant exceptionnelles dans le petit âge. Une idée qui a longtemps couru en a fait craindre plus qu'on en trouvait : on professait autour des années 70 qu'il n'y avait pas d'**entorse** chez le bébé aux articulations souples, résistantes et élastiques, et que tout tableau faisant suspecter un tel diagnostic masquait de fait une fracture. Je dois dire que mon expérience n'a pas confirmé cet avis. Le bébé tombe de sa hauteur, qui n'est pas très grande. Les forces traumatisantes sont certainement moindres de ce fait. Il est de surcroît rebondi et cela lui donne la possibilité d'amortir les chocs. Mais cela ne l'empêche cependant pas de se tordre parfois une articulation et d'en souffrir quelques jours, malgré sa grande souplesse et son parfait pouvoir de cicatrisation et de récupération.

Le traitement des fractures simples fait appel, comme chez l'adulte, à la contention plâtrée. Le plâtre étant de plus en plus souvent remplacé par des résines synthétiques plus légères.

Les boiteries

Elles sont toujours d'un diagnostic délicat et elles méritent l'exploration radiographique à laquelle elles aboutissent quand elles n'ont pas spontanément régressé au bout de quelques jours. On cherchera alors à voir un trait de fracture déjà cerné par un cal sur une radiographie des deux membres inférieurs dans leur ensemble, incluant hanches et chevilles, de manière à pouvoir comparer.

Le rhume de hanche est une affection saisonnière qui survient par petites épidémies et qui se diagnostique sur la douleur de mobilisation de l'une ou plus rarement des deux hanches. C'est une arthrite virale qui, dans la majorité des cas, guérit spontanément avec le repos.

Les ostéo-arthrites

Ce sont des affections rares et graves qui surviennent dans des contextes toujours particuliers en associant une atteinte osseuse ou articulaire à une fièvre importante et à une atteinte préoccupante de l'état général. Leur traitement fait appel aux techniques orthopédiques et aux antibiotiques par voie veineuse pendant plusieurs semaines. Les germes trouvent en effet dans l'os un excellent milieu de développement et résistent farouchement aux médications dont le pouvoir de concentration dans l'os n'est pas toujours fameux. On peut rapprocher de ces atteintes **l'ostéomyélite**, qui atteint l'os classiquement « loin du coude et près du genou ».

Le genu valgum

On peut le voir à partir de la seconde moitié de la 2e année. Les jambes sont en X avec des chevilles écartées et des genoux joints *(cf. schéma)*. Ce n'est pas une maladie mais une adaptation du bébé à la station verticale en fonction de son poids. Il ne mérite d'être mentionné ici que pour les

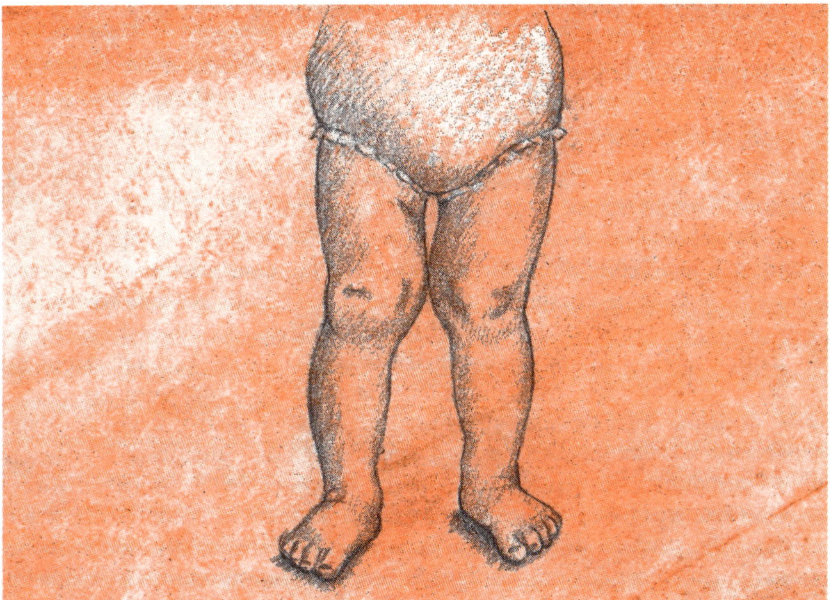

Genu valgum

inutiles inquiétudes qu'il suscite. On peut d'ailleurs avoir le cas contraire, un « genu varum » : les chevilles se touchent, alors que les genoux sont très écartés — attitude au demeurant favorisée par le paquet de couches. Là aussi tout rentrera peu à peu et spontanément dans l'ordre. Le même enfant peut passer d'ailleurs de l'une à l'autre de ces caractéristiques, qui ne seront fixées qu'à la fin de la croissance. La raison est d'ordre architectural et fait entrer en compte le fait que cet individu debout, et qui dispose de différents segments de son corps, répartit les forces qu'il a à maintenir en fonction du volume et du poids de ses différents segments. Ainsi est-il banal de remarquer qu'une femme aux épaules étroites et aux hanches larges a un genu valgum et qu'un homme aux épaules larges et aux hanches étroites a un genu varum, l'une et l'autre des caractéristiques ayant déjà été relevées par les plasticiens comme des indices de féminité et de masculinité.

La pronation douloureuse

C'est une affection fréquente et bénigne, dont on voit régulièrement plusieurs cas par an. Son schéma de survenue est toujours le même : le bébé ou le jeune enfant était tenu par la main quand il a failli tomber et qu'on l'a retenu ; ou bien il allait tomber de la banquette ou de la chaise quand on a juste eu le temps de l'attraper par la main. Dans tous les cas, il se sera exercé sur le coude une forte traction, combinée à une torsion. A partir de là, le bébé pleure et il ne peut plus du tout se servir du membre par lequel on l'a saisi, qu'il laisse ballant. Le diagnostic est généralement fait au téléphone et le traitement dans la salle d'attente. Je profite toujours, pour ma part, de cette atmosphère conviviale pour distraire l'enfant et parvenir à effectuer sans drame la manœuvre de réduction. Il suffit en effet d'empaumer fermement d'une main le bras et de l'autre l'avant-bras, que l'on tire très fort pour le replier immédiatement et complètement sur le bras. On perçoit alors un craquement en même temps que le bébé pousse parfois un petit cri. De fait, la tête radiale, qui était sortie de son articulation avec le cubitus, aura repris sa place. On voit alors immédiatement le bébé récupérer tous les mouvements de son membre. Si le diagnostic ou le traitement sont retardés, des rétractions peuvent se produire et la réduction devra parfois être effectuée sous anesthésie générale par le chirurgien.

La petite traumatologie

Les plaies, les bosses et les « pas grand-chose » sont tout de même empoisonnants et ils sont si fréquents chez les enfants que tous les parents savent comment s'y prendre.

■ Rappelons simplement qu'en cas de **plaie** il ne faut pas utiliser d'alcool ou d'éther, le savon et l'eau courante restant les meilleurs désinfectants qui soient. Si on veut appliquer un pansement, utiliser du tulle gras qui comporte un bon cicatrisant et qui évitera d'arracher la croûte qui va se former. Dès que cette croûte se sera formée, laisser la plaie à l'air : elle guérira d'autant plus vite.

■ **Les bleus** (les hématomes) sont longs à disparaître et passent par toutes les couleurs de l'arc-en-ciel ! C'est le processus de dégradation de l'hémoglobine auquel on assiste. Ceux qui surviennent sur le front ont une fâcheuse tendance à descendre et à former des « yeux au beurre noir ».

C'est banal. Quand ils sont près de l'os, ils peuvent se calcifier et donner une déformation : tout rentrera dans l'ordre en quelques semaines ou quelques mois et il ne faut rien faire ; c'est encore un effet de la prodigieuse plasticité du corps de l'enfant. On peut toujours sur-le-champ mettre des glaçons sur l'hématome ou appliquer une préparation à l'arnica, ça ne fait pas de mal, même si ça ne fait pas forcément grand-chose. Ça a en tout cas comme vertu de consoler l'enfant en lui montrant qu'on prend sa douleur en considération et qu'on s'en occupe. Un bleu qui survient sur une région grasse (fesse ou joue) peut s'accompagner d'une **fracture graisseuse** : les travées du tissu graisseux se cassent et entraînent une déformation momentanée qui peut durer plusieurs semaines.

■ **Les chutes sur la tête** sont fort heureusement bien plus fréquentes que graves. Mais la peur du **traumatisme crânien** est si grande que les parents en sont toujours affolés, craignant la fracture du crâne et ses conséquences. Si l'enfant a pleuré aussitôt et qu'on a réussi à le calmer, qu'il a un bon comportement et son état de conscience normal, on n'a pas à se préoccuper plus de cet incident. Si les pleurs durent ou que l'on remarque un état de malaise, il vaut mieux consulter au plus tôt.

La pratique de la radiographie systématique a été abandonnée, des études ayant démontré que l'existence d'une fracture ne modifie pas l'évolution du traumatisme. Si la consultation n'entraîne aucune décision immédiate, une surveillance à domicile sera prescrite pendant 48 heures. Elle comportera :

— l'appréciation de l'état de conscience dans la journée (somnolence, activités habituelles perturbées, troubles de l'équilibre ou de l'utilisation d'un membre) et dans la nuit (réveil toutes les 3 heures pour apprécier la réaction aux stimulations) ;

— et celle de l'état général (vomissements, maux de tête importants, pleurs ou gémissements incessants, troubles de la parole, loucherie).

Etant entendu que la moindre anomalie, tout comme la survenue de convulsions, impose de reconduire l'enfant en consultation.

Les affections cardiologiques

Toutes causes confondues, elles surviennent dans 5 cas sur 1 000 naissances. On peut en parler de diverses manières. Les évoquer toutes n'a pas grand intérêt, car on se perdrait dans les détails de raretés.

Disons pour commencer que les progrès dans le diagnostic et le traitement de ces affections ont été considérables dans ces deux dernières décennies et ne vont probablement pas cesser de l'être dans les prochaines années.

Les malformations cardiaques, qui sont maintenant bien connues et comprises, sont le plus souvent diagnostiquées précisément par l'échocardiographie couplée au doppler. On peut grossièrement dire qu'elles sont dues à un ou plusieurs défauts associés de l'architecture de la pompe cardiaque. Il arrive que des orifices de communication entre les différents compartiments de cette pompe soient plus étroits qu'ils ne le devraient. Il arrive également que d'autres orifices présents et physiologiquement nécessaires pendant la vie fœtale ne se ferment pas, comme ils auraient dû le faire, après la naissance. Il arrive enfin que d'autres orifices encore ne soient pas à la place qu'ils devraient occuper ou que les parois intérieures de la pompe n'aient pas la conformation attendue. Alors qu'elle posait des problèmes chirurgicaux majeurs, une grande partie de ces malformations est déjà traitée et le sera encore plus par endoscopie : on introduit par voie artérielle une sonde avec un dispositif de ballonnet, qu'on conduit sous échographie jusqu'à l'orifice que l'on doit agrandir ; on gonfle le ballonnet, qui écarte les tissus et élargit comme on le souhaite l'orifice. Le même procédé est utilisé dans le but inverse pour la mise en place d'ombrelles [1] destinées à obturer un orifice qu'il faut fermer. Ces procédés ne sont pas réservés à la seule correction définitive des troubles ; ils sont parfois utilisés comme traitement intermédiaire pour attendre le moment où la chirurgie intracardiaque, qui reste incontournable pour les malformations complexes, pourra donner les meilleurs résultats.

Il reste tout de même quelque entités qui méritent d'être spécialement mentionnées.

---

1. Il s'agit d'un dispositif métallique de taille variable, évoquant une ombrelle parce qu'on peut l'ouvrir selon le même mécanisme que cet engin bien connu, et que l'on met en place pour interrompre une communication anormale entre deux secteurs circulatoires. Ce dispositif sera recouvert de sang de part et d'autre et suscitera au bout de quelque temps la fabrication d'une membrane qui fonctionnera exactement comme aurait fonctionné le processus naturel de séparation.

Les souffles cardiaques

La plupart des affections cardiologiques se diagnostiquent par la perception de souffles à l'auscultation.

Qu'est-ce donc qu'un souffle ?

C'est un bruit anormal qui n'est pas de nature aérienne, comme pourrait le suggérer son nom, mais qui est produit par un tourbillon ou une turbulence sur le trajet du courant sanguin. On le perçoit dans le silence qui existe entre les deux bruits du cœur. On peut schématiser la chose en disant que, ce qu'on entend normalement, c'est un cycle fait répétitivement de la succession de deux bruits séparés par des silences et que l'on peut représenter ainsi : boum / silence / ta / silence / boum / silence / ta / silence / etc. Boum est le premier bruit, ta le second ; le premier silence dans ce cycle est la systole (le cœur se vide), le second est la diastole (le cœur se remplit). Les bruits et les silences sont de durée différente. Pour avoir une idée encore plus précise de tout cela, il importe de savoir qu'il y a 140 pulsations[1] par minute chez le tout-petit, c'est-à-dire 280 bruits et 280 silences. Un souffle est un bruit que l'on peut grossièrement figurer par un « Ffff » plus ou moins long qui occupe un silence. Il est donc dit **systolique** s'il donne lieu à un cycle de type boum-Fff-ta / silence / boum-Fff-ta / silence / boum, etc., **diastolique** s'il donne lieu à un cycle boum / silence / ta-Fff, boum / silence / ta-Fff, etc., et **continu** si on entend boum-Fff-ta-Fff-boum-Fff-ta-Fff, etc. Les cliniciens, quand ils ne disposaient que de leur stéthoscope pour établir des diagnostics, ont affiné leurs descriptions en décrivant non seulement les caractéristiques du souffle mais sa place dans le silence, divisé lui-même, pour court qu'il soit, en trois parties différentes. Ces signes, passés aujourd'hui au second plan face à l'efficience et aux performances des machineries diagnostiques, sont cependant de première importance, car, rapportés à l'anatomie du cœur et au lieu où ils sont le mieux perçus, ils donnent une idée du diagnostic clinique. La suite des événements, une fois le souffle diagnostiqué, est donc laissée aux services spécialisés. Il faut savoir cependant qu'un souffle décelé dans les premières semaines ou dans les premiers mois de la vie ne mérite le plus souvent qu'une simple surveillance clinique et échocardiographique. Il traduit le

1. Les pulsations du pouls ne sont que la perception de la phase systolique traduite par le premier bruit du cœur.

plus souvent la persistance d'une communication entre les oreillettes (CIA) ou entre les ventricules (CIV) — communication qui aurait dû se fermer dès la naissance sous l'effet de la mise des poumons en circuit, qui ne l'a pas fait mais qui peut le faire progressivement et spontanément.

La coarctation aortique

Elle est un excellent exemple de l'efficacité clinique, puisque son diagnostic se fait déjà à la seule palpation des artères fémorales. Il suffit en effet que le battement de ces artères ne soit pas perçu pour que l'affection soit immédiatement reconnue. L'aorte se trouvant en effet rétrécie sur une portion du début de son parcours, la pulsation des artères fémorales est supprimée. L'attention attirée par ce détail d'importance systématiquement recherché au cours de l'examen conduira à suspecter un souffle, que l'on peut, à l'auscultation, percevoir également dans le dos. Cette maladie entraîne, dans la seule partie haute du corps, une hypertension artérielle témoignant de la striction qui la provoque, qu'il ne faut pas laisser évoluer en raison des dangers qu'elle représente. Le traitement est chirurgical. Il consiste à supprimer la partie rétrécie de l'aorte et à aboucher bout à bout, ou au moyen d'un greffon ou d'une prothèse, les deux portions normales. Il va sans dire qu'on aura alors une cicatrice définitive sur l'aorte : il n'est donc pas question d'intervenir trop tôt, sous peine de voir cette cicatrice inextensible recréer avec la croissance le processus pathologique ; on n'interviendra donc, sauf exception, que lorsque ce risque sera considéré comme mineur.

La tachycardie hétérotope ou supra-ventriculaire

C'est une maladie relativement rare, mais je la crois plus fréquente qu'on ne le dit dans la mesure où, toutes les fois où j'ai eu à la diagnostiquer, c'était d'une façon tout à fait fortuite : en posant le stéthoscope sur la poitrine, on entend des battements incomptables qui peuvent aller jusqu'à 400 pulsations à la minute. C'est une urgence médicale qui mérite une hospitalisation immédiate en milieu spécialisé. Il arrive parfois que tout rentre dans l'ordre pendant le trajet. Mais il arrive aussi que l'on doive intervenir. On injecte par voie veineuse de l'adénosine triphosphate (Striadyne) qui fait rentrer le trouble dans l'ordre sur-le-champ. Le constat de ce trouble nécessite cependant, même après guérison, un bilan minutieux, un traitement prolongé par les digitaliques et un suivi sérieux pendant environ deux années pour éviter que ne se constitue une insuffisance cardiaque. Il n'est pas impossible que quelques cas de mort subite du nourrisson soient à rapporter à un tel trouble, car le cœur qui bat à une pareille vitesse ne peut pas résister longtemps.

Les affections du système nerveux

Elles sont plutôt rares en pratique courante et c'est heureux. Cela prouve au moins que le cerveau de l'enfant est bien fait et que la pathologie consécutive au traumatisme obstétrical a pratiquement disparu. Il existe certes des services hospitaliers entièrement dévolus à ces maladies. Ils sont peu nombreux, mais ils sont particulièrement performants et munis d'un plateau technique achevé. Leur recrutement se fait sur des zones géographiques très étendues, au point qu'ils peuvent se consacrer à débroussailler et traiter des affections qui sortent en général de l'ordinaire et qui ont assez peu à voir avec les affections bénignes dont il sera question ici.

LES CONVULSIONS

Ce sont des manifestations qui peuvent survenir à n'importe quel âge et qui sont particulièrement impressionnantes. C'est toujours éprouvant de voir son enfant perdre connaissance, révulser brutalement ses globes oculaires, ne laissant voir que le blanc de ses yeux et être agité dans tous les sens de mouvements impossibles à maîtriser. On a soudainement un sentiment de fin du monde et de mort imminente. On perd la tête, on crie, on hurle et on appelle au secours, tout en essayant de combattre ce déchaînement brutal de forces obscures. L'épilepsie a de tout temps été vécue comme une affection de nature diabolique. Mais, pendant qu'on s'est affairé en tous sens, la convulsion s'est arrêtée et l'enfant tout pâle devient mou comme une poupée de chiffon, ne reprenant conscience que très progressivement. On est près de le croire mort, si l'on ne percevait sa respiration et son pouls. On le croit dans le coma ; de fait, il dort. Après la **phase stertoreuse** qui a suivi les convulsions, il a sombré dans le **sommeil** dit **post-critique**, qui est un sommeil profond et qui peut durer parfois longtemps (une heure et plus).

Le phénomène auquel on a assisté a une explication fort simple. En temps normal, les couches de neurones du cerveau fonctionnent les unes après les autres de manière coordonnée : l'électricité cérébrale circule selon un schéma parfaitement défini et déterminé. Là, d'un seul coup, les couches cellulaires se sont mises à fonctionner toutes ensembles et sans la moindre coordination. Ce qui explique aussi bien la perte de connaissance que les mouvements désordonnés, voire la perte d'urine et celle des matières fécales. La vie volontaire s'est mise en suspens et seule la vie végétative a continué : le cœur a continué de battre, les poumons de respirer et les organes essentiels de fonctionner. Les mouvements ont fini par céder au bout de 1 à 5 minutes qui ont duré 1 à 5 siècles et le profond sommeil qui s'est installé témoigne de la nécessité que le cerveau éprouve à remettre ses circuits en ordre à l'abri de toute information ou toute sollicitation nouvelle.

En fonction de l'âge d'apparition et du contexte de leur survenue, les convulsions reconnaissent des causes diverses.

■ **Les convulsions dites du 5e jour**, chez le nouveau-né, constituent une entité pathologique bien définie — décrite par les pédiatres français dans les années 80 —, ayant un excellent pronostic et ne laissant pas de trace. Leur cause est inconnue. Ce qui les différencie des autres formes de convulsions.

■ **Les convulsions symptômes** sont celles qui révèlent des troubles divers tels l'hypoglycémie, l'hypocalcémie, les atteintes cérébro-méningées infectieuses ou autres et tout ce qui peut faire souffrir le cerveau. Elle surviennent dans un cadre bien plus élargi.

■ **Les convulsions hyperpyrétiques** ont une place à part dans ce panorama à cause de leur fréquence (2 à 3 % des enfants), encore plus grande chez les enfants dont l'un ou les deux parents, voire divers membres de la famille, ont convulsé. Ces convulsions surviennent entre l'âge de 6 mois et de 4 ans, avec un pic de fréquence qui se situe aux alentours de 18 mois, toujours dans un contexte fébrile. A l'encontre de ce qu'on pourrait croire, ce n'est pas la fièvre qui les provoque. Certains enfants peuvent convulser à une température de 38° et d'autres à 40°. Classiquement, c'est la montée brutale de la température qui les déclenche, et les variations que l'on est amené à observer d'un enfant à l'autre sont des variations individuelles que l'on met sur le compte d'un **seuil épileptogène**. J'ai travaillé sur ce sujet dans ma jeunesse. On pensait alors que c'était l'aspirine qui donnait ces convulsions, parce qu'on en retrouvait toujours une prise dans les heures précédentes ! Les choses ont pu être mieux éclairées à la lumière de ce que l'on sait aujourd'hui : l'aspirine était effectivement donnée à cause d'une fièvre qui s'installait lentement; elle faisait de l'effet pendant 4 heures, mais dès que son action cessait, la température, dont la cause déclenchante n'avait pas reçu de traitement, remontait brutalement, entraînant la convulsion.

La bénignité de ces convulsions ne fait plus le moindre doute et j'en veux pour preuve que des générations de médecins les ont consciencieusement traitées pendant des décennies par des injections de phénobarbital, avant d'apprendre que l'action de ce produit nécessitait une imprégnation de la matière cérébrale de… 72 heures ! Ce qui n'empêche pas que l'on soit aujourd'hui parvenu à réviser leur traitement (que je crois vraiment inutile puisque, dans l'immense majorité des cas, les convulsions s'arrêtent d'elles-mêmes) par l'usage d'un produit réellement très efficace, le diazépam (Valium). Ce produit agit en effet quasi instantanément et a pour mérite principal de mettre à l'abri des récidives. Il est également précieux dans le cas où la convulsion semble se prolonger et où l'on pourrait être amené à craindre la constitution d'un **état de mal** (les convulsions durent longtemps, parfois plusieurs dizaines de minutes, ce qui n'est pas très bon pour le cerveau). On l'injecte par voie rectale, à l'aide d'une fine seringue à injection intradermique sans aiguille placée dans l'anus, à la dose de 0,5 milligramme par kilo (une demi-ampoule de 10 milligrammes pour un bébé de 10 kilos). Son action préventive par voie orale (en sirop à 2 milligrammes par cuillère à café ou en gouttes : 3 gouttes = 1 milligramme) est plus lente et met 3 minutes à agir.

Un certain nombre de mères, pénétrées de psychanalyse et conférant à l'échange et à la parole une grande importance, m'ont raconté avoir fait cesser les convulsions en parlant et en caressant leurs enfants. Je suis pour ma part tout à fait prêt à encourager ce genre d'attitude et à m'en faire le prosélyte pour plusieurs raisons. Tout d'abord parce que, comme je l'ai dit, je crois à la bénignité extrême de ce genre de manifestations ; ensuite parce que, bien qu'opposé à l'attribution d'une signification univoque aux symptômes, je veux bien croire que celui-là puisse revêtir une signification pour le parent qui le vit. Pourquoi alors ne pas encourager la dynamique que ce petit drame met en branle ? Il est probable que ce que l'on peut être amené à proférer sous le coup d'une émotion de ce type soit de la plus grande importance.

On aura donc compris que la meilleure attitude à avoir en de telles circonstances se résume à :

— garder son calme et parler à son enfant, même s'il a perdu conscience et qu'il est en pleine convulsion ;

— faire baisser la température par des enveloppements frais ou par une douche tiède qu'on refroidit progressivement ;

— injecter du Valium en intrarectal, si on en a sous la main.

Tout en sachant que :

— 25 à 50 % des enfants qui ont fait une convulsion fébrile récidiveront au moins une fois — ce qui veut dire aussi que **50 à 75 % ne récidi-**

veront jamais ! On peut, pour éviter de vivre une nouvelle épreuve, faire systématiquement appel pour toute fièvre au Valium administré en même temps que les antipyrétiques, environ toutes les 4 heures. La plupart des neuropédiatres estiment que cette mesure préventive n'a pas fait ses preuves. Il n'en reste pas moins que l'habitude qui a été prise risque d'avoir cours encore longtemps, en raison du caractère impressionnant du symptôme.

— L'état de mal convulsif (c'est-à-dire des convulsions qui peuvent durer plusieurs dizaines de minutes) est rare, mais il doit être pris au sérieux et traité en milieu hospitalier, car il peut laisser de graves séquelles définitives. L'enfant qui en aura pâti recevra, toujours par prudence, jusqu'à l'âge de 5 ou 6 ans, un traitement au long cours destiné à éviter des récidives.

— Dans les années 80, le traitement au long cours par le phénobarbital ou par la dépakine a été proposé systématiquement à tous les enfants ayant convulsé une fois. Il a fait l'objet de nombreuses controverses et a fini heureusement par être abandonné.

— Le traitement de toute fièvre par le Valium chez tous les enfants n'a pas de sens. Il est cependant encore de mise dans pratiquement toutes les crèches à cause de textes administratifs obsolètes qui n'ont pas encore été revus. L'attitude la plus sage à observer de la part des parents, c'est d'éviter les conflits et de ne pas s'offusquer d'une telle mesure qui est en réalité sans grande conséquence : le Valium ainsi administré n'a pas la moindre conséquence néfaste !

— 2 % seulement des enfants ayant fait une convulsion fébrile présenteront ultérieurement une épilepsie appelée à recevoir un traitement prolongé.

LES MÉNINGITES

■ **Les méningites purulentes** sont la hantise de tous les parents. Ce sont des affections graves quoique heureusement assez rares en réalité.

Leur tableau est immédiatement inquiétant à cause de la fièvre élevée qui résiste aux antithermiques, de l'atteinte sérieuse de l'état général traduite par l'abattement, la fatigue, la pâleur qui donne un teint grisâtre, les vomissements importants et parfois la survenue de convulsions qui peuvent en être un signe de début — il ne faudra donc pas s'étonner si on pratique une ponction lombaire chez un enfant qui a une convulsion fébrile et qui ne présente aucun signe expliquant la fièvre : c'est un geste bénin et de la plus grande prudence.

Leur diagnostic est relativement difficile chez le nourrisson et en particulier chez le tout-petit. La classique raideur de la nuque[1] est chez lui en effet difficile à mettre en évidence quand il pleure, qu'il s'oppose ou qu'il se débat. On peut même ne pas retrouver le bombement de la fontanelle si les vomissements ont été suffisamment importants au point d'avoir entraîné un certain degré de déshydratation. Quant à l'hyperesthésie cutanée (le simple fait de toucher la peau fait mal et provoque des cris) classique chez le tout-petit, elle est d'une appréciation plutôt délicate.

Le doute est en tout état de cause toujours levé, quel que soit l'âge de l'enfant, par la ponction lombaire qu'on n'hésite jamais à faire devant des tableaux évocateurs. Ce geste indolore et anodin est en effet irremplaçable pour fournir le diagnostic dans les plus brefs délais et permettre, en isolant le germe, d'adapter au mieux le traitement antibiotique instauré par voie veineuse sans retard. Les germes en cause sont principalement le méningocoque (le vaccin dont on dispose n'est pas actif contre les germes que l'on rencontre sous nos climats), l'*Haemophilus influenzae* (contre lequel existe un vaccin), le pneumocoque et plus rarement le streptocoque ou le colibacille.

Le diagnostic de méningite n'est pas seulement important pour l'enfant. Il l'est pour tout l'entourage puisqu'on sera amené, face au risque de contagion, à procéder à un traitement préventif dont le plus performant fait appel à la **Rifamycine** par voie orale à raison de 100 milligrammes par kilo toutes les 12 heures pendant 48 heures (demi-dose au-dessous de 1 mois).

■ **Les méningites virales** se présentent avec un tableau clinique identique à celui des méningites purulentes mais en moins impressionnant. Le liquide recueilli à la ponction lombaire est clair : sa composition donne le diagnostic. Différents virus (echo, coxsakies, herpès, rougeole, etc.) peuvent donner ce type de maladie. Il faut savoir que, lorsqu'une méningite survient au cours d'oreillons, elle précède toujours l'atteinte des glandes salivaires et elle peut laisser (rarement) des séquelles sous forme de surdité définitive. Hormis ce cas, le pronostic des méningites virales est excellent et en fait des maladies bénignes. Le traitement se résume au repos et aux antalgiques.

---

1. Je saute sur l'occasion pour signaler que la raideur de la nuque n'a strictement rien à voir avec une **douleur de la nuque** qui affole beaucoup trop fréquemment et toujours inutilement les parents d'enfants de tout âge. La raideur de la nuque est la conséquence de l'hypertension intracrânienne : le pus à l'intérieur de la boîte crânienne crée un surcroît de pression qui comprime certaines commandes. La douleur de la nuque peut simplement être due à un banal problème d'oreiller ! Et quand elle s'accompagne de fièvre, elle peut être due à bien autre chose qu'une méningite, à un syndrome de Grisell par exemple. La raideur de la nuque est en tout cas un constat d'examen clinique et ne s'accompagne pas de douleur spontanée.

Je profiterai de l'occasion pour signaler que chez certains enfants la pratique de la ponction lombaire peut entraîner de violents maux de tête qui peuvent durer plusieurs jours de suite; c'est comme si le cerveau souffrait en raison de la déplétion de liquide céphalo-rachidien provoquée par la ponction. Les douleurs disparaîtront quand le liquide se sera reconstitué. Les seules mesures à prendre dans ce cas consistent à coucher l'enfant à plat sans oreiller et à lui administrer des antalgiques.

L'HÉMATOME SOUS-DURAL

C'est un épanchement sanguin survenu quelquefois après un traumatisme et quelquefois sans cause apparente (le rachitisme en était jadis un grand pourvoyeur). Cet épanchement est situé entre le cerveau qu'il comprime et le feuillet externe des enveloppes méningées. Il est d'un diagnostic relativement difficile lorsqu'il se constitue à bas bruit et ne se révèle parfois que par une augmentation importante du périmètre crânien chez un enfant pâle et un peu amorphe. La confirmation en est apportée par l'échographie transfontanellaire [1]. Le traitement est effectué par des ponctions évacuatrices au travers de la fontanelle : on pique au bord externe et on aspire le sang. Si l'hématome se reconstitue au bout de quelques jours, une intervention chirurgicale est prévue pour arrêter le saignement.

Les accidents domestiques

Les campagnes de publicité à titre de prévention à ce sujet sont devenues monnaie courante. Et on a bien raison de les promouvoir puisque ce poste occupe en France la première place, toutes causes confondues, dans les causes de mort de l'enfant. En 1978, les statistiques lui accordent 20 % des décès des enfants de 1 à 15 ans et, en 1980, 36,3 % des décès d'enfants de 1 à 4 ans — chiffre qui est supérieur à celui des décès dus à toutes les infections réunies. Si on

---

1. La sonde échographique placée sur la fontanelle en différentes positions est capable d'explorer pratiquement tout le volume cérébral et toutes les structures du cerveau. Elle est simple à faire et elle évite d'avoir recours au scanner.

prend acte que, pour 1 accident mortel, il y en a 100 à 200 non mortels et 4 qui sont sources d'invalidité permanente, on prendra la mesure de l'hécatombe et on trouvera amplement de quoi s'alarmer.

Comme l'analyse des événements met toujours en évidence une négligence, on espère, en attirant l'attention sur le fait, parvenir à accroître la vigilance parentale et en éviter les déplorables conséquences. C'est logique, évidemment. A ceci près que tous les avertissements que l'on pourra donner n'éviteront jamais que ne se produise ce qui ressemble toujours à un... lapsus, dont on sait combien il occupe, au niveau de l'inconscient, le statut d'un désir impossible à refouler. Un jour que je débattais du sujet sur une station de radio, j'ai mis en avant le fait que chez moi l'armoire à médicaments était fournie et à portée de n'importe quelle main, sans que mes enfants ne se soient jamais crus pour autant autorisés à s'y aventurer. Il n'a cependant pas fallu les mettre en garde sans relâche. Un interdit leur a été nettement signifié, une fois seulement avec assez de fermeté, pour qu'ils en aient définitivement compris le caractère indépassable. On ne doit pas oublier que l'enfant n'est jamais branché sur le contenu formel du message qui lui est adressé mais sur la détermination qui habite ce message. Les vastes campagnes de prévention ont cependant une portée certaine dans la mesure où, édictant les règles de prudence élémentaire, elles disent en substance que si, malgré les avertissements réitérés, quelque chose arrive en ce domaine, on saura toujours à quel compte le verser. Ce qui n'est pas plus mal ! Il est des circonstances où l'on ne peut pas faire fi de la culpabilisation. Cela permet de renforcer les mécanismes de refoulement et d'empêcher que l'on fasse du « n'importe quoi » en se retranchant derrière une étiquette « accidentelle ». Ce n'est d'ailleurs pas sur un autre mode qu'il faut recevoir les conseils de prudence qui seront donnés plus loin. S'ils ne concernent en principe que le nourrisson, ils sont aussi valables pour l'enfant plus grand.

Le tout-petit qui ne marche pas est à l'abri de la plupart des accidents qui seraient de son fait.

Il n'en reste pas moins qu'on veillera à :

— ne jamais le laisser, quel que soit son âge, sur une table le corps parallèle au bord. Il risque de rouler et de tomber. On veillera toujours, même si on a à s'éloigner de lui de quelques centimètres à peine, à le mettre perpendiculaire au bord de la table ;

— toujours caler son landau à l'arrêt ;

— choisir pour lui une chaise parfaitement stable et sûre ;

— ne jamais le garder dans les bras quand on prend une tasse de liquide bouillant ou chaud, que l'un de ses mouvements brusques risque de renverser ;

— ne jamais le couvrir pour la nuit avec une couette ou une couverture trop grande, trop étanche ou mal bordée. Ne jamais non plus l'attacher dans son lit, il risque de passer sous les liens et s'étrangler ;

— ne jamais laisser à sa portée un sac en plastique qu'il pourrait se mettre sur la tête et qui pourrait l'étouffer. Pas plus qu'on ne le laissera jouer avec des cordelettes ou des ficelles, avec lesquelles il peut s'étrangler ; ou bien encore avec des bijoux ou des colliers, des clous, des trombones et tous objets métalliques coupants ou dangereux ;

— ne jamais le laisser sans surveillance alors qu'il a par exemple un bonbon dans la bouche ;

— ne jamais le laisser seul dans son bain.

Dès qu'il se met à marcher, l'enfant entreprend d'explorer de toutes les manières son environnement immédiat, et sa curiosité insatiable ne lui permet pas de faire de distinction entre ce qui peut être dangereux et ce qui ne l'est pas. Son éducation commence en principe là, précisément, par les informations que ses parents lui apporteront et les **interdictions** qu'ils lui formuleront **toujours clairement**, **fermement et sans faiblesse**. Ils prendront pour leur part un certain nombre de précautions destinées autant à préserver l'enfant qu'à lui faire une place dans un univers qui devient aussi le sien.

En plus des précautions déjà énoncées et qui demeurent valables, les parents devront donc veiller à :

— équiper les fenêtres et balcons de grilles de protection de 1,5 à 2 mètres à partir du sol ;

— protéger les escaliers par des barrières que l'on peut bloquer et que l'enfant ne doit pas pouvoir débloquer ;

— ne pas trop cirer les parquets et linos et mettre des bandes antidérapantes aux tapis ;

— mettre hors de portée de l'enfant tous les produits dangereux, que ce soit des médicaments ou des produits d'entretien et de nettoyage, tous les outils de bricolage ou autres, le contenu de la boîte à couture, ciseaux, épingles et aiguilles, etc. ;

— ne jamais laisser une casserole avec son manche qui dépasse au bord d'une cuisinière : c'est, pour l'enfant, une tentation irrésistible que d'aller voir ce qui est en train… d'y bouillir ! Il faudra prendre l'habitude de cuisiner sur le feu du fond. En tout état de cause, il ne faudra jamais laisser un petit enfant seul dans la cuisine et la salle de bains, pièces que l'on tiendra toujours fermées quand on n'y est pas soi-même ;

— faire en sorte qu'il n'y ait jamais de fils électriques dénudés et veiller à ce que les prises électriques soient des prises de sécurité qui ne permettent pas à l'enfant de brancher lui-même quoi que ce soit. Il faudra aussi ne jamais y laisser accrochée une rallonge, que l'enfant peut porter à la bouche ;

— prêter une attention particulière aux appareils de chauffage et aux ventilateurs ;

— mettre des pare-feu devant les cheminées ;

— ne pas le laisser jouer avec des allumettes ou un briquet et veiller à ce qu'il ne mange pas les mégots dans le cendrier ou les cigarettes **(l'ingestion d'une seule cigarette suffit à tuer)**;

— ne pas laisser un enfant sans surveillance au bord d'une piscine, sur un escalier roulant ou dans un ascenseur ;

— ne pas, à la campagne, le laisser s'approcher de trop près du barbecue (qui a le triste privilège d'être responsable de 58 % des brûlures de l'enfant) ou de la tondeuse à gazon en marche (il n'y a pas que le danger de la tondeuse elle-même, il y a aussi les pierres et les branches qui peuvent être violemment projetées).

On ne doit pas, sous prétexte qu'il ne s'agit pas d'accidents du même ordre, oublier d'attirer l'attention sur d'autres risques qui peuvent survenir en dehors de la maison et qui sont indiqués ici pour mémoire.

On veillera à :

— utiliser, pour les voyages en voiture, jusqu'à 6 mois, une nacelle recouverte d'un filet, devenu d'ailleurs obligatoire, et ne jamais mettre l'enfant sur le siège avant, même sur les genoux d'une grande personne. Le siège auto avec ceinture de sécurité a heureusement lui aussi été rendu obligatoire ;

— ne pas skier avec un enfant porté sur les épaules ou sur le dos, même si l'on est un excellent skieur : il y en a de moins bons sur les pistes, les collisions sont vite arrivées et on ne peut pas prétendre contrôler une chute de manière à protéger l'enfant.

Il n'est pas question d'envisager ici le traitement spécifique de chaque accident. Ce serait trop long, fastidieux et inutile. La réaction naturelle et habituelle dans ces circonstances a quelque chose de sain, comme si l'accident avait fini par utilement réveiller l'instinct de conservation qui s'était assoupi pour un instant. Le parent fait alors pour son enfant ce qu'il ferait pour lui-même, appelant fréquemment un voisin à la rescousse

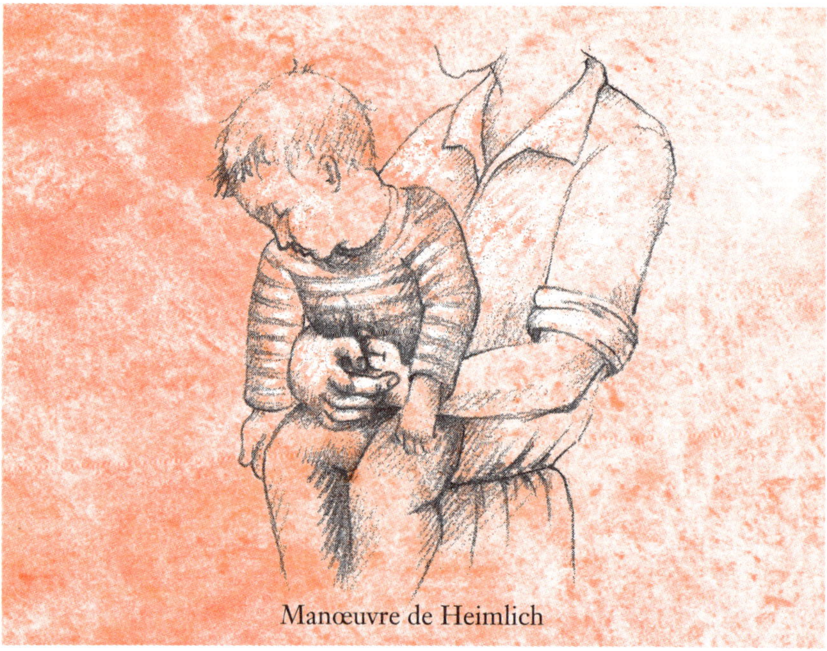

Manœuvre de Heimlich

ou le service le plus rapide et le plus compétent en la matière à savoir les pompiers (le 18), voire le SAMU (le 15), dont il est bon d'avoir aussi le numéro direct près du téléphone.

En cas d'**intoxication** par des médicaments ou d'autres produits, l'expérience prouve que le mieux encore est de se rendre sans perte de temps à la consultation des urgences de l'hôpital le plus proche. On sera sur place s'il s'avère qu'un lavage d'estomac soit nécessaire. Cela n'avance pas à grand-chose en effet d'appeler son médecin au téléphone. Il peut être difficile à joindre et on constatera, si l'on y parvient, qu'il est singulièrement démuni, compte tenu de l'énorme quantité de connaissances que comporte la matière toxicologique. A l'hôpital, on ne procède, au demeurant, à aucun geste de traitement avant d'avoir joint le Centre antipoison régional (il est bon d'en avoir le numéro à portée de main), dont le puissant ordinateur contient en mémoire la composition de tous les produits connus, même quand leur formule est secrète, et donne immédiatement au praticien de garde les consignes thérapeutiques. Il est en tout cas strictement inutile, voire dangereux, de donner à boire du lait, comme on le conseille si souvent par l'effet d'une ineptie dont je n'ai jamais réussi à retrouver l'origine.

Une mention spéciale doit cependant être réservée à certains gestes immédiats qui peuvent être gênés, dans l'idée instinctive qu'on en a, par des craintes inutiles :

— **en cas de suffocation,** si l'enfant tousse, il ne faut rien faire mais patienter jusqu'à ce qu'il respire normalement et le conduire, assis ou debout, à une consultation dans un service d'urgences. S'il semble étouffer, on tentera la manœuvre de Heimlich. Elle consiste à prendre l'enfant contre soi par-derrière juste au-dessus de la taille et de faire de ses mains jointes, plusieurs fois si nécessaire, une compression violente dans une direction de 45° environ pour chasser l'air le plus fortement possible et expulser le corps étranger éventuellement bloqué *(cf. schéma)*;

— **en cas de brûlures,** quelle que soit leur étendue, leur localisation ou leur cause, il faudra toujours **immédiatement arroser copieusement d'eau froide**. C'est la meilleure façon d'empêcher le processus de se poursuivre et de calmer la douleur. On mettra en particulier, sans perdre de temps, l'enfant habillé **directement sous la douche froide**. Cela vaut mieux que de chercher à lui ôter ses vêtements, car le contact du vêtement permet au produit brûlant de continuer à faire des dégâts ;

— **en cas d'hémorragie,** il ne faut jamais hésiter à comprimer directement la plaie en attendant qu'un geste plus approprié soit effectué ;

— **en cas de morsure de chien,** il importe de laver la plaie à l'eau savonneuse et de bien sécher. Il faut contrôler l'état de la vaccination antitétanique et vérifier les vaccinations de l'animal. S'il ne peut pas être identifié, il faudra envisager la vaccination contre la rage.

Quelques problèmes psychologiques

Il n'en manque évidemment pas !

Il semble même, à l'expérience, qu'il y en ait aujourd'hui beaucoup plus qu'il n'y en avait il y a quelques décennies. On ne cesse pas d'en parler, de toutes sortes de manières et dans quantité de médias, tant la demande parentale semble s'être faite plus insistante à cet égard. Ce que je ne trouve pas étonnant, pour ma part. Je ne crois pas pour autant que cela provienne du fait que les parents soient soudain devenus plus attentifs et plus soucieux du bien-être et de l'équilibre psychologique de leur enfant qu'ils ne l'étaient auparavant. Je ne crois pas non plus que cela soit dû à une vulgarisation plus grande d'une information psychologique rendue ainsi plus accessible — je pense bien au contraire que cette vulgarisation ne s'est faite que pour répondre à une demande inquiète. Je crois surtout que ce qui passe aujourd'hui par le « psychologique » passe par cette voie parce qu'il ne peut pas en être autrement.

Il n'en reste pas moins qu'il règne en la matière une regrettable confusion entretenue par une sollicitude que je trouve pour ma part des plus suspectes et que j'ai dénoncée véhémentement dans un de mes ouvrages [1] comme relevant d'une approche brouillonne qui fait de l'enfant un objet de consommation, tout en se dédouanant de cette attitude par un apparent surinvestissement. On prétend vouloir faire ce qu'il faut pour qu'il accède à toutes ses potentialités, qu'il soit brillant, performant et parfait à tout point de vue. On n'hésite pas à faire appel aux instances capables d'apporter une aide en la matière. On consomme des livres spécialisés, des revues idoines et des émissions médiatiques qui connaissent une fortune grandissante. Les spécialistes de toute nature sont sollicités pour donner leur avis et délivrer des recettes dont ils ne sont d'ailleurs pas chiches. Mais on se garde bien le plus souvent de remettre en question ses propres attitudes, ses choix, son histoire et tout ce que l'enfant vient bousculer par sa seule présence. On croit pouvoir se féliciter d'une telle approche plus économique et plus directe des faits. On ne peut cependant pas nier la persistance d'un sérieux malaise dans la relation à l'enfant et dans la manière dont cet enfant perçoit son monde environnant. Il suffit pour s'en convaincre de se reporter aux chiffres qui ont été donnés en matière d'accidents ! Ils ne sont pas là pour prouver qu'on s'acquitte mieux que les générations précédentes de notre tâche de parents.

De fait, la dimension psychologique des problèmes n'est jamais absente de l'univers dans lequel vit un individu. C'est surtout l'expression du malaise qu'elle peut traduire qui varie en fonction de l'âge.

1. *Parier sur l'enfant*, Seuil, 1988.

Ainsi le tout-petit qui se trouve au contact intime du corps de sa mère fait-il essentiellement transiter la problématique qu'il rencontre par des manifestations physiques de son corps, se faisant ainsi, comme on l'a dit à plusieurs reprises, un authentique porte-voix de sa mère. On ne rencontrera pas en effet chez lui des attitudes ou des troubles du comportement qui nécessiteraient un abord verbal direct. En imaginant même qu'il y en ait, on ne pourra pas tenter d'y remédier autrement qu'en passant par le discours de la mère pour obtenir de sa part un changement d'attitude qui modifiera par voie de conséquence ses gestes et la manière dont ces gestes porteront au bébé, par les effets du corps ainsi modifié, un message de nature nouvelle.

Chez le bébé qui approche ou qui a déjà acquis le langage (à partir de la fin de la 2e année), on se trouve dans un contexte nouveau et tout autre. L'enfant aura désormais le pouvoir de « prendre la parole » pour son propre compte et de dire à sa manière son inconfort ou ses difficultés. Il le fera au demeurant d'autant plus facilement de nos jours que la médecine toute-puissante a fait un efficace barrage à l'expression du malaise qui passait plus facilement jadis par le biais des maladies.

C'est le message essentiel de ce chapitre, qui ne délivrera en l'occurrence aucune recette, puisque le pari qui a été pris tout au long de cet ouvrage a été de donner le plus souvent possible des éléments de compréhension pour permettre à chacun de faire, par lui-même, la plus grosse partie du travail auquel il ne peut pas, en conscience, se soustraire.

LES TROUBLES DE L'APPÉTIT

Les troubles de l'appétit dont les mères se plaignent se traduisent le plus souvent par un appétit capricieux, insuffisant, voire absent. Il est exceptionnel qu'une mère demande comment freiner le trop grand appétit de son petit enfant. Quand il lui arrive d'en parler, c'est plutôt pour signifier combien cette caractéristique la ravit intérieurement. Ce qui se comprend dans la logique de son comportement puisque, comme nous l'avons vu (cf. p. 225), elle veut que son enfant ne « manque » de rien. Si bien que cet enfant, qui dévore comme il le fait, lui signifie qu'il la laisse le

« combler » et qu'il entre bien dans le but qu'elle s'est fixé. On imagine immédiatement, à la lumière de cette explication, ce que peut ressentir la mère d'un enfant qui s'alimente mal ou qui refuse de s'alimenter.

Or, la baisse de l'appétit ou l'anorexie accompagnent, régulièrement et naturellement, pratiquement toutes les maladies du petit âge : un bébé ne peut pas se permettre de distraire, de la somme d'énergie dont il a besoin pour lutter contre la maladie, la quantité absorbée par son alimentation. Il série ses problèmes et il se sert sur des réserves qu'il attend d'être en meilleur état pour reconstituer. Si la mère n'est attentive qu'à sa seule propre entreprise et qu'elle enregistre cette véritable adaptation comme lui infligeant une blessure personnelle, elle va forcer l'enfant. Si on tente de l'en dissuader, elle parviendra toujours à trouver un prétexte pour justifier son attitude et elle arguëra par exemple de sa crainte de voir son bébé s'affaiblir, en se faisant évidemment sourde à tous les arguments qu'on pourrait lui faire valoir (« Il lui faut manger pour lutter contre la maladie... », « Si ça continue comme ça, il va s'affaiblir... », « Déjà qu'il est malade, s'il ne mange rien, ça va être pire... », « Mais où va-t-il trouver ce qu'il lui faut pour résister ? »...). L'enfant, qui est dans sa dynamique propre, ne comprend pas toujours ce qui se passe et qui lui vaut une véritable torture. Il n'a malheureusement aucun moyen de se soustraire au forçage et il le reçoit comme la manifestation exprimée par sa mère de la crainte de le voir mourir. Il se met du coup à avoir sérieusement peur pour sa vie et il déprime, ce qui n'est pas fait pour le mettre ou le remettre en appétit. Le cercle vicieux s'installe insidieusement et l'anorexie, dont le ressort est cette fois psychologique, se met en place, créant des problèmes particulièrement ardus à résoudre. Il m'est arrivé, dans mon jeune âge, d'essayer de raisonner des mères en telle situation pour leur faire imaginer ce que serait leur réaction si elles étaient régulièrement violées — ce qui n'a rien d'exagéré, car, en l'occurrence, c'est d'un véritable viol qu'il s'agit —, je n'ai jamais obtenu le moindre succès. Tous les pédiatres du monde ont eu beau s'échiner à ânonner à longueur de traités qu'« **un enfant ne se laisse jamais mourir de faim** » et qu'« **il ne faut jamais, en aucune circonstance, le forcer à manger** », cela n'a jamais fait changer d'un iota le comportement de certaines mères, devant lesquelles les médecins se trouvent parfois acculés à prescrire des fortifiants en espérant que cette concession permettra de baisser la tension d'un cran. Je connais un collègue qui dit parvenir à de sérieux succès de cette manière parce qu'il avertit la mère que le fortifiant, fort efficace et d'action durable, ne peut avoir d'effet que si on ne force pas du tout l'enfant à manger. Sa supercherie fonctionne, paraît-il, admirablement. Le recours à un spécialiste psychothérapeute est en tout cas toujours délicat dans ce genre de circonstance, compte tenu de la bonne conscience aveugle qui ne permet pas même que se dégage une demande de ce type. C'est peut-être une des raisons qui ont permis à une spécialité nouvelle de fleurir, celle des psychothérapeutes de nourrissons, qui espèrent, en mettant le bébé au centre du dispositif, masquer l'essentiel de leur entreprise et contourner la formidable résistance qu'ils savent rencontrer en la matière.

Les caprices

Il n'est pas de bébé qui ne soit pas capricieux, au sens étroit que nous donnons à ce mot. Rien n'est plus naturel. Le bébé est un explorateur, comme nous l'avons vu, qui fait l'expérience du monde dans lequel il se trouve avec une absence totale d'ordre ou de but défini. Le monde, dans sa réalité, lui appartient au demeurant et il se sent la faculté de le régir à sa guise avec un sentiment considérable de toute-puissance. Tout ne lui a-t-il pas été ainsi signifié à partir de sa naissance ? Il lui a suffi d'éprouver une sensation de faim pour voir le repas lui être apporté. Il lui a suffi de ressentir le besoin de dormir ou d'être changé pour voir se créer les conditions de satisfaction de son désir. Comment peut-il, sur fond d'un tel vécu, imaginer la moindre limite à son pouvoir ou la moindre nécessité d'ordonner son action ? Les prétendus « caprices » n'en sont donc pas pour lui. Il n'en fait d'ailleurs pas, au sens étroit de ce terme. Ce sont les adultes qui vivent ainsi son comportement désordonné et qui risquent de l'y figer. Pendant un voyage en avion, j'ai regardé pendant des heures, avec un immense plaisir, une mère agir avec son bébé d'environ 13 ou 14 mois. On imagine combien la situation pouvait susciter d'impatience et d'agitation. Cette mère avait l'art de contenir sans angoisse et sans violence les « caprices » de son enfant : quand il tendait en criant la main vers quelque chose qu'elle ne voulait pas lui donner, elle le laissait en approcher et lui mettait subrepticement dans la main, au tout dernier moment, un autre objet en masquant à sa vue le précédent. Je me suis dit que cette attitude douce, ferme et intelligente était exemplaire, dans la mesure où elle mettait en place un certain ordre, sans brider la curiosité de l'enfant, tout en l'empêchant de s'adonner à l'expression et à l'exercice de sa toute-puissance. Je me suis dit également que, si cette mère parvenait à procéder de la sorte, ce n'était certainement pas par hasard. Le plus souvent, en effet, une mère qui réagit différemment prend de plein fouet la manière de faire de son enfant, qui la renvoie à son insu à un stade qu'elle a elle-même nécessairement connu et qu'elle a dû probablement mal vivre. Il lui revient alors, malgré elle, la somme de ressentiment qu'elle a pu accumuler devant la quantité de frustrations minimes qui lui ont jadis été imposées. Elle estimera normal de procéder de la même manière avec son enfant et de vouloir lui imposer d'un coup ce qu'elle pense être la norme du monde environnant. Elle sadisera à son tour son enfant, tout comme elle avait été elle-même sadisée en son temps. C'est, hélas, une loi de l'éducation qui ne permet jamais tout à fait de faire l'économie des erreurs dont on a été soi-même victime. C'est peut-être aussi la raison pour laquelle on n'est pas trop de deux pour élever un enfant, ne serait-ce que pour lui éviter de trop pâtir de ce genre d'embûche.

Les spasmes du sanglot

C'est une manifestation relativement banale et impressionnante, encore que peu fréquente. Pour une raison quelconque, souvent des plus futiles, le bébé (comme l'enfant plus grand au demeurant) se met à pleurer violemment. Dépassant de loin ses facultés d'expiration, il perd aussi bien sa voix que son souffle. Il finit par devenir tout bleu et par perdre connaissance. On appelle cela la **forme bleue** du spasme du sanglot. Il en existe une autre forme, plus rare, la **forme blanche**, dans laquelle les choses se passent de la même manière mais la perte de connaissance survient plus tôt. Cette forme d'expression de la « colère » du bébé met, comme on peut l'imaginer, les parents dans tous leurs états. Ils imaginent immédiatement leur enfant mort. Or, il n'en est rien. Car, quoi qu'on fasse, il revient à lui, simplement sous l'effet de l'accumulation sanguine de gaz carbonique, lequel stimule fortement la reprise de la respiration. Cette expression de la colère n'est cependant pas sans conséquence, car le bébé, qui se rend compte du trouble dans lequel il met ses parents, va récidiver quand bon lui semblera et devenir ainsi un véritable tyran. C'est une pente qu'on ne doit pas le laisser prendre, parce que sa manière d'exercer, sans rencontrer de limite, sa toute-puissance va constituer pour lui une source d'angoisse considérable. J'ai pour habitude de professer que, pour un bébé, la vie est une sorte de pont suspendu au-dessus du vide. Il sait qu'il doit le traverser, alors qu'il a sur les yeux un bandeau qui ne lui permet pas de contrôler ou de maîtriser son mouvement ou sa direction. Il va donc avancer jusqu'à buter contre un parapet qui le protège de la chute. Il repartira en sens inverse pour rencontrer l'autre parapet. Quand il aura ainsi fait un certain nombre d'allers-retours, il prendra conscience de l'existence et de l'efficacité de ces parapets qui le mettent à l'abri du vide. Il pourra alors juger de la distance qui les sépare et il pourra prendre à leur endroit la bonne distance qui lui permettra d'aller de l'avant sans la moindre hésitation. Face donc à une manifestation comme le spasme du sanglot, qui signifierait de la part de l'enfant son désir de rester sur place, le mieux encore n'est pas seulement de ne pas s'en émouvoir — c'est le moins que l'on ait à faire ! — mais de signifier à l'enfant qu'on ne se laissera pas prendre à ce jeu et que la prochaine fois qu'on le verra débuter une telle manifestation on quittera la pièce — ce qu'il faudra faire sans la moindre crainte, au demeurant.

Les troubles du sommeil

Ce sont des troubles apparemment de plus en plus fréquents.

Il vaut mieux savoir que leur installation précoce n'est que rarement à mettre sur le compte d'un facteur psychologique et qu'il vaut mieux se pencher à ces âges-là sur d'éventuels **troubles organiques**, parmi lesquels l'insuffisance de la ration alimentaire, les troubles de la sphère ORL et l'ulcère peptique de l'œsophage viennent au premier plan. Il arrive bien évidemment qu'un bébé indemne de tels troubles puisse cependant manifester quelque difficulté à s'endormir, ou se réveiller plusieurs fois la nuit, en cas de déménagement ou de changement de cadre de vie. Mais cela ne dure généralement pas et rentre rapidement dans l'ordre avec les quelques explications qui lui sont rapidement fournies par des parents attentifs qui auront supputé la raison de son trouble passager *(cf. encadré)*.

Les **troubles durables d'origine psychologique** ne se manifestent que lorsque le bébé sera parvenu à prendre conscience et aura accepté qu'il est lui-même, c'est-à-dire coupé et indépendant de ses deux parents et en particulier de sa mère, autrement dit à partir de la fin de la 1re année. Sa relation précédente d'essence quelque peu fusionnelle n'aura cependant pas été inutile ou passive. Il y aura pris appui pour forger le système de sécurité qui lui permettra d'affronter le monde et qui est totalement indépendant de la relation alimentaire, dont on a vu plus haut les impasses possibles. Des éthologues ont remarquablement démontré le fait en élevant un singe nouveau-né en présence de deux mères leurres, l'une faite de grillage nu et porteuse d'un biberon, l'autre recouverte d'une enveloppe de feutre mais n'ayant pas de biberon. Le bébé singe a rapidement appris à se mettre dans les bras de la maman-grillage-biberon pour s'alimenter et à gagner rapidement les bras de la maman-feutre dès qu'il avait la moindre crainte ou qu'il ressentait une violente émotion, en particulier quand on le mettait face à un nounours qui battait du tambour. Quand on retirait la maman-feutre de la cage et qu'on mettait le nounours en marche, le bébé s'affolait, courait de tous côtés, en ignorant complètement la présence de la maman-grillage-biberon, qu'il jugeait incapable de le rassurer, en manifestant une série de

SUR LE VIF

La maman de Virginie, 16 mois, m'appelle, sérieusement inquiète par les réveils nombreux de sa fille qui sont apparus depuis une dizaine de jours et qui résistent aux potions et suppositoires qu'elle est allée prendre chez le pharmacien. Les nuits sont difficiles et le manque de sommeil retentit considérablement sur l'humeur et les échanges pendant la journée. Ce que je sais de la famille ne me permet pas d'évoquer le moindre facteur inquiétant et je suppose que seul un changement survenu dans l'atmosphère habituelle de vie est à la source du trouble. Je demande à la maman de Virginie si elle est enceinte. Elle me répond qu'elle l'est en fait, mais seulement de 6 semaines. Elle n'en a pas parlé à sa fille. Je lui conseille de la mettre au courant. Ce qui fut fait. Le soir même, Virginie dormait d'une traite.

Cette enfant avait simplement perçu dans l'attitude de sa mère un changement dont elle ne comprenait pas la nature, qui troublait l'ordre habituel de sa perception et qui l'inquiétait suffisamment pour la poursuivre jusque dans son sommeil.

Qu'on n'aille cependant pas en conclure qu'il faut mettre rapidement tous les enfants au courant d'une grossesse en cours. Il n'y a pas de règle en la matière : c'est toujours un cas d'espèce.

troubles divers. Il ne parvenait à se calmer que lorsqu'on remettait la maman-feutre à sa place. Muni de son leurre réassurant, il est même parvenu, au bout de quelques expériences, à le quitter et à s'approcher du nounours, qu'il a touché et malmené jusqu'à finir par le démonter.

Préoccupé qu'il est par son repérage des éléments qui assurent sa sécurité, le bébé humain, avant la fin de la 1re année, n'est, en règle générale, pas encore sensible aux autres dimensions de la relation qui le lie aux parents et qui lie les parents entre eux. C'est comme si, dans un premier temps, il était trop occupé à faire l'inventaire du contenu de l'enveloppe pour se soucier de la qualité même de cette enveloppe. C'est quand son recueil lui aura permis d'accumuler suffisamment d'éléments de sécurité qu'il découvrira son individualité et qu'il marquera quelque exigence à l'endroit de sa cellule parentale. Il sera alors sensible à tout ce qui pourra à partir de là venir troubler son sommeil. Sans compter que ce sommeil, devenu plus léger à cause de l'intense travail de mise en ordre de ce qui a été recueilli dans la journée (cf. p. 348), n'est pas sans évoquer pour lui quelque chose d'irrésistible qui ressemble à la mort, dont il a découvert la dimension depuis quelques mois. Il ne peut donc s'y livrer qu'en étant assuré de pouvoir l'affronter avec pour bagage la tendresse et l'amour de ses parents. S'il doute un tant soit peu de cet amour, il en demandera la preuve sous la forme de ces rituels d'endormissement sans nombre qui, du bisou à la soif, en passant par le pipi de dernier moment, la berceuse ou le conte rituel, n'ont pas une autre fonction.

A un stade plus important des troubles, ce seront des réveils répétés tout au long de la nuit. L'expérience démontre alors que, la question qui préoccupe l'enfant au point de « troubler son sommeil », c'est celle du repérage précis de la fonction de chacun de ses deux parents. Notre métaphysicien, tel que nous l'avons rencontré à chaque détour de son aventure de vie, ne fait ni plus ni moins que se demander qui est sa maman, qui est son papa et qu'est-ce qu'une maman, qu'est-ce qu'un papa. Il est probable que la confusion actuelle des rôles, des places et des fonctions parentales est à l'origine de la plus grande fréquence de troubles constatée dans ce registre. La preuve en est que de tels troubles peuvent mettre des semaines et des mois, voire des années, à s'amender et qu'ils résistent farouchement aux différentes drogues que l'on peut toujours essayer de prescrire. Les tranquillisants et les somnifères utilisés aux doses habituelles ne sont en effet pratiquement d'aucune efficacité chez le tout-petit. S'ils sont utilisés à plus forte dose, on en obtient un résultat non satisfaisant dans la mesure où les journées sont alors plus fréquemment agitées que d'habitude. Comme si l'enfant n'avait pas d'autre choix que ce symptôme pour continuer de poser ses questions. Cette lecture du déroulement des événements peut paraître excessive ; elle trouve cependant une preuve de sa validité dans le fait que l'enfant insomniaque confié à ses grands-parents ou à des amis, par exemple, dormira la nuit entière d'une seule traite.

Il ne faut pas croire qu'un tel trouble se manifeste en pure perte. C'est le privilège de cet âge de pouvoir tenir le coup très longtemps sans cesser de malmener des parents qui n'en peuvent souvent plus et qui seront amenés à de telles extrémités qu'ils finiront par s'affronter sur un mode violent, en sortant en quelque sorte de la passivité et de la collusion, et en étant conduits, parfois au prix de révisions déchirantes de leurs positions, à redéfinir à leur insu leurs rôles respectifs.

Le travail thérapeutique qui cherche à parvenir à un résultat dans ce domaine ne procède d'ailleurs pas autrement. Il permet seulement de faire faire l'économie de la phase douloureuse de la remise en question en confrontant chacun des deux parents à ce qu'il imagine être son rôle face aux rôles qu'il a lui-même connus dans le couple de ses parents, en le confrontant, autrement dit, aux déterminants d'une histoire à laquelle il croyait pouvoir échapper et qui le rejoint toujours, quoi qu'il fasse.

LES TICS DE BALANCEMENT

Les tics de balancement représentent un symptôme rare mais à prendre toujours au sérieux. Le bébé, au moment de s'endormir dans son lit ou bien quand il se retrouve seul, se balance rythmiquement d'avant en arrière et souvent pendant des dizaines de minutes. Il pousse parfois son mouvement jusqu'à aller violemment se cogner la tête contre le battant du lit ou contre le mur. On rapproche souvent cela d'une activité masturbatoire, telle qu'on pourra la constater à un âge un peu plus avancé. Certes, mais encore faut-il essayer de comprendre la raison pour laquelle un enfant peut se livrer à de telles activités. Les bébés déficients visuels, voire aveugles, se frottent eux aussi violemment les yeux pour se créer des perceptions optiques. Ils savent avoir des organes destinés à fonctionner et, devant l'insatisfaction qu'ils en ont, ils tentent de les « secouer » en quelque sorte. Ce qu'ils parviennent d'ailleurs à faire, car leur entreprise leur donne effectivement des sensations qu'ils n'auraient pas eues autrement, ce qui justifie qu'ils la poursuivent. De la même façon, le bébé qui se balance tente de prendre conscience de l'existence de son corps, comme si la jonction diurne avec le corps de sa mère ne lui avait pas permis de le faire. Or, s'il n'y est pas parvenu, c'est parce que sa mère ne lui a donné à aucun moment la possibilité de se repérer comme différent d'elle. On en revient au débat sur la hiérarchie des rapports (cf. p. 316). Il est vrai que lui-même ne parvient naturellement à admettre cette réalité que fort progressivement et seulement vers l'âge de 8 à 12 mois. Mais ce long temps ainsi passé ne sera occupé de sa part qu'à lutter contre ce qu'il perçoit confusément comme cependant inéluctable. Là, les choses sont différentes, sa mère le renforçant en quelque sorte sans relâche dans l'idée qu'il n'est qu'un morceau d'elle et rien de plus. Un morceau d'elle, certes détachable par instants, mais un morceau d'elle tout de même, inscrit dans une fonction précise et définie par avance. Il y aurait ainsi, face au mouvement naturel de l'enfant, un mouvement identique de la mère qui, déniant la réalité, figerait le bébé dans un sort littéralement scellé et strictement impossible à faire évoluer. Les sensations que retirerait le bébé de son balancement ne peuvent pas se justifier autrement : il tente vainement d'y inscrire un effet de son autonomie ou de sa volonté, puisqu'il peut aller jusqu'à affronter la douleur que lui procure le cognement de sa tête contre les murs (cela peut aller jusqu'à réveiller les voisins ! ...).

On imagine là encore que le traitement du bébé par quelque méthode que ce soit demeure sans effet. Il faut savoir que l'abord de la mère n'est guère plus aisé. Car, pour en être arrivée là, elle a le plus souvent développé un système de défenses redoutablement efficace et quasi inexpugnable. Il est cependant indispensable de ne pas laisser passer la moindre possibilité d'action, car le devenir des enfants qui manifestent de tels troubles n'est pas sans poser de sérieux problèmes.

LA PRÉTENDUE JALOUSIE DE L'ENFANT À LA VENUE D'UN PUÎNÉ

Rien n'est plus facile à comprendre que le sentiment qui saisit un enfant, qu'il soit l'aîné, le troisième ou le septième, quand il s'aperçoit que sa mère est enceinte et encore plus quand il la voit revenir à la maison avec le petit frère ou la petite sœur. Chacun imagine qu'il s'agit d'un sentiment de jalousie ou de dépit. Et les scénarios sont vite échafaudés : « Il perd son statut d'enfant unique... », « Il va devoir partager sa mère... », « Il pense que le bébé nouveau venu va lui prendre une partie de ce qu'il possède déjà... », « Il se sent trompé et il se demande ce qu'il a fait pour décevoir ses parents, qui ne se contentent plus de sa seule présence... », etc. Les stratégies les plus diverses sont alors organisées pour pallier les effets ravageurs d'une épreuve, hélas, toujours analysée sur un mode strictement adulto-centrique. On lui offre, manière de l'amadouer et de l'acheter, un beau et gros **cadeau**, le plus volumineux, le plus voyant possible, en lui disant de surcroît que c'est de la part du bébé nouveau venu. C'est sûrement **la pire manière de faire**. Car l'angoisse de ce qu'il vit se redouble alors du dépit qu'il conçoit, quel que soit son âge au demeurant, à constater qu'il est pris pour un imbécile. On va parfois acheter son silence en l'associant à la fête, en le mettant en avant en toute circonstance, en parlant de lui d'abord, en lui racontant combien ce sera bien d'avoir un compagnon de jeu, etc. Si une femme ou un homme se conduisait ainsi avec son ou sa partenaire, elle susciterait chez lui et il susciterait chez elle les pires sentiments de doute à l'endroit de ceux qu'ils sont censés se porter mutuellement. A avoir obstinément voulu éviter le pire, on aura donc fait pire encore.

Que faire alors ?

Rien de tout cela en tout cas.

Informer de la situation et dire les choses comme elles sont, c'est-à-dire la plus pure vérité. On a voulu un enfant, puis un deuxième, puis, etc. On demeure, en tant que parents, responsables et seuls responsables du désir que l'on a eu, qui a été mené à son terme et que l'on assume sans chercher l'assentiment de l'enfant qui n'a rien à y voir et qui a seulement à en prendre acte.

Evitera-t-on de la sorte les sentiments négatifs ? Certainement pas ! Ce genre d'histoire court les mythologies et les légendes de toutes les civilisations. Ça date déjà de Caïn et Abel dans une écriture qui nous est proche. Il n'y a rien de moins naturel. Ça fait partie du lot de chacun. Et si on constate des sentiments négatifs, comment les combattre ? Par la remontrance, la réprimande et, si besoin, la punition (non corporelle, s'entend) sur-le-champ, de manière à ne pas laisser s'accumuler une culpabilité porteuse en germe des pires effets ultérieurs.

Cette position peut paraître surprenante et un peu excessive. Il n'en est rien. N'oublions pas que notre bébé évolue dans la métaphysique. Ce que vient lui signifier la présence de ce bébé nouveau venu, c'est l'administration de la réalité de sa place, celle d'un individu définitivement coupé d'un corps qui l'a porté et auquel il n'aura plus jamais accès. Il ne peut plus désormais se leurrer de belles paroles ou se laisser aller à croire à un hypothétique retour ! Cette preuve vivante devant lui l'en empêche désormais et il ne peut que la haïr, de l'avoir contraint à faire répétitivement le deuil de ses illusions.

En demeurant ainsi fermes sur leurs positions, les parents trouveront toujours les mots qui conviennent pour faire traverser sans encombre cette étape qui finit toujours, avec une telle approche, par s'amender et rentrer dans l'ordre.

Le bébé adopté

Il y aurait beaucoup à en dire et des ouvrages entiers lui ont été consacrés. Il n'est pas question d'en faire ici le résumé ou de reprendre les aspects qu'ils abordent de cette situation devenue fréquente mais qui, en réalité, n'a rien de très particulier, hormis ce qu'on y met soi-même. Toute naissance entraîne à bien des égards, quelles qu'en soient les circonstances, un travail d'adoption du bébé par ses parents. On n'a pas cessé de le montrer en disant combien les parents doivent faire le deuil de l'enfant qu'ils imaginaient pour accepter celui que la mise au monde leur fait rencontrer. Il s'agit d'une opération symbolique de très grande importance.

L'expérience montre que l'attachement des parents à un enfant adopté est strictement équivalent à celui qu'ils peuvent avoir pour un enfant naturel. Il en a la force, l'intensité, la violence. Il est aussi débordant et immaîtrisable. Le bébé le ressent aussitôt et élit ses parents adoptifs sans la moindre restriction ni la moindre réserve. Comment pourrait-il le faire d'ailleurs, alors qu'il n'a pas eu jusque-là une expérience aussi élaborée ? La

SUR LE VIF

J'ai eu à voir pendant quelque temps une famille alsacienne de trois garçons. Les parents, désirant pour quatrième enfant une fille et se trouvant trop vieux pour prendre le risque de la faire, ont décidé de procéder à une adoption. Je les ai revus avec une petite Indienne aux cheveux lisses et noirs et à la peau sombre : elle n'avait évidemment rien de commun avec la blondeur des autres enfants. Peu de temps après, la famille est partie pour l'étranger. Plusieurs années après, j'ai entr'aperçu, en allant chercher un patient dans ma salle d'attente, une grande fille de 7 à 8 ans qu'il me semblait à la fois ne pas connaître et cependant reconnaître. L'impression m'a poursuivi pendant quelques minutes, jusqu'au moment où j'ai compris de quelle fillette il s'agissait. Elle ressemblait tellement à sa mère adoptive que c'est le souvenir du visage de cette dernière qui m'a permis de l'identifier.

meilleure preuve qu'il puisse administrer de son investissement réside dans la facilité avec laquelle il parvient à ressembler auxdits parents et surtout à sa mère adoptive. Le processus n'a d'ailleurs rien d'étonnant, car le bébé, démuni de langage, communique avec son parent en mimant sur la sienne sa propre physionomie. La tension des muscles sollicités sur les os encore mous du visage modèle ces os et sculpte littéralement les traits sur ceux qui ont été investis *(cf. encadré ci-dessus)*.

Une autre question qui est souvent débattue, c'est celle de la communication ou du secret des conditions de la naissance du bébé. En règle générale, et le consensus est fait sur ce point, il semble qu'il vaille mieux d'emblée ne rien cacher à l'enfant des conditions de sa naissance. On peut dès son tout petit âge lui dire que ses parents, son père et surtout sa mère, ont eu assez d'amour pour lui pour préférer le laisser vivre auprès de la maman et du papa qui l'élèvent actuellement plutôt que de lui faire courir le risque d'une vie de souffrance et de difficultés. Ce genre d'attitude permet à l'enfant de mieux vivre sa condition. Car lui qui glane à tout bout de champ les informations les plus disparates ne pourra pas ne pas entendre autour de lui les propos ou même les allusions des adultes sur son statut *(cf. encadré p. 806)*.

SUR LE VIF

J'ai eu une fois des difficultés à convaincre de la pertinence de cette attitude une famille adoptante qui voulait absolument garder le secret de la naissance de son enfant. Elle a bien dû en venir là quand, vers les 4 à 5 ans, les institutrices de maternelle ont convoqué les parents pour leur signaler l'attitude surprenante de leur garçon qui arpentait la cour, à longueur de récréation, en demandant à chaque enfant où il avait été trouvé et comment il avait été choisi. Il est évident que nul n'avait volontairement vendu la mèche. Ce garçon avait simplement réuni quelques propos épars pour constituer le fond de sa question.

LE BÉBÉ ET LE DIVORCE DE SES PARENTS

Les parents qui envisagent de se séparer demandent fréquemment s'il y a un bon âge pour franchir ce pas. Ils sont toujours dépités d'apprendre qu'il n'y a pas de bon âge pour un tel acte et que l'enfant en portera d'une manière ou d'une autre la trace. Comme il arrive parfois que la situation conflictuelle le fasse encore plus souffrir que la séparation, on peut dire qu'il est impossible d'établir une règle quelconque en ce domaine. Il importe, par-dessus tout, que les parents ne règlent pas leur conflit sur le dos de l'enfant, qui devient parfois le relais déchiré de leur haine et de leurs griefs. Il leur faut, au nom de l'amour qu'ils proclament lui porter, prendre en considération que, pour son devenir, cet enfant a besoin d'une bonne image de chacun de ses géniteurs, le rassurer à cet égard en lui disant la vérité du moment : c'est-à-dire qu'il a été conçu dans un acte d'amour que rien ne devra jamais ternir. Je donne ce conseil sans me faire la moindre illusion. L'expérience prouve qu'il est rarement suivi parce que pratiquement impossible à mettre sincèrement en œuvre : la haine et la violence qui débordent les protagonistes dans une telle circonstance ne leur permettent pas toujours de maîtriser rapidement leur ressentiment. S'ils y parvenaient réellement, ils ne seraient d'ailleurs pas dans la situation qui les a conduits à cette extrémité. Le mieux encore, c'est qu'ils retiennent ce conseil pour l'appliquer dès que leur état le leur permettra.

Le bébé dans la famille recomposée

Avec les mutations de nos sociétés, la famille recomposée est devenue un phénomène fréquent. Il arrive parfois qu'un enfant se retrouve avec des demi-frères ou demi-sœurs, voire d'autres enfants avec lesquels il n'a aucun lien de parenté parce qu'ils sont les enfants d'un premier ménage du nouveau compagnon de sa mère ou de la nouvelle compagne de son père. En règle générale, les choses ne se passent pas trop mal, le bébé recevant les conditions dans lesquelles il trouve sa famille comme les conditions les plus naturelles, voire comme des conditions universelles, puisque c'est par son univers familial qu'il appréhende la réalité du monde extérieur. Il arrive cependant que des tensions surviennent ou émaillent régulièrement les relations entre les partenaires séparés qui continuent d'avoir un ou plusieurs enfants en partage. Il n'est pas impossible que cela ait un retentissement sur le bébé. Dans ce cas, il ne faudra pas hésiter à lui dire les choses de la manière la plus nette et la plus simple en s'aidant au besoin de photographies des protagonistes pour l'aider à se retrouver dans la complexité de la situation. Cette manière de l'introduire, avec le moins de jugements possible, à la vérité de la situation est le minimum qu'on puisse faire pour préserver son avenir.

Le bébé qui vient après le décès d'un précédent enfant

Quelles que soient les dispositions dans lesquelles les parents se trouvent pour l'accueillir, le bébé qui vient après la mort d'un précédent enfant, voire parfois d'un avortement spontané ou provoqué, réveille chez ses parents le reste non achevé d'un processus de deuil qui peut avoir été particulièrement difficile à faire. Il n'est pas question en la circonstance de proposer une recette ou une quelconque manière de faire, chaque histoire, ayant des circonstances et des paramètres singuliers, ne souffre pas la moindre tentative d'uniformisation qui la dénaturerait. L'expérience démontre que, le plus souvent, les parents trouvent à tâtons leur propre manière de vivre l'événement du mieux qu'ils peuvent. Ils doivent cependant être avertis du fait que, s'ils rencontrent des difficultés, ils ne doivent pas hésiter à s'adresser rapidement à une personne capable de les écouter et de leur faire accomplir le travail qui sera resté pour une raison ou pour une autre en suspens. J'ai été très ému un jour, en recevant des parents qui venaient me parler des difficultés de leur second garçon de 9 ans (il avait un frère aîné de 25 ans), de les voir pleurer l'un et l'autre à chaudes larmes un garçon mort-né... 19 ans auparavant !

Il a été fait allusion à ce genre de problème à propos des coliques idiopathiques du premier trimestre (cf. p. 713). Les processus de deuil sont des phénomènes complexes dans lesquels on enfouit beaucoup sans toujours parvenir à mettre dans ce que l'on enfouit l'ordre nécessaire. On est toujours surpris de se retrouver poursuivi longtemps après par ce que l'on croyait avoir efficacement rangé. On ne doit éprouver aucune honte à vivre de tels retours avec ce qu'ils ont d'immaîtrisable. On peut concevoir, sans avoir à en ressentir de la culpabilité, qu'on se trouve alors dans un état dont l'enfant, et surtout le bébé avec sa sensibilité si vive, perçoit parfaitement les nuances sans avoir pour autant accès à la signification de ce qu'il perçoit. Le travail de parole que l'on peut faire alors permet de mettre dans la situation l'ordre qui y manquait et que réclame la vie.

Le bébé face à la mort d'un proche

Ce genre de circonstance n'est pas exceptionnel et le bébé, **quel que soit son âge**, peut avoir à vivre de près ou de loin la mort d'un proche. Ce peut être la mort d'un ami ou d'un parent plus ou moins éloigné de l'un de ses deux parents. Ce peut être la mort d'un parent plus proche (un des grands-parents par exemple, un oncle ou une tante ou un cousin) mais ce peut être aussi la mort d'un parent direct (père, mère, frère, sœur). Ce ne sont jamais des circonstances que l'on peut maîtriser et la famille du bébé se trouve directement et naturellement submergée par le chagrin de ce qui la touche de plein fouet. Lui, du coup, n'a plus les moyens de reconnaître l'atmosphère habituelle dans laquelle s'établissait la communication. Il marquera d'abord de la surprise devant cette rupture, mais, si rien ne lui en est dit, il pourra manifester son malaise par différents troubles qu'on ne pensera pas toujours à ramener à la situation et qui pourront s'enkyster définitivement. Aussi est-il important de lui dire nettement et simplement, sans se perdre inutilement dans les détails, ce qu'il en est. On n'aura évidemment pas toujours réussi pour autant à lui permettre la métabolisation définitive de l'événement. Il y réagira toujours avec sa propre affectivité : il ne ressentira pas de la même manière le décès d'un grand-père qu'il n'a pratiquement pas vu et celui de son grand frère, de son père ou de sa mère. Le travail de deuil que lui aussi aura à effectuer ne sera pas, comme on l'imagine, de même nature. On l'aura en tout cas éclairé utilement sur le changement du climat auquel il s'est soudain trouvé confronté et cette information primordiale lui permettra de repérer, à jamais et de manière stable, le fait vécu dans le cours de son existence.

Les affections de la période néonatale

Elles sont mentionnées à cette place surtout pour être regroupées avec le reste de la pathologie, alors qu'elles sont relativement rares et qu'elles ne se rencontrent que peu fréquemment dans une pratique de cabinet. Leur traitement nécessite en effet le plus souvent une hospitalisation dont les conditions, on doit immédiatement le souligner, ont considérablement changé ces dernières années. On s'est en effet aperçu que cette période cruciale devait se soucier d'associer des soins performants et pointus à une participation des parents au devenir du bébé, en essayant de maintenir du mieux possible les liens physiques indispensables à la constitution de l'attachement mutuel. Une enquête a en effet montré que 20 % environ des enfants subissant des mauvais traitements étaient d'anciens prématurés, alors que la proportion de cette catégorie d'enfants dans la population générale ne dépasse guère les 6 à 8 %. Comme si les liens qui ne s'étaient pas noués au départ pouvaient ne plus le faire ou exiger d'autres voies plus complexes à explorer. Aussi les services de néonatologie ont-ils abandonné aujourd'hui leurs craintes obsessionnelles de l'infection, comme ils ont mis un point d'honneur à faire participer les parents aux soins du bébé, fussent-ils des plus délicats. Leurs résultats s'en sont trouvés d'ailleurs infiniment améliorés.

Dans quelles circonstances un nouveau-né peut-il avoir à être hospitalisé ?

Toutes les fois que son état est suffisamment inquiétant pour nécessiter l'établissement d'un diagnostic précis au moyen d'un bilan clinique, biologique et radiologique rigoureux que seul permet le plateau technique d'un service hospitalier, ou toutes les fois qu'il doit faire l'objet d'une surveillance méticuleuse de chaque instant, exercée par un personnel compétent et rompu à cette tâche particulière.

On passera sur les cas où l'hospitalisation est imposée par le constat d'une malformation complexe évidente, génétique ou accidentelle. On ne mentionnera pas non plus les causes qui ont pu être traitées ailleurs, telles que par exemple les convulsions du 5e jour (cf. p. 784), la hernie diaphragmatique (cf. p. 765) ou la maladie des valves urétrales (cf. p. 769). On s'attachera principalement aux circonstances qui ont motivé, par leur relative fréquence, l'ouverture d'unités de néonatologie dans certaines maternités, en insistant sur le fait que le transport dans une telle unité depuis un établissement extérieur se fait toujours au moyen d'un incubateur destiné à préserver le bébé contre le froid pour lui éviter un choc thermique. En fonction du tableau clinique, il peut être parfois fait appel aux SMUR pédiatriques, dont le personnel dispense sur place les premiers soins, met en place une perfusion et assure, si besoin est, une ventilation assistée après intubation.

L'INFECTION FŒTO-MATERNELLE OU SA SUSPICION

On nomme ainsi le tableau réalisé par le passage d'une infection de la mère à l'enfant. Cette entité vient statistiquement au tout premier plan (10 à 15 % des hospitalisations de nouveau-nés). Elle peut être due à une infestation anténatale, comme cela se produit dans la listériose ou dans la toxoplasmose, qui est plus connue. Mais elle peut être due à un germe vaginal qui aurait infecté l'œuf par voie ascendante, pour peu que la rupture des membranes ait été précoce (accouchement prolongé avec un délai de plus de 12 heures entre la perte des eaux et l'expulsion) ou qu'il y ait eu une souffrance fœtale même minime ayant entraîné une élimination de méconium (on dit que le liquide est teinté), dont un volume de seulement 1 % dans le liquide amniotique multiplie par 1 000 à 10 000 la virulence de certains germes. Les germes les plus fréquemment retrouvés sont le streptocoque B, le staphylocoque et le colibacille. Pour peu que les circonstances décrites aient été repérées, un certain nombre de prélèvements seront immédiatement effectués chez le nouveau-né : au niveau de la peau, de tous les orifices naturels ainsi que dans le liquide gastrique. En fonction de l'état clinique, du contexte et de la prise en compte d'un faisceau d'arguments, on peut être amené à traiter d'emblée ou à attendre. On peut en effet décider parfois d'attendre les résultats avant d'entreprendre un traitement, tout en assurant une surveillance clinique rigoureuse. On peut aussi mettre immédiatement en route un traitement antibiotique à large spectre (amoxicilline à raison de 100 milligrammes par kilo) en assurant une surveillance identique et en se proposant de renforcer le traitement en fonction des résultats. Ces mesures minimales et fort simples sont devenues monnaie courante et sont prises sur place à condition que l'examen clinique donne toute satisfaction. Parce qu'au moindre doute on n'hésitera évidemment pas à hospitaliser le nouveau-né en milieu spécialisé, afin que le bilan soit complété par des examens sanguins plus approfondis (numération, CRP, hémoculture), par une ponction lombaire systématique ainsi que par une radiographie pulmonaire qui peut révéler des signes patents d'infection évolutive.

Tous les tableaux qui ont été évoqués plus haut dans les affections concernant les différents appareils peuvent évidemment se rencontrer — de la septicémie à la méningite en passant par les infections pulmonaires, urinaires, otitiques, intestinales ou osseuses — et leur pronostic est fonction du stade évolutif de l'infection, de sa virulence, de son extension et de la sensibilité du germe responsable aux antibiotiques. Les traitements et le suivi des nouveau-nés sont de nos jours parfaitement codifiés et les parents sont tenus au courant de chaque étape de l'évolution. On peut affirmer que dans ce domaine la médecine a fait de considérables progrès en quelques années en enrichissant aussi bien sa panoplie diagnostique que sa panoplie thérapeutique et en prenant le plus souvent possible des mesures préventives destinées à éviter les pires écueils. C'est ainsi que la surveillance d'une femme enceinte porteuse d'un herpès génital se verra encore proposer une césarienne pour éviter à son nouveau-né un **herpès néonatal**, qui demeure redoutable malgré le progrès thérapeutique certain fourni par le Zovirax.

Deux maladies méritent une mention spéciale dans ce panorama. Non pas qu'elles soient particulièrement graves ou invalidantes, mais parce que leur existence est souvent totalement ignorée du grand public.

■ **La listériose** est une infection qui peut revêtir différentes formes, de la plus bénigne (banale conjonctivite accompagnée d'un gros foie) à la plus préoccupante (méningite et forme septicémique pouvant être mortelle). Elle est due à un bacille *(Listeria monocytogenes)* qui peut infecter la mère tout au long de sa grossesse mais qui peut aussi donner des infections passant totalement inaperçues.

■ **La maladie des inclusions cytomégaliques** est due au cytomégalovirus, du groupe des herpès-virus, qui reste latent dans l'organisme. 80 % des adultes l'ont en général contracté sans présenter de manifestation clinique. On le retrouve dans les voies génitales féminines chez 10 à 25 %

environ des femmes. Quand une parturiente le contracte pendant sa grossesse, elle peut le transmettre à son fœtus, ce qui peut donner à la naissance des tableaux divers pouvant se manifester par des malformations ou sous une forme généralisée de type septicémique gravissime et souvent mortelle. La fréquence d'une telle maladie, heureusement rare, est de 1 cas pour 3 300 naissances.

La détresse respiratoire

Elle se traduit par un geignement continuel qui attire l'attention sur une accélération plus ou moins prononcée des mouvements respiratoires avec un tirage (les côtes se creusent à chaque mouvement, ainsi que la base du cou, traduisant la mise en route des muscles respiratoires de « réserve »), un battement des ailes du nez (témoignant de l'effort que nécessite chaque mouvement respiratoire) et parfois une cyanose plus ou moins étendue, traduisant un défaut d'oxygénation sanguine (les extrémités et le pourtour de la bouche prennent une coloration violette plus ou moins prononcée). Tout cela est parfaitement visible à l'œil nu et fait l'objet d'une évaluation par l'établissement d'un score (dit de Sylverman) destiné à mieux cerner l'importance de la détresse.

La véritable lutte par laquelle le nouveau-né tente ainsi de survivre traduit en général chez lui l'existence d'un processus grave qu'il importe d'identifier rapidement pour ne pas le laisser s'épuiser.

Comment cela a-t-il pu se produire ?

La première inspiration qui a lieu au moment de la naissance nécessite de la part du bébé un effort considérable pour déplisser les alvéoles pulmonaires qui n'avaient encore jamais fonctionné. L'expiration qui lui a succédé n'a pas chassé tout l'air des alvéoles, qui demeurent déplissées grâce à l'existence à leur surface d'une sorte de vernis lipidique appelé **surfactant**. Cet air résiduel va être par la suite partiellement renouvelé à chaque inspiration, permettant une oxygénation suffisante qui parviendra, par l'effet de réactions chimiques, par obturer le trou de Botal, le foramen ovale et le canal artériel qui permettaient jusque-là le mélange des circulations sanguines des parties droite et gauche du cœur nécessité par l'existence du placenta. Dans le cas de détresse respiratoire, ces communications tardent à se fermer, comme si le bébé tentait de recourir aux mécanismes antérieurs qui lui assuraient son oxygénation. Comme c'est impossible, cela complique le tableau en donnant au cœur un travail supplémentaire pour lequel il risque de se révéler insuffisant (d'où une « insuffisance cardiaque » qui fait courir des risques supplémentaires).

Différentes maladies peuvent provoquer une détresse respiratoire :

■ **Une imperforation des choanes** : ce sont des membranes qui sont situées dans l'arrière-nez chez le fœtus et qui doivent avoir disparu à la naissance sous peine d'empêcher la respiration nasale, la seule que puisse et sache effectuer le nouveau-né. Ce diagnostic est évoqué en salle de travail devant le fait que la sonde nasale bute contre l'obstacle ainsi constitué. On met alors en place une canule trachéale pour confier au plus tôt le nouveau-né au chirurgien.

■ **Une inhalation de liquide amniotique** a pu survenir pour différentes raisons. Du liquide amniotique a été avalé de travers et a inondé les poumons. Le tableau va se constituer progressivement : ce sera celui d'une atteinte respiratoire avec exclusion et surinfection éventuelle d'un territoire pulmonaire. Son traitement fait appel à la kinésithérapie et aux antibiotiques.

■ **Différentes malformations** (cardiaques, pulmonaires, ORL, ainsi que l'atrésie de l'œsophage) peuvent ainsi se compliquer, tout comme peuvent le faire des **infections de différentes natures**

■ **Un pneumothorax :** la plèvre est un sac membranaire à deux feuillets dont l'un est intimement accolé au poumon et l'autre à la paroi du thorax. Entre les deux, il existe une pression négative destinée à faire en sorte que tout mouvement de la cage thoracique soit intégralement communiqué au poumon. Il arrive, pour différentes raisons, que le feuillet pulmonaire se perfore, de l'air envahit alors la cavité pleurale, entraînant le collapsus du poumon qui se replie comme un parachute.

■ **La maladie des membranes hyalines** est due à un déficit en surfactant (cf. p. 812). Elle survient avant la 6e heure chez des nouveau-nés qui y sont plus exposés en raison d'une prématurité (c'est la cause la plus importante en raison de l'immaturité du surfactant), d'une souffrance aiguë néonatale, d'un placenta praevia, d'un hématome rétroplacentaire, etc. L'absence de surfactant ne permet pas aux alvéoles de rester déplissées. L'évolution de cette maladie sous traitement est en principe rapidement favorable.

Le traitement de la détresse respiratoire associe le traitement spécifique de la cause à une bonne oxygénation contrôlée avec précision grâce à la détermination percutanée de la concentration sanguine en oxygène. On se défie avec raison d'une oxygénation trop poussée, qui a pu donner, surtout chez les prématurés, des cataractes et des cécités définitives par altération de la rétine (fibroplasie rétrolentale) — risques contre lesquels a récemment été essayé avec succès l'inositol. De même surveille-t-on de très près la ventilation mécanique quand on a besoin de garder une pression positive (pour que les alvéoles restent déplissées par exemple, il faut que l'air envoyé sans relâche dans les voies aériennes le soit sous une certaine pression) et s'efforce-t-on de la maintenir moins d'une semaine pour éviter la **maladie des ventilés** (qui laisse le bébé plus facilement exposé aux infections et met environ deux années à rentrer dans l'ordre) ou la constitution d'une **fibrose pulmonaire**, d'un pronostic lointain plus délicat.

Profitons de l'exposé de ces notions pour dire un mot du **poumon de césarienne** : les alvéoles pulmonaires pendant la vie intra-utérine ne sont pas tout à fait vides mais contiennent une petite quantité de liquide expulsée par la pression exercée par le travail de l'accouchement sur le thorax du nouveau-né. La fabrication de surfactant est par ailleurs favorisée par l'augmentation sanguine des catécholamines (adrénaline et noradrénaline, les hormones du « stress ») entraînées par l'accouchement. En cas de césarienne itérative (celle qui est pratiquée avant tout déclenchement de travail), ces deux conditions favorisantes disparaissent et le nouveau-né peut avoir une petite détresse respiratoire transitoire. C'est la raison pour laquelle on le laisse quelques heures sous oxygène, en incubateur.

La prématurité

Il peut paraître étonnant d'en traiter dans ce chapitre, alors que la prématurité n'est pas à proprement parler une maladie mais seulement un état particulier lié au niveau de développement du nouveau-né. Cet état génère néanmoins un certain nombre de troubles et de maladies qui y sont directement et spécifiquement liés. On serait d'ailleurs fondé au même titre d'ouvrir aussi bien un chapitre traitant des grossesses multiples ou de la gémellité — on doit noter que, dans certaines sociétés, ce type de grossesse est considéré comme monstrueux et que les nouveau-nés qui en sont issus sont immédiatement supprimés. On ne peut pas, en tout état de cause, ignorer les particularités de ces situations et il semble que le meilleur résultat que l'on puisse obtenir par les effets de leur prise en charge soit directement lié au fait qu'elles soient assimilées à des situations pathologiques. L'histoire de la prématurité a démontré le fait, puisque les mesures de prévention qui ont découlé de ce genre d'attitude sont parvenues à diminuer considérablement l'incidence de la prématurité. On doit à Emile Papiernik, dans les années 1970-1975, la mise au point d'un coefficient de risque d'accouchement prématuré (CRAP) dont tous les accoucheurs se servent aujourd'hui pour prendre les mesures préventives qu'imposent les situations.

On doit ajouter que les aléas de la fécondation, avant l'ère de la contraception, n'ont permis que fort récemment de donner du prématuré une définition précise. La Convention de Londres de 1970 a désigné comme « prématuré » tout « enfant né avant la 37e semaine d'aménorrhée, c'est-à-dire avant la 37e semaine comptée à partir du premier jour des dernières règles (8 mois [1] ou 259 jours) et dont le poids de naissance est inférieur à la moyenne de 2 déviations standard [2] au moins ». On ne tient plus compte aujourd'hui de cette notion de poids, dans la mesure où a été introduit le concept de retard de croissance intra-utérin.

Ce n'est pas sans importance. Car ce qui caractérise précisément un prématuré, c'est sa... prématurité dans tous les domaines : sa prématurité ou, mieux encore, son immaturité plus ou moins importante de l'ensemble de ses organes et donc de l'ensemble de ses fonctions vitales. Son foie est immature, son système nerveux est immature, son système immunologique est immature, son appareil digestif, son appareil respiratoire, son système cardio-vasculaire, son rein, son système de fabrication du sang et son système de thermorégulation le sont également. Autant dire que ces différentes fonctions seront étroitement et quotidiennement (voire plusieurs fois par jour) surveillées et nécessiteront parfois la prise de mesures de correction toujours complexes qui expliquent la nécessité de la prise en charge du prématuré par des centres spécialisés pourvus du plateau technique nécessaire et faisant appel à un personnel compétent et rompu à ces tâches délicates.

Ainsi le prématuré est-il élevé dans un incubateur dont la température, l'oxygénation et le degré d'humidité sont rigoureusement définis. Les problèmes qu'il pose sont parfaitement maîtrisés pour les âges gestationnels situés au-dessus de 35 semaines d'aménorrhée. Au-dessous d'un âge de 31 semaines, les difficultés se multiplient.

Son alimentation est assurée par gavage gastrique systématique tant qu'il n'a pas dépassé la 34e semaine comptée à partir du premier jour des dernières règles, puisque la coordination de la déglutition n'est en principe pas acquise avant cette échéance. Elle se fait à un rythme particulièrement fréquent à cause de la faible capacité gastrique (à peine 10 millilitres), en ayant au préalable vidé l'estomac d'un résidu surveillé jalousement tout comme l'évacuation des selles, pour ne pas faire courir le risque d'une **entérocolite ulcéro-nécrosante** qui nécessiterait la mise immédiate du tube digestif au repos.

1. Il faut noter que cette échéance du 8e mois a été depuis toujours considérée comme importante dans des civilisations et des cultures qui n'avaient aucun rapport à la science. Il faut croire que les humains ont toujours su, même en l'absence d'outils statistiques, ce qui était important pour le devenir de leur espèce.

2. Selon la terminologie statistique qui considère normal tout ce qui est situé entre 3 déviations standard au-dessus de la moyenne et 3 déviations standard au-dessous.

Une supplémentation en fer pour éviter l'anémie est de règle, tout comme une supplémentation en vitamine D, et parfois en sucre et en calcium, pour éviter les hypoglycémies et les fréquents troubles du métabolisme calcique.

Les examens cliniques au moins quotidiens apprécient les différentes fonctions sans faire l'économie d'une surveillance biologique et électro-encéphalographique régulière destinée autant à apprécier la maturation que la possible éclosion de problèmes métaboliques ou la survenue d'une hémorragie cérébro-méningée au pronostic toujours délicat à apprécier mais auquel le suivi récent par scanner a apporté des moyens appréciables.

La surveillance de la fonction respiratoire et de l'équilibre ionique fait évidemment partie intégrante de ce paysage toujours difficile à détailler.

Autant dire, donc, qu'il s'agit d'une entreprise de réanimation lourde dont les médecins ont longtemps pensé devoir faire faire l'économie aux parents, d'autant que le risque infectieux est toujours important dans une atmosphère où l'on ne pénètre que revêtu de vêtements stériles comportant calot, casaque, masque et gants. L'aménagement récent de ces conditions n'a pas seulement amélioré le contact entre parents et enfants, il a participé de façon surprenante à l'amélioration des scores de survie. Ce qui prouve encore mieux combien l'humain est un être d'échanges particulièrement sensible à l'atmosphère affective dans laquelle il est placé. On a vu depuis une dizaine d'années nous venir de Colombie une expérience intéressante : dans ce pays pauvre, à défaut d'un nombre suffisant d'incubateurs on a été amené à pratiquer un « élevage kangourou » : le bébé prématuré ou de faible poids de naissance est mis directement au contact du corps de sa mère, entre les seins qu'il peut téter 24 heures sur 24 ; il bénéficie ainsi d'une alimentation continue et d'une protection thermique efficace. Le résultat particulièrement brillant n'a pas manqué de surprendre et d'ouvrir d'intéressantes perspectives en toutes sortes de directions.

Pour la suite des événements, le prématuré garde souvent longtemps la trace de son état et ne rattrape tout à fait son « retard » relatif que vers la fin de la 4e année. Aussi son développement doit-il toujours être apprécié de manière corrigée. Quand il a par exemple 10 mois d'âge civil, s'il est né à 7 mois de gestation, il faut référer son développement à un âge de 8 mois. Ce qui n'est pas sans inconvénient, car cela suscite de la part des parents une attitude de surprotection souvent difficile à entamer.

Quelques circonstances particulières

Le nourrisson, comme il a été dit à plusieurs reprises et en différentes circonstances, est soucieux, depuis son plus petit âge, de se repérer du mieux possible dans son parcours existentiel. Ses parents d'abord, son entourage habituel ensuite, son milieu de vie enfin, constituent pour lui les éléments dont il vérifie sans relâche l'existence et sur lesquels il fonde son sentiment de sécurité. Si un bouleversement survient brutalement dans le repérage de ces éléments, il en sera nécessairement affecté. Sauf à recevoir par une parole investie (celle de sa mère ou bien celle de son père s'adressant à lui alors qu'il est dans les bras de sa mère) une information nette et précise.

La compréhension de tels faits permet d'en tirer les conséquences et de ne pas hésiter en toute circonstance à fournir au bébé les informations qui peuvent paraître nécessaires — « informations » et non « justifications », car si on cherche à se justifier on le fait juge et on l'arrache de sa place pour lui en faire occuper une qui n'est pas la sienne (la précision répétée une fois de plus ici, le sera probablement encore, tant elle constitue le défaut courant de bien des parents qui s'achètent à bon prix une bonne conscience et qui, de fait, démissionnent de leur fonction, ce qui n'est pas fait pour rassurer leur enfant).

Or, il est quatre circonstances au moins qui méritent plus que d'autres la mise en œuvre d'une telle précaution.

L'ABSENCE INOPINÉE DE L'UN OU L'AUTRE DES PARENTS

Pour une raison ou une autre, la mère ou le père, voire les deux, peuvent avoir à s'absenter. Ce sont des circonstances de plus en plus fréquentes : déplacements, travail et vacances viennent se surajouter à la garde par la crèche, la nourrice ou la garderie — pour laquelle une période d'adaptation est toujours prévue —, sans compter les circonstances dans lesquelles, en cas de séparation du couple, le bébé est confié par l'un de ses deux parents à l'autre. **Il est indispensable que la séparation ait toujours lieu en présence du bébé éveillé et que la situation soit mise en mots du mieux possible et le plus précisément possible**. La mère peut laisser à son enfant un mouchoir, un foulard ou un linge quelconque que l'enfant a vu sur elle et dont il sait qu'il lui appartient, en l'avertissant qu'elle le lui reprendra à son retour. Au retour, en effet, elle reprendra le linge en racontant à son enfant leur séparation depuis le temps où elle a laissé l'objet. Cette manière de faire associe, par le biais de l'objet, à un espace dit « transitionnel », la notion de temps qui s'y trouve étroitement liée.

Le déménagement

Il constitue un point délicat par le changement de cadre de vie et par la rupture des habitudes liées au repérage dans l'espace. L'enfant aura droit à une, voire plusieurs visites des lieux, avec des explications sur les aménagements nouveaux et sur la nouvelle organisation du quotidien. On n'hésitera pas à faire remarquer les différences, mais à rappeler aussi les lieux anciens abandonnés en insistant par exemple sur la présence du mobilier familier. On se laissera éventuellement guider par les mouvements de l'enfant qui éprouvera parfois le besoin de revenir à tel ou tel autre lieu pour mieux s'y faire ou s'y accoutumer.

L'hospitalisation

C'est toujours une expérience particulièrement troublante et douloureuse qu'il importe de faire traverser du mieux possible. Elle constitue en effet, bien plus que l'expérience précédente, une rupture radicale avec tous les repères sans exception. C'est une rupture avec l'espace : celui que l'enfant découvre est structuré d'une façon qui n'a rien à voir avec les lieux habituels. C'est une rupture avec les repères parentaux : non seulement les personnes qui gravitent autour du berceau n'ont jamais été vues auparavant, non seulement elles n'ont pas été présentées, mais les parents eux-mêmes semblent soudain devenus étrangers, tant leur comportement habituel a été altéré par ce qu'ils vivent comme une épreuve. C'est une rupture avec la scansion habituelle du temps que ponctuaient changes, repas, retrouvailles, dodo, etc. : des personnes souvent différentes interviennent pour accomplir les différents rituels dont ne persiste plus rien d'autre que la matérialité. Sans compter, évidemment, les désagréments propres de la maladie, les diverses manipulations accomplies le plus souvent dans le silence total, avec, par-dessus tout, la douleur en prime.

On imagine la trace et les méfaits produits par une telle expérience. Il faut à l'enfant une envie de vivre sacrément chevillée au corps pour traverser une étape aussi aliénante.

On n'est évidemment plus dans les conditions génératrices de cette maladie, l'« hospitalisme », décrite par Spitz juste après guerre et dont on a récemment pu voir une illustration dans les reportages sur les conditions d'hospitalisation des enfants roumains dans certains établissements. Les services de pédiatrie sont devenus infiniment plus humains qu'ils ne l'étaient même du temps où j'y faisais mes études. Ce progrès ne s'est pas produit par le seul désir d'humaniser les lieux. Il a été imposé par le constat de résultats plus performants obtenus toutes les fois que l'on permettait à l'enfant de retrouver certains piliers de son système de sécurité et aux parents de participer de plus près aux soins de leurs enfants. Les mesures déjà prises sont certes encore perfectibles du côté de l'accueil et des échanges entre le personnel et les bébés. Mais il importe avant tout que les parents soient reconnaissables par l'enfant autant physiquement que par la sérénité et la réassurance qu'il trouve généralement chez eux. Or, de ce côté-là, il y a encore beaucoup à faire. J'en témoigne de ma place de praticien de ville qui a souvent à soutenir les parents dans une épreuve dont il est d'ailleurs, le plus souvent, le déclencheur.

Les parents doivent s'efforcer de comprendre un certain nombre de choses à propos de l'hôpital.

L'hôpital constitue en effet un lieu unique parce qu'il réunit un plateau technique de haute valeur et un personnel particulièrement performant à tous les degrés.

Le plateau technique, chacun sait ce que c'est, permet de réunir en un seul lieu tout ce que nécessite une enquête clinique approfondie : on peut faire appel à divers spécialistes, avoir une radiographie instantanément et toutes sortes d'examens de laboratoire en quelques minutes. Là où une enquête prendrait un ou deux jours en faisant perdre ce temps précieux pour le traitement, une hospitalisation résout le problème souvent en quelques heures à peine, rendant le traitement particulièrement performant *(cf. encadré)*.

Le problème de la communication entre les parents et les médecins hospitaliers qui s'occupent de l'enfant demeure souvent malgré tout difficilement dépassable. Cela tient à la méprise qui parasite inéluctablement cette communication. Les parents s'adressent aux praticiens pour saisir,

SUR LE VIF

Jeune pédiatre, j'ai vu chez sa nourrice, un jour d'hiver à 15 heures, un bébé de 8 mois, Ramon, que je ne connaissais pas, pour une température subite. Je n'ai rien trouvé à l'examen, sauf un teint terreux qui m'a impressionné et une accélération du pouls qui m'a paru un peu trop élevée pour la température. J'ai prescrit une numération sanguine en urgence dont j'ai réussi à obtenir les résultats par téléphone dans l'heure. Elle révélait une infection certaine par le chiffre élevé de globules blancs et elle comportait un nombre de plaquettes étonnamment important (environ 700 000 pour une norme habituelle de 200 000 environ) que je ne m'expliquais pas.

Je suis retourné examiner Ramon, auprès duquel j'ai trouvé ses parents naturellement inquiets.

Son état m'a paru encore plus préoccupant et je n'avais toujours pas la moindre idée diagnostique. Si bien que j'ai prescrit une hospitalisation en urgence. Les parents l'ont d'abord refusée. Ce que je pouvais comprendre : ils ne me connaissaient pas, je leur avais dit n'avoir pas beaucoup d'idées diagnostiques. Acculé néanmoins à devoir en fournir, j'ai dit craindre une éventuelle grippe maligne (on était en pleine épidémie) ou bien une myocardite (infection aiguë du tissu cardiaque). J'ai cependant insisté sur la validité de mon inquiétude et j'en ai exposé les arguments : la température importante, l'altération de l'état général dont témoignait le teint grisâtre, l'importante accélération cardiaque et les chiffres de la numération. Le père a alors essayé calmement de discuter mon attitude en marchandant quelques heures et en me suggérant de revenir dans la soirée ou le lendemain. Je percevais, derrière ce discours, le manque de confiance que suscitaient ma jeunesse et mon absence de diagnostic. J'ai alors eu une attitude que je jugerais aujourd'hui inqualifiable : je lui ai répondu que, si son enfant passait la nuit hors de l'hôpital, il serait probablement mort le lendemain. Ma violence a fait de l'effet et j'ai conduit moi-même ce bébé en salle sans passer par les urgences. Une ponction lombaire a été pratiquée aussitôt en même temps qu'une radiographie du thorax, une hémoculture et une nouvelle numération. Un traitement a été mis en place par voie veineuse, associant de très fortes doses d'antibiotiques à des corticoïdes. Le diagnostic de méningite à méningocoque a été confirmé dans la demi-heure.

→

SUR LE VIF

Je n'ai pas quitté l'hôpital et je suis resté auprès de Ramon. J'ai d'ailleurs passé une partie de la nuit auprès de lui, car nous avons assisté étape par étape, avec l'interne et le chef de clinique, à l'éclosion progressive d'une maladie en principe foudroyante : un purpura fulminans ou maladie de Waterhouse-Frederiksen.

Ramon a heureusement survécu grâce à l'extrême précocité des soins, et son cas, exceptionnellement « documenté », comme on dit aujourd'hui, par des examens sanguins effectués toutes les heures, a été publié.

J'ai eu le plaisir de le voir quelques semaines plus tard à mon cabinet. Son père, d'origine sud-américaine, m'a montré une lettre, que lui adressait son propre père, médecin, récusant avec force le diagnostic qu'il lui avait fourni, sous prétexte que la maladie évoquée était régulièrement mortelle.

dans leurs propos et dans les informations qu'ils leur fournissent, des éléments susceptibles de calmer leur légitime angoisse. Les médecins, travaillés par leurs suppositions diagnostiques et par l'ensemble des possibilités évolutives à ne pas négliger, ne peuvent ni les faire participer à une élaboration intellectuelle qui les mettrait encore plus en transe, ni les rassurer complètement. Cette distorsion de la communication vaut, beaucoup trop souvent encore, aux médecins, de la part des parents, une réputation réellement injuste. Le médecin de ville peut jouer en ce point un rôle utile en établissant entre les interlocuteurs un pont qui n'est pas négligeable. Ce que d'ailleurs ont parfaitement compris les hospitaliers, qui l'accueillent volontiers pour le mettre le plus précisément possible au courant de la situation.

Les parents doivent néanmoins faire l'effort de comprendre que le personnel infirmier et médical qui s'occupe de leur enfant le fait avec une application exemplaire et se trouve autant qu'eux-mêmes attaché au succès du traitement entrepris. La confiance qu'ils en concevraient serait transmise intégralement à l'enfant, qui comprendrait encore mieux combien le branle-bas auquel il assiste est symboliquement inscrit dans le désir unanime de sa guérison, y compris le sien propre.

LE BÉBÉ ET LES VACANCES

Les vacances représentent une circonstance qui est susceptible, elle aussi, de bouleverser les repères temporo-spatiaux de sécurité du bébé.

Tout comme le fait un déménagement, les vacances introduisent une rupture dans les repères spatiaux. A ceci près néanmoins qu'elles constituent, dans la stabilité habituelle de la vie de l'enfant, une parenthèse qu'il a parfois du mal à comprendre. Le voilà, du jour au lendemain, admis par exemple à dormir dans la même chambre que ses parents, et le voilà, du jour au lendemain un peu plus tard, à devoir réintégrer son lit et assumer à nouveau un éloignement qu'il n'a jamais admis de bon cœur. Pour peu que le lieu de vacances ne soit pas cette chambre d'hôtel unique, la même question se posera de nouveau à lui et il lui faudra s'accoutumer à un décor et des repères qui ne seront pas toujours faciles à intégrer s'il n'est pas accompagné de frères et sœurs plus âgés.

Le rythme de vie ne sera pas non plus celui auquel il a eu à s'accoutumer. Sa mère, parfois, mais surtout son père sont plus continuellement présents. Il lui faudra également prendre le douloureux parti de leur absence renouvelée à la fin de la période. Il sera là encore confronté à des bouleversements, scandés par l'irruption d'un mode de vie particulièrement agréable, qui lui paraîtront ressortir à un arbitraire difficile à intégrer.

On s'efforcera, dans cette circonstance encore, de mettre en mots la situation en l'expliquant du mieux possible, dans tous ses détails, et en en soulignant surtout le caractère transitoire. On pourra en profiter pour lui parler du temps, des saisons, de la chaleur, de l'eau, de la mer ou des paysages, et du travail aussi.

Comme les vacances font définitivement partie du mode de vie de chacun, on profitera de leur évocation pour aborder ici quelques détails triviaux supplémentaires dont il n'est pas inutile d'être informé.

■ **Le choix du lieu de vacances** ne doit pas faire intervenir la présence de l'enfant. On ne se cachera pas derrière lui pour dire sa préférence de la mer à la montagne ou inversement. Ce choix se règle entre les parents. L'enfant se trouvera bien où que ce soit, à condition que ses parents s'y trouvent bien eux-mêmes.

■ **Le mode de transport** jusqu'au lieu de vacances sera à prendre en considération de la même façon. Train, avion ou voiture, peu importe, en sachant toutefois qu'un long voyage en voiture nécessite de se plier aux conditions de sécurité légalement édictées (nacelle avec filet, siège auto, etc.) et de prévoir un certain nombre d'arrêts (pour la nourriture et le change), qui seront profitables également au conducteur lui-même. A partir de là, il importe peu de partir de jour ou de nuit, le matin tôt ou en fin d'après-midi, ces questions dépendant du confort des parents tel qu'ils peuvent le vivre ou le supposer.

■ **Une pharmacie minimale** pourra être emportée. Elle devra comporter des antithermiques à utiliser en cas de fièvre, des sachets de réhydratation à utiliser en cas de diarrhée, un antihistaminique toujours utile en cas de coup de chaleur ou de piqûre d'insecte, et surtout une crème solaire de bonne protection. Le mal de voiture est bien maîtrisé par divers produits courants (Doxergan, Vogalène, etc.).

■ **Pour les sports d'hiver,** on n'aura pas à se préoccuper de l'altitude de la station — j'ai à le répéter aux parents inquiets quantité de fois tous les ans à la même période ! Le bébé, quel que soit son âge, la supporte aussi bien que ses parents. On n'a rien à craindre pour ses oreilles, d'autant que l'ascension jusqu'à la station se fait progressivement. En revanche, on veillera à humidifier l'atmosphère des chambres à coucher, car à l'air particulièrement sec des stations se surajoutent les méfaits du chauffage poussé à fond.

■ **Le soleil,** que les adultes recherchent en vacances, été comme hiver, en raison des effets stimulants et antidépresseurs des photons qu'il dispense généreusement (on traite par photothérapie d'authentiques dépressions d'allure psychiatrique), est dangereux pour la peau de tous les individus et *a fortiori* pour celle, particulièrement tendre, du bébé. On veillera donc à ne jamais l'y exposer directement, en tout cas pas aux heures où les rayons sont verticaux et donc les plus nocifs (entre 10 et 16 heures). On lui mettra toujours un **T-shirt** et un **chapeau** pour lui éviter un **coup de chaleur** (c'est un œdème cérébral minime dû à l'accumulation de chaleur sur le corps et en particulier sur la tête ; il donne des maux de tête qui se traduisent par des cris, une fièvre parfois élevée, qui peut être accompagnée ou non de vomissements ; on le traite par antithermiques et par antihistaminiques). On l'enduira en tout cas, tout le corps en été et le visage été comme hiver, en insistant sur les zones en relief (front, joues et nez), d'une crème protectrice de bonne qualité et d'un indice suffisant *(cf. schéma)* pour lui éviter les brûlures, étant entendu que ce qui peut donner un « coup de soleil » à un adulte donnera immanquablement une brûlure à l'enfant.

■ **En cas de bains de mer,** il faut éviter à l'enfant le trempage brutal dans l'eau froide, surtout s'il a chaud ou qu'il fait très chaud. C'est d'ailleurs valable pour les adultes et cela évite **l'hydrocution**, que l'on a longtemps mise, à tort, sur le dos d'un bain trop proche du repas, alors qu'elle est due à la sidération des mécanismes d'adaptation.

■ **En cas de voyage dans des pays exotiques,** il est important de se renseigner auprès des services médicaux d'Air France, de l'Institut Pasteur

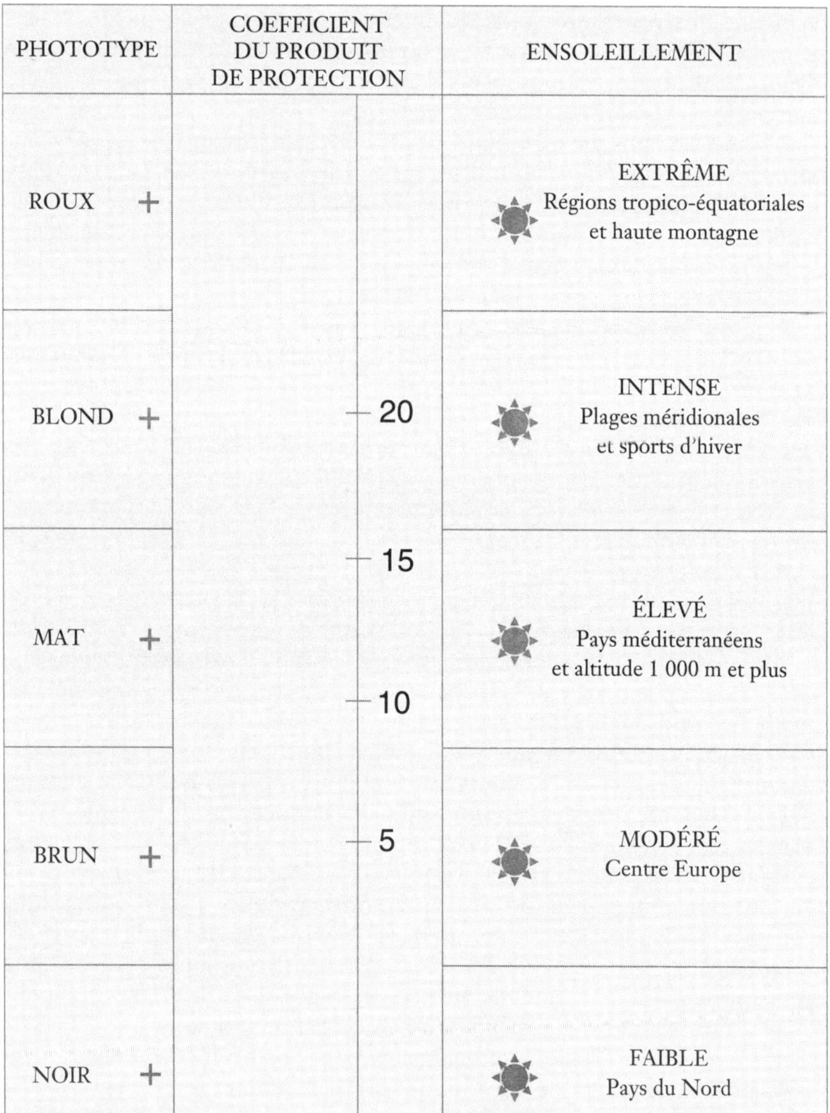
PHOTOTYPE
COEFFICIENT DU PRODUIT DE PROTECTION
ENSOLEILLEMENT
ROUX
BLOND
MAT
BRUN
NOIR
20
15
10
5
EXTRÊME
Régions tropico-équatoriales et haute montagne
INTENSE
Plages méridionales et sports d'hiver
ÉLEVÉ
Pays méditerranéens et altitude 1 000 m et plus
MODÉRÉ
Centre Europe
FAIBLE
Pays du Nord

En traçant un trait entre la croix du phototype et le cercle de l'ensoleillement, on obtient approximativement le coefficient de la crème de protection idoine.

ou du service AP Vacances mis en place par l'Assistance publique de Paris, sur les précautions à prendre en particulier pour la prophylaxie antipaludéenne et pour la vaccination contre la fièvre jaune, qui peut être pratiquée si nécessaire dès l'âge de 6 mois (alors qu'elle n'est pas exigée avant l'âge de 1 an) et qui ne peut être effectuée que par ces services.

EST-IL POSSIBLE DE CONCLURE?

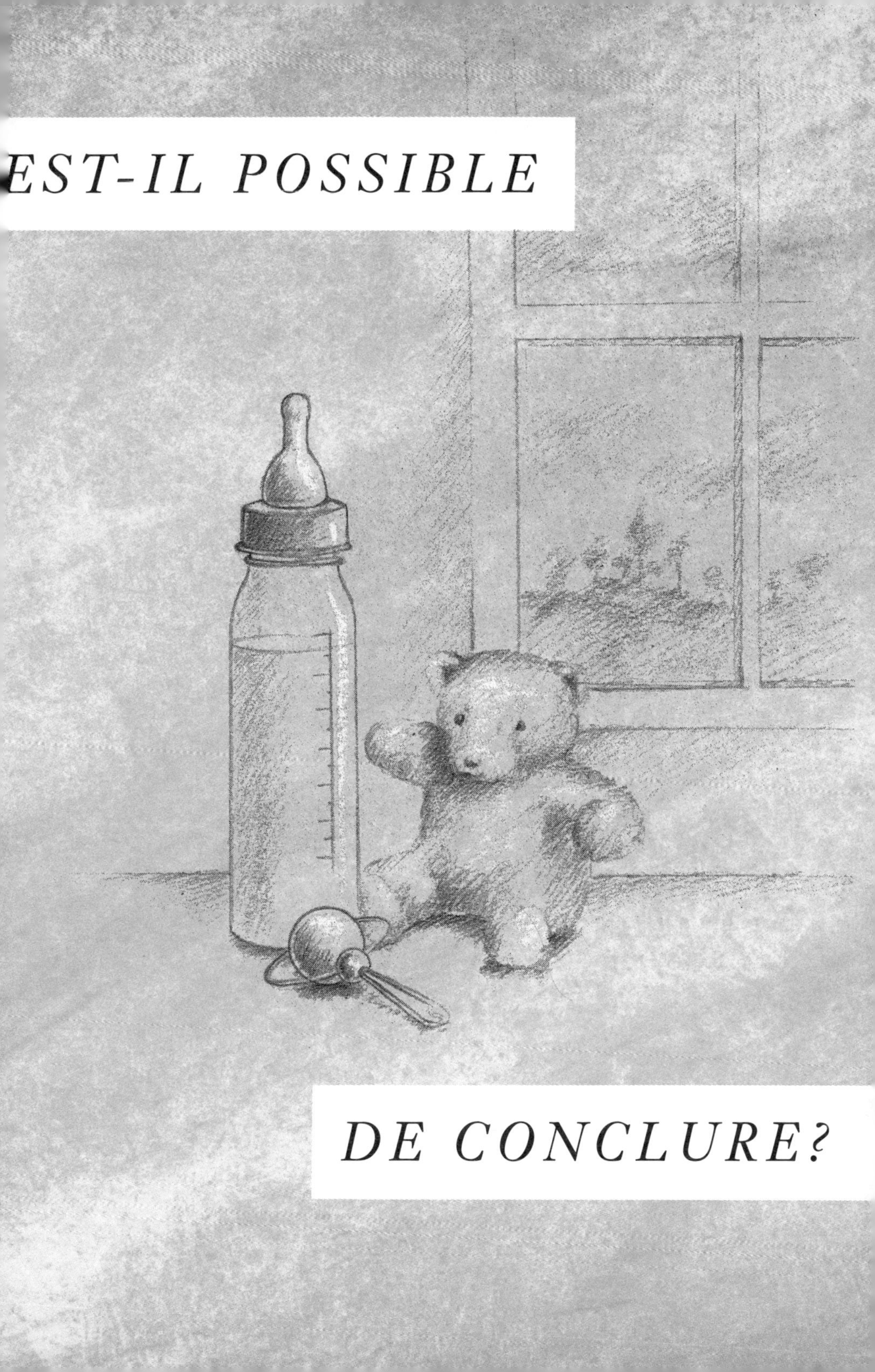

Est-il possible de conclure ?
Certainement pas !
Et pour cause !

Il y a longtemps déjà, une mère est entrée dans mon cabinet, avec son garçon de 6 ou 7 mois dans les bras, après avoir passé plus de quarante minutes dans la salle d'attente. Elle avait l'air grave et elle s'est assise en soupirant. Je m'apprêtais à l'entendre exprimer son irritation ou me faire des reproches, au demeurant justifiés, sur mon retard. J'étais embarrassé mais décidé à faire amende honorable et à lui présenter des excuses. Elle a rompu le silence pour me déclarer, à mon grand étonnement : « Je viens de passer un moment très intéressant dans votre salle d'attente. » Amusée par mon regard surpris et vaguement inquiet, elle a poursuivi : « Je n'ai pas perdu mon temps. Je ne me suis pas ennuyée. Je me suis instruite. Oui, je me suis instruite ! Ça vous épate ? Figurez-vous que j'ai eu le temps de regarder tous ces parents avec leurs petits. Et ça m'a fait beaucoup penser ! Ils sont comme on ne doit pas les voir souvent dans la vie. C'est vrai, ils sont incroyables ! Ils sont à leurs pieds ! Ils ont une patience inimaginable ! Et que je te donne des "mon chéri" par-ci et des "mon amour" par-là. Et je te relève quand tu tombes, et je te bisouille vite fait. Et je te donne le jouet que tu réclames, et je t'en change si tu n'en veux plus. Et je deviens chèvre si tu me veux chèvre et chou si tu me veux chou ! En plus, vous savez quoi ? Ils sont béats d'admiration. Bé-ats ! C'est bien simple, ils les traitent comme s'ils avaient affaire pour chacun d'eux à la huitième merveille du monde ! Rien que ça ! J'invente pas ! Ça se lit dans leurs yeux ! Alors, vous voyez, moi j'ai regardé tout ça et je me suis dit que c'était bien beau. Mais que c'était facile aussi. Y a même rien de plus facile. Surtout qu'on peut se régaler soi-même. Et à bon compte en plus ! J'ai pensé qu'au fond, tout ça, en définitive, ça n'a pas grande importance. C'est peut-être beaucoup pour eux, je veux bien. Mais c'est beaucoup et c'est rien en même temps. Je me suis dit que leur regard, ils vont finir par l'user en l'employant comme ça à tout bout de champ pour un oui ou pour un non ! Leur regard, ils devraient en faire autre chose. Ils devraient le brider, ils devraient le garder en eux jalousement, longtemps. Très longtemps. Pour le libérer seulement dans vingt-cinq ou trente ans. Parce que, ce qui est important dans la vie, c'est pas de donner de la joie à un bébé, c'est pas non plus de le rendre heureux un moment ou même longtemps. Ce qui est important dans la vie, c'est d'en faire un homme ! Et ça, eh bien ça, croyez-moi, c'est une tout autre affaire ! »

N'est-ce pas l'illustration rêvée pour ne pas conclure ?

Car, pourvoir un enfant de tout ce dont il a besoin, lui assurer les soins de la meilleure qualité possible, s'inquiéter du confort qu'il pourra trouver auprès de sa nounou ou à la crèche qui l'aura en charge, veiller sur son sommeil, le couvrir de câlins et de caresses, savoir lui prodiguer le geste secourable, le conduire chez le médecin au moindre bobo, lui parler en toute circonstance, se préoccuper de son équilibre psychologique, l'introduire dans l'univers de l'échange, l'aider à comprendre le monde et, en un mot, l'éduquer, ce sont effectivement autant de tâches et de perspectives capables de remplir, jour après jour, une vie entière, sinon parfois de lui donner sens. N'a-t-on pas vu des mères y sacrifier des promesses de carrière alléchantes et des pères, en rupture de ménage, s'y arc-bouter en menant d'interminables procès ? Les couples stériles ou adoptants eux-mêmes ne s'y accrochent-ils pas en concédant l'épuisante et héroïque course exigée d'eux ?

Mais est-ce tout? Et cela s'arrête-t-il là, alors que le mouvement qui l'englobe n'a ni commencement ni fin?

Nous avons vu, chemin faisant, combien le quotidien, dont nous nous préoccupons avec une louable méticulosité pour assurer des lendemains sereins, prend racine dans un passé sur lequel nous avons une bien piètre prise. Notre souci du concret s'avère alors être d'une singulière indigence. Il serait sans doute encore pire si nous n'avions, pour le parfaire, l'amour qui nous porte et le langage dans lequel nous baignons.

Nous demeurons cependant travaillés par nos insuffisances au point de nous demander **comment** nous parvenons à **nous débrouiller avec nos désirs et nos incertitudes**. Nous constatons que **nous faisons tous, comme nous** le **pouvons**, sans plus, **et pour chacun de nous à la mesure de ses moyens** !

Cela allège-t-il le poids de nos préoccupations ?

Ce n'est pas sûr. Car il nous faudrait admettre que nous évoluons dans un immaîtrisable jeu de colin-maillard en ayant, tous sans exception, un bandeau sur les yeux. Ce qui nous conduirait à ériger la logique du temps, qui choque si fort notre conscience, comme le seul guide fiable dont nous disposions. Car c'est elle, et elle seule, qui s'avère capable de nous faire accepter l'idée que l'avenir, au travers du présent, puisse être sans cesse revisité par un passé qui l'impulse. C'est encore elle qui peut nous faire percevoir notre enfant dans une dimension plus proche de sa vérité — ce qui reste la meilleure façon de lui ouvrir les voies de son futur.

Accepter ou promouvoir un tel changement de perspective pour lui, c'est accepter et promouvoir implicitement un changement identique pour nous-mêmes. Ce qui n'est évidemment pas toujours facile. Mais n'est-ce pas pour cela que nous avons procréé ? N'est-ce pas pour cela que nous nous sommes munis, avec et par cet enfant, du plus bel instrument de progrès qui soit ? N'est-ce pas pour cela que nous tenons tant à sa bonne santé et que nous le voulons bien portant ?

Paris, le 20 octobre 1992.

INDEX

A

B

C

D

E

F

G

H

I

J

K

L

M

N

O

R

S

T

U

V

TABLE